V&R

Veröffentlichungen
des Max-Planck-Instituts für Geschichte

Band 203

Vandenhoeck & Ruprecht

Salina Braun

Heilung mit Defekt

Psychiatrische Praxis an den Anstalten Hofheim und Siegburg 1820–1878

Mit 26 Tabellen

Vandenhoeck & Ruprecht

Meinen Eltern

Bibliografische Information der Deutschen Nationalbibliothek

Die Deutsche Nationalbibliothek verzeichnet diese Publikation in der Deutschen Nationalbibliografie; detaillierte bibliografische Daten sind im Internet über <http://dnb.d-nb.de> abrufbar.

ISBN 978-3-525-35853-5

Gedruckt mit Hilfe der Geschwister Boehringer Ingelheim Stiftung für Geisteswissenschaften in Ingelheim am Rhein.

Gesamtherstellung: ⊕ Hubert & Co, Göttingen

Gedruckt auf alterungsbeständigem Papier.

Inhalt

Vorbemerkung

Diese Dissertation ist im Rahmen der International Max-Planck-Research-School „Werte und Wertewandel von Mittelalter bis Neuzeit" des Max-Planck-Instituts für Geschichte in Göttingen, der Herzog August Bibliothek Wolfenbüttel, des Zentrums für Mittelalter- und Frühneuzeitforschung der Georg-August-Universität Göttingen und des Seminars für Mittlere und Neuere Geschichte der Georg-August-Universität Göttingen entstanden. Viele Personen haben mich bei der Entstehung dieser Arbeit unterstützt. Für ihre Anregungen und Hilfe möchte ich mich an dieser Stelle bedanken. Zu allererst sei meiner Hamburger Doktormutter Prof. Barbara Vogel gedankt, die mich vor der Aufnahme in die International Max-Planck-Research-School im Herbst 2004 ermutigte, mit dem Dissertationsprojekt zu beginnen. Sie hat mir während meiner gesamten Studien- und Promotionszeit engagiert mit Rat und Tat zur Seite gestanden. Während meiner Studienzeit bin ich auch von Prof. Dietrich von Engelhardt und Prof. Jochen Eckert unterstützt worden. Bei beiden möchte ich mich für die Betreuung meiner psychiatriehistorischen Diplomarbeit bedanken. Danken möchte ich auch Dr. Dorothee Wienand-Kranz, die mein Psychologiestudium sehr bereichert hat, und Karin Kominek, die mir den Übergang von der Studienphase in die Promotionsphase erleichterte. Genannt seien ferner Karin Waack und Ulrike Just, deren Hilfsbereitschaft und Sachverstand für mich sehr wichtig sind.

In Göttingen war es neben Prof. Rebekka Habermas und Prof. Claudia Wiesemann insbesondere der Zweitgutachter Prof. Jürgen Schlumbohm, der mich jederzeit bereitwillig unterstützte. Kontinuierlichen Rat habe ich ferner von Prof. Christina Vanja und PD Dr. Karen Nolte erhalten. Beide waren bei der Entstehung dieser Arbeit unentbehrliche Ansprechpartner, Hinweisgeber und Korrekturleser. Neben Christina Vanjas Mitarbeitern vom Archiv des Landeswohlfahrtsverbandes Hessen sei ferner den Mitarbeitern des Hessischen Staatsarchivs in Darmstadt für die unbürokratische Unterstützung gedankt. Mein Dank gilt zudem den Mitarbeitern des Archivs des Landschaftsverbands Rheinland in Brauweiler. Die Monate der Archivarbeit in Brauweiler waren nicht nur wegen der traumhaften Arbeitsbedingungen, sondern auch wegen des angenehmen Umfeldes und der Bereitstellung einer Wohnmöglichkeit eine wahre Freude. Angenehme Arbeitsstunden habe ich ferner in der Bibliothek des Ärztlichen Vereins in Hamburg verbracht.

Durch das Engagement ihrer Mitarbeiter warteten die gewünschten Bücher jedes Mal auf mich, wenn ich von Göttingen nach Hamburg fuhr. In Hamburg, wie auch in Göttingen, habe ich bei der Konstruktion der Datenbank fachkundige Unterstützung gefunden. Mein Dank gilt hier Lorenz Sebastian Freudenberg und Dr. Norbert Winnige. Wertvolle Anregungen habe ich von weiteren Personen und Arbeitsgemeinschaften erhalten, von denen insbesondere die Psychiatrie-Arbeitsgemeinschaften um Prof. Heinz-Peter Schmiedebach in Hamburg und um Prof. Gerhard Baader und Prof. Volker Hess in Berlin genannt seien. Möglichkeiten, meine Arbeit vorzustellen, boten mir zudem Prof. Albrecht Hirschmüller in Tübingen und Prof. Michael Stolberg in Würzburg sowie das Stuttgarter Fortbildungsseminar des Instituts für Medizingeschichte der Robert Bosch Stiftung. Wichtige Impulse habe ich zudem während meines Zürcher Aufenthalts von Prof. Michael Hagner, Dr. Bernhard Küchenhoff, Prof. Christian Müller, Dr. Marietta Meier und Dr. Aline Steinbrecher erhalten. Auch ihnen gebührt mein Dank. Die längste Zeit meiner Dissertation habe ich aber in Göttingen zugebracht. Ohne Mechak Aiwasian, Matthias Bode, Lydia Kossatz und Arne Sebastian Küpper wären diese drei Jahre nicht halb so schön gewesen. Aber auch einige langjährige Freunde müssen genannt werden: Insbesondere Bele Freudenberg, Franziska Eisermann, Eva Koestner, Nicole Martin, Anne Reiche und Sonja Westphal haben mir nicht nur bei „Durststrecken" zur Seite gestanden und geduldig zeitweiligen Ausbrüchen des Zweifels zugehört. Auch bei Klaus Ries möchte ich mich für die vielen gemeinsamen Stunden bedanken.

Ganz wichtige Hilfe bei der Überarbeitung des Manuskripts für die Drucklegung bzw. für das Korrekturlesen habe ich von Diana Walz und Dr. Elke Liebig erhalten. Für die tatkräftige Unterstützung bei der Veröffentlichung möchte ich mich aber ganz besonders bei der Koordinatorin der International Max-Planck-Research-School, Dr. Marie-Luisa Allemeyer, bedanken. Dem MPI für Geschichte danke ich für die Bereitstellung des dreijährigen Stipendiums, wie auch Prof. Vertovec für die Aufnahme meiner Arbeit in die Reihe des Max-Planck-Instituts für Geschichte.

Abschließend möchte ich mich bei meiner Familie bedanken. Christian hat meine panikartigen Anrufe ertragen, wenn etwas mit dem Computer nicht funktionierte, Bianca hat mir in so vielen Gesprächen mit Engelsgeduld zur Seite gestanden. Gewidmet sei diese Arbeit meinen Eltern, ihnen verdanke ich das Meiste.

Kassel, im April 2008 Salina Braun

I. Einleitung

1. Kontext und Fragestellung: zum Mythos der „Heilbarkeit“ in der Psychiatrie

„Sollte Es sein, das sie bald Entlassen würde Heil oder unheilbar. So könnte ich mich Nach ihrem verhalten einigermaßen einrichten.“[1] *

Diese Anfrage richtete der Ehemann von Wilhelmine H. im Februar 1869 an den damaligen Direktor der Siegburger Heilanstalt (1825–1878) Werner Nasse (1822–1889),[2] nachdem seine Frau vier Monate zuvor zwecks eines Kurversuchs dort aufgenommen worden war. Die Krankenakten dieser ersten Irrenheilanstalt der preußischen Rheinprovinz, wie die von Wilhelmine H., bilden neben den Akten des hessischen Hohen Hospitals Hofheim (1553–1904) die Quellengrundlage der vorliegenden Untersuchung. Von der ärztlichen Expertise über Frau H. hing der weitere Lebensweg der 32-jährigen Tagelöhnergattin entschieden ab. Abgesehen von dem persönlichen Schicksal der Betroffenen und ihrer Familie, weist die bescheidene Bitte des Ehemanns, eine Auskunft über das Befinden seiner Frau zu erhalten, auf einen wesentlichen Aspekt hin, der die Genese der Psychiatrie als medizinischer Teildisziplin seit etwa 1800 begleitet hat und die ärztliche Beschäftigung mit den „Irren“ legitimierte: das Postulat der Heilbarkeit psychisch abweichenden Verhaltens. Im Gegensatz zu Johanna Elisabeth R., bei der laut des Anstaltsgeistlichen 1863 zwar nur eine „Heilung mit Defekt“ angenommen werden dürfe, die aber offiziell als „genesen“ entlassen wurde,[3] konnte der Heilanspruch nicht bei allen Patienten erfüllt werden; immer gab es eine gewisse Anzahl von Personen, bei denen die ärztlichen Heilungsbemühungen an ihre Grenzen gerieten und scheiterten. Dieser Heilungsanspruch schuf somit – wie der von der Frankfurter Schule beeinflusste Klaus Dörner herausstellte – seine Opfer, nämlich diejenigen Patienten, bei denen alle

---

[1] Archiv des Landschaftsverbands Rheinland (künftig LVR) Siegburg, No. 486, Wilhelmine H. (1868–1869), Schreiben des Ehemannes, 21.02.1869.

* Die Schreibweise in den Quellenzitaten ist mit orthographischen Fehlern aus den Originaltexten entnommen.

[2] Werner Nasse war von 1863 bis 1876 Direktor der Siegburger Heilanstalt.

[3] LVR Siegburg, No. 15174, Johanna Elisabeth R. (1863), Bericht von Pfarrer Dauzenberg, 3.12.1863.

Kurversuche erfolglos blieben.[4] Im 19.Jahrhundert wurden sie von Ärzten und Behörden als die „Unheilbaren" tituliert, womit sie eine weitere Aufenthaltsberechtigung in der Siegburger Heilanstalt verwirkten. Zwar änderte sich die Bezeichnung ab den 1860er Jahren in „ungeheilt entlassen"; die heutige Psychiatrie spricht von „Chronischen" oder auch von Langzeitpatienten.[5] In der Psychotherapie sind die Betroffenen als die „schwierigen" Patienten bekannt,[6] doch bleiben die negativen Konsequenzen für die Betroffenen ähnlich.

Seit ihren Anfängen[7] kam der Psychiatrie eine doppelte Aufgabe zu.[8] Zum einen sollte sie heilen, zum anderen eine adäquate, d.h. die Gesellschaft möglichst wenig belastende Verwahrung der ungeheilten Personen sicherstellen.[9] Diese Doppelfunktion bereitete auch den Boden für eine sich seit dem zweiten Drittel des 19.Jahrhunderts zunehmend formierende und in Wellen in die öffentliche Wahrnehmung gelangende psychiatriekritische Bewegung. Legitimation und Kritik waren somit ständige Begleiter der Anstaltspsychiatrie,[10] die seit der Mitte des 19.Jahrhunderts, insbesondere aber

---

[4] Klaus Dörner, Vom Mythos der Heilbarkeit, in: Martin Bührig, u.a. (Hg.), Kieselsteine. Ausgewählte Schriften. Gütersloh 1996 S.249–256 hier S.249.

[5] L. Chiompie, Was unterscheidet unseren Umgang mit Akut-Kranken und mit Langzeitpatienten?, in: Klaus Dörner (Hg.), „Die Unheilbaren". Was machen Langzeitpatienten mit uns – und was machen wir mit ihnen? (35. Güterloher Fortbildungswoche 1983). Rehburg-Loccum 1983 S.134–146 hier bes. S.135–143.

[6] Vgl. Christian Reimer, Verbale und handlungsbezogene Psychotherapieverfahren, in: Ders./Jochen Eckert/Martin Hautzinger/Eberhard Wilke (Hg.), Psychotherapie. Ein Lehrbuch für Ärzte und Psychologen. Berlin u.a. ^{2}2000 S.9–118 hier S.67–78 und Jochen Eckert/Martin Hautzinger/Christian Reimer/Eberhard Wilke, Grenzen der Psychotherapie, in: Dies. (Hg.), Psychotherapie S.641–651 hier bes. S.642–649 zu Grenzen der Psychotherapie.

[7] In Großbritannien kann die Inventionsphase auf ca. 1750 angesetzt werden, etwas später in Frankreich, wo die Revolution als Datum angegeben wird, in Deutschland ab ca. 1800.

[8] Nancy Tomes, A generous confidence. Thomas Story Kirkbride and the art of asylum-keeping. Cambridge 1984 sowie Klaus Dörner/Ursula Plog/Christine Teller/Frank Wendt, Irren ist menschlich. Lehrbuch der Psychiatrie/Psychotherapie. Bonn 2002/^{3}2007 hier S.484.

[9] Hans-Ludwig Siemen, Die chronisch psychisch Kranken „im Abseits der Psychiatriereform". Das Beispiel Bayern, in: Franz Werner Kersting (Hg.), Psychiatriereform als Gesellschaftsreform. Die Hypothek des Nationalsozialismus und der Aufbruch der sechziger Jahre (Westfälisches Institut für Regionalgeschichte, Forschungen zur Regionalgeschichte 46). Padernborn u.a. 2003 S.273–286 hier S.273.

[10] Der Begriff der Anstaltspsychiatrie wird hier, in Anlehnung an Fangerau und Nolte, weit gefasst. Er weist auf die Interdependenz zwischen der Entwicklung der Psychiatrie als wissenschaftlicher Disziplin, den Anstaltsreformen und der Öffentlichkeit hin. Heiner Fangerau/Karen Nolte, Einleitung: „Moderne" Anstaltskritik im 19. und 20.Jahrhundert – Legitimation und Kritik, in: Dies. (Hg.), „Moderne" Anstaltskritik im 19. und 20.Jahrhundert – Legitimation und Kritik (Medizin, Gesellschaft und Geschichte, Beiheft 26). Stuttgart 2006 S.7–21 hier S.8.

ab den 1880er Jahren, eine stetig wachsende Anzahl von Patienten in immer größeren Anstalten entweder kurzfristig versorgte oder langfristig verwahrte.[11] Eine grundlegende Umstrukturierung der psychiatrischen Versorgung erfolgte jedoch erst Mitte der 1970er Jahre im Zuge der Psychiatrieenquete. Der in Deutschland seit den 1960er Jahren im Kontext der neuen sozialen Bewegung[12] in die Kritik geratene doppelte Versorgungsanspruch der großen Landeskrankenhäuser – Heilung und Verwahrung – sollte aufgelöst werden, die Kliniken erhielten nun den Auftrag, sich auf die Akutbehandlung zu konzentrieren und damit eine schnelle Wiedereingliederung der Betroffenen in ihr soziales Umfeld zu ermöglichen.[13] Probleme bereiteten jedoch die „fehlplatzierten", d.h. die oftmals jahrelang in der Klinik versorgten Patienten, die nach Meinung der Ärzte für einen negativen „Aktivitätsindex" sorgten und damit die Funktionsfähigkeit der Krankenhäuser beeinträchtigten.[14] Im Gegensatz zu den Psychiatriereformen in Frankreich und England Mitte des 20. Jahrhunderts wurden in der Bundesrepublik Deutschland „chronisch" psychisch Kranke von den Reformmaßnahmen ausgeschlossen und als „Hemmschuh" der Entwicklung einer medizinisch-therapeutisch ausgerichteten Psychiatrie angesehen.[15] So erfolgte die Umstrukturierung der Bezirks- und Landeskrankenhäuser dadurch, dass die meisten der dort oftmals langfristig versorgten Personen in Heime verlegt wurden, damit die Krankenhäuser ihren therapeutischen Auftrag ungehindert erfüllen konnten. Kritik an diesem Heimsystem ist erst in jüngster Zeit geäußert worden; 2001 wurde erstmals seitens der Gesellschaft für Soziale Psychiatrie die Forderung nach einer „Enquete der Heime" laut, und es wurden damit Alternativen zur Heimversorgung aufgezeigt.[16] 2007, etwa 200 Jahre nach der verstärkt geforderten Anstaltsunterbringung der Betroffenen[17] – die vorliegende

[11] Vgl. DIRK BLASIUS, Der verwaltete Wahnsinn. Eine Sozialgeschichte des Irrenhauses. Frankfurt/Main 1980, DERS. „Einfache Seelenstörung" Geschichte der deutschen Psychiatrie 1800–1945. Frankfurt/Main 1994, EDWARD SHORTER, Geschichte der Psychiatrie. Berlin 1999 (Original A History of Psychiatrie. From the Era of the Asylum to the Age of Prozac. New York 1997) sowie HEINZ SCHOTT/RAINER TÖLLE, Geschichte der Psychiatrie. Krankheitslehren – Irrwege – Behandlungsformen. München 2006.

[12] FANGERAU/NOLTE, S. 8f.

[13] Im Deutschen wurde von einer „Drehtürpsychiatrie" gesprochen, die mit immer kürzeren Verweilzeiten in psychiatrischen Einrichtungen einherging, im angloamerikanischen Raum vom „revolving door syndrome", TOMES, S. 3.

[14] SIEMEN, S. 279

[15] Ebd., S. 285, Zitat, S. 274.

[16] KLAUS DÖRNER/ELISABETH HOFFMÜLLER/BEATE RÖTTGER-LIEPMANN, Aufforderung an die Fraktion des Deutschen Bundestages, eine Kommission zur ‚Enquete der Heime' einzusetzen, in: Dr. med. Mabuse, Zeitschrift im Gesundheitswesen 26 (133). 2000 S. 29–36.

[17] Mit dem Fokus auf die um und nach 1800 im deutschen Sprachraum vermehrt errichteten

Arbeit setzt zeitlich um etwa 1820 ein – wird die Deinstitutionalisierung als eine der dringendsten Aufgaben angesehen, d. h. es soll versucht werden, die bundesweit etwa 200.000 chronisch psychisch kranken und geistig behinderten und in Heimen versorgten Menschen binnen der nächsten 50 Jahre wieder in ihre Gemeinden zu integrieren.[18]

Auch hat das Damoklesschwert der „Unheilbarkeit", das insbesondere bei der Diagnose Schizophrenie über den so klassifizierten Patienten schwebt,[19] in jüngster Zeit Gegenreaktionen hervorgerufen, die eine damit einhergehende Stigmatisierung zurückweisen und postulieren, dass die Zuschreibung der Unbeeinflussbarkeit und der „Unheilbarkeit" überwunden werden könne.[20] Dabei ist die Kategorisierung heilbar/unheilbar zweckgebunden, sie schafft als Mittel der Distinktion eine Ordnung.[21] Für die Betroffenen mit weitreichenden Konsequenzen verbunden – eine mögliche Reintegration oder Ausgrenzung – weist sie auf das komplexe gesellschaftliche und wissenschaftliche Gefüge hin, in dem die Psychiater seit der Genese ihrer Disziplin agieren.[22] Deshalb wird psychiatrisches Handeln erst dann erklärbar, wenn die Aus- und Verhandlungsprozesse der verschiedenen gesellschaftlichen Akteure in den Blick genommen werden.[23] Das gilt auch für die psychiatrische Klassifikation resp. für die verschiedenen Diagnosen[24] und Symptome,

---

Irrenanstalten soll jedoch nicht impliziert werden, dass es nicht auch schon im 16. und 17. Jahrhundert Versorgungsmöglichkeiten für als „irre" eingestufte Personen gegeben habe, siehe dazu u.a. Carlos Watzka, Vom Hospital zum Krankenhaus. Zum Umgang mit psychisch und somatisch Kranken im frühneuzeitlich Europa. Köln 2005 hier S. 320.

18 Dörner/Plog/Teller/Wendt, S. 494, ähnlich dazu auch Christian Müller, Abschied vom Irrenhaus. Aufsätze zur Psychiatriegeschichte. Mit einem Vorwort von Daniel Hell. Bern/Göttingen u. a. 2005.

19 Vgl. Asmus Finzen, Schizophrenie – die Krankheit verstehen. Bonn 2004 sowie Michaela Amering/Margit Schmolke, Recovery. Das Ende der Unheilbarkeit. Bonn 2007 hier S. 14 f.

20 Amering/Schmolke, S. 12.

21 Zu Ordnungsvorstellungen siehe Jakob Tanner, Schlusswort. Ordnungsstörungen: Konjunkturen und Zäsuren in der Geschichte der Psychiatrie, in: Brigitta Bernet/Roswitha Dubach/Urs Germann/Marietta Meier (Hg.), Zwang zur Ordnung. Psychiatrie im Kanton Zürich, 1870–1970. Zürich 2007 S. 271–306 hier S. 273.

22 Eric J. Engstrom/Volker Roelcke, Die ‚alte Psychiatrie'? Zur Geschichte und Aktualität der Psychiatrie im 19. Jahrhundert, in: Dies. (Hg.), Psychiatrie im 19. Jahrhundert. Forschungen zur Geschichte von psychiatrischen Institutionen, Debatten und Praktiken im deutschen Sprachraum (Medizinische Forschungen 13). Basel/Mainz 2003 S. 9–25 hier S. 19.

23 Ebd.

24 Siehe dazu bspw. Brigitta Bernet, Assoziationsstörung. Zum Wechselverhältnis von Krankheits- und Gesellschaftsdeutung im Werk Eugen Bleulers (1857–1939), in: Heiner Fangerau/Karen Nolte (Hg.), „Moderne" Anstaltspsychiatrie im 19. und 20. Jahrhundert – Legitimation und Kritik (Medizin, Gesellschaft und Geschichte, Beiheft 26). Stuttgart 2006 S. 169–193.

die in einer Matrix aus Institutionen[25] und Praktiken eingebettet, in ihrem Auftreten und in ihrer Definition von den jeweiligen gesellschaftlichen Verhältnissen abhängen.[26] Dieser Blick auf die psychiatrische Klassifikation, der sich an Sichtweisen und Methodik der Historischen Anthropologie[27] und der ethnomethodologisch, interaktionistisch ausgerichteten Medizinsoziologie[28] anlehnt, begreift Krankheit weniger als biologisches Phänomen, sondern als ein „kulturell gestaltetes Ereignis".[29] Dies heißt freilich nicht, dass es sich bei psychischen Störungen, wie es u. a. der radikale Psychiatriekritiker Thomas Szasz formulierte, ausschließlich um ein soziales Konstrukt handelt, das als Mittel der gesellschaftlichen Ausgrenzung bzw. zur Herstellung sozialer Konformität verstanden werden kann.[30] Der in den letzten zwanzig Jahren überstrapazierte Begriff des Konstrukts wird dabei in dieser Arbeit wenig Verwendung finden;[31] wesentlicher erscheint der Hinweis von Lachmund und Stollberg, dass Krankheit und somatische Prozesse durch kulturelle Empfindungsweisen, Körperbilder, Metaphern und Erklärungs-

---

25 Als Institution wird hier in Anlehnung an Tanner kein fest umrissener Ort wie bei Erving Goffman, Asyle. Über die soziale Situation psychiatrischer Patienten und anderer Insassen. Frankfurt/Main 1973 (Original Asylums. Essays on the Social Situation of Mental Patients and Other Inmates. 1961), begriffen, sondern Institutionen werden als Produkt einer wechselseitigen Kommunikation unter den Bedingungen unvollkommener und ungleichmäßig verteilter Information und Unsicherheit verstanden. Tanner, Schlusswort, Ordnungsstörungen, S. 301.

26 Erwin H. Ackerknecht, Kurze Geschichte der Psychiatrie. Stuttgart 1957/[3]1985 hier S. 4 f. und Jakob Tanner, Der „fremde Blick": Möglichkeiten und Grenzen der historischen Beschreibung einer psychiatrischen Anstalt, in: Paul Hoff/Wulf Rössler (Hg.), Psychiatrie zwischen Autonomie und Zwang. Heidelberg 2005 S. 45–66 hier S. 49.

27 Jakob Tanner, Historische Anthropologie zur Einführung. Hamburg 2004.

28 Siehe dazu Anselm L. Strauss, Social Organisations of Medical Work. New Brunswick 1997.

29 Jens Lachmund/Gunnar Stollberg, Patientenwelten: Krankheit und Medizin vom späten 18. bis zum frühen 20. Jahrhundert im Spiegel von Autobiographien. Opladen 1995 hier S. 10.

30 Thomas S. Szasz, Geisteskrankheit. Ein moderner Mythos?. Olten 1973 (Original The Myth of Mental Illness. Foundations of a Theory of Personal Conduct. 1961), Ders., Die Fabrikation des Wahnsinns. Freiburg i. Br. 1974 (Original The Manufacture of Madness, a Comparative Study of the Inquisition and the Mental Health Movement. 1970), Ders., Insanity. The Idea and its Consequences. New York u. a. 1987.

31 Zur sozialen Konstruktion, ihrem inflationären Gebrauch als „Kampfvokabel", siehe Ian Hacking, Was heißt ‚soziale Konstruktion'? Zur Konjunktur einer Kampfvokabel in den Wissenschaften. Frankfurt/Main 1999 (Original ‚The Social Construction of What'?. Cambridge/Mass. 1999), dazu auch Thomas Schlich, Wissenschaft: Die Herstellung wissenschaftlicher Fakten als Thema der Geschichtswissenschaft, in: Ders./Norbert Paul (Hg.), Medizingeschichte: Aufgaben, Probleme, Perspektiven. Frankfurt a. Main/New York 1998 S. 107–129 hier bes. S. 114–116.

modelle beeinflusst werden.[32] Fernab des Bestrebens, „objektive Wahrheiten“ zu suchen oder gar retrospektive Diagnosen zu stellen,[33] werden für diese Arbeit die Überlegungen Berrios' und Porters zum Krankheitsbegriffs herangezogen. Beide postulieren, dass zwei Metaphern die Geschichte der Nosologie in ihrer historischen Entwicklung kontrolliert hätten: zum einen die Katalogisierung der verschiedenen Störungen als Arten innerhalb eines „Gartens“ von Krankheiten, die von einer ontologischen Unveränderbarkeit der verschiedenen Formen ausgehen, zum anderen die Metapher des Klinikers als eines Bildhauers, der aus einer formlosen Materie klinische Formen kreiere.[34] Die letztgenannte Sichtweise weist auf die auch in der Wissenschaftsgeschichte diskutierten kognitiven und gesellschaftlichen Bedingungen hin,[35] die jeweils in einer bestimmten Zeit die Voraussetzungen für bestimmte Klassifizierungssysteme und Krankheitsdefinitionen liefern.[36] Wis-

---

[32] Lachmund/Stollberg, Patientenwelten, S. 11.

[33] Vgl. dazu Versuche psychiatriehistorischer Arbeiten, wie die von José M. Bertolín-Guillen, u. a., Inmates of the mid nineteenth-century Valencian asylum ‚Hospital dels Ignoscents, Folls e Orats‘. Is their illness diagnosable?, in: History of Psychiatry 12. 2001 S. 387–404, die Möglichkeiten der retrospektiven Diagnosestellung in der Psychiatrie postulieren. Obwohl solche Bestrebungen für einige somatische Krankheiten durchaus Erfolg versprechend sein können, siehe dazu z. B. Johanna Bleker, Die medizinische Funktion des frühmodernen Krankenhauses. Zur Analyse des Diagnosespektrums der Inneren Abteilung des Würzburger Juliusspitals 1819–1829, in: Alfons Labisch/Reinhard Spree (Hg.), „Einem jeden Kranken in einem Hospitale sein eigenes Bett“. Zur Sozialgeschichte des Allgemeinen Krankenhauses in Deutschland im 19. Jahrhundert. Frankfurt a. Main/New York 1996 S. 123–144, Michael Stolberg, Homo patiens. Krankheits- und Körpererfahrung in der Frühen Neuzeit. Köln/Weimar/Wien 2003 hier S. 215 f., wird gerade bei den sogenannten kulturabhängigen Krankheiten davor gewarnt. Siehe dazu Karl-Heinz Leven, Krankheiten – historische Deutung versus retrospektive Diagnose, in: Norbert Paul/Thomas Schlich (Hg.), Medizingeschichte: Aufgaben, Probleme, Perspektiven. Frankfurt a. Main/New York 1998 S. 153–185, sowie Volker Roelcke, Krankheit und Kulturkritik. Psychiatrische Gesellschaftsdeutungen im bürgerlichen Zeitalter (1719–1914). Frankfurt/Main 1999.

[34] „Two metaphors seem to control the understanding of historical nosology. One pictures the clinican as cataloguing species (diseases) in a garden (i. e. assuming ontological invariance); the other envisages the clinician as a sculptor carving shapes out of formless matter, i. e. creating ‚clinical forms‘,“ German E. Berrios/Roy Porter, (Hg.), A History of Clinical Psychiatry. The Origin and History of Psychiatric Disorders, London 1995 S. XVII.

[35] Michael Hagner, Ansichten der Wissenschaftsgeschichte, in: Ders. (Hg.), Ansichten zur Wissenschaftsgeschichte. Frankfurt/Main 2001 S. 7–39, Jens Lachmund, Die Erfindung des ärztlichen Gehörs. Zur historischen Soziologie der stethoskopischen Untersuchung, in: Cornelius Borck (Hg.), Anatomien medizinischen Wissens. Medizin – Macht – Moleküle. Frankfurt/Main 1996 S. 55–85 hier bes. S. 55 f.

[36] Siehe dazu Mary Douglas, Wie Institutionen denken. Frankfurt/Main 1991 hier S. 94, Tanner, Schlusswort, Ordnungsstörungen, S. 304, Norma C. Ware/Mitchell G. Weiss, Neurasthenia and the Social Construction of Psychiatric Knowledge, in: Transcultural Psychiatric

sen, hier insbesondere medizinisches Wissen, ist somit nie neutral, es wird vielmehr erst in und durch die soziale Praxis produziert, so dass der Prozess der Wissensgenerierung und die Interpretation von Wissen ins Blickfeld geraten und die Wissensinhalte nicht von Praktiken und Institutionen zu trennen sind.[37] Ausgehend von solchen Überlegungen geht es in dieser Arbeit um sich wandelnde Wahrnehmungs- und Interpretationsweisen sowie Interventionsstrategien gegenüber abweichendem Verhalten im Zuge der Etablierung der Anstaltspsychiatrie zwischen 1820 und 1878. Diesen Fragen wird anhand überlieferter Krankenakten der zeitgenössisch renommierten rheinischen Irrenheilanstalt Siegburg bei Bonn und des traditionsreichen hessischen Hohen Hospitals Hofheim bei Darmstadt nachgegangen.

Die „Unheilbarkeit" psychischen Gestörtseins wird in diesem Kontext nicht als ein ahistorisches Faktum angesehen, wie es Ackerknecht in seiner einflussreichen Psychiatriegeschichte nahelegte, indem er von den „Unheilbaren" als „hoffnungslosem Material" sprach, das im 19. Jahrhundert die Irrenanstalten bevölkert und den Pessimismus der dort tätigen Anstaltsärzte befördert habe.[38] Es wird vielmehr darum gehen, die Zuschreibung der psychiatrischen „(Un-)Heilbarkeit" selber zum Gegenstand der historischen Analyse zu machen, diese, wie auch Klassifikations-, Wahrnehmungs- und Begegnungsweisen psychisch abweichenden Verhaltens im Kontext eines komplexen, sich verändernden wissenschaftlichen und gesellschaftspolitischen Gefüges zu untersuchen.[39] Dabei wird hier von der These ausgegangen, dass der Mythos der Heilbarkeit als ärztliches Legitimationsmittel eng mit der „Geburt" der Psychiatrie verbunden ist. In diesem Kontext wird danach gefragt werden, welche Verhaltensweisen in Abhängigkeit von dem Geschlecht und der sozialen Herkunft des Betroffenen zur Beantragung einer Anstaltseinweisung führten, wie sich der Aufenthalt in den Anstalten gestaltete und was in der ärztlichen Theorie und der sozialen Anstaltspraxis als „unheilbar" angesehen wurde.

Research Review 31. 1994 S. 101–123. Zur heutigen Klassifikation in der Psychiatrie siehe auch Rachel Cooper, Classifiying Madness: A Philosophical Examination of the Diagnostic and Statistical Manual of Mental Disorders. Berlin 2005.

[37] Ludmilla Jordanova, The Social Construction of Medical Knowledge, in: Social History of Medicine 7 (3). 1995 S. 361–381 hier S. 361 f., Thomas Schlich, Die Konstruktion der notwendigen Krankheitsursache: Wie die Medizin Krankheit beherrschen will, in: Cornelius Borck (Hg.), Anatomien medizinischen Wissens. Medizin – Macht – Moleküle. Frankfurt/Main 1996 S. 201–229, Martin Dinges, Neue Wege der Seuchengeschichte?, in: Martin Dinges/Thomas Schlich (Hg.), Neue Wege der Seuchengeschichte. Medizin, Gesellschaft und Geschichte, Beiheft 6. Stuttgart 1995 S. 7–25.

[38] Ackerknecht, S. 53.

[39] Engstrom/Roelcke, S. 19.

2. Forschungslandschaften

Zugänge und Fragen der Medizinhistoriographie sind ebenso einem historischen Wandel unterworfen wie ihr Forschungsgegenstand selbst.[40] Dies wird insbesondere in der Psychiatriegeschichte deutlich,[41] bei der die Trennung zwischen aktuellen Debatten und historischen Fragestellungen schwer fällt.[42] Bis in die Mitte des 20. Jahrhunderts herrschte dabei eine Deutung der Geschichte des Anstaltswesens und ihrer Entwicklung seit 1800 vor: die des Fortschritts im Sinne einer im Zuge der Aufklärung erfolgten Befreiung der „Irren" durch philanthropisch-humanistisch eingestellte bürgerliche Ärzte. Je grausamer und unmenschlicher das vorherige Bild der desolaten Situation der in den Toll- und Zuchthäusern internierten Geisteskranken gezeichnet werden konnte,[43] desto bedeutender erschien die Errichtung der Irrenanstalten, deren Baugeschichte zumeist rein deskriptiv neben einer Ideengeschichte zur Krankheitslehre in den Mittelpunkt der Untersuchungen gerückt wurde.[44] Diese Deutung der historischen Entwicklung tradierte auch den Mythos der Befreiung der Irren von den Ketten durch den Arzt Philipp Pinel in Frankreich. Noch bis in die 1960er Jahre hinein wurde diese Darstellung der historischen Entwicklung seitens der im anglo-amerikanischen Sprachraum auch als „whiggish" bezeichneten medizin-historischen Forschung übernommen. Eine konträre Interpretation des Phänomens setzte im Zuge der massiven Psychiatriekritik der 1960er und 70er Jahre ein, die den im Laufe des 19. Jahrhunderts ständig ausgeweiteten Anstaltsbau und die Überfüllung der

---

40 Vgl. Norbert Paul/Thomas Schlich (Hg.), Medizingeschichte: Aufgaben, Probleme, Perspektiven. Frankfurt a. Main/New York 1998, Ralf Bröer (Hg.), Eine Wissenschaft emanzipiert sich: die Medizinhistoriographie von der Aufklärung bis zur Postmoderne. Pfaffenweiler 1999.

41 Engstrom/Roelcke, Eric J. Engstrom/Paul Hoff/Matthias M. Weber (Hg.), Knowledge and Power. Perspectives on the History of Psychiatry. Berlin 1997.

42 Roy Porter/Mark S. Micale, Introduction: Reflections on Psychiatry and its Histories, in: Dies. (Hg.), Discovering the History of Psychiatry. New York/Oxford 1994 S. 3–36 hier S. 4.

43 Christina Vanja, Nur „finstere und unsaubere Clostergänge"? die hessischen Hohen Hospitäler in der Kritik reisender Aufklärer, in: Heiner Fangerau/Karen Nolte (Hg.), „Moderne" Anstaltspsychiatrie im 19. und 20. Jahrhundert – Legitimation und Kritik. (Medizin, Gesellschaft und Geschichte Beihefte 26). Stuttgart 2006 S. 23–42.

44 Siehe zur Geschichte der psychiatrischen Institutionen insbesondere die Arbeiten von Dieter Jetter, Grundzüge der Geschichte des Irrenhauses (Grundzüge 34). Darmstadt 1981, ders., Das ideale Irrenhaus im Spiegel historischer Baupläne, in: Confinia psychiatrica 5. 1962 S. 1–30. Zur Ideengeschichte siehe Werner Leibbrand/Annemarie Wettley, Der Wahnsinn. Geschichte der abendländischen Psychopathologie. Freiburg i. Br./München 1961.

Anstalten – unter dem Deckmantel der Humanität – als Auswirkung einer staatlich geförderten Repressionspolitik verstand. In der Geschichtswissenschaft wurde die Frage des Umgangs mit gesellschaftlichen Außenseitern im Kontext der frühneuzeitlichen Armenfürsorge aufgeworfen und anhand der Thesen von Max Weber[45] und Norbert Elias zur Disziplinierung der Gesellschaft sowie des Modells der Sozialdisziplinierung von Gerhard Oestreich diskutiert.[46] Insbesondere Oestreich machte das Konzept der Disziplinierung für die Geschichtswissenschaft fruchtbar und prägte den Begriff der Sozialdisziplinierung. Demnach sei die Durchsetzung der Sozialdisziplinierung im 18. Jahrhundert durch die Reformwerke des aufgeklärten Absolutismus erfolgt, welche die Bereiche Wirtschaft, Wissenschaft und Erziehung durchdrungen hätten. Die zahlreichen Zucht-, Waisen- und Arbeitshäuser hätten neben den produktiven auch moralisch-erzieherische Funktionen gehabt und eine Verinnerlichung der Eigenschaften wie Fleiß, Sauberkeit und Pünktlichkeit bezweckt.[47] Diesem Konzept wurde entgegengehalten, dass zwischen einer abstrakten und einer konkreten Ebene der Disziplinierung unterschieden werden müsse.[48] So konnte anhand von Lokalstudien gezeigt

---

[45] Weber betrachtete Disziplin als eine Schlüsselkategorie der modernen Gesellschaft, als eine Begleiterscheinung des Rationalisierungsprozesses, der die Gesellschaft als Ganzes umfasste und sich dadurch auszeichnete, dass die Herrschaft nicht mehr die Überlegenheit der Zwangsmittel benötige, sondern es geschafft habe, in die Untertanen „einzuwandern". Diese Verinnerlichung der Disziplin – Weber sprach von einem „Umsichgreifen der Disziplinierung" – steuere das Verhalten und präge die emotionalen, kognitiven und normativen Strukturen derart, dass die Reaktionen nunmehr herrschaftskonform erfolgten. Max Weber, Gesammelte Aufsätze zur Religionssoziologie. Bd. 1, Tübingen [6]1972, ders., Wirtschaft und Gesellschaft. Tübingen 1922. Siehe dazu Ulrich Behrens, „Sozialdisziplinierung" als Konzeption der Frühneuzeitforschung. Genese, Weiterbildung und Kritik – Eine Zwischenbilanz, in: Historische Mitteilungen 12. 1999 S. 35–68, Stefan Breuer, Sozialdisziplinierung. Probleme und Problemverlagerungen eines Konzepts bei Max Weber, Gerhard Oestreich und Michel Foucault, in: Christoph Sachse/Florian Tennstedt (Hg.), Soziale Sicherheit und soziale Disziplinierung. Frankfurt/Main 1986 S. 45–69 hier bes. S. 45–47, Norbert Finzsch, Elias, Foucault, Oestreich. On a Historical Theory of Confinement, in: Ders./Robert Jütte (Hg.), Institutions of Confinement. Hospitals, Asylums, and Prisons in Western Europe and North America, 1500–1950. Washington 1996 S. 3–16 hier S. 4 f.

[46] Breuer sowie auch Finzsch.

[47] Oestreich erkannte in den Policeyordnungen der frühneuzeitlichen Stadt die ersten Indizien für diesen Prozess, die er als die sogenannten Stufe der „Sozialregulierung" bezeichnete, welche damit auf die Auflösungserscheinungen der alten ständischen Ordnung reagierte. An diese Phase habe sich die sogenannten Stabsdisziplinierung angeschlossen, die sich vornehmlich auf den Stab des Herrschers erstreckte. Breuer, S. 53, Finzsch, S. 10 f.

[48] Ulrike Thoms, Anstaltskost und Rationalisierungsprozeß. Die Ernährung in Krankenhäusern und Gefängnissen im 18. und 19. Jahrhundert (Medizin, Gesellschaft und Geschichte, Beiheft 23). Stuttgart 2005 hier S. 27.

werden, dass zwar von einem obrigkeitlichen Anspruch auf Disziplinierung gesprochen werden könne, dieser aber in der Praxis so nicht umgesetzt werden konnte.[49] Mit der Disziplinierung der „Wahnsinnigen" als gesellschaftlichen Außenseitern beschäftigte sich indes lediglich Michel Foucault,[50] der in seiner Geschichte des Wahnsinns von einem drei Phasen durchlaufenden Prozess, ausgehend von der Renaissance über das klassische Zeitalter bis zur Aufklärung um und nach 1800 ausging.[51] Während in der Renaissance Verrücktheit und ein vernünftiges Denken sich gegenseitig noch nicht ausgeschlossen hätten, sie vielmehr im Dialog miteinander gewesen seien, sei es zwischen etwa 1650 und 1800 zu einer zunehmenden Trennung derselben, zu einem Monolog der Vernunft über die Unvernunft gekommen. Nach 1800 hätten sich bürgerliche Philanthropen und Aufklärer dann, von einem Erziehungsoptimismus getragen und in Abgrenzung zum gesellschaftlichen Umgang des Ancien Régime mittels des traitement moral, den Betroffenen genähert.[52] Anstatt einer Befreiung von der Unvernunft sei es jedoch zu ihrer endgültigen gesellschaftlichen Ausgrenzung durch die Internierung von sozialen Abweichlern in den Anstalten und dadurch zu einem Schweigen gekommen. In Foucaults späteren Vorlesungen zur Macht der Psychiatrie treten die zuvor relativ blass und passiv dargestellten Akteure mehr in den Vordergrund; auch differenzierte er seinen Machtbegriff, ging es ihm doch nunmehr darum, anhand einer Analytik der Macht ihre mikrophysische Zerstreuung und damit Dezentralisierung zu untersuchen.[53]

---

[49] Siehe dazu Martin Dinges, The Reception of Michel Foucault's Ideas on Social Discipline, Mental Asylums, Hospitals and the Medical Profession in German Historiography, in: Colin Jones/Roy Porter (Hg.), Reassessing Foucault. Power, Medicine and the Body. Studies in the Social History of Medicine. London/New York 1994/1999 S. 181–212, ders., Frühneuzeitliche Armenfürsorge als Sozialdisziplinierung? Probleme mit einem Konzept, in: Geschichte und Gesellschaft 17. 1991 S. 5–29, Robert Jütte, „Disziplin zu predigen ist eine Sache, sich ihr zu unterwerfen eine andere" (Cervantes). Prolegomena zu einer Sozialgeschichte der Armenfürsorge diesseits des Fortschritts, in: Geschichte und Gesellschaft 17. 1991 S. 92–101, sowie Jürgen Schlumbohm, Gesetze, die nicht durchgesetzt wurden – ein Strukturmerkmal des frühmodernen Staates?, in: Geschichte und Gesellschaft 23. 1997 S. 675–691.

[50] Michel Foucault, Wahnsinn und Gesellschaft. Eine Geschichte des Wahns im Zeitalter der Vernunft. Frankfurt/Main 1973 (Original L'histoire de la folie. Paris 1961).

[51] Ebd., ders., Die Geburt der Klinik. Eine Archäologie des ärztlichen Blicks. Frankfurt/Main 1988 (Original Naissance de la Clinique. Paris 1963).

[52] Siehe dazu den Überblick von Tanner, Schlusswort, Ordnungsstörungen, S. 276.

[53] Michel Foucault, Die Macht der Psychiatrie. Vorlesung am Collège de France 1973–1974, hg. von Jaques Lagrange. Frankfurt/Main 2005 (Original Le Pouvoir psychiatrique. Paris 2003).

Die Rezeption Foucaults verlief in Frankreich überwiegend positiv.[54] Mit Foucaults Interpretation des Modernisierungsprozesses durchaus vereinbar, legte Robert Castel Ende der 1970er Jahre in „Die psychiatrische Ordnung" eine Interpretation des gesellschaftlichen Umgangs mit dem Wahnsinn vor, die die Normalisierung als zentrale Analysekategorie heranzog.[55] Außerhalb Frankreichs gaben die Thesen Foucaults Anlass zu polarisierenden Stellungnahmen, die ab den 1980er Jahren im englischsprachigen Raum und, zeitlich um einige Jahre verzögert, auch von deutschsprachigen Autoren geäußert wurden.[56] So warf ihm die englischsprachige sozialkritische, im Gegensatz zur der „whiggish" betriebenen Geschichtsschreibung als „revisionist" bezeichnete Bewegung Vereinfachung und Pauschalisierung vor,[57] da er trotz eines auf Frankreich beschränkten Blicks seine Thesen auf ganz Europa bezogen habe. Die englische Psychiatrie habe jedoch einen von Frankreich verschiedenen Weg beschritten, zeitlich müsse die zunehmende Internierung der Irren (confinement) ins 19. Jahrhundert und nicht schon ins 17. und 18. verlegt werden.[58] Foucault, wie auch dem von ihm beeinflussten Andrew Scull,[59] wurde vorgeworfen, ein zu undifferenziertes Bild des Gegenstands zu entwerfen.[60] Inzwischen ist die teilweise heftig und polemisch geführte Diskussion abgeebbt, obwohl sich Interpretationsmodelle und Schwerpunktsetzungen der aktuell psychiatriehistorisch Forschenden immer noch erheblich voneinander unterscheiden. Als gemeinsamer Nenner dieser „revisionist"

---

54 Aline Steinbrecher, Verrückte Welten. Wahnsinn und Gesellschaft im barocken Zürich. Zürich 2006 hier S. 23.

55 Robert Castel, Die psychiatrische Ordnung. Frankfurt/Main 1983 (Original L'ordre psychiatrique. L'age d'or de L'aliénisme. Paris 1976). Dazu siehe auch Michel Foucault, Die Anormalen: Vorlesungen am Collège de France (1974–1975). Frankfurt/Main 2003.

56 Finzsch, Dinges, The Reception, ders., Michel Foucault's Impact on the German Historiography of Criminal Justice, Discipline, and Medicalization, in: Norbert Finzsch/Robert Jütte (Hg.), Institutions of Confinement. Hospitals, Asylums, and Prisons in Western Europe and North America, 1500–1950. Washington 1996 S. 155–174, sowie Colin Jones/Roy Porter, Introduction, in: Dies. (Hg.), Reassessing Foucault S. 1–16.

57 Roy Porter, Madness. A Brief History. Oxford/New York 2002 hier S. 93.

58 Ebd., S. 94 f.

59 Andrew Scull, Psychiatry and social control in the nineteenth and twentieth centuries, in: History of Psychiatry 2. 1991 S. 149–169, ders., The Most Solitary of Afflictions: Madness and Society in Britain, 1700–1900. New Haven 1993, ders., Rethinking the History of the Asylumdom, in: Bill Forsythe/Joseph Melling (Hg.), Insanity, Institutions and Society, 1800–1914. A social history of madness in comparative perspective. London/New York 1999 S. 295–315.

60 Für einen Überblick über die Fülle an Forschungsarbeiten, die sich mehr oder weniger explizit mit den Thesen Foucault auseinander setzten, siehe Roy Porter, Introduction, in: Ders./David Wright (Hg.), The Confinement of the Insane. International Perspectives, 1800–1965. Cambridge 2003 S. 1–19 hier bes. S. 2–4.

Historiker lässt sich lediglich die Zurückweisung der progressiven Geschichtsauffassung und deren Sicht auf die Psychiatrie als einen Prozess der Humanisierung festmachen. Unter den Forschern liegt der Fokus dabei größtenteils auf der institutionellen Versorgung der Betroffenen,[61] die häusliche Pflege ist dagegen - schon aufgrund der Quellenlage - weniger ausführlich untersucht worden.[62] Grob scheinen sich dabei zwei Sichtweisen herauszukristallisieren: zum einen die Vertreter des „öffentlichen" Modells, zum anderen die des „privaten".[63] Die erstgenannte Gruppe stellt die Bedeutung der Behörden bzw. des Verwaltungsapparates als Triebfedern der Psychiatrie heraus. Dabei legen, ausgehend von der staatlich gelenkten Irrenversorgung, einige Forscher ihren Fokus eher auf die übergeordneten Behörden, während ihn die anderen stärker auf die lokalen Instanzen, wie die gemeindlichen Netzwerke, legen. Sie teilen mit Scull und Foucault, der allerdings in seinen späteren Werken den Familien mehr Beachtung geschenkt hat,[64] die Betonung der öffentlichen Autoritäten und Angehörigen der Elite als treibender Kraft im Etablierungsprozess der Psychiatrie.[65] Damit dominieren ihrem Verständnis nach bei der Einweisung eher die sogenannten pull-Faktoren. Bei dem „privaten" Modells steht dagegen die Familie und ihre zunehmende Bereitschaft, ein schwer integrierbares Familienmit-

---

[61] Für einen Überblick siehe Peter Bartlett/David Wright, „Community Care and its Antecedents" in: Peter Bartlett (Hg.), Outside the Walls of the Asylum: The History of Care in Community, 1750–2000. London 1999 S. 1–18, Joseph Melling, „Accommodating Madness: New Research in the Social History of Insanity and Institutions", in: Ders./Bill Forsythe (Hg.), Insanity, Institutions, and Society, 1800–1914. London 1999 S. 1–30, Jonathan Andrews/Anne Digby, Introduction, in: Dies. (Hg.), Sex and Seclusion. Perspectives on Gender and Class in the History of British and Irish Psychiatry. Amsterdam/New York 2004 S. 7–44.

[62] Vgl. dazu die Pionierabeiten von Michael MacDonald, Mystical Bedlam: Madness, Anxiety, and Healing in Seventeenth-Century England. Cambridge 1981, ders., Religion, Social Change, and Psychological Healing in England, 1600–1800, in: W. J. Sheils (Hg.), The Church and Healing. Oxford 1982 S. 101–127 und Akihito Suzuki, Madness at Home. The Psychiatrist, the Patient, and the Family in England 1820–1860. Berkeley/Los Angeles/London 2006, ders., Framing Psychiatric Subjectivity. Doctor, patient and record-keeping at Bethlem in the nineteenth century, in: Joseph Melling/Bill Forsythe (Hg.), Insanity, Institutions and Society, 1800–1914. A social history of madness in comparative perspective. London/New York 1999 S. 115–136.

[63] Suzuki, Madness, S. 6.

[64] Foucault, Die Macht, insb. Kapitel V. S. 141–180, Arlette Farge/Michel Foucault, Familiäre Konflikte. Die „Lettre de Cachet" aus den Archiven der Bastille im 18. Jahrhundert. Frankfurt/Main 1989.

[65] Siehe dazu auch Peter Bartlett, The Asylum and the Poor Law. The productive alliance, in: John Melling/Bill Forsythe (Hg.), Insanity, Institutions and Society, 1800–1914. A social history of madness in comparative perspective. London/New York 1999 S. 48–67.

glied der Anstaltsversorgung zu übergeben, im Mittelpunkt.[66] Besonders in England, aber auch in den preußischen Rheinprovinzen des 19. Jahrhunderts, gab es eine zunehmende Bereitstellung von Pflegeplätzen an Privatanstalten, die sich auch auf eine dauerhafte Versorgung der Betroffenen spezialisiert hatten.[67]

Ähnlich dem englischsprachigen Raum verlief, wenn auch mit einer anderen Schwerpunktsetzung, die Entwicklung der psychiatriehistorischen Forschung im deutschsprachigen Raum, deren Stellungnahmen gegenüber Foucault gemischt ausfielen.[68] Dem Sozialhistoriker Dirk Blasius zufolge eröffneten Foucaults Fragestellung und Methodik einer kritischen Gesellschaftsgeschichte neue Wege,[69] da Blasius an der zeitgenössischen Historiographie monierte, die Betroffenen selbst kaum als Subjekte wahrzunehmen, sondern als Objekte der Verwaltungsbürokratie.[70] Trotz dieser Kritik behielt Blasius in seinen vielfältigen Arbeiten, die durch sein Interesse an der Situation im Rheinland für diese Arbeit besonders wertvoll waren, eher einen „institutionellen Blick" bei, d.h. er legte seinen Schwerpunkt auf politische Debatten und auf größere strukturelle und gesellschaftliche Veränderungen, die sich auf die Irrenversorgung auswirkten und ihre Entwicklung bestimmten.[71] Auf ähnlich breite Resonanz wie Blasius stießen die Beiträge des Psychiaters Klaus Dörner, der mit seiner 1969 erstmals veröffentlichten Arbeit „Bürger und Irre", die sich, als Beitrag zur „Selbstaufklärung der Psychiatrie" als Institution wie als Wissenschaft verstehend, sich der disziplinären Entwicklung der Psychiatrie im europäischen Vergleich zuwandte.[72] Die Entstehung der Psychiatrie deutet Dörner im Zusammenhang einer von Rationalisierungs-

---

[66] MacDonald, Mystical Bedlam; siehe dazu auch Anne Shepard, The Female Patient Experiences in Two Late-Nineteenth-Century Surrey Asylum, in: Jonathan Andrews/Anne Digby (Hg.), Sex and Seclusion, Class and Custody. Perspectives on Gender and Class in the History of British and Irish Psychiatry. Amsterdam/New York 2004 S. 223–248, die zeigen kann, dass die Anstalten in der englischen Grafschaft Surrey Ende des 19. Jahrhunderts ihr Versorgungsgebot flexibel der veränderten gesellschaftlichen Nachfrage anpassten.

[67] Siehe für die Situation in England Porter, von seinen Schriften bes. A Social History of Madness. Stories of the Insane. London 1987/1999 und Madness.

[68] Dinges, The Reception.

[69] Dirk Blasius, Umgang mit Unheilbarem. Studien zur Sozialgeschichte der Psychiatrie. Bonn 1986 hier S. 17.

[70] Ders., Der verwaltete Wahnsinn.

[71] Siehe Blaisus, Umgang mit Unheilbarem, ders., Der verwaltete Wahnsinn, ders., „Einfache Seelenstörung".

[72] Klaus Dörner, Bürger und Irre. Zur Sozialgeschichte der Psychiatrie. Hamburg 1969/^{3}1995 hier S. 9, siehe auch ders. (Hg.), „Die Unheilbaren". Was machen Langzeitpatienten mit uns – und was machen wir mit ihnen? (35. Güterloher Fortbildungswoche 1983). Rehburg-Loccum 1984, ders., Vom Mythos.

prozessen und von bürgerlichen Wert- und Moralvorstellungen gekennzeichneten Moderne. Obwohl von einem bürgerlich emanzipatorischen Anspruch getragen, habe die Psychiatrie in der Praxis eher repressiv gewirkt, wie die Behandlung der zumeist armen Irren nahelegt. Ähnlich repressiv, gar mit den Mechanismen von Gefängnissen vergleichbar, deutete der amerikanische Soziologe Ervin Goffman die Funktionsweise der Anstalten als „totale Institutionen“ und analysierte die Lebens- bzw. Überlebensmöglichkeiten ihrer Patienten, die er als „Insassen“ bezeichnete.[73] Goffman steht, wie auch Thomas Szasz und David Rothman, für die methodisch neue Wege beschreitende sozialkritische Psychiatriegeschichtsschreibung US-amerikanischer Forscher. Im deutschsprachigen Raum wurde der zunehmend interdisziplinäre Ansatz von einer sozial- und kulturgeschichtlich interessierten Forschergeneration weitergeführt, die ihre Arbeiten oftmals in einem doppelten Forschungskontext verorteten. Zum einen ging es um einen erweiterten und selbstkritischen Zugang zur Medizin- und Psychiatriegeschichte, zum anderen um einen seit den 1980er Jahren beginnenden Aufarbeitungskontext[74] der nationalsozialistischen Vergangenheit und den an Psychiatriepatienten in diesem Zeitraum begangenen Verbrechen[75] sowie der eugenischen Diskurse und Praktiken seit dem 2. Weltkrieg und ihre Auswirkungen auf die Patienten. Exemplarisch lassen sich hier die u. a. von Gerhard Baader initiierten Berliner Forschungsarbeiten seit den 1980er Jahren nennen, die sich explizit gegen die Fortschrittsgeschichte der Psychiatrie und eine biographische Untersuchung weniger herausragender Fachvertreter wandte,[76] wobei,

---

[73] Goffman, Asyle, ders., Stigma. Über Techniken der Bewältigung beschädigter Identität. Frankfurt/Main 1975 (Original Stigma. Notes on the Management of Spoiled Identity. Englewood Cliffs 1963).

[74] Brigitta Bernet/Gisela Hürlimann/Marietta Meier/Jakob Tanner, Zwangsmassnahmen in der Zürcher Psychiatrie 1870–1970: Bericht im Auftrag der Gesundheitsdirektion des Kanton Zürich. Zürich 2002 hier S. 21.

[75] Siehe dazu auch die zwei entgegengesetzten Interpretationsansätze der Kontinuitäts- bzw. der Diskontinuitätsthese zur Entwicklung der Psychiatrie bis 1933, Engstrom/Roelcke, S. 12–14.

[76] Vgl. die Dissertationen u. a. zu psychiatrischen Vereinen und Gesellschaften sowie zu einzelnen Ärzten von Gabriele Feger, Die Geschichte des „Psychiatrischen Vereins zu Berlin“ 1889–1920. Uni. med. Diss. FU Berlin 1982, Bernhard van Gülick, Die Geschichte des „psychiatrischen Vereins der Rheinprovinz“ 1867–1930. Uni. med. Diss. FU Berlin 1992, Paul-Otto Schmidt, Asylierung oder familiale Versorgung. Die Vorträge auf der Sektion Psychiatrie der Gesellschaft Deutscher Naturforscher und Ärzte bis 1885 (Abhandlungen zur Geschichte der Medizin und der Naturwissenschaften 44). Husum 1982, zugleich Uni. Diss. HU Berlin 1982, Heinz-Peter Schmiedebach, Psychiatrie und Psychologie im Widerstreit. Die Auseinandersetzung in der Berliner medicinisch-psychologischen Gesellschaft (1867–1899). Husum 1986, zugleich Uni. med. Diss. FU Berlin 1984, Thomas-Peter Schindler, Psychiatrie im Wilhelmini-

aus diesem Kreis stammend, vor allem Heinz-Peter Schmiedebach seit Mitte der 1980er Jahre kontinuierlich zur Psychiatriegeschichte gearbeitet hat. Er, wie auch die Beiträge von Volker Roelcke und Doris Kaufmann, können im Kontext solcher Arbeiten genannt werden, denen es um eine Analyse der gesellschaftlichen Funktion der Psychiatrie und damit dem Verhältnis zwischen Psychiatrie und Gesellschaft geht. Sie verstehen die Medizin-, resp. die Psychiatriegeschichte als Kulturgeschichte.

Eine erweiterte Geschichte der „Professionalisierung" der Psychiater, die das Verhältnis zwischen professionaler Macht und Wissen berücksichtigt, legte Eric Engstrom in seiner Untersuchung des Aufstiegs der klinischen Psychiatrie ab der zweiten Hälfte des 19. Jahrhunderts vor.[77] Insbesondere Urs Germann hat in seiner Studie zum Verhältnis von Psychiatrie und Strafjustiz in der deutschsprachigen Schweiz davor gewarnt, den ein gewisses Maß an Intentionalität implizierenden Begriff der Professionalisierung zu übernehmen, und er bedient sich deshalb – ausgehend von den Arbeiten des Soziologen Rudolf Stichweh – des Konzepts der Disziplinenbildung im Sinne einer auf mehreren Ebenen wirkenden Ausdifferenzierung der Wissen-

---

schen Deutschland im Spiegel der Verhandlungen des „Vereins der deutschen Irrenärzte" (ab 1903: „Deutscher Verein für Psychiatrie") von 1891–1914. Uni. med. Diss. FU Berlin 1990. Für einen Überblick siehe Thomas Beddies (2002), Zur Methodologie der wissenschaftlichen Auswertung psychiatrischer Krankenakten, in: http://w210.ub.uni-tuebingen.de/portal/binswanger_tagung/, Thomas Beddies/Thomas Müller/ Heinz-Peter Schmiedebach, Berliner Forschungen zur Psychotherapie- und Psychiatriegeschichte, in: Thomas Müller (Hg.), Psychotherapie in Berlin. Geschichte und Praktiken ihrer Etablierung (Abhandlungen zur Geschichte der Medizin und der Naturwissenschaften 86). Husum 2004 S. 291–312.

[77] Eric J. Engstrom, Clinical Psychiatry in Imperial Germany. A History of Psychiatric Practice. Ithaca/London 2003. Für die Frühphase der Psychiatrie siehe die Arbeiten von Chmielewski, Norm. Legitimierungsstrategien und Deutungsmacht süddeutscher Anstaltspsychiater in der ersten Hälfte des 19. Jahrhunderts, in: Heiner Fangerau/Karen Nolte (Hg.), „Moderne" Anstaltspsychiatrie im 19. Jahrhundert – Legitimation und Kritik (Medizin, Gesellschaft und Geschichte 26). Stuttgart 2006 S. 67–82 und dies., Auf dem Weg zum Experten. Die Herausbildung des psychiatrischen Berufsstandes in Süddeutschland (1800 bis 1860), in: Helmut Berding/Diethelm Klippel/Günther Lottes (Hg.), Kriminalität und abweichendes Verhalten. Deutschland im 18. und 19. Jahrhundert. Göttingen 1999 S. 105–140, sowie zur Etablierung der Mediziner allgemein Claudia Huerkamp, Der Aufstieg der Ärzte im 19. Jahrhundert. Vom gelehrten Stand zum professionellen Experten: Das Beispiel Preußens (Kritische Studien zur Geschichtswissenschaft Band 68). Göttingen 1985, dies., Die preußisch-deutsche Ärzteschaft als Teil des Bildungsbürgertums: Wandel in Lage und Selbstverständnis vom ausgehenden 18. Jahrhundert bis zum Kaiserreich, in: Jürgen Kocka/Werner Conze (Hg.), Bildungsbürgertum im 19. Jahrhundert. Teil 1. Bildungssystem und Professionalisierung in internationalen Bereich. Stuttgart 1985 S. 9–26 sowie Ute Frevert, Krankheit als politisches Problem 1770–1880. Soziale Unterschichten in Preußen zwischen medizinischer Polizei und staatlicher Sozialversicherung (Kritische Studien zur Geschichtswissenschaft 62). Göttingen 1984.

schaft.[78] Germann gehört zur Forschergruppe um Jakob Tanner und Marietta Meier, die wichtige Beiträge zum Verhältnis von Psychiatrie und Gesellschaft, insbesondere zur gesellschaftlichen Funktion der Psychiatrie in der Schweiz geliefert hat.[79]

Ein differenzierter Blick erfolgte zudem auf frühneuzeitliche Sichtweisen und Behandlungsverfahren bei psychischen Störungen. Pionierarbeit leistete neben Erik Midelfort auch Michael Kutzer, der anhand zeitgenössischer medizinischer Schriften zeigen konnte, dass die frühneuzeitliche Medizin über ein komplexes physiologisches Konzept als somatisches Korrelat bei psychischen Störungen sowie über eine differenzierte Nosologie verfügte.[80] Ferner konnte Kutzer belegen, dass medizinische Modelle und Behandlungsverfahren auch in der Praxis handlungsleitend waren[81] und die bisherige, von nachfolgenden Ärztegenerationen verbreitete Interpretation dieser Zeit als von „Aberglauben" und „Dämonenzauber" gekennzeichnet, wohl als Produkt einer nachträglichen Mythenbildung angesehen werden könne. Dieser Auslegung der frühneuzeitlichen Verhältnisse schlossen sich weitere Forscher an, die mittels archivalischen Quellenmaterials jeweils mit Schwerpunkten auf verschiedenen Institutionen – Vanja für die hessischen Hohen Hospitäler, Watzka für die Institutionen der Barmherzigen Brüder – bzw. für verschiedene Regionen, Steinbrecher für die Zürcher Bühne, Lederer für den bayerischen Raum – eine differenzierte Sicht auf das Spektrum der frühneuzeitlichen Irrenversorgung lieferten. Sie konnten zeigen, dass es auch im

[78] Urs Germann, Psychiatrie und Strafjustiz. Entstehung, Praxis und Ausdifferenzierung der forensischen Psychiatrie am Beispiel der deutschsprachigen Schweiz 1850–1950. Zürich 2004, ders., Verpasste Professionalisierung? Probleme der institutionellen Ausdifferenzierung der forensischen Psychiatrie in der Schweiz 1900–1950, in: Claudia Honegger/Brigitte Liebig/Regina Wecker (Hg.), Wissen, Gender, Professionalisierung. Historisch-soziologische Studien. Zürich 2003 S. 249–268, siehe dazu auch den erweiterten Disziplinierungsbegriff von Heinz- Peter Schmiedebach, Die Psychiatrie an der Charité auf dem Weg zur Disziplin – zwischen Erziehung und Therapie, in: Peter Schneck/Hans-U. Lammel (Hg.), Die Medizin an der Berliner Universität und der Charité zwischen 1810 und 1850 (Abhandlung zur Geschichte der Medizin und der Naturwissenschaften 67). Husum 1995 S. 111–123.

[79] Siehe die Arbeiten von Bernet/Hürlimann/Meier/Tanner und Bernet/Dubach/Germann/Meier.

[80] Michael Kutzer, Anatomie des Wahnsinns. Geisteskrankheit im medizinischen Denken der frühen Neuzeit und die Anfänge der pathologischen Anatomie (Schriften zur Wissenschaftsgeschichte 16). Hürtgenwald 1998, ders., Tradition, Anatomie und Psychiatrie: Die mentalen Vermögen und ihre Gehirnlokalisation in der frühen Neuzeit, in: Medizinhistorisches Journal 28. 1993 S. 199–227.

[81] Ders., Liebeskranke Magd, tobsüchtiger Mönch, schwermütiger Handelsherr. „Psychiatrie" in den Observationes und Curationes des niederländischen „Hippokrates" Pieter van Foreest (1522–1592), in: Medizinhistorisches Journal 30. 1995 S. 245–273.

16. und 17. Jahrhundert schon diverse, auch auf Therapie und eine mögliche Entlassung ausgerichtete Versorgungsmöglichkeiten für die Betroffenen gegeben habe und die These der „großen Internierung“ somit kaum aufrecht erhalten werden könne.[82] Auch die mikrohistorisch ausgerichteten Untersuchungen verschiedener Irrenanstalten des 19. Jahrhunderts kamen zu dem Ergebnis, dass die Anstalten nicht einseitig als Stätten der Heilung oder als Orte der Internierung und Verwahrung charakterisiert werden können.[83] Dabei haben insbesondere die Tübinger Aktivitäten um Gerhard Fichtner und Albrecht Hirschmüller Aufschlüsse über die seit Mitte des 19. Jahrhunderts an der bekannten Privatanstalt Bellevue in Kreuzlingen praktizierten Behandlungsverfahren geben können.[84] Im Gegensatz zu Arbeiten, wie die u. a. von Schott, Schrenk und Tölle, gründen ihre, wie auch die Arbeit von Leibrock, auf der Untersuchung von Krankenakten, Verzeichnissen und handschriftlichen Rezeptbüchern.[85] Diese, wie ferner Arbeiten zu einzelnen Psychiatern,[86] berücksichtigen die Krankheitsauffassungen der jeweiligen Anstaltsärzte, so dass sie für die vorliegende Untersuchung wichtige Vorarbeiten lieferten.

Die verschiedenen Institutionen sind insgesamt als ein „umkämpfter“ Raum analysiert worden, als ein Ort, an dem zwischen den beteiligten Akteuren - Ärzten, Pflegepersonal, Patienten und deren Familien - der Eintritt, der Anstaltsalltag und der Austritt einem ständigen Aushandlungsprozess[87]

---

[82] Für einen knappen Überblick siehe Watzka, Vom Hospital, S. 320–329.

[83] Andrew Scull, „A Convenient Place to Get Rid of Inconvenient People: The Victorian Lunatic Asylum“, in: Anthony D. King (Hg.), Buildings and society: essays on the social development of the built environment. London 1980 S. 37–60.

[84] Albrecht Hirschmüller, The development of psychiatry and neurology in the nineteenth century, in: History of Psychiatry 10. 1999 S. 395–423 und Ders./Annett Moses, Binswangers psychiatrische Klinik Bellevue in Kreuzlingen. Das „Asyl“ unter Ludwig Binswanger sen. 1857–1880 (Marburger Schriften zur Medizingeschichte 44). Frankfurt/Main 2004, siehe dazu auch die Dissertationen von u. a. Kaspar Domeyer, Binswangers Privatklinik Bellevue 1886–1890. Uni. med. Diss. Tübingen 2004, Claudia Stäbler, Binswangers Privatklinik Bellevue 1861–1865. Uni. med. Diss. Tübingen 2001, sowie die Arbeit von Stefanie Weismann-Günzler, Das Bellevue in den Jahren 1871 bis 1875. Uni. med. Diss. Tübingen 2003.

[85] Für einen Forschungsüberblick zu wandelnden Behandlungspraktiken siehe Kapitel VI.

[86] Siehe dazu die Arbeiten von Maralde Ansorge, Maximilian Jacobi (1775–1858). Aspekte eines Verhältnisses zwischen philosophisch-religiöser Überzeugung, empirischer Beobachtung und somatischer Psychiatrie in der ersten Hälfte des 19. Jahrhunderts. Uni. med. Diss. FU Berlin 1994 [Mikrofiche], sowie von Michael Kutzer, Der pathologisch-anatomische Befund und seine Auswertung in der deutschen Psychiatrie der ersten Hälfte des 19. Jahrhunderts, in: Medizinhistorisches Journal 26. 1991 S. 214–235.

[87] Siehe dazu den Abschnitt methodische Vorgehensweise in der Einleitung.

unterworfen waren.[88] Somit wird den einzelnen Akteuren, ganz im Sinne der neuen kulturhistorischen Forschung und in Abkehr von den rein strukturgeschichtlich ausgerichteten Forschungsrichtungen,[89] wie sie bspw. in Untersuchungen zur „Medikalisierung“ in den 1980er Jahren zum Ausdruck kamen,[90] wieder ein Platz im historischen Geschehen und ein Handlungsspielraum eingeräumt.[91] Dieser Ansatz betrachtet zudem den Patienten als Sub-

---

88 Ebd. In Anlehnung an das Marktmodell wird in der zeitgenössischen Forschung die Rolle der Konsumenten als auch der Anbieter untersucht, siehe Shepard.

89 Für einen Überblick siehe Jürgen Kocka, Historische Sozialwissenschaft heute, in: Paul Nolte/Manfred Hettling/Frank-Michael Kuhlemann/Hans-Walter Schmuhl (Hg.), Perspektiven der Gesellschaftsgeschichte. München 2000 S. 5–24 und Carola Lipp, Kulturgeschichte und Gesellschaftsgeschichte – Mißverhältnis oder glückliche Verbindung?, in: Paul Nolte/Manfred Hettling/Frank-Michael Kuhlemann/Hans-Walter Schmuhl (Hg.), Perspektiven der Gesellschaftsgeschichte S. 25–35.

90 Als Medikalisierung wurde die zunehmende Unterwerfung immer breiterer Bevölkerungsschichten unter den akademisch ausgebildeten Arzt im Laufe des 19. Jahrhunderts verstanden. Pionierarbeit leisteten dazu Frevert und Gerd Göckenjan, Kurieren und Staat machen. Gesundheit und Medizin in der bürgerlichen Welt. Frankfurt/Main 1985. In den 1990er Jahren kam an diesem Modell zunehmend Kritik auf. Dabei wurden die Wechselseitigkeit, die gesellschaftlichen Verflechtungen hervorgehoben, so dass ein lediglich von oben nach unten geleiteteter Prozeß in Frage gestellt wurde. Loetz sprach in diesem Kontext lieber von einer medizinischen Vergesellschaftung, Francisca Loetz, Andere Grenzen: Faktoren ärztlicher Inanspruchnahme in Deutschland, 1780–1830. Empirische Ergebnisse und methodologische Überlegungen, in: Claudia Wiesmann/Thomas Schnalke (Hg.), Die Grenzen des Anderen. Medizingeschichte aus postmoderner Perspektive. Köln/Weimar/Wien 1998 S. 25–48, dies., „Medikalisierung“ in Frankreich, Großbritannien und Deutschland, 1750–1850: Ansätze, Ergebnisse und Perspektiven der Forschung, in: Wolfgang U. Eckert/Robert Jütte (Hg.), Das europäische Gesundheitssystem. Gemeinsamkeiten und Unterschiede in historischer Perspektive. Stuttgart 1994 S. 123–161, dies., Vom Kranken zum Patienten. „Medikalisierung“ und medizinische Vergesellschaftung am Beispiel Badens 1750–1850 (Medizin, Gesellschaft und Geschichte Beiheft 2). Stuttgart 1993. Dazu auch Eberhard Wolff, Einschneidende Maßnahmen: Pockenschutzimpfung und traditionale Gesellschaft im Württemberg des frühen 19. Jahrhunderts (Medizin, Gesellschaft und Geschichte, Beiheft 10). Stuttgart 1998. Es konnte nämlich festgestellt werden, dass die These der frühneuzeitlichen traditionellen Arztfeindlichkeit in unterbürgerlichen Schichten nicht aufrecht gehalten werden könne, siehe dazu ders., Perspektiven der Patientengeschichtsschreibung, in: Norbert Paul/Thomas Schlich (Hg.), Medizingeschichte: Aufgaben, Probleme, Perspektiven. Frankfurt/Main 1998 S. 311–335 hier S. 326, ders., Medikalisierung von unten? Das Beispiel der jüdischen Krankenbesuchsgesellschaften, in: Werner Sohn/Bettina Wahrig (Hg.), Zwischen Aufklärung, Policey und Verwaltung. Zur Genese des Medizinalwesens 1750–1850 (Wolfenbütteler Forschungen 102). Wiesbaden 2003 S. 179–190. Der Begriff der Vergesellschaftung hat sich jedoch nicht durchsetzen können Stenzel sprach jüngst von einer medikalen Differenzierung.

91 In der Forschung wurde darauf hingewiesen, dass das empirische Untersuchungsmaterial einseitig auf den Disziplinierungsfortschritt hin untersucht wurde. Auch wurden, bspw. bei Ester, normative Quellen wie Anstaltsreglements etc. als Quellengrundlage herangezogen, wobei die Frage, ob sich der normative Anspruch und die praktische Umsetzung deckten, kaum hinter-

jekt und greift damit die seit den 1980er Jahren insbesondere von dem Forscherpaar Porter gestellte Forderung auf, dem Patienten nicht länger lediglich eine passive Rolle, ähnlich einer Leiche im Detektivroman, zukommen zu lassen,[92] sondern ihn selbst als Handelnden im Sinne einer „Patientengeschichte" in den Mittelpunkt der Untersuchung zu stellen.[93] Dieser Ansatz ergänzt somit die Perspektive der besonders in Deutschland betriebenen Geschichte der Arzt-Patient-Beziehung und ihrer Veränderungen im Zuge der Etablierung der Medizin im 19. Jahrhundert.[94] Dabei hat die maßgeblich von Barbara Duden[95] in den 1980er Jahren mitbegründete und u. a. von Mi-

---

fragt wurde, siehe Matthias Ester, ‚Ruhe – Ordnung – Fleiß'. Disziplin, Arbeit und Verhaltenstherapie in der Irrenanstalt des frühen 19. Jahrhunderts, in: Archiv für Kulturgeschichte 71. 1989 S. 72–104. Zur Kritik auch Dinges, Frühneuzeitliche Armenfürsorge, sowie Doris Kaufmann, Aufklärung, bürgerliche Selbsterfahrung und die „Erfindung" der Psychiatrie in Deutschland, 1770–1850. Göttingen 1995 hier bes. S. 127–132 und Christina Vanja, Madhouses, children's wards, and clinics. The development of insane asylums in Germany, in: Norbert Finzsch/Robert Jütte (Hg.), Institutions of confinement. Hospitals, Asylums, and Prisons in Western Europe and North America, 1500–1950. Washington, 1996 S. 117–132.

92 Roy Porter/Dorothy Porter, Patient's Progress. Doctors and Doctoring in Eighteenth-century England. Stanford 1989.

93 Roy Porter, The Patient's View. Doing Medical History from Below, in: Theory and Society 14. 1985 S. 167–174, Louise Gray, Patientenbiographien: Armut, Krankheit, körperliche Leiden, in: Christina Vanja/Arnd Friedrich/Fritz Heinrich (Hg.), Das Hospital am Beginn der Neuzeit. Soziale Reform in Hessen im Spiegel europäischer Kulturgeschichte. Zum 500. Geburtstag Landgraf Philipps des Großmütigen (Historische Schriftenreihe des Landeswohlfahrtsverbandes Hessen 11). Petersberg 2004 S. 243–252, Katharina Ernst, Patientengeschichte – Die kulturhistorische Wende in der Medizinhistoriographie, in: Ralf Bröer (Hg.), Eine Wissenschaft emanzipiert sich: die Medizinhistoriographie von der Aufklärung bis zur Postmoderne (Neuere Medizin- und Wissenschaftsgeschichte 9). Pfaffenweiler 1999 S. 97–108, Marion Maria Ruisinger, „Mit vielen Tränen schreibe ich dieses" – Ein Beitrag zur Patientinnen Geschichte des 18. Jahrhunderts, in: Frank Stahnisch/Florian Steger (Hg.), Medizin, Geschichte und Geschlecht. Körperhistorische Rekonstruktionen von Identitäten und Differenzen (Geschichte und Philosophie der Medizin 1). Stuttgart 2005 S. 83–101, Wolff, Perspektiven.

94 Siehe für einen ausführlichen Forschungsüberblick Kapitel V. An patientenorientierten Ansätzen bei Arbeiten zur Anstaltspsychiatrie siehe Ann Goldberg, Sex, Religion, and the Making of Modern Madness. The Eberbach Asylum and German Society 1815–1849. Oxford/New York 1999, Sylvelyn Hähner-Rombach, Arm, weiblich wahnsinnig?: Patientinnen der Königlichen Heilanstalt Zwiefalten im Spiegel der Einweisungsgutachten von 1821 bis 1871. Zwiefalten 1995, Karen Nolte, Gelebte Hysterie. Erfahrung, Eigensinn und psychiatrische Diskurse im Anstaltsalltag um 1900. Frankfurt a. Main/New York 2003.

95 Barbara Duden, Geschichte. Ein Eisenacher Arzt und seine Patientinnen um 1730. Stuttgart 1987, dies., Medicine and the History of the Body. The Lady of the Court, in: Jens Lachmund/Gunnar Stollberg (Hg.), The Social Construction of Illness (Medizin, Gesellschaft und Geschichte 1). Stuttgart 1992 S. 39–51, dies., Somatisches Wissen, Erfahrungswissen und „diskursive" Gewissheiten. Überlegungen zum Erfahrungsbegriff aus der Sicht der Körperhistorikerin, in: Marguérite Bos/Bettina Vincenz/Tanja Wirz (Hg.), Erfahrung: Alles nur Diskurs?

chael Stolberg erweiterte Körpergeschichte für diese Arbeit wichtige Impulse geliefert.[96] Ihre Vertreter konnten nicht nur zeigen, dass „Körperwissen“ als Träger gesellschaftlicher und politischer Wert- und Normvorstellungen fungiert,[97] sondern körperliche Empfindungen wie auch Deutungen somatischer Prozesse von der jeweiligen Krankheits- und Körperauffassung mitbestimmt werden. Dabei konnte insbesondere Karen Nolte, die dem Gender-Aspekt in ihrer Arbeit über „hysterische“ Anstaltspatientinnen um 1900 nachging, nachweisen, dass es sich bei der Aneignung und dem Austausch von Krankheitsvorstellungen um einen wechselseitigen Prozess handelte, der in einem interaktiven Austausch zwischen Ärzten, Patienten und Angehörigen zustande kam.[98] Das Nachzeichnen dieses komplexen Prozesses gelang insbesondere deshalb, da sich Nolte, ebenso wie die vorliegende Arbeit, psychiatrischer Krankenakten als Quelle bediente.

3. Krankenakten als Quelle

3.1. Quellenkritik

Krankenakten als Gegenstand der historischen Forschung sind in den letzten drei Jahrzehnten vermehrt verwandt worden. Dies hängt auch mit dem veränderten Erkenntnisinteresse zusammen: In den historischen Kulturwissenschaften[99] wie auch in der neueren Wissenschaftsgeschichte erlangte die kulturelle Praxis einen eigenen Stellenwert, um Prozesse der Wissensgenerierung und -vermittlung zu untersuchen.[100] Ausgehend von Forschungen des englischsprachigen Raums, die auch hinsichtlich computergestützter quanti-

---

Zur Verwendung des Erfahrungsbegriffs in der Geschlechtergeschichte. Beiträge der 11. Schweizerischen HistorikerInnentagung. Zürich 2004 S. 25–35.

[96] Allgemein zur Körpergeschichte siehe Maren Lorenz, Leibhaftige Vergangenheit. Einführung in die Körpergeschichte. Tübingen 2000.

[97] Stolberg, Homo patiens, S. 20 f.

[98] Nolte, Gelebte Hysterie, S. 308 f.

[99] Ute Daniel, Alte und Neue Kulturgeschichte, in: Günther Schulz (Hg.), Sozial- und Wirtschaftsgeschichte. Arbeitsgebiete – Probleme – Perspektiven. 100 Jahre Vierteljahrschrift für Sozial- und Wirtschaftsgeschichte (Beihefte VSWG 169). Stuttgart 2004 S. 345–358.

[100] Hagner hebt in seinem Überblick zur neueren Wissenschaftsgeschichte hervor, dass die vorherigen Kategorien wie Rationalität und Wahrheit als „Erklärung wissenschaftlicher Erkenntnisdynamik abgedankt“ hätten und nun vielmehr von einer Wissenschaft als Kultur gesprochen werde, die sich einer genaueren Untersuchung der Dynamik und der Komplexität der wissenschaftlichen Praxis zugewandt habe, Hagner, Ansichten, S. 25 f. Siehe auch Daniel, Alte und Neue Kulturgeschichte.

tativer Forschungen mit Krankenakten eine Vorreiterfunktion eingenommen haben,[101] sind seit nunmehr zwanzig Jahren verschiedene deutschsprachige Forschungsvorhaben realisiert worden.[102] Diesen Gemeinschaftsprojekten, wie auch Arbeiten einzelner Forscher[103] zu psychiatrischen Anstalten, ist eine Hinwendung zum Patienten gemeinsam, die im Kontext der neueren me-

---

101 Siehe dazu die klassischen Untersuchungen von Anne Digby, Madness, Morality and Medicine. A Study of the York Retreat, 1796–1914. London/New York 1985, dies., Quantitative and Qualitative Perspectives on the Asylums, in: Roy Porter/Andrew Wear (Hg.), Problems and Methods in the History of Medicine. London/New York/Sydney 1987 S. 153–174, Guenter B. Risse, Hospital Life in Enlightenment Scotland. Cambridge/London 1986, ders., Hysteria at the Edinburgh Infirmary: the Construction and Treatment of a Disease, 1770–1800, in: Medical History 32. 1988 S. 1–22, ders./John Harley Warner, Reconstructing Clinical Activities: Patient Records in Medical History, in: Social History of Medicine 5 (1). 1992 S. 183–205, sowie Trevor Turner, Rich and Mad in Victorian England, in: Psychological Medicine 19. 1989 S. 29–44. Siehe ferner Allan Beveridge, Madness in Victorian Edinburgh: a study of patients admitted to the Royal Edinburgh Asylum under Thomas Clouston, 1873–1908. Teil 1 und 2, in: History of Psychiatry 6. 1995 S. 21–54 und S. 133–156, ders., u. a., Inmates of the mid nineteenth-century Valencian asylum „Hospital dels Ignoscents, Folls e Orats". Is their illness diagnosable?, in: History of Psychiatry 12. 2001 S. 387–404, ders., Voices of the Mad: Patients' Letters from the Royal Edinburgh Asylum, 1873–1908. Psychological Medicine 27. 1997 S. 899–908, ders./M. Barfoot, Madness at the crossroads: John Home's letters from the Royal Edinburgh Asylum, 1886–87, in: Psychological Medicine 20. 1990 S. 263–284, sowie ders./G. A. Doody/E. C. Johnstone, Poor and mad: a study of patients admitted to the Fife and Kinross District Asylum between 1874 and 1899, in: Psychological Medicine 26. 1996 S. 887–897 und ders./Edward B. Renvoize, Mentall Illness and the late Victorians: a study of patients admitted to three asylums in York, 1880–1884, in: Psychological Medicine 19. 1989 S. 19–28, ferner Robert Jütte, Dokumentation und Information. Vom medizinischen Casus zur Kranken-Geschichte, in: Berichte zur Wissenschaftsgeschichte 15. 1992 S. 50–52 hier S. 52.

102 Als bekannte Projekte sind die von Beddies und Dörries zu den Wittenauer Heilstätten in Berlin 1919–1960, die von Meier, Hürlimann und Bernet zur schweizerischen Psychiatrie 1870–1970, sowie die von Hirschmüller und Moses zu Binswangers Privatanstalt Bellevue in Kreuzlingen, 1857–1880 zu nennen. Siehe Thomas Beddies/Andrea Dörries (Hg.), Die Patienten der Wittenauer Heilstätten in Berlin. Husum 1999, Bernet/Hürlimann/Meier/Tanner, sowie Bernet/Dubach/Germann/Meier, siehe auch Hirschmüller/Moses.

103 Siehe dazu die Arbeiten mit psychiatrischen Krankenakten von Hermann Niedergassel, Die Behandlung der Geisteskranken in der Irrenanstalt Eberbach im Rheingau in der Zeit von 1815–1849 anhand alter Krankengeschichten. Uni. med. Diss. Mainz 1977, Marga Maria Burkhardt, Krank im Kopf. Patienten-Geschichte der Heil- und Pflegeanstalt Illenau 1842–1889. Uni. Diss. Freiburg i. Br. 2003, Wolfgang Gerke, Die Reformanstalt Illenau und ihre Bedeutung für die badische Irrenfürsorge in der Ära Roller: eine psychiatriehistorische Studie anhand der Illenauer Krankengeschichten von 1826–1877. Uni. Diss. Freiburg i. Br. 1995, Goldberg, Sex, Hähner-Rombach, Nolte, Gelebte Hysterie, Angela Roth, Würdig einer liebevollen Pflege. Die württembergische Anstaltspsychiatrie im 19. Jahrhundert. Zwiefalten 1999, Eva Wittig, Die „Irrenfrage" am Anfang des 20. Jahrhunderts. Das Philippshospital bei Goddelau. Unveröffentlichte Magisterarbeit TU Darmstadt 2002.

dizinhistorischen Ansätze gesehen werden kann.[104] Diese Arbeiten legen einen ihrer Schwerpunkte auf eine patientenorientierte Geschichtsschreibung innerhalb der Sozialgeschichte der Medizin. In diesem Zusammenhang sind ausführliche Einzelfallanalysen hospitalisierter Psychiatriepatienten durchgeführt worden, die die Wahrnehmung bzw. die Sichtweise des Betroffenen zu ihrem Hauptinteresse erklären und damit der Aufforderung Porters nach Berücksichtigung des „patients' view" nachzukommen versuchen.[105] Porters Forderung einzulösen stellt jedoch ein nicht unerhebliches methodisches Problem dar. Ganz abgesehen von Vorbehalten, die ein Verstehen psychiatrisch Erkrankter generell in Frage stellen,[106] ist die begrenzte Aussagekraft von Krankenakten herausgestellt worden, stellen diese doch keineswegs das Abbild einer Person dar, da sie als Produkt einer selektiven Datenerhebung, das von Aufgaben und Organisationsprinzipien der jeweiligen Institution geprägt ist, angesehen werden müssen.[107] Relativ optimistische Stellungnahmen, wonach Krankenakten die Möglichkeit böten, außer des ärztlichen Blicks auch die Sichtweise des Patienten erfassen zu können,[108] wurden von verhalteneren Aussagen ergänzt. „Far from representing patients' impressions, case notes pre-eminently constitute the impressions of the medical officers who wrote them."[109] Zu diesem Schluss gelangte Jonathan Andrews,

---

104 Dabei ist vor allem der Arbeitsschwerpunkt der Robert-Bosch-Stiftung seit 1998 zu nennen, siehe dazu Beddies, Zur Methodologie, S. 3

105 Siehe Porter, The Patients' View, dazu Karoline Grossenbach, Fromme Quergänger in der Psychiatrie des Vormärz: Religionswahnsinn bei Patienten des großherzoglich-hessischen Hospitals Hofheim, in: WERKSTATT Geschichte 33. 2002 S. 5–20, Karen Nolte, Die Erfahrung „zwischen den Zeilen" Eine patientenorientierte Perspektive als eine andere Geschichte?, in: Marguèrite Bos/Bettina Vincenz/Tanja Wirz (Hg.), Erfahrung: Alles nur Diskurs? Zur Verwendung des Erfahrungsbegriffs in der Geschlechtergeschichte. Beiträge zur 11. Schweizerischen HistorikerInnentagung. Zürich 2004 S. 273–281, dies., Querulantenwahnsinn – „Eigensinn" oder „Irrsinn"?, in: Dies./Heiner Fangerau (Hg.), „Moderne" Anstaltskritik im 19. und 20. Jahrhundert – Legitimation und Kritik (Medizin, Gesellschaft und Geschichte, Beiheft 26). Stuttgart 2006 S. 395–410, Kai Sammet, Welt und Börse – Ein Hamburger Kaufmann in der Irrenanstalt um 1880, in: Schriftenreihe der Deutschen Gesellschaft für Geschichte der Nervenheilkunde 9. 2003 S. 225–242, ders., Wirre Reden auf den Scillies – Augusterlebnisse eines Paralytikers, in: Historische Anthropologie 13 (2). 2005 S. 220–244.

106 Siehe dazu Bernet/Hürlimann/Meier/Tanner, S. 197.

107 Ulrike Hoffmann-Richter, Das Verschwinden der Biographie in der Krankengeschichte. Eine biographische Skizze, in: Bios 8 (2). 1995 S. 204–222 hier S. 205.

108 Joachim Radkau, Das Zeitalter der Nervosität. Deutschland zwischen Bismarck und Hitler. München 1998, ders., Zum historischen Quellenwert von Patientenakten, in: Dietrich Meyer/Bernd Hey (Hg.), Akten betreuter Personen als archivische Aufgabe. Neustadt a. Aisch 1997 S. 73–102.

109 Jonathan Andrews, Case Notes, Case histories, and Patient's Experience of Insanity at Gartnavel Royal Asylum, Glasgow, in the Nineteenth Century, in: Social History of Medicine 11 (2). 1998 S. 255–281 hier S. 265.

dessen Arbeiten die britische Psychiatriegeschichte der letzten Jahrzehnte mitgeprägt haben.[110] Deshalb ist es wesentlich, den Entstehungshintergrund der Krankenakten zu berücksichtigen, wofür ein Wissen über die jeweilige Institution, die Schreiber und die Adressaten obligatorisch sei.[111] Zum einen unterscheide sich, Dinges und Wischnath zufolge, der Quellenwert von Krankenakten – denen der Universitätskliniken komme demnach ein höherer „Wert“ zu als denen von Einrichtungen, die keine Forschung betrieben[112] – zum anderen gelte für alle ärztlichen Aufzeichnungen, dass lediglich das festgehalten würde, was die Ärzte als wesentlich erachteten. Für die Anstalt Alltägliches,[113] für selbstverständlich Gehaltenes, werde demnach gar nicht aufgezeichnet.[114] Erst ein Lesen „zwischen den Zeilen“[115], eine Sensibilisierung des Historikers für beabsichtigte Zusatzformulierungen[116] und unbeabsichtigte Zusatzbedeutungen[117] könnten dabei helfen, Rückschlüsse auf Lücken und Brüche in den Aufzeichnungen zu ziehen. Deshalb sei es auch essentiell, zusätzliche Quellen heranzuziehen,[118] um nicht vor der „häufig kaum durchschaubare[n] Gemengelage von Schein und Sein“ zu kapitulieren.[119] Gerade diese Vielstimmigkeit, die oftmals konkurrierenden Stellungnahmen und widersprüchlichen Angaben[120] fordern den Forscher heraus. Zudem gilt für Krankenakten, ähnlich wie für die in der historischen For-

---

110 Ders., Case notes, ders./Digby.

111 Asmus Finzen/Ulrike Hoffmann-Richter, Die Krankengeschichte als Quelle. Zur Nutzung der Krankengeschichte als Quelle für Wissenschaft und psychiatrischen Alltag, in: Bios 11 (2). 1998 S. 280–297 hier S. 281, so auch Jütte, Dokumentation, S. 52.

112 Martin Dinges/Michael Wischnath, Empfehlungen für die Bewertung und Erschließung von Krankenakten, in: Berichte zur Wissenschaftsgeschichte 21. 1998 S. 49–59 hier S. 51.

113 Finzen/Hoffmann-Richter halten fest, dass die psychiatrische Normalität nicht mit einer Alltagsnormalität gleichgesetzt werden kann, da die „generelle Zuschreibung der psychischen und physischen Gesundheit an das Gegenüber […] a priori außer Kraft gesetzt“ sei, den beschriebenen Alltäglichkeiten ferner eine veränderte Bedeutung zu komme, S. 280.

114 Bernet/Dubach/Germann/Meier, S. 92.

115 Nolte, Gelebte Hysterie, S. 26, dies., Die Erfahrung.

116 Bei beabsichtigten Zusatzbedeutungen handelt es sich um solche Formulierungen, die einen Inhalt transportieren, der nur für Professionelle verständlich ist, wie Vermerke über einen Patienten, der sich „nur schwer auf der Abteilung zurechtfand“, als Beschreibung für einen als schwierig empfundenen Patienten, Finzen/Hoffmann-Richter, S. 287.

117 Gerade Verlaufsnotizen seien relativ offen formuliert und sagten damit viel über den Autor und seine Auffassung von der Psychiatrie, dem Patienten und dem Krankheitsverständnis aus, ebd. S. 288.

118 Andrea Dörries, Akten und Computer: Methodik einer computergestützten Analyse historischer Krankenakten, in: Dies./Thomas Beddies (Hg.), Die Patienten der Wittenauer Heilstätten in Berlin. Husum 1999 S. 206–236 hier S. 207.

119 Beddies, Zur Methodologie, S. 6.

120 Bernet/Dubach/Germann/Meier, S. 91, Nolte, Gelebte Hysterie, S. 26f.

schung untersuchten Inquisitionsakten und Bittschriften (Supplikationen),[121] dass man sich, wie es Ginzburg formuliert hat, emotional mit dem Angeklagten identifiziere, sich kognitiv jedoch auf der Ebene der „Inquisitoren" bewege.[122] Krankenakten müssen jedoch nicht nur als Ausdruck der Verwaltungspraxis gedeutet werden,[123] sie können vielmehr als Ausgangspunkt für eine der Methodik der Ethnologie angelehnte „dichte Beschreibung"[124] herangezogen werden, wenn die Krankengeschichte als Fiktion[125] gelesen wird und die Daten der ärztlichen Aufzeichnungen als „Akte kultureller und sozialer Repräsentation"[126] interpretiert werden. Bei der Rekonstruktion des Anstaltsalltags und der angewandten Behandlungsverfahren gilt es deshalb, zwei Ebenen zu berücksichtigen:[127] erstens die Ebene der äußeren Abläufe, d.h. die Angaben zu den Personen, zur Einweisung und die an den Anstalten durchgeführten Therapiemaßnahmen. Zwar sind auch diese nicht frei von Interpretationen, doch lassen sie sich mithilfe von Komplementärquellen zumeist nachvollziehen.[128] Zum anderen die Ebene des „Scheins",[129] die von Mutmaßungen der Aufzeichnenden, von standesspezifischen Vorurteilen[130] und von Ressentiments gegenüber bestimmten Patien-

---

121 Siehe Steinbrecher, S. 41, Christina Vanja, Arm und Krank. Patientenbiographien im Spiegel frühneuzeitlicher Bittschriften, in: Bios 19. 2006 S. 26–35 hier S. 26f.

122 Carlo Ginzburg, Der Inquisitor als Anthropologe, in: Christoph Conrad/Martina Kessel (Hg.), Geschichte schreiben in der Postmoderne. Beiträge zur aktuellen Diskussion. Stuttgart 1994 S. 203–218 hier S. 206.

123 Blasius, Der verwaltete Wahnsinn.

124 Clifford Geertz, Dichte Beschreibung. Beiträge zum Verstehen kultureller Systeme. Frankfurt/Main 1983, insb. S. 7–43. Siehe zur Anwendung dieser Methodik in der Psychiatrie Nolte, Gelebte Hysterie, die ihre Quellen „dicht beschrieb" und mithilfe der zeitgenössischen Literatur die Texte in ihrem kulturellen und sozialen Kontext analysierte, insb. S. 27.

125 Mit Geertz' Ansatz der „dichten Beschreibung" könnten die Aufzeichungen als Fiktion aufgefasst werden und zwar insofern, dass sie „etwas Hergestelltes" seien, Hans Jacob Ritter, „Debilität mit sehr schwachem Charakter". Biographie – Sozialfall – Psychiatriefall, in: Die Psychotherapeutin 10. 1999 S. 29–46 hier S. 44.

126 Ebd.

127 Vgl. dazu Beddies, Zur Methodologie, S. 5f., Bernet/Hürlimann/Meier/Tanner, S. 32.

128 Unter Komplementärquellen sind im Rahmen dieser Arbeit bspw. bei Therapieverfahren, die im Journalblatt vermerkt wurden, Stellungnahmen in Briefen oder anderen der Akte beiliegenden Schriftstücke gemeint, weiterhin gedruckte Quellen, wie Aufsätze der Ärzte zu den Behandlungsmethoden, und die Anstalts- und Wirksamkeitsberichte der Ärzte. Zu diesem Vorgehen siehe Bernet/Hürlimann/Meier/Tanner, S. 32.

129 Beddies, Zur Methodologie, S. 6.

130 Zu standesspezifischen Vorurteilen der Ärzte gegenüber ihren Patienten siehe ausführlich Kapitel V. In einigen Untersuchungen, wie bei Ritter, wurde nahegelegt, dass sich Standes- und Geschlechtsvorurteile auf die Diagnose und die Behandlung der Patienten auswirken würden.

ten geprägt ist. Sie kann auch Konflikte zwischen den Ärzten offenbaren, wenn man die Quellen in ihrer Materialität wahrnimmt und auf veränderte Handschriften, Durchstreichungen und Korrekturen in den ärztlichen Aufzeichnungen achtet.

3.2. Quellen

Das Hauptinteresse der Arbeit liegt auf dem Wandel psychiatrischer Krankheitskonzeptionen, Behandlungspraktiken und Interaktionen zwischen Ärzten und Patienten im Anstaltsalltag. Die Untersuchung solcher „Anstaltskulturen" wie auch die Frage nach der „Heilbarkeit" der Betroffenen und ein von der jeweiligen Einschätzung über die Genesungsaussichten geprägter Umgang mit dem Patienten legten einen Vergleich zwischen einer Heilanstalt und einer Pflegeanstalt nahe. Die Pflegeanstalt sei für die Pflege, die „Verwaltung" der Betroffenen zuständig, in der Heilanstalt dagegen, die dem zeitgenössisch-medizinisch-psychiatrischen Wissenschaftsanspruch genüge und als Ausbildungsstätte für den medizinischen Nachwuchs fungiere, würden, so die Annahme, vermehrt therapeutische Interventionen durchgeführt und diese auch – im Gegensatz zur Pflegeanstalt – sorgfältiger protokolliert.[131] Zudem würden sich nicht nur die Akten der Pflege- bzw. der Heilanstalt in ihrer Form und ihrem Inhalt unterscheiden, sondern auch die Klientel der beiden Institutionen differiere etwa bei der Erkrankungsart, der Verweildauer und dem Alter der Kranken. Als Pflegeanstalt wurde das traditionsreiche hessische Hospital Hofheim bei Darmstadt, das im 19. Jahrhundert als Institution für chronisch kranke und zumeist sozial schwache Patienten galt, ausgewählt. Als Vergleich bot sich die zeitgenössisch renommierte, erste preußische Heilanstalt Siegburg (1825–1875) an, die den als heilbar eingestuften Patienten vorbehalten sein sollte.[132] Diese beiden An-

Siehe dazu auch den Überblick von Andrews/Digby, S. 21 f. Andere Untersuchungen kommen dagegen zu dem Ergebnis, dass vielmehr das Geschlecht einen Einfluss auf die Behandlung hatte, und zwar insofern, dass Frauen „härter" diagnostiziert wurden und häufiger invasiven Maßnahmen ausgesetzt waren, siehe Jakob Tanner, Schlusswort, in: Ders./Brigitta Bernet/Gisela Hürlimann/Marietta Meier (Hg.), Zwangsmaßnahmen in der Zürcher Psychiatrie 1870–1970. Zürich 2002 S. 203–211 hier S. 208. Auch Digby stellt heraus, dass das Geschlecht eine Bedeutung bei der Ursachenzuschreibung und der Diagnose hatte. Bei Frauen wurden physische Stressfaktoren betont, zudem wurde bei ihnen vermehrt eine Melancholie diagnostiziert, Quantitative and Qualitative Perspectives, S. 162, vgl. dazu die Ergebnisse dieser Studie in Kapitel VI.

[131] Die Psychiatrie als Teildisziplin der Medizin etablierte sich bis in die zweite Hälfte des 19. Jahrhunderts an den Anstalten

[132] Siehe dazu ausführlich Kapitel III.

stalten waren zudem interessant, da jeweils Komplementärquellen in Form fortlaufend gedruckter Anstaltsberichte der Direktoren, die sogenannten Wirksamkeitsberichte, vorliegen. Dazu kommen Aufnahmeverzeichnisse, weitere ungedruckte Schriftstücke, Monographien und Zeitschriftenaufsätze der Leiter sowie in Siegburg auch solche von Assistenzärzten. Auch ist kein systematischer Verlust an Akten zu erkennen, beide Bestände sind bis auf einen „natürlichen" Schwund erhalten geblieben.[133] Bei dem untersuchten Quellenkorpus an Krankenakten handelt es sich um ca. 5500 Akten der Siegburger Heilanstalt[134] und über 6000 Patientenakten des Hofheimer Hospitals für den Zeitraum zwischen 1820 und 1880.[135] Diese Zahl liegt zwar für beide Institutionen unter der Anzahl an Aufnahmen, da bei erneuten Anstaltsaufenthalten keine neue Akten angelegt, sondern die Schriftstücke in das erstmals angelegte Patientendossier eingeheftet wurden.[136] In Hofheim wurde in einzelnen Fällen jedoch auch weitere Akten angelegt, was bei der Art der Stichprobenerhebung berücksichtigt werden musste.[137] Wiederaufnahmen waren in Siegburg, wo bis zu sieben Aufnahmen vorkamen,[138] häu-

---

133 „Natürlicher" Schwund bedeutet hier, dass keine Akten systematisch vernichtet wurden. Es konnte jedoch vorkommen, dass Krankenberichte aus den Akten entnommen wurden, wenn, wie in Siegburg, einige Patienten an eine andere Heilanstalt verwiesen wurden. Die „Vollständigkeit" der Aktenbestände ist schon deshalb positiv hervorzuheben, da die Richtlinie, Krankenakten von vor 1900 vollständig aufzubewahren, nicht immer eingehalten worden ist. Siehe dazu Dinges/Wischnath, insb. S. 55, siehe auch Gerhard Fichtner, Krankenunterlagen als Quelle, in: Der Archivar 44. 1991 S. 49–58.

134 Die Siegburger Krankenakten lagern im Archiv des Landschaftsverbandes Rheinland (künftig LVR) in Puhlheim-Brauweiler. Die Akten der Siegburg wurden im frühen 20. Jahrhundert für erbbiologische Untersuchungen herangezogen, sie wurden in den 1990er Jahren nach Brauweiler gebracht, siehe auch Wolfgang Schaffer, Erbbiologische Bestandaufnahme in Rheinland – Das Institut für Psychiatrisch-Neurologische Erbforschung in Bonn, in: Erik Gieseking/Irene Gückel/Hermann-Josef Scheidgen/Anselm Tiggemann (Hg.), Zum Ideologieproblem in der Geschichte (Subsidia Academica, Reihe A, Neuere und neueste Geschichte 8). Lauf a. d. Pegnitz 2006 S. 419–444 hier S. 420.

135 Die Hofheimer Akten für die Zeit bis 1850 liegen im Archiv des Landeswohlfahrtsverbandes Hessen in Kassel (künftig LWV), für die Zeit ab 1850 im Hessischen Staatsarchiv Darmstadt (künftig HStAD).

136 Solch ein Verfahren war auch in den schweizer Anstalten Rheinau und der Psychiatrischen Universitätsklinik Zürich üblich, Bernet/Dubach/Germann/Meier, S. 90. Bei der von Digby untersuchten Quäkeranstalt dagegen wurde bei jeder Aufnahme eine neue Akte angelegt, was die Identifikation der Wiederaufnahmen erschwerte, siehe Digby, Quantitative and Qualitative Perspectives, S. 158.

137 Siehe dazu den folgenden Abschnitt.

138 LVR Siegburg, No. 899, Katharina Elisabeth S. wurden zwischen 1849 und 1865 insgesamt sieben Mal in Siegburg aufgenommen.

figer als in Hofheim,[139] da die Patienten in Hofheim zumeist bis zu ihrem Tod verblieben.

Beim Umfang der Akten beider Anstalten zeigen sich gegenläufige Tendenzen. Während die Akten Siegburgs in den ersten Jahrzehnten sehr viel umfangreicher sind als in den letzten beiden hier untersuchten Dekaden, nehmen die bis in die 1850er Jahre schmalen Hofheimer Akten nach der Jahrhundertmitte an Umfang zu. Die umfangreichsten Siegburger Akten umfassen etwa 200 Blatt, in Hofheim weitaus weniger. Dort bestehen die Akten bis ca. 1850 zumeist nur aus einem behördlichen Einweisungsschreiben, eventuell weiterem behördlichen Schriftverkehr, dem Taufschein des Betroffenen, einem Verzeichnis der Kleidungsstücke und einem Gutachten des einweisenden Arztes. Ab den 1860er Jahren wurden diese Schriftstücke durch eine Aufnahmeeinwilligung der Angehörigen und Aufzeichnungen in ein Journalblatt in der Anstalt ergänzt. Auch die ärztliche Krankengeschichte befindet sich in diesen Journalblättern, dort trugen die Ärzte zudem Vorgaben zur Medikation sowie Vermerke zum Therapieverlauf, Befinden und Verhalten der Person während ihres Aufenthalts ein. Die Siegburger Akten dagegen zeugen von dem Anspruch der Heilanstalt auf „Professionalität". Sie bestehen jeweils aus einer Halbkartonmappe, auf der Name und Aufnahmedaten der Person angeführt sind. In der Mappe liegt eine Seite mit „Stammdaten"[140] des Betreffenden, darunter folgt der gesamte behördliche Schriftverkehr sowie der Schriftverkehr mit den Angehörigen. Da die Anstaltsärzte ihre Antwortschreiben auf der Rückseite der Briefe vorformulierten, können Briefwechsel, insbesondere bei Langzeitpatienten, bis über zwanzig Jahre lang rekonstruiert werden.[141] Dieser Teil der Patientenakte kann lediglich Aufnahmeanträge, Zahlungsmodalität und Anfragen zum Therapieverlauf sowie Protokolle zu Entmündigungsverfahren umfassen. Daran schließt sich das Gutachten des einweisenden Arztes an, das von den Anstaltsärzten mitunter mit Anmerkungen versehen wurde. Nun folgt die eigentliche Krankengeschichte, d.h. der Bericht, den der Anstaltsarzt in der Regel einige Wochen nach Aufnahme über den Patienten verfasste. Dieser enthält die Ergebnisse der körperlichen und geistigen Untersuchung des Be-

---

[139] Bei der Siegburger Stichprobe von 100 Akten wurden 121 Aufnahmen vermerkt, bei der Hofheimer Stichprobe von 106 Patientendossiers kamen dagegen nur 112 Aufnahmen vor.

[140] Dort sind Daten zu Name, Alter, Beruf, Wohnort und Religionszugehörigkeit sowie die Versorgungsklasse in der Anstalt vermerkt.

[141] Siehe dazu exemplarisch der zweimalige Aufenthalt von Margarethe von B. in Hofheim zwischen 1871–1900. Ihre in Kiel lebende Schwester schrieb regelmäßig nach Hofheim und erhielt von dem jeweiligen Leiter eine zumeist ausführliche Antwort, HStAD G 16 A Nr. 7212, siehe dazu Kapitel VII.

troffenen sowie Vorschläge zur Therapie. In einigen Akten befinden sich zusätzlich „psychologische“ Berichte der Anstaltsgeistlichen.[142] In dem daran anschließenden Journal[143] trugen die Ärzte ihnen wichtig erscheinende Angaben zum Anstaltsaufenthalt des Betreffenden ein. Das reichte von Vermerken zum Behandlungsverlauf, wie der Medikation, der Verpflegung und der Beschäftung des Betroffenen, bis zu Aufzeichnungen über das beobachtete Verhalten im Anstaltsalltag. Wie in anderen Untersuchungen, können auch bei den Siegburger Journalen bestimmte Muster der ärztlichen Aufmerksamkeit gegenüber den Patienten festgestellt werden.[144] Anfänglich umfangreiche Einträge werden insbesondere bei längeren Aufenthalten durch ein schlichtes stat.[us] ibid.[em] ersetzt, oder es fehlen gänzlich Eintragungen bis zum Entlassungsvermerk.[145] Bei den Patienten, die in Siegburg verstarben, liegen den Akten die Sektionsprotokolle bei. In den Hofheimer Akten wurde im Todesfall in der Akte der Zeitpunkt von Sektion und Beerdigung vermerkt, das Sektionsprotokoll dagegen in einem Sektionsverzeichnis niedergeschrieben. In einigen Akten beider Anstalten befinden sich Ego-Dokumente, d. h. zumeist Briefe der Betroffenen, die der Zensur zum Opfer fielen und deshalb nicht an die Adressaten – zumeist die Angehörigen – weitergeleitet wurden.[146] Sie ermöglichen im Gegensatz zu den anderen Quellengattungen einen direkteren Zugang zur Sichtweise des Betroffenen und erweitern damit die Perspektive des Untersuchers. Einschränkend muss jedoch der Zweck des Schreibens, zumeist die gewünschte Entlassung aus der Anstalt, in Rechnung gestellt werden.[147]

---

142 Siehe dazu Kapitel V.

143 Das Journal trägt zeitweilig die Bezeichnung Kranken- bzw. Krankheitsgeschichte. Um Verwechslungen mit der eigentlichen jeweils abgeschlossenen ärztlichen Krankengeschichte zu vermeiden, wird im Folgenden bei Protokolleintragungen der Verweis auf Journaleinträge gemacht.

144 Vgl. Dörries, S. 215, Finzen/Hoffmann-Richter, S. 294. Hoffmann-Richter, S. 218.

145 Darauf wird ausführlich im Kapitel VII. eingegangen.

146 Siehe ausführlich Kapitel VII., zu Patientenbriefen siehe auch Beveridge, Voices, Nolte, Gelebte Hysterie, S. 76–81, Irmtraut Sahmland, Das Anstaltsleben im Landeshospital Hofheim in der zweiten Hälfte des 19. Jahrhunderts, in: Dies./Hartmut Berger/Kurt Ernst/Sabine Trosse/Christina Vanja (Hg.), „Haltestation Philippshospital“ Ein psychiatrisches Zentrum – Kontinuität und Wandel 1535–1904 – 2004. Eine Festschrift zum 500. Geburtstag Philipps von Hessen (Historische Schriftenreihe des Landeswohlfahrtsverbandes Hessen 10). Marburg 2004 S. 91–113, Martin Scharfe, Briefe aus dem Irrenhaus. Selbstzeugnisse von Patientinnen aus der Frühzeit der Marburger Anstalt, in: Peter Sander/Gerhard Aumüller/Christina Vanja (Hg.), Heilbar und nützlich. Ziele und Wege der Psychiatrie in Marburg an der Lahn. Marburg 2001 S. 163–183.

147 Zu Einschränkungen und Möglichkeiten der Untersuchung von Egodokumenten siehe auch Steinbrecher.

3.3. Stichprobengenerierung, Vorzüge der Verbindung quantitativer und qualitativer Auswertungsmethoden

Seit den 1980er Jahren werden international Möglichkeiten und Grenzen des methodischen Umgangs mit Krankenakten diskutiert,[148] wobei die Notwendigkeit einer Ergänzung von quantitativen und qualitativen Untersuchungsmethoden herausgestellt worden ist.[149] Ein solches Vorgehen knüpft an die neueren Ansätze der Kulturgeschichte an, die den früheren Gegensatz von „harten“ und „weichen“ Faktoren als überwunden ansieht.[150] Insofern wurden in dieser Studie die Vorzüge beider Verfahrensweisen genutzt und miteinander verbunden.[151] Da ein Stichprobenumfang von 100 als Mindestgröße für die gewünschte Zufallsstichprobe angesehen wird,[152] sollten von beiden Anstalten je 100 Akten gezogen werden. Dabei musste die Logik der Archivierung der Aktenbestände berücksichtigt werden,[153] die eine einheitliche Stichprobenerhebung der jeweiligen Patientenakten nicht erlaubte.[154] Weil unter den Hofheimer Akten der ersten Jahrhunderthälfte zudem Aufnahme-

---

148 Für einen Überlick siehe Jütte, Dokumentation, ferner Dinges/Wischnath.

149 Zu Moglichkeiten und Grenzen der Quantifizierung siehe Digby, Quantitative and Qualitative Perspectives, S. 169, Tanner hebt die Notwendigkeit einer Verbindung von quantitativer und qualitativer Analyse hervor, da die qualitative Vorgehensweise die „strukturelle Beschränktheit eines quantifizierenden Ansatzes“ sichtbar mache, Tanner, Schlusswort, S. 206.

150 Daniel, Alte und neue Kulturgeschichte.

151 Zu den Vorzügen der Verbindung einer qualitativen und quantitativen Vorgehensweise siehe auch Barney G. Glaser/Anselm L. Strauss, Grounded Theory. Strategien qualitativer Forschung. Bern 1998/[2]2005 (Original The Discovery of Grounded Theory: Strategies for Qualitative Research. 1967) hier S. 26.

152 Jürgen Bortz, Statistik für Sozialwissenschaftler. Berlin/Heidelberg 1999.

153 Zur Berücksichtigung der Logik der Archivierung von Aktenbeständen, siehe Digby, Quantitative and Qualitative Perspectives. Erst eine Kenntniss darüber erlaubt eine der jeweiligen Forschungsmethode angemessene Stichprobenerhebung.

154 Die Krankenakten des ehemaligen Hospitals Hofheim bei Darmstadt befinden sich für die erste Hälfte des 19. Jahrhunderts im Archiv des LWV in Kassel. Sie sind dort unverzeichnet alphabetisch sortiert. Für die zweite Jahrhunderthälfte liegen die Akten im Hessischen Staatsarchiv in Darmstadt, dort wurde sie alphabetisch verzeichnet. Um eine Zufallsstichprobe ziehen zu können, wurden alle Krankenakten des Kasseler Aktenbestandes, bei denen der Anfangsbuchstaben des Nachnamens mit A und B begann, herausgesucht, ebenso wurde mit dem Darmstädter Bestand vorgegangen. Aus diesen wurde dann eine Zufallstichprobe gezogen und zusätzlich bei der Stichprobe aus der ersten Jahrhunderthälfte ermittelt, ob sich noch weitere Akten zu diesen Personen im Darmstädter Bestand befanden. Das war bei zwei Patienten der Fall, da die Schriftstücke zu ihrer Wiederaufnahme nach 1850 in einer weiteren Akte aufgehoben worden war, die im Darmstädter Aktenbestand lagerte. Die Akten der Siegburger Patienten liegen dagegen unsortiert in Kästen, so dass für eine Zufallstichprobe jeweils zehn Akten aus zehn Kästen gezogen wurden.

anträge von Betroffenen liegen, die vor Eintreffen ihrer Aufnahmebewilligung verstarben, wurden für diesen Zeitraum zusätzlich zwanzig Akten gezogen, um mindestens 50 Patientenakten zu erhalten, bei denen die Aufnahme ins Hospital tatsächlich erfolgt war.[155] Deshalb wurden insgesamt 120 Hofheimer und 100 Siegburger Patientenakten ausgewertet. Eine inhaltliche Analyse[156] der Akten mit den oft schwer lesbaren und wechselnden Handschriften erforderte eine Transkription der Patientenakten, die dafür eine Analyse der Aufzeichnungspraxis, bspw. die Kennzeichnung von Stellen erlaubte, bei denen verschiedene Handschriften in einem Schriftstück, Durchstreichungen und Korrekturen sichtbar wurden. Zudem konnten die Aufzeichnungsintervalle der Ärzte im Journalblatt gekennzeichnet werden, um die Muster der ärztlichen Aufmerksamkeit herauszuarbeiten. Für die statistische Auswertung der Daten wurde mit dem relationalen Datenbanksystem MS-Access gearbeitet,[157] wobei für jede Person ein Datensatz in einer Stammtabelle angelegt wurde. Diese Tabelle enthielt sechzehn Basisdaten zur Person, die sich an dem von Dinges vorgeschlagenen Prioritätenschema der Einzelfallerschließung orientierte.[158] In einer zweiten, mit der Haupttabelle verbundenen Tabelle, wurde jeweils pro Aufnahme ein Datensatz angelegt, so dass mehrere Aufnahmen einer Person mit den Angaben in der Stammtabelle verknüpft werden konnten. Diese Tabelle enthielt insgesamt 46 Eintragungsfelder,[159] wobei die Eintragungen von numerischen Daten wie der Aufenthaltsdauer bis zu ausführlichen Angaben zu Therapievorschlägen im Rahmen der ärztlichen Konferenzen reichen konnte.[160] Für konkrete Fragen, wie bspw. Initiatoren der Einweisung und Grund der Einweisung, wurden zehn weitere Tabellen erstellt und mit den zwei Haupttа-

---

155 Die eigentliche Aufnahme in Hofheim konnte sich verzögern, wenn die Person lediglich eine Anwärterschaft erhielt. Solche Patienten wurden nicht als akut aufnahmebedürftig angesehen und erhielten eine Bewilligung der Reihenfolge nach, die sich wegen der langen Warteliste über Jahre hinziehen konnte. Siehe dazu ausführlich Kapitel III.

156 Zur Inhaltsanalyse in Anlehnung an sozialwissenschaftliche Methoden siehe Elke Esser/Rainer Schnell/Paul B. Hill, Methoden der empirischen Sozialforschung. München/Wien 2005 hier S. 408 f.

157 Siehe Karl Pierau, Datenbank- und Informationsmanagement in der Historischen Sozialforschung. Eine praxisnahe Einführung (Historische Sozialforschung Beiheft 14). Köln 2002 hier S. 92–152, zu Arbeitsmöglichkeiten mit MS-Access.

158 Dinges/Wischnath, S. 57, siehe auch Fichtner, vgl. dazu die Kriterien der Tabelle im Anhang.

159 Bei der Auswahl der zu berücksichtigenden Variablen und der erstellten Datenbank orientierte sich diese Studie zusätzlich an den Arbeiten von Gerke, Beddies/Dörries, Digby, Quantitative and Qualitative Perspectives, dies., Madness, sowie Hirschmüller/Moses.

160 Siehe zu Kriterien der Aufnahmetabelle, Anhang. Ein Vorzug von MS-Access ist, dass in den Eintragungsfeldern Zahl, Text oder Memo ganze Berichte geschrieben werden können.

bellen verbunden.[161] Um dabei eine einheitliche Dateneingabe zu gewährleisten, wurde bei den Formularen für die zehn kleineren Tabellen nur mit Pull-down-Menues gearbeitet. Trotzdem erlaubten sie eine quellennahe Dateneingabe, so dass bspw. ein Vergleich zwischen Diagnosen der einweisenden Ärzte und der Anstaltsärzte leicht möglich war. Quellennah waren die Einträge insofern, als wörtliche Mehrfachdiagnosen wie „fixe Idee“, „Melancholie“ und „chronisches Hirnleiden“ seitens des einweisenden Arztes für einen Patienten den Angaben „Paralyse“ und „Verrücktheit“ der Anstaltsärzte für denselben Betroffenen einander gegenübergestellt werden konnten.[162]

Bei der qualitativen Untersuchung wurde auf die Vorgehensweise der historischen Anthropologie[163] sowie auf Methoden der qualitativ ausgerichteten Sozialforschung zurückgegriffen. Im Sinne der Geertzschen „dichten Beschreibung“ sowie der von Goffman herausgearbeiteten Verhaltensstrategien hospitalisierter Patienten[164] ging es dabei um die Rekonstruktion des Anstaltsalltags wie auch der Situation der Betroffenen und ihrer sozialen Umwelt vor der Einweisung im Sinne einer „multiperspektivischen lebensweltlichen Rekonstruktion.“[165] Eine nähere Untersuchung der Beziehungen des Einzelnen zu seiner sozialen und kulturellen Umwelt sowie der zeitgenössischen Krankheits- und Körperauffassungen erlaubte es zudem, sich zunächst schwer verständlichen und fremd erscheinenden Behandlungspraktiken anzunähern. Die Untersuchung erfolgte dabei in Anlehnung an eine qualitative Inhaltsanalyse der durch die Akten sichtbar werdenden einzelnen Patientenschicksale. Dieses Vorgehen beleuchtete u. a. Motive und Intentionen bei der Anwendung verschiedener Behandlungsmethoden „therapeutischer“ wie „disziplinatorischer“ Art. Eine Analyse von Verhaltensbeschrei-

[161] Diese Daten wurden für jede Aufnahme ermittelt. Es wurden dabei die Tabellen Antragsteller und Aufnahmegrund unterschieden sowie ferner Angaben des einweisenden Arztes hinsichtlich Diagnose, Prognose und Ursache der Erkrankung sowie der Art der Vorbehandlung. Für Angaben zum Anstaltsaufenthalt wurden die Tabellen Diagnose, psychisch und somatisch, Ursache der Störung und die Therapie unterschieden, siehe dazu Anhang.

[162] Siehe LVR Siegburg, No. 386, Lucas P. (1847–1848), Angaben des einweisenden Arztes Dr. Brenner aus Basel im Vergleich zur Diagnose der Siegburger Ärzte. Siehe dazu ausführlich die Ergebnisse in Kapitel VI.

[163] Siehe dazu Hans Medick, Quo vadis. Geschichtsforschung zwischen Historischer Kulturwissenschaft und Mikro-Historie, in: Historische Anthropologie 9 (1). 2001 S. 78–92 hier S. 85; allgemein Tanner, Historische Anthropologie.

[164] Goffman, Asyle, zu den Verhaltensstrategien, die Betroffene wählen, um in der „totalen Insitution“ überleben zu können, siehe insb. S. 64–70, ausführlich dazu Kapitel VII.

[165] Rudolf Vierhaus, Die Rekonstruktion historischer Lebenswelten. Probleme moderner Kulturgeschichtsschreibung, in: Hartmut Lehmann (Hg.), Wege zu einer neuen Kulturgeschichte. Göttingen 1995 S. 7–28 hier S. 24.

bungen wurde in einem mehrstufigen Prozess durchgeführt, die von der Zusammenfassung verschiedener Inhaltseinheiten ausging und stufenweise über die Bildung analytischer Kategorien zur Herausarbeitung übergeordneter Konzepte führte.[166] Sie setzte eine prozesshafte Datenauswertung voraus,[167] wie sie bei der Vorgehensweise einer analytischen Induktion praktiziert wird. Dabei vergleicht man während einer kontinuierlichen Datenerhebung die hinzukommende Information mit einer leitenden Hypothese. Im Gegensatz zur Arbeitsweise der analytischen Induktion nach Znaniecki,[168] die ohne eine ausformulierte Hypothese beginnt,[169] ging diese Untersuchung von spezifischen Vorannahmen bei den Behandlungsmethoden und Interaktionsformen der beteiligten Akteure aus. Diese speisten sich zum einen aus Theorien der historischen Forschung („Disziplinierung", „Medikalisierung", „Professionalisierung") sowie Interaktionsmodellen der ökologischen Psychologie[170] und der historischen Rechts- und Kriminalitätsgeschichte,[171] zum anderen aus den zeitgenössischen Auffassungen zur Krankheitsentste-

---

166 Siehe dazu ARTHUR J. CROPLEY, Qualitative Forschungsmethoden. Eine praxisnahe Einführung. Eschborn 2002 hier S. 129–131.

167 Vgl. GLASER/STRAUSS, S. 41, CROPLEY, S. 135.

168 Siehe dazu die Ausführungen von CROPLEY, S. 133.

169 Ebd., S. 135.

170 LENELIS KRUSE, Räumliche Umwelt. Die Phänomenologie des räumlichen Verhaltens als Beitrag zu einer psychologischen Umwelttheorie. Berlin/New York 1974, DIES., Privatheit als Problem und Gegenstand der Psychologie. Bern/Stuttgart/Wien 1980, HUGO SCHMALE, Psychologie der Arbeit. Stuttgart ^{2}1995 hier bes. S. 173–177, ROBERT SOMMER, Personal Space. The Behavioral Basis of Design. Englewood Cliffs/New Jersey 1969, DERS., The Ecology of Privacy, in: WILLIAM H. ITTELSON/HAROLD M. PROSHANSKY/LEANNE G. RIVLIN (Hg.), Environmental Psychology. Man and his physical setting. New York 1970 S. 256–269, sowie MARTIN STENGEL, Ökologische Psychologie. München/Wien 1999 und auch RUDOLF WELTER, Therapeutische Umwelten, in: LENELIS KRUSE/CARL-FRIEDRICH GRAUMANN/ERNST-DIETER LANTERMANN (Hg.), Ökologische Psychologie. Ein Handbuch in Schlüsselbegriffen. Weinheim 1996 S. 446–450.

171 Für den Begriff des Aushandlungsprozesses greife ich auf die Überlegungen von Habermas zur Rechts- und Kriminalitätsgeschichte im 19. Jahrhundert zurück. Im Gegensatz zu einer einseitigen Gegenüberstellung von Kriminellen einerseits und den Vertretern des Rechts andererseits wird hier der Prozess der Aushandlung in den Blick genommen. Aushandlung impliziere allerdings nicht, so Habermas, eine ausgewogene Machtbalance der Akteure, sondern die ungleiche Machtverteilung sei gerade konstitutiv für den Aushandlungsprozess, REBEKKA HABERMAS, Von Anselm von Feuerbach zu Jack the Ripper. Recht und Kriminalität im 19. Jahrhundert. Ein Literaturbericht, in: Rechtsgeschichte 3. 2003 S. 128–163 hier S. 132–135. KAUFMANN verwendet den Begriff des „Aushandelns", um die Toleranzgrenzen gegenüber abweichendem Verhalten in der dörflichen Gemeinschaft des 19. Jahrhunderts zu untersuchen, Aufklärung, S. 256–260. Der Begriff des Aushandelns wird bei der vorliegenden Arbeit insbesondere beim Einweisungsgeschehen, d. h. bei der Interaktion zwischen Familien, Gemeinden und Behörden bei der Frage um Aufnahmebedingungen, insbesondere den Kosten der Versorgung, verwendet. Ausführlich dazu Kapitel IV.

hung und Diskussionen verschiedener Interventionsstrategien. Insofern handelte es sich um eine mehr zielgerichtete Auseinandersetzung mit den empirischen Daten, wie sie bei der „Grounded Theory“ vorgeschlagen wird, bei der jeweils „Fälle“ nacheinander analysiert und die daraus gewonnenen Ergebnisse mit denen der schon untersuchten „Fälle“ verglichen werden,[172] bis eine „theoretische Sättigung“ erfolgt.[173] Somit wurde die Datenerhebung mittels konkret ausgewählter „Fälle“ aus der Zufallsstichprobe der 220 Akten, je nach Fragestellung, bspw. nach Merkmalen bei denjenigen Patienten, die einer bestimmten Behandlungsmethode ausgesetzt wurden, so lange betrieben, bis dadurch neue Aspekte sichtbar wurden.[174] Es ging dabei um die Feststellung von Einheitlichkeiten, die gängige Einweisungsmuster offenbarten oder auch Verallgemeinerungen bei der Anwendung der verschiedenen Behandlungsverfahren erlaubten. Dabei wurde in Rechnung gestellt, dass zur Beleuchtung einiger Aspekte, wie etwa spezieller, weniger häufig praktizierter Therapieverfahren, durchaus eine zusätzliche selektive Stichprobe nötig sein könnte.[175] Diese wären jedoch nicht in die quantitative Auswertung der anfänglichen Zufallsstichprobe eingegangen.[176] Im Laufe der Untersuchung kristallisierten sich zudem „sensibilisierende“ Konzepte heraus,[177] die bei wiederholter Lektüre der ärztlichen Aufzeichnungen die Auf-

---

172 GLASER/STRAUSS, S. 31–49 und S. 107–118, CROPLEY, S. 138. Siehe dazu das ähnliche Vorgehen in der Historischen Anthropologie, bei der Einzelfälle als Bezugspunkte herangezogen werden, um Gemeinsamkeiten und Unterschiede historischer Phänomene zu erklären, HANS MEDICK, Entlegene Geschichte? Sozialgeschichte und Mikro-Historie im Blickfeld der Kulturanthropologie, in: Berliner Geschichtswerkstatt (Hg.), Alltagskultur, Subjektivität und Geschichte. Zur Theorie und Praxis von Alltagsgeschichte. Münster 1994 S. 94–109 hier S. 102.

173 Es wurde somit bei jeder untersuchten Patientenakte auf Gemeinsamkeiten wie auch auf einen zusatzlichen Erkenntnisgewinn geachtet.

174 Glaser und Strauss kommen bei ihrer arbeitsökonomischen Vorgehensweise zu dem Schluss, dass durch die ausschließliche Berücksichtigung der für die jeweilige Fragestellung relevanten „Fälle“ die zwei leitenden Maximen Sparsamkeit in der Verwendung von Variablen und Formulierungen sowie eine angemessene Reichweite der Theorie gewährleistet sei. Man könne dann von einer theoretischen Sättigung sprechen, wenn der Forschende das Ereignis hinsichtlich derselben Kategorie mehrmals kodiert habe und weitere ausgewählte „Fälle“ keinen zusätzlichen Erkenntniswert brächten, vgl. GLASER/STRAUSS, S. 117.

175 Insofern unterschied sich diese Untersuchung von quantitativen Ansätzen, die erst dann mit der Datenauswertung beginnnen, wenn die gesamten Daten erhoben worden sind, CROPLEY, S. 138.

176 Die statistischen Angaben zur Stichprobe beziehen sich deshalb lediglich auf die Ergebnisse der ersten Zufallsstichprobe.

177 Bei den „sensibilisierenden Konzepten“ handelt es sich um Thesen, bei denen die Aufmerksamkeit des Auswerters auf bestimmte Ereignisse gelenkt werden. Sie entwickeln sich erst im Laufe der Untersuchung durch die Beschäftigung mit dem empirischen Material, CROPLEY, S. 141.

merksamkeit auf bestimmte Charakteristika bei Verhaltensbeschreibungen lenkten.[178] Insofern wurden eine Frequenzanalyse, die lediglich die Häufigkeit einer Maßnahme wie Zwangsmittel oder bestimmte Behandlungsverfahren registrierte, mit einer Valenzanalyse, die eine Erfassung der jeweiligen Angaben zur Begründung bzw. Beschreibung des Patienten beinhaltete, verbunden.[179] Zudem wurde im Sinne einer Kontingenzanalyse auf das gemeinsame Auftreten bestimmter sprachlicher Bewertungen wie „apathisch" und „unreinlich" geachtet,[180] wobei die von Hoffmann-Richter und Finzen konstatierte relative „Offenheit" in den Verlaufsnotizen über die Bewertung der Betroffenen auch in den hier untersuchten Quellen auffällig war.[181] Eine intensive Auseinandersetzung mit jedem Einzelfall erlaubte zudem eine Einschätzung, ob es sich bei dem jeweiligen Betroffenen um einen „extremen Fall" oder um einen „typischen Fall" handelte.[182] In der historischen Forschung sind oftmals – schon aufgrund der Quellenlage – herausragende Einzelschicksale, wie bei bekannt gewordenen frühneuzeitlichen Gerichtsfällen[183] oder bei „spektakulären" Fällen unrechtmäßiger Einweisungen in psychiatrische Anstalten untersucht worden.[184] Solche „Extremfälle", auch als

---

178 Charakteristische Zuschreibungen waren bspw. verschiedene Beschreibungen, die alle um die „Vernunftlosigkeit" der Betroffenen kreisten, sowie bei den einweisenden Ärzten solche Stellungnahmen, die von einem „tierischen" Verhalten der Patienten sprachen. Siehe zum „tierischen" Kapitel VII; zur Verhaltensbeschreibung bei der Anwendung der verschiedenen Therapieverfahren, insbesondere des Siegburger Siegels, siehe Kapitel VI.

179 Zu den Analysearten siehe Esser/Hill/Schnell, S. 408.

180 Siehe dazu die Tabellen 16, 18 und 19 im Anhang.

181 Vgl. Finzen/Hoffmann-Richter, S. 287 und die Ergebnisse der Verhaltensbeschreibungen in den ärztlichen Krankengeschichten und den Journalen, Kapitel insbesondere Kapitel VI. und VII.

182 Zur Unterscheidung von „Extremfällen", die auf ein bestimmtes Merkmal eine „extreme" Ausprägung haben, im Gegensatz zu denjenigen, die als besonders charakteristisch für die Grundgesamtheit angesehen werden können, siehe Esser/Hill/Schnell, S. 299.

183 Siehe die klassische Untersuchung von Carlo Ginzburg, Der Käse und die Würmer. Die Welt eines Müllers um 1600. Berlin [3]1996.

184 Vgl. Ann Goldberg, The Mellage trial and the politics of insane asylums in Wilhelmine Germany, in: The journal of modern history 74. 2002 S. 1–32, Marietta Meier, Der „Fall Hägi" am Zürcher Burghölzli. Zur Reaktion von Psychiatrie und Behörden auf Kritk an staatlichen Anstalten, in: Heiner Fangerau/Karen Nolte (Hg.), „Moderne" Anstaltspsychiatrie im 19. und 20. Jahrhundert – Legitimation und Kritik (Medizin, Gesellschaft und Geschichte Beihefte 26). Stuttgart 2006 S. 239–257, Orth, für den bekannt gewordenen Fall Feldmann, „… Versetzte dem eindringenden Wärter mit der Bürste einen Hieb auf den Kopf". Eine Entmündigungsgeschichte und mehrere Irrenhausskandale, in: Dies./Yonka Dutschewska-Kothes/Wolfgang Klenk/Volker Roelcke/Barbara Wolf-Braun (Hg.), „Pass opo, sonst küss de bei de Pelman". Das Irrenwesen im Rheinland des 19. Jahrhunderts. Bonn 1994 S. 95–107, Cornelia

„außergewöhnliche Normale“[185] bezeichnet, können neben einer bloß scheinbaren Exzeptionalität auch insofern eine Bedeutung erlangen, als viele schriftliche Überlieferungen die soziale Lebenswelt unterprivilegierter Bevölkerungsteile verschweigen oder gar „deformieren“, so dass „ein außergewöhnliches (d.h. statistisch seltenes) Dokument sehr viel aussagekräftiger sein kann als tausend stereotype Quellen“.[186] In dieser Studie interessierten dagegen gerade diese „stereotypen Quellen“, d.h. „typische“ und damit auch für die jeweilige Fragestellung charakteristische „Fälle“.[187] Eine Verbindung der Makro- und Mikroperspektive ist dabei unerlässlich,[188] da nur dann die „kleinmaßstäbige“ Untersuchung spezifischer Institutionen mit ihren jeweiligen Lebenswelten als Ausgangspunkt genommen werden kann, wenn sie den Horizont erweitert und eine Vernetzung der kleinen Einheiten in umfassende Entwicklungszusammenhänge ermöglicht.[189] Durch den Vergleich der Ergebnisse dieser Untersuchung mit anderen Studien zu psychiatrischen Anstalten können die Befunde somit, bis auf institutionsspezifische Aspekte, auf die zeitgenössische Anstaltspsychiatrie allgemein übertragen werden. Um die Einbettung der mikroskopischen Untersuchung der beiden Anstalten in breitere Entwicklungslinien der psychiatrischen Etablierung in Wechselwirkung mit gesellschaftlichen Wandlungsprozessen zu gewährleisten, wurden jeweils relevante zeitgenössische Diskurse, wie etwa um Anstaltsneugründungen, um Methoden der psychiatrischen Disziplinenbildung und die Debatten zur „zwangsfreien“ und therapeutischen Behandlung der Betroffenen zu dem konkreten Umgang mit den Betroffenen in der psychiatrischen Praxis in Beziehung gesetzt. Diese Vorgehensweise bot zudem Aufschluss

---

Brink, „Nicht mehr normal und noch nicht geisteskrank…“ Über psychopathologische Grenzfälle im Kaiserreich, in: WERKSTATTGeschichte 33. 2002 S. 22–44.

[185] Ginzburg und Poni, zitiert nach Medick, Entlegene Geschichte, S. 107.

[186] Ebd., S. 108.

[187] Esser/Hill/Schnell, S. 298f. Siehe dazu auch David Wright, Delusions of Gender?: Lay Identification and Clinical Diagnoses of Insanity in Victorian England, in: Jonathan Andrews/Anne Digby (Hg.), Sex and Seclusion, Class and Custody. Perspectives on Gender and Class in the History of British and Irish Psychiatry. Amsterdam/New York 2004 S. 149–176 hier S. 170, der darauf hinweist, dass die verhältnismäßig geringen Fälle unrechtmäßiger Einweisungen durch eine Analyse der vielen „normalen Fälle“ ergänzt werden müssten.

[188] Zu den Gefahren von einseitigen Mikroperspektiven siehe Scull, Rethinking, S. 298f. sowie Andrews/Digby, S. 13, sowie auch Wright, zur Notwendigkeit der Verbindung von Mikro- und Makroebene, um ein umfassenderes Bild zu erhalten, Getting out of the Asylum. Understanding the Confinement of the Insane in the Nineteenth Century, in: Social History of Medicine 10. 1997 S. 137–156 hier S. 155, siehe dazu ausführlich den vorherigen Abschnitt in der Einleitung.

[189] Medick, Quo vadis, S. 87, ders., Entlegene Geschichte, S. 97.

über das lange Zeit vernachlässigte Verhältnis von „wissenschaftlicher" Theorie und „wissenschaftlicher" bzw. kultureller Praxis.[190]

4. Aufbau der Arbeit

Das Pendeln zwischen Mikro- und Makroebene durchzieht die gesamte Arbeit, es prägt auch ihren Aufbau. Im Gegensatz zu rein diskursanalytischen und sozialkonstruktivistischen Ansätzen, die sich oftmals lediglich mit dem Elitediskurs beschäftigen, jedoch wenig über die soziale Praxis aussagen können,[191] geht es im Folgenden darum, die Wechselwirkung zwischen breiteren gesellschaftlichen und disziplinspezifischen Veränderungen sowie der Behandlungspraxis zu untersuchen. Im zweiten Kapitel wird ein Überblick über die zeitgenössisch psychiatrisch-disziplinäre Entwicklung vor dem Hintergrund der Ausgangsfragen Wahrnehmung, Umgang und Behandlung mit psychisch abweichendem Verhalten gegeben. Dabei werden insbesondere die Krankheitsauffassung und -klassifikation der für diese Arbeit relevanten Fachvertreter, der leitenden Anstaltsärzte und ihrer Assistenten, berücksichtigt. Im dritten Kapitel stehen die Anstalten als Institutionen im Mittelpunkt. Ihre Ausgangslage und Entwicklung werden in den breiteren Kontext der zeitgenössischen Versorgungsstruktur eingebettet und vor dem Hintergrund der fachinternen Debatten, aber auch der jeweiligen politischen Verhältnisse im Großherzogtum Hessen und den preußischen Rheinprovinzen beleuchtet. Die gesellschaftliche Funktion der beiden Institutionen wird im vierten Kapitel untersucht: Bei den Einweisungspraktiken sowie im Kontext der Entlassungen werden gesellschaftliche Toleranzgrenzen und „Bewältigungs"-strategien im Umgang mit psychisch Auffälligen ausgelotet. In den Blick kommen dabei die einzelnen am Einweisungsgeschehen beteiligten Akteure und ihr Verhältnis unter- und zueinander. Die Analyse der Beziehungsstruktur in den Anstalten selber steht im Zentrum des fünften Kapitels. Es geht um die Spannung zwischen idealtypischen ärztlichen Entwürfen des Zusammenlebens und der „Heilung" einerseits, der Alltagswelt in den Anstalten anderer-

---

[190] Vgl. dazu Jordanova, S. 362, die hervorhebt, dass medizinisches Wissen nie neutral ist, sondern durch soziale Praxis produziert wird und deshalb die sozialen Prozesse untersucht werden müssen. Noch Anfang der 1990er Jahre machte Loetz für die Medizingeschichte darauf aufmerksam, dass das Verhältnis von „wissenschaftlichen Entdeckungen" und der medizinischen Praxis kaum untersucht sei, Histoire des mentalités und Mentalitätsgeschichte: Wege zu einer Sozialgeschichte der Medizin, in: Medizinhistorisches Journal 27. 1992 S. 272–291 hier S. 283.

[191] Stolberg, Homo patiens, S. 214.

seits. Das sechste Kapitel wendet sich der eigentlichen Behandlungspraxis zu, freilich vor dem Hintergrund zeitgenössischer Krankheitskonzepte von Laien und Ärzten: Die Ansichten und Praktiken in der häuslichen Sphäre vor der Einweisung werden mit denen in der Anstalt verglichen und auf Ähnlichkeiten bzw. auf Divergenzen hin untersucht. Im siebten und abschließenden Kapitel werden Überlebensstrategien in der Anstalt, darunter bestimmte Verhaltensmuster der Patienten als Reaktion auf ihre Asylierung, in den Blick genommen. Dabei werden einzelne Patientengruppen, wie Langzeitpatienten, berücksichtigt und die verwandten Zuschreibungen und Entlassungsstatus der Patienten einer genaueren Analyse unterzogen.

II. Von der anthropologischen „psychischen Heilkunde“ zum naturwissenschaftlichen Paradigma in der Psychiatrie

Der Zeitraum von den ersten Jahrzehnten des 19. Jahrhunderts bis in die 1870er Jahre umfasst die Etablierungsphase der Psychiatrie in Deutschland an den Irrenanstalten sowie die ersten Jahre der sich formierenden Universitätspsychiatrie.[1] Bis in die 1840er Jahre war der ersten Psychiatergeneration – trotz unterschiedlicher Akzentsetzungen – eine anthropologische Grundanschauung gemeinsam,[2] deren Grundzüge im ersten Abschnitt behandelt werden. Trotz dieser gemeinsamen anthropologischen Fundierung war dabei die Vielfalt der Krankheits- und Behandlungskonzepte das Charakteristische dieser Epoche. So schöpften, wie im Kapitel über die Behandlung des Irreseins dargestellt wird, die Ärzte bis in die Mitte des 19. Jahrhunderts in ihren therapeutischen Praktiken aus der Vielzahl traditioneller Interventionsstrategien, die größtenteils der Humoralpathologie, der Brownschen Erregungslehre und der traditionellen Diätetik entstammten. Von der Mitte des 19. Jahrhunderts an – in diesem Zusammenhang fällt der Name Wilhelm Griesinger – wird von der „wissenschaftlichen“ Psychiatrie und einem naturwissenschaftlichen Paradigma gesprochen. Im Folgenden wird ein Abriss der

---

[1] Von einer ernstzunehmenden Universitätspsychiatrie kann jedoch erst seit der vermehrten Einrichtung psychiatrischer Lehrstühle gesprochen werden. Diese erfolgte ab den 1860er Jahren im deutschen Sprachraum, vgl. Hirschmüller/Moses, S. 47 f. Auch bildete sich erst 1867 mit der Gründung der Zeitschrift Archiv für Psychiatrie und Nervenkrankheiten durch Griesinger eine ernstzunehmende Konkurrenz für die Allgemeine Zeitschrift für Psychiatrie als dem Organ der Anstaltspsychiatrie. Kai Sammet, „Ueber Irrenanstalten und deren Weiterentwicklung in Deutschland“. Wilhelm Griesinger im Streit mit der konservativen Anstaltspsychiatrie 1865–1868 (Hamburger Studien zur Geschichte der Medizin 1). Hamburg/London/Münster 2000, zugleich Uni. Diss. Hamburg 1997 hier bes. S. 73–86, Schmiedebach, Psychiatrie und Psychologie. Engstrom hat gezeigt, wie die Universitätspsychiatrie mit ihren psychiatrischen Kliniken eine neue Ökonomie der Macht und des Wissens repräsentierte. Diese jedoch erst im letzten Drittel des 19. Jahrhunderts, Engstrom, Clinical Psychiatriy, S. 199.

[2] Nach dem zeitgenössisch ärztlichen Selbstverständnis war der „anthopologische Arzt“ für Leib und Seele des Patienten verantwortlich, Udo Benzenhöfer, Psychiatrie und Anthropologie in der ersten Hälfte des 19. Jahrhunderts (Schriften zur Wissenschaftsgeschichte XI). Hürtgenwald 1993 hier S. 101.

Entwicklungen der psychiatrischen Krankheitskonzeptionen geboten, wobei es neben einer Positionierung der Ärzte an den beiden untersuchten Anstalten auch um die Problematik der Klassifikation der psychischen Störungen geht. Zudem wird untersucht, wie die Unterscheidung zwischen heilbar – unheilbar in der Theorie der Mediziner konstruiert wurde.

1. Anthropologie zwischen Philosophie und Empirie: Reformpsychiatrie im Deutschland des Vormärz 1820–1844

Die „Geburt" der Psychiatrie in Deutschland wird oft um 1800 angesetzt, wobei als ein Markstein Johann Christian Reils „Rhapsodieen über die Anwendung der psychischen Curmethode" von 1803[3] gelten, die aus seinem Gesamtwerk zur Psychiatrie die größte Verbreitung erfuhren.[4] Reil steht beispielhaft für das gesteigerte Interesse an den „Geisteszerrütteten" in der Umbruchszeit um 1800, mit dem sich das aufgeklärte Bildungsbürgertum anfänglich vor allem publizistisch beschäftigte.[5] Reils Ansichten werden im Kontext der konzeptionellen Vorschläge für die Irrenanstalten und bei der Frage nach der Klassifikation der Geisteskrankheiten wieder aufgegriffen. Trotz seines Entwurfs einer „psychischen Curmethode"[6] kann er jedoch nicht als praktischer Psychiater bezeichnet werden, näherte er sich den Irren doch ausschließlich literarisch. Sein Schüler Friedrich Nasse (1778–1851) dagegen,[7] Mitbegründer mehrerer psychiatrischer Zeitschriften[8] und seit

---

[3] REILS Werke, besonders Rhapsodieen über die Anwendung der psychischen Curmethode auf Geisteszerrüttungen. Halle 1803, werden in der Forschung an der Schnittstelle zwischen Aufklärung und Romantik verortet, obwohl wiederholt daraufhin gewiesen worden ist, dass es die Medizin der Aufklärung oder Romantik nicht gab, sondern vielfältige Sichtweisen.

[4] Dabei setzte sich Reil schon in dem vierten Band seines Archivs für Physiologie 1802 eingehend mit den Nervenkrankheiten auseinander, JOHANN CHRISTIAN REIL, Über die Erkenntnis und Cur der Fieber. Besondere Fieberlehre 4. Nervenkrankheiten. Halle 1802/^{2}1805.

[5] Siehe ROELCKE, Krankheit, DERS., „Wir rücken Schritt für Schritt dem Tollhause näher...": Das moderne Leben und die Nervenkrankheiten bei Johann Christian Reil (1759–1813), in: Sudhoffs Archiv 80 (1). 1996 S. 56–67, KAUFMANN, Aufklärung, S. 25–109.

[6] REIL, Rhapsodieen.

[7] Zu Nasse siehe BENZENHÖFER, S. 93–112, HEINZ SCHOTT, Medizin um 1800 und die Pionierzeit der Bonner Fakultät, in: DERS. (Hg.), Medizin, Romantik und Naturforschung. Bonn im Spiegel des 19. Jahrhunderts. Anläßlich der 175-Jahrfeier der Universität Bonn. Bonn 1993 S. 11–36 hier S. 24–26. Schott zufolge praktizierte Nasse in Bonn eine intensive praktische Ausbildung der angehenden Mediziner am Krankenbett. Ihm wird auch zugeschrieben, in Bonn die aus Frankreich kommenden Techniken der körperlichen Untersuchung, Perkussion und Stethoskop in die klinische Praxis eingeführt zu haben. Die Durchsetzung dieser Techniken, die sich im Laufe des 19. Jahrhunderts maßgeblich im Zuge der Etablierung der Krankenhäuser vollzie-

1819 ordentlicher Professor an der neugegründeten Bonner Universität, gehörte zu der ersten Psychiatergeneration in Deutschland,[9] die sich auch in der Praxis mit den „Geisteszerrütteten" auseinandersetzte. Er gilt neben seinem befreundeten Kollegen Maximilian Jacobi[10] (1775–1858) als Vertreter der „somatisch" ausgerichteten anthropologischen Psychiatrie. Die Kontroverse zwischen diesen „Somatikern" und den „Psychikern" – unter den Letzteren werden besonders Johann Christian Heinroth (1773–1843), aber auch Carl Wilhelm Ideler (1795–1860) genannt[11] – ist in der Forschung be-

---

hen konnte, ist von Lachmund eingehend dargestellt worden. Auch in Siegburg wurde bei der Untersuchung der Patienten diese neuartige Untersuchungsmethode angewandt, die auch eine bessere Diagnose roher Tuberkeln ermöglichte. Siehe zu den Untersuchungstechniken Jens Lachmund, Der abgehorchte Körper. Zur historischen Soziologie der medizinischen Untersuchung. Opladen 1997.

[8] Nasse gab von 1818–1822 die Zeitschrift für psychische Aerzte, von 1823–1826 die Zeitschrift für die Anthropologie heraus. 1830 folgten dann die Jahrbücher für Anthropologie und zur Pathologie und Therapie des Irreseyns und 1838 erschien unter Mitherausgabe Maximilian Jacobis die Zeitschrift für die Beurtheilung und Heilung der krankhaften Seelenzustände. Die Laufzeiten dieser Zeitschriften waren, im Gegensatz zu der Allgemeinen Zeitschrift für Psychiatrie, herausgegeben von Deutschlands Irrenärzte, darunter Christian Damerow (ab 1844), kurzlebig. Dies deutet auch auf den Zustand der sich zu dieser Zeit erst formierenden psychiatrischen Disziplin hin. Zu den Zeitschriften siehe auch Alfred E. Angst, Die ersten psychiatrischen Zeitschriften in Deutschland. Uni med. Diss. Augsburg 1975, Gundolf Keil, Deutsche psychiatrische Zeitschriften des 19.Jahrhunderts, in: Gerhardt Nissen/Gundolf Keil (Hg.), Psychiatrie auf dem Wege zur Wissenschaft. Psychiatrie-historisches Symposium anlässlich des 90. Jahrestages der Eröffnung der „Psychiatrischen Klinik der Königlichen Universität Würzburg". Stuttgart/New York 1985 S.28–35.

[9] Zur Vereinfachung werden hier unter der ersten praktischen Psychiatergeneration diejenigen Psychiater subsumiert, die in den 1820–40er Jahren an den ersten Irrenanstalten arbeiteten. Sie waren zumeist in den 1770er Jahren, bzw. im ausgehenden 18.Jahrhundert geboren, wie die jüngeren Vertreter Franz Amelung (1798–1849) und Friedrich Bird (1793–1851), können jedoch alle der anthropologischen Psychiatrie zugerechnet werden, die sich eingehend mit der Beziehung zwischen Leib und Seele auseinander setzten und sich mehr oder weniger engagiert zu der Kontroverse zwischen „Psychikern" und „Somatikern" äußerten.

[10] Zu Jacobi siehe, Ansorge und auch Michael Kutzer, „Psychiker" als „Somatiker" – „Somatiker" als „Psychiker": Zur Frage der Gültigkeit psychiatriehistorischer Kategorien, in: Eric J. Engstrom/Volker Roelcke (Hg.), Psychiatrie im 19.Jahrhundert. Forschungen zur Geschichte psychiatrischer Institutionen, Debatten und Praktiken im deutschen Sprachraum (Medizinische Forschungen 13). Basel/Mainz 2003 S.27–47, sowie Martin Schrenk, „Ich bin der Arzt, Dein Herr". Zur Erinnerung an den 200. Todestag von Maximilian Jacobi, Gründer und erster Direktor der Anstalt Siegburg, in: Historia Hospitalitum 11. 1976 S.133–148.

[11] Zu Heinroth und Ideler siehe auch Gesa Wunderlich, Krankheits- und Therapiekonzepte am Anfang der deutschen Psychiatrie: (Haindorf, Heinroth, Ideler) (Abhandlungen zur Geschichte der Medizin und der Naturwissenschaften 41). Husum 1981, sowie Monika Lidl, Johann Christian Heinroth (1773–1853) und sein therapeutisches Konzept. Med. Diss. Würzburg 1981, zu Heinroth und Benzenhöfer zu Ideler. Ideler war Nachfolger des Arztes Ernst Horn,

reits analysiert worden,[12] so dass hier ein kurzer Abriss genügen soll. Wesentlich für diese Untersuchung ist jedoch, dass diese zeitgenössische Debatte wiederholt dazu Veranlassung gab, den eigenen Standpunkt und dabei vor allem die Krankheitskonzeption darzulegen. Diese spielte bei der Art der Untersuchung und der Aufzeichnungspraxis eine wesentliche Rolle.

1.1. Differenzen und Schwerpunkte der anthropologischen Psychiatrie

„Wenn nun hier nicht in einer Lehre [der Anthropologie, S.B.], die den Beruf hat, die ganze Menschennatur wissenschaftlich zu erkennen, das in der physiologischen und psychologischen Forschung Gesonderte für die Betrachtung des Menschen wieder zusammengefasst, vereinigt wird, wo in aller Welt soll es dann geschehen?“[13]

Mit dieser Funktionsbestimmung der Anthropologie eröffnete Friedrich Nasse emphatisch das erste Heft seiner zweiten Zeitschriftenneugründung, der „Zeitschrift für die Anthropologie“, nachdem seine erste rein medizinisch geleitete Zeitschrift „für psychische Aerzte“ (1818–1822) ihre Tätigkeit wieder eingestellt hatte. Diese anthropologische, das heißt in diesem Zusammenhang philosophische und zugleich empirische Forschungsausrichtung, war für die Formierungsjahre der Psychiatrie vom frühen 19.Jahrhundert bis

---

der in der Psychiatrie durch seine pädagogisch-disziplinarischen Behandlungsmethoden traurige Berühmtheit erlangt hat. Siehe dazu den Abschnitt über Zwangsmaßnahmen und zu der Situation an der Berliner Charité im Laufe des 19.Jahrhunderts auch SCHMIEDEBACH, Die Psychiatrie, bes. S.118–123.

[12] Zur Rezeption im 19.Jahrhundert siehe JOHANN BAPTIST FRIEDREICH, Historisch-kritische Darstellung der Theorien über das Wesen und den Sitz der psychischen Krankheiten. Leipzig 1836. Als Forschungsliteratur vgl. ANSORGE, S.163–185, DÖRNER, Bürger, S.262–279, BENZENHÖFER, S.72–112, KUTZER, „Psychiker“, ROELCKE, Krankheit, S.49–68, ULRICH TRENCKMANN, Mit Leib und Seele. Ein Wegweiser durch die Konzepte der Psychiatrie. Bonn 1988 hier S.65–120, GERLOF VERWEY, Psychiatry in an Anthropological and Biomedical Context. Philosophical Presuppositions and Implications of German Psychiatry, 1820–1870 (Studies in the History of Modern Science 15). Dordrecht/Boston/Lancaster 1985 hier S.1–36. Besonders Kutzer weist darauf hin, wie lange sich in der Forschung eine dichotome Darstellung zwischen den „Somatikern“, als vermeintliche Vorreiter einer Hirnpsychiatrie und den „Psychikern“, die Geisteskrankheit durch Selbstverschuldung bewirkt, angesehen hätten und dadurch als Befürworter einer von Zwang geprägten „pädagogischen“ Behandlungsmethode galten, gehalten hätte. Schon Verwey, der sich mit den philosophischen Grundlagen der Psychiatrie zwischen 1820 und 1870 auseinandersetzt, hat nachdrücklich darauf aufmerksam gemacht, dass es sich bei der Kontroverse um zwei Interpretationsweisen der Leib-Seele Beziehung einer insgesamt anthropologisch orientierten Psychiatrie ging, VERWEY, bes. S.6–9.

[13] [FRIEDRICH] NASSE, Die Aufgabe der Anthropologie, in: Zeitschrift für Anthropologie 1. 1823 S.1–29.

ca. 1845 Programm.[14] Ausgehend von diesem gemeinsamen Grundverständnis bildeten jedoch verschiedene Interpretationen der seelisch-körperlichen Beziehung den Gegenstand einer Kontroverse, die teilweise auf der Ebene der Ätiologie, das heißt der Verursachung der psychischen Störung, ausgefochten wurde.[15] In einem Aufsatz über die Frage nach einer rein psychischen Verursachung[16] psychischer Störungen stellte Nasse die These Heinroths in Frage, der, ausgehend von einer Einheit zwischen Leib und Seele,[17] eine rein somatische Ursache für die Entstehung psychischer Störungen ausschloss.[18] Dabei hatte gerade Nasse die Beziehung zwischen körperlichem

---

[14] Verwey zufolge grenzte sich diese Ausrichtung von der physikalisch orientierten Aufklärungsmedizin ab, Verwey, S. 8.

[15] Diese Debatte wurde in der Rezeption seit den 1860er Jahren dagegen teilweise stark verkürzt als ein Methodenstreit zwischen Somatikern und Psychikern bezeichnet. Dabei wurden die Somatiker als vermeintliche Vorreiter einer (natur)wissenschaftlichen Psychiatrie stilisiert, die auf eine somatische Verursachung psychischer Störungen bestanden hätten. Die Psychiker dagegen wurden als philosophisch-moralisch argumentierend dargestellt, die aufgrund einer Verursachung der psychischen Störungen als durch das Individuum selbst verursacht eine pädagogische und teilweise inhumane Behandlungspraktik befürwortet hätten. Dass diese Interpretation erst später aufkam, wurde in den letzten Jahrzehnten in der Forschung wiederholt angemerkt, siehe Verwey, Dörner, Bürger, Benzenhöfer und Roelcke, Krankheit, S. 49, zuletzt Kutzer, „Psychiker". Die Zuweisung der Positionen als „psychische" und „somatische" Theorie erfolgte 1836 durch Friedreich, der die Debatte eingehend kommentiert und dargestellt hat. Er machte sich als Anhänger der „somatischen" Richtung zur Aufgabe: „Eine kritische Geschichte dieses wissenschaftlichen Streites zu liefern und die Richtigkeit der somatischen Theorie nachzuweisen." Friedreich, S. III.

[16] Friedrich Nasse, Ueber die Abhängigkeit oder Unabhängigkeit des Irreseyns von einem vorausgegangenen körperlichen Krankheitszustande, in: Zeitschrift für psychische Aerzte 1. 1818 S. 128–140 und 409–456 hier insb. S. 128.

[17] Verwey, S. 30 f. charakterisiert die Haltung Heinroth als von Platon inspiriert. Das Leben sei, so Heinroth, „immer ein Ganzes, von dem also, als solchem, die psychische Seite unzertrennbar ist. Der Verfasser dieses gehört ja nicht zu denen, welche das Leben in zwei heterogene Hälften theilen, und hat nirgends behauptet, daß die von ihm sogenannten Seelenstörungen gleichsam ihren Sitz in derjenigen Hälfte haben, die man Seele nennt. Er hat sich sorgfältig vor aller reellen Scheidung des Somatischen und des Psychischen verwahrt, und fortgesetzt behauptet, daß solche Scheidung blos etwas Ideelles, durch Abstraction Erzeugtes, ist, wodurch die Totalität der Lebenserscheinung zerrissen und die Beobachtung derselben verfälscht wird." Johann Christian August Heinroth, Auch eine Rhapsodie über das Princip der psychisch-krankhaften Zustände, in: Zeitschrift für psychische Aerzte 2. 1819 S. 545–559 hier S. 554.

[18] Verwey sieht darin, dass Heinroth in seiner Konzeption keine Unterscheidung zwischen einer körperlichen und einer nichtkörperlichen Seele vornahm, den die „Somatiker" voraussetzten, eine wesentliche Bedingung für die Auseinandersetzung, Verwey, S. 30 f. „Verstandesverwirrung", so Heinroth, „Verrücktheit u.s.w., so ist es nicht als Prädisposition zu diesen Uebeln, sondern als Folge des aus dem moralischen Gleise gewichenen, und leiblich und geistig zerrütteten Lebens anzusehen." An anderer Stelle wird seine theologisch inspirierte und stark moralisierende Grundhaltung deutlicher, die von seinen Gegnern, besonders von Jacobi, zurückgewiesen

Kranksein und verschiedenen Formen psychischer Störungen herausgestellt. Seiner Meinung nach seien körperliche Krankheiten „nothwendige“ und „vorbereitende Ursachen“ der Seelenstörungen. Psychische Faktoren bildeten, obwohl sie durchaus häufig vorhanden waren, dagegen keine notwendige Voraussetzung für die Entstehung einer psychischen Störung.[19] Nasse bezeichnete sich selber als Anhänger eines „synthetischen Dualismus“, der zwar auch von einer engen Verbindung zwischen Leib und Seele ausging, jedoch zugestand, dass diese beiden Bestandteile des Menschen auch „für sich“ reagieren könnten.[20] Die Annahme Nasses, dass das Irresein immer von einer somatischen Krankheit „abhängig“ sei, führte ihn dazu, eine gründliche körperliche Untersuchung der Betroffenen zu fordern.[21]

Heinroths Haltung führte ihn jedoch zu einer anderen Gewichtung der Entstehungsbedingungen psychischer Störungen. Er monierte, dass sich die Forschenden nicht „aufmerksam genug“ der gesamten Lebensgeschichte „seelengestörter Individuen“ widmen würden, da sonst erkannt würde, dass Melancholie, Wahnsinn, Manie u.s.w. immer das Ergebnis des „Gesammtlebens“ seien, ihr „Sitz“ und ihre „Quelle“ niemals in einer „willkürlich und widernatürlich geschiedenen Hälfte des Menschlebens“ gesucht werden dürften.[22] Obwohl es seinen Gegnern fern lag, diese innige Verknüpfung zwischen Leib und Seele anzuzweifeln,[23] ging es doch auch Nasse bei der Anthropologie darum, die „ganze Menschennatur wissenschaftlich zu erken-

---

wurde. „Die Seele als Eigenthum des Bösen ist dem Reiche des Lichts entwichen und mit Ketten der Finsterniß verbunden. Der Act, der Moment, wo die Seele das Eigenthum des Bösen wird, ist der, wo die Seelenstörung empfangen und gezeugt wird. Das Erzeugniß ist verschieden, nach Verschiedenheit der Seelenstimmung und der Form, in welcher das Böse aufgenommen wird. Und hieraus ergeben sich die Elemente aller Seelenstörung; sie heißen: Seelenstimmung, und bestimmender Reiz. Es ist klar, daß jene also das innere, dieser das äußere Element der Seelenstörungen angesehen werden muß.“ Johann Christian August Heinroth, Lehrbuch der Störungen des Seelenlebens oder der Seelenstörungen und ihrer Behandlung. Erster oder theoretischer Theil. Leipzig 1818 hier S. 185 und 195.

[19] Friedrich Nasse, Ueber die Abhängigkeit, S. 428 f. und S. 435. Siehe dazu ausführlicher Roelcke, Krankheit, S. 62–68.

[20] Kutzer, „Psychiker“, S. 30., Friedrich Nasse, Grundzüge der Lehre von dem Verhältnis zwischen Leib und Seele in Gesundheit und Krankheit, in: Zeitschrift für psychische Aerzte 5. 1822 S. 1–35 hier S. 15–24.

[21] Friedrich Nasse, Ueber die Abhängigkeit, S. 448–450.

[22] Heinroth, Auch eine Rhapsodie, S. 553.

[23] Es ist wiederholt darauf hingewiesen worden, dass Jacobi und andere anthropologisch orientierte Ärzte unter somatisch das bezeichneten, was heutzutage vielleicht unter „psychosomatisch“ verstanden werden könnte, dass sie von einem beseelten Leib ausgingen und somit alles somatische auch eine seelische Komponente hatte. Siehe dazu Verwey.

nen",[24] war ihnen die theologisch orientierte Anthropologie[25] des doppelt promovierten Heinroth fremd.[26] Heinroth, der seit 1811 den ersten Lehrstuhl für Psychiatrie in Leipzig innehatte, wurde gerade durch seine „Sündentheorie" bekannt, die sich als Konsequenz einer Einheit von Leib und Seele ergab.[27] Sie stieß auf heftige Kritik. Die Untrennbarkeit von Leib und Seele wird bei Heinroths Metapher des Menschen als einem Baum deutlich, demnach sei der Mensch:

„ein Einziges Selbst oder ich (Individuum), aus Seele und Leib, aus Innerem und Aeußerem bestehend; als wovon sich keines ohne das andere denken läßt; ... wie der Baum, unter der Erde, sich in Ganzes von Wurzeln ausbreitet, über der Erde als Stamm und Wipfel erscheint. Was vom Baume in der Dunkelheit der Erde lebt, ist gleichsam der Leib des Baumes, was über der Erde im Licht des Tages sichtbar ist, gleichsam des Baumes Geist. Und wer wollte wohl Wurzel und Wipfel nicht als Theile eines und desselben Baumes, nicht als zur Einheit, zum Begriff des Baumes gehörig betrachten? Das Sichtbare wie das Unsichtbare macht ein Ganzes aus, ist unzertrennlich nicht blos, sondern auch nicht einmal verschiedenartig."[28]

Eine Seelenstörung bei Heinroth bedeutete, dass der Mensch von dem ihm bestimmten Weg abgekommen sei und die ihm im Leben gegebene Freiheit eingebüsst habe.[29] Insofern wurde bei Heinroth dem Menschen die Verantwortung für eine psychische Störung zugeschrieben, da er seine ihm von Gott gegebene Freiheit abgeben hätte.[30]

---

[24] Friedrich Nasse, Die Aufgabe, S. 7.

[25] Roelcke, Krankheit, S. 52. Heinroth sah das Ziel des Menschen seiner Bestimmung, ein wahrer Christ zu sein, nachzukommen. Die Anthropologie sollte dazu den Weg dorthin ebnen, siehe Verwey, S. 9.

[26] 1805 promovierte Heinroth zum Dr. med, 1817 zum Doktor der Philosophie zur Frage, wie der Arzt seinen Willen gegenüber dem Patienten durchsetzen könne, Dörner, Bürger, S. 255 f. Zu Heinroth siehe auch Benzenhöfer, S. 25–61 und S. 75–92, Leibbrand/Wettley, S. 492–496, Wunderlich.

[27] Verwey, S. 17–19.

[28] Heinroth, Lehrbuch, S. 5.

[29] „Unfreiheit, d. h. Unfähigkeit zur Selbstbestimmung, ist der gemeinschaftliche Charakter der mannigfaltigen Zustände des Wahnsinns und der Melancholie, der Verrücktheit und des Blödsinns, der Tollheit und der Willenlosigkeit, als der Grundformen der vom Verfasser sogenannten Seelenstörung." Diese Unfreiheit bildete somit nach Heinroth die gemeinsame Basis der Seelenstörungen. Siehe Johann Christian August Heinroth, Anweisung für angehende Irrenärzte zu richtiger Behandlung ihrer Kranken. Als Anhang zu seinem Lehrbuche der Seelenstörungen. Leipzig 1825 hier S. 3. An anderer Stelle wird er hinsichtlich der Schuldfrage konkreter: „Der Mensch ist, ohne es zu wissen, der Gottheit geweiht, so wie er die Welt betritt; und das Bewusstsein, die Vernunft, will ihn zur Gottheit führen. Daß dies so selten geschieht, ist seine Schuld; und aus der Schuld entspringen alle seine Uebel, auch die Störungen des Seelenlebens;" Ders., Lehrbuch, S. 179.

[30] Verwey, S. 20. Roelcke, Krankheit, S. 54 f. Bei Heinroth, Lehrbuch, S. 179 und S. 378.

Wie Heinroth, so ging auch sein schärfster Gegner, Maximilian Jacobi, von einem Stufensystem des psychischen Lebens, von den niedrigen, körpergebundenen Affekten zu den höheren Vermögen[31] aus. Dabei sei der Mensch – und das unterscheide ihn von anderen Lebewesen – mit Bewusstsein ausgestattet.[32] Das Verhältnis von Leib und Seele sah Jacobi jedoch als ein „anthropologische[s]" an.[33] Er – wie auch Nasse – wiesen Begriffe wie „Schuld" und „Sünde" als herausgehobene krankmachende Elemente zurück.[34] Sie seien, wie auch andere Momente, darunter bspw. „verkehrte Lebensführung aus schuldlosen Ursachen", nur insofern als Ursachen bedeutsam, als sie „Irresein" bedingten, da sie „Störungen [...] im Organismus erzeugen".[35] Psychische Einflüsse könnten deshalb nur mittelbar über die körperliche Seite des gesamten Organismus krankheitsverursachend wirken. So verstand Jacobi, in der Analyse Kutzers, unter „Irresein" eine Störung der Harmonie des gesamten Organismus, die jedoch in „psychischen Erscheinungen" zum Ausdruck komme.[36] Da der immaterielle Seelenanteil nicht erkranken könne, sondern nur der (beseelte) Körper,[37] ging es bei der Erforschung psychischer Störungen darum, in verschiedenen Organsystemen das pathologische Moment zu bestimmten. So bezeichnete Jacobi die ärztliche Aufgabe folgendermaßen:

---

[31] Jacobi unterscheidet bei den Vermögen in die des Begehrungsvermögens und des intellectuellen Vermögens. Das wird auch bei der Klassifikation wichtig. Kutzer, „Psychiker", S. 321.

[32] Heinroth zufolge sei der Mensch mit drei Abstufungen des Bewusstseins ausgestattet, wie auch die Seele verschieden „Urkräfte", das Gemüth, den Geist und den Willen besitze. Dies wird auch bei Fragen der Klassifikation eine Rolle spielen, siehe Johann Christian August Heinroth, Beyträge zur Krankheitslehre. Gotha 1810 hier S. 73.

[33] Somit war die Vorherrschaft der Seele über den Körper bei Heinroth deutlicher als bei Jacobi. Maximilian Jacobi, Bemerkungen über die Bedeutung des Ausdrucks „Seelenstörung" in der Psychiatrie, und über die Mitwirkung der Geistlichen bei Behandlung der Irren, in: Allgemeine Zeitschrift für Psychiatrie 1. 1844 S. 353–422 hier S. 372–375 und Zitat, S. 372. Verwey hat die Anschauung der Leib-Seele Beziehung Jacobis als an Aristoteles angelehnt bezeichnet, so das sich der Kern der Auseinandersetzung zwischen Jacobi und Heinroth um eine verschiedenartige Konzeption der Leib-Seelischen drehte, Verwey, S. 22.

[34] Kutzer hat darauf hingewiesen, dass Heinroth eine psychische Störung nicht mit schuldhafter Versündigung gleichsetzte, sondern in einer psychischen Störung eher eine „psychisch-geistige Schwäche" betrachtete, Kutzer „Psychiker", S. 38.

[35] Maximilian Jacobi, Beobachtungen über die Pathologie und Therapie der mit Irreseyn verbundenen Krankheiten, in: Sammlungen für die Heilkunde der Gemüthskrankheiten 1. Elberfeld 1822 hier S. 33.

[36] Kutzer, Der pathologisch-anatomische Befund, S. 227.

[37] Es ist in diesem Zusammenhang darauf hinzuweisen, dass somatisch im zeitgenössischen Verständnis in etwa das bedeutete, was heutzutage vielleicht unter psychosomatisch verstanden wird. Jacobi kann keineswegs als Materialist interpretiert werden. Psychische Erscheinungen waren vielmehr Ausdruck des gesamten Organismus. Kutzer „Psychiker", Verwey, S. 24.

„Der Arzt als solcher, ist Somatologe, Physiologe, Naturkundiger. Seine Aufgabe ist vorzugsweise die Erforschung des Organismus des menschlichen Körpers, der Gesetze und Bedingungen seiner Bildung, seiner fortschreitenden Entwicklung, seiner Erhaltung, und aller ihm eigenthümlichen Lebenserscheinungen. Zu diesen gehören ihm auch die psychischen Erscheinungen, sowie sie Naturerscheinungen sind. Er beobachtet daran lediglich das organische Phänomen als Naturforscher."[38]

Der Bereich des „würklichen Seelenleben[s]" eines Menschen, aus dem „Denken, Empfinden, Wollen" hervorgingen, liege „in einer ihm [dem Physiologen, S. B.] fremden Welt".[39] Wichtig sei die Betrachtung psychischer Faktoren allerdings insofern,

„als mittels der dadurch bedingten, den Gesetzen des gesunden Zustandes widerstrebenden, Aeußerungen der organischen Thätigkeiten, bei der Erzeugung der psychischen Erscheinungen oder auch mittels des durch den Missbrauch herbeygeführten nachtheiligen Einflusses der äußeren Potenzen, Krankheit des Organismus, und durch diese Krankheit abnorme psychische Erscheinungen erzeugt werden."[40]

Obwohl Jacobi in seinem Organismuskonzept auch von philosophisch-anthropologischen Konzeptionen ausging[41] und Krankheit als eine Störung des gesamten, aus dem Gleichgewicht gebrachten Körpers ansah, vertrat er konsequent die Ansicht, Erkenntnisse nur aus der „Naturbeobachtung" abzuleiten.[42] Dementsprechend unterschied er nicht zwischen körperlichen und geistigen Krankheiten,[43] sondern sprach bevorzugt von „mit Seelenstörun-

---

38 JACOBI, Beobachtungen, S. 2. Diese Zuweisung der ärztlichen Aufgabe auf den somatischen Bereich spielte auch bei der Aufgabe des Geistlichen in der Siegburg eine Rolle, siehe Kapitel V.

39 JACOBI, Beobachtungen, S. 2.

40 Ebd. „Moralische Deflexe und verkehrter Gebrauch der psychischen Eigenschaften [...] gehen ihn [den Arzt, S. B.] gar nicht oder doch nur in so fern an, als mittels der dadurch bedingten, den Gesetzen des gesunden Zustandes widerstrebenden, Aeußerungen der organischen Thätigkeiten, bei der Erzeugung der psychischen Erscheinungen oder auch mittels des durch den Missbrauch herbeygeführten nachtheiligen Einflusses der äußeren Potenzen, Krankheit des Organismus, und durch diese Krankheit abnorme psychische Erscheinungen erzeugt werden.", S. 7.

41 Siehe dazu ausführlicher KUTZER, Der pathologisch-anatomische Befund, bes. S. 227–235.

42 JACOBI, Beobachtungen, S. 6.

43 Die konsequente Vermeidung einer Trennung zwischen psychischen und physischen Krankheiten wird in seinem Ausspruch deutlich, wonach, „es keine besondere Klasse von Krankheiten giebt, die man vorzugsweise als psychische betrachten darf, und daß die Krankheiten, die von eigenthümlichen Anomalien in den psychischen Erscheinungen begleitet sind, nicht nach diesen, sondern nach dem Leiden der vorzüglich afficirten Gebilde und Sphären des Organismus bestimmt und unterschieden werden müssen. Denn wenn der gesammte Organismus psychisches Organ ist, und kein einzelner Theil desselben vorzugsweise als die Quelle der psychischen Erscheinungen betrachtet werden darf, so fällt auch die Möglichkeit jeder eigentlichen idiopathischen Krankheit weg ...", MAXIMILIAN JACOBI, Ueber die psychischen Erscheinungen

gen verbundenen Krankheiten".[44] Da diese Störungen „als Symptom eines mannigfaltigen Leidens aller Theile des Organismus" angesehen werden müssten, ginge es zunächst darum, sich ein umfassendes Bild über die „Beschaffenheit" des Organismus zu verschaffen und somit ein Verständnis über die „näheren Bedingungen" des Entstehens der Krankheiten zu erhalten.[45] Jacobi argumentierte keineswegs organpathologisch, darauf hat Kutzer unlängst verwiesen – die Sektionsbefunde der Patientenleichen werden in seinen gedruckten Fallgeschichten kommentarlos angehängt – sondern dachte in individualisierenden systempathologischen Kategorien.[46] Dieses Denkmodell bestimmte – wie im Kapitel VI. ausgeführt wird – auch in den 1840er und 1850er Jahren in Siegburg noch die Konzeption der Krankheit.

Trotz jeweiliger Modifikationen und Schwerpunktsetzungen in den Krankheitskonzepten stimmten jedoch auch weitere psychische Ärzte der frühen Anstaltspsychiatrie mit dieser „ganzheitlichen" anthropologischen Forschungsausrichtung überein, wie im Folgenden deutlich wird. Gemeinsam war diesen Praktikern, im Gegensatz zu Heinroth, auch das Bestreben – und dies hatte berufspolitisch weitreichende Konsequenzen – die psychische Heilkunde als Teildisziplin der medizinischen Wissenschaft zu verankern.[47]

---

und ihre Beziehungen zum Organismus im gesunden und kranken Zustande, in: DERS., Sammlungen für die Heilkunde der Gemüthskrankheiten 2. Elberfeld 1825 S. 339–391 hier S. 360f.

[44] Siehe dazu auch KUTZER, Der pathologisch-anatomische Befund, S. 229 und FRANZ LUDWIG AMELUNG, Ueber den Begriff, das Wesen und die Pathogenie der psychischen Krankheiten, in: DERS./FRIEDRICH BIRD (Hg.), Beiträge zur Lehre von den Geisteskrankheiten 1. Darmstadt/Leipzig 1832 S. 110–290 hier S. 187.

[45] JACOBI, Ueber die psychischen Erscheinungen, S. 364.

[46] KUTZER, Der pathologisch-anatomische Befund, S. 230. Auch lehnten Jacobi und Nasse die lokalisierenden Gehirnlehren Franz Joseph Galls (1758–1828) und Samuel Thomas Soemerings (1755–1830) ab. DERS. „Psychiker", S. 33, BENZENHÖFER, S. 103. Jacobi führte bei verstorbenen Patienten der Siegburger Heilanstalt die Sektionen durch. So bspw. bei Peter G. In dem Sektionsprotokoll werden die Befunde der einzelnen Organe angeführt. LVR Siegburg, No. 649, Peter G. Sektionbefunde von „Irren" waren schon gegen Ende des 18. Jahrhunderts vermehrt in Schriften veröffentlicht worden, die sich mit der Natur und Behandlungsmöglichkeiten psychischer Störungen auseinander setzten. Vgl. die Werke des Arztes Greding, der im letzten Drittel des 18. Jahrhunderts in Waldheim in Sachsen an der dortigen Anstalt als Arzt tätig war, wie auch die Schriften einiger bekannter englischer Ärzte. Die Befunde wurden zumeist unkommentiert aufgelistet, J. E. GREDING, Sämmtliche medizinische Schriften. Bd. 1/2, hg. von C. W. Greding. Greiz 1790/1791. Zu Sektionsbefunden in der frühneuzeitlichen Medizin siehe auch KUTZER, Anatomie, bes. S. 176–214.

[47] Nasse forderte, dass „jeder Arzt für die Erkenntniß und Behandlung psychischer Krankheiten geübt seyn müsse". Dabei sollte die psychische Heilkunde den Ärzten und damit die Ausbildung der medizinischen Fakultät überlassen werden. Zuvor seien „Priester", „Philosophen" als „Mitbewerber" aufgetreten, siehe dazu FRIEDRICH NASSE, „Ueber das Bedürfniß, daß mit der Vorbereitung zu dem ärztlichen Berufe auch jedes Mal die zu dem ärztlichen Geschäft bei psy-

1.1.1. Krankheitskonzeptionen innerhalb der frühen Anstaltspsychiatrie

Wie bei Jacobi so spielten auch bei seinem ärztlichen Kollegen am hessischen Hohen Hospital Hofheim[48] Franz Amelung (1798–1849), einem Neffen des berühmten Arztes Christoph Wilhelm Hufeland (1762–1836),[49] vitalistische[50] wie auch humoralpathologische Vorstellungen bei der Konzeption

---

chischen Kranken verbunden sei, und über die günstige Gelegenheit zu dieser Vorbereitung", in: Zeitschrift für psychische Ärzte 2. 1819 S. 325–362 hier S. 325f. Vgl. auch Kutzer, „Psychiker", S. 44–47, Roelcke, Krankheit, S. 63. Im frühen 19. Jahrhundert fiel die psychische Heilkunde keineswegs in den ausschließlichen Kompetenzbereich der Ärzte. Das wird auch bei den Beiträgen in den Zeitschriften, die von Reil herausgegeben wurden, deutlich. Die erste Zeitschrift „Magazin für psychische Heilkunde" erschien zwischen 1805–1806. Reil gab sie mit dem Breslauer Philosophieprofessor und Naturphilosophen Adalbert Kaysler (1769–1821) heraus. Bis auf einen Artikel verfasste Kaysler die Beiträge. Reils zweite Zeitschrift, die „Beyträge zur Beförderung einer Kurmethode auf psychischem Wege", gab er zusammen mit dem Philosophen Johann Christoph Hoffbauer (1766–1827), dem Professor für Philosophie und Psychologie in Halle heraus, siehe dazu Leibbrand/Wettley, S. 368–386 und 399, Maximilian Neuburger, Johann Christian Reil. Gedenkrede gehalten auf der 85. Versammlung deutscher Naturforscher und Ärzte in Wien am 26. September 1913. Stuttgart 1913 hier S. 28, Bernhard Pauleikhoff, Das Menschenbild im Wandel der Zeit. Ideengeschichte der Psychiatrie. Bd. 2. Die Zeit von Kraepelin bis Freud (Schriften zur Wissenschaftsgeschichte 5). Hürtgenwald 1983 hier S. 41–49. Die erste rein von Medizinern herausgegebene Zeitschrift stellte damit 1818 die Zeitschrift für psychische Ärzte dar, die schon durch ihren Namen die Marschrichtung der sich formierenden Psychiatrie andeutete.

48 Siehe dazu ausführlich Kapitel III.

49 Christoph Wilhelm Hufeland war königlich-preußischer Leibarzt und wurde u. a. durch seine Schrift Makrobiotik bekannt. Siehe dazu Hans Joachim Schwanitz, Homöopathie und Brownianismus 1795–1844. Zwei wissenschaftstheoretische Fallstudien aus der praktischen Medizin (Medizin in Geschichte und Kultur 15). Stuttgart/New York 1983.

50 In den Ausführungen über das Wesen psychischer Störungen bezog sich Amelung explizit auf den „scharfsinnigen Stahl", dessen „Ansicht vom Lebensprincip" so „klar und so einfach" sei. Stahl habe bekanntlich die „eben berührten Seelenvermögen [die niederen, S. B.] als eine vis vegetativa et conservativa animae, zu welcher letzteren noch die vis meditrix naturae zu rechenen ist, welche ebenfalls der Seele eigenthümlich zukommt", unterschieden. „Die Eigenschaften der Seele nun", so Amelung, „die ihr in ihren Functionen, – als Lebensprincip zukommen, sind als die niederen Seelenvermögen anzusehen. Zu ihnen sind namentlich auch der Instinct und das niedere Begehrungsvermögen oder Willensvermögen zu rechnen." Amelung, Ueber den Begriff, S. 139. Der Vitalismus wurde schon seit der Antike diskutiert bei dem Bestreben, die Verschiedenheit von unbelebter und belebter Natur zu erfassen. Die Diskussion um diese „Lebenskraft" beherrschte die Diskussion von Philosophen und Ärzten vom Ende des 17. bis ins frühe 19. Jahrhundert. Der Hallenser Kliniker und Chemiker Georg Ernst Stahl (1660–1734) ging davon aus, dass die chemischen und physikalischen Reaktionen des Körpers durch die „Anima", die Seele, aufrechterhalten würden. So wurde die Beziehung zwischen dem Körper und der Seele und ihren Veränderungen in den körperlichen und seelischen Bewegungen durch die „physische Anima" erklärt. Seine Unterteilung der Geisteskrankheiten in „sympathische" (organisch bedingte Formen) und „pathetische" (nicht organisch, sondern funktionell bedingte Erkrankungen) erlangten

der psychischen Krankheiten eine wesentliche Rolle.[51] Von seinem Freund und ärztlichen Kollegen Friedrich Bird (1793–1851) als Vertreter der „praktischen Psychiatrie" bezeichnet,[52] beteiligte sich Amelung mit Beiträgen in der von Nasse herausgegebenen „Zeitschrift für die Anthropologie" an der Verbreitung medizinisch-psychiatrischen Wissens.[53] Zusammen mit Bird, welcher zeitweilig als zweiter Arzt unter Maximilian Jacobi in Siegburg wirkte, gab Amelung mehrere psychiatrische Schriften heraus,[54] die sich mit der Natur der psychischen Störungen auseinandersetzten. Obwohl Amelung erklärte, dass es ihm „nicht einfallen" könne, angeben zu wollen, „was die Seele eigentlich sey", „weil dies eine Sache ist, die noch keinem Menschen möglich geworden" sei, so sah er doch in der Seele das „einzige und wahre Lebensprincip". Sie schaffe sich „ihren Körper nach dem Vorbilde, das in ihr liege und benutz[e] dazu die Stoffe, die ihr von der Natur dargeboten" würden,[55] da sie, „obgleich der primus auctor ihres irdischen Daseyns" sich „nicht ohne ein materielles Organ selbständig" äußern könne.

---

in der Psychiatrie Bedeutung. Vgl. Briggitte Lohff, Vitalismus, in: Werner E. Gerabek/Bernhard D. Haage/Gundolf Keil/Wolfgang Wegner (Hg.), Enzyklopädie Medizingeschichte. Berlin/New York 2005 S. 1449–1451 hier S. 1449 f.; Leibbrand/Wettley, S. 314. Duden hat gezeigt, wie stark der Einfluss Stahls bei dem von ihr untersuchten Eisenacher Arzt Storch bei der Betrachtung der Krankheiten seiner Patientinnen war. Duden, Geschichte.

51 Zu Amelung siehe Friedrich Bird, Nekrolog. Dr. Franz Amelung, in: Allgemeine Zeitschrift für Psychiatrie 6. 1849 S. 440–444, Heinrich Damerow, Nachtrag zu Necrolog zu Amelung, in: Allgemeine Zeitschrift für Psychiatrie 6. 1849 S. 367–377, F. Falk, Amelung, Franz, in: August Hirsch (Hg.), Biographisches Lexikon der hervorragenden Aerzte aller Zeiten und Völker. Leipzig/Wien 1884, S. 121, Kutzer, Der pathologisch-anatomische Befund, S. 219–221, Schneider, Ludwig Franz Amelung (1798–1849), in: Theodor Kirchhoff (Hg.), Deutsche Irrenärzte. Einzelbilder ihres Lebens und Wirkens. Bd. 1. Berlin 1921 S. 176–178, Christina Vanja, Ein Förderer der „praktischen Psychiatrie" – Dr. Franz Amelung als Arzt in Hofheim (1821–1849), in: Dies./Berger/Ernst/Sahmland/Trosse S. 79–90.

52 Bird, Nekrolog.

53 Amelung folgte 1824 als einer der wenigen Anstaltsärzte dem Aufruf des Herausgebers der Zeitschrift für Anthropologie, Friedrich Nasse, und veröffentlichte die Bestandsangaben aus Hofheim, wo er drei Jahre zuvor als Arzt angestellt worden war. Franz Ludwig Amelung, Kurze Nachricht von dem Hospitale und Irrenhaus Hofheim im Großherzogthum Hessen, nebst beigefügten Krankengeschichten, in: Zeitschrift für die Anthropologie 2. 1824 S. 321–358 hier bes. S. 321.

54 Franz Ludwig Amelung /Friedrich Bird, Beiträge zur Lehre der Geisteskrankheiten 1. Darmstadt/Leipzig 1832 und dies., Beiträge zur Lehre der Geisteskrankheiten 2. Darmstadt/Leipzig 1836.

55 Amelung, Ueber den Begriff, S. 139. Bei seiner Auseinandersetzung mit Bayle's Lehre der psychischen Krankheiten legt Amelung nochmals seine Auffassung des Leib-Seele Verhältnisses dar. Die Seele habe ihren Sitz im ganzen Körper, sie mache die „Grundbedingung des Lebens"

„Dieses Organ, [die Seele, S. B.], bildet zunächst der ganze Mensch“, wobei sie „alle Organe [...] zu ihren Thätigkeitsäusserungen [und] [...] zu ihrem Zwecke“ benütze.[56] Wie seine ärztlichen Kollegen unterschied auch Amelung eine „gewisse Stufenfolge“ der Vermögen der Seele, wobei die niederen – wie das Begehrungsvermögen – vom Körper stark abhängig seien, die höheren dagegen eine immer größere Unabhängigkeit vom Körper gewännen. Das Gemüt stehe auf einer mittleren Stufe, es hänge noch „aufs innigste von dem Zustande, dem Bau und der Eigenthümlichkeit des Körpers ab“, und reihe sich „unmittelbar an das niedere Begehrungsvermögen“ an. Dessen „Beschaffenheit“ stehe eng mit dem „Temperamente und der Körperkonstitution“ in Zusammenhang. Erst der „Geist“ als zweites der „höheren Seelenvermögen“ sei bloß an ein einzelnes Organ, an das Gehirn, gebunden. Das höchste Vermögen stelle der „Wille“ dar, als „die Kraft des Entschlusses“. Obwohl die genannten Vermögen „als der Seele eigenthümlich“ zu betrachten seien, so benötige die Seele, um sich „selbstthätig in diesem irdischen Leben zu äussern, der körperlichen Organe.“[57] In diesem Kontext erklärte Amelung nun die mögliche Entstehung psychischer Störungen, könnten doch diese Organe erkranken.[58] Dabei bilde das „grosse Gehirn“, das „unter den Gebilden des Nervensystems [...] am höchsten“ stehe, „das materielle Substrat“ und den „Centralpunct“ der „höheren Seelenvermögen“. Insofern betrachtete Amelung, im expliziten Gegensatz zu Jacobi, das Gehirn als das bei den psychischen Krankheiten primär in Mitleidenschaft gezogene Organ.[59] Dabei war auch Amelungs Konzept von der Temperament-

---

aus. Die „Geistesthätigkeiten, die Vernunft, der Verstand, das Gefühlsvermögen, [sind] Eigenschaften der Seele [...], die aber, so lange dies irdische Leben dauert, mit dem Körper in sehr naher Beziehung stehn und an gewisse Organe auf die Weise gebunden sind, daß sie während dem irdischen Leben nur mittelst dieser erscheinen [...] können.“ So könne dieser, an die gebundene Teil der Seele „in seinen Äusserungen getrübt und verändert werden.“ Ders., Ueber die näheren materiellen Bedingungen der psychischen Krankheiten: Bemerkungen, veranlaßt durch Bayle's Lehre über diese Krankheiten, in: Zeitschrift für die Anthropologie 4. 1826 S. 150–197 hier S. 154 f.

[56] „Denn die Seele ist eigentlich der Mensch“, so Amelung, „der Körper nur das Mittel, dessen sich die Seele zur Effectuierung ihres irdischen Daseyns und Wirkens“ bediene. Amelung, Ueber den Begriff, S. 140.

[57] Ebd., S. 142.

[58] In dem Erkranken dieser Organe erkannte Amelung die Entstehungsfaktoren psychischer Erkrankungen: „Hier haben wir nun den Schlüssel zu den abnormen psychischen Erscheinungen gefunden, die in nichts anderem, als in der materiellen Störung der Organe ihren Grund haben.“ Ebd.

[59] Ebd., sowie S. 137–164. Da man für die „unmittelbaren krankhaften Bedingungen, welche den abnormen psychischen Erscheinungen zu Grunde liegen“, nur im „Gehirn nachsuchen“ könne, da es „das unmmittelbare Organ der Seelenthätigkeitsäusserungen“ darstelle, sah Amelung

enlehre sowie von systempathologischen und humoralpathologischen Vorstellungen geprägt. Obwohl nämlich die „nächste materielle Ursache“ in einer „abnorme[n] Thätigkeit des Blutsystems und dessen nachtheiligen [sic] Einfluss auf das gesammte Nervensystem und das Gehirn insbesondere“ liege, so spiele die Beteiligung anderer Organe bei der Ätiologie der psychischen Krankheiten eine „wichtige Rolle“, jedoch nur als „entfernte ursächliche“ Bedingung.[60] Weitere entfernte physische Ursachen seien öfters „metastasischer Natur“. Diese erfolgten bspw. beim „Wahnsinn der Wöchnerinnen“, nach „unterdrückten Hautausschlägen“, nach „Verstopfung des Hömorroidalflusses“, oder auch nach „Unterdrückung der monatlichen Reinigung“.[61] Alle diese Faktoren könnten nicht nur ein „dyskrasische[s] Verhältnis“ des Blutes bewirken,[62] sondern auch eine „erhöhte Thätigkeit des Blutssystems“.[63]

Auf die durch Reizung hervorgerufenen „Congestionen zum Kopf“, also einen vermehrten Blutandrang zum Gehirn, richtete Amelungs Mitherausgeber, Freund und Kollege Friedrich Bird (1793–1851)[64] – wieder im Gegen-

---

das Gehirn als das bei den Seelenstörungen betroffene Organ an. Siehe dazu auch Franz Ludwig Amelung, Zur psychiatrischen Klinik, in: Ders./Friedrich Bird (Hg.), Beiträge zur Lehre von den Geisteskrankheiten 2. Darmstadt/Leipzig 1836 S. 1–226 hier S. 2. Siehe auch ders., Ueber die näheren materiellen Bedingungen, S. 163.

60 Ders., Zur psychiatrischen Klinik, S. 2 f. Auch Reil operierte mit diesen Begriffen zwischen nächster und entfernter Ursache, wobei er sich bei seiner Konstruktion des Seelenorgans an ein mechanisches Modell des Menschen orientierte. In einer Rezension des Werkes hob Dietrich die Ansicht Amelungs in der zeitgenössischen Debatte als „den weisen Mittelweg“ hervor. „Er [Amelung, S. B.] erklärt die Seelenstörungen für Körperkrankheiten, welche theils durch mannigfache physische, theils durch psychische, zuletzt in der Organisation gleichsam fixirte störende Einflüsse, gemeiniglich aber durch das Zusammenwirken beider Arten von Ursachen zu Stande kommen, u. nimmt zugleich an, dass in den meisten Fällen die körperlich[e] Ursache die Anlage bilde, zu welcher blos eine erschütternde Gemüthbewegung oder eine anhaltende übermässige geistige Anstrengung hinzukommen dürfe, um sofort solche dynamisch-materielle Störungen im Gehirne als dem materiellen Substrat der höheren geistigen Vermögen zu veranlassen.“ [Anton] Dietrich, Rezension zu Amelung: Beiträge zur Lehre von den Geisteskrankheiten, in: Jahrbücher der in- und ausländischen gesammten Medizin 14. 1847 S. 118–120 hier S. 118.

61 Amelung, Ueber die näheren materiellen Bedingungen, S. 180.

62 Dyskrasisch bedeutete eine schlechte Mischung des Blutes, und leitet sich von der antiken Humoralpatholgie her, siehe dazu Schott/Tölle, S. 328.

63 Amelung, Ueber die näheren materiellen Bedingungen, S. 180–182. Siehe dazu auch Kapitel VI.

64 Zu Friedrich Bird siehe Kroemer, Friedrich Ludwig Heinrich Bird 1793–1851, in: Theodor Kirchhoff (Hg.), Deutsche Irrenärzte. Einzelbilder ihres Lebens und Wirkens. Bd. 1. Berlin 1921 S. 135–137.

satz zu Jacobi[65] – das Hauptaugenmerk bei der Konstruktion der somatischen Korrelate psychischer Störungen. Bird, der sich schon in den 1820er Jahren als praktizierender Arzt durch Schriften zur psychischen Heilkunde auch in den „Fachkreisen" einen Namen gemacht hatte,[66] wurde 1830 von Jacobi als zweiter Arzt der Siegburg eingestellt.[67] Unter den psychischen Ärzten wurde Bird dadurch bekannt, dass er das „Wesen" der „Verrücktheit" konsequent „auf einer Störung der normalen organischen Hirnfunction"[68] beruhend ansah und zwar durch eine gestörte „Circulation" des Blutsystems.[69] Überlegungen zur Stufenfolge der Vermögen erschienen ihm müßig,[70] auch solle man vorsichtig mit den Begriffen Seele und Lebenskraft operieren und diese nicht zu sehr „vermenge[n]". Wesentlich sei, dass das

---

[65] Diese Krankheitsauffassung und damit einhergehend die Fokussierung Birds auf das Gehirn stellte einen Streitpunkt zwischen Bird und seinem Vorgesetzten Jacobi dar. Siehe auch ANSORGE, S. 341.

[66] Siehe FRIEDRICH BIRD, Ueber die religiöse Melancholie, in: Zeitschrift für die Anthropologie 1. 1823 S. 228–242; DERS., Beobachtung eines periodischen Irreseyns, in: Zeitschrift für die Anthropologie 1. 1824 S. 408–422; DERS., Beobachtungen über abnorme psychische Zustände, nebst Bemerkungen und Beobachtungen aus dem Gebiete der Physiologie, in: Zeitschrift für die Anthropologie 2. 1824 S. 462–468; DERS., Beobachtungen über psychische Zustände nebst Bemerkungen aus dem Gebiete der Physiologie. Fortsetzung, in: Zeitschrift für die Anthropologie 2. 1825 S. 53–80.

[67] Bird schied 1832 wegen Divergenzen mit Jacobi aus. Er zog nach Bonn und ließ sich dort als Privatgelehrter nieder. Die durch seine „Zwangspensionierung" von der Siegburg gewonnene freie Zeit nutzte er zur Veröffentlichung mehrerer Monographien, siehe FRIEDRICH BIRD, Notizen aus dem Gebiet der psychischen Heilkunde. Berlin 1835, DERS., Ueber Einrichtung und Zweck der Krankenhäuser für Geisteskranke, und die ärztliche Behandlung überhaupt, wie sie hier sein muss. Berlin 1835; DERS., Pathologie und Therapie der psychischen Krankheiten, zum Gebrauch für practische Aerzte entworfen. Berlin 1836, DERS., Beiträge zur Kenntniss des Arzneigebrauchs in den psychischen Krankheiten. Stuttgart 1839; sowie zusammen mit DERS./AMELUNG, Beiträge zur Lehre der Geisteskrankheiten, Band 1 und 2, 1832 und 1836. Diese Schriften wurden unter den Kollegen zustimmend aufgenommen, siehe die Besprechung von [ANTON] DIETRICH, Rezension zu Bird: Beiträge zur Kenntnis des Arzneigebrauchs in den psychischen Krankheiten, in: Jahrbücher der in- und ausländischen gesammten Medicin 32. 1841 S. 117–118. Zu den Divergenzen zwischen Bird und Jacobi siehe Kapitel V. und Kapitel VI., Die zeitgenössische Debatte um das „Non-Restraint".

[68] BIRD, Pathologie und Therapie, S. 65.

[69] „Die Circulation des Blutes vom Herzen, durch die Vertebralen und die Carotiden zum Kopf, die Blutcirculation im Inneren des Kopfes selbst, ist für das normale und anormale Hirnleben von höchster Wichtigkeit und mithin haben wir diesem Verhältnisse hier, wo von den Geisteskrankheiten die Rede ist, entschiedene Aufmerksamkeit zu suchen." BIRD, Pathologie und Therapie, S. 12. Zur Rezeption siehe DIETRICH, Rezension zu Bird, S. 120, KROEMER, S. 136, siehe auch ANSORGE, S. 341.

[70] Bird hielt es „nicht für nötig von höheren und niedern Seelenvermögen zu sprechen", BIRD, Pathologie und Therapie, S. 9.

„Gehirn, das Seelenorgan, [...] das einzige Organ [sei], welches eine doppelte Function hat, die intellectuelle und die somatische." „Wohnt die Seele im Gehirn, so wohnt die Vis vitalis im ganzen Körper"[71] und dieser sei der „Oberherrschaft der Seele untergeben." Somit befinde sich der „Sitz des Lebens" im gesamten Nervensystem, das sich in die drei Teile Gehirn, Rückenmark und Gangliensystem untergliedere.[72] Bei der Verursachung psychischer Störungen nahm auch Bird eine Unterteilung in causa proxima [die nächste Ursache, S. B.] und causae remotae [die ferneren Ursachen, S. B.] vor.[73] Als „causae remotae" kämen Bird zufolge vielfältige „organische Anomalien" in Frage, doch erst die Zusammenführung dieser Faktoren könne die „causa proxima" bilden, die sich als eine „Functionsstörung des Hirns in seiner intellectuellen Sphäre" zeige. Dem „Blutsystem" komme dabei die tragende Rolle zu, da es „zunächst die Vernichtung der organischen und in ihr die der vitalen Hirnfunction" bewirke.[74] Bei der primären Störungsform, dem „Wahnsinn", dränge das „Arterienblut" zu stark zum Gehirn, wodurch dessen Aktivität „total in Unordnung", gar „tumultarisch" werde. Dagegen liege bei der zweiten Form, der Melancholie, „das Arterienblut nieder", so dass das „Venenblut [...] seinen lähmenden Einfluss auf Hirn und Nerven" ausüben könne.[75]

Ganz nach Maßgabe der zeitgenössischen Forschungsmethode, Beobachtung des Patienten[76] und Sammlung aller interessant erscheinenden Faktoren,[77] versuchte Bird, sich den Entstehungsbedingungen der „Congestionen"

---

[71] Dabei stellte Bird Spekulationen an, inwiefern der Sauerstoff des Blutes mit der Lebenskraft in Verbindung stehe; er warnte jedoch davor, die beiden Dinge gleichzusetzen. „Das rothe Blut, welches dem Hirn zuströmt, wird gar bald in ein dunkles verwandelt und indem die Venen diese abführen, bringen die Arterien wieder rothes; wenn die Nerven dem Blut etwas Belebendes entziehen, so erfolgt die Desoxydation des Blutes im Gehirn höchst schnell, es wird zu Venenblut und wir müssen annehmen, dass diese im Hirn stattfindende Operation mit der Erzeugung der Lebenskraft in naher Beziehung steht, ohne dass wir daraus schließen dürfen, als ob die Vis vitalis mit dem Sauerstoff des Blutes dasselbe sey." Ebd., S. 13.

[72] Ebd., S. 9 f. Den Nerven komme die vermittelnde Funktion zu, da sie „Hirn, Rückenmark und Ganglien geben, durchdringen [sie] den ganzen Körper Organismus und verbinden alle Theile zu einem ganzen, harmonischen Leben, dessen Verlust zur Krankheit wird." S. 10.

[73] Friedrich Bird, Die Lehre von der psychischen Bedeutung der Organe, in: Franz Amelung/Friedrich Bird, Beiträge zur Lehre von den Geisteskrankheiten, Bd. 1,2. Darmstadt/Leipzig 1832, Bd. 1 S. 1–109, Bd. 2 S. 227–366 hier S. 229.

[74] Ebd.

[75] Bird, Pathologie und Therapie, S. 65, siehe auch ders., Ueber Einrichtung und Zweck, S. 15 und S. 63–68.

[76] Amelung, Ueber die näheren materiellen Bedingungen, S. 151.

[77] Dabei wurde Bird seitens seiner Kollegen schon aufgrund seiner Krankheitskonzeption kritisiert. Bird sprach in diesem Zusammenhang von einer generellen Kritik der „Theoretiker",

durch die Beobachtung seiner Patienten zu nähern. Als Anschauungsmaterial standen ihm die Siegburger Patienten, wie 1831 Elisabetha S., zur Verfügung.[78] Nachdem er einige Monate die „tobsüchtigen Ausbrüche" seiner Patientin beobachtet hatte, kam er im April 1831 zu dem Ergebnis:

„Diese Kranke hat mich fast überzeugt, daß wenn auf alle Fälle das Hirnleben von dem Einfluß des Blutes nach Qualität und Quantität dependirt, das Hirn doch auch umgekehrt auf das Blutsystem einwirkt und zwar in der Art, daß das Hirn das Blut vermag anzulocken und somit die Regularität des Blutumtriebes aufzuheben. Regt hier eine beliebige körperliche Ursache das arterielle System auf, so strömt das Blut gleich zum Kopf, was man sieht, denn zusehends wird sie roth und röther und der Kopf wird dicker: nun tobt sie. Eine Drache von Hause aus, immer ein Teufel wohl gewesen, frage ich z. B.: wie geht es ihnen Frau S.? – ist die Laune gut, so schweigt sie. Gehe ich rasch fort, so wird die Zornige ruhig; bleibe ich stehn, will sie beschäftigen, so schwillt der Kopf auf, und nun tobt sie als Drache: omnis irritatio attrahit; Hirn, Nerven, Arterien und Venen bilden einen Kreis [...]. Erkranken andere Organe, so inficiren sie nur in so fern auch das Seelenleben, als sie einen nachtheiligen Einfluß auf jenes System äußern und insofern sind sie als Causae remotae zu trachten."[79]

Der Einfluss des Blutandrangs auf das Gehirn stand bei Bird derart im Mittelpunkt seiner Rekonstruktion des somatischen Korrelats psychischer Störungen, dass er auch die Entstehung des sogenannten Ohrblutgeschwulstes (Erysipelas) mit diesen „Congestionen" in Verbindung brachte. Diese bei männlichen Kranken in den Anstalten beobachtete Entzündung und Anschwellung des zumeist linken Ohres führte Bird auf „heftigste Congestionen" der „an Blutdrang zum Kopf leidenden Verrückten" zurück. Dies geschehe „in Folge eines so anhaltenden Blutdrangs zum Kopf, [dass] sich die zahlreichen und feinen Blutgefässe endlich erweiterten und mit Blut

---

denen seine Fokussierung auf die Beobachtung nicht gefalle. Diesen Vorwurf wies Flemming zurück, der vielmehr an Bird kritisierte, dass dieser seine „Erfahrung und Beobachtung" dazu benütze, „um *seine* unveränderlich wiederholten Lehrsätze zu unterstützen". Vgl. FRIEDRICH BIRD, Praktisch-psychiatrische Schriften 1. Stuttgart 1840 hier S. 81, C[ARL] F. FLEMMING, Rezension von Birds praktisch-psychiatrische Schriften, in: Jahrbücher der in- und ausländischen gesammten Medicin 32. 1841 S. 118 f. Zur zeitgenössischen Forschungsmethode siehe JOHANNA BLEKER, Biedermeiermedizin – Medizin der Biedermeier? Tendenzen, Probleme, Widersprüche 1830–1850, in: Medizinhistorisches Journal 23 (1) 1988, S. 5–22.

78 LVR Siegburg, No. 14819. Elisabetha S. Sie wurde 35-jährig im November 1828 nach Siegburg gebracht. Dort verblieb sie bis März 1835, woraufhin sie als „ungeheilt" in die Pflegeanstalt St. Thomas gebracht wurde. Siehe auch den Abschnitt zu den Langzeitpatienten, Kapitel VII.

79 LVR Siegburg, No. 14819, Elisabeth S. (1828–1835), Eintrag im Journalblatt im April 1831.

gleichsam infarcirt" würden.[80] Die Entstehung dieser Entzündungen wurde in den 1860er Jahren eindeutig mit äußeren Einwirkungen, entweder durch Schläge oder durch Selbstverletzung hervorgerufen, erklärt.[81] Die lange Zeit unentschlossene Haltung der Ärzte zeigt jedoch die Offenheit und die Vielfalt der Erklärungsmodelle der somatischen Grundlage psychischer Störungen.[82]

Neben den Schwierigkeiten, die „entfernten" und die möglichen „nächsten" Ursachen der Störungen zu ermitteln, bildeten auch die allgemeine Bezeichnung, Klassifikation und Prognose Gegenstand ärztlicher Debatten.

1.2. Zwischen Genesung und „Unheilbarkeit": zum Problem der psychiatrischen Klassifikation und der Prognose

Nach Michel Foucault unterschied sich die Psychiatrie in den ersten beiden Dritteln des 19. Jahrhunderts von den übrigen medizinischen Bereichen in zweierlei Hinsicht.[83] Erstens sei es in der entstehenden psychiatrischen Wissenschaft nicht um eine Differentialdiagnostik, sondern um die „absolute

---

80 Friedrich Bird, Ueber die Entzündung des äusseren Ohres bei Verrückten, in: Journal der Chirurgie und Augen-Heilkunde 19. 1833 S. 631–638. hier S. 635.

81 Siehe dazu [Ludwig] Wille, Zur Casuistik der Ohrblutgeschwulst, in: Allgemeine Zeitschrift für Psychiatrie 20. 1863 S. 430f. und von [Bernhard] von Gudden, Ueber die Entstehung der Ohrblutgeschwulst, in: Allgemeine Zeitschrift für Psychiatrie 20. 1863 S. 423–430.

82 Es gab bis in die Mitte des 19. Jahrhunderts verschiedene Deutungsangebote; Flemming bspw. gab an, seine Meinung zu der Frage schon mehrfach geändert zu haben. Nach Prüfung der ihm bekannten Fälle kam Flemming dann 1838 zu dem Schluss, dass das „Ohrblutgeschwulst" eine Folge äußerer Verletzungen sei, die sich aber „meistentheils der Kranke selber zufüge". C[arl] F. Flemming, Aphorismen zur Prognostik der Geistes-Verwirrung, in: Zeitschrift zur Beurtheilung der krankhaften Seelenzustände 1. 1838 S. 395–407 hier S. 406. Noch bis in die frühen 1860er Jahre gab es etliche Beiträge zu diesem Phänomen. 1848 vertrat Franz Fischer, Arzt an der badischen Heil- und Pflegeanstalt Illenau, die Ansicht, dass das Phänomen bei solchen Patienten vorkomme, bei denen aus dem „tiefen Erkranktsein der centralen Organe des Nervensystems" eine „Dyskrasie" resultiert sei. Franz Fischer, Die Ohrblutgeschwulst der Seelengestörten nebst einer Beobachtung der Kopfblutgeschwulst bei einem solchen Kranken, in: Allgemeine Zeitschrift für Psychiatrie 5. 1848 S. 1–44 hier S. 17. Siehe auch Kapitel VI. zu disziplinarischer Intervention im Anstaltsalltag.

83 Die Anstalt sei, so Foucault, der Formationsort mehrerer Diskursebenen gewesen. Zwei wesentliche Diskurse waren demnach die der Klassifizierung, der Nosographie, die durch Beobachtung zustande kommen sollte, und die der pathologischen Anatomie, die ein krankes körperliches Substrat in Zusammenhang mit der Geisteskrankheit aufdecken wollte. Foucault, Die Macht, S. 239.

Diagnose", d.h. „wahnsinnig" oder nicht, gegangen.[84] Zweitens habe in der Psychiatrie der Körper des Patienten „gefehlt", so dass eine genaue Befragung des Patienten und seiner Angehörigen diese „Abwesenheit" des Körpers habe kompensieren müssen.[85] Die These Foucaults von der „absoluten Diagnose" besticht in ihrer Allgemeinheit schon deshalb, weil es in der psychiatrischen Praxis bei der Begutachtung der Patienten primär um die Entscheidung über die Aufnahmebedürftigkeit und die Art der Unterbringung der Betroffenen ging.[86] Es war symptomatisch für die Situation der Psychiatrie in den ersten Jahrzehnten des 19. Jahrhunderts, dass es nicht nur hinsichtlich der Einteilung der Störungen keine allgemein akzeptierte Klassifikation gab, sondern auch die generelle Bezeichnung Gegenstand von Diskussionen bildete. Bezeichnenderweise klagte Friedrich Nasse in seinem Eröffnungsbeitrag der ersten rein medizinisch geleiteten Zeitschrift 1818 über eine jährlich steigende „Sprachverwirrung" bei der „Benennung der Verrückten".[87] Um dieser Verwirrung entgegenzuwirken, schlug er die allgemeine Verwen-

---

[84] Ebd., S. 386–388 sowie S. 441–446. Die pathologische Anatomie habe durch die Sichtbarmachung von Schädigungen eine Differentialdiagnose bei körperlichen Krankheiten ermöglicht, und somit die „Wirklichkeit" der Krankheit offenbart. In der Psychiatrie dagegen habe es zwar Einteilungen der Betroffenen in Manie, Melancholie etc. gegeben, die eigentliche Frage sei jedoch gewesen, „ob es sich überhaupt um Wahnsinn handelt oder nicht. [...] das bedeutet, daß das differentielle Feld, in dem die Diagnose des Wahnsinns stattfindet, nicht durch die Bandbreite nosographischer Arten gebildet wird, sondern allein durch das Verkünden von dem, was zum Wahnsinn gehört, und dem, was nicht zu ihm gehört: in diesem binären Gebiet, in diesem eigentlich dualen Feld findet die Diagnose des Wahnsinns statt. Deshalb würde ich sagen, daß die psychiatrische Aktivität keine Differentialdiagnostik erfordert, außer als Rechtfertigung zweiten Grades, die gewissermaßen überflüssig ist. Es geht bei der psychiatrischen Diagnostik nicht um eine Differentialdiagnostik, sondern, wenn Sie so wollen, um eine absolute Entscheidung oder Diagnose. Die Psychiatrie operiert also nach dem Modell der absoluten Diagnose und nicht der Differentialdiagnose", S. 387.

[85] Ebd., S. 88. Ein pathologisches Substrat, d.h. eine Schädigung der Hirnhaut der Leichen verstorbener „Irrer", konnte lediglich bei Fällen von Paralyse nachgewiesen werden. Bekannt wurde Antoine L.J. Bayle (1799–1858), der 1822 mehrere Fälle von Paralyse beschrieb. Die Verbindung zwischen einer syphilitischen Erkrankung und einer möglichen daraus folgenden Progressiven Paralyse stellten 1857 Johann Esmarch und Peter Willers Jessen her. Dabei darf diese „Entdeckung" nicht unterschätzt werden, da sich die Anstaltspopulationen psychiatrischer Anstalten im 19. Jahrhundert zumeist aus mindestens 20% mit progressiver Paralyse zusammensetzte. Siehe auch Schott/Tölle, S. 80f. Hirschmüller/Moses, S. 310.

[86] Siehe dazu Kapitel IV. Auch richtete sich die Unterbringung der als aufnahmebedürftig angesehenen Personen weniger nach der Klassifikation als vielmehr, neben der Pflegeklasse und dem Geschlecht, nach dem Verhalten des Betroffenen, wie ruhiges oder aufgeregtes Benehmen und der Reinlichkeit. Siehe dazu Kapitel VII.

[87] Friedrich Nasse, Ueber die Benennung und die vorläufige Eintheilung des psychischen Krankseyns, in: Zeitschrift für psychische Aerzte 1. 1818 S. 17–48 hier S. 19.

dung des Ausdrucks „Irreseyn“ vor.[88] Diese Bezeichnung habe den Vorzug gegenüber solchen wie „Seelenstörung“ oder gar „Seelenkrankheit“, weil sie keine Mutmaßungen zum „Wesen“ oder zur Verursachung der psychischen Störungen impliziere. Nur das Erscheinungsbild der Störung solle maßgeblich für deren Benennung sein. Heinroth dagegen ging dieser rein deskriptive Ansatz, der auch die Bezeichnung und Einteilung der Störungen durch den bekannten Franzosen Philipp Pinel leitete, nicht weit genug.[89] In seiner Formenlehre übernahm Heinroth die Klassifikation in Ordnungen, Gattungen, Arten und Varietäten. Dabei teilte er, in Anlehnung an die unter den psychischen Ärzten anerkannte und zur Behandlungsmaxime erklärten Reizlehre John Browns (1735–1788),[90] bei den Ordnungen folgendermaßen ein: in die Ordnung der Exaltationen (die Hypersthenien), darunter den Wahnsinn und die Verrücktheit, und die Ordnung der Depressionen (Asthenien), darunter die Melancholie und der Blödsinn sowie eine Mischgruppe von Exaltationen und Schwächezuständen (Hyperasthenien), wie bei dem „stillen Wahnsinn“ und die „Melancholie mit Narrheit“.[91] Nasse dagegen forderte, dass die Einteilung der Störungen ausschließlich aus der klinischen Beobachtung der Patienten und damit „aus der Beobachtung des Dinges“ hervorgehen sollte,[92] so dass er die seit der Antike überlieferte Klassifikation in Blödsinn (Amentia), Manie (Tobsucht) und Melancholie (Wahnsinn) vorschlug.[93] Damit lehnte sich Nasse an die Einteilung Vincenzo Chiaru-

---

[88] Ebd., S. 29. In Gebrauch waren die Begriffe Seelenstörung, Seelenkrankheit, Verwirrung, Geisteszerrüttung oder -verrückung, etc. Dieser Begriff sei, so Nasse, für alle Beteiligten eine „einfache und schonende“ Bezeichnung, S. 29. Jacobi erklärt diesen Ausdruck durch die bei den Betroffenen „Irrthumseinsichtsunfähigkeit“. Jacobi, Ueber die psychischen Erscheinungen, S. 368. Die im Laufe der „Therapie“ erfolgende „Krankheitseinsicht“ wurde in der Praxis zu einem wichtigen Kriterium bei der Beurteilung der Heilung einer Person. Siehe dazu Kapitel V. und VII. sowie Foucault, Die Macht, S. 21–28 und S. 397–403.

[89] Heinroth zog trotz Einschränkungen den Begriff Seelenstörung gegenüber den Termini Verrücktheit, Narrheit etc. vor. Heinroth lobte die Franzosen ob ihrer Beobachtungsgabe, hielt jedoch ihre Klassifikation, die lediglich auf der deskriptiven Ebene operierte, für unzureichend. Auch sei Pinel, so Heinroth, ein „sehr einseitiger Beobachter [...] indem er den Gang des psychischen Lebens und seiner Verbindung in solchen Fällen ganz aus der Acht läßt.“ Heinroth, Auch eine Rhapsodie, S. 553.

[90] Siehe dazu Kapitel VI.

[91] Heinroth, Lehrbuch, S. 331–371 zur Formenlehre. Im Anhang befindet sich eine Übersicht seiner Einteilung. Siehe auch ders., Anweisung, S. 77.

[92] Friedrich Nasse, Ueber die Benennung, S. 33.

[93] Ebd., S. 34f und S. 47. Nasse hob die lange Tradition dieser Begriffe und ihre Genese aus der Beobachtung hervor. „Daß die alte Eintheilung des Irreseyns in Blödsinn, Manie und Melancholie, wie sie wenigstens von den Nachfolgern des Hippokrates uns überliefert worden, aus der Beobachtung hervorgegangen sei, dafür spricht vor Allem der Umstand, daß die Beobachtung der späteren Aerzte eine so lange Reihe von Jahrhunderten hindurch sich bei derselben so

gies[94] (1759–1820) an, der als Schüler des bekannten Nosographen William Cullen[95] (1710–1790) diese Dreiteilung propagiert hatte,[96] obwohl Chiaru-

---

befriedigt gefühlt, daß es keiner andern Eintheilung, selbst bis auf die neueste Zeit, gelungen ist, jene aus den Schriften der Aerzte und aus dem allgemeineren Gebrauch zu verdrängen." Siehe dazu auch Roelcke, Krankheit, S. 64. Zur Entwicklung der psychiatrischen Systematik vgl. auch Rolf Baer, Die Entwicklung einer psychiatrischen Systematik, in: Ders. (Hg.), Themen der Psychiatriegeschichte. Stuttgart 1998 S. 3–34.

94 Nasse lobt ausdrücklich Chiarugie, so habe „der treffliche Chiarugie [...], die drei Klassen: Blödsinn, Manie und Melancholie beibehalten", Friedrich Nasse, Ueber die Benennung, S. 36. Chiarugie gilt als Pionier der italienischen psychiatrischen Wissenschaft, der nach D. L. Gerard, Chiarugi and Pinel Considered: Soul's Brain/Person's Mind, in: Journal of the History of the Behavioral Sciences 33 (4). 1997 S. 381–403 hier S. 381, in der Psychiatriegeschichte jedoch erst seit den 1990er Jahren vermehrt beachtet wurde. Sein psychiatrisches Hauptwerk „Della Pazzia in Generee, e in Specie – Trattato Medico-Analitico, con una Centuria di Osservationi" erschien 1793–1794 und war innerhalb eines Jahres in einer anonymen Übersetzung unter dem Titel „Abhandlungen über den Wahnsinn überhaupt und insbesondere nebst einer Centurie von Beobachtungen" erhältlich. Leibbrand/Wettley, S. 414.

95 Der Schotte William Cullen erhielt 1751 in Glasgow eine Professur für Medizin, wechselte später nach Edinburgh, wo er erst eine Professur für Chemie, 1763 für Pharmakologie und dann für theoretische Medizin übertragen bekam. Er gilt als Begründer der Neurophysiologie und der Neuropathologie. Auf ihn wird auch die Bezeichnung Neurose als Erkrankung des Nervensystems zurückgeführt. Seine Nosologie der Krankheiten, angelehnt an die Systematik der Botanik, gliederte die Krankheiten in Klassen, Ordnungen und Gattungen. Cullen nahm eine dem Nervensystem inhärente „Nervenkraft" an, die in Folge von Krankheiten zu einem erhöhten oder erniedrigten Tonus führen könnte. Siehe dazu Norbert Schmidt, Die Englische und die Deutsche Psychiatrie zwischen 1750 und 1810 untersucht am Beispiel von William Cullen und Johann Christian Reil. Unveröffentlichte Diss. Uni. Münster 1996 hier S. 43, Baer, S. 4f.

96 Die Einteilung von Nasse ähnelte derjenigen seines akademischen Lehrers Reil. Dieser hatte, auch in Ahnlehnung an die Klassifikation in Arten, eine Vierteilung der Störungen, von ihm unter dem Namen „Geisteszerrüttungen" geführt, vorgeschlagen. Reil unterschied 1803 zwischen „fixem Wahn" (Melancholie), die „Wuth" (Tobsucht, Mania), der „Narrheit" und dem „Blödsinn". Bei dem „fixen Wahn" sei das „normale Verhältnis in der Dynamik der Theile des Seelenorgans [...] verstimmt". Einige „Fasern" des Gehirns würden dermaßen „reizbar" und hielten dadurch „den aufgefassten Gegenstand unwandelbar fest", die übrigen dagegen „rosten ein". So sei die „Seele [...] genöthigt, das ihr unablässig aufgedrungene Object für Wahrheit zu halten." In diesem Augenblick sei die Person „verrückt". Die „Wuth", auch „Tobsucht", „Raserey", „Furor" und Mania genannt, zeichne sich durch „übereilte, rastlose, im höchsten überspannte Tatkraft" aus. Die Handlungen der Betroffenen seien zwar dem Anschein nach eigeninitiiert, würden jedoch ohne jedes „Bewußtseyn eines sinnlichen oder verständigen Zwecks" ausgeführt und dadurch „Product einer abnormen Umwälzung der Organisation". Reil stellte die Nähe zwischen Narrheit und Blödsinn heraus, die Nasse nicht untergliederte. So stelle sich die „Narrheit", Reil zufolge, als eine „allgemeine Verkehrtheit und Schwäche der Seelenkräfte, ohne Tobsucht und Blödsinn, doch dem letzten am nächsten verwandt" dar. Den Betroffenen fehle es an Urteilskraft, ihr Vorstellungsvermögen rufe „abentheuerliche Vorstellungen" in rascher Folge hervor, so dass bei ihnen ein Mangel an Besonnenheit vorherrsche. Der „Blödsinn", als eine „abnorme Asthenie des Verstandes", falle in die Gruppe der „Lähmungen der Seelenvermö-

gie diese drei Gattungen durchaus als „Modifikationen einer gemeinschaftlichen Ursache" bezeichnet hatte.[97] Wie Volker Roelcke herausgestellt hat, gründete Nasse seine Einteilung auf eine ätiologisch-orientierte Erklärung, die sich der Lehren der klassischen Humoralpathologie, der Irritabilitätslehre, der Vermögenspsychologie und der Naturphilosophie bediente.[98] Dabei sei es nun die Aufgabe, so Nasse, die „drei Formen des Irreseyns zu drei ihnen angehörenden Formen des körperlichen Krankseyns" in Beziehung zu setzen.[99] Obwohl er nicht organpathologisch argumentierte, wird aus dieser Formulierung der „irrenärztlichen" Forschungsaufgabe ersichtlich, dass Nasse von einem notwendigen somatischen Korrelat und einer Beziehung zwischen psychischer Störung und körperlicher Erkrankung ausging. Später präzisierte er, dass sich die Verrücktheit danach unterscheide, welche Teile verrückt seien (Kopf, Brust, Bauch) oder danach, welche Seelenverrichtungen gestört seien (Vorstellungs-, Gefühls-, oder Begehrungsvermögen). Der Blödsinn könne dabei als Störung des Gefühls mit Hauptursprung im Brustbereich, die sich als Schwäche äußere, angesehen werden. Der Wahnsinn (Melancholie) gehe mit einem gestörten Vorstellungsvermögen mit Hauptursprung im Kopf und einem Überwiegen der „inneren Teile" des Leibes einher

---

gen", die mit einer „allgemeine Stumpfheit des Nervensystems" einherginge. Reil, Rhapsodieen, S. 305, S. 319 f., S. 324, S. 364 sowie S. 396–402.

[97] Vincenzo Chiarugie, Abhandlung über den Wahnsinn überhaupt und insbesondere, nebst einer Centurie von Beobachtungen, eine freie und mit einigen Anmerkungen versehene Übersetzung aus dem Italienischen. Leipzig 1795, zitiert nach Baer, S. 6. Damit formulierte Chiarugie die These der „Einheitspsychose" vor, die später im Denken Zellers eine wesentliche Rolle spielte und anfänglich auch von Griesinger übernommen wurde, siehe weiter unten im Kapitel II.

[98] Roelcke, Krankheit, S. 64. Nasse verglich die Dreiteilung der psychischen Störungen mit einer Dreiteilung körperliches Krankseins, in Anlehnung an Schelling, der von einer Stufenfolge aufsteigend von der Materie bis zum menschlichen Geist aufsteigend sprach, Friedrich Wilhelm Joseph Schelling, Erster Entwurf eines Systems der Naturphilosophie, hg. von W. G. Jacobs und P. Ziche, Stuttgart 2001 (Original erschienen 1799) hier S. 241–243, siehe auch K. E. Rothschuh, Ansteckende Ideen in der Wissenschaftsgeschichte, gezeigt an der Entstehung und Ausbreitung der romantischen Physiologie, in: Deutsche Medizinische Wochenschrift 86. 1961 S. 396–402 hier S. 397. Im Blödsinn sei, Nasse zufolge, die „Reproduction" der Seelentätigkeit gestört, in der Manie die „Irritabilität" und in der Melancholie die Sensibilität. Dabei orientierte sich Nasse nach der Psychologie der Vermögen. Bei den Melancholischen offenbare sich die „Unfreiheit der Seele" in einem gestörten Vorstellungsvermögen, bei Manischen sei das Vorstellungsvermögen angegriffen und im Blödsinn erscheine die Seele ins Gefühlsvermögen zurückgesunken. Zudem bediente sich Nasse der traditionellen Temperamentenlehre. Bei Wahnsinn (der Melancholie) neigten die Betroffenen mehr zum melancholischen Temperament, bei den Manischen überwiege das cholerische und beim Blödsinn das phlegmatische Temperament. Friedrich Nasse, Ueber die Benennung, S. 46 f.

[99] Ebd., S. 48.

und in der Tobsucht sei das Begehrungsvermögen mit Hauptursprung im Bauch beeinträchtigt.[100]

Nasse vertrat die Ansicht, dass in der Praxis die traditionelle Dreiteilung der Seelenstörungen solange verwandt werden solle, bis sich eine andere als geeigneter erweise.[101] Jacobi dagegen, mit dem er in einem engen Gedankenaustausch stand, lehnte 1825 die Verwendung dieser Klassifikation in der neu zu eröffnenden Heilanstalt Siegburg ab, da es eine „besondere Klasse von psychischen Krankheiten“ nicht gebe.[102] Jacobi vertrat die Ansicht, dass die „anormalen psychischen Erscheinungen nur als Symptome eines mannigfaltigen Leidens aller Theile des Organismus, in verschiedenen Verhältnissen und Combinationen anzusehen“ seien, und Jacobi sah die ärztliche Aufgabe vielmehr darin, „die Beschaffenheit derselben, [...] die näheren Bedingungen ihres Entstehens [...] und [...] die Mittel ihrer kunstmäßigen Beseitigung“ zu erforschen.[103] Dementsprechend umfangreich gestaltete sich deshalb auch die körperliche Untersuchung seiner Patienten.[104]

Probleme der Verständigung

Einer der frühen Anstaltsärzte, der Angaben zur Klientel seiner Anstalt veröffentlichte und damit dem Aufruf des Herausgebers der Zeitschrift für Anthropologie, Friedrich Nasse, folgte, war Franz Amelung.[105] Im Gegensatz zu Heinroths Präferenz der Bezeichnung Seelenstörung und Nasses Vorschlag, alle Störungen unter den Begriff „Irresyn“ zu subsumieren, schlug Amelung die Bezeichnung „Geisteskrankheit“ vor.[106] Auch er beklagte 1824 die Vorläufigkeit der Einteilungsweisen und die Austauschbarkeit der Bezeichnungen, da oftmals „Wahnsinn, Verrücktheit, Narrheit, Melancholie und Manie miteinander verwechselt und eins für das andere gebraucht“ würden.[107] Zwölf Jahre später hatte sich an dieser misslichen Situation kaum etwas geändert. Die Einteilung in Geschlechter, Species, Arten

---

[100] FRIEDRICH NASSE, Grundzüge der Lehre, vgl. BENZENHÖFER, S. 102 f.

[101] Nasse gab an, dass es ihm bislang möglich gewesen sei, die in der Bonner Anstalt befindlichen Patienten in dem dreigliedrigen Klassifikationssystem einzuordnen. FRIEDRICH NASSE, Ueber die Benennung, S. 42 f.

[102] JACOBI, Über die psychischen Erscheinungen, S. 361.

[103] Ebd., S. 363 f.

[104] Siehe dazu Kapitel VI.

[105] Amelung veröffentlichte die Hofheimer Daten auf Bitte der Herausgeber an die Vorsteher der Anstalten, ihre Zahlen bekannt zu geben. AMELUNG, Kurze Nachricht, S. 321.

[106] Ebd., S. 329. Er befürwortete den Begriff „Geisteskrankheit“, da er „am passendsten für solche Leiden [sei], die sich unserer Wahrnehmung hauptsächlich als Störungen geistiger Funktionen zeigen, und zwar auf eine dauernde, längere Zeit anhaltende Weise.“

[107] Ebd.

und Abarten, wie sie Heinroth vornehme, sei, so Amelung, in der Praxis nicht möglich,[108] doch auch der gänzliche Verzicht, wie ihn Jacobi vorschlage,[109] „gehe zu weit".[110] Eine Zweiteilung in Wahnsinn und Melancholie, wie sie Bird präferierte, sei auch nicht ausreichend, da sie „zu generell" sei. Amelung befürwortete dagegen eine Einteilung in Bezug auf die Dauer der Erkrankung und ihren Charakter.[111] Auf der Zeitachse könne zwischen akuten, periodischen und chronischen Formen unterschieden werden, bei dem Charakter differenzierte er in die verschiedenen Ausdrucksweisen des Wahnsinns, der Narrheit, der Melancholie, der allgemeinen geistigen Verwirrung und der Verstandesschwäche.[112]

1844 gaben die führenden Anstaltsdirektoren Heinrich Damerow, Carl Friedrich Flemming[113] und Christian Friedrich Roller, den ersten Band der Allgemeinen Zeitschrift für Psychiatrie heraus, als die erste langfristig erfolgreiche Zeitschriftengründung. Es beteiligten sich dabei 69 Mitarbeiter, die sich in der „Gesellschaft von Deutschlands Irrenärzten" zusammenschlossen, um die Zusammenarbeit der Anstaltsärzte auf nationaler Ebene

---

108 Heinroth hatte insgesamt 36 verschiedene Gattungen und Formen postuliert. Siehe Heinroth, Lehrbuch, S. 330–371. Amelung argumentierte als praktisch tätiger Arzt und monierte an den Einteilungen Boissier de Sauvages (1706–1767), Johann Benjamin Ehrhardts (1766–1827) und Heinroths, die sich alle denen in der Botanik anlehnten, dass diese Formen in der Praxis kaum „so rein" vorkämen und eine solch feine Nosologie „keinen Wert" habe. Franz Ludwig Amelung, Bericht über die in den Jahren 1833 und 1834 im Landes-Hospitale und Irrenhause Hofheim bei Darmstadt vorgekommenen Krankheitsfälle, in: Jahrbücher der gesamten in- und ausländischen Medizin 10. 1836 S. 85–101 hier S. 88.

109 Kutzer zufolge wollte Jacobi die psychologische Anschauung überwinden und bemühte sich konsequent um einen empirischen Ansatz, Kutzer, Der pathologisch-anatomische Befund, S. 216.

110 Amelung, Bericht, S. 88.

111 Amelung sprach 1827 von einer Dreiteilung der Störungen in die „Hauptgattungen" Tollheit, Narrheit und Tiefsinn, bzw. Melancholie. Die Tollheit könne auch als Wahnsinn mit Tobsucht, die Narrheit als Verkehrtheit des Verstandes bezeichnet werden. Die Melancholie verbinde sich oft mit der Narrheit, besonders bei dem Vorherrschen einer fixen Idee, bei den Franzosen als Monomanie bezeichnet. Der Blödsinn, als geringer Grad an Verstandesfähigkeit, gehöre genauso genommen gar nicht zu den Geisteszerrüttungen. Franz Ludwig Amelung, Allgemeine Vorschriften zur Behandlung der Irren und zur Verhütung der Geisteszerrüttung überhaupt. Zunächst für Nichtärzte bestimmt. Frankfurt/Main 1827 hier S. 13 f. In der Praxis unterschied Amelung in einem sieben Kategorien umfassenden Schema zwischen verschiedenen Ausprägungen des Wahnsinns sowie der Narrheit, der Manie und Melancholie und dem Blödsinn. Vgl. Amelung, Kurze Nachricht, S. 326–328 und ders., Bericht, S. 85.

112 Ebd., S. 89.

113 Carl Friedrich Flemming (1799–1880) war einer der prominenten Anstaltsdirektoren, der zusammen mit Damerow und Roller die Allgemeine Zeitschrift für Psychiatrie gründete.

zu fördern.[114] Die erste selbstständige Tagung der Gesellschaft erfolgte 1860 mit zwanzig Teilnehmern in Eisenach, 1864 wurde in Frankfurt das Vereinsstatut der „Gesellschaft von Deutschland Irrenärzten“ verabschiedet.[115] Sie strebte eine Zusammenarbeit mit den Regierungen der deutschen Staaten an[116] und sah sich als „Vereinigung sämmtlicher deutschen Irrenärzte“, die sich zur Aufgabe machte, eine Einigung über die bislang ungeklärte Frage nach einer allgemein anerkannten Klassifikation zu erzielen.[117] Der in diesem Zusammenhang von Carl Friedrich Flemming zuerst vorgeschlagene Entwurf orientierte sich, der „Veränderlichkeit“ der Störungen Rechnung tragend, an dem Krankheitszustand, nicht nach dem Verlauf der Erkrankung. Auch wandte er sich gegen rein psychische oder pathologische Einteilungskriterien. Bei der ersten würden sich als Ergebnis mehr „gemischte“ als „reine“ Krankheitsformen ergeben, letztere würde schon dadurch fehlschlagen, da eine „Pathologie der Seelenstörungen noch so gut wie gar nicht existiert“.[118] Die Krankheitserscheinungen sollten vielmehr nach dem „Typus“, dem „Umfang“, dem „Charakter der Erscheinung“ und nach den „ursachlichen Verhältnissen“ beurteilt werden.[119] Als Ziel sah es Flemming an, dieses Klassifikationssystem durch weitere Kasuistiken allmählich zu vervollständigen.[120] Eine Übereinkunft war schon deshalb notwendig, da sie als Voraus-

---

114 Feger, S. 6–10. Der erste Zusammenschluß der Ärzte auf nationaler Ebene war die Gründung der medizinischen Sektion innerhalb der 1822 in Leipzig gegründeten „Gesellschaft der deutschen Naturforscher und Ärzte“. 1846 wurde die psychiatrische Sektion unter dem Vorsitz von Peter Jessen auf der Naturforscherversammlung in Kiel der Gesellschaft von Deutschlands Irrenärzten angegliedert, Feger, S. 10.

115 Ebd., S. 11.

116 Heinrich Damerow, Die Zeitschrift. Ein Blick rückwärts und vorwärts, in: Allgemeine Zeitschrift für Psychiatrie 3. 1846 S. 1–32, hebt die wohlwollende Aufnahme der Zeitschrift seitens der preußischen und badischen Regierung hervor. Für die zweite Hälfte des 19. Jahrhunderts wird im Kontext dieser Arbeit auf die Zusammenarbeit zwischen den Ärzten und den preußischen Behörden bei der Frage der Irrenstatistiken eingegangen werden, siehe den nächsten Anschnitt dieses Kapitels. Siehe dazu auch Peter Wiesemann, Wilhelm Griesingers (1817–1868) Anstaltskonzept im Spiegel seiner Zeit. Uni.-med. Diss. Ludwig Maximilians-Universität München 1995 hier S. 87–89.

117 Damerow, Die Zeitschrift, S. 5. Es sei die Aufgabe der Zeitschrift, so Damerow, „durch vereinte Kräfte für Einheit und Vervollkommnung der deutschen Psychiatrie und Irrenangelegenheiten möglichst gemeinsam zu wirken“, S. 17. Gleich in dem ersten Heft erschien von Flemming ein Vorschlag zur Klassifikation der Störungen, siehe C[arl] F. Flemming, Ueber Classification der Seelenstörungen nebst einem neuen Versuch derselben, mit besonderer Rücksicht auf gerichtliche Psychologie, in: Allgemeine Zeitschrift für Psychiatrie 1. 1844 S. 97–130.

118 Ebd., S. 101 f.

119 Da über das „Wesen“ der Störungen keine sicheren Erkenntnisse vorlägen, müsse man sich an deren Erscheinungen halten. Ebd., S. 126.

120 Ebd., S. 130.

setzung für die Einführung gemeinschaftlich benutzter Schemata galt. Diese sollten statistische Vergleiche zwischen den Patienten der verschiedenen Anstalten ermöglichen. Neben allgemeinen Bestandsangaben der Anstalten sollten für jeden Patienten Kriterien wie Alter, Dauer und Art der Erkrankung sowie Ergebnis der Behandlung erhoben werden.[121] Der von Flemming überarbeitete Entwurf der statistischen Übersichten unterschied hinsichtlich der Klassifikation neun verschiedene Diagnosen, darunter „Tobsucht", „Melancholie", „Wahnsinn", „Verrücktheit" und verschiedene Formen des „Blödsinns".[122] Jacobi, der zeitgleich mit Albert Zeller (Winnenthal) und Christian Roller (Illenau) zudem an einem Entwurf für eine Irrenstatistik, die außerhalb der Anstaltsmauern die Zahl der „Irren" erfassen sollte, arbeitete,[123] nahm 1844 in seinem Hauptwerk[124] nun doch eine Einteilung der psychischen Störungen vor. Seine Kategorisierung orientierte sich an dem traditionellen System der Klassifikation der Krankheiten in Arten und war an die Systematik der Engländer und der Franzosen, hier insbesondere Philippe Pinel[125] (1745–1826) und seines Schülers Jean Etienne Dominique Esqui-

---

121 Siehe dazu der erste Entwurf von FLEMMING, Einladung an die Irrenanstalts-Directoren zur Benutzung gemeinschaftlicher Schemata zu den tabellarischen Uebersichten, in: Allgemeine Zeitschrift für Psychiatrie 1. 1844 S. 430–440. Das Schema lehnte sich an dasjenige an, was in der bekannten englischen Anstalt „York Retreat" verwandt wurde, S. 431. Eine modifizierte Version veröffentlichte Flemming dann zwei Jahre später, DERS., Betreffend die Aufstellung eines Normal-Schemas für irrenstatistische Uebersichten, in: Allgemeine Zeitschrift für Psychiatrie 3. 1846 S. 665–676.

122 Ebd., S. 673. Der erste Entwurf wurde kritisiert und daraufhin überarbeitet. DAMEROW, Die Zeitschrift, S. 17. Die von Flemming vorgeschlagene Einteilung wurde jedoch in den Folgejahren nicht von allen Kollegen übernommen. Vgl. MAXIMILIAN JACOBI, Aerztlicher Bericht über die Wirksamkeit der Irren-Heil-Anstalt zu Siegburg für die Zeit vom 1. October 1846 bis Ende 1850. Erstattet im August 1851. Köln 1851 S. 20, FRANZ LUDWIG AMELUNG, Summarische Übersicht über den Bestand der Hospitaliten im Hospital Hofheim im Jahre 1845, nebst Bericht über die in ärztlicher Behandlung gewesenen Kranken, in: Allgemeine Zeitschrift für Psychiatrie 4. 1847 S. 41–69 hier S. 45. Während Jacobi zudem „Narrheit" als Diagnose vermehrte, verzichtete Amelung auf die Diagnose „Tobsucht" und „Verrücktheit".

123 DAMEROW, Die Zeitschrift, S. 19.

124 MAXIMILIAN JACOBI, Die Hauptformen der Seelenstörungen in ihren Beziehungen zur Heilkunde nach der Beobachtung geschildert 1. Leipzig 1844. In diesem ersten Band fokussierte Jacobi auf die Tobsucht. Die von Jacobi angekündigten zwei weiteren Bände zu Melancholie und Wahnsinn sowie zu den übrigen „Irreseinsformen" erschienen nicht mehr. Ebd., S. VIII. In dem zweiten Abschnitt des Werkes legte Jacobi ausführlich anhand der Krankengeschichten seiner Patienten die pathologischen körperlichen Erscheinungen dar, die er in Verbindung mit der Tobsucht brachte. Darunter „Blutbewegung, Athmungsgeschäft, Hauttemperatur, Verdauungsorgane, Pfortadersystem, Vegetation, Muskulatur, das Gehirn, das Nervensystem sowie Sinn- und Geschlechtsorgane".

125 Philippe Pinel, der seit 1793 am Bicêtre und später an der Salpêtriere als ärztlicher Leiter tätig war, errichte eine differenzierte Nosologie auf Basis einer klinisch ausgerichteten analyti-

rol[126] (1772–1840) angelehnt. Jacobi unterschied dabei die zwei Hauptformen, die er in Rückgriff auf die Psychologie der Vermögen in eine „Alienation des Begehrungsvermögens“ und in die „Alienation des intellectuellen Vermögens“ unterteilte. Unter den Erkrankungen des Begehrungsvermögens unterschied er zwei gegensätzliche Zustände. Zum einen den Zustand der Exaltation, wie in der Tobsucht, der Raserei und der Wut, zum anderen den der Depression, bei der Melancholie und der Schwermut. Die Zustände stünden in einer engen Wechselbeziehung zueinander und könnten sich, wenn auch nicht immer, so doch oft gegenseitig „hervorrufen“.[127] Diese Gruppe von Störungen subsumierte er unter die „Gemüthskrankheiten“; der „Wahnsinn“, die „Verwirrtheit“ und der Blödsinn dagegen gehörten zu einer beeinträchtigten intellektuellen Sphäre. Charakteristisch sei nicht nur der leichte Wechsel von einer Form in die nächste, die große „Versalität der Irreseinsformen“, sondern die Gefahr der Chronifizierung, des Übergangs der genannten Störungen in eine dritte Form, in das Delirium bzw. in die Narrheit[128] und damit eine drohende „Unheilbarkeit“.

---

schen Methode. Heinrich Schipperges, Entwicklungen und Veränderung, in: I. Vogel/J. Vliegen (Hg.), Diagnostische und therapeutischen Methoden in der Psychiatrie. Stuttgart 1977 S. 2–10 hier S. 2. Pinel unterschied aufgrund von Krankheitssymptomen fünf Arten des Wahnsinns, die Melancholie, ein ausschließlich auf einen Gegenstand ausgerichtetes „Delirium“ („délire exclusif sur un object“), die Manie ohne Delirium („manie sans délire“), der Wahnsinn mit Delirium („délire“), der Blödsinn, als eine Demenz oder „Aufhebung des Denkens“ und der „Idiotism“ (der „gemeine Narr“) als Unterdruckung der Verstandes- und Willensfähigkeiten. Philippe Pinel, Philosophisch-Medicinische Abhandlung über Geistesverirrungen oder Manie, übesetzt von M. Wagner. Wien 1801 (Original Traité medico-philosophique sur L'aliénation mentale. 1801) hier S. 117, S. 160 und S. 172–175. Die Therapie bestand in Traitment moral, psychische Behandlungsmethode, ständige Beobachtung. Siehe auch Ellen Leibrock, Die medikamentöse Therapie psychisch Kranker in der zweiten Hälfte des 19. Jahrhunderts. Eine Untersuchung am Beispiel der pfälzischen Heil- und Pflegeanstalt Klingenmunster (Monographien zur Geschichte der Pharmazie 1). Heidelberg 1998 hier S. 22. Volker Hess, Von der semiotischen zur diagnostischen Medizin. Die Entstehung der klinischen Methode zwischen 1750 und 1850 (Abhandlungen zur Geschichte der Medizin und der Naturwissenschaften 66). Husum 1993, zufolge bildete Pinels Nosographie den Höhe- und Endpunkt des klassifizierenden Tableaus, S. 292.

126 Zu Esquirol, dem bekannten Pinel Schüler siehe Schott/Tölle, S. 62–64.

127 Jacobi, Hauptformen, S. XXXIIf.

128 Ebd., S. XXXIII. Somit unterschied Jacobi insgesamt sechs Formen, die Tobsucht (auch Raserei oder Wut genannt), die Schwermut (Melancholie), den Wahnsinn, den Blödsinn, das Delirium und die Narrheit (bei anderen Autoren auch Blödsinn genannt), S. XXXIII-XXXV.

Konstruktionen der „(Un)heilbarkeit": Die Prognose

Eines der Ziele der Diagnosestellung und damit der Abgrenzung verschiedener Krankheitsbilder war es, den weiteren Verlauf der Störung vorherzusagen und somit eine möglichst eindeutige Prognose bei dem Patienten zu stellen.[129] Die Beurteilung der Heilungschancen der Patienten vor der Aufnahme in eine Anstalt war schon deshalb wichtig, da die erste praktische Psychiatergeneration, wie Burkhardt es formuliert hat, fast allen Betroffenen eine Heilung „versprach".[130] Damit standen die Anstaltsdirektoren von vornherein unter dem „Erfolgsdruck", eine möglichst große Zahl der Erkrankten zu „heilen".[131]

Die Einschätzung der Heilbarkeit richtete sich nach verschiedenen Gesichtspunkten, darunter der Dauer und Diagnose der Erkrankung[132] und nach Merkmalen der Person, wie Alter, körperliche Konstitution und vermeintliche Verursachung der Störung. Wenn auch aus verschiedenen Erklärungsansätzen heraus, so herrschte hinsichtlich des Zeitfaktors relative Einmütigkeit unter den Ärzten; die Heilungsaussichten verschlechterten sich zu-

---

129 Hess hat die zwei Stränge, die Entwicklung der semiotischen Medizin und ihre Ablösung durch die diagnostische zwischen 1750 und 1850 sowie die Entwicklung der nosologischen Klassifikation und ihre Einbindung in die klinische Methode verfolgt. Die Prognose der Krankheit durch den Arzt spielte, ganz unabhängig von der Art der medizinischen Ausrichtung, eine wichtige Rolle, Hess, S. 61. Die Funktion der Diagnose als der „Fokus" der ärztlichen Wahrnehmung und als „Konzentrationspunkt" der Klinik sei, so Hess, jedoch erst in der klinischen Methode und der „wissenschaftlichen" Medizin entstanden. Die diagnostische Methode sei nicht als Ergebnis der naturwissenschaftlichen Erkenntnis von Krankheiten, sondern sie sei vor der modernen naturwissenschaftlichen Krankheitsauffassung entstanden. Ders., S. 61 und S. 299. Siehe zur Bedeutung der Prognose in der Psychiatrie auch Sammet, Wirre Reden, S. 230.

130 Burkhardt, S. 259. Dabei konnte Burkhardt nachweisen, wie vage die Kriterien der „Unheilbarkeit" bei den Patienten der Illenauer Heil- und Pflegeanstalt waren, die als „unheilbar" in die reine Pflegeanstalt Pforzheim gebracht wurden, ebd., S. 246. Erst die vermeintliche Heilbarkeit der psychisch als abweichend eingestuften Personen legitimierte den ärztlichen Zugriff auf dieses Klientel.

131 Auf das Problem der hohen Kosten der Heilanstalten, hier insbesondere der Siegburg, wird im folgenden Kapitel eingegangen werden. Heinroth dagegen gab an, dass die „Unheilbaren [...] eigentlich den größten Theil der Kranken ausmachen" würden und selbst bei einer vermeintlichen Heilung Rückfälle üblich seien, da die meisten doch „immer noch etwas in der Tiefe behalten" würden. Heinroth, Anweisung, S. 238 f.

132 Diese beiden Kriterien wurden der Theorie nach auch als Ausschlusskriterium für die Aufnahme in eine Heilanstalt angeführt, vgl. Kapitel III. Es wird im Folgenden nicht auf die Gruppe der „angeborenen Störungen", wie „Kretinismus, Idiotismus" eingegangen, sondern es geht um die sogenannten erworbenen Seelenstörungen, also diejenigen Störungen, die als potentiell heilbar und damit in einer Heilanstalt behandelbar eingestuft wurden. Jacobi, Über die psychischen Erscheinungen, S. 340–342.

nehmend mit der Dauer der Erkrankung,[133] obwohl es in manchen sogenannten „veralteten" Fällen zu Heilungen kommen könne.[134] Auch galt das Auftreten weiterer Komplikationen, entweder durch Epilepsie oder andere chronische Krankheiten, als die Heilung erschwerende Momente, wenn nicht gar als Ausweis der „Unheilbarkeit".

Die Diagnose der Störung spielte insofern eine nicht zu unterschätzende Rolle, als sich die verschiedenen Formen nach dem „Grad von Heilbarkeit" unterschieden.[135] Flemming zufolge konnte als Faustregel gelten, dass „am häufigsten und raschesten [...] die Melancholie geheilt [werde]; seltener und langsamer der Wahnsinn oder die Manie, mit einigen wenigen Ausnahmen;

---

133 In der Theorie wurde zumeist von einer Achtmonatsfrist gesprochen, danach würden die Heilungschancen relativ geringer sein. Deshalb sollten in der Siegburger Heilanstalt keine Personen aufgenommen werden, bei denen die Störungen länger als acht Monate bestünde. Maximilian Jacobi, Ueber die Anlegung und Einrichtung von Irren-Heilanstalten mit ausführlicher Darstellung der Irren-Heilanstalt zu Siegburg. Berlin 1834 hier S. 309. Heinroth hob hervor, dass bei „veraltete[n] Krankheiten" nur „wenig Glauben" an Heilung vorhanden sein könne, generell könne die „lange Dauer einer solchen Krankheit als das erste Zeichen ihrer Unheilbarkeit" angesehen werden. Die Genesungen würden immer schwieriger, da die „Lebenskraft abnimmt." Schon nach einem Jahr seien Heilungen fraglich. Heinroth, Anweisung, S. 420. Übereinstimmend damit siehe Amelung, Kurze Nachricht, S. 326, Bird leitete aus der „Hirnreizungsthese" ab, dass eine „anhaltende arterielle Hirnreizung" „endlich auflösend auf die Hirnsubstanz" einwirke und damit durch „Hirnerweichung" ein „Uebergang in ein Zähe- oder Hartwerden der Hirnsubstanz" eintreten könne und dadurch der Zustand der Person „unheilbar" würde. Bird, Beiträge zur Kenntniss, S. 6. Flemming, Aphorismen, S. 401.

134 Bird warnte bspw. davor, die „Heilbarkeit" einer Person nach zwei Jahren anhaltender Erkrankungszeit gänzlich in Frage zu stellen, Bird, Ueber die Einrichtung und Zweck, S. 15. Auch wurde die Unbestimmtheit der Begriffe heilbar und unheilbar herausgehoben, ebd. Wilhelm Griesinger, der im Zusammenhang mit der Konstruktion der Irrenanstalten (Kapitel III.) ausführlicher behandelt wird, stellte die These der „Unheilbarkeit" gänzlich in Frage, und ersetzte diese Begriffe durch akut und chronisch Erkrankte. Siehe dazu Christian F. W. Roller, Psychiatrische Zeitfragen aus dem Gebiet der Irrenfürsorge in und ausser der Anstalten und ihren Beziehungen zum staatlichen und gesellschaftlichen Leben. Berlin 1874 hier S. 35. Selbst Jacobi räumte Schwierigkeiten einer zuverlässigen Prognose ein. „Bey dem jetzigen Maaße ärztlicher Erkenntniß ist aber unsere Einsicht in diese Zustände noch viel zu enge begrenzt, als daß wir selbst nur in der Mehrzahl der Fälle mit einiger Zuverlässigkeit im Allgemeinen bestimmen könnten, auf welchen organischen Verhältnissen die vorhandene Seelenstörung beruht und daher auch, in wie fern von der inneren eignen Thätigkeit des Organismus oder von der Kunst die Aufhebung derselben erwartet werden dürfe oder nicht." Es sei insgesamt „sehr schwer [...] über die Heilbarkeit oder Unheilbarkeit bey den an Irresyn leidenden Kranken zuverlässig zu entscheiden." Jacobi, Ueber die Anlegung, S. 18 f.

135 Siehe dazu auch Clemens Cording, Griesinger's Diagnostic Classification and its Prognostic Validity. An Empirical Study, in: Eric J. Engstrom/Paul Hoff/Matthias M. Weber (Hg.), Knowledge and Power. Perspectives in the History of Psychiatry. Berlin 1999 S. 111–117.

noch seltener die Narrheit, und am seltensten der Blödsinn."[136] Andere dagegen sprachen der Manie bzw. der Tobsucht größere Genesungsaussichten als der Melancholie zu.[137] Obwohl hinsichtlich dieser Einteilung keine generelle Übereinstimmung herrschte, wurde doch die Tobsucht als eigenständige Krankheitsform in Frage gestellt,[138] war bei den eben genannten Formen hinsichtlich ihrer Einschätzung der Heilbarkeit wesentlich, dass diese Erkrankungsarten als primäre angesehen wurden.[139] Andere Formen dagegen, wie die „Verrücktheit"[140], die „Narrheit" und auch der „sekundäre Blödsinn",[141] wurden als solche Störungen eingestuft, die durch einen Wechsel, quasi aus einem „Abgleiten" von einer Form und die nächste, resultierten.[142] Diese Veränderungen gingen dementsprechend mit einer Verfestigung und

---

136 Flemming, Aphorismen, S. 397. Diese Stufenfolge ergebe sich daraus, dass die Melancholie die „reinste Grundform der Seelenstörung" darstelle. Dazu auch Cording, S. 114.

137 Jean Etienne F. Esquirol, Abhandlungen von den Seelenstörungen. Aus dem Dictionaire des Sciences médicales, im Auszuge mitgeteilt in: Maximilian Jacobi (Hg.), Sammlungen für die Heilkunde der Gemüthskrankheiten 1. Elberfeld 1822 S. 265–484 hier S. 352. „Die Monomanie oder Melancholie lassen eine Genesung zu, wenn sie nur zufällig seien und von keinem organischen Fehler abhingen. Die Genesung von der Manie erfolgt leichter als Genesung von der Monomanie und Melancholie."

138 Die Tobsucht, der Jacobi eine eigene Monographie widmete, stellte für ihn eine besondere Herausforderung dar. Er sah in ihr ein vorrangig gestörtes intellektuelles Vermögen, das zudem von einem gestörten Begehrungsvermögen begleitet würde, wobei Urteilskraft und Gedächtnis kaum betroffen seien. Siehe Jacobi, Hauptformen, dazu auch Ansorge, bes. S. 268–307. Dabei war gerade die Diagnose Tobsucht umstritten, von einigen Ärzten, wie Amelung, wurde sie nicht als eigenständige Krankheitsform betrachtet, sondern als Symptom.

139 Diese Erkrankungen hätten deshalb auch eine relativ günstige Prognose. „Bei den Formen der Tobsucht und Melancholie, so wie auch des noch nicht zum Wahnwitz und zur Verrücktheit neigenden Wahnsinns hingegen, bei welchen das Gehirn in der Regel lange Zeit nur sympathisch ergriffen bleibt, besteht viel häufiger und länger die Aussicht zur Wiederherstellung des normalen psychischen Zustandes." Maximilian Jacobi, Aerztlicher Bericht über die Wirksamkeit der Heilanstalt zu Siegburg, in: Allgemeine Zeitschrift für Psychiatrie 4. 1847 S. 410–474 hier S. 432.

140 Bei der Verrücktheit, so Jacobi, sei das Leiden des Gehirns schon auf die „vegetative Sphäre" vorgedrungen. Symptomtisch seien eine gestörte „Intellectualität", der Kranke würde von Wahnbildungen beherrscht werden, die „durchgehends in sich einen offenbaren Widerspruch gegen das Mögliche, Erfahrungs- und Naturgemäße, mit dem Charakter des Bizarren, Lächerlichen, Abgeschmackten in sich bergen" würden. Jacobi, Aeztlicher Bericht, 1851, S. 17.

141 Besonders bei dem Blödsinn sei das Leiden von einem „dynamischen" in eines die „vegetativen Lebenssphären" betreffendes übergegangen. Jacobi sprach dann von einem „sekundären Blödsinn", welchem nur eine schlechte Prognose zukommen könne. Maximilian Jacobi, Aus dem ärztlichen Bericht über die Wirksamkeit der Irren-Heil-Anstalt zu Siegburg für die Zeit vom 1. October 1846 bis Ende 1850, in: Allgemeine Zeitschrift für Psychiatrie 9. 1852 S. 234–255 hier S. 252 f. Nach Esquirol sei der „acute Blödsinn" heilbar, „der chronische nicht." Esquirol, Abhandlungen, S. 352.

142 Bes. anschaulich dargestellt bei Franz Richarz, Ueber die Grundformen der chronischen Seelenstörungen, in: Allgemeine Zeitschrift für Psychiatrie 5. 1848 S. 318–327 hier S. 327.

damit einer Chronifizierung des Leidens einher.[143] Neben dieser möglichen Chronifizierung galten besonders ein schleichender Eintritt der Störung sowie ihre periodische Wiederkehr als prognostisch äußerst ungünstig.[144] Bei der Bestimmung der mutmaßlichen Verursachung der Erkrankung wurde bei den „entfernten Ursachen"[145] zumeist zwischen den „moralischen", d.h. den psychischen, und den „physischen", d.h. den körperlichen Ursachen unterschieden. Dabei spielte ihre mögliche Bestimmung und bestenfalls ihre Beseitigung eine wesentliche Rolle bei der therapeutischen Intervention und wurde deshalb auch als höchst günstig für eine erfolgreiche Behandlung angesehen. So gab Jacobi an, dass die „Erforschung der Ursachen" schon deshalb wichtig sei, da deren Entfernung „schnell Heilung" bringen könne.[146] Dabei verbessere sich die Chance, das Leiden zu kurieren nach der „Möglichkeit [...], dasjenige anomale Verhältniß im Organismus, durch welches das Irreseyn in dem gegebenen Fall organisch bedingt ist, aufzuheben".[147]

Auf die ärztlichen Strategien zur Erforschung der Störungen und die daran anschließenden Interventionsmethoden in der Anstaltspraxis wird im sechsten Kapitel eingegangen.[148]

2. Auf dem Weg zur medizinischen Disziplin: die Psychiatrie als „Naturwissenschaft"

Mitte des 19. Jahrhunderts sahen sich die ersten Anstaltspsychiater mit ihrer noch jungen Disziplin mit vielfältigen Aufgaben konfrontiert. Nicht nur die ungelöste Frage nach einer einheitlichen Klassifikation der Störungen und

---

143 Es wurde dabei vor einem Übergang in die sekundäre Form gewarnt, wie es bei Wahnwitz, Verrücktheit, Narrheit und Blödsinn geschehen sei. In diesen Fällen könne von einem „unmittelbaren Ergriffensein des Gehirns" gesprochen werden. „Sollten jedoch dergleichen Erscheinungen wegen des in der Regel dabei dennoch statt findenden Fortschritts des psychischen Leidens zu den Formen von Narrheit, Blödsinn, Wahnwitz u.s.w. nicht vielmehr immer als Wahrzeichen eintretender entschiedener Unheilbarkeit zu betrachten und als diesem gemäss also auch zu classificiren sein?" JACOBI, Aerztlicher Bericht, 1847, S. 432 f., S. 448 und S. 456.

144 FLEMMING, Aphorismen, S. 401, ESQUIROL, Abhandlungen, S. 352.

145 Nach ROELCKE, Krankheit, S. 38 stellt die Entwicklung der Unterscheidung der nächsten und der entfernten Ursache, die in der Medizin generell unterschieden wurden, ein Forschungsdesiderat dar.

146 JACOBI, Hauptformen, S. 783. Siehe dazu ausführlich zur therapeutischen Intervention im Kapitel VI.

147 JACOBI, Ueber die Anlegung, S. 18.

148 In Kapitel IV. geht es u.a. um die Erfassung der möglichst ausführlichen Anamnese zur vorläufigen Diagnose und Prognose, in Kapitel VI. wird die Ergründung und Behandlung der Störung in den Anstalten selber untersucht.

nach geeigneten Interventionsmethoden standen zur Debatte, sondern auch, und das war wesentlich für die weitere Etablierung des Faches, welches nach der „Inventionsphase" nun einer „eigendisziplinären Repräsentanz" entgegenstrebte,[149] um wegweisende Fragen wie die der Forschungsmethodik, der Verortung der Psychiatrie als eine Teildisziplin der Medizin.[150] In diesem Kontext gewann Wilhelm Griesinger (1817–1868) Mitte des 19. Jahrhunderts mit seinem Vorhaben, die Psychiatrie aus der anthropologisch-philosophischen Anschauung herauszuführen, an Bedeutung.[151] Sein Bestreben war es,

---

[149] Diese „Inventionsphase" (ca. 1800–1840) charakterisierte sich u.a. dadurch, dass die in den Anstalten tätigen Ärzte psychiatrisch meist nicht vorgebildet waren, sondern ihre Kenntnisse erst im Anstaltsalltag erwarben. Siehe dazu auch Hirschmüller/Moses, S. 47. Die Psychiatrie als akademische Disziplin etablierte sich erst in den letzten drei Dezennien des 19. Jahrhunderts, vgl. Hirschmüller, bes. S. 400f. Vgl. dazu Eric J. Engstrom, Assembling Professional Selves: On Psychiatric Instruction in Imperial Germany, in: Ders./Volker Roelcke (Hg.), Psychiatrie im 19. Jahrhundert. Forschungen zur Geschichte von psychiatrischen Institutionen, Debatten und Praktiken im Deutschen Sprachraum (Medizinische Forschungen 13). Basel/Mainz 2003 S. 116–152, ders., Clinical Psychiatry, Volker Roelcke, Unterwegs zur Psychiatrie als Wissenschaft: Das Projekt einer „Irrenstatistik" und Emil Kraepelins Neuformulierung der psychiatrischen Klassifikation, in: Ders./Eric J. Engstrom (Hg.), Psychiatrie im 19. Jahrhundert. Forschungen zur Geschichte von psychiatrischen Institutionen, Debatten und Praktiken im deutschen Sprachraum (Medizinische Forschungen 13). Basel 2003 S. 169–188 und Schmiedebach, Die Psychiatrie, Achim Thom, Die Entwicklung der Psychiatrie zur eigenständigen medizinischen Disziplin, in: Martin Guntau/Hubert Laitko (Hg.), Der Ursprung der modernen Wissenschaften. Studien zur Entstehung wissenschaftlicher Disziplinen. Berlin 1987 S. 299–314. Zum Ausdruck der „eigendisziplinären Repräsentanz" siehe Blasius, „Einfache Seelenstörung", S. 46.

[150] Siehe dazu die Einrichtung der Sektion der Psychiatrie in der Gesellschaft deutscher Naturforscher und Ärzte (GDNÄ) 1846, als dem ersten internationalen Zusammenschluss der deutschen Psychiatrie. Aus ihr entwickelten sich die übrigen psychiatrischen Gesellschaften. Bis zu ihrer Gründung wurden psychiatrische Themen in der Sektion für Medizin, Chirurgie und Geburtshilfe behandelt. Siehe Schmidt, S. 31. Dabei ging es in den Vorträgen bis 1861 zumeist um Fragen wie der Verursachung, der Kategorisierung und der Behandlungsmethoden der Störungen, ders., S. 35–51. Dazu auch Trenckmann, S. 54. Engstrom weist der GDNÄ in der zweiten Jahrhunderthälfte eine wichtige Rolle bei der Anerkennung der Psychiater durch die übrigen Mediziner und Naturwissenschaftler zu. Dabei war eine Voraussetzung, dass die Psychiatrie sich an der Forschung in den Bereichen der Anatomie und der Physiologie beteiligte und die Methoden der „wissenschaftlichen" Medizin übernahm. Dementsprechend dominierten Vorträge zu nosologischen und anatomischen Fragestellungen, Engstrom, Clinical Psychiatry, S. 40f.

[151] Zu Griesinger siehe die umfangreiche Forschungsliteratur, darunter Gerald Detlefs, Wilhelm Griesingers Ansätze zur Psychiatriereform. Paffenweiler 1993, Engstrom, Clinical Psychiatry, bes. S. 51–87, Roelcke, Krankheit, bes. S. 68–79 und 88–95, Martin Schrenk, Griesingers neuropsychiatrische Thesen und ihre sozialpsychiatrischen Konsequenzen. Zu Wilhelm Griesingers 100 Todestag, in: Der Nervenarzt 39 (10). 1968 S. 441–450, Kai Sammet, Ökonomie, Wissenschaft und Humanität – Wilhelm Griesinger und das non- restraint-System, in: Eric J. Engstrom/Volker Roelcke (Hg.), Psychiatrie im 19. Jahrhundert. Forschungen zur

die Psychiatrie als eine Teildisziplin der modernen Medizin zu etablieren, die sich auf Naturforschung, induktive Methode und klinische Empirie gründete.[152] Neben einer veränderten Auffassung hinsichtlich psychischer Störungen, die im Weiteren erörtert wird, warf Griesinger auch grundlegende Fragen der Konzeption der Irrenanstalten und des Umgangs mit den Patienten auf.[153] Die in der Mitte des 19. Jahrhunderts ungelöste Frage um eine einheitliche Klassifikation psychischer Störungen blieb – schon dem frühen Tod Griesingers 1868 geschuldet – bis zur Neuformulierung der psychiatrischen Krankheitslehre durch Emil Kraepelin (1856–1926) Ende des 19. Jahrhunderts bestehen.[154] Eine einheitlich akzeptierte Klassifikation war jedoch

---

Geschichte von psychiatrischen Institutionen, Debatten und Praktiken im deutschen Sprachraum (Medizinische Forschungen 13). Basel 2003 S. 95–116, DERS., „Ueber Irrenanstalten", HEINZ- PETER SCHMIEDEBACH, Vom Zwang zur freien Behandlung der Irrren – zur Psychiatrie im 19. Jahrhundert, in: HEINZ SCHOTT (Hg.), Medizin, Romantik und Naturforschung. Bonn im Spiegel des 19. Jahrhunderts. Anläßlich der 175-Jahrfeier der Universität Bonn. Bonn 1993 S. 59–86, SCHOTT/TÖLLE, S. 66–78, VERWEY, bes. S. 86–155, BETTINA WAHRIG-SCHMIDT, Der junge Wilhelm Griesinger im Spannungsfeld zwischen Philosophie und Physiologie. Anmerkungen zu den philosophischen Wurzeln seiner frühen Psychiatrie. Tübingen 1985, zugleich Uni. med. Diss. Marburg 1983, DIES., „Wilhelm Griesinger (1817–1868)", in: DIETRICH VON ENGELHARDT/ FRITZ HARTMANN (Hg.), Klassiker der Medizin, Bd. 2. Von Philippe Pinel bis Viktor von Weizsäcker. München 1991 S. 172–189 und S. 416–420.

152 HEINZ- PETER SCHMIEDEBACH, Mensch, Gehirn und wissenschaftliche Psychiatrie: Zur therapeutischen Vielfalt bei Wilhelm Griesinger, in: JOHANN GLATZEL/STEFFEN HAAS/HEINZ SCHOTT (Hg.), Vom Umgang mit Irren. Beiträge zur Geschichte psychiatrischer Therapeutik. Regensburg 1990 S. 83–105 hier S. 84.

153 Die Debatte um Anstaltsreformen wird im dritten Kapitel erörtert, die Kontroverse um Leitlinien der Behandlung ohne mechanischen Zwang in Theorie und Praxis werden in Kapitel VI. ausgeführt.

154 Vgl. SCHOTT/TÖLLE, S. 333f., VOLKER ROELCKE, Die Entwicklung der Psychiatrie zwischen 1880 und 1932. Theoriebildung, Institutionen, Interaktionen mit zeitgenössischer Wissenschafts- und Sozialpolitik, in: RÜDIGER VOM BRUCH/BRIGITTE KADERAS (Hg.), Wissenschaften und Wissenschaftspolitik. Bestandsaufnahmen zu Formationen, Brüchen und Kontinuitäten im Deutschland des 20. Jahrhunderts. Stuttgart 2002 S. 109–124, DERS., Krankheit, DERS., Laborwissenschaft und Psychiatrie: Prämissen und Implikationen bei Emil Kraepelins Neuformulierung der psychiatrischen Krankheitslehre, in: CHRISTOPH GRADMANN/THOMAS SCHLICH (Hg.), Strategien der Kausalität. Konzepte der Krankheitsverursachung im 19. und 20. Jahrhundert (Neuere Medizin- und Wissenschaftsgeschichte 5). Pfaffenweiler 1999 S. 93–116. Die Rezeption Griesingers bezog sich, Roelcke zufolge, nicht auf dessen späten Aufsätze, in denen er Ansätze einer Neuformulierung der Krankheitslehre formulierte, sondern auf die zweite Auflage seines Lehrbuchs von 1861, DERS., Krankheit, S. 91. So konnte Kraepelin gegen Ende des 19. Jahrhunderts als Neuerer der psychiatrischen Nosologie auftreten. Die Kraepelinsche Krankheitslehre versprach die psychischen Störungen einer naturwissenschaftlichen Forschung zugänglich zu machen. Er knüpfte an die Arbeiten seines Lehrers Wilhelm Wundt (1832–1920) an und formuliert 1883 einen ersten Beitrag zur naturwissenschaftlich ausgerichteten psychiatrischen Nosologie. Er ging von der Vorstellung klar abgrenzbarer psychiatrischer Krankheiten, den sogenann-

schon deshalb Programm, da sie bei den angestrebten einheitlichen statistischen Erhebungen in den Anstalten benötigt wurde. Zudem sollte die Erkrankungsform Aufschlüsse über den „Grad der Heilbarkeit" zulassen.[155] Das Projekt einer reichsweiten Irrenstatistik dominierte, neben der „Irrengesetzgebung",[156] den Bemühungen um die Einrichtung der Psychiatrie als Prüfungsfach und weiteren psychiatrischen Detailfragen, den psychiatrischen Fachdiskurs der 1870er Jahre.[157] Im Folgenden werden Entwicklungsstränge der Psychiatrie bis in die 1870er Jahre verfolgt, wobei der Schwerpunkt auf der Entwicklung der Anstaltspsychiatrie liegt.[158] Dabei kommen neben den genannten Aspekten die Konzeption der Einheitspsychose und der Einfluss der Degenerationsthese Benedict Auguste Morels (1809–1873) zur Sprache. Der vermeintlichen „Erblichkeit" psychischer Störungen wurde insgesamt eine wachsende Bedeutung zugesprochen. Dies schlug sich auch in den Schriften der Siegburger Anstaltsärzte nieder und wurde im Rahmen der Möglichkeit ihrer statistischen Erfassung und Auswertung rege diskutiert.

2.1. Eine neue Psychiatergeneration: Wilhelm Griesingers mechanistisch-physiologisches Konzept der Gehirnaktion

1844 griff der junge Wilhelm Griesinger (1817–1868), der kurz zuvor eine zweijährige Assistenzzeit bei dem bekannten Direktor der Anstalt Winnenthal,[159] Ernst Albert Zeller (1804–1877)[160] absolviert hatte, das Hauptwerk Maximilian Jacobis über die Tobsucht heftig an. Griesinger bescheinigte Jacobi eine „veraltete Anschauungsweise". Bei ihr handle es sich um einen „aus

ten Krankheitseinheiten aus, die sich der Forscher mittels verschiedener Forschungsmethoden zugänglich machen könnte.

155 [Friedrich] Hoffmann, Ueber die Einteilung der Geisteskrankheiten in Siegburg, in: Allgemeine Zeitschrift für Psychiatrie 19. 1862 S. 367–391 hier S. 367.

156 Die Fragen zur Gesetzgebung und der Rechtslage werden im Abschnitt um die Einweisungen und Entmündigungen aufgegriffen.

157 Roelcke, Unterwegs, S. 170.

158 Zur Entwicklung der Universitätspsychiatrie siehe Engstrom, Clinical Psychiatry und ders., Assembling. Deshalb wird auch die Entwicklung der Neurologie nur am Rand behandelt. Auf die Konkurrenz zwischen der Universitäts- und der Anstaltspsychiatrie wird im III. Kapitel eingegangen werden.

159 Griesinger war zwischen Februar 1840 und Dezember 1841 in der schwäbischen Anstalt, Schott/Tölle, S. 67.

160 Zeller wurde vor allem durch das Konzept der „Einheitspsychose" bekannt, auf im Folgenden eingegangen wird.

Erregungstheorie und alter Humoralpathologie gemischte[n] Ecclecticismus", jedoch hielt Griesinger dem inzwischen 69-jährigen Jacobi zugute, sich „sichtlich" darum zu bemühen, die Ergebnisse der pathologischen Anatomie zu berücksichtigen.[161] Griesinger selbst gehörte, wie Bettina Wahrig-Schmidt in ihrer Arbeit über den jungen Griesinger herausgestellt hat, im Gegensatz zu der ersten Psychiatergeneration um Friedrich Nasse, Johann Heinroth und Maximilian Jacobi, zur Gruppe der jungen liberalen Ärzte, die sich in der politischen Erstarrungssituation im deutschsprachigen Raum nach dem Wiener Kongress und der Restaurationszeit aktiv um politische Veränderungen bemühten.[162] Aufgrund eines Consilium abeundi 1837 wegen Mitgliedschaft in einer verbotenen Tübinger Burschenschaft ging er für ein Jahr nach Zürich,[163] wo er u.a. bei Johann Lukas Schönlein (1793–1864), dem bekannten Vertreter der naturhistorischen Schule, studierte. Dem Studienabschluss schlossen sich Reisen nach Wien und Paris an, gefolgt von einer Assistenzzeit bei seinem Freund und Kollegen Carl August Wunderlich (1815–1877) in Tübingen. Seine Beiträge zu der von seinen Studienkollegen Wilhelm Roser (1817–1886) und Wunderlich neu gegründeten Zeitschrift „Archiv für physiologische Heilkunde" zeugen von Griesingers Beeinflussung durch die „physiologischen Theorien" Johannes Müllers (1801–1858) und der zeitgenössischen französischen Schule.[164] In seinen frühen Schriften setzte sich Griesinger mit der naturphilosophischen Tradition Johann Nepomuk von Ringseis (1785–1850)[165] und der naturhistorischen Schule ausei-

---

161 Wilhelm Griesinger, Rezension von Wilhelm Griesinger: M[aximilian] Jacobi, die Hauptformen der Seelenstörungen, in ihren Beziehungen zur Heilkunde, nach der Beobachtung geschildert. Erster Band. Die Tobsucht. Leipzig 1844, in: C. A. Wunderlich (Hg.), Wilhelm Griesinger's Gesammelte Abhandlungen 1. Psychiatrische und Nervenpathologische Abhandlungen. Berlin 1872 S. 80–106 (Erstmalig erschienen im Archiv für physiologische Heilkunde 3. 1844) hier S. 88.

162 Wahrig-Schmidt, Der junge Wilhelm Griesinger, bes. S. 21–93. Roelcke verortet Griesingers Arbeiten in die Zeit einer zunehmenden Politisierung des öffentlichen Lebens und zählt ihn zu jenen bürgerlichen Intellektuellen, die sich aktiv mit Fragen der bürgerlichen Emanzipation und Mitbestimmung auseinandersetzten. Seine älteren Kollegen dagegen, wie Nasse und Heinroth, hätten während der politischen Restauration und Zensur ihren Fokus auf das „Innere des Menschen" gerichtet. Volker Roelcke, «Gesund ist der moderne Culturmensch keineswegs…»: Natur, Kultur und die Entstehung der Kategorie «Zivilisationskrankheit» im psychiatrischen Diskurs des 19. Jahrhunderts, in: Achim Barsch/Peter M. Hejl (Hg.), Menschenbilder. Zur Pluralisierung der Vorstellung von der menschlichen Natur (1850–1914). Frankfurt/Main 2000 S. 215–236 hier S. 220 f.

163 Obwohl es nach Beschluss des Bundestags verboten war, ging Griesinger nach dem Consilium abeundi 1837 für ein Jahr nach Zürich, Wahrig-Schmidt, Der junge Griesinger, S. 29.

164 Wahrig-Schmidt, Der junge Griesinger, S. 22.

165 Von Ringseis galt als Vertreter der Parasitentheorie und der ontologischen Krankheits-

nander.[166] Trotz aller Kritik[167] war die Krankheitsauffassung der naturhistorischen Schule und deren Forschungsweise, von der sich auch Maximilian Jacobi als „Somatiker“ hatte leiten lassen, anschlussfähiger an die physiologische Konzeption Griesingers als diejenige des erwähnten religiös argumentierenden Heinroth.[168] Griesinger kritisierte u. a. an Jacobi, dass dieser sich trotz Rückgriff auf Empirie, von Spekulationen habe leiten lassen.[169] Er dagegen vertrete eine solche Physiologie und Krankheitslehre, deren empirische Naturforschung von der gleichberechtigten Beobachtung aller Naturphänomene ausgehe.[170] So wundert es nicht, dass sich Griesingers Krankheitskonzept mehr auf die physiologischen als auf die psychiatrischen Theo-

---

auffassung, die auf naturphilosophischen Ideen aufbaute. Sie ging bei Krankheiten davon aus, dass die Krankheit als von Körper unabhängige Entität mit einem „Eigenleben“ angesehen werden könne. Bei der Krankheit könne somit von einem eigenen Wesen, einem Parasiten, gesprochen werden. Die physiologische Richtung dagegen setzte eine „genetische“ Betrachtungsweise entgegen, die Krankheiten und deren Erscheinungen aus den Gesetzen des Körpers ableiteten. Die mit dieser Betrachtungsweise einhergehende Forschungsmethode stützte sich auf Physiologie und pathologische Anatomie, vgl. Hess, S. 175–300, Roelcke, Krankheit, S. 69–71.

166 Wilhelm Griesinger, Herr Ringseis und die naturhistorische Schule, in: Archiv für die physiologische Heilkunde 1. 1842 S. 43–90.

167 Griesinger warf Schönlein vor, durch eine vor-empirische Auswahl von klinischen Symptomreihen ontologische Krankheitseinheiten zu konstruieren. Diese hätten mit den empirisch beobachteten Krankheitsphänomenen wenig gemein. Roelcke, Krankheit, S. 69. Siehe dazu auch Hess, S. 265. Bleker hat den Streit zwischen Wunderlich, Griesinger und der naturhistorischen Schule teilweise auf eine stark einseitige Darstellung der Schönleinschen Lehre in Nähe der parasitischen Richtung zurückgeführt. So habe es nach Bleker den Anschein, dass Wunderlichs Angriffe sich insbesondere gegen die „Parasitenlehre“ gerichtet hätten und dass Griesinger Schönlein fälschlicherweise mit der parasitischen Richtung gleichgesetzt habe. Griesinger habe Schönlein zudem vorgeworfen, durch Analogien mit der Botanik eine Ontologisierung der Krankheiten geschaffen zu haben. Johanna Bleker, Die naturhistorische Schule 1825–1845. Ein Beitrag zur Geschichte der klinischen Medizin in Deutschland. (Medizin in Geschichte und Kultur 13). Stuttgart 1981 hier S. 114–117.

168 Bleker hat darauf hingewiesen, dass die Vertreter der naturhistorischen Schule weder als Teil der naturphilosophisch geprägten Medizin, noch als Vorstufe der naturwissenschaftlich geprägten Medizin angesehen werden können. Sie müsse vielmehr als „Übergangsphase“ betrachtet werden, da sie von Denkinhalten der Naturphilosophie geprägt war und zugleich grundlegende Vorarbeiten für die spätere naturwissenschaftlich-experimentelle Ausrichtung der Medizin legte. Ihre Anhänger sahen sich als Empiriker, die ihre Forschungsausrichtung auf Empirie stützten. Ebd., S. 136 f.

169 Jacobis Krankengeschichten seien, so Griesinger, „bei weitem nicht durchsichtig“ und fungierten lediglich dazu, die These, dass „Irresein“ nur „im Gefolge anderweitiger Erkrankung[en]“ entstehen könne, zu belegen. Zudem verlasse Jacobi bei der Begründung seiner Lehre den Boden der Naturbeobachtung und bringe „uns allerlei der Sache äusserliche, von der Moral und der guten bürgerlichen Ordnung hergenommene Argumente bei“ Griesinger, Rezension, S. 80–84 und S. 90.

170 Roelcke, Krankheit, S. 73.

rien seiner Zeit stützte.[171] Die anthropologisch-moralische Fundierung der führenden „Irrenärzte" verwerfend, operierte Griesinger im Anschluss an die physiologische Reflexlehre Müllers und dessen Bezeichnung „Spinalirritation"[172] mit dem Begriff der „Reflexaction im Nervensystem".[173] So könnten die psychischen Erscheinungen mittels der Methoden der physiologischen Forschung untersucht werden.[174] Dabei würden Rückenmark und Gehirn „ein Ganzes" bilden.[175] Indem Griesinger auf den „Parallelismus [...], der bis in Einzelheiten zwischen den Lebensäußerungen der Medulla, Empfinden und Bewegen, und zwischen denen des Gehirns, Vorstellen und Streben" bestehe, hinwies, setzte er der dualistischen Hypothese die Einheit der leiblichen und „Seelen-Erscheinungen" entgegen.[176] Da man sich unter der Seele die Funktionen des lebenden Gehirns vorstellen könne,[177] sei die Annahme einer immateriellen Seelensubstanz hinfällig geworden.[178] Griesinger prägte die Bezeichnung der „Cerebralirritation" als Beschreibung des Zustandes des Gehirns bei einer psychischen Störung, wobei entsprechend der Physiologie der Gehirnaktion zwei Formen der Seelenstörungen denkbar wären.[179]

---

171 Wahrig-Schmidt, Der junge Griesinger. Engstrom hat in seiner Studie, die sich mit der Entwicklung der klinischen Psychiatrie in Deutschland auseinander setzt, die Theorie Griesingers passender weise als „Gateway to Laboratory Research" charakterisiert, Engstrom, Clinical Psychiatry, S. 58.

172 Unter „Spinalirritation" fasste man in der Neurologie solche Krankheitsbilder ohne eine feststellbare pathologisch-anatomische Veränderung. Analog dazu wurde für das Gehirn die Bezeichnung „Cerebralirritation" von Griesinger geprägt, siehe Wahrig-Schmidt, Der junge Griesinger, S. 126.

173 Griesinger, Rezension, S. 100. Unter der Bezeichnung „Reflexaction" begriff Griesinger „das Uebergehen sensitiver Eindrücke in motorische im Rückenmarke", unter „psychische Reflexaction" betrachtete er die „Action des Gehirns, die Uebergänge von Vorstellungen in Strebungen, theils bewusst, theils unbewusst." Wilhelm Griesinger, Ueber psychische Reflexactionen. Mit einem Blick auf das Wesen der psychischen Krankheiten, in: C. A. Wunderlich (Hg.), Wilhelm Griesinger's Gesammelte Abhandlungen 1. Psychiatrische und Nervenpathologische Abhandlungen. Berlin 1872 S. 3–45 (Erstmalig erschienen im Archiv für physiologische Heilkunde 2, 1843) hier S. 44. Vgl. dazu auch Roelcke, Krankheit, S. 74. Engstrom, Clinical Psychiatry, S. 58–65.

174 Griesinger ging von der These aus, dass spinale und mentale Reflexaktionen durch die selben physischen Gesetze bestimmt würden und auch in der gleichen Weise funktionierten, siehe dazu ebd., S. 58.

175 Wilhelm Griesinger, Die Pathologie und Therapie der psychischen Krankheiten für Aerzte und Studirende. Stuttgart 1845 hier S. 10.

176 Griesinger, Ueber psychische Reflexactionen, S. 43.

177 Griesinger, Rezension, S. 105.

178 Roelcke, Krankheit, S. 74.

179 Griesinger folgerte, dass die „Actionen" des Gehirns entweder „erhöht" oder „gehemmt" sein könnten und sich daraus zwei Grundzustände ergeben würden, Griesinger, Ueber psychische Reflexactionen, S. 35.

So teilte er die Formen der psychischen Krankheiten in die schon zuvor bei den „psychischen" Ärzten bekannten zwei großen Hauptgruppen: die Gruppe der psychischen Depressionszustände, wie bei der Melancholie, und die der Exaltationszustände, wie bei der Manie.[180]

Psychische Störung als quantitative Abweichung vom Zustand der Gesundheit

Griesinger kritisierte weiterhin an Jacobi, dass er von einer „totalen Verschiedenheit zwischen psychischer Gesundheit und Krankheit" ausgehe. Jacobi „bekämpfe" solche Positionen, die „zwischen den Neigungen, Affecten und Leidenschaften des gesunden Lebens und den krankhaften Seelenzuständen eine bloss gradweise Verschiedenheit" annähmen, und diese lediglich für „Steigerungen, Exagerationen jener" hielten.[181] Wesentlich sei, nach Griesinger, dass der psychische Akt jedoch immer derselbe bleibe, und dass der Unterschied zwischen dem Krankhaften und dem Gesunden nur für die Motive und die Zusammenordnung der abnormen psychischen Erscheinungen bestehe. Die psychischen Akte blieben deshalb dieselben, da sie „eben die Resultate der einmal und für immer gegebenen Mechanik der Gehirnactionen" darstellten.[182] Schon dadurch, dass Griesinger in psychischen Störungen keine qualitative Differenz zum Gesunden sah, sondern lediglich einen quantitativen Unterschied,[183] rückte er die Betroffenen wieder in eine größere Nähe zu psychisch unauffälligen Personen.[184] Wie im vorherigen Abschnitt ausgeführt, hatte Jacobi psychische Störungen dagegen als Begleiterscheinung somatischer Krankheiten angesehen und damit einen qualitativen Unterschied zwischen geistiger Gesundheit und Krankheit postuliert. Griesinger zufolge wirkten dagegen alle psychischen Ursachen aufs Gehirn und wenn daraus anderweitige Störungen resultierten, dann „secundär" vermittelt durch das Gehirn.[185] Dabei warnte er jedoch später ausdrücklich da-

---

[180] GRIESINGER, Pathologie, 1. Aufl., S.1, 150, DERS., Ueber psychische Reflexactionen, S.35–45.

[181] GRIESINGER, Rezension, S.90.

[182] Ebd., S.94.

[183] Man könne nach Griesinger nicht von einer scharfen Trennung zwischen Gesundheit und Krankheit ausgehen, wie es Jacobi tue. Es gäbe dagegen immer Übergänge, ebd., S.92.

[184] Schmiedebach hat in seinen Ausführungen zu Griesinger daraufhin gewiesen, dass Geisteskrankheiten nach Griesinger nichts „Geschlossenes" darstellten, sondern lediglich „Steigerungsformen" von Zuständen, die auch bei Gesunden aufträten. Schon deshalb interessierte er sich zunehmend für Übergangszustände. SCHMIEDEBACH, Mensch, S.89–94, WAHRIG-SCHMIDT, Der junge Griesinger, S.101f.

[185] Die These Jacobis, „in allen Fällen psychischer Erkrankung [diese] [...] als Begleiter oder Folge anderweitig (d.h. ausserhalb des Gehirns) gebildeter Krankheiten anzusehen", sei fraglich. Griesinger meinte dazu, dass „in Fällen, wo psychische Krankheit durch Affecte veranlasst

vor, die Geisteskrankheiten vom „rein pathologisch-anatomischen Standpunkte“ aus zu untersuchen und sie in den ihnen „entsprechenden anatomischen Veränderungen [und damit] ganz in den Gehirnkrankheiten aufgehen zu lassen“, wie es von einigen Kollegen versucht worden sei.[186]

Griesinger ging von einem pluridimensionalen ätiologischen Modell psychischer Störungen aus,[187] so dass unter den Ursachen psychische, somatische und gemischte[188] genannt wurden. Psychische Ursachen bildeten jedoch nach Griesinger die häufigste Quelle der Störungen.[189] Auch hinsichtlich seiner Konstruktion und der Entwicklung der menschlichen Persönlichkeit – und das sollte bei der Therapie entscheidend werden – griff Griesinger nicht, wie der Großteil seiner Kollegen, auf die erwähnte Psychologie der Vermögen zurück, sondern lehnte sich an die Ideen des Philosophen Herbart an.[190]

Mit der Klassifikation der Störungen stand Griesinger jedoch noch ganz in der Tradition seiner Kollegen. Auch er ging von der schon erwähnten am Symptom orientierten Einteilung in primäre und sekundäre Krankheitsformen aus, die jeweils hinsichtlich ihrer Heilungsaussichten Aussagen erlauben sollte. Demnach hatte die Melancholie die beste Prognose, gefolgt von der Manie und dem Wahnsinn. Bestünde selbst bei dem Wahnsinn noch Hoffnung auf eine vollständige Genesung, würden die schon chronifizierten Formen der Verrücktheit, der Verwirrtheit und des Blödsinns keine vollständige

werde [und] […] z. B. nicht der Gram, sondern die durch Gram krank gewordene Leber die unmittelbare Ursache der psychischen Krankheit [darstellen solle], so läßt sich hierüber nur sagen, dass eine spätere Zeit Mühe haben wird, zu begreifen, wie man je aus Vorliebe zu gewissen Theorien derlei unbegründete Annahmen hinstellen konnte.“ Griesinger, Rezension, S. 96.

186 Wilhelm Griesinger, Die Pathologie und Therapie der psychischen Krankheiten für Aerzte und Studirende. Zweite, umgearbeitete und sehr vermehrte Auflage. Stuttgart 1867 (Nachdruck der zweiten Auflage von 1861) hier S. 10.

187 Nach Griesinger hätten gerade die Deutschen im Erkrankungsfall die Verursachung sehr sorgfaltig nach ihren psychischen und körperlichen Bedingungen untersucht. Seiner Meinung handele es sich dabei zumeist um einen Ursachenkomplex, wobei der Keim zumeist schon in frühen Lebensperioden liege, Griesinger, Pathologie, 1. Aufl. S. 98.

188 Unter den somatischen Ursachen sah Griesinger u. a. eine „dyskrasische Blutmischung“, wie auch das Ausbleiben der Menstruation etc. an. Dieses mechanistisch-physikalische Model, das dem Denken des 18. Jahrhunderts verhaftet war, wurde noch bis in die Mitte des 19. Jahrhunderts der Behandlung der Störungen zugrunde gelegt. Siehe dazu Kapitel VI. Zur Verortung Griesingers, siehe auch Schmiedebach, Mensch, S. 87 f.

189 Besonders vorausgegangene „leidenschaftliche und affectartige Zustände“, würden zu den häufigsten Quellen des Irreseins gezählt werden können. Eine rein intellektuelle Überanstrengung sei dagegen seltener, Griesinger, Pathologie, 1. Aufl., S. 126.

190 Zur Konstruktion der Persönlichkeit und damit verbunden auch die Therapieziele und die Kennzeichen der „Heilung“, siehe Kapitel V. und VI.

Remission mehr zulassen.[191] Alle drei Zugangswege zur Erforschung der psychischen Störungen, der

> „symptomatologische, der psychologisch-analytische, und der anatomische" würden einhellig bestätigen, dass „das Irresein fast nur innerhalb jener ersten Gruppe eine heilbare [sic], mit der Ausbildung der der zweiten Reihe angehörigen, secundären [sic] Störungen aber eine unheilbare [sic] Krankheit ist. Jene erste Reihe enthält die Formen der Schwermuth, der Tobsucht und des Wahnsinns; die zweite Reihe die Formen der Verrücktheit und des Blödsinns."[192]

Die Sichtweise der Krankheitsformen als Teile eines stadienweise verlaufenden Krankheitsprozesses, bei dem die Melancholie den Ausgangspunkt bildete, weist auf das Konzept der sogenannten Einheitspsychose hin, von dem sich Griesinger bis in die Mitte der 1860er Jahre leiten ließ. Erst in seinen letzten Lebensjahren rückte er von dem Konzept, das sein psychiatrischer Mentor Zeller maßgeblich geprägt hatte, ab.[193]

2.1.1. Die Einheitspsychose

Die Einheitspsychose als unizistisches Krankheitsmodell bestach nicht nur durch ihre Schlichtheit, sondern auch durch die scheinbare prognostische Sicherheit, die sie durch Zuordnung der verschiedenen Erkrankungsformen zu dem jeweiligen Krankheitsstadium zulassen sollte. Die elegante Klassifikation Kants[194] und die Anlehnung an das Schema der Botanik wie etwa bei Heinroth dagegen erwiesen sich in der Praxis als kaum praktikabel. Im klinischen Alltag sahen sich die Ärzte mit der Schwierigkeit konfrontiert, Störungen zu klassifizieren, die auf jeder Ebene Wandlungen unterworfen wa-

---

191 Griesinger, Pathologie, 2. Aufl. S. 212. Siehe dazu auch die Ausführungen von Cording.

192 Griesinger, Patholgie, 1. Aufl. S. 152.

193 Vgl. Baer, S. 23, D. Beer/German E. Berrios, Unitary Psychosis Concept, in: Ders./Roy Porter (Hg.), History of Clinical Disorders. London 1995 S. 313–335 hier S. 319, Hirschmüller/Moses, S. 237, Schott/Tölle, S. 331–333. Otto Binswanger schrieb seinen vorherigen Psychiaterkollegen zu, dass sie kein wirkliches Interesse an einer strikten Schilderung der verschiedenen diagnostischen Kriterien gehabt hätten, da sie von der Zellerschen Einheitspsychose beeinflusst gewesen seien und außerdem einem „anthropologischen" Krankheitsverständnis angehangen hätten, Binswanger, „Die Lehraufgaben der psychiatrischen Klinik", nach Engstrom, Clinical Psychiatriy, S. 157.

194 Immanuel Kant teilte die psychischen Störungen in drei Kategorien ein, je nachdem, ob die „Erfahrung", die „Urtheilskraft" oder der „Verstand" betroffen waren. Siehe zu Kant und dessen Einfluss auf die deutschsprachige Psychiatrie Dörner, Bürger, S. 200–212. Beer/Berrios charakterisieren Kant als typischen „armchair classificator", S. 316.

ren.[195] So kritisierte der spätere Siegburger Direktor Friedrich Hoffmann (1820–1863), dass die Einteilungen der Störungen, zu der sich Jacobi nach anfänglicher Weigerung, eine Klassifikation vorzunehmen, entschlossen hatte, an „bunte Mosaikbilder" erinnerten und man durch diese Einteilung, so Hoffmann, in der Gefahr stehe, „soviel Abtheilungen zu machen, als Permutationen unter den angenommenen zahlreichen Grundformen" vorhanden seien.[196] Hoffmann dagegen griff auf die von Flemming vorgeschlagene Dreiteilung in die Hauptgruppen Blödsinn (dementia), Verrücktheit (monomania) und Irrsinn (vesania) zurück.[197] Diese Klassifikation berücksichtige auch den „körperlichen Grundprozess" und gebe zudem Hinweise auf den Grad der Heilbarkeit. Der Blödsinn stelle die „höchste" Form der Geisteskrankheit dar, gefolgt von der Verrücktheit. Der Irrsinn dagegen, als „geringster Grad" an Geistesschwäche, sei am leichtesten heilbar. Das Initialstadium, die Melancholie, werde von der Manie gefolgt und gehe dann, wie Griesinger und Zeller schon gezeigt hätten, entweder in Heilung über oder ende im Blödsinn.[198]

Dieses Modell, unter der Bezeichnung „Einheitspsychose" bekannt geworden, wurde maßgeblich von Zeller, dem Direktor der privaten Heilanstalt Winnenthal, geprägt, der die unizistische Theorie des belgischen Psychiaters Joseph Guislain (1797–1860) weiter ausformte.[199] Zeller nahm an, dass die verschiedenen Störungen Stadien einer zugrunde liegenden Störung darstellten.[200] Griesinger schloss sich der von seinem Lehrer postulierten

---

[195] Siehe dazu auch die Angaben und die Schwierigkeiten in der Diagnose und Prognose bei den Anstaltsärzten, Kapitel VII.

[196] Hoffmann, Ueber die Einteilung, S. 368 f. Jacobi hatte eine neunteilige Klassifikation vorgenommen. Dabei hatte er verschiedene Formen der Tobsucht und der Melancholie unterschieden, sowie Wahnsinn, Narrheit, Verrücktheit, Wahnwitz, Verwirrtheit, Blödsinn und Paralysis universalis.

[197] Ebd., ders., Aerztlicher Bericht über die Wirksamkeit der Irren-Heil-Anstalt zu Siegburg während der Jahre 1860 und 1861. Erstattet im August 1862. Köln 1862 hier S. 15. In diesem Wirksamkeitsbericht folgt Hoffmann erstmalig der Einteilung Flemmings.

[198] Hoffmann, Ueber die Einteilung, S. 387. Dieser Verlauf wurde von Hoffmann unter die Stadien des „totalen" Irrsinns subsumiert.

[199] Zeller übersetzte das Werk Guislains „Traité des Phrénopathies" 1833 ins Deutsche. Schott/Tölle, S. 332, Beer/Berrios, S. 319. Die Idee eines allen Formen zugrunde liegenden Krankheitsprozesses war jedoch auch schon zuvor in Anklängen in verschiedenen Theorien durchgeklungen, wie bei Reil und Chiarugie, vgl. Beer/Berrios und auch Baer.

[200] Siehe dazu Zeller, Zweiter Bericht über die Wirksamkeit der Heilanstalt Winnenthal. Würtemb. med. Correspondenzblatt Juli 1840, zitiert nach Griesinger, Ueber psychische Reflexactionen, S. 36. Von den affektiven Störungen ausgehend, gingen diese in Störungen des Wollens und Denkens über. Mit fortschreitender Krankheit würde der Zustand in Verrücktheit und Blödsinn enden, Schott/Tölle, S. 332. Zu Zeller und der hier stark vereinfacht dargestellten Lehre, siehe auch Beer/Berrios, bes. S. 319.

Lehre anfänglich an,[201] bis sie von zwei Seiten angezweifelt wurde. Zum einen durch die Kritik Ludwig Snells (1817–1892), der anhand von Krankheitsfällen belegte, dass die Verrücktheit (Monomanie) auch ohne die vorherige Melancholie auftreten könne.[202]

Zum anderen wurde das Konzept auch durch die These der Degeneration des französischen Arztes Bénédict Auguste Morel in Frage gestellt.[203] In Griesingers späteren Schriften machte sich Morels Einfluss zunehmend bemerkbar, doch nahm die Erblichkeit als prädisponierendes Moment zu psychischen Störungen auch in der Krankheitslehre vieler seiner Kollegen einen wachsenden Stellenwert ein, wie im Folgenden deutlich wird.

---

201 In einem seiner frühen Aufsätze berief er sich auf Zeller und bekannte sich zur Stadienlehre der psychischen Störungen, die ihren Ausgangspunkt in der psychischen Depression haben sollte. „Nun hat die Beobachtung weiter ergeben, dass in der unendlichen Mehrheit der Fälle, fast ohne Ausnahme, der letztere Zustand, der der psychischen Depression, den Ausgangspunkt für eine ganze Reihe weiterer Veränderungen, welche den Wahnsinn constituiren, bildet, dass er der eigentlich primäre ist. Dies Factum ist von Guislain am deutlichsten erkannt und in seiner ganzen Wichtigkeit hervorgehoben, von Zeller bestätigt worden. Die Richtigkeit desselben ist uns aus einem vergleichenden Studium der Anfangsstadien von einigen hundert selbstbeobachteten Fällen von Wahnsinn als unantastbares Gesetz hervorgegangen." GRIESINGER, Ueber psychische Reflexactionen, S. 35 f.

202 Ludwig Snell war Direktor der Anstalt in Hildesheim. Er belegte 1865, dass Verrücktheit auch primär auftreten könne, LUDWIG SNELL, Über Monomanie als primäre Form der Seelenstörung, in: Allgemeine Zeitschrift für Psychiatrie 22. 1865 S. 368–381. Dazu WILHELM GRIESINGER, Vortrag zur Eröffnung der Psychiatrischen Klinik zu Berlin am 02.05.1867, in: C. A. WUNDERLICH (Hg.), Wilhelm Griesinger's Gesammelte Abhandlungen 1. Psychiatrische und Nervenpathologische Abhandlungen. Berlin 1872 S. 317–331 (Erstmalig erschienen im Archiv für Psychiatrie und Nervenheilkunde 1. 1868/69) hier S. 135. Griesinger räumte dann ein, dass Verrücktheit auch primär auftreten könne. Durch Griesinger und Snell wurde die „primäre Verrücktheit" zur selbständigen Krankheitsform erklärt, die sich durch ein gänzlich fehlendes „Krankheitsbewusstsein" charakterisierte, HIRSCHMÜLLER/MOSES, S. 273. Siehe zur Krankheitseinsicht als wichtigem Kriterium der Genesung, Kapitel V.

203 Die Einheitspsychose geriet aber nicht gänzlich in Vergessenheit. Als einer ihrer Verfechter galt Heinrich Neumann (1814–1884), der an der Einheit der Psychosen festhielt und auch von Hoffmann in seiner Einteilung erwähnt wurde. HOFFMANN, Ueber die Einteilung, S. 369. Zu Neumann siehe auch BEER/BERROIS, S. 321 f., M. LANCZIK, Heinrich Neumann und seine Lehre von der Einheitspsychose, in: Fundamenta Psychiatrica 3. 1989 S. 49–54.

2.1.2. Morels These der Degeneration[204]

Bénédict-Auguste Morel (1809–1873) übernahm 1848 die Stelle des Direktors der Anstalt von Marévill, später die von Saint-You bei Rouen in Frankreich.[205] Unter Berufung auf die Vererbungstheorie von Prosper David Lucas (1808–1885)[206] formulierte Morel 1857 die These der Degeneration als eine negativ konnotierte[207] durch Vererbung weitergegebene „déviation maladive d'un type primitif".[208] Obwohl Morel seine etwa zeitgleich mit der Lehre Darwins entwickelte Theorie aus der traditionell weit verbreiteten Auffassung der Erblichkeit psychischer Störungen herleitete, verlieh er dieser eine neue Qualität.[209] Von der zeitgenössischen Sozialphilosophie und der Naturgeschichte inspiriert und von einer katholischen Überzeugung geprägt, formulierte Morel die pessimistische These der Progression als eines

---

[204] Die Theorie Morels und seine Auswirkungen auf die Psychiatrie des 19. Jahrhunderts ist Gegenstand umfassender Forschungsbemühungen gewesen, so dass eine Kontextualisierung Morels in diesem Kontext nur im Rahmen des Bedeutungszuwaches der Erblichkeit aufgegriffen wird. Zu Morel siehe u.a. Ackerknecht, S. 53–58, Kurt Bayertz/Jürgen Kroll/Peter Weingart, Rasse, Blut und Gene. Geschichte der Eugenik und Rassenhygiene in Deutschland. Frankfurt/M. 1992 hier bes. S. 27–50, Peter Burgener, Die Einflüsse des zeitgenössischen Denkens in Morels Begriff der „dégénérescence". Uni. Diss. Zürich 1964, Leibbrand/Wettley, S. 419–445, Roelcke, Krankheit, ders. „Gesund…", Schott/Tölle, S. 99–106, Shorter, S. 148–156.

[205] Zu Werdegang und Verortung von Morel in der französischen Psychiatrie des 19. Jahrhunderts vgl. Roelcke, Krankheit, S. 83–88, Schott/Tölle, S. 102–107, Shorter, S. 148–156. Bei Roelcke wird auf den Einfluss Morels in Griesigners Spätwerk und auf die Auswirkungen der Rezeption insgesamt, die sich nicht nur auf die psychiatrische Theorienbildung bezog, sondern auch die Praxis, siehe Roelcke, Krankheit, bes. S. 88–95.

[206] Siehe dazu Ackerknecht, S. 54.

[207] Der Begriff der Degeneration war schon im 18. Jahrhundert gebräuchlich, wie etwa in den Werken zur Naturgeschichte bei G. L. Leclerc de Buffon, Eve-Marie Engels, Darwins Popularität im Deutschland des 19. Jahrhunderts: Die Herausbildung der Biologie als Leitwissenschaft, in: Achim Barsch/Peter M. Hejl (Hg.), Menschenbilder. Zur Pluralisierung der Vorstellung von der menschlichen Natur (1850–1914). Frankfurt/Main 2000 S. 91–145 hier S. 124f., Bayertz/Kroll/Weingart, S. 47. Auch in den Schriften der „psychischen Ärzte" im frühen 19. Jahrhundert tauchte der Begriff auf, wie etwa bei Reil, der 1811 zur Unheilbarkeit bei psychischen Störungen angab, es läge bei den Betroffenen „in einer solchen Degeneration des Somatischen, dass in demselben kein Reductions-Process zur Norm mehr möglich ist." Johann Christian Reil, Beiträge zur Organisation der Versorgungsanstalten für unheilbar Irrende. Als Anhang zu Cox'ens Bemerkungen über Geisteszerrüttung. Halle 1811 hier S. 10. Durch Morel erhielt der Begriff der Degeneration jedoch seine negative Konnotation und wurde, hier folge ich Roelcke, erstmalig Bestandteil der psychiatrischen Theorienbildung, Roelcke, Krankheit, S. 83.

[208] Benedict August Morel, Traité des dégénérescences physiques, intellectuelles et morales de l'espèce humaine. Paris/London/New York 1857 hier S. 5.

[209] Siehe dazu auch Foucault, Die Macht, S. 291–336.

schrittweisen, über mehrere Generationen verlaufenden geistigen Verfalls. Trage eine Familie erst einmal den Keim der Degeneration in sich, nehme das Ausmaß der Schädigung mit jeder Generation unaufhaltsam zu.[210] Die Degenerationen konnte durch verschiedene Ursachen, darunter Vergiftung,[211] durch das soziale Umfeld, krankhaftes Temperament, moralische Erkrankung, angeborene oder erworbene Schäden und durch Erblichkeit entstehen.[212] Morels Auffassung lag eine theologisch-philosophische Prämisse zugrunde, wonach die Entartung, bzw. Degeneration dem „Sündenfall" glich; damit war der Degenerationsbegriff zugleich religiös wie naturwissenschaftlich.[213] Im deutschsprachigen Raum wurde die Lehre Morels in den 1880er Jahren durch die Übersetzung von Paul Julius Möbius (1853–1907)[214] zunehmend rezipiert; maßgebliche Verbreitung und Erweiterung fand sie dann durch den Wiener Psychiatrieprofessor Richard von Krafft-Ebing.[215] Für den hier interessierenden Zeitraum bis in die 1870er Jahre ist jedoch die Rezeption im Spätwerk Griesingers von größerem Interesse. In der „physiologischen" Psychiatrie erhielt die Degeneration zwei Funktionen.

---

210 „Placé dans ces conditions nouvelles, l'homme primitif en a subi toutes les conséquences, et ses descendants n'ont pu échapper ni à l'influence de l'hérédité, ni à celle de toutes les causes qui, en altérant leur santé, tendirent de plus en plus à les faire dévier du type primitif." Morel, Traité, S. 4. Unter neuen Bedingungen sei der ursprüngliche Mensch, so Morel, all den damit verbundenen Folgen ausgesetzt und seine Nachkommen würden weder dem Erbeinfluss entgehen können, noch dem Einfluss all jener Ursachen, die durch Veränderungen ihrer Gesundheit dazu tendierten, dass sie immer weiter vom ursprünglichen Typ abkämen.

211 Unter die Vergiftungen wurde auch übermäßiger Alkoholkonsum subsumiert, so dass die Entstehung durch „sündhaftes" Verhalten, das heißt selbstverschuldet, interpretiert werden konnte, Ackerknecht, S. 55, Roelcke, Krankheit, S. 83.

212 Bayertz/Kroll/Weingart, S. 47, Ackerknecht, S. 54.

213 Ebd.

214 Möbius war Nervenarzt in Leipzig und arbeitete neben seiner Praxis als Mitarbeiter des bekannten Neurologen Wilhelm Erb (1840–1921). Obwohl er an der Universität Vorlesungen zu Nervenkrankheiten hielt, blieb seine akademische Laufbahn erfolglos. Möbius selber bezog die Entartung auf körperliche Merkmale, siehe dazu Wilhelm Theopold, Paul Julius Möbius (1853–1907), in: Medizinhistorisches Journal 18. 1983 S. 100–117, Heinz- Peter Schmiedebach, „Abweichung vom Durchschnitt im Sinne der Zweckwidrigkeit" – Der psychiatrische Blick auf die psychische Normalität, in: Volker Hess (Hg.), Die Normierung der Gesundheit: messende Verfahren der Medizin als kulturelle Praktik um 1900. Husum 1997 S. 39–56 hier bes. S. 42–44.

215 Freiherr Richard von Krafft-Ebing war Psychiater und Sexualwissenschaftlicher in Wien. Siehe dazu Christina Schröder, Der Fachstreit um das Seelenheil. Psychotherapiegeschichte zwischen 1880 und 1932. Frankfurt/Main 1995 hier S. 60 und Wolfgang Eckart, „Die wachsende Nervosität unserer Zeit". Medizin und Kultur um 1900 am Beispiel einer Modekrankheit, in: Gangolf Hübinger/Rüdiger vom Bruch/Friedrich W. Graf (Hg.), Kultur und Kulturwissenschaften um 1900. Bd. 2. Idealismus und Positivismus. Stuttgart 1997 S. 207–226 hier S. 214.

Zum einen bot sie eine ätiologische Theorie für die „Krankheiten des Nervenapparates“, zum anderen thematisierte sie die verschiedenen psychopathologischen Übergangsformen, die Griesinger interessierten.[216]

Entgegen den sonst üblichen symptomatologischen Klassifikationen bot Morel eine an der Ätiologie orientierte Einteilung an.[217] Im Spätwerk Griesingers, das heißt in den Vorlesungen und Aufsätzen zwischen 1866 und 1868, entwickelte dieser eine an den Krankheitsursachen angelehnte, „neuropatholgische“ Perspektive und Terminologie,[218] die in der deutschen Anstaltspraxis zu dieser Zeit jedoch keinen Niederschlag finden sollte. Der Faktor „Erblichkeit“, als Prädisposition, an psychischen Störungen zu erkranken, nahm dagegen nicht nur bei Griesinger, sondern auch in den Modellen seiner Berufskollegen einen immer größeren Stellenwert ein.[219] Dieser Bedeutungszuwachs wurde auch in den Diskussionen um die Ausgestaltung der statistischen Übersichten, die einheitliche Angaben zu den Anstaltspatienten erfassen sollten, sichtbar.

2.1.3. Klassifikation und Statistik

Waren in den 1840er Jahren schon Bemühungen unter den Ärzten sichtbar, einheitliche Statistiken zu ihrer Anstaltspopulation zu erheben,[220] nahm das Projekt, statistische Erhebungen durchzuführen, in den 1860er Jahren durch

---

216 Roelcke, Krankheit, S. 89f., ders., „Gesund...“, S. 223–228. Roelcke zufolge erfolgte die Rezeption Morels, wie hier bei Griesinger, in einer „entpolitisierten“ und „individualisierten“ Form, erst ab den 1880er Jahren sei die Gesellschaft und deren Kultur Gegenstand der Psychopathologie geworden.

217 Morel führte in seinem Traité des maladies mentales (1860) eine ätiologische Klassifikation ein, die sich nach den sechs genannten Verursachungsmöglichkeiten richtete, siehe Bayertz/Kroll/Weingart, S. 47, Ackerknecht, S. 54 Die ersten vier auftretende Krankheitsgruppen waren dabei die erstmalig auftretenden. Die „dégénérescences résultant du milieu social“ entstünden durch den Beruf bedingt oder durch Armut, die letzte Gruppe der „aliénations héréditaires“ dagegen stellten die Konsequenz der anderen Krankheitsgruppen dar. Siehe Roelcke, Krankheit, S. 86f., Morel, Traité, S. 4, S. XIII, sowie S. 249–272.

218 Ebd.

219 In der ersten Auflage seines Lehrbuchs wurde die Erblichkeit unter den prädisponierenden Momenten zwar genannt, er maß ihr jedoch nicht den Stellenwert wie in den späteren Auflagen bei, Griesinger, Pathologie, 1. Aufl., S. 95–101. In der zweiten Auflage dagegen meinte Griesinger „Heredität, nervöse Constitution, Kopfverletzungen, Trunksucht, Hysterie, Epilepsie mögen als Beispiele der wichtigsten prädisponirenden, Kummer, Schrecken, acute Krankheiten, Puerperium als häufige erregende Ursachen genannt sein“, ders., Pathologie, 2. Aufl. 1867, S. 119.

220 Siehe dazu den vorherigen Abschnitt.

den Vorstoß der von Griesinger 1867 gegründeten Berliner medizinisch-psychologischen Gesellschaft[221] richtig Konturen an.[222] Die von ihm gegründete Gesellschaft sah sich im Gegensatz zu dem „Psychiatrischen Verein zu Berlin“, der als eine wichtige lokale Vereinigung der überregional operierenden „Gesellschaft von Deutschlands Irrenärzten“ 1866 gegründet worden war. Diese regionalen Vereine waren in den 1860er Jahren in den verschiedenen Provinzen gegründet worden, um den Austausch unter den Psychiatern zu fördern, die disziplinäre Etablierung voran zu treiben und das Fach gegenüber Angriffen zu verteidigen.[223] Im 1867 gegründeten Verein der Rheinprovinz engagierten sich besonders Franz Richarz, August Focke und Werner Nasse, allesamt Schüler Jacobis.[224]

Unter den Vereinsmitgliedern war das Problem, zwecks Bedarfanalyse für die Zahl der Anstaltsplätze nicht auf eigene Zahlen zurückgreifen zu können, sondern auf anderweitige statistische Erhebungen rekurrieren zu müssen, bekannt.[225] Abhilfe konnte das Projekt zur statistischen Erhebung der Irren in Preußen leisten, das in Kooperation mit dem preußischen Statistischen Bureau durchgeführt werden sollte.[226] Es war auf zwei Ebenen angelegt. Erstens ging es um eine quantitative Erhebung der Irren in Preußen, zweitens sollte anhand der Entwicklung sogenannter Zählblättchen weitere

---

[221] Die Berliner medicinisch-psychologische Gesellschaft wurde 1867 von Griesinger gegründet, nachdem es zwischen ihm und seinen Kollegen (darunter Roller, Flemming) in Heppenheim bei der Versammlung des Vereins deutscher Irrenärzte zu Auseinandersetzungen gekommen war. In Kürze wurden nun im Gegenzug die schon länger geplanten regionalen Zusammenschlüsse der Vereinsmitglieder, darunter der Psychiatrische Verein zu Berlin und der Psychiatrische Verein Rheinprovinz 1867 u.a. durch die früheren oder noch an der Siegburg tätigen Ärzte, darunter Carl Pelman, Werner Nasse und Franz Richarz, gegründet. Vgl. ROLLER, Psychiatrische Zeitfragen, S.68, ENGSTROM, Clinical Psychiatry, S.43, SCHMIEDEBACH, Psychiatrie und Psychologie S.15–25.

[222] Vgl. im Folgenden wird auf die Arbeiten von ROELCKE, Unterwegs, bes. S.172–177, SCHMIEDEBACH, Psychiatrie und Psychologie, S.71–85, MICHAEL C. SCHNEIDER, Medizinalstatistik im Spannungsfeld divergierender Interessen. Kooperationsformen zwischen statistischen Ämtern und dem Kaiserlichen Gesundheitsamt/Reichsgesundheitsamt, in: HERWIG CZECH/AXEL C. HUENTELMANN/JOHANNES VOSSEN (Hg.), Gesundheit und Staat. Studien zur Geschichte der Gesundheitsämter in Deutschland, 1870–1950 (Abhandlungen zur Geschichte der Medizin und der Naturwissenschaften 104). Husum 2006 S.47–60, zurückgegriffen. Michael C. Schneider danke ich für Hinweise zu diesem Abschnitt.

[223] Vgl. FEGER, S.13f., VAN GÜLICK, S.9–11.

[224] In der konstituierenden Sitzung des Vereins erschienen 18 der 46 eingeladenen Ärzte der Rheinprovinzm davon alleine neun aus Siegburg, was nach van Gülick die Bedeutung der Siegburg für die Rheinprovinz unterstreiche, VAN GÜLICK, S.9.

[225] Siehe dazu Kapitel III. Für die Bedarfsanalyse des Rheinlandes musste auf Zahlen anderer Provinzen zurückgegriffen werden.

[226] Siehe dazu MICHAEL C. SCHNEIDER, SCHMIEDEBACH, Psychiatrie und Psychologie, S.83f.

Information über jeden asylierten Patienten gewonnen werden.[227] Für einen ersten Probelauf schlug Wilhelm Sander (1838–1922) 1868 vor, bei der nächsten Volkszählung in Berlin gleich eine Irrenzählung anzukoppeln, die zudem eine Basisinformation zur Ätiologie der Störungen bieten sollte.[228] Für die Statistiken an den Anstalten sollte differenzierteres Datenmaterial zu sechs Punkten erhoben werden,[229] darunter ein Fragenkatalog zur Erblichkeit, zur Verursachung der Störung, zu ihrer Form und Dauer, zu der sozialen Herkunft der Person und der „präsumtiven Heilbarkeit" der Erkrankung. Innerhalb des Vereins für Psychiatrie, als der Vereinigung der Anstaltspsychiater, regte sich indes Kritik: So wurde die wissenschaftliche Auswertung der ätiologischen Momente als illusorisch bezeichnet, und die schlichte Formulierung „einfache Geistesstörung" sollte in vier an die Symptomatologie angelehnte Bezeichnungen umgewandelt werden.[230] Zudem wurde eine Arbeitsüberbelastung der Ärzte angeführt, die dadurch unnötigerweise verstärkt würde, dass die Dokumentation der „alten Fälle" einen zu großen Zeitaufwand darstelle und für die interessanten Fälle, die vermeintlich Heilbaren, weniger Zeit bleibe.[231] 1873 regte dann der Verein deutscher Irrenärzte eine Überarbeitung der preußischen Irrenanstaltsstatistik an. Bemühungen, ein international einheitliches Schema zu einzuführen, waren zuvor zwar debattiert worden, jedoch wegen des deutsch-französischen Krie-

[227] Zu den Verhandlungen innerhalb der Berliner medicinisch-psychologischen Gesellschaft, siehe Schmiedebach, Psychiatrie und Psychologie, bes. S. 74–85. Dadurch erhoffte sich Schneider zufolge das Statistische Büreau auch einen Überblick über die an privaten Anstalten untergebrachten Personen, Michael C. Schneider.

[228] Es ging bei der Frage der Ätiologie um eine möglichst einfache Erhebung, die aber zwischen angeborenen oder früh erworbenen Störungen und später erworbenen differieren sollte, ebd.

[229] Durch diese Daten erhoffte man Aufschlüsse über die Ätiologie und den Verlauf psychischer Störungen erhalten zu können, siehe Roelcke, Unterwegs, S. 173.

[230] Schmiedebach, Psychiatrie und Psychologie, S. 80.

[231] Ebd., S. 79 f. Schmiedebach deutet die Ablehnung unter den Anstaltspsychiatern als Vorbehalt gegen die neue empirisch sozialwissenschaftlich ausgerichtete Untersuchungsmethode. Diese sei unter dem Vorwand der Arbeitsbelastung abgelehnt worden. Für diese These spricht auch die kritische Anmerkung Rollers 1874, dass die Illenauer Statistiken nur noch mit der Unterstützung eines Mathematikers durchgeführt werden konnten, Roller, Psychiatrische Zeitfragen, S. 113. Schmiedebach sieht in dem Verhalten der Berliner medicinisch-psychologischen Gesellschaft dagegen eine Aufgeschlossenheit gegenüber neuen Forschungsmethoden und ein Interesse an dem sozialen Umfeld der Betroffenen, um Aufschlüsse über Fragen der Verursachung zu erhalten. Zudem habe ein gemeinsames Interesse zwischen Staat und den Psychiatern an den „armen Irren" die Zusammenarbeit fruchtbar gemacht, Schmiedebach, Psychiatrie und Psychologie, S. 83 f. Auch Schneider spricht von einer „Offenheit" der medicinisch-psychologischen Gesellschaft bei zentralisierter Erfassung der Betroffenen mit Hilfe der Zählblättchen, Michael C. Schneider.

ges im Sande verlaufen.[232] In enger Kooperation zwischen dem Verein und dem Statistischen Bureau, das sich durch die auf den Zählkarten gespeicherte Information Zugriff auf das gesamte Datenmaterial der Irrenanstalten sicherte, wurde nach kontroversen Debatten innerhalb des Vereins 1874 ein allgemein akzeptiertes Schema erarbeitet.[233] In diesem Schema wurde die Frage der Erblichkeit, die in den Statistiken der Siegburger Anstalt[234] seit den 1860er Jahren immer detaillierter erfasst wurde und zu verschiedenen Faktoren wie Religion, Krankheitsdauer und Genesungen in Beziehung gesetzt wurde, umfassend vermerkt.[235] Dabei hatte der Direktor des Königlich

232 Bei dem internationalen psychiatrischen Kongress 1867 in Paris waren mehrere Sitzungen zu dieser Thematik abgehalten worden, die dort beratenen Tabellen kamen jedoch nicht zur Anwendung, [Friedrich Wilhelm] Hagen, Ueber Statistik der Irrenanstalten mit besonderer Beziehung des internationalen Congresses vom Jahre 1867 vorgeschlagenen Schema, in: Allgemeine Zeitschrift für Psychiatrie 27. 1871 S. 267–294 hier S. 267, Roller, Psychiatrische Zeitfragen, S. 113. Siehe dazu auch Roelcke, Unterwegs, S. 143.

233 In der historischen Forschung ist die enge Zusammenarbeit der beiden Organisationen trotz unterschiedlicher Interessenschwerpunkte herausgestellt worden. Ein gemeinsames Interesse hätte in der Erfassung der Situation der „armen Irren" bestanden. Schneider führt die gute Zusammenarbeit auch darauf zurück, dass hinsichtlich der methodischen Erfassung durch die Zählkarten Einigkeit herrschte. Dabei sind jedoch auch die verschiedenen Interessenschwerpunkte der beiden Organisationen herausgestellt worden. Den Behörden ging es vor allem um „Bedarfsplanung" und um „Wissensgenerierung", wie Schneider herausgestellt hat, den Psychiatern war nach Roelcke dagegen mehr an Informationen über Verlauf und Verursachung der Störungen gelegen. Dabei hat Schneider allerdings hervorgehoben, dass weniger der Verein für die Aufnahme forschungsrelevanter Fragen plädierte als vielmehr die das Statistische Bureau. Die konservative Haltung hinsichtlich neuer Forschungsmethoden ist auch von Schmiedebach angemerkt worden. Vgl. Roelcke, Unterwegs, S. 176f., Schmiedebach, Psychiatrie und Psychologie, S. 84, Michael C. Schneider.

234 Die Statistiken der Siegburger Anstalt waren schon seit den 1830er Jahren sehr detailliert geführt worden. 1860 wies Hoffmann auf den Informationsgehalt der Daten hin und die Vorzüge, die ein Datenaustausch unter den Anstalten für die wissenschaftliche Forschung einnehmen würde. [Friedrich] Hoffmann, Aerztlicher Bericht über die Wirksamkeit der Irren-Heil-Anstalt zu Siegburg während der Jahre 1858 und 1859. Köln 1860 hier S. 3.

235 Vgl. Hoffmann, Aerztlicher Bericht, 1862, Werner Nasse, Aerztlicher Bericht über die Wirksamkeit der Irren-Heil-Anstalt zu Siegburg während der Jahre 1862 und 1863. Erstattet im August 1864. Köln 1864, ders., Aerztlicher Bericht über die Wirksamkeit der Iren-Heil-Anstalt zu Siegburg während der Jahre 1864, 1865 und 1866. Erstattet im August 1867. Köln 1867 ders., Aerztlicher Bericht über die Wirksamkeit der Irren-Heil-Anstalt zu Siegburg während der Jahre 1867, 1868 und 1869. Erstattet im März 1871. Köln 1871. Die 1873 vorgeschlagenen Zählkarten waren in Anlehnung an die bereits in Siegburg vorhandenen Vorlagen gestaltet, Sitzungsprotokoll vom September 1873, in: Allgemeine Zeitschrift für Psychiatrie 30. 1874 S. 578–586 hier S. 580–582. Richarz, ein früherer Siegburger Arzt, tat sich neben Fragen zur Irrenversorgung durch Äußerungen zum Einfluss der Erblichkeit psychischer Störungen hervor, siehe Franz Richarz, Ueber Vererbung in Geisteskrankheiten auf Grund der Geschlechtsverschiedenheit, in: Allgemeine Zeitschrift für Psychiatrie 30. 1874 S. 658–675, Richarz sprach sich bei

Preußischen Statistischen Bureaus Ernst Engel davon abgeraten, die Erblichkeit derart zu fokussieren.[236] Wesentlich für den Kontext dieser Arbeit ist zudem, dass neben der vom Bureau vorgeschlagenen Frage nach der „Gemeingefährlichkeit“ auch die der vermeintlichen „Heilbarkeit“ gestrichen wurde und dass das Krankheitsschema erst nach langen Debatten als Kompromiss von den Ärzten abgesegnet wurde.[237]

So blieben die Fragen nach der Krankheitsklassifikation sowie die Prognose und damit der „Grad der Heilbarkeit“ der Störungen,[238] in den 1870er Jahren „wunde“ Punkte der Psychiatrie.[239] Es ist bezeichnend, dass 1874 der inzwischen 72-jährige Leiter der Illenauer Heilanstalt bei Achern in Baden, Christian Friedrich Roller (1802–1878), dafür plädierte, die symptomatologische Einteilung der Störungen, d.h. die „alten Formen“ beizubehalten, die Jacobi bis in die 1850er Jahre in Siegburg verwandt hatte.[240] Dazu bekannte sich auch der Nachfolger Hoffmanns in Siegburg, Werner Nasse, der, nach anfänglicher Übernahme der Einteilung Hoffmanns, die Siegburger Statistik 1864 wieder in die ehemalige Form zurück transformierte. Die Einteilung psychisch abweichenden Verhaltens erfolgte durch die Gruppierung verschiedener Symptome zu „Symptomkomplexen“, in der Klassifikation wurde auf die vorgestellten traditionellen Bezeichnungen zurückgegriffen.[241] Alle Versuche, die Krankheitslehre auf naturwissenschaftlichen Erkenntnissen

---

den Statistiken für eine stärkere Präzisierung der Erblichkeit aus, siehe [Carl] Pelman, Sitzungsbericht vom 18. Juni 1870, in: Allgemeine Zeitschrift für Psychiatrie 27. 1871 S.595–597 hier S.596.

236 Michael C. Schneider.

237 Die vom Bureau gewünschten Kriterien der „Heilbarkeit“ und der „Gemeingefährlichkeit“ veranschaulichen, dass es den Behörden um Bedarfsplanung ging, die Ärzte dagegen mehr an Informationen zum Verlauf und zur Verursachung der Störungen interessiert waren. Vgl. ebd. und Roelcke, Unterwegs. Nach der Einigung kam es 1882 zu einem erneuten Interessenkonflikt, da der Verein um eine Aktualisierung einiger Krankheitsformen anfragte, die vom Bureau abgelehnt wurde, Michael C. Schneider.

238 In der Siegburger Heilanstalt war der Entlassungsvermerk „unheilbar“ 1865 in „ungeheilt und zu weiterer Behandlung ungeeignet“ umgewandelt worden. Dies sollte zwar der Fragwürdigkeit dieser Kategorisierung Rechnung tragen, für die Betroffenen änderte sich dadurch jedoch kaum etwas. Miscellen, Siegburg, März 1865, in: Allgemeine Zeitschrift für Psychiatrie 22. 1865 S.87–90 hier S.87f. Siehe zur Konsequenz der „unheilbar“ klassifizierten Personen Kapitel VII.

239 Siehe dazu auch Kapitel VII. Die Prognose war insgesamt sehr unsicher, zumeist wurde in den Krankheitsanzeichen der Person, der Entwicklung und Dauer der Störung versucht, daraus eine Prognose abzuleiten, siehe dazu Frese, Zur Prognostik des Irreseins, in: Allgemeine Zeitschrift für Psychiatrie 32. 1875 S.475–505.

240 Roller, Psychiatrische Zeitfragen, S.119f.

241 Siehe Ewald Hecker, Zur klinischen Diagnostik und Prognostik der psychischen Krankheiten, in: Allgemeine Zeitschrift für Psychiatrie 33. 1877 S.602–620 hier S.603.

mittels der seit dem letzten Drittel des 19. Jahrhunderts zunehmenden neuropathologischen und physiologischen Forschungen zu gründen, blieben vergebens, wie Pelman 1879 resümierte.[242]

3. Zusammenfassung

In diesem Rahmenkapitel ging es u. a. um Veränderungen im Krankheitsverständnis und der Forschungsausrichtung der sich in den ersten Jahrzehnten des 19. Jahrhunderts formierenden psychiatrischen Disziplin als medizinisches Fach bis zu ihrer Etablierung an den Anstalten in den 1870er Jahren. In diesem Kontext wurde auf das heterogene medizinische Wissen der ersten Jahrhunderthälfte eingegangen, das sich aus vielfältigen Quellen, wie der Humoralpathologie, der Irritabilitätslehre, bzw. dem Vitalismus wie auch der traditionellen Diätetik speiste. Gemeinsam war den ersten „psychischen Ärzten" die anthropologische, an der Beziehung zwischen Leib und Seele interessierte Ausrichtung. Methodisch stützten sie sich zum einen auf die Beobachtung ihrer Patienten, andererseits ließen sie sich – je nach ihrer Ansicht über das Verhältnis von Leib und Seele – von Annahmen der Psychologie der Vermögen und von Spekulationen über vermutete körperliche Beeinträchtigungen und Begleiterscheinungen bei psychischen Störungen leiten. Als Naturforscher, d. h. akribischer Sammler und geduldiger Beobachter, sah sich Maximilian Jacobi, der als prominenter Vertreter der ersten Anstaltsdirektoren, neben Kollegen wie Franz Amelung, mit Forschungsarbeiten und Anstaltsberichten den Austausch unter den Ärzten und damit auch die disziplinäre Etablierung der psychischen Heilkunde voran trieb.

Anfänglich innerhalb der 1822 in Leipzig gegründeten Gesellschaft der deutschen Naturforscher und Ärzte vertreten, nahmen ab den 1840er Jahren die Bemühungen einiger Anstaltsdirektoren, eine eigene Interessenvertretung in Form eines psychiatrischen Vereins zu schaffen, Konturen an. Als Publikationsforum der Anstaltsärzte setzte sich die seit 1844 langfristig erscheinende Allgemeine Zeitschrift für Psychiatrie nach einigen jeweils nur wenige Jahre laufenden psychiatrischen Zeitschriften durch. Die ab den 1860er Jahren auf nationaler Ebene selbstständig agierende „Gesellschaft von Deutschlands Irrenärzten" wurde ab Mitte der 1860er Jahre durch Lokalvereine wie den „Psychiatrischen Verein zu Berlin" und den der Rheinprovinz ergänzt.

---

242 [Carl] Pelman, Ideen zur allgemeinen Psychiatrie, in: Allgemeine Zeitschrift für Psychiatrie 35. 1879 S. 463–484 hier bes. S. 466–468.

Als Ziele wurden ein stärkerer Austausch unter den Anstaltsärzten wie auch der Ausbau der psychiatrischen Wissenschaft formuliert.

Ab etwa der Mitte des 19. Jahrhunderts – in diesem Kontext fällt der Name Wilhelm Griesinger – orientierte sich die bis dahin überwiegend an den Anstalten gelehrte und praktizierte Psychiatrie zunehmend an den Entwicklungen innerhalb der modernen Medizin. Naturforschung, induktive Methode und Empirie galten als Forschungsmaxime. Die naturwissenschaftlich ausgerichtete Psychiatrie sollte endgültig von anthropologisch-philosophischen Spekulationen befreit, ihre universitäre Etablierung vorangetrieben werden.

Zwei für den gesamten Untersuchungszeitraum relevante Themen bereiteten den Psychiatern gegenüber ihren Medizinerkollegen Schwierigkeiten: Zum einen die Klassifikation der verschiedenen psychischen Störungen, zum anderen deren Prognose. Diese Fragen beschäftigten neben dem Projekt einer reichsweiten Irrenstatistik, einer einheitlichen Irrengesetzgebung und weiteren Detailfragen, wie die immer stärkere Fokussierung auf die vermeintliche Erblichkeit psychischer Störungen, die psychiatrische Fachdiskussion der 1870er Jahre. Zwar bestand bei der Klassifikation ein Minimalkonsens in der gebräuchlichen Einteilung in primäre und sekundäre Formen; erstere umfasste u. a. die Melancholie und galt als prognostisch günstiger als die sekundäre Form, die u. a. die Verrücktheit oder den Blödsinn umfasste, und als relativ hoffnungslos in der Prognose galt. Das konnte jedoch nicht darüber hinwegtäuschen, dass es, wie es Hecker 1875 ausdrückte, eine „wahrhaft babylonische Sprachverwirrung" bei der Bezeichnung psychiatrischer Störungen gab und jeder Arzt unter den verschiedenen Bezeichnungen etwas anderes verstand, da Begriffe wie „Symptomkomplexe" und „Krankheitsform" nicht von einander unterschieden wurden.[243] Das im Kontext der Arbeiten Griesingers vorgestellte Konzept der Einheitspsychose, das von einem verschiedene Stadien durchlaufenden Krankheitsprozess ausging und schon in seiner Schlichtheit bestach, hatte sich nicht durchsetzen können. Ebenso wenig boten die seit den 1870er Jahren zunehmenden Forschungsmöglichkeiten der Physiologie und der Nervenpathologie Erkenntnisse für die psychiatrische Praxis.

Klassifikation und Prognose psychischer Störungen blieben bis zum Ende des hier untersuchten Zeitraums „wunde Punkte" der jungen psychiatrischen Wissenschaft.

---

[243] Hecker, S. 616 f.

III. Orte der Heilung, Orte der Verwahrung: psychiatrische Versorgung zwischen Tradition und Innovation

1. Von der reinen Heilanstalt zur relativ verbundenen Heil- und Pflegeanstalt: zur Kontroverse um Anstaltskonzeptionen und -neugründungen

„Trennung der Heilbaren und Unheilbaren, Errichtung gesonderter Heil- und Pflegeanstalten war eine Zeitlang das Feldgeschrei von Allen, welchen die Reform der Irrenanstalten am Herzen lag, und gewiß mit vielem Grunde. So Manches erscheint in einer früheren Zeit zweckmäßig, was später anders und besser erkannt wird. Als die Irrenhäuser im Argen lagen und es galt, das unglückliche Loos dieser Armen zu erleichtern, da durften die Menschenfreunde, denen seine Verbesserung am Herzen lag, wollten sie auf Erhörung ihrer Vorschläge hoffen, nicht für alle Irren Hülfe fordern. Für solche Zugeständnisse an die Humanität war die Zeit noch nicht gekommen. [...] und so entstanden Heilanstalten und Gottlob! daß sie entstanden. Die Zeit ist inzwischen vorangeschritten."[1]

Vom Fortschrittsoptimismus geprägt und in Vorbereitung der Eröffnung der Heil- und Pflegeanstalt Illenau bei Achern 1842, verfasste Christian Roller diese Zeilen.[2] In seinen Grundsätzen über die Errichtung neuer Irrenanstalten distanzierte er sich mit seinem Konzept der Verbindung von Heil- und Pflegeanstalt von dem einer reinen Heilanstalt, an der Patienten nur kurzeitig für einen Kuraufenthalt aufgenommen werden sollten. Die Gründung von Heilanstalten für psychiatrisch Erkrankte wurde im frühen 19. Jahrhundert im Zuge der Medizinalreform des späten 18. Jahrhunderts vorangetrieben.[3] In der Forschung wird von dieser Zeit in Abgrenzung von der vorheri-

[1] Christian F. W. Roller, Grundsätze für Errichtung neuer Irrenanstalten, insbesondere der Heil- und Pflegeanstalten bei Achern im Großherzogthum Baden. Karlsruhe 1838 hier S. 91 f.

[2] Vgl. Einleitung. Roller hatte bei seiner Beschreibung der Illenau die Schwierigkeiten des Siegburger Direktors Jacobi im Blick, der wegen der immensen Kosten seiner Heilanstalt im Vergleich zu einer Pflegeanstalt unter einem ständigen Legitimationsdruck gegenüber den geldgebenden Rheinischen Provinzialständen stand, siehe Roller, Grundsätze, S. VIII. Zu den Schwierigkeiten Jacobis siehe den Abschnitt die Siegburg.

[3] Schott/Tölle, S. 246. Dabei waren die ersten „psychischen" Ärzte eine treibende Kraft. Siehe auch Kaufmann, Aufklärung, S. 111–193 zu den preußischen Reformen.

gen „Tollhauspsychiatrie“ von der „Reformpsychiatrie“ gesprochen.[4] Das heißt allerdings nicht, dass es nicht schon vorher Versorgungseinrichtungen für psychisch Erkrankte gegeben hätte, die auch über ein differenziertes Versorgungsangebot verfügten.[5] So ist in den letzten Jahrzehnten wiederholt die Rolle der Hospitäler bei der Unterbringung von Geisteskranken herausgestellt worden.[6] Untersuchungen wie die zu den Hohen Hospitälern in Hessen[7] und den von Geistlichen geführten Einrichtungen[8] verdeutlichen, dass es sich bei den Institutionen nicht nur um Zufluchtsstätten handelte, sondern um Orte, an denen die Betroffenen tatsächlich behandelt wurden.[9] Die Zahl der hospitalisierten Patienten lag im 18. Jahrhundert jedoch deutlich unter derjenigen des 19. Jahrhunderts.[10] Aus der ständischen Gesellschaft entfernt wurden lediglich die gewalttätigen und damit für die Gesellschaft als Gefahr eingestuften Irren.[11] Dies soll keineswegs einer romantischen Vorstellung Vorschub leisten, dass es nicht vorher Zwang und Brutalität und auch den Versuch einer Disziplinierung der Betroffenen gegeben hätte.[12] Es heißt lediglich, dass es eine größere Toleranz gegenüber dem

---

4 Blasius, „Einfache Seelenstörung“, S. 15–40, ders., Vom Umgang mit Unheilbarem, S. 39–56. Auch wenn die Geschichte der Ausgrenzung der Irren länger zurückreicht als ins frühe 19. Jahrhundert, fand nach Blasius im frühen 19. Jahrhundert eine qualitative Veränderung im Umgang mit Irren statt, ebd., S. 39.

5 Schott/Tölle, S. 237, Christina Vanja, Die Stiftung der Hohen Hospitäler in Hessen zwischen Mittelalter und Neuzeit, in: Dies./Arnd Friedrich/Fritz Heinrich (Hg.), Das Hospital am Beginn der Neuzeit. Soziale Reform in Hessen im Spiegel europäischer Kulturgeschichte (Historische Schriftenreihe des Landeswohlfahrtsverbandes Hessen 11). Petersberg 2004 S. 17–32, Watzka, Vom Hospital.

6 Dieter Jetter, Das europäische Hospital. Von der Spätantike bis 1800. Köln 1986, Robert Jütte, Vom Hospital zum Krankenhaus: 16. bis 19. Jahrhundert, in: Alfons Labisch/Reinhard Spree (Hg.), „Einem jeden Kranken in einem Hospitale sein eigenes Bett“ Zur Sozialgeschichte des Allgemeinen Krankenhauses in Deutschland im 19. Jahrhundert. Frankfurt a. Main/New York 1996 S. 31–50.

7 Siehe Abschnitt, Zur Tradition der Hohen Hospitäler.

8 Zu den Spitälern der Barmherzigen Brüder in der Steiermark siehe Watzka, Vom Hospital, ders., Interpretationen des Irrsinns. Zur Pluralität der Wahrnehmungs- und Handlungsmuster betreffend psychischen Krankseins im frühneuzeitlichen Europa, in: Archiv für Kulturgeschichte 85 (1). 2003 S. 201–242.

9 Die Aufnahme in die Hohen Hospitäler war formalisiert, bei der Unterbringung wurde auf eine Geschlechtertrennung geachtet etc. Vanja betont die Formalisierung und die strengen Ordnung in den Spitälern im Gegensatz zu dem u. a. von Foucault gezeichneten Bild, dass sich Hospitaliten dort durcheinander getummelt hätten. Vanja, Madhouses.

10 Watzka, Vom Hospital, Schott/Tölle. Dies gilt auch, wenn man den raschen Bevölkerungsanstieg, der im 19. Jahrhundert einsetzte berücksichtigt.

11 Scull, Psychiatry, S. 149–169, Blasius, „Einfache Seelenstörung“, S. 17, Steinbrecher.

12 Scull, Psychiatry, S. 151, Watzka, Vom Hospital.

gab, was als „aufnahmebedürftig" angesehen wurde.[13] Dies bietet auch einen Erklärungsansatz für die viel diskutierten Ursachen der „Überfüllung" der Anstalten,[14] d.h. der Frage, wieso im Laufe des 19. Jahrhunderts die Zahl der Eingewiesenen im Verhältnis zu Bevölkerung drastisch anstieg.[15] Innerhalb des irrenärztlichen Diskurses war die Zunahme der als aufnahmebedürftig Angesehenen schon in der Mitte des 19. Jahrhunderts ein weit verbreiteter Topos und ein Legitimationsgrund für die Forderung nach immer mehr und immer größeren Anstalten.[16]

Doch auch in der historischen Forschung avancierte dieses Phänomen zu einer viel untersuchten Frage, deren Beantwortung grundsätzliche Differenzen hinsichtlich des Verständnisses psychischer Krankheiten offenbarte. Edward Shorter zufolge gab es drei herrschende Deutungsmuster. Die erste, seiner Meinung nach unplausible, Ansicht wurde von denjenigen vertreten, die, ausgehend von der These, dass es sich bei Geisteskrankheit generell nur um ein soziales Konstrukt handele, den Anstieg als die Auswirkung einer wachsenden Intoleranz der Gesellschaft gegenüber Abweichlern interpretierten.[17] Eine andere Erklärung böten diejenigen, die zugestehen würden, dass es Geisteskrankheiten schon immer gegeben habe und der Anstieg der Zahl der Anstaltsinsassen im 19. Jahrhundert auf soziale Faktoren zurückzuführen sei. Drittens, und diese These vertrat er selbst, könne davon ausgegangen werden, dass „die Häufigkeit ihres Auftretens [der Geisteskrankheiten, S.B.] nach den herrschenden sozialen Bedingungen, die möglicherweise

[13] Auch im 19. Jahrhundert wurde Selbst- und Fremdgefährdung bspw. durch gewalttätiges Verhalten und Feuerlegen als häufiger Einweisungsgrund angegeben, aber das Spektrum an Motiven für einen Antrag auf Aufnahme eine Irren erweiterte sich. Vgl. dazu die Gründe für die Aufnahmeanträge Kapitel IV.

[14] Zum Überfüllung der Anstalten in Deutschland siehe u.a. Shorter, S. 78–81, in England Scull, The most solitary.

[15] Fur eine zahlenmäßige Übersicht der steigenden Zahl an hospitalisierten Irren im Rheinland siehe Werner Nasse, Aerztlicher Bericht, 1864, S. 3. Zahlen auch bei Schindler, S. 92.

[16] Siehe dazu die Diskussion zum Anstaltswesen und des „Irrenbooms" innerhalb der Verhandlungen des „Vereins der deutschen Irrenärzte." Schindler, S. 91–102. Es wurden vielfältige Erklärungsmodelle angeboten, besonders beliebt war die These des „verschärften Kampfes ums Dasein", die Beschleunigung des Lebens, das Anwachsen der Großstädte, ebd., S. 92. Zur Verbreitung der Diagnose Neurasthenie gegen Ende des 19. Jahrhunderts, deren rasanter Anstieg mit den eben genannten Faktoren in Zusammenhang gebracht wurde, siehe exemplarisch Radkau, Das Zeitalter. Inwiefern die Gesellschaft und ihre Veränderungen seit der Französischen Revolution im deutschsprachigen Raum unter den Ärzten für psychische Erkrankungen mitverantwortlich gemacht wurde, untersucht Roelcke, Krankheit.

[17] Shorter, S. 82. Dieses Deutungsmuster, so Shorter, würde das „Leiden der Anstaltsinsassen verharmlosen".

auch Verstand und Gehirn beeinflussen, wechseln kann.[18]" Dabei sei es zum einen zu einer Neuorganisation in der Pflege gekommen, zum anderen wäre ein realer Anstieg an Fällen von an Neurosyphilis Erkrankten und „Trinkerpsychosen" zu verzeichnen gewesen. Abgesehen von der einseitigen Darstellung des Ansatzes der sozialen Konstruktion von Krankheiten, die – seit etlichen Jahren ein kontrovers diskutierter Gegenstand der historischen Forschung[19] – sich nicht auf die Meinung radikaler Psychiatriekritiker der 1960 und 1970er Jahre wie etwa Szazs verkürzen lässt,[20] bietet die zweite, von Shorter wegen mangelnder Differenzierung zwischen verschiedenen Typen psychischer Störungen krisisierte These, eine plausible Erklärung. Sie führt den Anstieg maßgeblich auf soziale und ökonomische Wandlungsprozesse zurück, die sich im Zuge der Industrialisierung und Urbanisierung im Laufe und besonders gegen Ende des 19. Jahrhunderts ergeben hätten.[21] Die These von der „großen Einsperrung" seitens des Staates ist jedoch ebenso zurückgewiesen worden,[22] wie die pauschale Charakterisierung der Anstalten als Abladeplatz für sozial Unerwünschte.[23] Besonders für die ersten Jahrzehnte

---

18 Ebd.

19 Hacking. Für einen Überblick zur Forschungsdebatte der sozialen Konstruktion von Krankheit, der sich nicht nur auf den deutschsprachigen Raum bezieht, siehe Stolberg, Homo patiens, S. 12–20.

20 Shorter reduziert in diesem Zusammenhang das Konzept der sozialen Konstruktion von Krankheit auf Arbeiten radikaler Psychiatriegegner wie Szasz und Rothmann, ohne die zu dieser Thematik ausgeweitete Forschung zu erwähnen. Shorter, S. 83.

21 Scull, The Most Solitary, Cay-Rüdiger Prüll, City and country in German psychiatry in the nineteenth and twentieth centuries – the example of Freiburg, in: History of Psychiatry 10. 1999 S. 439–474. Siehe dazu auch William F. Bynum/Roy Porter/Michael Shepard, The Anatomy of Madness: Essays in the History of Psychiatry. London 1985–1988, Einleitung zum ersten Band.

22 Vanja, Madhouses, Doris Kaufmann, „Irre und Wahnsinnige". Zum Problem der sozialen Ausgrenzung von Geisteskrankheiten in der ländlichen Gesellschaft des frühen 19. Jahrhunderts, in: Richard van Dülmen (Hg.), Verbrechen, Strafen und soziale Kontrolle. Studien zur historischen Kulturforschung (Studien zur Kulturforschung 3). Frankfurt/Main 1990 S. 178–214, David Lederer, Die Geburt eines Irrenhauses: Die königlich-bayerische Irrenanstalt zu Giesing/München, in: Eric J. Engstrom/Volker Roelcke (Hg.), Psychiatrie im 19. Jahrhundert. Forschungen zur Geschichte von psychiatrischen Institutionen, Debatten und Praktiken im deutschen Sprachraum (Medizinische Forschungen 13). Basel/Mainz 2003 S. 67–93. Lederer wendet sich gegen die These der großen Einsperrung der Unvernunft und des Konvergierens staatlicher und bürgerlicher Interessen, ebd., S. 78.

23 Diese These ist durch empirische Studien von Sean Gouglas/James Moran/David Wright, The confinement of the insane in Victorian Canda: the Hamilton and Toronto asylum, in: Roy Porter/David Wright (Hg.), The Confinement of the Insane. International Perspectives, 1800–1965. Cambridge 2003 S. 100–128, zurückgewiesen worden. David Wright hatte schon früher darauf aufmerksam gemacht, dass gerade für die Zeit gegen Ende des 19. Jahrhun-

des 19. Jahrhunderts wurde von einer zunehmenden Sensibilität des sich etablierenden Bürgertums gegenüber den Irren und sogar von einer „Erfindung" der Psychiatrie als Resultat eines bildungsbürgerlichen „Selbsterfahrungsdiskurses"[24] gesprochen.

1803 verfasste Johann Christian Reil seine weitrezipierten Ideen zur Verbesserung der Situation der Betroffenen.[25] Dies geschah im Anschluss an die bekannten Schriften des britischen Geistlichen John Howard und die von ihm beeinflussten Geistlichen Heinrich Balthasar Wagnitz,[26] die beide nach ihren Besichtigungen von Zucht- und Tollhäusern die Situation der Internierten als unangemessen angesichts des überall propagierten Fortschritts der Humanität anprangerten. Reil, von Haus aus Physiologe, war seit 1788 Ordinarius und Direktor der staatlichen Schola clinica in Halle, bevor er

---

derts, in der zumeist von einer Überfüllung der Anstalten mit chronisch psychiatrisch Kranken gesprochen wird, in den von ihm untersuchten Anstalten die Patienten durchschnittlich nur etwa zwei Jahre oder kürzere Zeit verbrachten. WRIGHT, Getting out, S. 143.

[24] Das ist eine der Hauptthesen der Habilitationsschrift von KAUFMANN, Aufklärung. Kaufmann zeichnet die Diskussion um die „Nachtseiten" der Psyche anhand der Beiträge in den Aufklärungszeitenschriften des späten 18. Jahrhunderts und den ersten Zeitschriften der „psychischen" Ärzte zu Beginn des 19. Jahrhunderts nach. Als beispielhaft für die wachsende Sensibilität des „Irrenproblems" in bürgerlichen Kreisen und die Furcht, dass eine psychische Störung prinzipiell jeden heimsuchen könne, kann ein Ausspruch bei einer Sitzung des rheinischen Provinziallandtags aus der ersten Hälfte des 19. Jahrhunderts angeführt werden: „Meine Herren, wir alle können uns davor sichern, daß unsere Abführung in eine Besserungsanstalt oder in ein Gefängnis nicht nötig wird. Bereitwillig und ohne Abstand werden die Mittel bewilligt für derartige Anstalten; aber, meine Herren, wer von uns dürfte sich sicher glauben, daß seine Unterbringung in eine Irrenanstalt nicht nötig sein werde." Zitiert nach BLASIUS, „Einfache Seelenstörung", S. 40.

[25] REIL, Rhapsodieen. Darin wirft er der Gesellschaft eine Diskrepanz zwischen dem Anspruch an Humanität und der sozialen Realität vor und stellt einen Behandlungsplan der sogenannten Geisteszerrüttungen und ein Konzept für die Versorgung der Betroffenen auf. Wesentliche Vorarbeiten zur Krankheitskonzeption leistete er in dem 4. Band seines Archiv für Physiologie, vgl., DERS. Über die Erkenntnis.

[26] Der Prediger Wagnitz verfasste mehrere Abhandlungen über die menschenunwürdigen Zustände in den Zuchthäusern, nachdem er die verschiedenen Stätten bereist hatte und jeder einen Abschnitt in seinem dreibändigen Werk „Historische Nachrichten und Bemerkungen über die merkwürdigsten Zuchthäuser in Deutschland" widmete. Er wandte sich zur Unterstützung seiner Aufklärungsarbeit, die zwischen 1791 und 1802 ca. 1200 Druckseiten umfasste, an Reil, der mit seinen wortgewaltigen Beschreibungen zur Unterbringungssituation der Betroffenen in der gebildeten Öffentlichkeit Aufsehen erregte. Siehe dazu REIL, Rhapsodieen, S. 4 f. und HEINRICH B. WAGNITZ, Historische Nachrichten und Bemerkungen über die merkwürdigsten Zuchthäuser in Deutschland. Nebst einem Anhange über die zweckmäßigste Einrichtung der Gefängnisse und Irrenanstalten 1 und 2. Halle 1792/1794 und DERS., Ideen und Pläne zur Verbesserung der Policey- und Criminalanstalten. Dem neunzehnten Jahrhundert zur Vollendung übergeben. Erste und zweyte Sammlung. Halle 1801/1802.

1810 einem Ruf an die neugegründete Universität nach Berlin folgte.[27] Er kompensierte seine mangelnde Praxiserfahrung im Umgang mit Geisteskranken durch die Lektüre der im zeitgenössischen Diskurs einflussreichsten Schriftsteller und avancierte schnell zu einer viel zitierten Autorität in Fragen der Unterbringung von „Geisteszerrütteten" im deutschsprachigen Raum.[28] Anstelle von Reils durchaus romantisch anmutenden Ausführungen zur Irrenbehandlung,[29] wurde die Planung und Umsetzung der Anstaltsreformen in Preußen jedoch maßgeblich von seinem Kollegen Johann Gottfried Langermann (1768–1832)[30] bestimmt, der später auch bei der Realisierung der Heilanstalt Siegburg unter Berücksichtigung der Vorschläge Jacobis seinen Einfluss in Berlin geltend machte.[31] Diese Zeit der Reformpsychiatrie wurde

---

27 Zu Reil siehe auch R. Mocek, Johann Christian Reil (1759–1813). Das Problem des Übergangs von der Spätaufklärung zur Romantik in Biologie und Medizin in Deutschland (Philosophie und Geschichte. Studien und Quellen 28). Frankfurt/Main 1995, Roelcke. „Wir rücken Schritt…".

28 Reil beließ es auch nicht bei seinen Rhapsodieen, sondern gründete mit dem Philosophen Kayssler eine eigene Zeitschrift, die er später einige Jahre zusammen mit dem Philosophen Hofbauer weiterführte. Diese Zeitschriften hatten allerdings nur eine kurze Erscheinungsdauer, der letzte Band erschien 1812. 1813 starb Reil als Lazarettarzt bei den Freiheitskriegen. Auch die späteren Zeitschriften seines Schülers Nasse, des Freundes Jacobis, Lehrstuhlinhaber in Bonn und Vater des späteren Siegburger Direktors Werner Nasse, schliefen nach einigen Jahren wieder ein. Zu den Zeitschriften generell siehe Angst sowie Keil.

29 Seine Behandlungsmethoden dagegen erregten zwar Aufsehen, wurden aber ziemlich schnell als praxisfern abgelehnt, vgl., Jean Etienne F. Esquirol, Von den Geisteskrankheiten. Hg. von E. H. Ackerknecht/H. Bues (Hubers Klassiker der Medizin und der Naturwissenschaften, 11). Stuttgart/Bern 1968 (Original Des maladies mentales. 1816) hier S. 122.

30 Johann G. Langermann wurde vom preußischen Minister Karl August von Hardenberg mit der Umwandlung des Bayreuther Tollhauses in eine „psychische Heilanstalt für Geisteskranke" beauftragt und wurde dort 1805 zum Direktor berufen, Jetter, Grundzüge, S. 34–36. Zur den preußischen Reformen unter Langermann siehe auch Dörner, Bürger, S. 225–243, Kaufmann, Aufklärung, S. 111–193. Die Bayreuther Anstalt wurde als reine Heilanstalt konzipiert, die unheilbar klassifizierten Kranken wurden in die 80 km entfernte Pflegeanstalt nach Schwabach gebracht, Angela Roth, Der Alltag in den staatlichen psychiatrischen Anstalten in Württemberg im 19. Jahrhundert. Med. Diss. Uni. Erlangen-Nürnberg 1993 hier S. 19.

31 Vgl. Ansorge, S. 35–45. Martin Schrenk, Über den Umgang mit Geisteskranken. Die Entwicklung der psychiatrischen Therapie vom „moralischen Regime" in England und Frankreich zu den „psychischen Curmethoden" in Deutschland (Monographien aus dem Gesamtgebiete der Psychiatrie Band 10). Berlin/Heidelberg/New York 1973 hier S. 85–87. Inwiefern der Anstoß für die Reformmaßnahmen und die konkreten Vorschläge zur Gründung der verschiedenen Anstalten auf Initiativen des aufstrebenden Bürgertums zurückzuführen oder das Produkt staatlicher Reformen war, muss für jede der Anstaltsgründungen individuell untersucht werden. Siehe dazu exemplarisch die Analysen von Prüll für Freiburg, Chmielewski für die psychiatrische Klinik in Heidelberg und Lederer für die Irrenanstalt zu Giesing in München. Prüll, Alexandra Chmielewski, Reform ohne Zukunft: Die Heilanstalt und psychiatrische Klinik in Hei-

von einem Optimismus bestimmt, von der Überzeugung der Heilbarkeit des Irren.[32] Eine Rückführung des Betroffenen zur Vernunft könne aber nur, so die einhellige Behauptung der ersten „psychischen" Ärzte,[33] durch seine Unterbringung in ländlich und idyllisch gelegenen Anstalten erfolgen,[34] abseits der Zivilisation und der Familien, welche zumeist als Mitursache für die Entstehung der Zerrüttung verantwortlich gemacht wurden.[35] Die ideale Heilanstalt[36] sollte, Reil zufolge, nicht mehr als 20 „Heilbare" gleichzeitig aufnehmen,[37] eine „Aufbewahrungsanstalt" dürfe dagegen, wegen der einfacheren Verwaltung, 100–200 „Unheilbare" versorgen.[38] Um einer unrechtmäßi-

---

delberg (1826–1835), in: Eric J. Engstrom/Volker Roelcke (Hg.), Psychiatrie im 19. Jahrhundert. Forschungen zur Geschichte von psychiatrischen Institutionen, Debatten und Praktiken im deutschen Sprachraum (Medizinische Forschungen 13). Basel/Mainz 2003 S. 49–66, Lederer, Die Geburt; für die Anstaltsreformen in Preußen und Württemberg siehe Kaufmann, Aufklärung, S. 111–193. Die Umstände der Umgestaltung Hofheims, bzw. der Gründung der Siegburg, werden in den jeweiligen Abschnitten über die Anstalten ausgeführt.

32 Blasius, „Einfache Seelenstörung", S. 19.

33 Die deutschsprachigen Ärzte, die sich den „Geisteszerrütteten" zuwandten, nannten sich selber psychische Ärzte, eine der Zeitschriften unter der Herausgabe Friedrich Nasses hieß in den ersten Jahren entsprechend Zeitschrift für psychische Ärzte. Dabei waren, anderes als in den Zeitschriften ab der 1840er Jahre, noch etliche Artikel von Philosophen und Theologen verfasst. Die Bezeichnung Psychiatrie soll von Reil herrühren, siehe dazu Andreas Maneros, Der „Urheber der psychischen Medizin in Deutschland überhaupt" und „Vater des Wortes Psychiatrie": Johann Christian Reil, in: Ders./Frank Pillmann, Das Wort der Psychiatrie ... wurde in Halle geboren. Von den Anfängen der deutschen Psychiatrie. Stuttgart 2005 S. 3–79.

34 Reil, Rhapsodieen, S. 459, „Die Irrenanstalt muss in einer anmuthigen Gegend liegen, die See, Flüsse, Wasserfälle, Berge und Felder, Städte und Dörfer in der Nähe hat." Siehe dazu Christina Vanja, „Die Irrenanstalt muß in einer anmuthigen Gegend liegen." Über die Gründung der Herzoglich Nassauischen Heil- und Pflegeanstalt Eichberg, in: Dies./Gabriela Deutsche/Wolfgang Eirund/Steffen Haas/Peter Sander (Hg.), Wissen und Irren. Psychiatriegeschichte aus zwei Jahrhunderten – Eberbach und Eichberg (Historische Schriftenreihe des Landeswohlfahrtsverbandes Hessen 6). Kassel 1999 S. 11–35, Michael Kutzer, Die Irrenanstalt in der ersten Hälfte des 19. Jahrhunderts: Anmerkungen zu den therapeutischen Zielsetzungen, in: Johann Glatzel/Steffen Haas/Heinz Schott (Hg.), Vom Umgang mit Irren. Beiträge zur Geschichte psychiatrischer Therapeutik. Regensburg 1990 S. 63–82.

35 Bei Reil wird die Zivilisationskritik besonders deutlich zum Ausdruck gebracht, stünde doch der vermeintliche Anstieg der Geisteszerrüttungen ursächlich mit dem Voranschreiten der Zivilisation zusammen: „Wir rücken Stück für Stück dem Tollhause näher, so wie wir auf dem Wege unserer sinnlichen und intellectuellen Cultur voranschreiten". Dabei seien die gesellschaftlichen Verhältnisse das „Gährungsmittel zum Verderben". Reil, Rhapsodieen, S. 12 und S. 14. Siehe dazu auch Roelcke, Krankheit, S. 34–36.

36 Zur Erläuterung verschiedener Baupläne der Irrenhäuser siehe Jetter, Das ideale Irrenhaus.

37 Reil, Rhapsodieen, S. 458.

38 Ebd, S. 459, sowie ders., Beiträge zur Organisation, S. 56.

gen Einweisung in eine Versorgungsanstalt vorzubeugen,[39] sollte seiner Meinung nach jeder Irre zuerst zwecks Kurversuchs in eine Heilanstalt gebracht werden.[40] Auch die Diagnose eines unheilbaren Zustandes sollte im Ermessen des Arztes liegen. Eine Schwäche des Ansatzes war dabei die Unterscheidung der Heilbaren von den Unheilbaren, deren Schwierigkeit auch Reil einräumte, obwohl er Leitlinien zur Kategorisierung der Irren, besonders die Art der Erkrankung, ihre Ausdrucksweise und die Dauer,[41] anbot.[42]

Allerdings ergaben sich in der Praxis nicht nur hinsichtlich der Einteilungskriterien der Kranken Schwierigkeiten, da es kein eindeutiges Kriterium zur Feststellung einer Unheilbarkeit gab.[43] Selbst die als wichtige Entscheidungshilfe angesehene Dauer der Erkrankung konnte keine Sicherheit der Prognose gewährleisten, so dass praktische Unzulänglichkeiten eher den Anstoß für einen Umschwung in der Anstaltsplanung gaben als die philosophische Begründung des eingangs erwähnten Heinrich Damerow (1798–1866).[44] Dieser galt als der Verfechter einer Verbindung von Irrenheil- und Pflegeanstalt, deren Konzeption er, auf Hegels Idealismus fußend, durch die Vereinigung der Gegensätze Heilanstalt und Pflegeanstalt, als eine ideale Synthese ansah.[45]

---

[39] Die Einweisung in eine Versorgungsanstalt hätte auch die Entmündigung des Betroffenen und damit den Verlust der Bürgerrechte beinhaltet, Ebd., S. 9. Siehe dazu auch Kapitel IV.

[40] Ebd., S. 8.

[41] Siehe dazu Kapitel II. über den Heilbarkeitsdiskurs.

[42] Für eine Zusammenfassung der Aufnahmekriterien für Heil- und für Pflegeanstalten siehe Christian F. W. Roller, Die Irrenanstalten nach allen ihren Beziehungen. Karlsruhe 1831 S. 53–63.

[43] Heinrich Damerow, Ueber die relative Verbindung der Irren-Heil und Pflegeanstalten in historisch-kritischer, so wie in moralischer, wissenschaftlicher und administrativer Beziehung. Leipzig 1840 hier S. 123, C[arl] F. Flemming, Rezension zu Damerows. Ueber die relative Verbindung der Irren-Heil- u. Pflegeanstalten, in historischer-kritischer, so wie in moralischer, wissenschaftlicher u. administrativer Beziehung, in: Jahrbücher der in- und ausländischen gesammten Medicin 30. 1841 S. 241–243 hier S. 243, Reil, Rhapsodieen, S. 464 f. hatte eingeräumt, dass die Kriterien über die „Unheilbarkeit" noch einer „genaueren Erwägung" bedürften.

[44] Heinrich Philipp August Damerow studierte u. a. bei Hegel in Berlin Philosophie und Medizin. Er wurde stark von den Ideen Hegels beeinflusst. Siehe dazu Hans Laehr, Heinrich Philipp August Damerow, in: Theodor Kirchhoff (Hg.), Deutsche Irrenärzte. Einzelbilder ihres Lebens und Wirkens. Bd. 1. Berlin 1921 S. 165–175.

[45] Das Neue an seinem Konzept, so Damerow, sei „die aus der Geschichte der Irrenanstalten selber hervorgehende Erkenntnis der Nothwendigkeit ihrer, den logischen Kategorien der unmittelbaren Einheit der Gegensätze, ihres Auseinanderfallens und der höheren freieren Einigung derselben entsprechenden Entwicklung", Damerow, Ueber die relative Verbindung, S. IVf. Dörner charakterisiert die damerowsche Denkart als Beleg für „die Fragwürdigkeit, nach Hegels Tod noch hegelsch zu denken, ohne ihn ‚auf die Füße gestellt' zu haben." Dörner, Bürger, S. 280. Schon Griesinger merkte hinsichtlich des damerowschen Konzepts an, dass „für dieses

Offenbarten die prognostischen Ungewissheiten des jeweiligen Fortgangs einer psychischen Erkrankung auch die zeitgenössischen Schwierigkeiten bei der Klassifikation der Störungen,[46] so wurden im zeitgenössischen Diskurs weitere Gründe für ein Umschwenken in der Anstaltsplanung von der getrennten Heil- und Pflegeanstaltanstalt zur verbundenen Heil- und Pflegeanstalt angeführt: Neben ökonomischen Gesichtspunkten machte man auch wissenschaftliche und therapeutische Erwägungen geltend. In ökonomischer Hinsicht wurden die Kosten einer notwendigen doppelten Administration und weiterer baulicher Einrichtungen genannt, die sich eine verbundene Heil- und Pflegeanstalt sparen könne, sowie die Transportkosten, die durch Verlegungen der Irren zustande kämen.[47] In therapeutischer Beziehung wurden die Vorzüge einer schnellen Aufnahme herausgestellt,[48] da nunmehr keine schwerwiegende Entscheidung zur Aufnahme in eine Heil- oder in eine Pflegeanstalt getroffen werden müsse.[49] Therapeutisch wertvoll sei auch die Möglichkeit einer „Strafversetzung"[50] der Kranken auf verschiedene Abteilungen sowie die schnelle Entfernung störender „Unheilbarer" aus den Abteilungen der „Heilbaren", um den Genesungsprozess der Letzteren nicht zu gefährden.[51] Die Größe der relativ verbundenen Anstalt lasse zudem eine differenzierte Einteilung der Irren nach dem Geschlecht, dem „Grad" der Heilbarkeit, dem „früheren Stand der Kranken"[52] und dem Charakter der

---

System der grossen sogenannten relativ verbundenen Anstalten [...] nicht nur [...] Hegels Logik sprechen, sondern es wurden ihm viele, zum Theil sehr beachtenswerthe Vortheile vindicirt." GRIESINGER, Pathlogie, 2. Aufl., S. 524.

46 DAMEROW, Ueber die relative Verbindung, S. 127, siehe Kapitel II.

47 ROLLER, Grundsätze, S. 95, DAMEROW, Ueber die relative Verbindung, S. 236 und S. 239–264.

48 Eine schnelle Einweisung, so die Überzeugung der Ärzte, erhöhe die Heilungschancen der Person.

49 GRIESINGER, Pathologie, 2. Aufl., S. 524. Für die Aufnahme in eine Pflegeanstalt war eine Entmündigung Voraussetzung, siehe Kapitel IV.

50 ROLLER, Grundsätze. Zu den Strafversetzungen der Betroffenen in verschiedene Abteilungen und deren Reaktion darauf siehe Kapitel VII.

51 Auch Griesinger weist auf den nachteiligen „üblen Einfluss" der unheilbaren auf die heilbaren hin, GRIESINGER, Pathologie, S. 525.

52 Die Einteilung nach dem Stand des Betroffenen bezog sich auf das ständische Gesellschaftsmodell. Die einzelnen Stände sollten so wenig wie möglich in Berührung kommen, was durch die Einrichtung verschiedener Pflegeklassen gewährleistet werden sollte. Dabei spielte der Bildungsstand, im Gegensatz zum finanziellen Hintergrund, eine gewichtige Rolle. Eine bildungsbürgerliche Sensibilität gegenüber eingeschränkten finanziellen Ressourcen wird dabei ebenso deutlich wie der Wunsch nach Abgrenzung nach unten hin. „Eine vornehme zarte Dame kann man mit einer plumpen Bäuerin nicht in eine Abtheilung bringen [...] Verwerflich ist die Sonderung in zahlende und nicht zahlende Kranke. Es gibt Kranke, welche den höheren Ständen angehören und arm sind, und umgekehrt reiche aus den untern Ständen." ROLLER, Grund-

Krankheit zu.[53] Wissenschaftlich gesehen würde der Arzt davon profitieren, alle Stadien einer Erkrankung beim Patienten zu erleben und nicht, wie in Heilanstalten, die Anfangsstadien und Heilungsverläufe, in den Pflegeanstalten dagegen nur Endzustände.[54] Wurde den ruhigen „chronischen“ Pfleglingen noch ein therapeutischer Nutzen durch ihren „beruhigenden“ Einfluss auf „frisch“ Aufgenommene zugesprochen,[55] taten sich weitere Gruppen auf, die die Notwendigkeit weiterer reiner Pflegeanstalten offenbarten. Das waren einerseits die „abgestorbenen, verzerrten und erloschenen Menschengesichter und Gestalten“,[56] also diejenigen „Unheilbaren“, die auch nicht mehr in der Anstalt von Nutzen sein konnten und deren „Abfluss“ in weitere Pflegeanstalten sichergestellt werden müsse,[57] und andererseits diejenigen Personen, die sich in qualitativer Hinsicht von den Unheilbaren unterschieden: „Sieche mit Abscheu erregenden Uebeln“, „Kretine“ und die „Idioten“.[58] Deren Präsenz sei – so der Konsens unter den Irrenärzten – in den Irrenanstalten grundsätzlich unerwünscht.[59]

1.1. Klinischer Unterricht an Irrenanstalten: der wissenschaftliche Nutzen eines „unheilbaren Patienten“

Wurde im Vorherigen schon auf die vermeintliche Verbesserung der wissenschaftlichen Forschungsmöglichkeiten der Ärzte durch die verbundenen An-

---

sätze, S. 89 f. Zu den Versorgungsklassen in Krankenhäusern generell siehe GUNNAR STOLLBERG, Zur Geschichte der Pflegeklassen in deutschen Krankenhäusern, in: ALFONS LABISCH/REINHARD SPREE (Hg.), „Einem jeden Kranken in einem Hospitale sein eigenes Bett.“ Zur Sozialgeschichte des Allgemeinen Krankenhauses in Deutschland im 19. Jahrhundert. Frankfurt a. Main/New York 1996 S. 374–398. Dazu auch Kapitel VII.

53 ROLLER, Grundsätze, S. 90.

54 [BERNHARD] VON GUDDEN, Zur relativ verbundenen Irrenheil- und Pflegeanstalt, in: Allgemeine Zeitschrift für Psychiatrie 18. 1861 S. 627–632, ROLLER, Grundsätze, S. 96.

55 GUDDEN, Zur relativ verbundenen Irrheil-, Er stellte fest, dass es „unbestritten sein dürfte“, dass „der ruhige disciplinirte, den Geist des Hause repräsentirte Stamm der sogen. Pfleglinge wegen seiner wohltätigen Einwirkung auf die frisch aufgenommenen Kranken als curatives Element gerade in der Constituirung einer Heilanstalt von wesentlicher Bedeutung ist.“ Ebd., S. 628 f.

56 Ebd., S. 630.

57 Griesinger, wies auf die Problematik der verbundenen Anstalten hin, dass noch eine zusätzliche Pflegeanstalt benötigt würde, GRIESINGER, Pathologie, 2. Aufl. S. 526.

58 ROLLER, Grundsätze, S. 64. „Zwischen den unheilbaren und jener Klasse von Kretinen und Idioten besteht ein bedeutender, meist nicht bloß quantitativer, sondern wirklich qualitativer Unterschied, welcher von weniger Unterrichteten häufig verkannt wird und dann zu folgereichen Irrthümern führt.“

59 Ebd., S. 64.

stalten eingegangen, so erregte ein weiterer Aspekt der psychiatrischen Ausbildung unter den Anstaltspsychiatern kontroverse Stellungsnahmen: die Nutzung der Anstalt für den klinischen Unterricht. Zwar äußerte man vordergründig Vorbehalte wegen einer Gefährdung der therapeutischen Atmosphäre innerhalb der Anstalt durch den Zustrom von Studenten, doch spielte unterschwellig die Frage nach der Notwendigkeit und der Zuständigkeit der psychiatrischen Ausbildung im medizinischen Studium eine wesentliche Rolle.[60] Es lassen sich insgesamt drei Hauptrichtungen herausarbeiten.[61] Zum einen die Befürworter des psychiatrischen Unterrichts, entweder in eigens dafür eingerichteten kleinen Filialanstalten in der Nähe der großen Anstalten, wie dies der bekannte Bonner Medizinprofessor Friedrich Nasse vorschlug,[62] oder innerhalb der Anstalten selbst; hierfür traten Heinrich Damerow und Franz Amelung ein.[63] Zum anderen deren Gegner wie u.a. Roller und Flemming.[64] Während Roller als entschiedener Gegner des klinischen Unterrichts an Irrenanstalten angesehen werden kann,[65] nahm Nasses Freund Jacobi eine Zwischenstellung ein. Jacobi stellte zwar die von Roller angeführten Probleme der Wahrung der Privatsphäre der Patienten und ihrer Familien in Rechnung,[66] unterstrich aber auch die von Nasse geforderte Notwendigkeit der Einrichtung klinischer Anstalten an den Universitäten.[67]

---

60 Engstrom, Clinical Psychiatrie, S. 44.

61 Damerow, Ueber die relative Verbindung, S. 191–229. Die Positionen werden hier nur schematisch angeführt. Für eine detailliertere Darstellung siehe Engstrom, Clinical Psychiatrie, S. 44–50.

62 Ebd., S. 44 f., [Friedrich] Nasse, Keine Irren in die klinischen Anstalten, in: Zeitschrift für psychische Ärzte 4. 1822 S. 172–202 hier S. 172 f.

63 Heinrich Damerow, Die Irrenanstalten als Bildungsmittel für junge Ärzte in der praktischen Psychiatrie. Berlin 1839, zu Amelung siehe den Abschnitt, Hofheim unter Amelung, in diesem Kapitel.

64 Ebd., S. 46.

65 Engstrom, Clinical Psychiatry, S. 46. Rollers wandte ein, dass die Studierenden die Anstaltsordnung stören würden, besonders weibliche Kranke durch den Besuch junger Studenten aufgeregt würden und das „innere Familienleben" der Kranken durch so viele Mitwisser nicht verschwiegen werden könne, Roller, Die Irrenanstalt, S. 38. Zu Rollers Konflikt mit der medizinischen Universität Heidelberg siehe Burkhardt, S. 71–79. Roller studierte Medizin, ohne zu promovieren, den Doktortitel erhielt er erst nachträglich auf Initiative eines Ministers, vgl. Chmielewski, Reform, S. 57 und Schott/Tölle, S. 553 f.

66 C[arl] F. Flemming/Maximilian Jacobi, Ueber die Einrichtung einer Irrenanstalt im Großherzogthum Baden, in: Zeitschrift für die Beurtheilung und Heilung der krankhaften Seelenzustände 1. 1838 S. 717–742 hier bes. S. 741.

67 Bei Jacobi wird seine um Ausgleich bemühte Position deutlich, indem er zwar den Argumenten gegen den klinischen Unterricht Rechnung trägt, aber zugleich die Legitimität der Ansicht Nasses herausstellt: „In so ferne es aber von der andern Seite darum nicht minder ein dringendes Bedürfniß bleibt, daß es dem angehenden Arzte auf der Universität nicht an Gelegenheit fehle, sich in gleichem Maaße wie mit den übrigen Zweigen der Heilkunde, so auch mit demjeni-

Zudem wurde hervorgehoben, dass für eine vollständige Übersicht über die verschiedenen Krankheitsformen und Stadien die Studenten auch „chronische Fälle“ zu Gesicht bekommen müssten.[68]

Neben der Schwierigkeit der psychiatrischen Nachwuchsausbildung offenbarte die Diskussion um die Anstaltskonzepte auch die ambivalente Einstellung der Ärzte den „unheilbaren“ Irren und deren Familien gegenüber. Zum einen wurde die Notwendigkeit eines sensibleren Umgangs mit den Betroffenen angemahnt, die nur eine Heil- und Pflegeanstalt gewährleisten könnte.

> „Viele Unheilbare haben so viel Gefühl, daß sie die Härte der Abführung nach der Pflegeanstalt wohl empfinden und wie sehr müssen erst die Angehörigen darunter leiden, denen damit der letzte Schimmer einer tröstlichen Hoffnung geraubt wird.“[69]

Die unhaltbare Einteilung der Betroffenen in „Heilbare und Unheilbare“ sollte dementsprechend durch „in spezieller Behandlung befindliche und nicht darin befindliche Irren“ ersetzt werden.[70] Zum anderen bot die Beschreibung einer oftmals düsteren Situation der Kranken in ihren häuslichen Verhältnissen ein beliebtes Argument unter den Ärzten, die Betroffenen schnellstmöglich aus der Familie zu nehmen und in eine Anstalt zu bringen, worauf in Kapitel IV. über die Beziehungen zwischen den Ärzten und den Familien eingegangen wird.

Um die Mitte des 19. Jahrhunderts herrschte im psychiatrischen Diskurs relative Einmütigkeit über die Unzulänglichkeit der Einteilung der Kranken in „Heilbare“ und „Unheilbare“, die Versorgungsstruktur dagegen blieb weiterhin Gegenstand von Kontroversen.[71] Im darauffolgenden Jahrzehnt führte der Vorstoß Wilhelm Griesingers, die Versorgung der Irren gänzlich um-

---

gen, der sich mit den Irreseynszuständen beschäftigt, als einem der wichtigsten und schwierigsten, praktisch bekannt zu machen, scheint es unbedingt erforderlich, daß an den Universitäten besondere klinische Anstalten für diese Zwecke bestehen, wie dieses unter andern von Nasse schon längst auf das dringendste bevorwortet ist.“ Ebd., S. 741.

[68] Amelung hatte darauf hingewiesen, dass die Studenten alle Stadien vorgestellt bekommen müssten. Während Damerow die „chronischen“ Patienten 1833 als ideale Anschauungsobjekte für die Studenten betrachtete, wandte Griesinger ein, dass chronisch Kranke für den klinischen Unterricht von wenig Nutzen seien, da die Studenten „akute“ Fälle sehen müssten bei denen Ursache, Verlauf und Therapie vollständig erhoben werden könnten. Siehe dazu ENGSTROM, Clinical Psychiatry, S. 71 f.

[69] ROLLER, Grundsätze, S. 94. Dazu auch DAMEROW, Ueber die relative Verbindung, S. 90–115.

[70] Ebd. Auch Amelung sprach in seinen Anstaltsberichten von in spezieller Behandlung befindlicher Irrer, verwendete dann die Bezeichnungen unheilbar und chronisch synonym.

[71] Damerow wandte sich grundsätzlich gegen die These der Unheilbarkeit, während Griesinger die Betroffenen als akut erkrankte bzw. als chronische Fälle bezeichnete, welche letztere aber nicht unbedingt unheilbar wären.

zustrukturieren, 1868 zu einer Welle der Empörung unter den etablierten Anstaltspsychiatern.[72]

1.2. Der Vorstoß Griesingers 1868: das Scheitern einer Neuorganisation der Irrenpflege

Die Kontroverse Griesingers mit einem Großteil seiner älteren Psychiaterkollegen, die zumeist verkürzt als Konflikt zwischen der konservativen Anstaltspsychiatrie und der aufkommenden Universitätspsychiatrie dargestellt wurde,[73] ist an anderer Stelle detailliert untersucht worden,[74] so dass hier nur die für diese Arbeit interessierenden Eckpunkte wiedergegeben zu werden brauchen. Griesinger, der sich als junger Assistenzarzt bei Ernst Albert Zeller[75] in der Anstalt Winnenthal schon 1844 durch eine niederschmetternde Rezension über Jacobis Werk über die Tobsucht[76] nicht nur Freunde gemacht hatte,[77] schloss sich hinsichtlich der Irrenversorgung noch bis in die Mitte des 19.Jahrhunderts der herrschenden Meinung an.[78] 1868 allerdings,

---

72 Wilhelm Griesinger, Ueber Irrenanstalten und ihre Weiter-Entwicklung in Deutschland, in: Archiv für Psychiatrie und Nervenkrankheiten 1. 1868/69 S.8–43.

73 Sammet, „Ueber Irrenanstalten…“, S.7. Sammet wendet sich gegen die seiner Meinung nach vielfach einseitige Darstellung der Kontroverse um Griesinger als Streit zwischen der Anstalts- und Universitätspsychiatrie und konnte in seiner Dissertation nachweisen, dass fünf Themenkreise zum Konflikt beigetragen hätten: erstens die Errichtung der ersten ordentlichen Professur für Psychiatrie in Berlin (nachdem seine Vorgänger Ideler nur eine außerordentliche Professur inne gehabt hatte), zweitens der Bau einer Irrenpflegeanstalt in Berlin, drittens seine Gründung des Archivs für Psychiatrie und Nervenkrankheiten, die in Konkurrenz zur Allgemeinen Zeitschrift für Psychiatrie gesehen werden kann, viertens die Gründung zweier konkurrierender Gesellschaften 1867 in Berlin und fünftens ein Gutachten Griesingers an Heinrich Müller, dem Minister für Medizinalangelegenheiten, von 1865, worin er die Errichtung einer Klinik außerhalb der Charité erbat, ebd., S.9.

74 An neuerer Literatur sei hier erwähnt: Engstrom, Clinical Psychiatry, S.51–87, Kai Sammet, Wilhelm Griesinger, die Charité und die „Weiterentwicklung“ der Irrenanstalten, in: Rüdiger vom Bruch (Hg.), Jahrbuch für Universitätsgeschichte. Bd.3. Zur Geschichte des Berliner Charité-Krankenhauses im 19.Jahrhundert. Stuttgart 2000 S.137–161, ders., „Ueber Irrenanstalten…“, Rainer Tölle, 1868 – Krisenjahr der Anstaltspsychiatrie, in: Schriftenreihe der Deutschen Gesellschaft für Geschichte der Nervenheilkunde 9. 2003 S.277–285, sowie Schott/Tölle, S.285–292.

75 Zeller ist durch die Formulierung des Konzeptes der Einheitspsychose bekannt geworden, die von Griesinger in modifizierter Form vertreten und verbreitet wurde, siehe Kaptel II.

76 Jacobi, Hauptformen.

77 Zur Rezension Griesingers siehe Abschnitt über Krankheitskonzeptionen, Kapitel II.

78 In der ersten Auflage seines Lehrbuchs 1845 übernahm der junge Griesinger zur Irrenversorgung und Behandlung noch ganz die herrschende Meinung; selbst 1861, in der zweiten Auf-

in seinem Aufsatz „Ueber Irrenanstalten und deren Weiter-Entwicklung in Deutschland", erschienen im ersten Band seiner neuen Zeitschrift „Archiv für Physiologie und Nervenkrankheiten", befürwortete er dagegen eine konsequente Aufhebung des bisherigen Versorgungssystems und der Zweiteilung der Irrenpflege, die auch in praktischer Hinsicht endlich Abschied von der unglücklichen Einteilung der Patienten in heilbare und unheilbare Kranke nehmen sollte.[79] Er unterschied dagegen akut Erkrankte mit günstiger Prognose von chronischen Fällen, die zwar nicht unbedingt unheilbar wären, aber doch ungünstigere Genesungsaussichten hätten.[80] In der Anstaltskonzeption sollte sich diese Einteilung in der Behandlung der akut Erkrankten in Stadtasylen[81] und der Versorgung der chronischen in ländlich gelegenen Asylen widerspiegeln.[82] Die „chronischen" Fälle sollten, bei Gefährlichkeit in einer Zentralanstalt, ansonsten aber in agrikolen Kolonien für Arbeitsfähige und in Familien-Pflege für weniger körperlich Einsatzfähige untergebracht werden.[83] Die späten Forderungen Griesingers, die in Zusammenhang mit seinen Äußerungen zum „Non-Restraint"[84] gesehen werden können, verfolgten

---

lage des Lehrbuchs, ist von einer neuen Aufteilung im Anstaltsystem noch keine Rede, obwohl in der zweiten Auflage die Notwendigkeit weiterer Pflegeanstalten angeführt wird, weil sich in den verbundenen Anstalten so viele chronische Fälle ansammelten. Allerdings spricht Griesinger schon von der Notwendigkeit einer leichten Erreichbarkeit der Anstalt und deren Krankenhauscharakter. vgl. Griesinger, Pathologie, 1. Aufl. 1845 mit der 2. Aufl. 1861, hier wurde der Nachdruck der zweiten Auflage von 1867 verwandt, siehe zur Konzeption der Irrenanstalten bes. S. 520–538. Dies deckt sich mit der Meinung Sammets, wonach die Kontroverse Griesingers mit den Anstaltspsychiatern nur dann verständlich werde, wenn man annehmen könne, dass Griesingers noch 1861 größtenteils die Meinung seiner späteren Gegner vertreten habe, sich seine Ansichten erst wesentlich später geändert hätten, Sammet. „Ueber Irrenanstalten...", S. 9.

79 Griesinger, Ueber Irrenanstalten, S. 9 f.

80 Ebd., S. 25, „Chronisch ist noch nicht nothwendig gänzlich unheilbar. Das, was man unter ‚Heilung' versteht, kann manchem dieser Individuen im Laufe der Jahre noch geleistet werden." Unter akut Erkrankten verstand Griesinger aber nicht nur sogenannte frische Fälle, sondern auch die chronischen, insofern sie einen „Exacerbationszustand" erlitten, ebd., S. 13.

81 Ebd. Je nach Größe der Stadt sollte das Stadtasyl nicht mehr als höchstens 150 Kranke und diese im Regelfall auch nicht länger als 1 Jahr, höchstens 1 ½ Jahre aufnehmen, ebd., S. 21.

82 Ebd. „Eine richtige öffentliche Fürsorge für die sogenannten Geisteskranken bedarf zweier Haupt-Verpflegungsmodi [...] die eine bestimmt für einen blos transistorischen, die andere für einen langen Aufenthalt der Kranken", S. 10.

83 Ebd., S. 33–35. Obwohl sich Griesinger gegen die Einteilung der Kranken in heilbare und unheilbare wandte, brachte seine Unterscheidung in akute und chronische für die Betroffenen keine wirklich Veränderung. Auch hier ging es wieder um die Behandlung der heilbar, bzw. akut Erkrankten und die geeignete Versorgung derjenigen, mit denen keine Behandlungsversuche unternommen werden sollten.

84 Siehe Kapitel VI, Disziplinarische Intervention im Anstaltsalltag.

neben ökonomischen und humanitären Aspekten[85] den Ausbau des klinischen Unterrichts der Medizinstudenten und damit die Etablierung der Universitätspsychiatrie.[86] In diesem Kontext werden seine Forderungen verständlich, wonach die Studenten einen einfachen Zugang zur Klinik haben sollten, die psychiatrische Klinik über genügend „akute" Fälle verfügen müsse, deren Verweildauer relativ kurz sein sollte, da nur wenige „chronische" Fälle für den Unterricht benötigt würden und das Stadtasyl somit die Form einer psychiatrischen Klinik annehmen sollte.[87] Bis auf wenige Befürworter[88] sprach sich der größte Teil der etablierten Anstaltsdirektoren gegen die Forderungen aus, so dass die Diskussion – schon durch den frühen Tod Griesingers im Oktober 1868 – vorerst als beendet angesehen werden konnte.[89]

Die Darstellung der zeitgenössischen Diskussion um Anstaltskonzepte diente als Folie, um im Folgenden die beiden in dieser Arbeit interessierenden Institute Hofheim und Siegburg einordnen zu können. In Hessen wie im Rheinland setzte sich langfristig das Konzept der relativ-verbundenen Heil- und Pflegeanstalt durch. Ferner gilt es zu berücksichtigen, dass im hier interessierenden Zeitraum (1825–1878) die psychiatrische Ausbildung der angehenden „Irrenärzte" größtenteils erst nach dem Medizinstudium an den Anstalten selbst erfolgte. Bis zur Jahrhundertmitte gab es in den deutschen Staaten 77 öffentliche und etwa 20 private Anstalten,[90] klinischen Unterricht

---

85 Sammet, Ökonomie.

86 Die Bedeutung von Griesingers Reformprogramm im Etablierungsprozess der Universitätspsychiatrie hat Engstrom, Clinical Psychiatry, S. 51–87, untersucht.

87 Griesinger, Ueber Irrenanstalten, S. 21 f.

88 Darunter der Göttinger Reformpsychiater Meyer, der als Vertreter des „Non-Restraint" bekannt wurde und Wille, der als Direktor der schweizerischen Anstalt Rheinau in der Versammlung der schweizerischen Irrenärzte 1868 die Forderungen Griesingers „In vieler Hinsicht für gerechtfertigt" hielt, [Ludwig] Wille, Ueber Irren-Pflege und Irren-Anstalten. Vortrag, gehalten den 11. September 1868 in der Jahres-Versammlung der schweizerischen Irrenärzte in Rheinau, in: Vierteljahrschrift für Psychiatrie 2. 1868 S. 354–370 hier S. 370. Zu Ludwig Meyer (1827–1900), siehe Elisabeth Burkhart, Ludwig Meyer (1827–1900) – Leben und Werk. Ein Vertreter der deutschen Psychiatrie auf dem Weg zur medizinisch-naturwissenschaftlichen Fachdisziplin. Uni. med. Diss. FU Berlin 1991 Nolte, Gelebte Hysterie, S. 35 f.

89 An der Berliner Charité, als einer der wenigen Universitäten, wurde schon seit 1812, mit dem Amtsantritt Ernst Horns klinischer Unterricht durchgeführt, der dann mit Ideler, Meyer und den psychiatrischen Vorlesungen Griesingers fortgeführt wurde. Siehe dazu Albert Guttstadt, Die naturwissenschaftlichen und medicinischen Staatsanstalten Berlins. Festschrift für die 59. Versammlung deutscher Naturforscher und Aerzte. Im Auftrage Sr. Excellenz des Ministers der geistlichen, Unterrichts und Medicinal-Angelegenheiten Herrn Dr. von Gossler. Berlin 1886 hier S. 376–378.

90 Engstrom, Clinical Psychiatry, S. 18, Österreich-Ungarn ist darin nicht eingeschlossen. Die Zahl der privaten Anstalten wuchs in der zweiten Hälfte auf 120 an.

gab es dort größtenteils nicht. Das war auch in Hofheim der Fall. Eine Ausnahme bildete die Siegburg, wo interessierte Studenten durch eine Kooperation mit der Bonner medizinischen Fakultät die Möglichkeit eines sechswöchigen Praktikums erhielten.[91] Die Siegburg avancierte zu einer beliebten Ausbildungsstätte der postgraduierten Mediziner.[92] Obligatorisch war das psychiatrische „Wissen“ für die Mediziner zu der Zeit allerdings nicht. Erst ab 1906, mit Inkrafttreten der Approbationsordung von 1901, wurde die Psychiatrie zum Prüfungsfach der Medizinstudenten.[93]

Auf die Ausgangslagen der beiden Anstalten und die Konsequenzen der Anstaltsreformen für die beiden Institutionen wird im Folgenden näher eingegangen werden. Trotz der verschiedenen Entwicklungsbedingungen lässt sich für beide Institutionen ein gemeinsames Problem erkennen: die Frage nach der Erkennung und dem Umgang mit den „Unheilbaren“.

2. Zur Tradition der Hohen Hospitäler: das hessische Hohen Hospital Hofheim

Die Gründung Hofheims als eines der vier hessischen Hohen Hospitäler, reicht bis in die Reformationszeit zurück.[94] Mit dem Übertritt des damaligen Landgrafen Philipps des Großmütigen (1504–1567) zum evangelischen Glauben in den Jahren 1524/25 wurden einige in den althessischen Landesteilen gelegenen Klöster aufgelassen und zu Hospitälern umgewidmet.[95] Sie bildeten eine mögliche Zufluchtsstätte für all diejenigen Landesbewohner, die sich selber nicht ernähren konnten – sei es aus Krankheits- oder Altergründen – und denen ein familiäres Versorgungsnetz fehlte. In den Folgejahren wurden somit körperlich Kranke, Sieche und Behinderte, aber auch Waisen- und Findelkinder aufgenommen. Die Plätze in diesen frühen Fürsorgeeinrichtungen waren begehrt, da sie eine Versorgung nötigenfalls bis

---

[91] [Carl] Pelman, Erinnerungen eines alten Irrenarztes. Bonn 1912, Diese Möglichkeit wurde laut Pelman von den Studenten nicht sehr häufig genutzt.

[92] Siehe den Abschnitt, Die Siegburg.

[93] In Bayern wurde die Psychiatrie zwar 1862 zum Prüfungsfach ernannt, diese Regelung wurde durch die 1872 erfolgte Ausweitung der seit 1869 für den Norddeutschen Bund verfügten Bestimmungen allerdings wieder aufgenhoben. Vgl. Hans-Heinz Eulner, Die Entwicklung der medizinischen Spezialfächer an den Universitäten des deutschen Sprachraums. Stuttgart 1970 hier S. 261 f.

[94] Eckhart G. Franz, Landgraf Philipps Reformkonzept und die hessischen Hospitäler, in: Berger/Ernst/Sahmland/Trosse/Vanja S. 23–33 hier S. 27–31.

[95] Siehe dazu den Abschnitt, Das Hessische Hohen Hospital Hofheim unter Amelung bis 1850.

zum Tod des Betroffenen boten, wenn nicht zuvor eine Entlassung erfolgen konnte. Für eine Aufnahme musste der Anwärter ein Bittgesuch an den Landesherren stellen. Von den Aufnahmevorgängen sind für die Zeit von Mitte des 16. Jahrhunderts bis 1810 insgesamt rund 4000 für die hessischen Hohen Hospitäler erhalten geblieben.[96] In den Bittschriften, den „Supplikationen", legten die Antragsteller ihre Gründe für eine Aufnahme offen. Beigelegt wurden weitere Schriftstücke wie ärztliche Atteste, Zeugnisse von Pfarrern und Dorfältesten, die die Aufnahmeberechtigung des Betroffenen bezeugen sollten. Die Hospitäler bildeten somit einen Gegenpol zu den städtischen Bürgerspitälern, die den Landbewohnern zumeist nicht offenstanden;[97] auch von ihrer Struktur her orientierten sie sich an den spätmittelalterlichen Bürgerspitälern.[98] Die Aufnahmebestimmungen lockerten sich sukzessive, so dass im 18. Jahrhundert auch Geisteskranke und später auch begüterte Bürger gegen Kostgeld aufgenommen werden konnten.[99]

Im Folgenden wird die weitere Entwicklung Hofheims dargestellt, wobei die Diskrepanz zwischen den eingangs erörterten und von den zeitgenössischen Psychiatern entworfenen Anstaltskonzepten und den begrenzten Möglichkeiten der Realisierung der Entwürfe deutlich hervortritt. Das Beispiel des Hospitals Hofheim zeigt zudem die strukturellen Schwierigkeiten der traditionsreichen Anstalt, trotz der hartnäckigen Bemühungen des dort seit 1821 festangestellten Arztes Franz Amelung, des Neffen des bekannten Arztes Hufeland, mit den neueren Entwicklungen innerhalb der psychiatrischen Anstaltspraxis benachbarter deutscher Staaten mitzuhalten.

---

96 Diese Aufnahmegesuche werden zur Zeit in dem DFG-Projekt „Die Hessischen Hohen Hospitäler. Die Patienten- und Leitungsstruktur einer frühneuzeitlichen Versorgungseinrichtung" an den Universitäten Marburg und Kassel und der Leitung von Prof. Dr. Gerhard Aumüller und Prof. Dr. Christina Vanja ausgewertet.

97 Christina Vanja, Die Hohen Hospitäler Landgraf Philipps als neue ‚caritas', in: Dies./Heide Wunder/Berthold Hinz (Hg.), Landgraf Philipp der Großmütige von Hessen und seine Residenz Kassel (Veröffentlichungen der historischen Kommission für Hessen 24, 8). Marburg 2004 S. 207–220.

98 Vanja, Nur „finstere und unsaubere Clostergänge"?, S. 26.

99 LWV-Archiv, Bestand 13, Hospitalordnungen, „Renovierte Ordnung" von 1728. Siehe dazu auch Christina Vanja, Das Nachwirken der antiken Diätetik in frühneuzeitlichen Hospitälern, in: Historia Hospitalium 24. 2004–2005 S. 11–22 hier S. 14.

2.1. Hofheim unter Amelung bis 1850

„Auf bessere Zeiten hoffe ich noch immer, und gewiss, sie werden kommen, wenn ich sie auch nicht mehr erleben sollte.“[100]

Nach 24-jähriger Amtszeit als Arzt im Hospital Hofheim zog Franz Amelung gegenüber seinem Kollegen Heinrich Damerow diese Bilanz. Dabei war Amelung 1827 nach sechsjähriger Dienstzeit in Hofheim voller Tatendrang zu einer Besichtigung der renommierten Heilanstalt Siegburg aufgebrochen, um sich, wie damals üblich, unter den „psychischen Ärzten“, durch eine Bildungsreise über den neuesten Stand der psychiatrischen Anstaltspraxis zu informieren.[101] Zurückgekehrt, schrieb er nicht ohne Hintergedanken an die für die Hofheimer Belange zuständige Regierung in Darmstadt:

„Der rege Eifer in den Preussischen Rheinprovinzen liess auch das Schicksal der Unglücklichen nicht unberücksichtigt, welche Lichtes ihrer Vernunft beraubt, für die menschliche Gesellschaft nutzlos geworden sind, um sie womöglich aus dem Irresein zur wahren Erkenntnis zurückzuführen.“[102]

Bis zu seinem Tod durch die Hand eines in Hofheim als geisteskrank versorgten Häftlings[103] 1849 sollte Amelung sich noch wiederholt mit Reform-

---

100 Brief Amelung an Damerow 1846, abgedruckt in Friedrich Bird/Heinrich Damerow, Nachtrag zum Nekrolog des Dr. Franz Amelung, in: Allgemeine Zeitschrift für Psychiatrie 7. 1850 S. 623–636 hier S. 636.

101 Die Reisen der Ärzte zu renommierten Kollegen und Institutionen war in der Frühen Neuzeit Tradition. Der dadurch entstehende Wissensaustausch ist gerade für die „Irrenärzte“ als Autodidakten besonders in der ersten Hälfte des 19. Jahrhunderts nicht zu unterschätzen. Siehe dazu auch Thomas Müller, Reisende Psychiater. Zum Transfer medizinischen Wissens zwischen europäischen Ärzten im späten 19. Jahrhundert, in: Arnd Bauernkämper/Hans Erich Bödecker/Bernd Struck (Hg.), Die Welt erfahren. Reisen als kulturelle Begegnung von 1780 bis heute. Frankfurt a. M./New York 2004 S. 265–292 und ders., Vergleich und Transferanalyse in der Medizingeschichte? Eine Diskussion anhand von Reiseberichten als Quelle, in: Medizinhistorisches Journal 39. 2004 S. 57–77. Zum Irrenhausbesuch bürgerlicher Kreise um 1800 siehe Anke Bennhold-Thomsen/Alfredo Guzzoni, Der Irrenhausbesuch. Ein Topos in der Literatur um 1800, in: Aurora 42, 1882 S. 82–110, sowie Christian Müller, Ausländische Reisende beobachten die Psychiatrie in der Schweiz 1820–1880, in: Ders. (Hg.), Abschied vom Irrenhaus. Aufsätze zur Psychiatriegeschichte. Bern/Göttingen u. a. 2005 S. 27–36.

102 Hessisches Staatsarchiv Darmstadt (HStAD) G 16 A Nr. 7401, Franz Amelung, die Irrenanstalt zu Siegburg betreffend.

103 Der Tod Amelungs durch die Hand eines 1847 verurteilten Mörders, der, für unzurechnungsfähig erklärt, nach Hofheim gebracht wurde, rief in der psychiatrischen Fachwelt nicht nur Entsetzen hervor, sondern bestätigte nach Meinung der Psychiater auch deren wiederholt hervorgebrachte Ablehnung, Häftlinge in einer psychiatrischen Anstalt zu versorgen. Siehe dazu Bird, Nekrolog, ders./Damerow, S. 626. Zum Ableben Amelungs siehe auch die jüngst erschienene Zusammenfassung der Ereignisse von Vanja, Ein Förderer, bes. S. 79–83.

vorschlägen an die hessische Regierung in Darmstadt wenden. Seine Petitionen fielen allerdings durch mangelnde Bewilligung der dafür notwendigen Gelder in den darauf folgenden Jahren immer bescheidener aus. So verwundert es nicht, dass Julius Popp[104] in seiner Reisebeschreibung der Anstalt aus dem Jahr 1844, trotz des Lobes über Amelungs Engagement, Hofheim an das Ende der empfehlenswerten Anstalten stellte und ihren Charakter als „Verwahranstalt“ hervorhob. „Unter allen von mir gesehenen grösseren Anstalten Deutschlands schien diese als Centralanstalt am wenigsten den Anforderungen der jetzigen Psychiatrie zu entsprechen.“[105]

Während in anderen deutschen Staaten seit den ersten Jahrzehnten des 19. Jahrhunderts die neuen Leitgedanken in der „Irrenbehandlung“ durch die Eröffnung weiterer Anstalten ihre Umsetzung fanden,[106] führte die bis in die 1850er Jahre ergebnislos geführte Diskussion um die Errichtung einer Heilanstalt in Südhessen[107] erst 1866 zu der Eröffnung der Heil- und Pflegeanstalt Heppenheim,[108] die unter der Leitung des damaligen Hofheimer Direktors Georg Ludwig stand. Dabei war die Krankenversorgung in Hessen durch die Gründung der Hohen Hospitäler durch Landgraf Philipp den Großmütigen (1504–1567) noch bis ins 18. Jahrhundert hinein über die Lan-

---

[104] Popp besuchte auf seiner Besichtigungsreise verschiedener Anstalten im In- und Ausland auch die Siegburg, deren Darstellung er einen größeren Raum einräumte, als der Hofheimer Anlage, Georg Julius Popp, Kurze Beschreibungen mehrerer Irren-Anstalten Deutschlands, Belgiens, Englands, Schottlands und Frankreichs. Erlangen 1844 hier S. 40–45.

[105] Ebd. S. 45.

[106] Für einen Überblick über die Gründung von Irrenanstalten in den verschiedenen Regionen des deutschsprachigen Raumes siehe Schott/Tölle, S. 259–263. Zur Entwicklung in Württemberg siehe Roth, Würdig einer liebevollen Pflege, S. 17–20.

[107] Siehe dazu Christina Vanja, Keine Irren-Heilanstalt für Kurhessen. Psychiatriegeschichte im Spiegel einer ergebnislosen Diskussion zwischen 1806 und 1864, in: Dies./Gerhard Aumüller/Peter Sander (Hg.), Heilbar und nützlich. Ziele und Wege der Psychiatrie in Marburg an der Lahn (Historische Schriftenreihe des Landeswohlfahrtsverbandes Hessen 8). Marburg 2001 S. 20–39 hier S. 20.

[108] Peter Eller, Georg Ludwig und die Gründung der „Großherzoglichen Landes-Irrenanstalt“ Heppenheim, in: Landeswohlfahrtsverband Hessen (Hg.), Psychiatrie in Heppenheim. Streifzüge durch die Geschichte eines hessischen Krankenhauses 1866–1992 (Historische Schriftenreihe des Landeswohlfahrtsverbandes Hessen 2). Kassel 1993 S. 10–25, ders., Die ältere Baugeschichte, in: Landeswohlfahrtsverband Hessen (Hg.), Psychiatrie in Heppenheim. Streifzüge durch die Geschichte eines hessischen Krankenhauses 1866–1992 (Historische Schriftenreihe des Landeswohlfahrtsverbandes Hessen 2). Kassel 1993 S. 26–35, ders., Georg Ludwig und die Psychiatrieplanung im Großherzogtum Hessen, in: Berger/Ernst/Sahmland/Trosse/Vanja S. 122–133.

desgrenzen hinaus bekannt gewesen.[109] Das Hospital Hofheim war neben den drei ehemaligen Klöstern Haina bei Marburg, Merxhausen bei Kassel (gestiftet 1533) und Gronau bei St. Goar (gestiftet 1542) die vierte Stiftung Philipps des Großmütigen und wurde 1533 in der ehemaligen Pfarrei Hofheim eingerichtet.[110] Die Stiftungen sind in der historischen Forschung bislang als eine Form staatlich getragener Sozialpolitik gewertet worden.[111] Durch ihre Gründung im Zuge der Einführung des evangelischen Glaubens in Hessen standen sie bis zu den veränderten Aufnahmebedingungen im 19. Jahrhundert allerdings nur hessischen und dadurch protestantischen Untertanen offen. Bedurften die Bittsteller für eine Aufnahmebewilligung anfänglich eines Nachweises über Armut, chronische Krankheit und hohes Alter, die in einem amtlichen Zeugnis attestiert werden mussten,[112] wurde im frühen 18. Jahrhundert zusätzlich ein ärztliches Attest obligatorisch.[113]

Für ein Aufnahmegesuch, das bei der Regierung in Darmstadt eingereicht werden musste, benötigte der Bittsteller gemäß dem neuen Regulativ von 1828 folgende Schriftstücke:

- ein Zeugnis über die „Geisteszerrüttung" der Person durch den ersten Physikatsarzt des Bezirks,
- eine ärztliche Stellungnahme, auf welchem das Zeugnis basierte,
- den Taufschein des Betroffenen, sowie
- eine Angabe der Vermögensverhältnisse, wenn der Antragsteller aus einem der begünstigten Landesteile stammte, so dass eine entsprechende jährliche Beitragszahlung ausgerechnet werden konnte.[114]

---

[109] Vanja, Keine Irren-Heilanstalt, S. 20. Dazu auch Walter Heinemeyer/Tilman Pünder (Hg.), 450 Jahre Psychiatrie in Hessen (Veröffentlichungen der Historischen Kommission für Hessen 47). Marburg 1983.

[110] Zur Standortfrage der vierten Stiftung und der damit einhergehenden Entscheidung für die ehemaligen Pfarrei Hofheim schon auf Grund fehlender Klöster in der Hessischen Obergrafschaft, siehe Franz. Zu Hofheim siehe auch Karl E. Demandt, Die Hohen Hospitäler Hessens. Anfänge und Aufbau der Landesfürsorge für die Geistesgestörten und Köperbehinderten Hessens (1528–1591), in: Heinemeyer/Pünder S. 35–133.

[111] Vanja, Die Stiftung, S. 18.

[112] Christina Vanja, Zwischen Armenfürsorge und Heilkunde, Tradition und Wandel – Das Landeshospital Hofheim, in: Dies./Berger/Ernst/Sahmland/Trosse S. 46–64 hier S. 48.

[113] LVW, Bestand 13, Hospitalordnungen, „Renovierte Ordnung" von 1728.

[114] [Philipp] Bopp, Nachrichten von dem Hospitale und Irrenhause Hofheim im Grossherzogthume Hessen, in: Jahrbuch der gesammten Staatsarzneikunde 2. 1836 S. 555–566 hier S. 557.

Bemittelte zahlten für die unterste 3. Klasse 100 Gulden, das Kostgeld für die 2. Klasse betrug 150 Gulden, die der 1. Klasse 300 Gulden jährlich.[115]

Die neben der auf das ganze Großherzogtum Hessen erweiterten Zugangsberechtigung auswirkungsreichste Änderung bezog sich auf die Reihenfolge der Einberufung der Kranken.[116] Nun konnten „Rasende" und „Wahnsinnige" nach Prüfung der Gutachten sofort (extra ordinem) eingewiesen werden, die übrigen Berechtigten, das heißt Personen mit „Abscheu" erregenden Krankheiten und zudem chronisch Kranke, die zu den alten Landesteilen gehörten und damit schon vor 1827 Anspruch auf Aufnahme hatten, wurden dagegen weiterhin der Reihenfolge nach (secundem ordinem) aufgenommen.[117] Als Abscheu erregende Krankheiten wurden fressende Geschwüre und andere Hautkrankheiten bezeichnet, wie bei einer 38-jährigen Dienstmagd aus Herbstein, bei der „der größte Theil des Gesichts [...] mit fressenden Flechtenausschlage, welcher schon über die Hälfte der Nase zerstört hatte, bedeckt" sei.[118] Trotz seiner Behandlung, fuhr der Kreisarzt fort, seien „die Flechten [...] geblieben [...] und es ist diese Kranke durch ersteres Uebel ein Gegenstand des Ekels und des Abscheus für das Publikum geworden".[119] Allerdings musste sich die Abscheu nicht zwangsläufig auf das Aussehen der Betroffenen beschränken, sondern konnte, wie bei der an epileptischen Anfällen leidenden Margarethe B. 1841, auch auf deren Verhalten ausgedehnt werden.[120] Sie wurde in Hofheim aufgenommen, da „ihre Krankheit Abscheu erreg[e] [...] Bei häufigen Anfällen, verliert sich der ohnehin sehr kleine Verstand völlig, und kann sie dann auf die Straße gelangen, läuft sie wüthend herum, erregt Furcht und Schrecken unter den Einwohnern."[121] Ein schlechter Körpergeruch, der für die Betroffenen tief greifende soziale Veränderungen mit sich führen konnte,[122] wurde

---

115 Ebd. S. 558.

116 Ebd. S. 561.

117 Ebd. Schon seit 1817 konnten unheilbar Wahnsinnige, Blinde und Epileptische bevorzugt aufgenommen werden. Siehe dazu Extractus Protocolli von 1817 für das Hospital Hofheim. LWV S. 1, PKH (Philipps-Hospital), Nr. 8.

118 LWV Hessen, Bestand 18, Hofheim, Maria Alexander, Gutachten von Dr. Brand 20.09.1835.

119 Ebd. Zur Problematik bei Hautausschlägen für die Betroffenen und die Wahrnehmung und Deutung der Haut als der Ort, wo schädliche Säfte und Abfallprodukte des Körpers hervortraten, siehe Stolberg, Homo patiens, S. 145. Langwierige Hautausschläge und solche, die durch einen Krankheitsstoff Hautveränderungen hervorriefen, gewannen einen eigenständigen Krankheitswert und wurden auch als Hautkrankheiten bezeichnet, ebd. S. 148.

120 LWV Hessen, Bestand 18, Hofheim, Margarethe Beck.

121 Ebd. Gutachten von Dr. Grothe 12.10.1840. Aus diesem Grund wurde auch Eva Arnold 1836 aufgenommen. LWV Hessen, Bestand 18, Eva Arnold.

122 Stolberg, Homo patiens, S. 149.

jedoch nicht als Aufnahmegrund angesehen, wie bei Maria E. B., deren Aufnahme 1833 von Amelung mit der Begründung abgelehnt wurde:

„Da nun die Rubrikatin ihr unheilbares Uebel [ein Krebsgeschwür der linken Brust, S. B.] verbergen kann u[nd] überdieß das Zimmer hüten muß, so möchte sie kaum unter die Abscheu erregenden Krankheiten zu rechnen seyn. Der unangenehme Geruch aber kann hie füglich nicht als entscheidendes Kriterium dienen, sonst hätten alle Personen, welche stark aus dem Hals riechen oder einen unangenehmen Gestank von der Ausdünstung ihrer Füße verbreiten, ein gleiches Recht zur Aufnahme ins Hospital. Außerdem lässt sich kaum bezweyfeln, daß sich für Geld eine Wärterin finden lassen werde, welche an dem unangenehmen Geruch keinen Anstoß nehmend, sich für ihre noch kurze Lebenszeit ihrer Pflege widmet."[123]

Durch die bevorzugte Einberufung der als geisteskrank befundenen Pfleglinge im Gegensatz zu den körperlich Kranken veränderte sich im Laufe des 19. Jahrhunderts die Struktur der Anstaltspopulation grundlegend. Das Verhältnis zwischen psychiatrisch Erkrankten und Siechen, bzw. mit „Abscheu" erregenden Krankheiten behafteten, änderte sich dahingehend, dass sich 1822 das Verhältnis von „Geisteskranken" zu den Siechen auf 6:1 belief,[124] 1846 war es schon 10:1.[125] Allerdings befanden sich noch bis in die 1860er Jahre hinein früh aufgenommene Sieche in Hofheim.[126] Da der Archivbestand der Hofheimer Krankenakten für die erste Hälfte des 19. Jahrhunderts nicht zwischen den tatsächlich aufgenommenen und denen, die vor ihrer Einberufung verstarben, differenziert, wurde als Quellenmaterial eine Stichprobe von 70 statt der vorgesehenen 50 Akten gezogen. Zwölf der Bittsteller erlebten ihre Aufnahme nicht mehr.[127] In einigen Fällen erhielt das Hospital

---

123 LVW Hessen, Bestand 18, Maria Elisabetha Bellaire, Schreiben von Amelung im September 1833 an die Regierung nach Darmstadt.

124 Amelung, Kurze Nachricht, S. 326.

125 Franz Ludwig Amelung, Summarische Übersicht über den Bestand der Hospitaliten im Hospital Hofheim im Jahre 1844, nebst Bericht über die in ärztlicher Behandlung gewesenen Kranken, in: Allgemeine Zeitschrift für Psychiatrie 3. 1846 S. 251–266 hier S. 252.

126 Nach Angaben in den Miscellen der Allgemeinen Zeitschrift für Psychiatrie 1864 zählte das Landeshospital Mitte November 1863 428 Pfleglinge, 223 Männer, 205 Frauen und erreichte damit einen Höchststand. Unter den psychiatrisch Erkrankten lebten 4 weibliche und 6 männliche als psychisch gesund bezeichnete Pfleglinge mit chronisch körperlichen Krankheiten. Miscellen, Landeshospital Hofheim, Bestandsangaben, 1864, in: Allgemeine Zeitschrift für Psychiatrie 21. 1864 S. 341 f.

127 Dabei handelte es sich um 10 Akten männlicher Bittsteller, die entweder als Krüppel, Blödsinnige oder Epileptiker eingestuft wurden und 2 Akten weiblicher Anwärterinnen, die verstarben, bevor sie aufgenommen werden konnte. Der Andrang auf einen Platz in Hofheim wird dabei bei den Anträgen von Karl Baldauf 1830, Andreas Bang und Johannes Bang offensichtlich. Nach zwei Jahren erhielt Karl Baldauf 1832 überhaupt erst eine Aufnahmebewilligung der Reihe nach. Als er 1837 fragte, wie lange er noch warten müsse, antwortete Amelung, dass noch 20

keine Nachricht vom Ableben eines Anwärters, so dass bei einer Einberufung, die durchaus zehn Jahre nach der Antragstellung erfolgen konnte, die Hospitalverwaltung anstatt der Person ein behördliches Schreiben vom Ableben des Betroffenen erhielt.[128]

Da die Hospitaliten ursprünglich nicht für einen kurzfristigen Heilversuch aufgenommen wurden, sondern langfristig versorgt werden sollten und das Hospital damit, wie Christina Vanja herausgestellt hat, der Konzeption nach an die spätmittelalterlichen Bürgerspitäler erinnerte, fallen zwei charakteristische Merkmale auf: der sozialpolitische Versorgungsauftrag sowie der geringe Grad an Medikalisierung der Anstalt.[129] Der letztgenannte Aspekt wird in Hofheim besonders deutlich, wo Franz Amelung nach seiner Festanstellung 1821 im darauf folgenden Jahr ein Verzeichnis der Hospitaliten einführte,[130] da bis dahin die Insassen in den Rechnungsbüchern der Anstalt geführt worden waren.[131] Auch wurden die Insassen gemischt untergebracht, so dass körperlich und psychisch Kranke, Arbeitsfähige und Bettlägerige in gemeinsamen Sälen hausten. Dementsprechend fand Amelung, als prominenter Vertreter der „praktischen", d.h. auf genauer Beobachtung basierenden Psychiatrie,[132] für sein Forschungsinteresse und seine Forschungsausrichtung bei seinem Arbeitsantritt in Hofheim denkbar ungünstige Verhältnisse vor:

Personen vor ihm auf der Warteliste stünden und „er noch lange nicht einberufen werden kann." LWV Bestand 18, Hofheim, Karl Baldauf. Schreiben von Amelung an den Provinzial-Commissär in Darmstadt vom 12.08.1837. Der als blödsinnig bezeichnete Andreas Bang starb 1842 zu Hause, nachdem seine Familie zwölf Jahre vergeblich auf einen Platz für ihn gewartet hatte. Der 67-jährige vormalige Amtsschreiber Johannes Bang erfuhr 1838, fünf Jahre nach seiner Aufnahmebewilligung, auf seine dringende Nachfrage, wann er mit der Aufnahme rechnen könne, dass er noch wenigstens sechs bis sieben Jahre zu warten habe, da noch 30 Personen vor ihm auf der Liste stünden. LVW, Bestand 18, Hofheim. Andreas Bang und Johannes Bang.

128 Wie bei Johann Daniel Bach 1836. 1837 schrieb Amelung nach Darmstadt, dass er schon seit einem halben Jahr hätte nach Hofheim gebracht werden können, doch er erhält die Nachricht, dass Bach schon gestorben sei. LWV Bestand 18, Hofheim, Johann Daniel Bach.

129 Vanja, Die Stiftung, S. 25. Die Therapie lehnte sich an die Tradition der antiken Diätetik an, siehe Kapitel II. und VI.

130 LWV Bestand 18, Hofheim, Patientenregister 1822–1830. Erhalten geblieben sind für den hier interessierenden Zeitraum bis ca. 1880 zudem die Register der aufgenommenen Patienten für den Zeitraum von 1831 bis 35 und 1836 bis 1840.

131 Nach Mayer trat in Hofheim 1821 eine neue Organisation der Anstalt ein, der vorherige Hospitalvogt wurde durch eine „Doppelspitze", bestehend aus einen ökonomischen Verwalter und einen Arzt ersetzt. Rudolph Mayer, Das Großherzogliche Landeshospital Hofheim von 1533–1904. Mainz 1904 hier S. 93.

132 Sein Freund und Kollege Friedrich Bird charakterisierte Amelung als einen Vertreter der praktischen Psychiatrie, siehe Bird, Nekrolog.

„Von den Geisteskranken selbst sind die meisten veraltet und unheilbar. Höchst selten, vielleicht des Jahres kaum zweimal, ereignet sich der Fall, daß ein Geisteskranker hierher gebracht wird, dessen Krankheit erst seit kurzem entstanden ist."[133]

Aber nicht nur die Hospitaliten, sondern auch die baulichen Gegebenheiten der Anstalt entsprachen keineswegs dem Anspruch, den der wissenschaftlich interessierte Amelung sich für die Zukunft wünschte. Noch vor der veränderten Aufnahmeregelung von 1828, die das Landeshospital nun dem Anspruch nach als Heil- und Pflegeanstalt für ganz Hessen auswies, brachte Amelung 1827, von seiner Reise zur damaligen Musteranstalt Siegburg zurückgekehrt, bei der Regierung in Darmstadt erste Reformvorschläge ein.[134] Ihm schwebte ein Neubau vom Typ eines „Vorläufermodells" der eingangs erörterten relativ verbundenen Heil- und Pflegeanstalt vor, der dem Anspruch einer Trennung zwischen den verschiedenen Formen und Ausprägungsgraden der Kranken entsprochen hätte:

„Dieses Gebäude, welches gewissermassen eine Anstalt für sich ausmachen muss, bedarf mehrerer Abteilungen nach dem Geschlechte und dem Charakter der Kranken, welche kaum in einem Gebäude vereinigt werden können. Diese Anstalt bedarf, um ihren Zweck zu genügen, der Einrichtung mehrerer von dem Hauptgebäude etwas getrennten Tollkammern, einige Bäder mit verschiedenen Vorrichtungen, mehrere Höfe und Gärten. Sie muß in sich ein geschlossenes Ganzes bilden gleichsam nur mittelst der Administration mit Aufbewahrungsorten für Unheilbare zusammenhängen."[135]

Seinem Schreiben fügte Amelung eine detaillierte Beschreibung der baulichen Gegebenheiten und der Einrichtung der Siegburger Krankenabteilungen sowie der vom Direktor Jacobi propagierten psychischen und physischen Behandlung und Kostpläne der Verpflegten bei.[136] Die Finanzierung der Siegburg, welche bei Amelungs Besuch gerade zwei Jahre eröffnet war, sei, so Amelung, nur durch die Großzügigkeit der geldgebenden Rheinischen Provinzialstände möglich gewesen, die es ihrem Direktor Jacobi ermöglicht hätte, sein Projekt einer reinen Heilanstalt zu realisieren.[137] Anhand von

---

133 Amelung, Kurze Nachricht, S. 326.

134 HStAD G 16 A Nr. 7401.

135 Ebd.

136 Ebd.

137 Ebd. Bei der Siegburg seien „keine Kosten gespart" worden, der Direktor habe ein „neuerbautes Wohnhaus [...] vor der Anstalt" erhalten, wobei sich die Kosten auf „circa 80 000 Preuss. Thaler" belaufen hätten. Auf die ständige Rechtfertigungsnot Jacobis vor den geldgebenden Rheinischen Provinzialständen wird im Abschnit III. über die Siegburg ausführlich eingegangen. Dass auch Jacobi Geldnöte hatte und gezwungen wurde, auch „unheilbare" Fälle zu versorgen, räumte Amelung 1834 ein. Franz Ludwig Amelung, Bemerkungen über die Einrichtung

Amelungs Korrespondenz mit seinem befreundeten Kollegen und ausgewiesenen Experten zu Fragen der Anstaltskonzeption, Heinrich Damerow[138] sowie einiger seiner veröffentlichten Schriften und Petitionen an die Regierung in Darmstadt, lassen sich die weiteren Bemühungen Amelungs um die Errichtung einer neuen Irrenanstalt in Hessen rekonstruieren. Nachdem sein erster Antrag gescheitert war und die Regierung ihm 1828 lediglich die Gelder für den Bau eines Gebäudes für weibliche Irre, den „Frauenbau", bewilligte,[139] verlagerte sich Amelung darauf, sein zweites Projekt bei der Regierung voranzutreiben: den Direktorenposten in Hofheim zu erlangen.[140] Dieser Machtzugewinn des ärztlichen Direktors gegenüber dem Verwalter und den Patienten, der das Hospital nach außen und innen endgültig als medizinischen Ort kennzeichnen sollte, suchte er durch medizinisch-therapeutisch begründete Argumente zu rechtfertigen.[141] Seiner Meinung nach könne nur der Arzt aufgrund seines Fachwissens über Aufnahmen, Beurlaubungen und den geeigneten Zeitpunkt der Entlassungen sowie die Gestattung von Besuchen seitens der Verwandtschaft der Patienten entscheiden. Auch oblägen ihm, neben der pharmazeutischen Behandlung, die Beurteilung der Zurechnungsfähigkeit und besonders die moralische Führung der Kranken sowie der Wärter.[142] Bis in die Entscheidung der geeigneten Beköstigung, die sich gewöhnlich nach dem gezahlten Kostgeld richtete, sollte dem Arzt die alleinige Beurteilung zustehen. Besonders deutlich tritt die Frage der Autorität und des Ansehens des Arztes zu Tage; denn nur ein durch die Leitungsbefugnis ausgestatteter Arzt könne „in den Augen des gemeinen Mannes [...] in höherem Ansehen" stehen.[143] Ein Autoritätsverlust des Irrenarztes, der in der Bevölkerung insgesamt im Gegensatz zu seinen ärztlichen Kollegen ein eher geringeres Ansehen genoss,[144] ginge, so Amelung, auch mit ei-

---

von Irrenanstalten und über die Behandlung der Irren, in: Zeitschrift für Staatsarzneikunde 28. 1834 S. 38–92.

138 Vgl. die Einführung in Kapitel III.

139 Dieser Frauenbau wurde von dem schon erwähnten Popp, als „in mancher Beziehung mißglückt" bezeichnet. Popp, S. 41.

140 HStAD D 12 Nr. 18/6 Pro Memoria.

141 Ebd.

142 Noch bis ins zweite Drittel des 19. Jahrhunderts wurde vom Irrenwärter gesprochen, die Bezeichnung des Pflegers fand erst gegen Ende des 19. Jahrhunderts weite Verbreitung.

143 HStAD D 12 Nr. 18/6 Pro Memoria.

144 Alexandra Chmielewski, Auf dem Weg zum Experten. Die Herausbildung des psychiatrischen Berufsstandes in Süddeutschland (1800 bis 1860), in: Helmut Berding/Diethelm Klippel/Günther Lottes (Hg.), Kriminalität und abweichendes Verhalten. Deutschland im 18. und 19. Jahrhundert. Göttingen 1999 S. 105–140 hier S. 112. Chmielewski geht in diesem Kontext auch auf die Durchsetzung des Direktorialprinzips an den deutschen Anstalten ein, ebd., S. 116.

nem Verlust der nötigen Disziplin in der Anstalt einher.[145] Um seinem Anspruch Gewicht zu verleihen, berief sich Amelung auf die im deutschen Sprachraum renommierten Irrenanstalten, die allesamt über einen ärztlichen Direktor verfügten.[146] Er erhoffte sich dabei nicht nur Erleichterungen dahingehend, gegenüber der Regierung in Darmstadt effektiver auch kleinere, die Anstalt betreffenden Anträge durchzubringen.[147] Diese Beförderung hätte den Hofheimer Arzt ebenbürtig den Direktoren anerkannter Heilanstalten zur Seite gestellt. Die Implikationen, welche eine solch herausragende Stellung auch gegenüber den Patienten und Beschäftigten, Wärtern wie Ärzten, und damit dem gesamten Anstaltsalltag mit sich gebracht hätten, sind von Foucault im Kontext der Etablierung einer Mikrophysik der Macht innerhalb der Anstaltsmauern untersucht worden.[148] Sie lassen sich beispielhaft an der herausgehobenen Stellung des Siegburger Direktors darstellen und werden im Kapitel V. ausführlich behandelt.

Als beispielhaft für den eingeschränkten Kompetenzbereich des Hofheimer Arztes über Entlassungen, kann der Fall der Anna Katharina B.[149] angesehen werden. Ganz im Gegensatz zur Situation in Siegburg, konnte die Regierung in Darmstadt Entlassungszeitpunkte bestimmen. Amelung hatte die 1830 an Melancholie erkrankte und in Hofheim aufgenommene Bauersfrau wegen der Gefahr eines Rückfalls nicht gegen ihren Willen in ihre Heimat schicken wollen und wurde vom Oberprokurator in Darmstadt ermahnt, seinen Kompetenzbereich nicht zu überschreiten. Ihm obliege lediglich die Beurteilung des psychischen Zustands der Person und damit die Frage, ob der

---

145 HStAD D 12 Nr. 18/6 Pro Memoria, „Sobald die Strafgewalt in den Händen eines anderen Beamten der Anstalt liegt, so befindet sich der Arzt in den meisten Fällen in der unpassenden Stellung als Kläger und nimmt dem Wesen nach, zum Nachtheil der Anstalt, nur die zweite Stelle ein. Auch ist die polizeiliche Aufsicht der Wartleute und der unteren Diener überhaupt mit der über die gesammten Verpflegten zu innig verbunden, als daß sie ohne nachtheilige Folgen der Disziplin davon getrennt werden könnte."

146 HStAD D 12 Nr. 18/6 Pro Memoria. Amelung zu Folge stünden alle bedeutenden deutschsprachigen Anstalten unter der Direktion eines Arztes: „Sowohl die Charithe in Berlin, als das allgemeine Krankenhaus zu Wien, welche beide mit Irrenanstalten verbunden sind, stehen unter der Direktion eines Arztes. Ebenso ist es in München, Würzburg und Bamberg der Fall. In der französischen Anstalt zu Hildesheim, an der westphälischen zu Marburg und in der schlesischen zu Leubus ist der erste Arzt der Director. Die zweckmäßig eingerichtete Irrenanstalt zu Prag wird von einem Arzt dirigiert. Ebenso die Anstalten auf dem Sonnenstein bei Pirna, auf dem Sachsenberge bei Schwerin und die in der Abtei zu Siegburg."

147 Bird/Damerow, S. 636.

148 Foucault, Die Macht, S. 263. Siehe dazu Kapitel V. zur Arzt-Patient-Beziehung.

149 LWV Hofheim, Bestand 18, Anna Katharina Bauer. Sie war in Hofheim wegen Melancholie von 1830–37 versorgt worden.

Patient die Aufnahmekriterien erfülle. Eine eigenmächtige Entscheidung zu Unterhaltsfragen der Person nach ihrem Abgang aus Hofheim stünden ihm, so die Regierung in Darmstadt, nicht zu.[150] Die therapeutisch begründete Rechtfertigung Amelungs, dass nicht die Sorge über den Unterhalt der Patientin ihn davon abgehalten hätte, sie in ihre Heimat zu entlassen, sondern die erhöhte Rückfallgefahr wegen ihrer Abneigung nach Hause zu gehen, wurde von der Regierung nicht akzeptiert.[151] Seine Entgegnung wurde damit zurückgewiesen, dass ein erhöhtes Rückfallrisiko nichts daran ändern könne, dass der Anna Catharina B. kein längerer Aufenthalt in Hofheim gewährt werden könne.[152]

Weder dieses zweite Projekt, noch seine baulichen Reformvorschläge, konnte Amelung bis zu seinem Tod in Hofheim umsetzen. In den 1830er Jahren scheiterte aus Kostengründen die Errichtung einer von Hofheim unabhängigen Heilanstalt für 100 Kranke, die in der Nähe der Universitätsstadt Gießen auch zur Ausbildung des medizinischen Nachwuchses genutzt werden sollte.[153] Hofheim wäre dann die Funktion als „Verwahranstalt" der

---

150 Ebd. Brief aus Darmstadt an Amelung am 21.10.1837. „Ihrer Beurtheilung unterliegt der psychische Zustand einer Person, namentlich ob solche sich nach Maasgabe des Regulativ [...], zu Verpflegung im Hospital qualificirt, nicht aber die Frage wegen des Unterhalts einer solchen Person außerhalb des Hospitals."

151 Ebd. Schreiben von Amelung an Darmstadt am 25.10.1837. Amelung antwortete, „daß nicht die Sorge wegen des Unterhalts dieser Person, sondern die Furcht vor einem Rückfall mich abgehalten hat, früher auf ihre Entlassung anzutragen, da diese Person früher in hohem Grade an Melancholie litt und bey ihrer Großen Abneigung zur Rückkehr in ihre Heimath ein Rückfall in ihr früheres Gemüthsleiden sehr zu befürchten stand."

152 Ebd. Antwort auf Amelungs Schreiben aus Darmstadt am 6.12.1837, „daß zu befürchten ist, daß die Rubrikatin bei ihrer Entlassung aus dem Hospitale wieder in ihre frühere Krankheit zurückfällt, [...], [nicht] daran etwas ändern kann, daß die Hospitalitin Anna Catharina B. keine längere Aufnahme im Landeshospitale finden kann." Solch eine Zurechtweisung hatte Jacobi nicht befürchten müssen; er behielt die genesenden Patienten so lange in Siegburg, wie es seiner Ansicht nach für eine gefestigte Heilung nötig sei, vgl. Maximilian Jacobi, Neue Beobachtungen über die Anwendung der Einreibungen des unguentum stibiatum in die Scheitelgegend und der kalten Bäder in bestimmten Fällen von mit Seelenstörung begleiteten Krankheiten, in: Allgemeine Zeitschrift für Psychiatrie 11. 1854 S. 369–447 hier S. 403, sowie Kapitel VII.

153 Bird/Damerow, S. 631. Diese Anstalt sollte in einer schönen Gegend und in unmittelbarer Nähe der Landesuniversität Giessen errichtet werden, um sie für angehende Ärzte nutzbar zu machen. Mit einer Größe von 100 Betten sollte sie den Kranken offen stehen, bei denen noch Hoffnung auf Heilung vorhanden sei. Mit der psychiatrischen Klinik an der Universität in Gießen wurde dieses Projekt nach zuerst verebbten Diskussionen in den 1880er Jahren von der Universität gefordert und von Georg Ludwig 1886 wieder aufgegriffen. Siehe dazu Ulrike Enke, Die ersten Jahre der psychiatrischen Universitätsklinik Gießen unter ihrem Direktor Robert Sommer, in: Uta George u. a. (Hg.), Psychiatrie in Gießen. Facetten ihrer Geschichte zwischen Fürsorge und Ausgrenzung, Forschung und Heilung (Historische Schriftenreihe des Landeswohlfahrtsverbandes Hessen 9). Gießen 2003 S. 59–92 hier S. 62 f.

„unheilbaren" Fälle zugekommen. Obwohl Amelung einer getrennten Heil- und Pflegeanstalt gegenüber eher ablehnend gegenüberstand,[154] so billigte er diese Variante für den Fall zu, dass die Heilanstalt für den klinischen Unterricht genutzt würde. Doch scheiterte dieser Vorschlag ebenso wie eine daraufhin von ihm vorgeschlagene kostengünstigere Alternative.[155] Im Ergebnis musste sich Amelung 1845 mit einer bewilligten Summe von 30.000 Gulden für Umbau- und Ausbaumaßnahmen der Hofheimer Anlage begnügen. Diese Gelder sollten, anstatt für den erhofften neuen Anstaltskomplex, für den Bau eines vorläufigen Gebäudes auf dem Gelände Hofheims sowie für Umbauten an den bestehenden Gebäuden verwendet werden.[156] In den 1840er Jahren unternahm Amelung einen wiederholten Anlauf, wobei er nun zu seinem Projekt einer neuen Heilanstalt in Universitätsnähe für ca. 100 als heilbar eingestufte Kranke zurückkehrte und Hofheim für die Unterbringung der „Unheilbaren" vorsah.[157] Trotz seiner Favorisierung dieses Modells stellte er in einer Vorlage vor der für diese Entscheidungen zuständigen Kammer der Landstände zwei weitere Optionen zur Diskussion, darunter die Errichtung einer neuen relativ-verbundenen Irren-Heil- und Pflegeanstalt oder eine neue Irrenheil-Anstalt mit Nähe und relativer Verbindung zu Hofheim als ihrer Pflegeanstalt.[158] Kurz vor seinem Tod musste er allerdings akzeptieren, dass alle Optionen aus Geldmangel zurückgewiesen wurden und er auch die Leitung der Anstalt weiterhin mit dem Verwalter teilen musste.[159] Die Bemühungen Amelungs sind hier deshalb so detailliert dargestellt worden, um die These zu erläutern, dass es weniger um die Realisierung eines bestimmten Anstaltskonzeptes ging, wie sie in den theoretischen Diskussionen der ersten „Psychiatergeneration" ausgefochten wurden. Vielmehr sollte, den politischen und ökonomischen Gegebenheiten der jeweiligen Landesteile Rechnung tragend, die Umstrukturierung der psychiatrischen Ver-

---

[154] Bird, Ueber Einrichtung und Zweck, S. 21, Amelung, Bemerkungen über die Einrichtung, S. 44.

[155] Siehe ebd., S. 41–48. Bei dieser Alternative sollten die Kosten durch die Errichtung eines unabhängigen Hauses für ca. 50–70 „Heilbare" auf dem Anstaltsgelände, das lediglich durch die Administration mit der Pflegeanstalt verbunden sein sollte, reduziert werden. Diese Heilanstalt sollte für 25% der Gesamtzahl der Versorgten zuständig sein und über von der Pflegeanstalt separate Eingänge, Höfe und Gärten verfügen, so dass es keine Berührungspunkte zwischen den Versorgten der Heil- und Pflegeanstalt geben sollte.

[156] Bird/Damerow, S. 631 f.

[157] Ebd. S. 634 f.

[158] Ebd. S. 635.

[159] Ebd. S. 636.

sorgung überhaupt und damit einhergehend eine Etablierung der Psychiater an und durch die Anstalten erfolgen.[160]

2.2. Endstation Hofheim: die Entwicklung des Landeshospitals nach dem Tod Amelungs und dem Bau Heppenheims

Nach dem Tod Amelungs 1849 wurde Ludwig Hohenschild[161] zum ärztlichen Leiter des Landeshospitals ernannt und erhielt nun auch den von Amelung so nachdrücklich geforderten Direktorenposten. Durch ihn wurde der spätere Leiter Georg Ludwig während seines Medizinstudiums mit der Arbeit in Hofheim bekannt gemacht,[162] da er von seinem Schwager Hohenschild dort die Möglichkeit erhielt, praktische Erfahrungen im Umgang mit den Patienten zu sammeln. Ludwig kehrte nach Beendigung seines Studiums 1853 als Assistenzarzt nach Hofheim zurück und trat nach dem Weggang Hohenschilds[163] 1855 dessen Nachfolge an; 1857 wurde er zum Direktor des Landeshospitals ernannt, wo er bis 1866 blieb.[164] Ludwig ist für Hofheims weitere Entwicklung von Bedeutung, da sich dieser, wie auch Amelung, für einen Anstaltsneubau einsetzte. Nach der Besichtigung des Landeshospitals 1857 durch den Präsidenten der ersten Kammer der Landstände, Fürst Ludwig zu Solms-Hohensolms-Lich, bei der er sich vor Ort von der misslichen Situation in Hofheim überzeugen konnte, wurde der von Solms-Hohensolms-Lich noch im gleichen Jahr vorgebrachte Antrag, in Heppenheim an der Bergstraße eine neue Anstalt zu errichten, vor der ersten Kammer der Landstände angenommen.[165]

---

160 Die erwähnten Schwierigkeiten zwischen den Anstalts- und den Universitätspsychiatern der zweiten Jahrhunderthälfte spielte in diesem Kontext noch gar keine Rolle.

161 HStAD G 16 A Nr. 2. Ludwig Ernst Wilhelm Hohenschild kam am 14.07.1849 als Hospitalsarzt nach Hofheim, wo er bis 08.10.1855 blieb. 1850 wurde Hohenschild in Hofheim zum Direktor mit einem Jahresgehalt von 1.500 Gulden jährlich ernannt.

162 Ludwig verbrachte das Wintersemester 1849/50, also kurz nach Amelungs Tod bei seinem Schwager Hohenschild in Hofheim und sammelte dort erste praktische Erfahrungen im Umgang mit psychiatrisch Erkrankten. Siehe dazu Haiko Zamperoni, A. Georg Ludwigs erste Erfahrungen in Hofheim, in: Berger/Ernst/Sahmland/Trosse/Vanja S. 114–121.

163 Hohenschild wurde nach seinem Weggang aus Hofheim erster Kreisarzt in Darmstadt, siehe dazu sein Gutachten Anna B., HStAD G 16 A Nr. 4369, Anna B. (1860–1871).

164 Eller, Georg Ludwig und die Gründung, S. 12 f.

165 Zur Rede des Fürsten vor der ersten Kammer siehe Vanja, Keine Irren-Heilanstalt, S. 20, für eine Zusammenfassung der Ereignisse und den Bau Heppenheims vgl. Eller, Georg Ludwig und die Psychiatrieplanung, S. 123–125, Heinrich Dannemann, Die psychiatrische Klinik zu Giessen. Berlin 1899 hier S. 38.

Ganz im Gegensatz zur Intention Ludwigs, Heppenheim unter seiner Leitung als eine reine Heilanstalt zu führen und Hofheim zu deren Pflegeanstalt umzufunktionieren, wurden zu seiner Enttäuschung[166] beide Anstalten zu Heil- und Pflegeanstalten erklärt.[167] Die Errichtung Heppenheims als reine Heilanstalt im Sinne Ludwigs hätte allerdings auch einen Rückgriff auf das Anstaltskonzepts des frühen 19. Jahrhunderts bedeutet, deren Nachteile im Laufe des 19. Jahrhunderts durch die Konstruktion der relativ verbundenen Heil- und Pflegeanstalten entgegengewirkt werden sollte. Diese theoretische Gleichstellung Heppenheims und Hofheims wurde aber in der Praxis nicht immer beibehalten, wie der Fall des an „Gehirnerweichung und Neigung zur Tobsucht" erkrankten Friedrich B.[168] veranschaulicht. Ludwig, seit 1866 der erste Heppenheimer Direktor, wandte sich 1867 an die Hofheimer Direktion mit der dringenden Bitte um Aufnahme des Betroffenen, „weil eine noch weitere Erhöhung der in der hiesigen Anstalt [Heppenheim, S. B.] bereits befindlichen Anzahl paralytischer und blödsinniger Pfleglinge das Interesse der Mehrzahl unserer Kranken und die Verfolgung des Hauptzweckes unserer Anstalt [die Heilung, S. B.] in der empfindlichsten Weise benachtheiligen würde."[169] Hofheim war und blieb eher eine „Aufbewahrungsanstalt", die ihre Pfleglinge, bis auf einige dort als genesen entlassene, bis zu deren Tod versorgte.[170]

Auch war Heppenheim – im Gegensatz zu den alten, teilweise renovierungsbedürftigen Hofheimer Gebäuden – ganz zeitgemäß als imposantes Gebäude im „Korridorstil"[171] errichtet worden und gewährte anfänglich 250

---

[166] Georg Ludwig, Die Überfüllung der Landes-Irrenanstalt Hofheim und Heppenheim, ihre Ursachen und Folgen und die Mittel zur Abhülfe. Heppenheim 1886 hier S. 22.

[167] Vgl. Gesetz-Sammlung für das Grossherzogtum Hessen 1819 bis 1905, S. 423 für Heppenheim, S. 434 für Hofheim. Die Baukosten für Heppenheim von rund 740.000 Mark wurden mit 225.829 Mark aus Stiftungsmitteln des Landeshospitals Hofheim finanziert, ca. 500.000 steuerte das Großherzogtum Hessen bei, die Stadt Heppenheim gab rund 20.600 Mark dazu. Siehe Eller, Die ältere Baugeschichte, S. 30.

[168] HStAD G1 6 A Nr. 4457, Friedrich B. Diese Diagnose stellte der einweisende Arzt 1867.

[169] Ebd. Schreiben Ludwigs an die Direktion in Hofheim vom 25.07.1867. Friedrich B. blieb nur 15 Monate vom 01.07.1867 bis zum 11.10.1868 in Hofheim. Auf sein dringendes Bitten hin wird er entlassen, da seine paralytischen Erscheinungen abgenommen hätten und er wieder arbeitsfähig sei. Schreiben von Reissner am 2.10.1868.

[170] Siehe dazu Kapitel IV.

[171] Ebd. und Jetter, Grundzüge, S. 60. Bis in die 2. Hälfte des 19. Jahrhunderts wurde der beliebte „Korridorstil", mit einem großen und imposanten Anstaltsgebäude mit Flügeln zu beiden Seiten favorisiert, bevor man gegen Ende des 19. Jahrhunderts auf den „Pavillonstil" umgeschwenkte. Dort bestand der Anstaltskomplex dann aus mehreren freistehenden Häusern. Zum Pavillonstil siehe auch R. Schroeter, Die horizontale und vertikale Trennung der Abtheilungen in den Irrenanstalten, in: Allgemeine Zeitschrift für Psychiatrie 37. 1881 S. 634–643.

Patienten Raum. Hofheim, das durch die Übersiedlung einiger Patienten nach Heppenheim kurzfristig entlastet wurde, beherbergte 1866 437 Pfleglinge,[172] deren Zahl im hier untersuchten Zeitraum bis 1880 unter 400 Patienten sank.[173]

3. Die Siegburg: das Konzept der reinen Heilanstalt

3.1. Die Gründung im Zuge der preußischen Reformen

Im Gegensatz zu dem traditionellen Hospital Hofheim kann die Gründung der Siegburger Anstalt als Ergebnis der Umsetzung der preußischen Reformpolitik des frühen 19. Jahrhunderts gesehen werden.[174] Die sogenannte Irrenreform stellte dabei nur einen Teil der umfassenden Maßnahmen dar, die im Zuge der „Modernisierung" des preußischen Staates von der Reformbürokratie eingeführt wurden.[175] Die Umsetzung der Reformmaßnahmen in der Rheinprovinz, die durch die territoriale Umordnung nach dem Wiener Kongress 1815 nunmehr zu den preußischen Westprovinzen gehörte,[176] wurde maßgeblich von dem eingangs erwähnten Johann Gottfried Langermann (1768–1832) mitgestaltet. Langermann, selbst Mediziner, promovierte 1797 mit einer Arbeit zum Wesen und zu Behandlungsmöglichkeiten der Geisteskrankheiten.[177] Nachdem er einige Jahre als Direktor der Bayreuther Anstalt St. Georgen gewirkt hatte, wechselte er nach Berlin und wurde dort zum Leiter des preußischen Medizinalwesens ernannt.[178] Dort wirkte er zusammen mit dem Minister Altenstein und dem vom Staatskanzler Hardenberg mit einem Bericht über die Reorganisation des Irrenwesens betrauten Oberregierungsrat David Ferdinand Koreff.[179] Dem Plan nach, sollten für

[172] Mayer, S. 64.

[173] Ebd. Dort wird umfassend der Aus- und Umbau in Hofheim beschrieben, der nach 1875 unter dem damaligen Direktor Sehrt weiter voran getrieben wurde, S. 49–101. Zur die weitere Entwicklung und Erweiterung Hofheims auf über 1000 Betten 1901 siehe ebd., S. 89.

[174] Blasius, Der verwaltete Wahnsinn, S. 23, Kaufmann, Aufklärung, S. 184–193, Johannes Hering, Die erste rheinische Irrenheilanstalt Siegburg. Eine geschichtliche Studie, unter Benutzung amtlicher Quellen zur 100 jährigen Wiederkehr ihres Eröffnungstages 1. Januar 1825. Berlin/Leipzig 1924 hier S. 1–10.

[175] Blasius, Der verwaltete Wahnsinn, S. 21, Kaufmann, Aufklärung, S. 184–193.

[176] Ansorge, S. 35 f.

[177] Blasius, „Einfache Seelenstörung", S. 22, Schmiedebach, Vom Zwang, S. 66.

[178] Dörner, Bürger, S. 230–243.

[179] Vgl. Kaufmann, Aufklärung, S. 185, Ansorge, S. 35–43.

die drei rheinisch-westfälischen Provinzen eine große Heilanstalt und für jede Provinz eine Aufbewahrungsanstalt errichtet werden.[180] Nachdem jedoch in Marsberg für die Provinz Westfalen 1817 eine eigene Anstalt eröffnet worden war,[181] richteten sich die weiteren Vorarbeiten auf die beiden rheinischen Provinzen Cleve-Jülich-Berg und Niederrhein.[182] Als Standort fiel nach längeren Verhandlungen 1823 die Wahl auf die ehemalige Benediktinerabtei in Siegburg, die gegenüber den anderen zur Auswahl stehenden Schlössern und ehemaligen Klöstern als Vorzug die Nähe der 1818 gegründeten Universität Bonn aufweisen konnte.[183] War schon die Standortfrage umstritten gewesen, so gab es auch bei der Wahl des zukünftigen Direktors keine schnelle Entscheidung. Wie Johannes Herting und Maralde Ansorge dargelegt haben, versuchte der in finanziellen Engpässen befindliche und auch deshalb an dem gut bezahlten Direktorenposten interessierte Jacobi, seit 1816 in Düsseldorf als Regierungs- und Medizinalrat tätig, seine mangelnde Praxiserfahrung mit Geisteskranken durch eine ausgedehnte Studienreise zu verschiedenen Irrenanstalten zu kompensieren.[184] Er reichte 1820 im Ministerium in Berlin nicht nur seinen Bericht darüber ein, sondern tat sich in den darauffolgenden Jahren durch die Übersetzung und Einleitung

---

180 Ebd., S. 36.

181 Zur Irrenanstalt Marsberg, die 1817 unter der Leitung des Arztes Ruer eröffnet wurde, siehe Ester und auch Christina Vanja, Das Hessen-Darmstädtische Landeshospital Marsberg. Eine frühe psychiatrische Einrichtung in Westfalen, in: Archiv für hessische Geschichte 62. 2004 S. 163–184. Ruer, wie auch Amelung in Hofheim, beteiligten sich in den ersten psychiatrischen Zeitschriften an der Veröffentlichung über ihren Krankenbestand, siehe W[ilhelm] Ruer, Nachrichten über die Irrenanstalt zu Marsberg, in: Zeitschrift für psychische Ärzte 2. 1819 S. 72–104.

182 Ingrid Kastner, Die Geschichte der Versorgung psychisch Kranker im Rheinland – unter besonderer Berücksichtigung des Köln-Bonner Raumes im 19. Jahrhundert. Med. Diss. Köln. 1977 hier S. 31.

183 Die Verhandlungen über die Entscheidung der Benediktinerabtei in Siegburg als Standort der neuen Heilanstalt sind in der Forschung ausführlich dargestellt worden. Zur Auswahl standen außer der Abtei in Siegburg und der Abtei Vilich die Schlösser Brühl und Bensberg. Siehe dazu Herting, Die erste rheinische Irrenheilanstalt, S. 1–11. Zur neugegründeten Universität Bonn siehe Heinz Schott (Hg.), Medizin, Romantik und Naturforschung. Bonn im Siegel des 19. Jahrhunderts. Anläßlich der 175-Jahrfeier der Universität Bonn. Bonn 1993.

184 Die Reisen der Psychiater zu verschiedenen in- und ausländischen Anstalten, besonders denen in Großbritannien und Frankreich, gehörten zur Ausbildung der Ärzte. Die Berichte darüber wurden meist veröffentlicht. Vgl. die Ausführungen zu Hofheim unter Amelung. Siehe auch Volker Roelcke, „Ein eigenes Urtheil“ über das Fremde. Studienreisen rheinischer Psychiater im 19. Jahrhundert, in: Ders./Yonka Dutschewska-Kothes/Wolfgang Klenk/Linda Orth/Barbara Wolf-Braun (Hg.), „Pass opo, sonst küss de bei de Pelman“. Das Irrenwesen im Rheinland des 19. Jahrhunderts. Bonn 1994 S. 135–142.

englischsprachiger Publikationen zu Geisteskrankheiten hervor.[185] Trotz seines Engagements scheint Jacobi eher in Ermangelung geeigneter Kandidaten als aufgrund seiner ausgewiesenen Fähigkeiten ernannt worden zu sein. So wurde ihm aus Düsseldorf „ein Mangel an Brauchbarkeit als Geschäftsmann" und vom Wesen her ein „finstere[s] Gemüt und [...] Verschlossenheit" nachgesagt, die nicht den wünschenswerten Charaktereigenschaften eines heiteren und offenen Irrenarztes entsprächen.[186]

In Berlin erhielt Jacobi trotz der gegen seine Person vorgebrachten Zweifel die Protektion Altensteins und nach anfänglicher Ablehnung auch die Zustimmung Langermanns, so dass er, 1822 mit der Überwachung der Umbaumaßnahmen in Siegburg betraut, nach Bonn zog, wo er Anschluss an die Bonner Universitätsprofessoren fand.[187] Dort blieb er bis zu seiner Übersiedlung nach Siegburg im November 1824. Mit dem nach Bonn berufenen Friedrich Nasse, dem früheren Schüler Reils und Mitherausgeber der Zeitschrift für psychische Ärzte, später als Zeitschrift für die Anthropologie fortgesetzt, verband ihn eine Freundschaft, die zu einer regen Zusammenarbeit zwischen der Bonner medizinischen Fakultät und der Siegburger Anstalt führte, von der noch die Rede sein wird.

Endeten mit der Ernennung Jacobis zum Siegburger Direktor seine privaten finanziellen Schwierigkeiten,[188] so fingen diejenigen zur Finanzierung der laufenden Kosten der Siegburg erst richtig an, wie Dirk Blasius in seiner Analyse der Kontroverse um die Reform des rheinischen Irrenwesens dargestellt hat.[189] Schon die Ausrichtung der Siegburg als reine Heilanstalt für 200 „Heilbare" erregte den Unmut der Geldgeber, da die Heilanstalt Siegburg von vornherein einer nicht unbeträchtlichen Zahl an Irren die Aufnah-

---

185 Maximilian Jacobi, Sammlungen für die Heilkunde der Gemüthskrankheiten 1. Elberfeld 1822. Darin enthalten sind von Samuel Tuke, Beschreibung der Irrenanstalt für Quäker bei York (S. 124–264), mit einer Einleitung des Herausgebers, Maximilian Jacobi, Einleitung zu: Beschreibung der Irrenanstalt für Quäker bei York von Samuel Tuke, in: ders., Sammlungen für die Heilkunde der Gemüthskrankheiten 1. Elberfeld 1822 S. 3–123, ferner Esquirol's Abhandlungen von den Seelenstörungen. Aus dem Dictionaire des Sciences médicales, in Auszügen mitgeteilt, S. 271–484 mit einem Vorwort vom Herausgeber, S. 267–270. Bis 1830 erschienen insgesamt 3 Bände.

186 Herting, Die erste rheinische Irrenheilanstalt, S. 6. Zu der Persönlichkeit, Unnahbarkeit Jacobis siehe auch Pelman, Erinnerungen.

187 Kastner, S. 37. Zur Medizin um 1800 und besonders der Bonner medizinischen Fakultät siehe Schott, Medizin um 1800.

188 Siehe dazu den Briefwechsel zwischen Jacobi und seinem Schwager Perthes. Johannes Herting, Carl Wigand Maximilian Jacobi – ein deutscher Arzt (1875–1858). Ein Lebensbild nach Briefen und anderen Quellen. Görlitz 1930.

189 Blasius, „Einfache Seelenstörung", S. 15–40, ders., Der verwaltete Wahnsinn, S. 26–37, ders., Umgang mit Unheilbaren, S. 39–56.

me verweigerte. Aufgenommen werden sollten nur die prognostisch günstigen Fälle. Ausgeschlossen wurden alle diejenigen, deren Störung länger als acht Monate bestand. Ferner wurden von Geburt oder Kindheit an „Schwach-,“ oder „Blödsinnige“ sowie aus „Altersschwäche an Irreseyn“ leidende abgewiesen sowie Epileptische oder von sonstigen chronischen Krankheiten Betroffene und Bettlägerige.[190]

Kam nun der Anstoß zur Gründung der rheinischen Heilanstalt von der preußischen Regierung unter Beteiligung der durch die Errichtung von Heilanstalten profitierenden psychischen Ärzte,[191] mussten jedoch die 1823 im Rheinland eingeführten Provinzialstände für die Finanzierung und den Unterhalt der Siegburg aufkommen.[192] Diese interessierten sich allerdings weniger für die im Rheinland 1844 geschätzte Zahl von 300 vermeintlich heilbaren Irren, als für die geschätzten 1200 Unheilbaren, von denen etwa 500 als ungeeignet für eine häusliche Unterbringung bezeichnet wurden. Dieses – für die öffentliche Sicherheit – weitaus dringendere Problem blieb durch die Eröffnung der Siegburg nicht nur ungelöst, sondern wurde noch augenscheinlicher, da die erfolglos behandelten Siegburger Patienten teilweise als ungeheilt und ungeeignet für familiäre Pflege in Pflegeanstalten gebracht werden mussten.[193] Die Versorgung der Unheilbaren im Rheinland übernahmen entweder öffentliche und private Pflegeanstalten, wie das Landarmenhaus in Trier, die Bürgerspitäler in Köln und Aachen oder Pflegeanstalten, die unter religiöser Trägerschaft standen, wie die Alexianeranstalt in Aachen.[194] Da seitens der Regierung bis in die 1860er Jahre keine provinzübergreifenden Maßnahmen zur Errichtung von Pflegeanstalten getroffen wurden, die Nachfrage nach Anstaltsplätzen aber stieg, wuchs die Zahl der öffentlichen Pflegeanstalten sowie derer mit privaten und geistlichen Trägern

---

190 Diese Kriterien sind bei Jacobi, Ueber die Anlegung, S. 309–313, aufgeführt.

191 Reil, Rhapsodieen, S. 463, zum Interesse einer Neugestaltung des Anstaltswesens und der stärkeren Gewichtung des ärztlichen Urteils.

192 Die Konfliktstruktur ist von Blasius anschaulich dargestellt worden, siehe Werner Nasse, Geschichtliche Entwicklung der rheinischen Irrenpflege von der Gründung der Provinzial-Irren-Heilanstalt zu Siegburg bis zu deren Aufhebung, in: Die Provinzial-Irren, Blinden- und Taubstummen-Anstalten der Rheinprovinz in ihrer Entstehung, Entwicklung und Verfassung, dargestellt auf Grund eines Beschlusses des 26. Rheinischen Provinzial-Landtages vom 3. Mai. 1879. Düsseldorf 1880 S. 3–36 hier S. 11.

193 Siehe dazu die Ergebnisse der Stichprobe in Kapitel IV.

194 Für eine Auflistung aller Anstalten, deren Krankenbestand und ihrer Besitzer Anfang der 1860er Jahre siehe Hoffmann, Aerztlicher Bericht, 1862, S. 10f. Ende 1860 waren insgesamt (mit Siegburg) 1383 Personen in Anstalten untergebracht, S. 10. Eine Beschreibung einiger der Anstalten bietet Kastner, S. 83–100. Siehe dazu ausführlich Kapitel IV.

stetig an.[195] Obwohl die Provinz die Versorgung der unbemittelten heilbaren Irren übernahm, mussten die Gemeinden für die Versorgung der als unheilbar eingestuften Personen Sorge tragen. Zwischen den Gemeinden und privaten Anstalten bestanden teilweise Verträge, so dass die privaten Anstalten auch mittellose Kranke versorgten, deren Pflegeplätze von den Gemeinden finanziert wurden. Die daraus resultierenden Schwierigkeiten für die Betroffenen, die Siegburger Anstalt und die Gemeinde, werden im Kapitel IV. behandelt. Nutznießer waren die Betreiber privater Pflegeanstalten, da der Bedarf an Anstaltsplätzen stetig stieg. Bis Ende 1860 gab es im Rheinland bereits 15 Pflegeanstalten von unterschiedlicher Qualität. Die Qualität einiger Pflegeanstalten wurde besonders von den Ärzten moniert. Vor allem die nicht ärztlich geleiteten waren ihnen ein Dorn im Auge. Die Situation der dort Untergebrachten wurden zum Teil als menschenunwürdig bezeichnet, da sich die Güte der Versorgung nach ökonomischen und nicht nach therapeutischen Gesichtspunkten richte.[196]

Vor diesem Hintergrund erregten die hohen Kosten der exklusiven Siegburg seitens der Finanziers heftigen Widerstand. Allein der Umbau und die Einrichtung der Siegburg forderten 143.000 Taler, die jährlichen Unterhaltungskosten wurden 1825 mit 10.834 Taler beziffert; 1842 beliefen sich die Unterhaltungskosten bereits auf 35.264 Taler.[197] Nach den Berechnungen Jacobis blieben nach dem Abzug der Einnahmen durch Verpflegungskosten für Pensionäre, Militärangehörige und „Ausländer"[198] für die Jahre 1825 bis 1840 noch 291.852 Reichstaler übrig, die durch Gemeindebeiträge gedeckt werden mussten.[199] Damit beliefen sich die Kosten pro Pflegling und Jahr auf 150 Taler, ein Platz in einer der „Verwahranstalten" dagegen kostete 60 Taler.[200] Diese Tatsache erregte umso mehr Anstoß bei den Provinzialständen, da Jacobi von den 1837–1840 aufgenommenen 533 Patienten nur 153 „als für die Anstalt hinlänglich"[201] geeignet einstufte, die übrigen 374 seiner

195 Miscellen, Siegburg, S. 87.

196 Siehe Kapitel IV.

197 Blasius, „Einfache Seelenstörung", S. 29.

198 Alle Patienten, die von Heimatgemeinden außerhalb der Rheinprovinz stammten, wurden als „Ausländer" bezeichnet. Für diese Personen mussten nicht nur höhere Pflegesätze bezahlt werden, auch standen ihnen nur Plätze zur Verfügung, wenn die Anstalt über Kapazitäten verfügte. Besonders die bemittelten ausländischen Pensionäre waren somit gern gesehene Gäste der Anstalt. Siehe Kapitel IV.

199 Maximilian Jacobi, Die Irrenheilanstalt zu Siegburg und ihre Gegner auf dem sechsten rheinischen Landtage. Bonn 1841 hier S. 18.

200 Ebd., S. 12.

201 LVR Bestand APSt, 1157, Bericht über die Verwaltung der Irren-Heil-Anstalt zu Siegburg während der Jahre 1837, 1838, 1839 und 1840.

Meinung nach „theils aber nur sehr wenig Hoffnung zu einem glücklichen Ausgange der Behandlung darboten".[202] Diese Angaben boten einen willkommenen Anlass für die wiederholt vorgebrachte Forderung der Ständeversammlung, die Verpflegungskosten eines in der normalen Pflegeklasse versorgten Patienten auf 100 Taler zu reduzieren und die Hälfte der Plätze für die „Unheilbaren" zu reservieren.[203] Schon 1829 hatte Jacobi wegen mangelnder Auslastung der Pflegeplätze in den ersten Jahren nach der Eröffnung Siegburgs kurzzeitig unheilbare Fälle aufnehmen müssen.[204] Jacobi ging allerdings zum Gegenangriff über: Er verpflichtete sich in jährlichen Wirksamkeitsberichten über die Heilerfolge der Anstalt Auskunft zu geben und über ihre Ausgaben Rechenschaft abzulegen. Für die Berechnung der Heilerfolge wurde in der Folge darauf hingewiesen, dass die Aufnahme der als ungeeignet bezeichneten Personen, der „prognostischen zweifelhaften Fälle", die Genesungserfolge der Anstalt gezwungenermaßen verschlechterten.[205] Die Schuld für die große Zahl der vermeintlich unheilbaren Irren wurde von den Ärzten den Familien und Gemeinden zugeschoben. Dabei bediente er sich des unter den Ärzten beliebten Topos der „Früheinweisungen", d.h., dass die Genesungsaussichten umso größer seien, je früher die Person nach dem Ausbruch der Erkrankung in die Heilanstalt gebracht würde. Und in dieser Hinsicht sei es der „Fahrlässigkeit so zahlreicher Ortsbehörden"[206] und der oft vorherrschenden „Gleichgültigkeit so vieler Angehörigen"[207] anzulasten, dass sie zumeist erst dann um einen Anstaltsplatz nachsuchten, wenn die Personen zu einer Gefahr für die öffentliche Sicherheit geworden waren und die Gemeinden durch Kosten für deren Überwachung belasteten. Dann sei

---

202 Ebd.

203 Jacobi, Die Irrenanstalt, S. 12.

204 Die Anfängliche Auslastung der Siegburg bis in die früheren 1830er Jahre war nicht besonders hoch. Die Belegung der Siegburg bei 200 Plätzen betrug 1825 48 Personen, 1826 wurden 38, 1827 28 Personen aufgenommen. Erst nach 1828 wurde jährlich über 50 Personen aufgenommen. Siehe Werner Nasse, Geschichtliche Entwicklung, S. 30. Nach einem Beschluss der Oberpräsidial-Verwaltung vom 15. Juli 1829 wurde Jacobi gezwungen, freie Anstaltsplätze auch für Unheilbare bereitzustellen. Ab 1846 war die Nachfrage hoch genug, dass keine vermeintlich Unheilbaren mehr zwecks Verpflegung aufgenommen wurden, siehe Jacobi, Aerztlicher Bericht, 1851, S. 11.

205 1867 hatte sich daran kaum etwas geändert, so stellt Nasse klar: „Es dürfte hier überhaupt am Orte sein, darauf aufmerksam zu machen, daß durch die unbeschränktere Zulassung prognostisch zweifelhafter Krankheitsfälle die Genesungs-Erfolge der Anstalt gerade nicht glänzender sich gestalten werden;" siehe Werner Nasse, Aerztlicher Bericht, 1867, S. 10.

206 Jacobi, Die Irrenanstalt, S. 6 f.

207 Ebd.

es allerdings oftmals schon zu spät für eine erfolgreiche Behandlung.[208] Als Konsequenz sah sich Jacobi auch genötigt nicht nur die „frisch“ Erkrankten aufzunehmen, sondern auch diejenigen, bei denen die Störung schon länger als acht Monate bestand.[209] Eine weitere Hürde für eine Aufnahme in die Heilanstalt bildeten zudem die Behandlungskosten, die je nach der gewünschten Verpflegungsklasse zwischen 175 bzw. ab 1840 150 Taler für die Normalverpflegung und bis zu 650 Taler für die Pensionäre der dritten und damit höchsten Verpflegungsklasse variierten.[210] Dies führte zu einer Exklusivität[211] der Anstalt: Während gänzlich vermögenslose Irre eine von der Provinz finanzierte Freistelle erhielten und begüterte Familien für den Unterhalt ihrer Angehörigen die Pflegegelder entrichten konnten, blieben diejenigen ausgeschlossen, die für eine Freistelle zu bemittelt waren, die jedoch die vollen Pensionskosten nicht bestreiten konnten. Zudem waren zehn Prozent der Plätze im Vorwege für wohlhabende Pensionäre reserviert.[212] Um auch weniger finanzkräftigen Familien die Aufnahme eines Angehörigen zu ermöglichen, gab es die Möglichkeit, einen von der Provinz teilsubventionierten Verpflegungssatz zu erhalten. So gab es in Siegburg unter den zwischen 1846 und 1850 681 aufgenommenen Patienten 135 Tagelöhner, 64 Dienstboten, 132 Handwerker, 16 Näherinnen, 35 Fabrikarbeiter, 49 Kauf-

---

208 Ders., Aerztlicher Bericht, 1851, S. 3. Die Nachlässigkeit der sozialen Umwelt der Betroffenen bildete einen beliebten Gegenstand der ärztlichen Kritik. Für eine medizinisch begründete Konstruktion der (Un)heilbarkeit vgl. Abschnitt II. Dort wird auch auf die verschiedenen Instanzen, die bei einer Einweisung durchlaufen werden mussten, eingegangen.

209 Die Bestimmung des Zeitpunktes des Ausbruchs der Erkrankung war in der Praxis oftmals nicht eindeutig möglich. Siehe dazu Abschnitt IV. Der spätere Direktor Hoffmann räumte 1862 ein, dass das Kriterium der acht Monatsfrist aus wissenschaftlichen und praktischen Gründen unhaltbar sei und deshalb „von jeher“ nicht konsequent angewandt wurde, Hoffmann, Aerztlicher Bericht, 1862.

210 Die Preise für Pensionäre hingen von deren Landeszugehörigkeit und der gewünschten Verpflegungsklasse ab. Für die normale Verpflegung musste die Familie, wenn keine Freistelle bewilligt wurde, 175 Taler zahlen, wie bei Catharina S. 1846. LVR Siegburg, No. 13797. Für Militärangehörige wie Gustav S. (1829–30 und 1838–39) kam die Regierung auf, auch dort wurde die Normalverpflegung mit 175 Taler berechnet. LVR Siegburg, No. 1606. Für die erste (unterste) Pensionärsklasse beliefen sich die Kosten 1834 auf 275 Taler für Inländer, Sophie P. (1834–38), LVR Siegburg, No. 626 oder 505 Taler für Ausländer, Georg v. G. (1835–1841). LVR Siegburg No. 642. Die zweite Klasse kostete 500 Taler, wie bei Gotthard S. (1868–69), LVR Siegburg, No. 1098. Die Kosten für die 2. Klasse stiegen 1874 auf bis zu 905 Taler an, wie bei Anna C., LVR Siegburg, No. 1566. Die exklusivste Klasse der Pensionäre kostete in den 1840er und 1850er Jahren zwischen 575 und 650 Taler, vgl. Felix v. A. (1841–42), LVR Siegburg, No. 675 und Severina v. D. (1851–52), LVR No. 496.

211 Kaufmann, Aufklärung, S. 190.

212 Jacobi, Ueber die Anlegung, S. 395.

leute/Gewerbetreibende, 57 Bauern, 10 Rentner und Gutsbesitzer, 6 Sekretäre, 2 Studenten, 7 Lehrer, 3 Geistliche, 5 höhere Beamte, 1 Unterangestellte, 7 Militärangehörige und 142 Frauen ohne Angabe des Standes.[213] Obwohl die Diskussionen um die Zukunft der Siegburg ein Gegenstand heftiger Kontroversen auf den Ständeversammlungen blieben, führten sie bis zu Jacobis Tod 1858 zu keinen einschneidenden Reformmaßnahmen des rheinischen Irrenwesens.

Die Siegburg avancierte bis in die Mitte des 19. Jahrhunderts zu einer führenden Ausbildungsstätte der postgraduierten deutschsprachigen Mediziner,[214] da es an den Universitäten größtenteils keine Lehrstühle für Psychiatrie und kaum psychiatrische Vorlesungen gab.[215] Die Siegburg wurde auch zu einer beliebten Reisestätte ausländischer Ärzte. Zwar bewahrte das internationale Ansehen, welches sich Jacobi durch seine Schriften und durch die Stellung der Siegburg als einer der führenden Heilanstalten erworben hatte,[216] ihn vor seiner Pensionierung – Jacobi stand der Siegburg bis zu seinem Tod 1858 im Alter von 83 Jahren vor – und auch vor der Umwandlung der Siegburg in eine Heil- und Pflegeanstalt;[217] das eigentliche Problem, das der armen und „unheilbaren" Irren im Rheinland, blieb dagegen ungelöst.[218]

---

213 Jacobi, Aerztlicher Bericht, 1851, S. 12f.

214 Das wird in Kapitel V. über die Beziehung zwischen dem Direktor und dem Assistenten näher ausgeführt. Von den später bekannten Ärzten arbeiten u. a. Wilhelm von Gudden und Carl Pelman in Siegburg.

215 Eulner, S. 257–282, bes. den Überblick S. 280–282; vgl. den Abschnitt zur Kontroverse über Anstaltskonzeptionen- und Neugründungen.

216 Das Werk Jacobis über die Beschreibung der Siegburg wurde mit Anmerkungen versehen ins Englische übersetzt. Jacobi hatte durch seine Auslandsreisen auch außerhalb des deutschten Sprachraums Kontakte zu führenden Psychiatern wie bspw. zu Samuel Tuke aus York, dem Arzt der dortigen renommierten Quäkeranstalt.

217 Noch 1868 wir im Bericht zur Lage der Siegburg darauf hingewiesen, dass nur die vermeintlich „heilbaren Fälle" zur Aufnahme berechtigt seien. Siehe Werner Nasse, Aus dem ärztlichen Bericht über die Wirksamkeit der Irrenheilanstalt zu Siegburg während der Jahre 1864, 1865 und 1866, erstattet durch den Director der Anstalt, in: Allgemeine Zeitschrift für Psychiatrie 25. 1868 S. 433–436.

218 Franz Richarz, Ueber öffentliche Irrenpflege und die Notwendigkeit ihrer Verbesserung, mit besonderer Rücksicht auf die Rheinprovinz. Bonn 1844 hier S. 88.

3.2. „Die Heilanstalt Siegburg ist – unheilbar!“[219]: die Anstalt 1858 bis zu ihrer Auflösung 1878

„Die früheren Wohnungen friedlicher Mönche und alle die anderen klösterlichen Einrichtungen dienen jetzt einem anderen Zwecke. In diesen Räumen soll der Wahnsinnige genesen, sich heimisch fühlen.“[220]

So einladend die Räumlichkeiten hier von Jacobis zweitem Arzt Willing 1858 beschrieben wurden, die Situation der Kranken und auch die der Angestellten in der Siegburg gestaltete sich bescheidener. Schon vor dem Tod Jacobis galt die Siegburg in den medizinischen Fachkreisen nicht mehr als zeitgemäß und renovierungsbedürftig.[221] Die Verhandlungen über einen Umbau der Siegburg oder die Neuerrichtung von gemischten Heil- und Pflegeanstalten stockten, Letzteres war von Jacobi verhindert worden. Dabei waren die Nachteile der Siegburg seit ihrem Bestehen deutlich zu Tage getreten: mangelnde Wasserversorgung,[222] unzureichende hygienische Bedingungen[223]

---

219 Focke, zitiert nach Herting, Die erste rheinische Irrenheilanstalt, S. 54. Kölnische Zeitung Nr. 280 vom 8.10.1864.

220 [T. J. G.] Willing, Aerztlicher Bericht über die Wirksamkeit der Irren-Heil-Anstalt der Rheinprovinz zu Siegburg während der Jahre 1856 und 1857. Erstattet im Juni 1858 von dem interimistisch die Directionsgeschäfte wahrnehmenden 2. Arzte der Heil-Anstalt Dr. Willing. Köln 1858.

221 Werner Nasse, Aerztlicher Bericht, 1864, S. 9. Herting, Die erste rheinische Irrenheilanstalt, S. 51.

222 Der Bau eines Brunnens unter dem Direktor Friedrich Hoffmann kostet 14.000 Taler und brachte nur unbrauchbares Wasser. Kurze Zeit später nahm sich Hoffmann das Leben. Zu Hoffmann siehe Johannes Herting, Dr. Friedrich Hoffmann. Direktor der rheinischen Irrenanstalt Siegburg (1820–1863), in: Psychiatrisch-Neurologische Wochenschrift 17. 1939 S. 206–210. Mit dem Dienstantritt Hoffmanns verschwanden die Kaltbäder Behandlungen, die Regenbäder und der abendliche Kostentzug als Bestrafung aus dem Anstaltsalltag, siehe dazu Kapitel VI. zu den Diszplinierungsmaßnahmen. Hoffmann gründete 1861 den Psychiatrischen Verein der Siegburg. Dazu auch Linda Orth, Kurzbiographien: Dr. Friedrich Albert Hoffmann 24.04.1820–08.04.1883, in: Dies./Yonka Dutschewska-Kothes/Wolfgang Klenk//Volker Roelcke/Barbara Wolf-Braun (Hg.), „Pass op, sonst küss de bei de Pelman“. Das Irrenwesen im Rheinland des 19. Jahrhunderts. Bonn 1994 S. 155–169 hier S. 158.

223 Die alten Abtritts- und Kloakegruben erfüllten das Haus mit giftigen Gasen und wurden auch für die wiederkehrenden Typhuserkrankungen verantwortlich gemacht, denen außer der Frau des späteren Direktors Nasse jährlich einige Patienten zum Opfer fielen. Auch wurde eine hohe Anzahl ansteckender Augenerkrankungen verzeichnet, sowie Fäulnis an den Fußböden der nicht unterkellerten Gebäude. Werner Nasse, Aerztlicher Bericht, 1864, S. 8, ders. Geschichtliche Entwicklung, S. 7. 1860 wurde von Hoffmann von einer Zunahme entzündlicher Augen-Bindehauterkrankungen gesprochen, die durch den Einfluss schädlicher Gase erklärt wurden. Hoffmann, Aerztlicher Bericht, 1860, S. 5. Zum Tod von Nasses Frau siehe auch Kastner, S. 64, Pelman, Erinnerungen, S. 38

und fehlende Ausbaumöglichkeiten durch die exponierte Lage auf dem Berg stellten den Standort der Siegburg in Frage.[224] Auch stand das Konzept der Heilanstalt durch die ungelöste Frage nach sicheren Unterscheidungskriterien zwischen vermeintlich heilbaren und unheilbaren Kranken auf dem Prüfstand. Nach einer anfänglich niedrigen Auslastung der Siegburg stieg seit den 1840er Jahren die Nachfrage nach Anstaltsplätzen, so dass seit den 1850er Jahren die Zahl der Anfragen die Kapazität der Anstalt überstieg. Dies führte zu vermehrten Ablehnungen oder verzögerten Aufnahmen der Kranken und einer kürzeren Verweildauer der Aufgenommenen. Dabei waren von Seiten der Ärzte die schnellstmögliche Aufnahme und auch eine ausreichende Zeit der Rekonvaleszenz in der Anstalt als Vorrausetzung für eine langfristig erfolgreiche Behandlung der Patienten hervorgehoben worden.[225] Die durchschnittliche Verweildauer sank von knapp 19 Monaten im Jahr 1840 auf knapp 9 Monate im Jahr 1861. Dies schmälerte nach Ansicht der dirigierenden Ärzte den „Ertrag der Arbeit in der Anstalt".[226] Durch den wachsenden Andrang auf die Anstaltsplätze, der seit den frühen 1860er Jahren zu einer durchschnittlichen Aufnahmezahl von über 300 Patienten im Gegensatz zu den bislang jährlich 200 Aufnahmen führte,[227] blieb die durchschnittliche Aufenthaltsdauer zwischen 1863 und 1876 unter dem Direktor Werner Nasse, Sohn Friedrich Nasses, bei 9 Monaten. Eine angemessene durchschnittliche Behandlungs- und Rekonvaleszenzzeit war von Jacobi auf etwa 12 Monate beziffert worden.[228] Die Zahl der abgewiesenen Personen belief sich seit den 1850er Jahren auf über 100 Fälle jährlich, was zwischen den Behörden, einweisenden Ärzten und der Anstaltsdirektion zu Konflikten führte.[229] Nach dem Tod Jacobis 1858 bekam nach einer Interimszeit, in der die Anstalt kommissarisch vom bisherigen zweiten Arzt Dr. Willing geführt wurde, 1861 der 40 jährige Friedrich Hoffmann den Direk-

---

224 Zu dem Raummangel in der Anstalt siehe Willing, der wegen Jacobis Tod 1858 den Wirksamkeitsbericht für die Jahre 1856 und 1857 verfasste. Willing, S. 11.

225 Hoffmann, Aerztlicher Bericht, 1862, S. 6.

226 Ebd. Jacobi hatte die angemessene Behandlungszeit mit 12 Monaten angeben und darauf hingewiesen, die Rekonvaleszenten nicht zu schnell wieder zurückzuschicken, worauf sich noch seine Nachfolger beriefen, siehe Werner Nasse, Aerztlicher Bericht, 1864, S. 5.

227 Werner Nasse, Geschichtliche Entwicklung, S. 31.

228 Hoffmann, Aerztlicher Bericht, 1862, S. 6, Werner Nasse, Aerztlicher Bericht, 1864, S. 5.

229 Ebd., S. 4. Da sich die Akten der zur Erstaufnahmen abgewiesenen Personen nicht unter denen der Aufgenommen befinden, konnte hier nur die Konfliktstruktur zwischen den Gemeinden, Familien und der Siegburger Leitung untersucht werden, die entweder als unheilbar aus der Siegburg abgeschoben wurden oder deren Wiederaufnahme verweigert wurde. Siehe dazu Kapitel IV.

torenposten übertragen. Mit diesem Generationenwechsel veränderte sich die Behandlung der Patienten im Sinne der sich seit der Mitte des 19. Jahrhunderts in Deutschland verstärkenden Debatte um das „Non-Restraint".[230] Nach dem Suizid Hoffmanns 1863 wurde der Direktorenposten zuerst Franz Richarz, dem früheren Assistenten Jacobis und nun Leiter der bekannten Privatanstalt Endenich angetragen.[231] Dieser lehnte ab und führte die Anstalt bis zur Berufung Werner Nasses, dem Sohn Friedrich Nasses, nur kommissarisch. Nachdem Nasse anfänglich die Privatklinik seines Vaters in Bonn weiterführte, war er 1854 als Direktor einer Heil- und Pflegeanstalt nach Sachsenberg berufen worden.[232] Unter der Direktorenschaft Nasses wurden die wiederholt geforderten Reformen des gesamten rheinischen Irrenwesens eingeleitet. Dabei wurde zweigleisig vorgegangen. Kurzfristig wurden in Siegburg die von Nasse in einem Bericht vorgeschlagenen dringendsten Reformen umgesetzt. So wurde dem wachsenden Bedarf an Betten für Versorgte der Normalklasse durch eine Umfunktionierung einiger der Räumlichkeiten für die Pensionäre begegnet. Wegen der insgesamt sinkenden Nachfrage von Verpflegungsmöglichkeiten für zahlende Patienten durch eine im Rheinland stetig anwachsende Zahl kleiner privater Anstalten, wurde eine Vereinfachung der Verpflegungsklassen von fünf auf drei Klassen sowie die Verbesserung der Beköstigung innerhalb der Normalklasse eingeführt.[233] Die hygienischen Verhältnisse konnten durch die Fertigstellung eines neuen Wasserförderungssystems merklich verbessert werden, so dass über die nächsten Jahre die Erkrankungsraten an Typhus und Augenentzündungen stark zurückgingen.[234] Diese, wie auch andere dringende Sanierungsmaßnahmen, scheinen von den Ständen schon deshalb bewilligt worden zu sein, da hinsichtlich der Zukunft der Siegburg noch Unklarheit

---

230 Siehe Kapitel VI, disziplinarische Intervention im Anstaltsalltag, dazu auch KASTNER, S. 61–64.

231 Richarz eröffnete 1845 seine später durch die Versorgung einiger bekannter Persönlichkeiten, z. B. des Komponisten Robert Schumann, über die Rheinprovinz hinaus bekannt gewordenen Privatanstalt Endendich in Bonn. Siehe dazu die Anzeige von Richarz zur Eröffnung, Franz Richarz, Ankündigung. Richarz eröffnet Privatanstalt, in: Allgemeine Zeitschrift für Psychiatrie 2. 1845 S. 562–564, sowie AKADEMIE DER KÜNSTE (Hg.), Robert Schumann in Endenich (1854–1856): Krankenakten, Briefzeugnisse und zeitgenössische Berichte. Berlin/Mainz u. a. 2006.

232 KASTNER, S. 88.

233 Zu der verminderten Anzahl von Pensionären könnte das steigende Angebot an privaten Einrichtungen und parallel dazu die wachsende Kritik an dem Zustand der Siegburger Anstalt beigetragen haben.

234 WERNER NASSE, Aerztlicher Bericht, 1867, S. 3. Nasse war von der Verwaltungskommission 1864 beauftragt worden, einen Bericht über einen Renovierungs- und Bauplan für die Anstalt vorzulegen, siehe HERTING, Die erste rheinische Irrenheilanstalt, S. 53.

herrschte. Dies hing mit dem Diskussionsstand über die Reformen des rheinischen Irrenwesens zusammen. Galt zwar eine Reform als notwendig, war man sich über die konkreten Maßnahmen noch im Unklaren. Die Beibehaltung der Siegburg als einzige, staatlich getragene reine Heilanstalt für die gesamte Rheinprovinz hatte nicht nur die Zahl der weniger gut staatlich kontrollierbaren privaten und konfessionellen Pflegeanstalten anwachsen lassen – ein Missstand dem später durch die Einführung einheitlicher Statistiken und einem Irrengesetz entgegengewirkt werden sollte – sondern führte auch zu einer Ungleichverteilung der aufgenommenen Kranken nach einzelnen Provinzen. Besonders die am weitesten entfernte Provinz Trier stellte den geringsten Anteil am Patientenbestand der Siegburg. Dies war durch die langen Transportwege der Patienten und die weite Entfernung von den Familien, die dadurch nur eingeschränkten Kontakt zu ihren Angehörigen aufrechterhalten konnten bedingt und anfänglich wohl auch dadurch, dass die Siegburg als Option für einen Heilungsversuch in den Köpfen einiger am Einweisungsgeschehen beteiligten Instanzen – Familie, Arzt und Gemeinde – weniger präsent war als in den näher gelegenen Städten wie Bonn, Düsseldorf und Köln. Schon 1844 hatte sich der erwähnte Franz Richarz für eine Umstrukturierung des gesamten rheinischen Versorgungssystems ausgesprochen, was jedoch bei seinem damaligen Vorgesetzten Jacobi auf Kritik stieß.[235] Richarz hatte nicht nur auf die ungenügende Zahl von „Bewahranstalten" im Rheinland aufmerksam gemacht und auf die Notwendigkeit hingewiesen, dass diese unter der Leitung eines Arztes stehen müssten, sondern hatte – nach eingehender Darlegung der geschätzten Anzahl von 800 versorgungsbedürftigen Irren im Rheinland – vorgeschlagen, für jede der fünf Provinzen eine eigene Heil- und Pflegeanstalt mit 200 Plätzen zu errichten.[236] Um dem Problem einer schrittweisen Überfüllung dieser Anstalten mit „unheilbaren" Kranken – das in der eingangs beschriebenen Debatte um die Kontroverse von Anstaltsgründungen wiederholt zur Sprache kam – entgegenzuwirken, schlug er vor, die Räumlichkeiten der Siegburg als die zentrale Pflegeanstalt des Rheinlands zu nutzen. Dorthin sollten diejenigen als unheilbar Eingestuften aus den Heil- und Pflegeanstalten gebracht werden, die von den Anstaltsärzten als ungeeignet für eine familiäre Pflege bezeichnet worden waren.[237] Wurde dieser Plan noch in den 1840er Jahren verworfen, griff ihn Nasse in seinem 1865 der Verwaltungskommission vorgelegten Bericht wieder auf. Die 1864 für eine Bestandsaufnahme der Siegburger Ver-

---

[235] Richarz, Ueber öffentliche Irrenpflege. Zu den Beziehungskonstellationen zwischen dem Direktor und seinem Assistenten siehe Kapitel V.

[236] Richarz, Ueber öffentliche Irrenpflege, S. 38 und S. 41.

[237] Ebd. S. 88.

hältnisse gegründete Kommission kam zu dem Ergebnis, dass die bisherige Unterscheidung zwischen heilbaren und unheilbaren Irren endlich aufgehoben werden und die Verlegung der Siegburger Patienten in eigens dafür errichtete Heil- und Pflegeanstalten für jede der fünf Provinzen erfolgen müsse. Von weiteren kostspieligen Umbaumaßnahmen der Siegburg sollte dagegen abgesehen werden, obgleich die Nutzung der Siegburg, wie sie Richarz vorgeschlagen hatte, anfänglich noch zur Debatte stand.[238] Anders als noch zwanzig Jahre zuvor wurde die Zahl der Irren im Rheinland nun schon auf 7.000, im Gegensatz zu den von Richarz mit 2.000 angegebenen, geschätzt. Mangels eigener Statistiken musste auf die benachbarter Staaten zurückgegriffen werden, wobei geschlossen wurde, dass von den mutmaßlichen 7.000 Irren und Blödsinnigen ein Drittel und damit 2.300–2.400 Personen der Anstaltspflege bedürften. Da sich Ende 1860 1.400 Irre in sämtlichen öffentlichen und privaten Irrenanstalten befanden, deren Vermehrung 1865 auf 1.600 geschätzt wurde, rechneten die Stände – nach Auflösung der Siegburg – mit einer notwendigen Bettenkapazität für 1.300 Pfleglinge über die gesamte Provinz verteilt. Dementsprechend sollten die zu errichtenden Anstalten mit 200–400 Betten ausgestattet sein, um den berechneten Erfordernissen genüge leisten zu können. Die Reformmaßnahmen durch den Bau der Anstalten wurden auf 2 Millionen Taler veranschlagt, die 1868 in einem Königlichen Landtagsabschied 1868 weitestgehend bewilligt wurden.[239] In den darauffolgenden Jahren wurde der Bau der fünf Provinzialanstalten vorangetrieben. Ein Jahr nach den Feierlichkeiten zum 50-jährigen Bestehen der Siegburger Anstalt 1875[240] wurde die erste der fünf Heil und Pflegeanstalten, die Anstalt für den Regierungsbezirk Koblenz bei Andernach eröffnet. Der bisherige Siegburger Direktor Werner Nasse wurde zum Direktor ernannt und siedelte im Mai 1876 dorthin über.[241] Zum Nachfolger Nasses wurde der bisherige zweite Arzt, Ludwig Ripping bestimmt, der später die Leitung der Anfang Januar 1878 eröffneten Anstalt Düren für den Regierungsbezirk Aachen übernahm.[242] Für die verbleibenden drei Regierungsbe-

---

238 Im Bericht der Kommission vom 30. Oktober 1865 hieß es hinsichtlich der möglichen Verwendung der Siegburg: „dass die Entfernung der auf der tiefsten Stufe des Blödsinns stehenden, mit Sinnesverlusten heimgesuchten und epileptischen Irren aus den Heil-Pflegeanstalten und deren Unterbringung in eine zentrale Siechenanstalt, dem Vorgange anderer Länder, und zwar eventuell später in Siegburg, in Aussicht zu nehmen sei." Werner Nasse, Geschichtliche Entwicklung, S. 8

239 Ebd. S. 16.

240 Zu den Feierlichkeiten siehe Herting, Die erste rheinische Irrenheilanstalt, S. 60.

241 Ebd. und Werner Nasse, Geschichtliche Entwicklung, S. 19 f.

242 [Ludwig] Ripping, Bericht über die Provinzial-Irrenanstalt zu Düren, in: Die Provinzial-Irren, Blinden- und Taubstummen-Anstalten der Rheinprovinzen in ihrer Entstehung, Entwick-

zirke der Rheinprovinz wurden die Standorte Merzig, für den Bezirk Trier,[243] Grafenberg für den Regierungsbezirk Düsseldorf[244] und für den Regierungsbezirk Köln ein Standort in Bonn gewählt.[245] Die Bonner Anstalt sollte zudem den Studenten den lange geforderten klinischen Unterricht ermöglichen, der zuvor nur durch private Initiativen, einmal dem Siegburger Hauspraktikum und durch Patientenvorstellungen Friedrich Nasses mit Pfleglingen seiner Privatanstalt möglich gewesen war.[246]

Die hier angeführten Entwicklungen weisen auf einen wachsenden Bedarf an Anstaltsplätzen hin, der seit der Mitte des 19. Jahrhunderts von den Zeitgenossen durch einen stetigen Anstieg von Irren in der Gesellschaft erklärt wurde.[247] In der Forschung wurde dagegen besonders die Ausweitung der staatlichen Ordnungsbemühungen und gesetzlicher Reglementierungen herausgestellt, die zu einer wachsenden Ausgrenzung und Internierung derer führte, die aus der sich formierenden industriellen Gesellschaft herausfielen.[248] Dabei handelte es sich zumeist um Angehörige der sozialen Unter-

---

lung und Verfassung dargestellt aufgrund eines Beschlusses des 6. Rheinischen Provinzial-Landtags vom 3. Mai 1879. Düsseldorf 1880 S. 201–208. Ripping (1837–1898) war ab 1871 zweiter Arzt in Siegburg.

243 Nach Merzig kamen die Siegburger Patienten des Trierer Bezirks, siehe den Bericht des ersten Direktors Nötel, zu Düren siehe auch Marianne Elisabeth Hertling, Die Provinzial-Heil- und Pflegeanstalt Düren. Die Entwicklung einer großen psychiatrischen Anstalt der Rheinprovinz von ihrer Gründung 1878 bis 1934 (Studien zur Geschichte des Krankenhauswesens 22). Herzogenrath 1985.

244 In Grafenberg, 5 km von Düsseldorf entfernt, wurde der frühere Siegburger Assistent Pelman zum ärztlichen Direktor ernannt. Grafenberg wurde in dem gegen Ende des 19. Jahrhunderts modischen Pavillonstil erbaut, der mit seinen insgesamt 14 kleineren Gebäuden im Gegensatz zu einem großen Bau hygienische Vorteile bieten sollte. Grafenberg wurde von den fünf neuen Anstalten als erstes, am 1. Juli 1876, eröffnet. 68 der Erstaufgenommenen kamen aus der Siegburg. [Carl] Pelman, Bericht über die Provinzial-Irrenanstalt zu Grafenberg, in: Die Provinzial-Irren, Blinden- und Taubstummen-Anstalten der Rheinprovinzen in ihrer Entstehung, Entwicklung und Verfassung dargestellt aufgrund eines Beschlusses des 6. Rheinischen Provinzial-Landtags vom 3. Mai 1879. Düsseldorf 1880 S. 189–201.

245 Für eine ausführliche Darstellung der Eröffnungen siehe Werner Nasse, Geschichte Entwicklung, Kastner, S. 101–116.

246 Zur Privatanstalt von Friedrich Nasse, die später von seinem Sohn Werner übernommen wurde, siehe Kastner, S. 34.

247 Der vermeintliche Anstieg von Geisteskranken im Zuge der „Zivilisierung" war schon seit Reil ein beliebter Topos unter den Ärzten und wurde oftmals mit Gesellschaftskritik verbunden. Siehe u. a. Roelcke, «Gesund ist der moderne Culturmensch keineswegs... », ders., „Wir rücken Schritt...", ders., Krankheit. Nasse wies jedoch darauf hin, dass regelmäßige Irrenstatistiken, wie sie in England geführt würden, gezeigt hätten, dass dort innerhalb der letzten 25 Jahre kein Anstieg an Irren zu verzeichnen gewesen sei. Siehe Werner Nasse, Aerztlicher Bericht, 1871, S. 6.

248 Siehe dazu Kapitel IV.

schichten, so dass die Irrenfrage im Kontext der „sozialen Frage“ des 19. Jahrhunderts untersucht worden ist.[249] Allerdings haben die Ergebnisse empirischer Untersuchungen gezeigt, dass es sich bei den Anstalten nicht generell um „Verwahranstalten“ handelte, die als ein Auffangbecken für soziale Abweichler dienten.[250] Schaut man auf die Verweildauer der Patienten besonders in den Heilanstalten, so wird, wie auch am Beispiel der Siegburger Anstalt ersichtlich, dass zwar die Zahl der Aufgenommen stark anstieg, die durchschnittliche Aufenthaltsdauer dagegen sank. Die steigende Nachfrage nach Behandlungsplätzen lässt sich jedoch nicht nur als ein Resultat wachsender staatlicher Reglementierungen oder einer wachsenden Deutungsmacht seitens der Irrenärzte erklären. Vielmehr scheint sich auch seitens der Bevölkerung eine größere Bereitschaft entwickelt zu haben, ein Familienmitglied zwecks Heilversuchs in eine Anstalt einzuweisen.[251] Im nächsten Abschnitt geht es deshalb um Einweisungspraktiken in die Anstalten. Dabei geht es zum einen darum, die Interaktion der an der Einweisung beteiligten Instanzen zu untersuchen und zum anderen darum, den Umgangsweisen mit denjenigen nachzugehen, die trotz hartnäckiger Heilungsbemühungen keine Behandlungserfolge lieferten: den „unheilbaren“ Irren.

4. Zusammenfassung

Bei der Vorstellung der beiden hier interessierenden Anstalten Hofheim und Siegburg wurde auf mehrere sich wechselseitig beeinflussende Ebenen eingegangen, die von zeitgenössischen fachtheoretischen Diskussionen zu Anstaltskonzepten über politische Rahmenbedingungen bis zu gesellschaftlichen Wandlungsprozessen im 19. Jahrhundert reichten. In der psychiatriehistorischen Forschung wird für die Zeit des frühen 19. Jahrhunderts von einem Übergang der vorherigen „Tollhauspsychiatrie“ zur „Reformpsychiatrie“ gesprochen, die in der Eröffnung psychiatrischer Heilanstalten ihren Ausdruck fand. Dabei diente die Heilbarkeit psychischen Krankseins als ein wesentlicher Legitimationsgrund für die Schaffung zur Heilung ausgerichte-

---

249 Die Geisteskranken aus den sozialen Oberschichten wurden dagegen zumeist in private Irrenanstalten gebracht, die je nach Verpflegungsklasse die Betroffenen mehr oder weniger luxuriös versorgten. Siehe dazu auch Shorter, Radkau, Das Zeitalter.

250 Wright, Getting out.

251 Zu diesem Ergebnis kommen Bernet/Hürlimann/Meier/Tanner, S. 60–85. Sie vermuten, dass der Anstieg an Patientenaufnahmen mehr auf gesellschaftlichen push-Kräften (eine sinkende Toleranz gegenüber psychischen Störungen), als auf institutionellen pull-Kräften basierte (das Interesse der Kliniken, eine größere Klientel zu rekrutieren). Siehe dazu Kapitel IV.

ter Institutionen. Die anfänglich vorgeschlagene zweiteilige Versorgungsstruktur, unterschieden in reine Heilanstalten für „Heilbare" und in Pflegeanstalten für „Unheilbare" und damit nicht für einen weiteren Kurversuch geeignete Kranke, wurde ab den 1830er Jahren von dem Konzept der verbundenen Heil- und Pflegeanstalt abgelöst. Dieser Anstaltstyp sollte gegenüber getrennten Heil- und Pflegeanstalten ökonomische und wissenschaftliche Vorteile besitzen. Zum einen sollten Kosten durch eine gemeinsame Administration der nun miteinander verbundenen Heil- und Pflegeanstalten gespart werden, zum anderen wurde in wissenschaftlicher Hinsicht auf breitere Ausbildungsmöglichkeiten der Ärzte durch die Behandlung akut und „chronisch" Erkrankter hingewiesen. Diese Versorgungsstruktur trage ferner, so die Ärzte, den Schwierigkeiten bei der Einschätzung des Patienten in „heilbar" und „unheilbar" Rechnung. Das Konzept verbundener Heil- und Pflegeanstalten konnte sich bis zur Etablierung der Universitätspsychiatrie ab dem letzten Drittel des 19. Jahrhunderts im deutschsprachigem Raum durchsetzten, auch wenn seitens Wilhelm Griesingers in den 1860er Jahren eine Umgestaltung der gesamten psychiatrischen Versorgung vorgeschlagen wurde. Seine Vorschläge wurden jedoch von der Mehrheit der Anstaltsärzte verworfen.

An diesen theoretischen Diskussionen beteiligten sich die Ärzte beider hier untersuchten Anstalten Hofheim und Siegburg, darunter besonders prominent für die Zeit bis 1849 Franz Amelung und bis 1858 Maximilian Jacobi. Neben dieser fachinternen Debatte müssen jeweils länderspezifische Versorgungsstrukturen, politische wie ökonomische Aspekte, berücksichtigt werden. Das Hospital Hofheim bei Darmstadt, zum Großherzogtum Hessen gehörig, konnte als eines der vier von Landgraf Philipp dem Großmütigen im 16. Jahrhundert gestifteten Hohen Hospitäler auf eine lange Tradition in der Versorgung gebrechlicher und notleidender hessischer Landsleute zurückschauen. Diese Einrichtungen zeichneten sich allerdings, wie Amelung 1821 bei seinem Amtsantritt in Hofheim erkennen musste, aufgrund ihres sozialpolitischen Versorgungsauftrags durch einen geringen Grad an Medikalisierung aus. Die psychiatrische Versorgung hatte zwar seit dem 18. Jahrhundert in Hofheim zunehmend Raum eingenommen, doch kann das Hospital noch bis in die 1840er Jahre als eine „Hybridanstalt" angesehen werden, in der körperlich Kranke mit psychiatrisch erst kürzlich Erkrankten sowie mit Langzeitpatienten versorgt wurden. Ausgehend von den Gegebenheiten in Hofheim entwarf Amelung verschiedene Konzepte für eine reformierte psychiatrische Versorgung in Hessen, denen bis zu seinem Tod 1849 jedoch bis auf Umbaumaßnahmen an der Hofheimer Anstalt kein Erfolg beschieden war. Als ein Vorbild diente Amelung die von Jacobi geleitete Reformanstalt Siegburg im Rheinland, die im Zuge der preußischen Reformen 1825 in der ehemaligen Benediktinerabtei in der Nähe Bonns eröffnet wurde. Dort schuf die Modernisierung des preußischen Staates, ähnlich wie es Lederer für die Anstalt Giesing bei München für Bayern zeigen konnte,[252] die Voraussetzung einer Neuorganisation der Irrenpflege im Rheinland. Bei der Siegburg handelte es sich um die mustergültige Umsetzung des Konzept einer reinen Heilanstalt mit 200 Betten, deren Leitung darauf bedacht war, ausschließlich als „heilbar" klassifizierte Patienten für einen bis zu zwei Jahren dauernden Kurversuch aufzunehmen. Die Ausrichtung der Siegburg barg indes verschiedene Probleme: Erstens war ein Anstaltsplatz im Verhältnis zu einem Platz in einer Pflegeanstalt fast drei mal so teuer, worüber sich die geldgebenden preußischen Provinzialstände beschwerten, zweitens wurde der Siegburger Standort als einzige Heilanstalt der gesamten Rheinprovinz moniert, und drittens erwies sich die Dichotomisierung in heilbare und unheilbare Kranke als problematisch. Zum einen ließen sich keine haltbaren Kriterien für die Zweiteilung der Patienten vorlegen, zum anderen, und das war für die preußischen Behörden entscheidender, blieb durch die Heilanstalt die Unterbringung der aus Siegburg als ungeheilt entlassenen, wie auch die nach Angaben der Ärzte ansteigende Zahl als „unheilbar" eingestufter Personen, die aufgrund ihrer Gefährlichkeit eines Anstaltsplatzes bedürften, ungelöst. Trotz verschiedener Vorstöße seitens der Provinzialstände wie auch seitens einiger Ärzte blieb die psychiatrische Versorgung im Rheinland bis nach Jacobis Tod 1858 in ihrer Struktur unverändert. Die Siegburg versorgte mit immer kürzeren Verweilzeiten der Patienten – von knapp 19 Monaten 1841 auf knapp 9 Monate 1861[253] – eine steigende Zahl von psychisch Auffälligen; der kontinuierlich steigende Bedarf an Pflegeplätzen, 1844 im Rheinland auf etwa 800 geschätzt, wurde durch den Ausbau öffentlicher und den Neu- und Ausbau verschiedener privater Pflegeanstalten im Rheinland gedeckt. In den 1860er Jahren leiteten die politischen Entscheidungsträger Reformmaßnahmen ein. Sie orientierten sich an dem dargestellten Anstaltskonzept der mit einander verbundenen Heil- und Pflegeanstalt und sahen für jede der fünf Provinzen des Rheinlands eine eigene Anstalt mit 200 Betten vor. Je nach ihrer Provinzzugehörigkeit sollten die Siegburger Patienten den neugegründeten Anstalten zugeteilt werden. 1878 wurde die letzte der fünf neuen Heil- und Pflegeanstalten in Düren für den Regierungsbezirk Aachen eröffnet, wohin die letzten in Siegburg verbliebenen Patienten mit dem damaligen Siegburger Direktor Ludwig Ripping umsiedelten. Die Ära der Siegburg war damit beendet.

[252] Lederer, Die königlich-bayerische Irrenanstalt, bes. S. 90.
[253] Hoffmann, Aerztlicher Bericht, 1862, S. 5.

Im Gegensatz zur preußischen Rheinprovinz wurde in Hessen – schon aus Kostenerwägungen – bei der psychiatrischen Versorgung in der ersten Hälfte des 19. Jahrhunderts an den schon vorhandenen traditionellen Versorgungsstrukturen festgehalten. Zwar erhielt Hofheim 1828 faktisch den Status einer Heil- und Pflegeanstalt, auch erfolgten im Laufe des 19. Jahrhunderts sukzessive Aus-, Um- und Neubauten auf dem Hofheimer Anstaltsgelände. Durch eine bevorzugte Aufnahme psychiatrisch Erkrankter gegenüber körperlich Gebrechlicher veränderte sich die Anstaltspopulation zugunsten psychiatrischer Patienten grundlegend; die hessische Irrenversorgung wurde jedoch seitens der Ärzte wie auch Mitglieder der hessischen Landstände als mangelhaft bezeichnet. In den 1850er Jahren verabschiedete die erste Kammer der hessischen Landstände nach zuvor ergebnislosen Diskussionen den Antrag, in Heppenheim an der Bergstraße eine zweite hessische Heil- und Pflegeanstalt zu errichten, die zusammen mit Hofheim die psychiatrische Versorgung Hessens gewährleisten sollte. Die 1866 eröffnete Heil- und Pflegeanstalt Heppenheim wurde zwar theoretisch Hofheim gleichgestellt, in der Praxis versorgte Hofheim jedoch tendenziell eher die als „unheilbar“ eingestuften Patienten, wie auch die auf Gemeindekosten verpflegten, da die Pflegesätze in Hofheim unter denen Heppenheims lagen.

Von einer reibungslosen Kooperation zwischen bürgerlichen Reformbestrebungen und der Obrigkeit kann somit, trotz unterschiedlicher Ausgangsvoraussetzungen und Entwicklungsverläufe, weder im rheinischen noch im hessischen Fall gesprochen werden. Ferner lagen der theoretische Anspruch und die Praxis weit auseinander, wie die Bestrebungen Amelungs in Hofheim gezeigt haben. Weit davon entfernt, an einer bestimmten, von den Irrenärzten diskutierten Anstaltskonzeption festzuhalten, legte Amelung, überwiegend erfolglos, der Regierung in Darmstadt verschiedene Reformpläne vor.

In der Forschung ist die im Laufe des 19. Jahrhunderts zunehmend diskutierte „Irrenfrage“ mit der sich verschärfenden sozialen Frage in Verbindung gebracht worden, da sich der Großteil der Anstaltspopulation aus Angehörigen der sozialen Unterschichten rekrutierte. Dabei ist außer der in Kapitel IV. behandelten zunehmenden staatlichen Reglementierung und der im zweiten Kapitel ausgeführten Etablierung der Psychiatrie auch auf eine wachsende Bereitschaft innerhalb der Bevölkerung hingewiesen worden, auffällige Personen in eine Anstalt einzuweisen.

IV. Der „Irre“ in seiner sozialen Umwelt

Die soziale Umwelt auffällig gewordener Personen ist in den letzten Jahren vermehrt Gegenstand der historischen Forschung geworden.[1] Es interessierten dabei insbesondere die Wahrnehmung und Reaktionsweisen gegenüber psychisch abweichendem Verhalten seitens medizinischer Laien, die in differenzierter Weise in Abhängigkeit von dem sozialen Stand, dem Geschlecht wie auch dem dörflichen oder städtischen Lebensraum analysiert wurden.[2] Dabei sind die Belastungsgrenzen, d.h., die Bedingungen unter denen erste Schritte zur Einweisung in eine Anstalt und damit eine Entfernung des Verhaltensauffälligen aus seinem sozialen Umfeld vorgenommen wurden, ausgelotet worden. Solche Untersuchungen sind auch deshalb interessant, da bislang ungeklärt ist, wie viele als „verrückt“ erklärte Personen trotz steigender Hospitalisierungszahlen im Laufe des 19. Jahrhunderts im häuslichen Umfeld versorgt wurden.[3] Ein Problem von Forschungsprojekten, die ihr Augenmerk auf die familiäre Sicht legen, ist jedoch die Quellenlage. Wie kann man sich sozialen Umgangsformen mit abweichendem Verhalten annähern, wenn die Betroffenen nicht in eine Anstalt eingewiesen und somit nicht „aktenkundig“ wurden? Die schon aus diesem Grund in der Forschung vernachlässigte Familie bildete jüngst den Hauptgegenstand von Suzukis Studie.[4] Die von ihm analysierten Zeitungsnachrichten über „commissions of lunacy“ in England zwischen 1820 und 1860 offenbaren zwar familiäre Umgangs- und Versorgungsformen mit ihren auffällig gewordenen Angehörigen, da er

---

[1] MacDonald, Mystical Bedlam, Kaufmann, „Irre und Wahnsinnige“, S. 178–214, dies., Aufklärung, S. 236–281, Steinbrecher, S. 131–185.

[2] Siehe Patricia E. Prestwich, Family strategies and medical power: ‚voluntary‘ committal in a Parisian asylum, 1876–1914, in: Roy Porter/David Wright (Hg.), The Confinement of the Insane. International Perspectives, 1800–1965. Cambridge 2003 S. 79–99, Elizabeth Malcolm, ‚Ireland's crowded madhouses‘: the institutional confinement of the insane in nineteenth- and twentieth-century Ireland, in: Roy Porter/David Wright (Hg.), The Confinement of the Insane. International Perspectives, 1800–1965. Cambridge 2003 S. 315–333, Pamela Michael, Class, Gender and Insanity in Nineteenth-Century Wales, in: Andrews/Digby (Hg.), S. 95–122, Robert Allan Houston, Class, Gender and Madness in Eighteenth-Century Scotland, in: Andrews/Digby (Hg.), S. 45–68.

[3] Für eine Diskussion dazu siehe Bartlett/Wright.

[4] Suzuki, Madness.

ausschließlich solche Berichte untersuchte, bei denen eine Entmündigung, nicht aber eine Anstaltsunterbringung verhandelt wurde. Seine Ergebnisse beziehen sich indes lediglich auf die Situation in bürgerlichen Kreisen; Zeugnisse von Entmündigungsverfahren der „working-class subjects“ sind in seinem Quellenkorpus praktisch nicht existent.[5] Wie bei Suzuki und anderen Forschern beginnt auch in dieser Arbeit die Dokumentation des „Falles“ erst dann, wenn der Betroffene von einem familiären zum öffentlichen „Problem“ wurde.[6] Den hier untersuchten Einweisungsgesuchen ging eine Phase erfolgloser, zumeist häuslicher „Bewältigungsversuche“ voraus. Diese, wie auch die Unterbringung der Betroffenen nach ihrer Entlassung aus der jeweiligen Anstalt, sind in den Akten dokumentiert. So ist es möglich, die Grenzen der Belastbarkeit in familiären wie außerfamiliären Netzwerken zu untersuchen. Dabei werden die Veränderungen der rechtlichen Rahmenbedingungen im Laufe des 19. Jahrhunderts berücksichtigt. Das Hauptinteresse gilt jedoch nicht der zunehmend effektiveren Verwaltung des Wahnsinns, die, wenn man Autoren wie Foucault und Blasius folgt, mit einer zunehmenden Entmachtung der Familie durch staatliche Interventionen einhergegangen sei.[7] Vielmehr geht es – anknüpfend an die Ergebnisse solcher Arbeiten, die sowohl push- als auch pull-Faktoren bei der Nutzung der Versorgungsplätze herausstellten[8] – um eine Analyse der vielschichtigen Interaktionen zwischen den an der Einweisung beteiligten Instanzen, den Familien, dem weiteren sozialen Umfeld sowie den Behörden, Ärzten und der Anstaltsleitung.[9]

5 Ebd., S. 4, siehe dazu auch die Kritik von Mark Finnane, Book Reviews, Suzuki, Madness S. 561.

6 Steinbrecher, S. 133.

7 Blasius, Der verwaltete Wahnsinn, ders. „Einfache Seelenstörung“, Foucault, Die Macht, insb. S. 141–180.

8 Siehe dazu die Einleitung. In den letzten Jahren ist der Fokus von Arbeiten, die entweder die Rolle übergeordneter und regionaler Behörden bei der Asylierung herausgestellt haben oder die treibende Kraft in der Nachfrage seitens der betroffenen Familien sahen, dadurch erweitert worden, dass die Wechselbeziehungen zwischen diesem „öffentlichen“ und dem „privaten“ Model analysiert werden, Suzuki, Madness, insb. S. 5–11.

9 Suzuki kommt in seinem Forschungsüberblick zu dem Ergebnis, dass europäische wie US-amerikanische Forscher darin übereinstimmten, dass die Entwicklung der Psychiatrie nur durch die Interaktion dreier Instanzen umfassend analysiert werden könne. Dabei handelt es sich um die Familien, politische Entscheidungsträger samt Behörden und die Vertreter der Psychiatrie, Suzuki, Madness, S. 10.

1. Einweisungspraktiken

Am 30. August 1832 schrieb ein Pfarrersohn aus Bischofsheim dem ihm bekannten Hofheimer Arzt Franz Amelung erneut von den Schwierigkeiten im Umgang mit seiner Schwester Christina.[10] Ihr Zustand habe sich nicht gebessert, „sondern eher verschlimmert". Sie „misshandelt meine Mutter gegenwärtig auf eine unerträgliche Weise und entfernt sich öfters ohne Vorwissen derselben auf längere Zeit", berichtete der Betroffene. Ihr Verhalten, insbesondere „ihre zunehmende Boßheit und Verrücktheit", hätten seine Mutter dazu getrieben, nun in die „schon längst betroffene Aufnahme zu willigen". Das beigelegte behördliche Einweisungsschreiben datierte vom September des Vorjahres, die Aufnahme Christina B.s sei jedoch von der Mutter aufgeschoben worden, da sie „noch der Hoffnung auf Besserung des traurigen Zustandes [ihrer Tochter] […] Raum gegeben" habe.[11] Damit hatte sich die Mutter auch nicht an den Rat des Arztes Dr. Eisenhauer gehalten, den die Familie seit 1829 zwecks Behandlung der Betroffenen laufend konsultiert hatte. Eisenhauer riet in seinem Gutachten von Anfang September 1831, das als Voraussetzung für die erwähnte behördliche Aufnahmeverfügung galt, zur sofortigen Einweisung der Christina B.[12] Sie leide schon seit einigen Jahren an „Anfällen von Wahnsinn, welche immer sich steigerte[n], [und] jetzt in unbestimmten Zwischenräumen in Tobsucht übergeh[en], und in völliger ununterbrochener Tobsucht zu enden droh[en]". Nun seien, so Eisenhauer, nicht nur die Heilungssaussichten „verschwunden", sondern ih re Krankheit „zu solch einer Höhe gestiegen, daß für die umgebende Familie zu fürchten und polizeiliches Einschreiten höchst nötig" sei.[13] Vier Jahre nach der Ende August 1832 erfolgten Aufnahme von Christina B. in Hofheim meldete Amelung der zuständigen Behörde in Darmstadt, dass ihre Mutter die Patientin mehrmals im Hospital besucht habe, und, aufgrund eines „gebessert[en]" Zustands, Christina B.s Heimkehr nach Bischofsheim beantragt habe. Daraufhin habe Amelung sie „provisorisch" entlassen.[14] Ein weiteres Jahr später, im September 1837, bat die Mutter zum zweiten Mal um die Aufnahme ihrer Tochter in die erste Klasse der Pensionäre, da sie

---

10 LWV Bestand 18, Hofheim, Christina Bischman (1832-bis mind. 1837), zwei Aufnahmen. Brief vom 30.08.1832.

11 Ebd.

12 Ebd., Gutachten von Dr. Eisenhauer vom 5.09.1831.

13 Ebd.

14 Ebd., Schreiben von Amelung vom 3.09.1836.

Christina „wegen einer Verschlimmerung ihres Wahnsinns nicht mehr zu Hause behalten“ konnte.[15]

Der „Fall“ von Christina B. weist auf verschiedene Aspekte hin, die im Folgenden aufgegriffen werden. So wurden beide Aufnahmen von den nächsten Angehörigen beantragt, die zuständige Behörde wurde lediglich über die Vorgänge informiert und stellte daraufhin das offizielle Einweisungsschreiben aus. Zudem scheint die Einweisung insbesondere seitens der zögerlichen Mutter erst dann erfolgt zu sein, als die Tochter ihrer nächsten Umgebung zunehmend gefährlich wurde und sie nicht mehr in ihrer häuslichen Umgebung „bewacht“ werden konnte, sondern in den Straßen der Gemeinde umherlief und damit die Gefahr eines öffentliches Ärgernisses bestand. Ferner machte die Mutter nach erfolgter Besserung von der Möglichkeit Gebrauch, durch ihre provisorische Entlassung die Rückkehr in die Familie zu erproben. Ein solches Vorgehen war in Hofheim, neben kurzzeitigen „Probewochenenden“, bei Männern wie Frauen durchaus üblich.

Die Eltern des „periodisch tobsüchtigen“ Christian B. baten im Mai 1826 im Amt Butzbach um einen Versorgungsplatz in Hofheim.[16] Ihr Sohn werde „jeden Tag gefährlicher“, so dass sie ihn zu Hause nicht mehr versorgen könnten.[17] Die Angaben der Eltern wurden vom Ortsgeistlichen bestätigt, der angab, dass Christian B. nicht nur „geistesschwach“, sondern auch „zu selbstständiger Thätigkeit gänzlich unfähig ist.“ Ferner gab Pfarrer Götz zu bedenken, dass er einer „strenge[n] Aufsicht und Behandlung“ bedürfe, da er sonst „Unfug und Unglück veranlassen“ könne.[18] In Hofheim scheinen seine „Anfälle“ weniger ausgeprägt aufgetreten zu sein, so dass ihn seine Mutter zwei Jahre später in einem „gebesserten Zustand aber keineswegs geheilten“ wieder zu sich nach Hause nahm.[19] Als sich sein Verhalten gegenüber den Eltern nach Angabe der Mutter wieder „bedeutend verschlimmert[e]“, brachte sie ihn erneut nach Hofheim. Dort nahm ihn Amelung auf, obwohl die Mutter weder vom Landrat noch vom Ortsvorsteher die notwendige Bescheinigung mitgebracht hatte.[20] Amelung informierte daraufhin das Amt in Butzbach über die Wiederaufnahme von Christian B.

15 Ebd., Schreiben von Amelung vom 20.09.1837.

16 LWV Bestand 18, Hofheim, Christian Bakes, (1826–1834), zwei Aufnahmen, in Hofheim gestorben.

17 Ebd., Aufnahmeschreiben vom Amt in Butzbach.

18 Ebd., Gutachten von Pfarrer Götz vom 19.02.1826.

19 Ebd., Schreiben von Amelung vom 5.04.1829.

20 Ebd., Schreiben von Amelung zur Wiederaufnahme vom 5.04.1829.

Ähnlich „durchlässig" wie die Hofheimer Anstaltsgrenzen waren auch die Siegburger Aufnahmeregelungen in der Praxis. Allerdings gab es in Siegburg keine provisorischen Entlassungen, so dass Familien, die ihre Angehörigen gegen den Rat der Anstaltsärzte abholten, eine spätere Aufnahmemöglichkeit verwirkten.[21] Hier kam dem Anstaltsdirektor aufgrund der herausgehobenen Stellung der Heilanstalt jedoch ein größerer Entscheidungsspielraum zu. Insbesondere bei den zahlungskräftigen Pensionären und „freiwilligen Einweisungen" wurden sowohl der Aufnahmezeitpunkt als auch die Aufnahmebedingung der Heilbarkeit flexibel gehandhabt. So zog die Familie des 28-jährigen Wilhelm P. aus Saarbrücken ihren ersten Aufnahmeantrag vom Juli 1843 zurück, da sie sich – ganz zum Missfallen des behandelnden Arztes Dr. Jordan – dem „Schein von Hoffnung" hingab, er werde in der häuslichen Umgebung genesen.[22] Als sich sein Zustand indes im Januar 1844 wieder verschlechterte, erfolgte die Aufnahme in Siegburg binnen weniger Tage. Seiner Aufnahme hatte Jacobi zugestimmt, obwohl er sich aufgrund des ärztlichen Gutachtens davon überzeugt hatte, dass der Zustand Wilhelm P.s als „bedenklich und wenig Hoffnung für die Wiederherstellung gewährend" eingestuft werden müsse.[23] Ähnlich pessimistische Prognosen hatte Jacobi für Georg von G. 1835,[24] Felix von A. 1841,[25] Lucas P. 1847[26] und Severina von D. 1851[27] gestellt, doch füllten deren Familien die Anstaltskasse jeweils mit wenigstens 500 Talern jährlich.

---

21 Siehe bspw. Michael W. in Siegburg. Er wurde 1876 auf Wunsch der Eltern entlassen, die von der Anstaltsdirektion darauf hingewiesen wurden, dass sie durch die frühzeitige Entlassung gegen das Anraten der Ärzte eine Wiederaufnahme verwirkten, LVR Siegburg, No. 428, (1875–1876).

22 LVR Siegburg, No. 652, Wilhelm P. (1844). Schreiben vom 28.07.1843 und vom 22.01.1844, beide von Dr. Jordan.

23 Ebd. Antwortschreiben von Jacobi vom 2.08.1843.

24 Der Zustand von Georg von G. war als ungünstig bezeichnet worden. Schon nach einem Jahr wurde er als ein „unheilbarer" Fall bezeichnet, seine Familie zahlte 505 Taler, gemäß der 1. Klasse der Pensionäre, LVR Siegburg, No. 642 (1835–1841).

25 Jacobi betrachtete Felix von A. schon vor seiner Aufnahme als einen „ganz unheilbaren [...] nicht mehr als geeigneten" Patienten. Er könne aber zwecks persönlicher Untersuchung aufgenommen werden. Seine Mutter bezahlte 650 Taler jährlich, gemäß der 3. Klasse der ausländischen Pensionäre. LVR Siegburg, No. 675, (1841–1847), Schreiben von Jacobi vom 29.03.1841.

26 Die Prognose des 59-jährigen Lucas P., der unter Verrücktheit leidend, in Siegburg aufgenommen wurde, war als „ungünstig" eingestuft worden, auch seine Familie zahlte 650 Taler. LVR Siegburg, No. 386, (1847–1848).

27 Severina von D. wurde erst dann nach Siegburg gebracht, nachdem sie zahlreiche erfolglose Behandlungen erhalten hatten, die Familie selber kaum noch auf Genesung hoffte, vgl. die Briefe ihres Vaters an Jacobi und die Berichte über die vielfältigen Therapieversuche. LVR Sieg-

Zudem gab es auch Bitten um Einweisung von den Betroffenen selbst, und zwar zumeist nach Rückfällen, wie bei dem 19-jährigen Karl W. 1854. Nachdem er zwei Jahre zuvor als genesen aus Siegburg entlassen worden war, fragte sein Vater im Dezember 1854 im Namen seines Sohnes bei dem Siegburger Verwalter Brambach an, ob Karl wieder aufgenommen werden könne. Es sei, so der Vater, „sein eigener Antrieb [...] daß wir Ihn wieder nach der anstalt zubringen. Das er wieder gesund würde. Da ich keinen Naheren Schritt kenne“, so der Vater, „als mich an Sie zu wenden Euer Wohlgeboren [Jacobi, S. B.] gehorsamst zu bitten, ob ich Hoffen kann wieder Mein Sohn so bald wie Möglich zubringen.“[28]

Gottfried B. wandte sich im September 1866 hilfesuchend an den Kürtener Bürgermeister, um durch ihn seine Wiederaufnahme in Siegburg zu erwirken. „Gottfried B. [...] erschien heute Morgen“, so der Bürgermeister, „mit dem Ansuchen ihm einen Schein nach dorthin [der Siegburg, S. B.] auszustellen, damit er sich untersuchen lassen könne, denn er befürchtet, das sein früherer Krankheits-Zustand wieder eintrete“.[29] Auch Katharina B., 1846 im Kindbett in einen „melancholischen Wahnsinn“ gefallen, verlangte selbst die Aufnahme nach Siegburg.[30] Sie könne nun, so der Vater „für keine Arbeit [...] mehr gebraucht werden, und indem sie über innere Unruhe klagt, wünscht sie nach Siegburg zu gehen, um dort geheilt zu werden“.[31] Da er jedoch für ihre Verpflegungskosten aufkommen musste, holte der Vater seine Tochter schon zwei Monate nach ihrer Einweisung wieder ab, da er die für die Verpflegung erforderlichen Mittel nicht aufbringen könne.[32]

Insgesamt war es jedoch üblich, dass die Aufnahmegesuche vom Bürgermeister des jeweiligen Heimatortes an die Anstalten herangetragen wurden,

---

burg, No. 496, (1851–1852). Ihre Familie bezahlte 575 Taler für die Versorgung in der 3. Klasse der Pensionäre.

28 Siehe LVR Siegburg, No. 113, Karl W. (1851–1855), Schreiben seines Vaters vom 14.12.1854. Die erneute Aufnahme wurde gestattet, woraufhin die Anstaltsleitung der Provinzialbehörde die Wiederaufnahme meldete.

29 LVR Siegburg, No. 609, Gottfried B. (1860–1866), Brief des Bürgermeisters an die Anstaltsdirektion vom 8.09.1866, Gottfried B. Daraufhin wurde Gottfried B. in Siegburg aufgenommen.

30 LVR Siegburg, No. 13797, Katharina S. (1846). Vgl. dazu auch Hilary Marland, Dangerous Motherhood. Insanity and Childbirth in Victorian Britain. Basingstoke/New York 2004, dies., ‚Destined to a Perfect Recovery‘. The confinement of puerperal insanity in the nineteenth century, in: Joseph Melling/Bill Forsythe (Hg.), Insanity, Institutions and Society, 1800–1914. A social history of madness in comparative perspective. London/New York 1999 S. 137–156, sowie die Ursachenzuschreibung von psychischen Störungen bei Frauen, Kapitel VI., bes. Tabellen 12–14.

31 Ebd., Schreiben ihres Vaters im Juni 1846.

32 Ebd., Schreiben vom 21.11.1846.

nachdem Familien auf Anraten der Ärzte um eine Hospitalisierung gebeten hatten. So leitete der Bürgermeister von Boppard das Aufnahmegesuch des Bruders von Friedrich P. 1849 an Jacobi weiter, der daraufhin die zuständige Regierung in Koblenz darüber informierte.[33]

David Wright hat nachdrücklich darauf hingewiesen, dass in den von ihm untersuchten Anstalten die Initiative zur Einweisung weniger von den Ärzten oder Behörden ausging als vielmehr von den Familien, die mit ihren verhaltensauffälligen Angehörigen überfordert waren.[34] Demnach kamen die meisten Patienten in den von ihm untersuchten englischen Anstalten direkt aus der Familie in die Institutionen.[35] Dies war auch in den hier untersuchten Aufnahmeanträgen der Fall.

1.1. Der Weg in die Anstalten

Wie die folgende Tabelle 1 zeigt, ging die Initiative für einen Anstaltsaufenthalt in den meisten Fällen von den Familien aus. Entweder ließen sie selber einen Arzt kommen, der dann zu einem Aufenthalt riet, oder sie wandten sich an den Bürgermeister, der den Kreisarzt bzw. den Armenarzt rufen ließ. Die Einweisung kam somit zumeist aus einem Zusammenwirken der verschiedenen Instanzen zustande.

Nur selten kam es vor, dass die Betroffenen auf Initiative der Arbeitgeber eingewiesen wurden, wenn diese bei der Arbeit auffällig geworden waren. Ungewöhnlich war somit Martin B.s Weg nach Hofheim 1830. Der Forstschütz war beim Amt aufgefallen, da seine Forstfrevelberichte und andere schriftlichen Zeugnisse von „nichts als Unsinn" zeugten.[36] Daraufhin wurde ein Arzt aus Heppenheim mit einem Gutachten des ledigen 30-jährigen betraut. Wenn Dienstmägde ihren Dienstherren auffielen, wurden sie entweder in ein Bürgerspital,[37] öfter jedoch zu ihren Familien zurückgeschickt.[38]

Somit wurden die meisten Patienten direkt aus ihrem häuslichen Umfeld in die Anstalten gebracht, wie die folgende Tabelle zeigt.

---

33 LVR Siegburg, No. 644, Friedrich P. (1849–1852). Zur den Aufnahmebestimmungen siehe den Abschnitt Rechtliche Bestimmungen.

34 Wright, Getting out, S. 143, übereinstimmend damit Malcolm.

35 Wright, Delusions, S. 157–159.

36 LWV Bestand 18, Hofheim, Martin Becker (1830-?), Gutachten des einweisenden Arztes vom 7.02.1830.

37 Bertha M., LVR Siegbrg No. 890 (1852–1853), wurde von ihrem Dienstherren ins Mainzer Spital gebracht.

38 Die Mädge Anna Maria Beckerle, LVW Bestand Hofheim (1832–1833), Agnes S. LVR Siegburg No. 14826 (1826–1840) und Anna Maria R. LVR Siegburg, No. 15174 wurden bspw. jeweils zu ihren Angehörigen geschickt oder kehrten aus eigenem Entschluss dorthin zurück.

Tabelle 1: Initiatoren der Einweisung

	1820–1839		1840–1859		1860–1878		1820–1878	
	Frauen (33)	Männer (37)	Frauen (46)	Männer (30)	Frauen (36)	Männer (48)	Frauen in %	Männer in %
Keine Angabe	1	5	4	1	4	4	~ 6	~ 7
Selbsteinweisung	–	1	2	1	–	1	~ 1	~ 2
Familie/Vormund	18	19	22	19	12	24	~ 40	~ 43
Nachbarn	–	1	–	–	–	–	0	~ 1
Bürgermeister/Gemeinde	14	10	16	4	9	11	~ 29	~ 17
Pfarrer	–	1	–	–	–	–	0	~ 1
Allgemeinärzte	2	2	3	2	8	5	~ 9	~ 6
Ärzte anderer Einrichtungen	5	4	7	6	9	14	~ 15	~ 17
Arbeitgeber	–	3	–	–	–	–	0	~ 2
Regierung/Behörde/Gericht	–	1	–	1	–	4	0	~ 4

N=245 Aufnahmen bei 206 Patienten. Mehrfachnennungen möglich. Bei den Prozentangaben handelt es sich um eine Aussage darüber, in wieviel Prozent der Fälle die jeweiligen Akteure an der Einweisung mitwirkten.

Aufnahmeanträge von Ärzten anderer Institutionen wie Hospitälern, Arbeits- und Invalidenhäusern oder anderer Irrenanstalten kamen verhältnismäßig seltener vor. Dieser Weg aus den Einrichtungen in die Anstalten kam an zweiter Stelle.[39]

1.1.1. Einweisungen aus Spitälern

Wie in Tabelle 2 dargestellt, erfolgten von den 235 in dieser Arbeit untersuchten Aufnahmen 37 durch Ärzte anderer Hospitäler. Dies waren vor allem die Bürgerspitäler größerer Städte wie bspw. Aachen, Bonn, Darmstadt, Köln und Mainz. In Siegburg zeigte sich dabei ab den 1840er Jahren eine steigende Tendenz zu Überweisungen aus den Spitälern, in Hofheim erst ab den 1860er Jahren.[40] Bei Überweisungen von Ärzten solcher Einrichtungen

[39] Siehe damit übereinstimmend die Ergebnisse von WRIGHT, Delusions, S. 158 f.

[40] Zwecks Übersichtlichkeit und nur geringer Unterschiede zwischen den Anstalten wurden in der Tabelle 2 die letzten Aufenthaltsorte von Hofheimer und Siegburger Patienten zusammengefasst. Die in Siegburg früher als in Hofheim erkennbare Tendenz zu Überweisungen lässt sich u. a. durch die im Folgenden dargestellte Zusammenarbeit zwischen Spitalärzten der größeren rheinischen Städte und den Siegburger Ärzten erklären.

Tabelle 2: Letzter Aufenthaltsort

	1820–1839		1840–1859		1860–1878		1820–1878	
	Frauen (33)	Männer (37)	Frauen (46)	Männer (30)	Frauen (36)	Männer (48)	Frauen in %	Männer in %
Keine Angabe	–	–	5	1	3	1	7	1,7
Familie/zu Hause, bei Verwandten untergebracht	24	34	33	19	22	29	68,5	68,3
Arbeitgeber	1	–	–	–	–	–	0,9	–
Pflegefamilie	2	–	–	–	–	–	1,7	–
Gemeinde, von Heimatgemeinde beaufsichtigt, wegen schlechter Bewachung oder schlechter Behandlung durch Angehörige	–		–	–	1	1	2,6	0,8
Andere Irrenanstalten	–	–	1	2	2	2	2,6	3,3
Hospital, Bürgerspital	3	4	6	8	8	8	14,8	16,8
Invalidenhaus, Arbeitshaus, Bewahranstalt	–	1		–	–	6	0,9	5,8
Gefängnis, Gefängnis zu Bewachung	1	2	–	1	–	1	0,9	3,3

N=235 Aufnahmen bei 206 Patienten, Mehrfachnennungen nur bei den Patienten möglich, die kurzfristig von ihrer Familie entweder zur „Bewachung“ in eine von der Gemeinde gestellten Unterkunft bis zu ihrer Einweisung oder kurzfristig ins Spital untergebracht wurden.

waren zwei Muster üblich. Entweder handelte es sich um Patienten, die ihrer Verhaltensauffälligkeit wegen in ein Spital gebracht worden waren oder dort erst auffällig wurden. Einige Patienten, wie Anna N., baten selbst um Aufnahme ins Bürgerspital.[41] Das geschah in ihrem Fall 1877 auf Anraten der Mutter, nachdem Anna N. bei einer Auseinandersetzung mit dem vermeintlichen Dieb ihrer Handkarre ausfällig geworden war und sich daraufhin um die Konsequenzen sorgte. Die Bürgerspitäler bildeten in den Städten zumeist die erste Anlaufstelle, zu der Verhaltensauffällige gebracht wurden, wie im Falle Kain Isaak C.s.[42] Dieser hatte sich nach Angaben eines Droschkenkutschers während einer Fahrt derart ängstlich verhalten und den Kutscher

[41] LVR Siegburg, No. 893, Anna N. (1877), Gutachten von Dr. Laudahn, Lindenburg, 26.07.1877.

[42] LVR Siegburg, No. 114, Kain Isaak C. (1875).

durch Klopfen und Rufen dazu aufgefordert, einen vermeintlich mordwilligen Verfolger abzuhängen, dass der Kutscher ihn ins Spital gebracht hatte.[43]

Die Hemmschwelle, bei einem Spital um Hilfe zu bitten, war dabei niedriger als bei einer Irrenanstalt. So hatte auch die Familie von Friedrich E. 1852 zuerst beim Bürgerspital in Köln wegen seiner Halluzinationen die Aufnahme beantragt.[44] Wenn sich der Betroffene im Spital als schwer integrierbar und verhaltensauffällig erwies, kam den Spitalärzten die Aufgabe zu, eine andere Art der Versorgung zu wählen. Dabei übernahmen die verschiedenen Pflegeanstalten der Städte kurzfristig eine entlastende Funktion, da dort gewalttätige, im Hospital als „unhaltbar“ beschriebene Patienten aufgenommen werden konnten.[45] Die Angabe der Spitalärzte, dass Patienten wegen „Aufgeregtheit“,[46] tobsüchtiger Anfälle oder Suizidversuchen „nicht mehr haltbar“[47] seien, bildete den häufigsten Grund für zügige Überweisungen von Spitälern in die städtischen Irrenanstalten. Da diese Einrichtungen zumeist nur den Status einer Pflegeanstalt besaßen und somit nur für „unheilbar“ Kranke vorgesehen waren, mussten die Betroffenen von dort in eine Heilanstalt zwecks Heilungsversuchs weiter verwiesen werden. Bei dem als Paralytiker bezeichneten Gottfried R. V. wurde 1862 der Antrag auf Aufnahme nach Siegburg damit begründet, dass noch kein Kurversuch unternommen worden und ein längerer Aufenthalt in der Pflegeanstalt St. Thomas deshalb unzulässig sei.[48] Die Zwischenstation in einem Hospital vor Einweisung in eine der beiden hier untersuchten Anstalten war insbesondere bei Frauen üblich, die nach einer Entbindung „wahnsinnig“ geworden waren, wie Anna Maria M., die 1858 von Dr. Nückel,[49] Oberarzt im Bürgerspital Köln, nach Siegburg überwiesen wurde.[50]

---

43 Ebd., Gutachten von Dr. Laudahn, Lindenburg, Köln, vom 27.09.1875.

44 LVR Siegburg, No. 671, Friedrich E. (1852–1853).

45 Auf die Anzahl und Versorgungskapazität der Pflegeanstalten wird im Abschnitt über die Pflegeplätze für „unheilbare“ Patienten eingegangen.

46 LVR Siegburg, No. 671, Friedrich E. (1852–1853), er kam aus dem Bürgerspital Köln.

47 HStAD G 16 A Nr. 5806, Carl C. L. B. (1862–1874), er kam aus dem Invalidenhaus Mainz.

48 LVR Siegburg, No. 1080, Gottfried R. V. (1862–1863), Schreiben von der Regierung in Koblenz vom 19.09.1862.

49 Dr. Nückel war zum einen Arzt an der Pflegeanstalt der Alexianerbrüder in Köln, zum anderen Oberarzt am Bürgerspital in Köln, das eine getrennte Abteilung für „Irre“ hatte, siehe A[LBRECHT] ERLENMEYER, Uebersicht der öffentlichen und privaten Irren- und Idioten-Anstalten aller europäischen Staaten. Neuwied 1863 hier S. 17.

50 LVR Siegburg, No. 115, (1858–1884), zwei Aufnahmen, die erste erfolgte aus dem Bürgerspital Köln, die zweite aus der Irrenanstalt Lindenburg, Köln.

Bei den Gutachten der Hospitalärzte fällt auf, dass diese Ärzte im Umgang mit den für die Aufnahme in die Irrenanstalten geforderten Gutachten geübter waren als ihre niedergelassenen Kollegen. Sie waren über die jeweiligen Aufnahmeregularien informiert und hoben dementsprechend die einschlägigen Formulierungen der Aufnahmestatuten hervor. „Der Fall ist frisch und gehört zu den heilbaren", wusste 1854 Dr. Nückel bei Christina M. zu berichten, die er, an Melancholie leidend, an die Siegburg weiter verwies.[51] Solche Spitalärzte wie Dr. Nückel oder auch Dr. Laudahn als Oberarzt der Pflegeanstalt Lindenburg[52] bei Köln und Dr. Hochgesand, Arzt am Hospital in Mainz, waren an Einweisungen mehrerer hier untersuchter Patienten beteiligt.[53] Eine zügige Überweisung nach Siegburg bzw. nach Hofheim scheinen sie schon deshalb vorangetrieben zu haben, um Ruhe und Ordnung im Spital zu erhalten, die durch lärmende und gewalttätige Patienten empfindlich gestört wurde. Anna Clara W. wurde von Dr. Nückel im Spital als schlaflos bezeichnet, sie jammere ständig und verwechsle Personen.[54] Peter Adolph K. wurde von Dr. Nückel nach Siegburg geschickt, da er nachts aufstand, um sich aus dem Fenster zu stürzen; Friedrich E. ließ der Oberarzt nach Siegburg einliefern, da er wegen unverändert aufgeregtem Verhalten störte.[55] Auch Carl L. L. B. und Karl B. B. wurden von Dr. Hochgesand als „nicht mehr haltbar" bezeichnet;[56] ersterer zeige „Ausbrüche von Erregtheit", letzterer leide an Verfolgungswahn und drohe seine Mitpatienten zu

---

[51] LVR Siegburg, No. 1574, Christina M. (1854), Gutachten von Dr. Nückel vom 8.2.1854.

[52] Die Lindenburg war mit 270 Pflegeplätzen eine der größen Irrenanstalten im Rheinland, siehe dazu Kastner, S. 78, Erlenmeyer, Uebersicht, S. 18, dazu auch Abschnitt zur Versorgung der „Unheilbaren".

[53] Dr. Hochgesand aus Mainz wies Carl L. L. B., HStAD G 16 A Nr. 5806, (1862–1874), Anna Josepha B. HStAD Nr. 6461, (1873–1874), Carl B. HStAD G 16 A Nr. 5627, (1880), Karl Baltasar B. HStAD G 16 A Nr. 5760, (1872), und Katharina B. HStAD G 16 A Nr. 6879, (1869–1873), nach Hofheim ein. Dr. Nückel veranlasste die Einweisung nach Siegburg bei Friedrich E., LVR Siegburg No. 671, (1852–1853), Magdalena H., LVR Siegburg, No. 1072, (1855–1856), Peter Adolph K., LVR Siegburg No. 655, (1852–1854), Anna Maria M. LVR Siegburg No. 115, (1858), Anna Clara W. LVR Siegburg, No. 385, Elisabeth Henriette W., LVR Siegburg, No. 1077, (1841), Christina M. LVR Siegburg, No. 1574, Andreas Pflauder zwei Mal, LVR Siegburg No. 1574, Veronika P., LVR Siegburg No. 15201, (1855–1856), und Christina T., LVR Siegburg No. 1565, (1853–54) an. Dr. Laudahn von der Lindenburg überwies Anna Maria M., LVR Siegburg No. 115 bei ihrer zweiten Einweisung, sowie Anna N., LVR Siegburg No. 893, (1877) und Kain Isaak C., LVR Siegburg, No. 114 (1875) nach Siegburg.

[54] LVR Siegburg, Anna Clara W. No. 385, Gutachten von Dr. Nückel, 23.04.1839.

[55] LVR Siegburg, No. 655, Peter Adolph K. Gutachten von Dr. Nückel, 16.09.1852, LVR Siegburg, No. 671, Friedrich E., Gutachten von Dr. Nückel, 17.11.1852.

[56] Carl L. L. B., HStAD G 16 A Nr. 5806, Gutachten von Dr. Hochgesand, 20.06.1862, Karl B. B., HStAD G 16 A Nr. 5760, Gutachten vom 23.06.1872.

misshandeln. Bei den Überweisungen nach Hofheim waren die Heilungsaussichten indes weniger von Interesse als der Sicherheitsaspekt. Dieser bewog auch Dr. Raiser vom Spital in Worms dazu, den durch „rohes Betragen“ und Größenwahn auffälligen Jacob B. als „unhaltbar“ für einer weiteren Verbleib im Spital, nach Hofheim überführen zu lassen.[57] Ähnliche Überweisungsgründe wurden auch von Ärzten weiterer Einrichtungen, wie Invaliden-, Arbeitshäuser, „Bewahranstalten“ und Gefängnisse, angegeben. Auch bei diesen Institutionen, die, ähnlich wie in der Studie Wrights[58], nur bei wenigen – dreizehn von 245 Einweisungen[59] – als letzter Aufenthaltsort angegeben wurden, führten die Ärzte bei beiden Geschlechtern zumeist, neben störendem Verhalten, Fremd- und Selbstgefährdung als Aufnahmegrund an.[60] Dabei konnte das Arresthaus in Ausnahmefällen, wie bei Maria A. 1835 und Wilhelm K. 1875, durchaus als kurzfristiger Aufbewahrungsort fungieren, um die Umgebung vor gefährlichem, nämlich „gemeingefährlichem“ und „tobsüchtigem“ Verhalten zu schützen.[61] Die Toleranzschwelle der Hospitalärzte gegenüber Verhaltensauffälligen scheint schon deshalb niedriger gewesen zu sein, da sie über zügig durchführbare Mittel zur Abhilfe verfügten und, im Gegensatz zu Einweisungen aus der häuslichen Sphäre, familiäre Vorbehalte kaum zu berücksichtigen waren.[62] Innerhalb der häuslichen Umgebung gab es dagegen differenzierte geschlechts- und standesspezifische Umgangsweisen und Toleranzgrenzen, die im Folgenden dargestellt werden.

---

[57] HStAD G 16 A Nr. 5879, Bibbert, J. (1873–1877).

[58] Wright, Delusions, S. 162.

[59] Siehe die letzten beiden Zeilen der Tabelle 2. Für die Einweisungen, bei denen Invaliden-, Arresthäuser, Bewahranstalten und Arbeitshäuser als letzter Aufenthaltsort genannt, siehe LWV Bestand 18, Hofheim, Maria Alexander, (1835–1836), sie kam aus dem Wachthaus in Herbstein; Karl B. war von der Gemeinde „in Gewahrsam“ genommen worden, LWV Bestand 18, Hofheim, Karl Boß; Peter B. (1862–1865) war in einer Kammer der Gemeinde eingesperrt worden, HStAD G 16 A Nr. 5369; Alexander B. war im Arbeitshaus Darmstadt als unhaltbar eingeschätzt worden, HStAD G 16 A Nr. 5781, (1871–1872); Wilhelm K. wurde zur besseren „Bewachung“ ins Gefängnis gebracht, LVR Siegburg, No. 1586; so auch bei Franz Wolff, der ins Arresthaus Bonn gebracht wurde, LVR Siegburg, No. 1607, (1839–1841); Elisabeth N. fiel im Arbeitshaus Brauweiler auf, LVR Siegburg, No. 882, (1848–1849); Johann Hubert V. wurde nach vier Suizidversuchen aus der „Bewahranstalt für alte Männer“ nach Siegburg gebracht, LVR No. 109, (1874).

[60] Eine dringende Aufnahme wegen der Kürze der Störung und damit guten Genesungsaussichten wurde nur bei dem jungen französischen Kriegsgefangenen Jean L. 1870 vom Stabsarzt aus Köln angegeben, LVR Siegburg, No. 631.

[61] Vgl. LWV Bestand 18, Hofheim, Maria Alexander und LVR Siegburg, No. 1586, Wilhelm K. (1871–1872).

[62] In den Überweisungsschreiben ist zwar die Zustimmung der Angehörigen gegeben, sie scheinen dabei aber nicht die Initiatoren der Überweisung gewesen zu sein.

1.1.2. Strategien der „Bewältigung"; familiäre und öffentliche Grenzen der Belastbarkeit

Am 9. November 1829 wurde Dr. Boeckling zu Charlotte P., Ehefrau eines Saarbrücker Schlossers, gerufen.[63] Die ersten Anzeichen ihrer Störung hätten sich, so Boeckling, im August desselben Jahres offenbart, nachdem Charlotte P. im Anschluss an eine fieberhafte Erkrankung über Kopfschmerzen und „Mattigkeit" geklagt hatte und deshalb im Bett geblieben sei.[64] In den Folgemonaten fiel nicht nur die Arbeitskraft der fünffachen Mutter aus, die mit ihrem Mann früher in „mittelmäßig[en]" Vermögensumständen, nun allerdings in „sehr zerrüttet[en]" finanziellen Verhältnissen lebte. Sie sei „täglich unruhiger, schwatzhafter und kreischender" geworden. Später habe sie angefangen, andere zu schlagen und Gegenstände zum Fenster hinaus zu werfen, so dass sie nun „angebunden" werden müsse. Daraufhin wurde die unentgeltliche Aufnahme der Charlotte P. nach Siegburg bewilligt. In seiner Anfrage an Jacobi bat der Ehemann um regelmäßige Mitteilungen zum Befinden seiner Frau, die bei der Haushaltsführung kaum zu entbehren sei.[65]

Ähnlich schwierig gestaltete sich die Situation für die Familie der Bauerstochter und Dienstmagd Anna Maria B. 1832.[66] Sie reagierte nach einem Streit, Kränkungen und Misshandlungen seitens der Dienstherrschaft mit „stürmische[n] Auftritte[n]", woraufhin sie zu ihrem Vater zurückkehrte.[67] Dieser habe, so Dr. Siemons, der hinzugezogene Arzt, vergeblich versucht, sie „möglichst zu Hause" zu halten, doch „entlief" sie ständig unter dem Vorwand der Arbeitssuche. Bei Verlassen des Hauses habe sie öfters verschiedene Kleidungsstücke mitgenommen und durch ihr „verkehrtes Benehmen unangenehme Auftritte" provoziert. Nach einigen ruhigeren Tagen habe der Vater versucht, sie zu beschäftigen und sie mit Tuch zur Bleiche geschickt. Dort habe sie aber sogleich einen Streit provoziert, so dass sie mit den Kleidern in „Wasserpfützen und Gruben umherl[aufend], [...] mit Gewalt nach Hause gebracht werden mußte". Zudem habe sie sich den väterlichen Anordnungen mit „Drohungen" widersetzt, so dass Anna Maria B. zurzeit im Bett „gehalten" werden müsse. Verschiedene Fluchtversuche habe sie allerdings schon unternommen.

Diese für die von ihrer Arbeitskraft abhängigen Bevölkerungsschichten typischen Berichte veranschaulichen die Schwierigkeiten, die der Arbeitsaus-

---

63 LVR Siegburg, No. 892, Charlotte P. (1829–1834).
64 Ebd., Gutachten von Dr. Boeckling vom 9.11.1829.
65 Ebd., Brief vom Ehemann vom 1.08.1830.
66 LWV Bestand 18, Hofheim, Anna Maria Beckerle (1832).
67 Ebd. Gutachten von Dr. Siemons vom 3.08.1832.

fall der Betroffenen für die Familien bedeutete. Neben anfallenden Behandlungs- und Arzneikosten erforderte eine zusätzliche Beaufsichtigung der Person die Beschäftigung einer weiteren Arbeitskraft.[68] So kam es, wie bei der gewalttätigen Bauersfrau Katharina Elisabeth S. 1849 vor, dass die Betroffenen ans Bett gebunden, bzw. „mit einer am Fuße befestigten Kette an die Wand gelegt“ wurden.[69] Auch trat der Fall ein, dass Angehörige, wie ein Amtmann aus Friedberg 1828, für seine Frau beim Bürgermeister eine „Sicherheitswache“ beantragte, da seine aufgeregte Gattin Anstalten mache, ihren Sprung aus dem Fenster zu wiederholen und sich gegenüber dem männlichen Geschlecht unanständig benehme.[70] Seine Bitte wurde jedoch vom Bürgermeister verweigert: der Amtmann müsse sich – trotz seiner Mittellosigkeit – „selber um Wache kümmern“, da die Sicherheitswache „nur in Nothfällen“ angewandt werden könne. Im Gegensatz zu stillen und als „melancholisch“ bezeichneten Personen, die sich zumeist nur innerhalb der häuslichen Wohnung aufhielten,[71] standen die Angehörigen agitierter und gewaltbereiter Personen vor dem zusätzlichen Dilemma, dass die gesamte Gemeinde über die Schwierigkeiten der Familie informiert war, der familiäre Konflikt öffentlich wurde und durch die Aktionen des Betroffenen den Gemeindemitgliedern regelmäßig ins Gedächtnis gerufen und damit präsent war. Die Verhaltensauffälligkeit des Betroffenen stellte somit für die Angehörigen auch ein soziales Problem dar.[72] Das wird bei der epileptischen Eva A. aus Zipfen im Kreis Diburg deutlich.[73] Dr. Moebus zufolge war es allgemein bekannt, dass Eva A. auf der Straße unter epileptischen Anfällen litt und in Zornanfällen Kinder misshandelte. Doch auch die von ihrer gebrechlichen Mutter dem Arzt gegenüber verschwiegenen Misshandlungen waren den Nachbarn nicht unbekannt. Diese berichteten Dr. Moebus bei seinem „nochmalige[n] Examen“, dass Eva A. „schon öfter in solchen Wuthanfällen ihre lahme Mutter mit dem Stocke geschlagen habe, was dieselbe bisher verheimlicht“ habe.[74]

Die Bewertung der Verhaltensauffälligkeit einer Person durch ihre soziale Umgebung wurde in Abhängigkeit von einer geschlechtspezifisch geprägten sozialen und familiären Erwartungshaltung vorgenommen. Angeführt wurde zumeist weniger der mangelnde Wille des Betroffenen, die Rollenerwartung

---

68 Vanja, Madhouses, S. 122, insbesondere zu den Kosten der Behandlung.

69 LVR Siegburg, No. 899, Katharina Elisabethe S., die erste von sieben Aufnahmen erfolgte im Juli 1849, Gutachten des Kreisarztes Dr. Castendyk vom 15. Juli 1849.

70 Ebd., LWV Bestand 18, Hofheim Johanette Abel (1822–1835), zwei Aufnahmen.

71 Übereinstimmend damit auch Burkhardt, S. 164.

72 Steinbrecher, S. 156.

73 LWV Bestand 18, Hofheim, Eva Arnold (1836-?).

74 Ebd., Gutachten von Dr. Moebus vom 17.08.1836.

zu erfüllen, als der unerwartete und plötzliche Ausfall einer zuvor selbstverständlich ausgeübten Tätigkeit.[75] So wurden die Familien dann aufmerksam, wenn eine früher als fleißig beschriebene Ehefrau ihrem Haushalt nicht mehr vorstehen konnte und die häuslichen Pflichten „vernachlässigte".[76] Typisch ist dafür der „Fall" von Elisabeth N.: Nach Angabe des hinzugezogenen Arztes liessen sich die ersten Anzeichen ihrer Störung auf den Zeitpunkt datieren, als sie eine „Nachlässigkeit in häuslichen Angelegenheiten" zeigte, die sie sonst „immer sehr sorgsam" erledigt hatte.[77] In der Forschung ist unlängst herausgestellt worden, dass die Grenzen für „normales" Verhalten zwischen Männern und Frauen im Alltag stark voneinander abwichen[78] und sich die Anzeichen für ein „wahnsinniges" Verhalten nach dem Geschlecht richteten.[79] Bei Frauen wurde im Gegensatz zu Männern neben der Nachlässigkeit u. a. als auffällig herausgestellt, wenn sie ohne Veranlassung das Haus verließen, wie Katharina S., die erst Fenster und Haushaltsgeräte zerstörte, bevor sie teilweise entkleidet durch die Straßen des Dorfs lief.[80] Christina T. ging, so der Arzt, „mit aufgelösten Haar und baarfuß" zur Kirche, und las, obwohl sie des Lesens nicht mächtig sei, aus dem Gebetsbuch.[81] Bedrohlicher war für ihre soziale Umwelt allerdings Christinas Drohung, ihr Wohnhaus in Brand zu setzen.[82] Insbesondere eine potentielle Brandstiftung war geschlechtsunabhängig ein kulturell verständliches Zeichen;[83] sie führte zu einer schleunigen Verwahrung des Betroffenen. Ähnlich konsequent wurde bei Männern wie Frauen gegen „Vagabundieren"[84] vorgegangen. Dem Streben Magdalena A.s nach „Umherstreichen", Johannes B.s „Herumstreunen",

---

[75] Darauf hat Wright in seinem Forschungsüberlick hingewiesen, dieses Ergebnis für den anglo-amerikanischen Raum deckt sich mit dem dieser Arbeit, Wright, Delusions, S. 166.

[76] Vgl. die Angaben bei Rosine B. HStAD G 16 A Nr. 5603, LWV Bestand 18, Elisabeth Brack, LVR Siegburg Elisabeth S., No. 14819, LVR Siegburg, No. 895, Wilhelmine N., LVR Siegburg Elisabeth N., No. 894, (1857–1859). Auch Anna B. war als „fleißige Näherin" bezeichnet worden, HStAD G 16 A Nr. 4369 (1860–1871).

[77] Maria Elisabeth N., LVR Siegburg, No. 894, (1857–1858), Gutachten von Dr. R. vom 15.08.1857.

[78] Michael.

[79] Houston.

[80] LVR Siegburg, No. 899, Katharina Elisabeth S., Gutachten vom 24.06.1849. Insbesondere die nachlässige Kleidung und Körperpflege wurden ausschließlich als Zeichen des Wahnsinns bei Frauen genannt.

[81] LVR Siegburg, No. 1565, Christina T., Gutachten von Dr. Nückel, 25.01.1853.

[82] Ebd.

[83] Vgl. Burkhardt, S. 154, Regina Schulte, Das Dorf im Verhör. Brandstifter, Kindsmörderinnen und Wilderer vor den Schranken des bürgerlichen Gerichts Oberbayern 1848–1910. Reinbek bei Hamburg 1989 hier S. 91–117.

[84] Zur Interpretation des „Vagabunden" siehe Schulte, S. 110 f.

David B.s „Herumschwärmerei" und Michaels A.s „Herumvagieren" wurden dementsprechend durch eine Anstaltseinweisung ein Ende gesetzt.[85]

Ähnlich wie Jütte für andere Krankheiten festgestellt hat, lassen sich bei psychischen Störungen drei Ebenen herausarbeiten, auf denen die Störung zur Gefährdung der Lebenswelt führen konnte: als familieninternes Problem, als soziales Problem und als finanzielle Bürde.[86] Die familieninterne Belastungsgrenze scheint auch von Stand und Geschlecht abhängig gewesen zu sein. Einige Forscher haben herausgestellt, dass Frauen insgesamt schneller aus der Familie entfernt wurden,[87] andere wiesen hingegen nach, dass insbesondere junge ledige Männer die bevorzugte Anstaltsklientel bildeten.[88] Die Ergebnisse dieser Arbeit decken sich mit denen Steinbrechers zum frühneuzeitlichen Zürich insofern, als die Gewalt von Ehemännern - die Ernährer der Familie - anscheinend länger innerhalb der Familie toleriert wurde als die von Frauen.[89] Dies gilt für den Fall des Schneiders Jakob Heinrich S., der als „äußerst jähzornig und unverträglich" seiner Familie gegenüber beschrieben wurde. Sein „Jähzorn" habe, so der einweisende Arzt, derart überhand genommen, dass es kein Geselle bei ihm habe „aushalten" können, sein Kind wegen kontinuierlicher Schläge fortlief,[90] woraufhin er es in eine Erziehungsanstalt brachte. Seine Frau hielt allerdings an der Hoffnung, ihren nach Ansicht der Ärzte an „paralytischer Seelenstörung" erkrankten Mann zurück zu bekommen, fest. Sie entschuldigte das Verhalten ihres Gatten und schrieb seine Erkrankung „Gewissenbisse[n]" zu, die ihn geplagt hätten, nachdem er seine florierende Schneiderei „hingebracht", die Kundschaft verloren und das Söhnchen schlecht behandelt habe. Fern davon, ihren Mann dafür verantwortlich zu machen, wolle sie alle „Schicksalschläge" vergessen, wenn er aus dieser „Prüfung" verändert hervorgehe, sie in ihm einen „besseren Mann", ihre Kinder einen „besseren Vater" fänden.[91]

---

[85] HStAD G 16 A Nr. 4997, Magdalene A. (1854), LWV Bestand 18, Hofheim , Johannes Becker 1810–1827, LWV Bestand 18, David Brühl (1824–1847), LWV Bestand 18, Michael Adelberger.

[86] Robert Jütte, „Wo kein Weib ist, da seufzet der Kranke" - Familie und Krankheit im 16. Jahrhundert, in: Jahrbuch des Instituts für Geschichte der Medizin der Robert Bosch Stiftung 7. 1988 S. 7–23 hier S. 10. Siehe dazu die Anwendung des Modells jüngst bei Steinbrecher, insb. S. 155.

[87] Prestwich und auch Catharine Coleborne, Passage to the asylum: the role of the police in committals of the insane in Victoria, Australia, 1848–1900, in: Roy Porter/David Wright (Hg.), The Confinement of the Insane. International Perspectives, 1800–1965. Cambridge 2003 S. 129–148.

[88] Gouglas/Moran/Wright für das viktorianische Kanada.

[89] Steinbrecher, S. 162–164.

[90] LVR Siegburg, No. 624, Jakob Heinrich S., Gutachten aus Koblenz vom 26.11.1867.

[91] Ebd., Schreiben von Frau S. nach Siegburg vom Dezember 1867. Ihr Mann wurde aber

Weniger Toleranz wurde dagegen der verwaisten 24-jährigen Tochter eines Juristen Conradine J. entgegengebracht, die nach Angabe ihres Schwagers wegen geschwächter Verstandeskräfte nicht im Stande sei, für ihren Unterhalt zu sorgen; er hoffte, nach einer Kur könne sie wiederum „der menschlichen Gesellschaft nützlich" werden.[92]

1.1.3. Gründe der Einweisung: Siegburg und Hofheim im Vergleich

Die häufigst genannten Motive zu einer Einweisung drehten sich in beiden Anstalten um die Gefahr, die nach Einschätzung der Umgebung von der Person ausging (Tabellen 3–4, Anhang). Angaben über die Zerstörung von Gegenständen, dass der Betroffene „unhaltbar für die Umgebung" sei oder auch nur eine „drohende Gefährdung" angenommen werden könne, waren bei Frauen wie Männern häufig.[93] Dieses „bedrohliche" Verhalten drückte sich mitunter in bestimmten Wahnvorstellungen aus, die bei beiderlei Geschlecht angeführte „fixe Idee", den „Unfug". Bei Männern wurden auch die „Größenideen" genannt, der „Verfolgungswahn" wurde dagegen bei beiden Geschlechtern angegeben.[94] Bei Männern seien tendenziell eher Größenideen von ihrer Umgebung wahrgenommen worden, bei Frauen eher eine schuldhafte Versündigung.[95] Brandstiftung wurde lediglich bei drei Hofheimer Patienten und einem Siegburger Patienten angegeben.[96] Ein selbstgefährdendes Verhalten, Suizidversuche oder Nahrungsverweigerung wurden bei Frauen und Männern angegeben, jedoch deutlich weniger als Aufnahmegrund notiert wie auch die „Arbeitsunlust" bei Männern und eine „Vernachlässigung der häuslichen Pflichten" bei Frauen. Diese Merkmale wiesen auf eine psychische Störung hin. Oftmals fand sich jedoch nicht nur ein Grund

---

1868 als „unheilbar" und gefährlich in eine Pflegeanstalt gebracht. Vgl. auch Johannes B., der von seiner Frau bis zu ihrer Erschöpfung versorgt wurde, bis sie den an Wahnvorstellungen leidenden Gatten nicht mehr den Sicherheitsvorstellungen der Gemeinde entsprechend versorgen konnte. HStAD G 16 A Nr. 5905, Johannes B. (1878).

92 LVR Siegburg, Conradine J., No. 626, Brief des Schwagers an den Siegburger Verwalter vom 18.11.1833.

93 Siehe dazu die Ergebnisse der Tabellen Einweisungsgründe in Siegburg, Tabelle Nr. 3 und Einweisungsgründe in Hofheim, Tabelle Nr. 4, Anhang.

94 Ebd.

95 Siehe dazu besonders Tabelle 4: Einweisungsgründe in Hofheim 1820–1878. Dort wurde bei der Aufnahme nur bei Männern Größenideen als Symptom angegeben.

96 Vgl. Tabelle 3 und 4 im Anhang. Bei den drei Hofheimer Patienten handelte es sich um eine Frau und zwei Männer, in Siegburg um einen männlichen Patienten.

für die Einweisung, sondern eine Kombination verschiedener Elemente, die in ihrer Summe die Toleranzgrenze des jeweiligen Umfelds überschritten.[97]

In Hessen wurde 1866 durch die Eröffnung der zweiten hessischen Irrenheil- und Pflegeanstalt Heppenheim eine größere Bettenkapazität geschaffen, was zu einer erleichterten Überweisung für verhaltensauffällige Patienten aus den städtischen Spitälern nach Hofheim geführt haben mag.[98] Für Hofheim fällt ferner die frühere Bestimmung des Hospitals als Unterbringungsort für Epileptiker, Gebrechliche und mit „Abscheu erregenden Krankheiten“ behaftete Personen auf.[99] Bis in die 1840er Jahre wurden unter solchen Krankheiten leidende Männer und Frauen in Hofheim aufgenommen und dort bis zu ihrem Tod versorgt.[100]

Diese Funktion Hofheims als Unterbringungsort sozial Benachteiligter wird im Folgenden neben der ordnungsstiftenden Funktion des Bürgermeisters gegenüber „nachlässigen“ Angehörigen erläutert.

1.1.4. Von „unwissenden“ Angehörigen, ordnungstiftenden Bürgermeistern und heilbringenden Ärzten: zum „Wohle des Betroffenen“

Wenn sich die Familienmitglieder nicht entschieden genug um die „Verwahrung“ des Auffälligen zu kümmern schienen, oblag es dem Bürgermeister, die notwendigen Schritte einzuleiten. Ihm kam in der ländlichen Gemeinde eine wichtige Ordnungsfunktion zu. Bei Bertha M., einer 21jährigen Dienstmagd aus Heddesdorf im Kreis Neuwied, wandte sich der Bürgermeister im März 1852 an den Distriktarzt Dr. Schild.[101] Bertha sei nämlich nach einer getäuschten Hoffnung auf Verheiratung im Dienst „von einem Irrwahn befallen.“[102] Von ihrem Vater zurückgenommen, sei sie „tob- und zerstörungssüchtig“ geworden, habe Kleider zerrissen, „schrie und lärmte einen großen Theil der Nacht.“ „Die Tobsucht“, so Dr. Schild, „währte fort u[nd] da der Vater ihr wahrscheinlich die gehörige Pflege u[nd] Aufsicht nicht zukom-

---

[97] Vgl. dazu auch Wright, Getting Out, S. 145.

[98] Zur Situation der psychiatrischen Anstalten siehe Kapitel III.

[99] Siehe Tabelle 4: Einweisungsgründe in Hofheim 1820–1878, Anhang.

[100] Vgl. ebd. sowie die tradtionelle Bestimmung des Spitals in Kapitel III.

[101] LVR Siegburg, No. 890, Bertha M. (1852–1853).

[102] Die Heirat bedeutete für Dienstmägde die Möglichkeit, der oft strengen Herrschaft zu entkommen und eine eigene Familie zu gründen, siehe Gunilla-Friederike Budde, Das Dienstmädchen, in: Ute Frevert/Heinz-Gerhard Haupt (hg.), Der Mensch im 19. Jahrhundert. Essen 1999/2004 S. 148–175.

men ließ, wurde Pat[ientin] vom Bürgermeister in sicheres Verwahr gebracht."[103]

Der Bürgermeister schritt jedoch nicht nur dann ein, wenn von dem Betroffenen eine Gefahr ausging. Besonders bei Frauen wurden auch eine vernachlässigte Pflege seitens der Verwandten oder erlittene Misshandlungen von Familienmitgliedern, zumeist von ihren Ehemännern oder Brüdern, angeführt. Im Fall der 22-jährigen Dienstmagd Anna Maria R. schritt der Bürgermeister ein, da ihr Bruder sie nicht beaufsichtige, sie nach Misshandlungen seitens der Schwägerin entlaufen sei und umher vagiere.[104] Auch bei Wilhelmine S. initiierte Bürgermeister Hoffmann aus Nümbrecht im Januar 1848 die Einweisung.[105] Die schon seit ihrer Kindheit als „geistesschwach und blödsinnig" bezeichnete Vollwaise sei erstmalig nach der anstrengenden Pflege ihrer verstorbenen Mutter auffällig geworden. Anfänglich habe man geglaubt, dass ihr lediglich etwas Ruhe fehle, doch habe ihre Unruhe derart zugenommen, dass sie als „wahnsinnig aufgeregt, [...] mitunter bösartig" charakterisiert werden könne. Dazu habe wahrscheinlich die „unrichtige Behandlung" ihres Bruders beigetragen.[106] Misshandlungen durch Familienmitglieder wurden auch bei Jette B.,[107] Rosina B.[108] und bei Agnes S.[109] angeführt. Der Kreisarzt Dr. Vies wurde 1862 von Jette B.s Verwandten gerufen, da sie ein „gestörtes geistiges Leben" offenbare, ihre Reden seien „verwirrt", das Benehmen von „großer Angst und Unruhe" gezeichnet. Der Arzt riet schon deshalb zu einer schnellen Aufnahme in das Hospital Hofheim, da die Betroffene bei ihren „sehr armen" Verwandten lebe, diese sie „nicht allein sehr lieblos behandeln" sondern auch, wovon er sich überzeugt habe, offensichtlich „misshandeln". Sie würden nämlich, so Vies, Jette B.s Benehmen fälschlicherweise für „Bosheit und bösen Willen" halten, was bei Angehörigen dieser „Bildungsstufe oft der Fall" sei.[110]

---

103 LVR Siegburg, No. 890, Bertha M. (1852–1853), Gutachten von Dr. Schild vom 7.03.1852.

104 LVR Siegburg, No. 15174, Anna Maria R. (1873–1874). Schreiben des Bürgermeisters vom 28.11.1873 an die Siegburger Anstaltsleitung.

105 LVR Siegburg, No. 880, Wilhelmine S. (1848), Schreiben von Hoffmann vom 12.01.1848.

106 Ebd., Gutachten von Schütte vom 13.01.1848.

107 HStAD G 16 A Nr. 5449, Jette B. (1862–1866).

108 HStAD G 16 A Nr. 5603, Rosina B. (1841–1867), fünf Aufnahmen.

109 LVR Siegburg, No. 14826, Agnes S. (1826–1840), vier Aufnahmen.

110 Die Ansicht von Ärzten, dass besonders im ländlichen Raum das Verhalten manischer und tobender Personen von den Angehörigen als Aufbegehren bzw. Ungehorsam gegenüber der Familie angesehen wurde, wurde von der Ärzteschaft oftmals tradiert. Siehe dazu ähnliche Befunde bei Burkhardt, S. 155.

Mit seinen Ausführungen sprach der einweisende Arzt einen bei den Psychiatern beliebten Topos an, nämlich den der erbarmungswürdigen Lage vieler Irrer, deren Angehörige sie oftmals falsch, wenn nicht sogar grausam behandelten. Wurde von Damerow lediglich eine oft anzutreffende Gleichgültigkeit der Familienmitglieder konstatiert,[111] so zeichnete sein Direktorenkollege Jacobi ein düsteres Bild vieler Verhaltensauffälliger gerade innerhalb der unteren Stände. Anfänglich gute Heilungsaussichten würden dadurch zunichte gemachte, dass die Betroffenen

„oft auf das Schrecklichste mit Schlägen mißhandelt, [...], nackt oder kaum in einige zerrissene Lumpen gehüllt, [...], der schrecklichsten Unreinlichkeit und dem bittersten Darben preisgegeben, einem Zustande von Verschlimmerung und Unheilbarkeit entgegen gehen, in welchem sie zuletzt [...] den Pflegeanstalten zur Last fallen müssen.“[112]

Solche Äußerungen Jacobis in den 1840er Jahren, die noch ganz dem Wortlaut der bürgerlichen Aufklärer des späten 18. Jahrhunderts glichen,[113] ließen eine irrenärztliche Behandlung in den Anstalten als eine Erlösung erscheinen. Im Fall von Jette B. deuten jedoch die kontinuierlichen Nachfragen der Schwester nach ihrem Befinden und wiederholte Bitten um eine Besuchserlaubnis – anders als im ärztlichen Bericht angegeben – auf eine bemühte und emotional involvierte Familie hin.[114]

Ähnlich unvorteilhaft wie die Angehörigen von Jette B. wurde auch der Ehemann von Rosina B. beschrieben, die insgesamt fünf Mal wegen „Verrücktheit mit Aufregung“ in Hofheim aufgenommen wurde.[115] Schon in seinem ersten Bericht Ende 1841 stellte Amelung als Ursache ihrer Störung den „häuslichen Unfrieden, [eine] harte Behandlung von Seiten ihres der Völlerey ergebenen Mannes“ und daraus resultierende „zerrüttete Vermögensumstän-

[111] Damerow, Ueber die relative Verbindung, S. 103.

[112] Jacobi, Die Irrenheilanstalt, S. 8 f. Ähnlich auch in ders., Aerztlicher Bericht, 1847, S. 435 und S. 439.

[113] Vgl. die emphatischen Reden des Geistlichen Heinrich B. Wagnitz (1755–1838) und des schon mehrfach erwähnten Reil, Rhapsodieen bspw. S. 14 f.

[114] HStAD G 16 A Nr. 5449, Jette B. In den vier Jahren des Aufenthalts von Jette B. wurden mindestens sechs Briefe der Familie mit Nachfragen zu ihrem Befinden nach Hofheim gesandt. Es wurde auch um die Möglichkeit eines Besuchs angefragt, der in einigen Fällen von der Anstaltsleitung gestattet wurde. In der Einleitung dieser Arbeit wurde darauf hingewiesen, dass die Quellen oftmals verschiedene Interpretationsweisen ermöglichen und eher ein vielschichtiges, mitunter kaum miteinander zu vereinbarendes Bild der Situation bieten. In solchen Fällen werden bei dieser Arbeit die verschiedenen Deutungsangebote angezeigt.

[115] HStAD G 16 A Nr. 5603, Rosina B. (1841–1867).

de" heraus.[116] Da sie sich schon kurz nach ihrer Aufnahme „sittsam, recht ordentlich, fleißig und verständig" zeigte, zwei Besuche ihres Mannes „keinen störenden Einfluß auf ihr Befinden" gehabt hätten[117] und sie selber die „größte Sehnsucht nach Rückkehr in den Schoß ihrer Familie" äußerte, entließ Amelung seine Patientin schon nach sechswöchigem Aufenthalt aus Hofheim.[118] Nach ihrer dritten Aufnahme und der kurz darauf erfolgten Entlassung im Sommer 1849 kam es dann zum Konflikt zwischen den Behörden, dem Ehemann und der Anstaltsleitung. Der Ehemann stellte nämlich in Darmstadt im November 1849 einen Antrag auf erneute Unterstützung, wolle diesmal seine Frau allerdings zu Hause versorgen. Seine Bitte wurde abgelehnt, da im Falle einer finanziellen Unterstützung, im Gegensatz zu einer Anstaltseinweisung, die Gemeinde dafür hätte aufkommen müssen. Als der Ehemann daraufhin mit Unterstützung des Bürgermeisters und eines Arztes von „zweifelhaftem" Ruf ihre Einweisung beantragte, wehrte sich Amelung vehement dagegen. Amelung wollte einen erneuten Rückfall nicht bestreiten, doch sei es „auf der anderen Seite sehr erklärlich, daß ein Mann der bei früheren Gelegenheiten schon seine Frau misshandelt haben soll, bei herannahenden Winter sie wieder los sein will, und daß [der] Bürgermeister im Interesse der Gemeinde diese Bitte unterstützt."[119] Da Rosina B. laut Gutachten zudem körperlich krank sei und Mangel leide, empfahl die Hofheimer Leitung eine Untersuchung darüber, ob nicht die Notlage der Frau ihren Rückfall provoziert habe. In diesem Fall sei „einige Unterstützung aus der Gemeindekasse" viel eher angezeigt als ein Anstaltsaufenthalt. Wie an dem Beispiel von Rosina B. dargestellt, wollten die Anstalten nicht als „Lückenbüsser" für soziale Missstände fungieren und wehrten sich in solchen Fällen gegen die für die Gemeinden kostengünstige Variante der Hospitalisierung. Solche Konfliktfälle zwischen den an der Einweisung und Entlassung beteiligten Instanzen waren, in Hofheim wie auch in Siegburg, durchaus häufig. Sie wurden durch die gesetzlichen Regelungen forciert, da es hinsichtlich der Aufnahmemodalitäten

---

[116] Ebd., Aufnahmebericht vom Amelung im November 1841.

[117] Ebd., Einträge im Journal im November 1841.

[118] Ebd., Entlassungsschreiben von Amelung an die Behörde in Darmstadt. Die „Sehnsucht nach Hause" war bei Frauen ein häufig genannter Entlassungsgrund, der dadurch Gewicht bekam, dass, wie Amelung es ausdrückte, bei „Nichtbefriedigung dieser Sehnsucht ihr Zustand sich verschlimmern" könne. Vgl. bspw. auch den Entlassungsgrund von Blümchen A. 1832, LWV Bestand 18, Hofheim, Blümchen Adler. Es gab kulturell geprägte und gesellschaftlich akzeptierte, geschlechtsspezifische Gründe für eine Entlassung. Da der Wirkungsort der Frau traditionell die Familie darstellte, war es Konsens, dass die als empfindsam geltende Frau unter einer Entfernung von der Familie leiden könne.

[119] HStAd G 16 A Nr. 5603, Rosina B., Schreiben aus Hofheim an die Regierung in Darmstadt vom 20.11.1849.

keine einheitliche Regelung des „Irrenrechts“ gab, sondern je nach Gesetzeslage der einzelnen deutschen Staaten einen erheblichen Spielraum.[120]

2. Regelungen zur „Irrenversorgung“ in Theorie und Praxis

2.1. Rechtliche Bestimmungen

Obwohl es in Preußen seit 1803 gesetzliche Bestimmungen für Aufnahmen in Irrenanstalten gab,[121] waren sie innerhalb der einzelnen Landesteile uneinheitlich, da das Irrenwesen im Kompetenzbereich der Provinzen lag.[122] Das Hauptinteresse bei den gesetzlichen Bestimmungen bildete der Sicherheitsgedanke, d. h. der Schutz der Öffentlichkeit vor dem potentiell „gemeingefährlichen Irren“.[123] Das Preußische Allgemeine Landrecht bestimmte, dass „Wahn- oder Blödsinnige“ unter ständiger Beaufsichtigung gehalten werden müssten, damit sie anderen keinen Schaden zufügen könnten. Die Aufsichtspflicht kam dem Vormund bzw. den Verwandten zu; wenn diese nicht die nötigen Vorkehrungen trafen, sei der Staat in der Verantwortung, die Verwahrung des Betroffenen an einem sicheren Ort zu erwirken.[124] Als Voraussetzung für eine Anstaltsaufnahme wurde eine „Wahn- oder Blödsinnigkeitserklärung“ verlangt, die allerdings einen irreversiblen Zustand der Geistesstörung voraussetzte, der jedoch von den Ärzten nur bei den „Unheilbaren“ postuliert wurde. Die von den Ärzten kritisierten Bestimmungen wurden schon deshalb als unzeitgemäß bezeichnet, da die neu gegründeten öffentlichen Heilanstalten vom Staat einen doppelten Auftrag erhalten hatten: die Verwahrung potentiell gefährlicher Personen sowie deren Heilung. Es sei ihnen besonders bei den „Gemüthskrankheiten“ unmöglich, so der

---

[120] Sandra Kuban, Das Recht zur Verwahrung und Unterbringung am Beispiel der „Irrengesetzgebung“ zwischen 1794 und 1945 (Europäische Hochschulschriften, Reihe 2, 2181). Frankfurt/Main u. a. 1997, zugleich Uni. Diss. Hannover 1997 hier S. 41.

[121] Vgl. Dörner, Bürger, S. 229, Kaufmann, Aufklärung, S. 26, von Pochhammer, Ueber die gesetzlichen Bestimmungen, betreffend das Irrenwesen in Preussen und namentlich die Aufnahme von Geisteskranken in die Preussische öffentliche oder Privat-Irren-Anstalten, in: Allgemeine Zeitschrift für Psychiatrie 16. 1859 S. 633–650 hier S. 635 f. nach dem Rescript vom 29.09.1803 hatte die Ortspolizeibehörde die Pflicht, den Betroffenen in eine Anstalt unterzubringen. Die Kosten hatte entweder der Betroffenen selbst oder der Armenfond zu bestreiten, die Unterbringung musste jeweils von der zuständigen Kammer der Provinz genehmigt werden.

[122] Ernst Rittershaus, Die Irrengesetzgebung in Deutschland nebst einer vergleichenden Darstellung des Irrenwesens in Europa. Berlin/Leipzig 1927 hier S. 32.

[123] Werner Nasse, Vorschläge zur Irrengesetzgebung, mit besonderer Rücksicht auf Preussen. Marburg 1850 hier S. 3.

[124] Ebd.

Tenor der betroffenen Ärzte, die jeweilige Störungsform in „künstlich erzwungener“ Form in „Wahn- und Blödsinn“ einzuteilen.[125] Erst 1839 wurde in einem Erlass eingeräumt, dass die stigmatisierende Blödsinnigkeitserklärung[126] bei der Anstaltsaufnahme unterbleiben könne, solange die Person zwecks Heilung in die Anstalt gebracht würde.[127] Damit wurde die für jede Aufnahme geforderte Einleitung eines gerichtlichen Entmündigungsverfahrens aufgehoben; die Anstaltsleitungen waren lediglich verpflichtet, das zuständige Gericht über die Aufnahme zu informieren.[128] Die noch 1825 in einem Reskript verlangte „Wahn- oder Blödsinnigkeitserklärung“, ohne Unterschied der Person,[129] war dabei nicht nur wegen der Kosten, sondern auch wegen unnötiger Publizität von den Ärzten kritisiert und bei den Einweisungen in die Siegburg oftmals umgangen worden.[130] Dieses von den Behörden tolerierte Verfahren hatte dazu geführt, dass an Heilanstalten, wie der Siegburg, die überwiegende Zahl der Versorgten ihrer bürgerlichen Rechte unbenommen waren,[131] da für eine Vormundschaft die vorausgegangene gerichtlich verfügte „Blödsinnigkeitserklärung“ als Voraussetzung galt.[132]

Für die Einweisung nach Siegburg war neben dem ärztlichen Gutachten ein vom Landrat an die zuständige Provinzialregierung gestellter Aufnahmeantrag notwendig.[133] Da eine Aufnahme theoretisch nur auf Anfrage eines Gerichts oder der Ortspolizeibehörde, nicht aber auf Ersuchen von Privatpersonen möglich war,[134] benötigten Familien, die ihre Angehörigen einweisen wollten, eine Einwilligung seitens der Behörden,[135] konkret die „Unbedenklichkeitserklärung“[136] der Polizeibehörde. So war es üblich, dass die

125 Ebd., S. 12.

126 Heinrich Laehr, Gedenktage der Psychiatrie. Berlin 1889 hier S. 116.

127 Vgl. Dorner, Bürger, S. 230, von Pochhammer, S. 638.

128 Mit dieser „Benachrichtigungspflicht“ der Gerichte vom 16.02.1839 sollte unrechtmäßigen Einweisungen entgegengewirkt werden, da die Gerichte die Rechtmäßigkeit der Aufnahme prüften sollten, Kuban, S. 57.

129 Von Pochhammer, S. 638, dort auch die Kritikpunkte an dieser Verordnung seitens der Psychiater.

130 Mit diesen Ergebnissen übereinstimmend für die Heil- und Pflegeanstalt Illenau, siehe Burkhardt, S. 196 f. Siehe dazu den Abschnitt zu Entmündigungen.

131 Werner Nasse, Vorschläge, S. 15.

132 Ebd., S. 17.

133 In dem Antrag mussten auch die Vermögensverhältnisse des Betroffenen und seiner Familie offengelegt werden, siehe Rittershaus, S. 34.

134 Ebd., S. 27.

135 Kuban, S. 47. Allerdings kamen auch Einweisungen durch Verwandte und die Ortspolizei vor. Eine Order vom 1804 erklärte dieses Vorgehen für zulässig, solange gleich nach der Einweisung ein richterlicher Beschluss eingeholt wurde, ebd., S. 55.

136 Rittershaus, S. 34.

Anstaltsleitung bei Anfragen nach Pensionärsplätzen darauf aufmerksam machte, dass zwecks Einweisung u.a. eine „Bescheinigung von Seiten der competenten Polizeybehörde, daß von Seiten derselben der Aufnahme des Kranken in die Heilanstalt nichts entgegenstehe“, vorgelegt werden müsse.[137] Gemäß dem Allgemeinen Landrecht war es keinem Richter gestattet, selbst Einweisungen, sondern nur eine Beaufsichtigung anzuordnen,[138] die wiederum zuallererst der Familie, d.h. dem Vater, dem Ehemann oder einem gesetzlichen Vormund oblag. Erst wenn Privatpersonen nicht im Stande seien, für eine beständige Aufsicht zu sorgen, liege es beim Staat, die notwendigen Schritte einzuleiten.[139] Damit wurde die Ortspolizei betraut, deren Kompetenzen im Laufe des 19.Jahrhunderts, insbesondere nach einem Gesetz von 1850, sukzessive ausgeweitet wurden. 1888 war die Mitwirkung eines Gerichts bei der Einweisung praktisch obsolet geworden, da die Polizei für die Aufnahme lediglich ein ärztliches Zeugnis über die Geisteskrankheit des Betroffenen benötigte.[140] Durch das „Recht des ersten Angriffs“ und später das „Dringlichkeitenverfahren“ kam der Polizei - unter Vorgabe der öffentlichen Sicherheit - eine fast uneingeschränkte Machtbefugnis bei Anstaltseinweisungen zu.[141] Gegen Ende des 19.Jahrhunderts formierte sich zunehmend Widerstand gegen die psychiatrische Internierungspraxis wie auch gegen die ärztliche Gutachtertätigkeit bei Erklärungen von Geisteskrankheit und Entmündigungen.[142] Im Zentrum der Kritik standen dabei weder die Ausdehnung der staatlichen Verfügungsgewalt noch die Disziplin Psychiatrie als solche, sondern vielmehr Fälle widerrechtlicher Internierungen, an denen die Ärzte durch ihre „leichtfertige[n] Verrücktheitserklärungen“[143] entscheidenden Anteil gehabt hätten. Diese sich als „antipsychiatrisch“ verstehende Bewegung ist in der Forschung vielmehr als psychiatrie-

---

137 Siehe bspw. LVR Siegburg, No. 675, Felix von A. (1841–1842).

138 Kuban, S. 51.

139 Ebd.

140 Ebd., S. 61, Rittershaus, S. 34.

141 Kuban, S. 51–62.

142 Siehe Feger für die Phasen der Bewegung, S. 226–331, Meier, Der Fall Hägi, für den die schweizer Anstaltskritik, Orth, Eine Entmündigungsgeschichte, für den übers Rheinland hinaus bekannt gewordenen „Fall“ Feldmann, Schmiedebach für einen Überblick über das Ausmaß und die Tragweite der Bewegung, Heinz- Peter Schmiedebach, Eine „antipsychiatrische Bewegung“ um die Jahrhundertwende, in: Martin Dinges (Hg.), Medizinkritische Bewegungen im deutschen Reich (ca. 1870 - ca. 1933) (Medizin, Gesellschaft und Geschichte Beiheft 9). Stuttgart 1996 S. 127–159, ferner Burkhardt, S. 183–188, Kuban, S. 83–89, Nolte, Gelebte Hysterie, S. 92–111, Heinz- Peter Schmiedebach/Rebecca Schwoch, „Querulantenwahnsinn“, Psychiatriekritik und Öffentlichkeit um 1900, in: Medizinhistorisches Journal 42 (1). 2007 S. 30–60, sowie Fangerau/Nolte.

143 Schmiedebach, Eine „antipsychiatrische Bewegung“, S. 131.

kritisch charakterisiert worden, da sie – ganz im Sinne der zeitgenössischen „Fortschrittsgläubigkeit“ und des Glaubens an eine naturwissenschaftliche Exaktheit – „tüchtige“ Ärzte forderte, die ihre psychiatrische Diagnose auf eine „anatomische und physiologische Grundlage“ stellen sollten. Zudem forderte die Bewegung eine bis dato nicht zustandegekommene einheitliche Irrengesetzgebung, die für jede Anstaltseinweisung eine Prüfung durch eine unabhängige Kontrollkommission einschließen sollte.[144]

Das Fehlen einheitlicher Bestimmungen war schon seit der Jahrhundertmitte auch von rheinischen Psychiatern kritisiert worden.[145] Die Situation im Rheinland war durch die besondere Stellung der Siegburg als reine Heilanstalt exzeptionell. Dort entschied der Anstaltsdirektor nach Sichtung der Unterlagen über den Antrag und informierte bei einer positiven Evaluation die jeweilige Provinzialbehörde über die Bereitschaft zur Aufnahme.[146] Das von den Ärzten als langwierig kritisierte Verfahren wurde durch einen Erlass im Oktober 1867 dadurch beschleunigt, dass Aufnahmeanträge unmittelbar von den Ortsbehörden an die Anstaltsdirektion gehen konnten, die Anfragen demnach nicht mehr über den Landrat an die Regierungen übersandt werden mussten.[147] Die Gemeinden mussten sich bei der Einweisung dazu verpflichten, bei unbemittelten Personen für die Versorgungskosten aufzukommen, falls die Provinzialbehörde keine Freistelle gewährte.[148] Die Provinzialbehörde wiederum entschied über eine Freistelle, d.h. einen von der Provinz bezahlten Anstaltsplatz. Weder der Gemeinde noch unbemittelten Familienangehörigen entstanden somit Kosten. Für einen Platz in einer Pflegeanstalt, der nach einem erfolglosen Heilversuch in der Siegburg bei den als „gefährlich“ eingestuften Kranken erforderlich war, musste bei unbemittelten Familien allerdings die Heimatgemeinde aufkommen.[149]

144 Ebd., S. 131, S. 136 und S. 156.

145 Siehe Werner Nasse, Vorschläge, dazu auch von Pohlhammer, sowie Roller, Psychiatrische Zeitfragen, S. 136–139.

146 Die Benachrichtigung der Provinzialregierung seitens der Anstaltsleitung liegt den Siegburger Akten jeweils bei.

147 Vgl. Herting, Die erste rheinische Irrenanstalt, S. 59, Werner Nasse, Aerztlicher Bericht, 1871, S. 5. Nasse lobte diese Neuerung schon deshalb, da nun Personen aus entlegenen Provinzen wie Trier binnen weniger Tage aufgenommen werden könnten und die Heilungsaussichten durch die zügige Einleitung einer Behandlung damit erhöht würden.

148 Siehe bspw. den Bürgschein der Armenverwaltung der Stadt Köln für die Aufnahme Peter Adolph K.s., LVR Siegburg, No. 655 (1852–1854). Es war üblich, dass eine solche Bescheinigung der Gemeinde beigelegt wurde, da die Bereitschaftserklärung der Provinzialregierung erst in der Anstalt erfolgte. In den hier untersuchten Akten kam kein Fall vor, bei dem die jeweilige Provinzialregierung den angefragten Beitrag ablehnte. Eine Bürgschaft scheint deshalb für die Gemeinden kein erhebliches Risiko bedeutet zu haben.

149 Zu den Konflikten, die diese Reglung mit sich brachte siehe den folgenden Abschnitt.

In Hofheim, das zum Großherzogtum Hessen gehörte, war eine schnelle Hospitalisierung von psychiatrisch auffälligen Personen durch deren bevorzugte Aufnahme 1817 festgelegt worden.[150] Ein Aufnahmegesuch musste seitens des Vertreters des Kranken, entweder des nächsten Verwandten, bzw. des Vormunds oder Gemeindevorstands gestellt werden.[151] Neben dem Taufschein, einem ärztlichen Gutachten[152] und verschiedenen Angaben der Bürgermeisterei zur Beglaubigung der Störung sowie Darlegung der Vermögensverhältnisse musste eine zusätzliche zustimmende Erklärung des Vertreters des Kranken angefügt werden,[153] die den Hofheimer Patientenakten ab den 1860er Jahren beiliegen.[154] Wie auch in Siegburg konnte in Hofheim die Anstaltsdirektion in „dringenden“ Fällen unter Zustimmung der Angehörigen den Betroffenen sofort aufnehmen und anschließend die Provinzialregierung über die erfolgte Aufnahme informieren.[155] Zwei Schreiben, die im Weiteren behandelt werden, mussten dem Aufnahmegesuch beigelegt werden. Zum einen die Erklärung über die Zahlungsmodalitäten: Bei bemittelten Kranken mussten die Angehörigen eine Kostenübernahme garantieren, andernfalls oblag dies der Gemeinde bzw. dem Armenverband. Zum anderen verlangte das Aufnahmeregulativ eine auf Zeugenaussagen basierende Bescheinigung seitens der Bürgermeisterei, wenn der Betroffene als „gemeingefährlich“ eingestuft worden war.[156]

---

150 Siehe dazu Kapitel III., zur Tradition Hofheims. Für die Bestimmungen siehe Extractus Protocolli, von 1817, LWV Bestand Hofheim, PKH, Philipps-Hospital, Nr. 8. Das Regulativ von 1866 bestimmte, dass nun nur noch dann Blinde, Gebrechliche und solche mit Abscheu erregenden Krankheiten aufgenommen werden könnten, wenn diese den Hauptzweck der Anstalt, die Heilung und Verwahrung von Geisteskranken, nicht beeinträchtigten, siehe Gesetz-Sammlung für das Grossherzogtum Hessen 1819 bis 1905 enthaltend sämtliche hessische Gesetze und Verordnungen in der zeitlichen Reihenfolge und dem geltenden Wortlaut. Erster Band 1819–1874. Mainz 1904 hier S. 434.

151 Für die folgenden Bestimmungen vgl. Regulativ über die Aufnahme und Entlassung, LWV S. 1, Heppenheim, PKH, Nr. 4 für Heppenheim vom 21. August 1865, für Hofheim vom 9.01.1866 und Gesetzsammlung für das Grossherzogthum Hessen 1819 bis 1905, S. 434–438.

152 Das ärztliche Gutachten konnte von einem approbierten Arzt ausgestellt werden, allerdings musste es vom Kreisarzt bestätigt werden, wenn der Kreisarzt nicht zugleich der gutachtende Arzt war, Regulativ über die Aufnahme.

153 Roller, Psychiatrische Zeitfragen, hob die Notwendigkeit der Einwilligung der Angehörigen hervor, damit sich die Ärzte vor rechtlichen Anfechtungen schützen könnten. Solche Sicherheitsvorkehrungen seien, so Roller, im Rheinland 1874 noch nicht getroffen worden, S. 136 f.

154 Eine neben dem Aufnahmeantrag der Angehörigen separat beiliegende Einwilligungserklärung der Familie wurde im Regulativ über die Aufnahme von 1866 vorgeschrieben. Das könnte als eine zusätzliche Absicherung der Anstaltsdirektoren im Zusammenhang mit der zunehmenden Kritik an unrechtmäßigen Anstaltseinweisungen gedeutet werden.

155 Regulativ über die Aufnahme, S. XXIV.

156 Regulativ über die Aufnahme, S. XXIII.

2.1.1. Aushandlungsstrategien bei der „Irrenversorgung“, das Ringen um einen Anstaltsplatz

Im August 1825 beauftragte das Amt Breuberg den Kreisarzt Dr. Fuchs, ein Gutachten über den Zustand des damals 17-jährigen Vollwaisen Michael A. anzufertigen, der seiner Heimatgemeinde zusehends zur Last fiel.[157] Alle Versuche, ihn zu verschiedenen Handwerksmeistern in die Lehre zu geben, waren „fruchtlos“ geblieben, da er zu einem derart „unredlichen, vagierenden Lebenswandel“ neige, dass er schon unter polizeiliche Aufsicht gestellt und auf „Gemeindekosten“ habe verpflegt werden müssen.[158] Da für eine Aufnahme nach Hofheim eine bloße „Schwachsinnigkeit“ des Betroffenen nicht ausreichte, sondern eine Geistesstörung bspw. in Form von „Blödsinn“ vorliegen musste, stellte Dr. Fuchs in seinem Gutachten solche charakteristischen Zeichen als Beweis heraus, dass Michael A. „geisteskrank ist, in specie, daß er an Wahnsinn“ leide.[159] Der Antrag der Gemeinde blieb indes bei der Regierung in Darmstadt ohne den gewünschten Erfolg, so dass in einem zweiten Anlauf zwei Jahre später auch sein früherer Lehrer, der Dorfschullehrer Schnellbacher und der Dorfpfarrer Sackmaurer, als Gewährsleute herangezogen wurden.[160] Aber auch deren Aussagen, dass Michael schon zu Schulzeiten „blödsinnig“ gewesen sei, brachten nicht die erhoffte Aufnahmeerlaubnis, so dass Dr. Fuchs im Juni 1828 zu einem weiteren Gutachten herangezogen wurde. Nach übereinstimmenden Zeugenaussagen der darüber befragten Einwohner Lützelbachs könne, so Fuchs in seinem vierseitigen Attest, festgehalten werden, dass Michael schon zu Schulzeiten „blödsinnig“ und zur Arbeit „unbrauchbar“ gewesen sei. Neben diesen Aspekten zur Arbeitsfähigkeit wurden verschiedene Kriterien angeführt, die als konkrete Merkmale einer Geisteskrankheit angesehen werden könnten.[161] Doch auch dieser Vorstoß brachte nicht den gewünschten Erfolg. Erst als Michaels älterer Bruder im Juli 1834 wegen drohender Gefahr für die öffentliche Sicherheit, als unter „Verrücktheit mit Aufregung“ leidend,[162] nach Hofheim gebracht wurde, führte auch der ein Jahr später gestellte dritte Antrag auf Mi-

157 LWV Bestand 18, Michael Adelberger.

158 Ebd., Gutachten von Dr. Fuchs vom 12.08.1825.

159 Ebd. Hervorgehoben wurde von Dr. Fuchs der „ängstliche, düstere Blick“, seine Unempfänglichkeit gegen Hitze und Kälte, der „ganze Schädelbau“. Zu der Zuschreibung der Unempfindlichkeit der Irren, siehe Kapitel VII.

160 Ebd. Attest von Schullehrer Schnellbacher vom 30.10.1827 und Attest von Pfarrer Sackmaurer vom 1.12.1827.

161 Ebd., Gutachten von Dr. Fuchs vom 30.05.1828.

162 LWV Bestand 18, Hofheim, Nikolaus Adelberger (1834–1841), Gutachten von Dr. Fuchs vom 10.06.1834, Diagnose von Amelung.

chael A.s Einweisung zum Ziel.[163] Michaels Zustand, so Dr. Fuchs, habe sich verschlimmert, sein „Hang zum Vagabundieren“ sei „unwiderstehlich“ geworden. Er leide an „Stumpfsinn“, welcher öfters zu „wirklichem Blödsinn sich steigert und meist mit Melancholie“ verbunden sei. Ferner werde er zeitweise von „wirklichen Wahnsinn befallen“ und sei „unzurechnungsfähig“.[164] Die Regierung in Darmstadt beauftragte Amelung daraufhin, ein eigenes Urteil zu fällen, woraufhin Amelung per Ferndiagnose den Zustand des Betroffenen als „zweifelhaft“ bezeichnete.[165] Als „Beweis“ am „wichtigste[n]“ sah Amelung die Verwandtschaft zu Nikolaus A. an, da die Störung somit auf „erbliche Anlagen“ hindeute. In diesem Kontext interessiert weniger die Gewichtung der Erblichkeit bei psychischen Störungen[166] als vielmehr der Umstand, dass die Verwandtschaft zu Nikolaus A. Amelung dazu veranlasste, auch Michael zwecks persönlicher „Aufsicht und Beobachtung“ nach Hofheim bringen zu lassen.[167] Doch schon drei Monate nach seiner Ankunft in Hofheim im Dezember 1835 forderte Amelung den Landrat der Gemeinde Breuberg auf, dass Michael A. „alsbald[sic] wieder in dem Landeshospitale abgeholt und in seinem Heimathort untergebracht“ werde.[168] Er habe sich im Spital, so Amelung, „fortwährend sehr ordentlich, folgsam, verständlich“ gezeigt, auch hätten keinerlei Spuren von „Manie“, „Schwach- oder Blödsinn“ festgestellt werden können, so dass der Betroffene, wenn überhaupt, nur der Reihenfolge nach, als Pfründer in die Anstalt aufgenommen werden könne.

Wie das Beispiel Michael A.s veranschaulicht, hatte die Gemeinde durch eine – zum damaligen Zeitpunkt noch – unentgeltliche Aufnahme des Waisen[169] beabsichtigt, sich mithilfe des gutachtenden Arztes Dr. Fuchs durch eine Hospitalisierung des störenden Gemeindemitglieds kostengünstig zu entledigen. Wie Doris Kaufmann in ihrer Studie zu Umgangsweisen mit Verhaltensauffälligen und schwer integrierbaren Gemeindemitgliedern gezeigt hat, machte „die ländliche Gesellschaft [...] von den neuen Heilanstalten ‚alten‘ Gebrauch, d.h. sie beurteilte und nutzte sie in der Kontinuität der

---

[163] LWV Bestand 18, Hofheim, Michael Adelberger, Gutachten von Dr. Fuchs vom 13.10.1835.

[164] Ebd.

[165] Ebd., Gutachten von Amelung vom 06.12.1835.

[166] Siehe dazu Kapitel II. und VI.

[167] LWV Bestand 18, Hofheim, Michael A. Gutachten von Amelung vom 06.12.1835.

[168] LWV Bestand 18, Hofheim, Michael A. Schreiben von Amelung vom 11.03.1836 an den Landrath in Breuberg.

[169] Vor der Neuregelung von 1866 konnte bei Armut der Betroffenen die Aufnahme unentgeldlich erfolgen, dies war bei Michaels Bruder Nikolaus A. der Fall gewesen, siehe LWV Bestand 18, Hofheim, Nikolaus Adelberger.

Tollhäuser zur Abschiebung nicht mehr integrierbarer Irrer unter Abwägung der materiellen Interessenlage der Armen – und Gemeindekassen."[170] In dem hier untersuchten Fall wandte sich der Anstaltsarzt Amelung allerdings gegen eine solche Zweckentfremdung des Hospitals, denn dieses sollte der Heilung psychiatrisch Erkrankter vorbehalten sein.

Um das Ziel einer Heilung zu erreichen, waren die Ärzte bemüht, möglichst „frisch" Erkrankte in die Anstalten zu bekommen, da eine frühzeitige Einweisung die größte Aussicht auf Genesung der Patienten bot. Als Anreiz für Früheinweisungen wurde in Hessen 1866 ein Beschluss gefasst, der den Erlass der Pflegekosten für die ersten vier Monate vorsah, wenn der Betroffene binnen zweier Monate nach Ausbruch der Erkrankung in die Anstalt eingewiesen wurde.[171] Da unentgeltliche Aufnahmen im gleichen Jahr ausgeschlossen wurden und im Armutsfall die Angehörigen der Heimatgemeinde bzw. nach der Reichsgründung 1870 der Unterstützungswohnsitz für die Verpflegungskosten aufkommen musste, war dies ein nicht unerheblicher Anreiz, auf den seitens der Geldgeber gerne rekurriert wurde.[172] Diese Regelung barg allerdings Konfliktpotential, wie bei dem Patienten Heinrich A., der 1868 in Hofheim aufgenommen wurde und bei dem nicht nur seine Unterbringungskosten, sondern auch der Zeitpunkt des Ausbruchs zwischen den beteiligten Instanzen „ausgehandelt" wurden.[173] Im April 1868 steigerte sich die Aufregung von Heinrich A. zur „Raserei", er zeige – so der hinzugezogene Kreisarzt Dr. Köhler – gegenüber seinen Eltern „Spuren von Bösartigkeit,"[174] so dass er auf Gemeindekosten „von drei starken" Männern bewacht werden müsse. Die von der Familie um Hilfe gebetene Bürgermeisterei Ettingshausen beauftragte daraufhin den besagten Kreisarzt damit, die Behandlung und Begutachtung des Betroffenen zu übernehmen. Köhler empfahl eine „strenge Bewachung" von Heinrich A. und stellte ein Gutachten für seine Aufnahme in Hofheim aus. Da Heinrich A.s Eltern mittellos waren, sollte seine Gemeinde für die Kosten von 125 Gulden im Jahr 1868, gemäß der einfachsten Versorgungsklasse, aufkommen. Um diese Verpflegungskosten zu reduzieren, stellte die Gemeinde den Antrag auf Erlass des Pflegegel-

---

170 Kaufmann, Aufklärung, S. 273.

171 Diese Vergünstigung bezog sich auf die dritte Versorgungsklasse, siehe Regulativ über die Aufnahme, § 20 für Hofheim, LWV Bestand S 1, Heppenheim, PKH, Nr. 4. Vgl. Wittig, Die „Irrenfrage", S. 24 f.

172 Siehe bspw. auch die Reduktion der Pflegekosten durch die schnelle Einweisung bei Gustav A., HStAD G 16 A Nr. 6029, Gustav A. (1875–1883). Bei ihm erließ die Regierung in Darmstadt die von der Gemeinde zu zahlenden Pflegekosten für die ersten vier Monate, da die Voraussetzungen von § 20 als erfüllt angesehen wurden, Schreiben aus Darmstadt von 08.11.1875.

173 HStAD G 16 A Nr. 6490, Heinrich A. (1868–1869).

174 Ebd., Schreiben von Dr. Köhler, vom 21. April 1868.

des für die ersten vier Monate, da Heinrich A. schon kurz nach dem Ausbruch seiner Erkrankung der Anstalt für einen Heilversuch übergeben worden sei. Die Erkundigungen Dr. Köhlers hatten allerdings ergeben, dass Heinrich A. schon „während des ganzen vorherigen Winters [...] phantasiert" habe, der Arzt aber erst dann von der Bürgermeisterei hinzugezogen worden war, als sich die Geistesstörung unlängst „voll entwickelt" hatte.[175] Bei der Aufnahme Heinrich A.s hatte der Schwager des Betroffenen dagegen angegeben, dass die jetzige Störung erst zehn Tage zuvor ausgebrochen sei,[176] so dass die Anwendung des Paragraphen 20 zum Erlass der Verpflegungskosten durchaus zu rechtfertigen wäre. Ende Mai 1868 entschied die Provinzial-Direktion jedoch, dass § 20 nicht angewandt werden könne, da es nur anfänglich so ausgesehen habe, als ob die Störung erst kürzlich erfolgt sei, laut ärztlichem Gutachten das aber durchaus nicht der Fall gewesen sei.[177]

Der Widerstand seitens der Gemeinde ließ nicht lange auf sich warten; Anfang Juni legte die Gemeinde Ettingshausen ihre Sicht dar. Die Aussage von Heinrichs Eltern, dass die „ersten Spuren" der Störung erst drei Wochen vor der Einweisung aufgetreten seien, wurden von relevanten Gemeindevertretern – Bürgermeister, Pfarrer, Gemeindearzt und einigen Dorfältesten – bezeugt. Sie alle wie auch die Nachbarin, die mit der Familie ein Haus bewohne und damit den Betroffenen „fast täglich zu sehen und zu beobachten" im Stande sei, könnten die Aussage der Eltern bezeugen.[178] Damit wandte sich die Gemeinde gegen Dr. Köhler, der sich damit rechtfertigte, dass er in Vertretung des Kreismedizinalamts lediglich das wiedergegeben habe, was „wir von Ihnen selbst [der Bürgermeisterei, S.B.], sowie von anderen Ettingshauser Bewohnern gehört haben".[179] Im Ergebnis wurde der Gemeinde auf Befürworten der Anstaltsleitung der Erlass des Pflegegeldes bewilligt, da

---

175 Ebd., Gutachten von Dr. Köhler vom 2. Mai 1868. Das Gutachten wurde nachgereicht, da die Registratur nicht über das nötige Formular verfügte. Das erste formlose Gutachten von Dr. Köhler datiert dagegen vom 21.04.1868.

176 Ebd., Vermerk des aufnehmenden Arztes in Hofheim, Dr. Spamer, zu den Angaben der Angehörigen vom 24. April 1868. Den Angaben des Schwagers zufolge hatte Heinrich A. schon zehn Jahre zuvor unter einer ähnlichen Erkrankung gelitten, diese habe er aber nach etwa einem halben Jahr überwunden. Für den Erlass des Pflegegeldes spielte diese vorige Störung keine Rolle.

177 Ebd., Schreiben von von Willich aus Darmstadt vom 28.05.1868. Die Heimatgemeinde habe, so von Willich, die Kosten von 125 Gulden zu zahlen.

178 Ebd., Schreiben der Gemeinde Ettingshausen vom 8.06.1868. Das Schreiben wurde von dem Kreisamt an die Anstaltsleitung übersandt.

179 Ebd., Schreiben von Dr. Köhler an die Bürgermeisterei von Ettingshausen vom 12.06.1868.

die von Dr. Köhler für den Winter notierten „Phantasien“ wahrscheinlich nicht als Aufnahmegrund akzeptiert worden wären. Zudem könne man, so die Anstaltsleitung, nicht „von der Umgebung eines geisteskranken Bauers [...] verlangen [bei] einem leichten Anflug von Schwachsinn oder Verkehrtheit [...] [eine] Aufnahmebedürftigkeit anzuregen“.[180] Abgesehen von den Vorurteilen und der Distanz seitens der Ärzte gegenüber der einfachen Bevölkerung, die hier wie auch in anderen Studien herausgestellt worden sind,[181] offenbart das Beispiel die familiäre Deutungskompetenz bei der Beurteilung abweichenden Verhaltens und die dörflichen Strategien der Interessenvertretung. Zum einen bestimmten Angehörige und Bekannte, welches Verhalten als „wahnsinnig“ eingestuft wurde,[182] zum anderen wurde das engmaschige Netz der Sozialkontrolle im Dorf genutzt, um den Sachverhalt zu Gunsten der Gemeinde darzulegen. Ferner nutzten die Dorfmitglieder das von Behörden und Ärzten entwickelte Angebot, den „pull-Faktor“,[183] um möglichst kostengünstig Ruhe und Ordnung in der Gemeinde zu wahren. Zudem offenbaren solche „außergewöhnlich normalen“ Fälle die Schwierigkeiten der einweisenden Ärzte, auf die im Folgenden eingegangen wird.[184]

---

180 Ebd., Stellungnahme der Anstaltsdirektion vom 6.07.1868.

181 Kaufmann gibt an, dass in den von ihr untersuchten Quellen die Ärzte die „Stumpfheit“ der ländlichen Bevölkerung kritisierten, Aufklärung, S. 261.

182 Vgl. übereinstimmend mit diesem Ergebnis, dass die Zuschreibung wahnsinnigen Verhaltens im häuslichen Kontext erfolgte, siehe Andrews/Digby, S. 11, Houston, Kaufmann, Aufklärung S. 243, Akihito Suzuki, Framing Psychiatric Subjectivity. Doctor, patient and record-keeping at Bethlem in the nineteenth century, in: Josep Melling/Bill Forsythe (Hg.), Insanity, Institutions and Society, 1800–1914. A social history of madness in comparative perspective. London/New York 1999 S. 115–136 hier S. 120. In der Forschung ist übereinstimmend darauf hingewiesen worden, dass „social constructions of insanity were based on relatively conventional nuanced and contextualised ideas about appropriate behaviour for a certain social class and sex.“ Andrews/Digby, S. 11.

183 Zu den pull-Faktoren generell siehe Einleitung wie auch die Ausführungen zu Beginn dieses Kapitels. Es geht dabei um obrigkeitliche, bzw. ärztliche Maßnahmen, die eine zunehmende Internierung von verhaltensauffälligen Personen förderten.

184 Zur Aussagekraft von Konfliktfällen siehe die Ausführungen in der Einleitung, Abschnitt Stichprobengenerierung.

2.1.2. Im Kreuzfeuer der Kritik: die Bedeutung des einweisenden Arztes und seine Dokumentation des Irren vor der Aufnahme

Es ist in der Forschung wiederholt hervorgehoben worden, dass in den Krankenakten die Perspektiven verschiedener Akteure zum Vorschein kommen.[185] Wie im vorherigen Abschnitt sichtbar wurde, entsteht oftmals kein homogenes Bild der jeweiligen Situation, sondern eines, das verschiedene Interpretationen offen lässt. Diese Multiperspektivität der Quellen wird im Folgenden genutzt, um sich der Sichtweise der einweisenden Ärzte anzunähern, deren Stellung in bisherigen Untersuchungen weniger eingehend behandelt worden ist.[186] Eines war den einweisenden Ärzten – Kreis- und Armenärzten oder Hausärzten einer eher bürgerlichen Klientel – gemeinsam: Erstens hatten sie – ohne fachspezifische universitäre Ausbildung – die Aufgabe durch ihre Gutachten einen psychisch bedingten hospitalisierungsbedürftigen Zustand des Untersuchten zu attestieren, zweitens waren sie potentiell von verschiedenen Seiten der Kritik ausgesetzt. In einem ersten Schritt wird, in Abhängigkeit der sozialen Herkunft der zu Begutachtenden, auf die Schwierigkeiten der einweisenden Ärzte sowie auf die Kritik eingegangen, der sie sich von verschiedenen Instanzen ausgesetzt sahen. Anschließend an diese „Dilemmata“ werden Strategien der Ärzte analysiert, die sie entwickelten, um entweder die eigene Position zu stärken oder um etwaige Anschuldigungen von vornherein auszuschließen zu können.

2.2. Die Position des einweisenden Arztes: „Hilfsdiener“ der Irrenärzte oder „Handlanger“ der Antragsteller?

Die einweisenden Ärzte hatten ihren an den Anstalten tätigen Kollegen gegenüber mitunter keinen leichten Stand; sie waren nach Ansicht der Irrenärzte oftmals gar nicht in der Lage, über eine Anstaltseinweisung kompetent zu entscheiden, insbesondere über die Eignung des Betroffenen, in eine Heilanstalt aufgenommen zu werden. Insofern kam ihnen lediglich die Aufgabe zu, den Anstaltsärzten eine für die Beurteilung notwendige Information über den Patienten zu liefern. Gerade in dieser Hilfsfunktion erregten sie

---

185 Zuletzt Tanner, Schlusswort. Ordnungsstörung, S. 302f.

186 Porter, Introduction, hat darauf hingewiesen, dass erst die neuere Forschung den Aspekt der Wege in die Anstalten berücksichtigt hat, der bis dahin eher vernachlässigt wurde, S. 7. Dem einweisenden Arzt kam in seiner Gutachterfunktion in diesem Geschehen, wie im Folgenden deutlich wird, eine nicht zu unterschätzende Bedeutung zu.

mitunter das Missfallen der Anstaltsärzte, insbesondere dann, wenn sie die von den Irrenärzten entworfenen Fragebögen[187] nur spärlich ausfüllten und eine Beurteilung der „Heilbarkeit" vor der Einweisung dadurch erschwerten.[188] Bei Joseph M. merkte Jacobi den nachlässig ausgefüllten Fragebogen des Armenarztes Dr. Koenen an,[189] bei Peter G. stellte Jacobis Assistent Dr. Krabbe 1834 fest, dass „ueber die Art und Weise, wie sich nach und nach die jetztige Geisteskrankheit gebildet hat, verlässt uns leider ebenfalls der Bericht [des einweisenden Arztes, S. B.]".[190] Um seine ärztlichen Kollegen an die Pflicht zur sorgfältigen Berichterstattung zu erinnern, ließ Jacobi auf dem Vordruck des Einweisungsantrags eine Ermahnung drucken, in der er die „Pflichttreue" vieler Kollegen anzweifelte und sich über „nichts sagende Berichte" und „einsylbige negative Antworten" beschwerte, die einer mangelnden Gewissenhaftigkeit der Ärzte geschuldet seien.[191] Einige dieser Mediziner fielen durch wiederholt unvollständige Gutachten besonders negativ auf, wie der Kreisarzt Dr. May, über den sich Jacobi bei der zuständigen Provinzialverwaltung in Aachen beschwerte. Er könne, so Jacobi im Oktober 1836, bei Peter S. nicht feststellen, ob sich dieser für die Siegburg eigne oder nicht, da sich der Bericht Mays „wie alle von diesem Arzte hierhergelangende Berichte durch die nichtigste Oberflächlichkeit auszeichnet."[192] Solche Angriffe seitens der Psychiater auf ihre allgemeinärztlichen Kollegen sind gerade deshalb bemerkenswert, da die zeitgenössische Psychiatrie als junge medizinische Disziplin zu dieser Zeit weder über ein hohes Prestige noch über eine gesicherte Stellung innerhalb der Ärzteschaft verfügte.[193] Das selbstbewusste Auftreten der Psychiater kann somit vielmehr als Abgrenzungsstrategie angesehen werden, ihre Zuständigkeit bei psychischen Auffälligkeiten zu unterstreichen.

---

187 Zur Funktion der Fragebögen als Aufschreibesysteme siehe Kapitel VI.

188 Vgl. Richarz, Ueber öffentliche Irrenpflege, S. 9, Werner Nasse, Aerztlicher Bericht, 1871, S. 6. Nasse gab an, dass aufgrund der schriftlichen Arztberichte über die Kranken ein Teil der Patienten vor der Aufnahme nicht korrekt eingeschätzt werden könne und deshalb als ungeeignet für einen Kurversuch wieder entlassen werden müsse.

189 LVR Siegburg, Joseph M. (1836–1849), Gutachten von Dr. Koenen, 4.02.1836.

190 LVR Siegburg, Peter G., No. 649, (1834–1837), Krankengeschichte von Dr. Krabbe, 2.07.1834.

191 Zum Wortlaut der Ermahnung, die vielmehr als ein Tadel verstanden werden konnte, siehe Anhang Fragenbogen von 1851 und 1868.

192 LVR Siegburg, No. 623, Peter S. (1836–1839), zwei Aufnahmen, Schreiben von Jacobi an die Regierung nach Aachen vom 14.10.1836.

193 Engstrom, Clinical Psychiatry, S. 23–26. Der Beruf eines Anstaltsarztes war schon aufgrund der damit verbundenen Nachteile, geringes Gehalt und lediger Familienstand der an den Anstalten lebenden und arbeitenden Assistenzärzte, wenig verlockend. Siehe zu den Arbeitsbedingungen der Anstaltsärzte u. a. Jacobi, Die Irrenheilanstalt, S. 22.

Kritik erntete der einweisende Arzt mitunter jedoch auch von Familien und Gemeinden, die neben den Behörden diejenigen Instanzen waren, die sich zwecks Begutachtung an ihn wandten.[194] Die folgenden Beispiele veranschaulichen die Konfliktstruktur und divergierenden Interessen der verschiedenen Akteure. Im Sommer 1822 wurde Dr. Neuschaeffer, Physikatsarzt in Alsfeld, erstmals vom Landrat zu Domrad nach Vandenrod geschickt, um die an „Wahnsinn“ erkrankte Anna Maria B. zu behandeln.[195] Da es zu dieser Zeit der Hofheimer Anstalt noch nicht darum ging, die vermeintlich günstigen Heilungsaussichten durch eine Früheinweisung in die Anstalt zu fördern, der Arzt vielmehr dazu angehalten wurde, erst nach einem erfolglosen eigenen Kurversuch die Einweisung zu beantragen, ordnete Neuschaeffer eine Behandlung an.[196] Sein Kurversuch scheiterte indes, so Neuschaeffer, weil die Gemeinde seinen Anweisungen nicht Folge leistete. Er gab an, dass „von Seiten des Ortsvorstandes noch nicht alles geschehen und beobachtet worden sei, was zur Heilung ich angeordnet und vorgeschrieben habe.“[197] Trotz seiner wiederholten Bemühungen um die Kranke seien weder die Arzneimittel gereicht, noch habe man die diätetischen Vorschriften eingehalten, sie sei stattdessen „sich selber überlassen“ worden. „Schlecht verwahrt“ sei sie im Januar 1823 entlaufen und habe sich an den Füßen derart unterkühlt, dass einige Teile ihrer Fußsohle abstarben und von dem Arzt entfernt werden mussten. Es schien dem Arzt, dass die Gemeinde die Pflege der auf Kosten der Gemeindekasse versorgten Anna Maria B. schon deshalb vernachlässige, um ihre Einweisung nach Hofheim zu beschleunigen und die Gemeindekasse zu schonen. Das dafür nötige Gutachten über den „incurable[n]“ Zustand der Betroffenen schien die Gemeinde durch Bestechung des Arztes in Form eines Klafter Holzes forcieren zu wollen.[198] Der Konflikt konnte erst entschärft werden, als der von Neuschaeffer informierte Landrat einen weiteren Arzt, Dr. Rau aus Lauterbach, beauftragte, ein weiteres Gutachten zu erstellen. Dieser bestätigte die Angaben Neuschaeffers; es sei Rau unmöglich, weder über ihre „Unheilbarkeit“ noch über eine Heilungsaussicht zu entscheiden, da sie sich in einem „höchst traurigen Zustande“ befinde, es an „Pflege und Allem, was Noth thut“, fehle.[199] Dieser Fall veranschaulicht nicht nur die Konfliktstruktur des gegenüber der Gemeinde relativ machtlosen Arztes, sondern auch die divergierenden Interessen und Al-

---

194 Vgl. die Abschnitte zu rechtlichen Bestimmungen und Initiatoren der Anweisung.

195 LWV Bestand 18, Hofheim, Anna Maria Becker, (1824-?), zwei Aufnahmen.

196 Vgl. zu den Veränderungen in den Aufnahmebedingungen Hofheims, Kapitel III.

197 Ebd., Bericht von Neuschaeffer, undatiert, etwa Frühjahr/Sommer 1823.

198 Ebd.

199 Ebd., Gutachten von Dr. Rau, 15.01.1824.

lianzen, die eingegangen wurden. Dem Dorf kam es auf eine möglichst schleunige, kostengünstige „Problembeseitigung" an, der Arzt sah sich dagegen in erster Linie seinem Heilauftrag verpflichtet, den er durch die Gemeinde behindert sah. Der für die Konfliktregelung verantwortliche Landrat entschärfte den Streit dadurch, dass er durch ein weiteres ärztliches Attest erstens Neuschaeffers gewissenhafte Behandlung bestätigen ließ, zweitens den Interessen der Gemeinde insofern Rechnung trug, als eine schleunige Einweisung der Betroffenen von Dr. Rau befürwortet wurde.

In der Mehrzahl der hier untersuchten Fälle kann jedoch von einer Zusammenarbeit zwischen Gemeinde und Arzt gesprochen werden und zwar insofern, als der Arzt dem Wunsch seiner Auftraggeber entsprach und eine schleunige Einweisung der Betroffenen empfahl. Im Fall von Johannes B. wünschte seine Nachbarschaft in Erbenhausen, dass zur Abwendung eines Unglücks der unberechenbare und gewalttätige Tagelöhner „entweder baldmöglichst nach Hofheim gebracht, oder er auf eine andere Weise unschädlich gemacht würde".[200] Der hinzugezogene Dr. Metzger bestätigte die Einschätzung der Gemeinde, dass es sich bei Johannes B. um einen Fall von „Blödsinn" handele; nicht nur die Zustände zeitweiser „Wuth" und „Rasery" qualifizierten ihn zur Aufnahme ins Hospital, sondern auch seine Unreinlichkeit, die unter die „Abscheu und Eckel" erregenden Krankheiten zu subsumieren sei.[201] Auch bei den auf Gemeindekosten versorgten Maria Katharina B., Johanette B., Eva B. und Alexander B. übernahmen die Ärzte bereitwillig die Aufgabe, eine rasche Einweisung nach Hofheim zu befürworten. Bei der epileptischen Maria Katharina B. bescheinigte Dr. von Siebold aus Darmstadt, dass sie „niemand zugemuthet werden kann" und da sie „auf das allgemeine Wohl nachtheilig" wirke, „den Augen der Welt entzogen" werden müsse.[202] Bei Eva B. attestierte Dr. Pfeffer aus Biedenkopf, dass die „thierisch tobend[e]" Tagelöhnerin zerstörungs- und tobsüchtig sei, sie die auf Gemeindekosten gewährten Medikamente nicht genommen habe, diese vielmehr „boshaft vernichtet" habe und er deshalb die Angaben der Antragsteller und Gewährsleute, u. a. des Ortsvorstands samt Bürgermeister, nur bestätigen könne.[203] Im Fall der Bettlerin Johannette B., deren seit „Menschengedenken" gestörter Geisteszustand Halluzinationen, Stimmenhören und ein für ihre Zimmernachbarn Ruhe störendes Verhalten provoziere, nahm Dr.

---

[200] LWV Bestand 18 Hofheim, Johannes Bott, (1838-?), beglaubigtes Schreiben der Nachbarn vom 29.08.1837.

[201] Ebd. Schreiben von Dr. Metzger, 1.01.1838.

[202] LWV Bestand 18, Hofheim, Maria Katharina B. Bericht von Dr. von Siebold, 2.08.1828.

[203] HStAD G 16 A Nr. 5066, Eva B. (1851), Gutachten von Dr. Pfeffer, 17.02.1851. Zur Charakterisierung des Verhaltens als „tierisch" siehe Kapitel VII.

Klismer die für das Gutachten 1878 geforderte körperliche Untersuchung an der „von vieljährigem Schmutze starrende[n] Person“ gar nicht erst vor, sondern bekräftigte lediglich knapp den Aufnahmeantrag der Gemeinde Bessungen für Hofheim.[204] Bei Alexander T. B., der seit einem halben Jahr „arbeitsscheu“ geworden sei, nun Kleider zerreiße und in einem Zustand hochgradigen Blödsinns gefallen sei, habe er als Kreisarzt „selbstverständlich“ keine kostenträchtige Vorbehandlung vorgenommen, sondern befürwortete sogleich seine Einweisung nach Hofheim.[205]

So einfach wie bei der Verbringung mittelloser Patienten in die Anstalten gestaltete sich das Verhältnis zwischen finanzkräftigen Familien und einweisenden Ärzten dagegen nicht immer. Wie schon Radkau in seiner Untersuchung „neurasthenischer“ Bürgerlicher um 1900 hervorgehoben hat, mussten die Ärzte in solchen Einweisungsfällen die Befindlichkeiten der Familien berücksichtigen, die durch die Anstaltseinweisung eines Familienmitgliedes den Ruf der Familie gefährdet sahen,[206] insbesondere, weil der Landrat eine „Unbedenklichkeitserklärung“ für die Einweisung unterschreiben musste, der Fall somit öffentlich wurde.[207] Anschaulich dafür ist der Fall von Catharina S.[208] Der von der Familie konsultierte Arzt Dr. De la Vigne aus Bendorf entwarf in seinem Gutachten über die junge Mutter das Bild einer „fast hoffnungslosen u[nd] wahrscheinlich zur Aufnahme in die Heilanstalt ungeeignete[n] Kranke[n]“,[209] worüber sich die Familie beschwerte, die ihren guten Ruf gefährdet sah. Der Arzt übersah nach Ansicht der Familie die Geburt ihres ersten Kindes als verursachendes Ereignis, da die Patientin danach erstmalig ihren Haushalt zu vernachlässigen begonnen und über Kopfschmerzen und Gedächtnissprobleme geklagt habe.[210] De la Vigne zufolge seien einige Familienmitglieder schon immer geistesschwach, die Betroffene bereits von Kindheit an geistig zurückgeblieben, „kopfhängerisch“ und wenig bemüht in Ausübung ihrer häuslichen Arbeiten gewesen.[211] Nach der Niederkunft sei dieser Zustand lediglich in eine „offene Geisteskrankheit“ übergegangen. Die um eine Korrektur bemühte Familie ging daraufhin in die Offensive; der Vater informierte Jacobi noch vor der Aufnahme über das „oberflächlich“

---

204 HStAD G 16 A Nr. 4325, Johanette B. (1878–1894), Gutachten von Dr. Klismer vom 9.04.1878.

205 HStAD G 16 A Nr. 5781, Alexander T. B. (1871–1872), Gutachten vom 5.04.1871.

206 Radkau, Das Zeitalter; so auch Shorter, S. 175.

207 Vgl. den Abschnitt über die rechtlichen Bestimmungen; in den Akten liegen die zustimmenden Erklärungen der Landräte jeweils bei.

208 LVR Siegburg, No. 13797, Catharina S. (1846).

209 Ebd., Schreiben von Jacobi an die Regierung nach Koblenz, 5.09.1846.

210 Ebd. Bericht von Dr. Bergrath, Assistenzarzt in Siegburg, 3.09.1846.

211 Ebd., Schreiben von Dr. De la Vigne, 20.08.1846.

vorgenommene Gutachten, der Ehemann begleitete seine Frau zwecks Richtigstellung der Ereignisse nach Siegburg.[212] Von den Ausführungen in der ausführlichen Befragung seines Assistenten Dr. Bergrath offenbar überzeugt,[213] beschwerte sich Jacobi bei der Regierung in Koblenz über die Verleumdungen. Die Nachforschungen seines Assistenten hätten ein so „ganz entgegengesetztes Resultat“ gebracht, dass die Ehre der „in einem hohen Grade compomittirt[en]“ Patientin durch Schritte seitens der Behörde wieder hergestellt werden müsse.[214] Die Regierung in Koblenz bat Dr. De la Vigne daraufhin um eine Stellungnahme. Der Arzt berief sich darauf, sein Gutachten auf die Angaben des Dorfpfarrers und sowie vier näherer Bekannter der Betroffenen gestützt zu haben.[215] Da sich der Arzt mit „Offenheit“ und „Wahrhaftigkeit“ zu den Anschuldigungen geäußert habe, sich seine Ausführungen auf die Angaben der genannten Gewährsleute stützten und die Erzählung des Ehemannes nicht als „vollgültiger Beweis“ angesehen werden könne, wies die Regierung in Koblenz die Beschwerde der Familie zurück. Sie hob ferner die 23-jährige Tätigkeit des Arztes und seine Vertrauensstellung in Sayn hervor, wie auch die Tatsache, dass er mit den Verhältnissen der Familie von Catharina S. vertraut sei.[216]

Dieser Konfliktfall weist auf mehrere Aspekte hin, die im Folgenden aufgegriffen werden. Erstens kann nicht in jedem Fall von einer Allianz zwischen den beteiligten Ärzten gesprochen werden. Hier wurde im Falle Dr. De la Vignes von Jacobi die vermeintliche Nachlässigkeit eines Kollegen verurteilt, in anderen Fällen diskreditierten mehrere niedergelassene Ärzte gegenseitig die Behandlungspraktiken,[217] die die Psychiater insgesamt als oftmals unzweckmäßig, wenn nicht gar schädlich bezeichneten.[218] Ferner

---

212 Ebd., Schreiben von Landwirt Trumm an Jacobi vom 25.08.1846, sowie Stellungnahme des Ehemanns im Gutachten von Dr. Bergrath, 3.09.1846.

213 Ebd., Bericht von Dr. Bergrath, 3.09.1846.

214 Ebd., Schreiben Jaocbis an die Regierung nach Koblenz, 5.09.1846.

215 Ebd., Schreiben der Regierung in Koblenz an Jacobi, 1.03.1847.

216 Ebd.

217 Bei Peter B. 1864 belächelte der gutachtende Kreisarzt Dr. Horn die körperliche Behandlung des melancholischen Patienten. Während sich Peter B.s. psychischer Zustand verschlimmert habe, bestand, laut Horn, Saurers Therapie „nach dessen beigelegtem Zeugnisse /:!:/ in einem Laxans wegen gastrischen Zuständen“. HStAD G 16 A Nr. 5825, Peter B. (1864–1875). Gutachten von Dr. Horn, 8.10.1864. Siehe zur Behandlung der Betroffenen mit Abführmitteln Kapitel VI. Diese Vorgehensweise war bis in die zweite Hälfte des 19. Jahrhunders durchaus üblich.

218 Vorwürfe, dass die Ärzte durch Fehlbehandlungen, besonders drastische Aderlässe, die Krankheit nur verschlimmert hätten, waren ein beliebter Topos unter den Psychiaters, deren Behandlungsverfahren, wie in Kapitel VI. ausgeführt wird, allerdings kaum von denen der Hausärzte divergierten. Zu den Beschwerden Jacobis über die Hausärzte siehe Jacobi, Aerztlicher Bericht, 1847, S. 439f.

konnte es vorkommen, dass selbst finanzschwache Familien einen zweiten Arzt konsultierten,[219] wenn sie mit der Behandlung des ersten Arztes nicht zufrieden waren. Zweitens werden in diesem Konfliktfall Schwierigkeiten des einweisenden Arztes sichtbar, die um eine ausreichende Informationsgewinnung über den zu Begutachtenden kreisten, wie auch drittens Strategien, ihnen zu begegnen.

2.3. Probleme und „Bewältigungsmöglichkeiten“ bei der Informationsgewinnung

Wie das Beispiel der Catharina S. veranschaulicht, zählten Familienmitglieder wie auch Bekannte und über die Familienverhältnisse Vertraute, wie der Dorfpfarrer, zum Kreis der Informanten der einweisenden Ärzte. Sofern die Mediziner Hausärzte der betroffenen Familien waren und die zu Begutachtenden aus eigener Anschauung kannten, verringerte sich die Notwendigkeit, weitere Zeugen zwecks einer umfassenden Darstellung des Entwicklungsgangs und Äußerungsweisen der Störung zu befragen. Sofern die Ärzte die zu begutachtenden Personen zuvor nicht kannten, was insbesondere bei den Armenärzten der Fall war, waren sie um so mehr auf zuverlässige Mitteilungen Dritter angewiesen. Jacobi ermahnte die einweisenden Ärzte, dass es nicht zulässig sei, spärliche Berichte wegen mangelnder Vertrautheit mit den Patienten zu entschuldigen, da es immer Bekannte gebe, die zuverlässig die nötigen Angaben machen könnten.[220] Um die Güte der Angaben einschätzen zu können, mussten die gutachtenden Ärzte in den 1870er Jahren für Einweisungen nach Hofheim die Herkunft der Angaben offenlegen.[221] Die Kri-

---

[219] Die Frau des Landwirt Gottfried B. schien mit der Behandlung durch den Armenarzt Frohberg aus Kürten nicht einverstanden zu sein und rief zwecks Behandlung den Dr. Becker, LVR Siegburg, No. 609, Gottfried B. (1860–1867), zwei Aufnahmen, Gutachten von Dr. Becker, 28.04.1860.

[220] Behauptungen des Arztes, „daß es ihm unmöglich gewesen sei, die zur Beantwortung der auf die Anamnese sich beziehenden Fragen erforderlichen Notizen aus dem Munde der Angehörigen oder der sonst zur Umgebung des Kranken gehörigen Personen zu erhalten“, seien, so Jacobi, unzulässig. Er habe vielmehr die Erfahrung gemacht, dass diejenigen, die den Patienten zur Siegburg begleiteten, durchaus wertvolle Informationen geben könnten, die auch der einweisende Arzt habe erhalten können, wenn er sich darum bemüht hätte. Siehe Fragenbogen, (1851), Anhang.

[221] Vgl. Anhang, Fragebogen Hofheim ab den 1870er Jahren, Frage 25. „Welche der angeführten Krankheitserscheinungen hat der die Fragen beantwortende Arzt selber beoachtet? und welche durch Mittheilungen von Augen- und Ohrenzeugen in Erfahrung gebracht? sind diese Zeugen glaubwürdig?“

tik an den einweisenden Ärzten war ihrer Ansicht nach jedoch nicht unbedingt berechtigt, da sie sich Schwierigkeiten bei einer vollständigen Anamneseerhebung ausgesetzt sahen. Im Fall von Karl J. L. 1866 gab der Armenarzt Dr. Rademacher an, dass er alle Informationen von der „tauben und sehr beschränkten Mutter" einholen müsste,[222] da er von dem siebzehnjährigen Tagelöhner außer einem „oh gut" auf die Frage nach seinem Befinden keine Auskunft erhalten konnte. Bei Katharina B. B. aus Jungenheim lieferte der Pfarrer 1831 alle Informationen über die Betroffene. Der aus der Kreisstadt Bensheim gerufene Arzt Dr. Reiss konnte lediglich einen „angeblichen Process", der die sechsfache Mutter in den „Wahnsinn" getrieben habe, angeben.[223] Der Jungenheimer Pfarrer wusste dagegen aus erster Hand von ihrer „bedrängte[n] Lage", von „der Verachtung und der Schande" zu berichten, der sie sich durch den Trunk des Ehemannes ausgesetzt sah.[224] Noch komplizierter gestaltete sich die Anamneseerhebung 1870 für den Stabsarzt Dr. Best.[225] Da seinen Patienten, einen zwanzig jährigen französischen Kriegsgefangenen, niemand im Kölner Lazarett kannte, ließ er ihn selber alle Fragen des ärztlichen Gutachtens beantworten. Um die Einschränkungen seiner Informationsquelle zu verdeutlichen, versah Dr. Best jede Antwort im ärztlichen Gutachten mit einem „angeblich", bzw. einem „Patient gibt an".[226]

Ganz im Gegensatz zu den Vorwürfen Jacobis über nachlässig ausgefüllte Fragebögen lässt sich bei vielen einweisenden Ärzten gerade das Gegenteil, eine akribische und detailreiche Wiedergabe aller erhaltenen Informationen, feststellen.[227] Diese Genauigkeit im Umgang mit den erhaltenen Angaben, auf die auch Suzuki hinwies,[228] konnte dazu führen, dass der Raum in den Fragebögen unter der jeweiligen Frage nicht ausreichte und die Ärzte gar in „Platznot" gerieten.[229] In diesem Kontext spielen indessen weniger der Umgang und die Funktion der ärztlichen Fragebögen eine Rolle,[230] sondern

222 LVR Siegburg, Karl Joseph E., No. 1576, (1866–1868), Gutachten von Dr. Rademacher, 22.08.1866.

223 LWV Bestand 18, Hofheim, Katharina Barbara Balz, (1831), Gutachten von Dr. Reiss aus Bensheim, 20.05.1831.

224 Ebd., Schreiben von Pfarrer Unternacher aus Jungenheim an Amelung, 4.06.1831.

225 LVR Siegburg, Jean Laroque, No. 631, (1870–1871)

226 Ebd., Gutachten von Dr. Best, 2.12.1970.

227 Vgl. bspw. die Gutachten bei Elisabeth B., LWV Bestand 18, Hofheim, Elisabeth Brack, (1848–1862), zwei Aufnahmen.

228 Vgl. Suzuki, Framing.

229 Siehe dazu ausführlich Kapitel VI.

230 Auf solche Fragen wird bei der Untersuchung der Fragebögen als „Aufschreibesysteme des Wissen" eingegangen, siehe dazu Kapitel VI., Exkurs.

vielmehr die Strategien, die die Mediziner entwickelten, um der Schwierigkeiten Herr zu werden.

2.4. Wege aus dem Dilemma: Absicherungsstrategien, Inszenierungstechniken und andere Taktiken der einweisenden Ärzte

Besonders bei den formlosen Gutachten der einweisenden Ärzte fällt die Weitschweifigkeit der Darstellung auf: Es wurde, worauf schon Lachmund hingewiesen hat, in den ärztlichen Krankengeschichten eine „virtuelle Zeugenschaft“[231] suggeriert, die durch die Berücksichtigung jedes noch so nebensächlichen Aspekts erzeugt werden sollte. So kam es vor, dass die Ärzte in ihren Berichten dem Leser den gesamten Ablauf des Geschehens vor Augen führten, angefangen von dem Zeitpunkt, als der Arzt von einem Familienmitglied gerufen wurde und er sich daraufhin auf den Weg machte, den Betroffenen zu examinieren. Dies konnte dazu führen, dass der Vollständigkeitsanspruch des Arztes über die Krankheitsentwicklung bei dem Betroffenen hinter dem breit ausgeführten situativen Kontext, seiner Begegnung mit dem „Irren“, zurückstehen musste.[232] Die Inszenierung des persönlichen Krankenexamens konnte, insbesondere bei den Ärzten im Umgang mit sozial niedriger stehenden Familien, dazu führen, dass der Anstaltsarzt weniger über den Betroffenen als über die Geschicke des einweisenden Arztes im Umgang mit dem „Wahnsinnigen“ erfuhr, wie im Falle des 26-jährigen jüdischen Händlers Herz M. 1829.[233] Der von der Familie gerufene Dr. Hartung stilisierte sich als einen Kenner im Umgang mit verhaltensauffälligen Patienten; er verlor den eigentlichen Entwicklungsgang der Krankheit des Betroffenen dabei allerdings aus den Augen.

Seine Erzählung entwickelte Hartung dreistufig, beginnend mit einem Narrativ über sein Vorgehen bei der Begutachtung des Kranken, gefolgt von dem Befund, abgeschlossen mit seiner Entscheidung, Herz M. in Siegburg anzumelden. Morgens um sieben, so Hartung, seien „zwei Juden zugleich“ in sein Haus „gestürmt“, sie hätten ihn „dringend“ gebeten, sie zu dem Juden Juda M. nach Mayen zu begleiten. Dorthin sei Herz M., ein Bekannter Judas, gelaufen; er lasse sich dort „nicht bändigen“ und weigere sich, wieder nach Hause zurückzukehren. In Mayen angekommen, so berichtete Hartung, habe er den Patienten „in einer Ecke des Zimmers von einer Menge sei-

231 Lachmund, Der abgehorchte Körper, S. 86.

232 Siehe dazu auch ebd., S. 34. Lachmund hat darauf hingewiesen, dass der situative Kontext am Krankenbett das ärztliche Krankenexam stark geprägt habe.

233 LVR Siegburg, No. 15179, Herz M. (1829–1833).

ner Umgebenden hingedrängt auf einer Banck sitzend“ vorgefunden. Hartung befahl „augenblickliche Ruhe und Stille, theils um das Geschnatter aller der Juden zum schweigen zu bringen, theils um den Kranken zu imponieren.“ Dann habe er mit dem Examen begonnen: „Alles musste schweigen.“ Durch seine Befragung gelangte Hartung zu dem Entschluss, dass verschiedene Arzneien in ihrer Funktion, „meinen Willen [Hartungs, S.B.] durchzusetzen“ angezeigt seien, die der Patient sich weigerte einzunehmen.[234] Seine Befragungstechnik entlehnte Hartung der Inquisition;[235] auf seine Frage, „willst du [...] diese Arzney austrinken, oder nicht?“ erhielt er ein „Nein, ich traue nicht“, was Hartung zu sofortiger Reaktion veranlasste: „das Wort Nein - war kaum aus dem Munde, als ich dem Kranken eine so derbe Ohrfeige zolte, welche allen Widerspruch von seiner seite entfernte“. Dieser Unterwerfung folgte der Befund, „ich halte den Kranken für wahnsinnig“ und die Entscheidung, „es bleibt [...] Entfernung aus dem Hause [...] und hinbringung an einen Ort, wo Er ärztliche Hilfe genießt - das einzige Kunstmittel, dem Kranken H. seine Gesundheit wiederzugeben.“[236] Die Glaubwürdigkeit seiner Erzählung erhöhte Hartung dadurch, dass er den ihn zufällig besuchenden Kollegen Dr. Teschenmeyer in seinen Bericht einflocht, von dem er sich zum Patienten habe begleiten lassen.[237] Insofern fungierte Dr. Teschenmeyer als sein Gewährsmann, der nicht nur die Korrektheit von Hartungs Angaben, sondern auch dessen ärztliche Kompetenz bezeugen konnte. Dem Adressaten des ärztlichen Gutachtens wurde durch Hartungs plastische Darstellung nicht nur die angesprochene „virtuelle Zeugenschaft“

---

234 Ebd., Gutachten von Dr. Hartung, 19.11.1828.

235 Zum Krankenexam um 1800, das laut der zeitgenössischen Ratgeberlitatur für praktizierende Ärzte einen Katalog an Fragen vorsah, der an den Kranken gerichtet werden sollte, siehe Lachmund, Der abgehorchte Körper, S.27. Die Strategie Hartungs der Unterwerfung des Patienten und seiner Familie unter den Willen des Arztes ähnelt der Ratgeberliteratur für praktizierende Ärzte gegen Ende des 19.Jahrhunderts, die eine paternalistische Haltung und den unbedingten Anspruch auf die ärztliches Autorität postulierten. Vgl. dazu Barbara Elkeles, Die schweigsame Welt von Arzt und Patient. Einwilligung und Aufklärung in der Arzt-Patienten-Beziehung des 19. und frühen 20.Jahrhunderts, in: Medizin, Gesellschaft und Geschichte 8. 1989 S.63–91und bes. Claudia Huerkamp, Ärzte und Patienten, in: Alfons Labisch/Reinhard Spree (Hg.), Medizinische Deutungsmacht im sozialen Wandel des 19. und frühen 20.Jahrhunderts. Bonn 1989 S.57–73 hier S.68f. Zur Unterjochung und Bändigung des Wahnsinnigen in der Psychiatrie des ersten Drittels des 19.Jahrhunderts, siehe Foucault, Die Macht, bes. Kapitel 1, S.13–38, zur psychiatrischen Befragung siehe bes. S.397–418.

236 LVR Siegburg, No. 15179, Herz M (1829–1833), Gutachten von Dr. Hartung, 19.11.1828.

237 Ebd., „da gerade Herr Dr. Teschenmeyer bey mir war, so ersuchte ich diesen, mich zu dem Kranken zu begleiten.“

angeboten, sondern ihm wurde auch abgenommen, nach zuverlässigen Gewährsmännern zu fragen.

Ein solches Profilieren auf Kosten der Betroffenen konnten sich die Ärzte bei ihnen sozial gleichgestellten oder übergeordneten Patienten kaum erlauben. Bei bürgerlichen und adligen Familien war es dagegen möglich, dass Familienangehörige zusätzlich zu den ärztlichen Berichten die gesamte Entwicklungsgeschichte schriftlich darlegten und dieser Bericht ergänzend zum ärztlichen Gutachten nach Siegburg geschickt wurde.[238] Es kam, wie bei Ludwig G., auch vor, dass der Arzt einige konkrete Fragen zu Vorerkrankungen von den Familienangehörigen beantworten ließ und diese dann mit der eigenen Stellungnahme nach Siegburg sandte.[239] Bei dem Sohn eines auf einem ehemaligen rheinländischen Rittergut residierenden Tuchfabrikanten teilte der einweisende Arzt Dr. Schullmann aus Mariabrunn bei Aachen gar die gesamte gutachterliche Aufgabe mit dem Vater des Betroffenen. Da Gotthart S. kurzfristig als zahlungskräftiger Pensionär in die dortige Anstalt der Alexianer[240] aufgenommen worden war, Schullmann als Anstaltsarzt aber nur wenig über ihn zu berichten wusste, übernahm der Vater den anamnestischen Bericht. Dieser bemühte sich, den Gutachtenstil der Mediziner zu kopieren; die väterlichen Antworten ähneln in der Wortwahl denen der einweisenden Ärzte, die oftmals die Terminologie der vorgedruckten Fragen in ihre Antworten übernahmen. Unterscheiden ließ sich die väterliche Stellungnahme von der ärztlichen jedoch durch das ausgeprägte Lob, das er über die intellektuellen Fähigkeiten seines „geistig so reich begabten“ Sohnes aussprach.[241] Die väterlichen Angaben scheint der Arzt jedoch als etwas beschönigt beurteilt zu haben, da Dr. Schullmann den Siegburger Ärzten gegenüber mitteilte, „mir ist zufällig bekannt, daß seine Mitschüler auf dem Gymnasium den G. S., im Gegensatz zu der begeisterten Schilderung seines Vaters für etwas einfältig hielten.“[242] Schullmann rechtfertigte seine arbeitsteilige Vorgehensweise mit dem Vater allerdings damit, dass weder der Vater

---

[238] Siehe dazu Severina von D. Gutachten des einweisenden Arztes Dr. Gerhardt, 4.12.1851, sowie den Brief ihres Vaters vom 10.09.1851, an Jacobi mit Angaben der gesamten Lebensgeschichte, LVR Siegburg, No. 496, Severina von D., (1851–1852).

[239] LVR Siegburg, Ludwig G. No. 403, (1842–1843), Gutachten von Dr. Hahn aus Aachen, 10.04.1842, schriftlicher Bericht des Vaters zu Vorerkrankungen, undatiert.

[240] Zu der Anstalt der Alexianer in Mariabrunn siehe Kastner, S. 93.

[241] Vater S. attestierte seinem Sohn eine „richtige klare Auffassungsgabe“, eine „tiefe Sachkenntniß“, und eine so große geistige Befähigung, dass er trotz eines späteren Schuleintritts in kurzer Zeit seinen Mitschülern „besonders in Latein, Griechisch und Mathematik“ gleichgestanden habe, ebd., Gutachten des Vaters vom 18.10.1868.

[242] Ebd. Gutachten von Dr. Schullmann, Arzt in der Alexianer Anstalt, 04.11.1868.

noch Verwandte des Betroffenen in der Nähe wohnten und deshalb nicht selber befragt werden könnten.[243]

Dieser Kompromiss Schullmanns sicherte ihn in zweifacher Hinsicht ab. Erstens konnten ihm die Siegburger Ärzte keine Nachlässigkeit vorwerfen, zweitens war der Arzt vor Anschuldigungen sicher, denen sich die Ärzte bei einem derart sensiblen und für die Familien beunruhigenden Thema, wie es psychische Auffälligkeiten waren, ausgesetzt sehen konnten. Eine passende Wortwahl, die einerseits die Befindlichkeiten der Familien berücksichtigte, andererseits den Sachverhalt gegenüber den Psychiatern möglichst „wahrheitsgetreu“ und nicht beschönigend wiedergab, wurde den einweisenden Ärzten bei bemittelten und einflussreichen Familien mitunter erschwert. Bei den hier untersuchten Patientenakten von Pensionären fällt nämlich auf, dass es sich überwiegend um Personen handelte, die auf eine längere Patientenkarriere zurückblickten und oftmals - wie sich Jacobi ausdrückte - zu den „ganz unheilbaren [...] und daher als nicht mehr geeignet“ gezählt wurden.[244] Von den zwölf in dieser Arbeit untersuchten Siegburger Patienten aus der Pensionärsklasse wurde lediglich einer als „genesen“ entlassen, eine Patientin als „gebessert,“[245] die anderen starben oder wurden als „unheilbar“ entlassen. Ähnlich gestaltete sich die Situation in Hofheim. Dort wurden von den vierzehn Pensionären lediglich jeweils eine Patientin als „gebessert“, eine als „genesen“ entlassen,[246] die übrigen Pensionäre blieben bis zu ihrem Tod in Hofheim oder wurde als „schwachsinnig“ entlassen.[247] Die Gutachten der einweisenden Ärzte kamen insofern einer Gratwanderung gleich; zum einen mussten sie die Dringlichkeit der Aufnahme bezeugen, zum anderen, besonders in Siegburg, die potentielle Heilbarkeit der Betroffenen unterstreichen. Dies konnte zu widersprüchlichen Stellungnahmen führen, wie im Fall Felix von A.s. Relativ unverblümt schilderte Dr. Witterhop aus Geldern, dass mehrere Familienmitglieder wahnsinnig gestorben seien, der

243 Ebd.

244 LVR Siegburg, No. 675, Felix von A., Antwortschreiben Jacobis an den Hausarzt der Familie Dr. Witterhop, 29.03.1841.

245 LVR Siegburg, No. 403, Ludwig G. (1842–1843) wurde als genesen, LVR Siegburg, No. 1567, Gertrud C. (1875–1876) wurde als gebessert entlassen, zum Entlassungsstatus siehe Kapitel VII.

246 Dorothea B. (1862), wurde als genesen entlassen, HStAD G 16 A Nr. 6826, Dorothea B. (1870–1871), wurde als „gebessert“ entlassen.

247 Anna Maria B. wurde zwei Mal aufgenommen, LWV Bestand 18, Hofheim, Anna Maria Bitz und HStAD G 16 A Nr. 6510, da ihr Ehemann trotz mehrfacher Ermahnung seitens der Hospitalkasse die Pflegegelder nicht zahlte, wurde er 1850 aufgefordert, seine seit sechs Jahren in Hofheim versorgte „schwachsinnige“ Frau wieder abzuholen. Er ließ sie dann 1865 wegen „Tobsucht“ wieder ins Hospital einweisen, wo sie ein paar Tage später verstarb.

wohlhabende 28-jährige mehrfach syphilitisch erkrankt sei, ein „leichtsinniges“ „liederliches Leben“ geführt habe und nun in einen Zustand völliger Realitätsverkennung geraten sei. Er habe auf zahme Enten geschossen, die er für wilde gehalten habe, ebenso auf eine Ziege seines Pächters. Ferner habe er ein Schiff auf dem Fluss treiben lassen, ohne zu bedenken, dass er mit diesem noch zurückfahren wollte. Trotzdem hielt ihn Dr. Witterhop für heilbar, solange man ihn daran hindere, seine ungeregelte Lebensweise fortzuführen.[248] Jacobi hatte daran indes seine Zweifel; nach Sichtung des Gutachtens gewährte er dem Patienten lediglich die Aufnahme zwecks einer „persönlichen genauen Untersuchung“. Er stufte ihn als „leider bereits [...] ganz unheilbaren“ Patienten ein, versicherte aber, dass er selbst bei geringer Aussicht auf Erfolg einen Kurversuch einleiten wolle.[249] Ähnlich gestaltete sich auch der Fall bei Lucas P. und Severina von D. Beide wurden anhand der detaillierten Beschreibung der einweisenden Ärzte von Jacobi gerade als solche Patienten eingestuft, die gemäß dem Aufnahmestatut gar nicht erst hätten eingewiesen werden sollen. Sie hatten jahrelange erfolglose Therapien hinter sich und wurden auch von den einweisenden Ärzten als wenig Hoffnung versprechend dargestellt.[250] Burkhardt hat in ihrer Untersuchung zur Illenauer Anstalt festgestellt, dass die einweisenden Ärzte dort durch den Hinweis auf den guten Ruf der Anstalt eine positive Antwort auf ihre Aufnahmeanträge zu fördern versuchten.[251] Obwohl diese Taktik von den Ärzten auch bei Aufnahmeanträgen nach Siegburg, insbesondere bei weit entfernt wohnenden Pensionären, angewandt wurde, scheint der finanzielle Anreiz für den vor den geldgebenden Provinzialständen in ständiger Rechtfertigungsnot befindlichen Jacobi eine nicht unerhebliche Rolle gespielt zu haben, auch als „unheilbar“ klassifizierte Pensionäre in Siegburg aufzunehmen und dort über längere Zeit zu behalten.[252] Ähnlich standesabhängig gestaltete sich auch die Zukunft der Betroffenen nach ihrem Abgang aus der Anstalt.

---

248 LVR Siegburg, No. 675, Felix von A. (1841–1842). Gutachten von Dr. Witterhop, 24.03.1841.

249 Ebd. Antwortschreiben von Jacobi, 29.03.1841.

250 LVR Siegburg, No. 386, Lucas P. (1847–1848), LVR Siegburg, No. 496, Severina von D., (1851–1852).

251 Burkhardt, S. 171.

252 Siehe bspw. Georg von G. Er blieb fünf Jahre in Siegburg, obwohl er schon nach einem Jahr als ein „unheilbarer“ Fall bezeichnet wurde, ZVR Siegburg, No. 642, Georg v. G. (1835–1841).

3. Reintegration oder Ausgrenzung: Entlassungen

Die Wege aus den Irrenanstalten und damit eine mögliche Reintegration der Betroffenen in ihr heimisches Umfeld nach der Anstaltsentlassung ist in der Forschung bislang kaum in den Blick genommen worden.[253] Für die hier untersuchten Anstalten muss berücksichtigt werden, dass es je nach Anstaltskonzept verschiedene Optionen im Umgang mit den Betroffenen gab, die davon abhingen, wie sie von den Ärzten klassifiziert wurden. Im Weiteren werden mögliche Wege der Patienten aus den beiden Anstalten dargestellt. Neben Unterschieden zwischen den Institutionen, die sich aus dem Anstaltstyp und der länderspezifischen „Irrenversorgung“ ergaben, werden Handlungsoptionen der Betroffenen und ihrer Familien sichtbar. In diesem Zusammenhang wird auf Schwierigkeiten eingegangen, mit denen sich die ehemals hospitalisierten Psychiatriepatienten bei einer Rückkehr in das soziale Umfeld konfrontiert sahen.

3.1. Wiedereingliederungsmöglichkeiten entlassener Hofheimer Patienten

In Hofheim gab es für die als „unheilbar“ eingestuften Patienten drei mögliche Optionen: Entweder verblieben sie bis zu ihrem Tod in der Anstalt, oder sie wurden als „harmlos“ eingestuft ihren Angehörigen zurück gegeben, bzw. in eine Pflegefamilie gebracht. Von den hier untersuchten Krankenakten 106 Hofheimer Patienten wurden sechs Männer, acht Frauen als genesen, ein Mann als gebessert, jeweils ein Mann und eine Frau als „ungeeignet“ zurückgeschickt, vier Männer und drei Frauen als ungeheilt entlassen. 34 der Männer und 28 der Frauen starben in Hofheim, bei zwölf Männern und acht Frauen fehlen die Angaben über die Dauer des Anstaltsaufenthalts und ihren Abgangsstatus.[254]

Bei den als „ungeheilt“ Entlassenen erfolgte, wie bei Adam A. 1863[255] und Anna B. 1871, ihre Entlassung zumeist auf Wunsch der Familie.[256]

---

253 Andrew/Digby, S. 14.

254 Bei den Angaben wurde für jede Person, unabhängig von der Anzahl der Aufenthalte, der letzte Entlassungsstatus gerechnet.

255 HStAD G 16 A Nr. 6728, Adam A. (1863).

256 HStAD G 16 A Nr. 4369, Anna B. (1860–1871), zwei Aufnahmen.

In Adam A.s Fall bat die Ehefrau um seine Entlassung, der die Anstaltsleitung wegen seines fortwährend ruhigen und arbeitswilligen Verhaltens zustimmte.[257] Bei Anna B. boten die Tochter und der zukünftige Schwiegersohn an, sie nach der Hochzeit zu sich zu nehmen. Das hatte Anna B. von der Anstalt aus in die Wege geleitet und der Anstaltsdirektion mitgeteilt, so dass sich diese an Anna B.s Schwiegersohn wandte und um eine Bestätigung ihrer Angaben bat.[258]

Tabelle 5: Letzter Abgangsstatus der Hofheimer Patienten (1820–1900)

	Frauen (48)	Männer (58)	Frauen in %	Männer in %
„genesen“	8	6	~17	~10
„gebessert“	–	1	0	~ 2
gestorben	28	34	~58	~59
als „ungeeignet“ zurückgeschickt	1	1	~ 2	~ 2
„ungeheilt“	3	4	~ 6	~ 7
keine Angabe	8	12	~17	~20

N=106 Personen. Unter dem letzten Abgangsstatus wird bei Mehrfachaufnahmen der Status der letzten Entlassung verstanden. Die Angabe 1900 erklärt sich daraus, dass in diesem Jahr die letzte Patientin in der Anstalt verstarb, deren Akte für diese Arbeit ausgewertet wurde.

Solche Versorgungsmöglichkeiten wurden von den Ärzten begrüßt und durch das Anstaltsstatut ausdrücklich gefördert. Den Angehörigen wurde die Rücknahme des Patienten nämlich durch die schon erwähnte Regelung[259] dadurch erleichtert, dass sie bei einer Verschlimmerung des Zustands die Person binnen drei Jahre wieder nach Hofheim bringen konnten. Sie mussten dafür lediglich ein kreisärztliches Gutachten vorzeigen, und der Betroffene durfte die hessischen Landesteile in diesem Zeitraum nicht verlassen

---

257 HStAD G 16 A Nr.6728, Adam A. (1863), Einträge im Journalblatt im Mai und Juni 1863.

258 HStAD G 16 A Nr.4369, Anna B. (1860–1871). Die Anstaltsleitung schrieb am 12.08.1871 dem Schwiegersohn nach Frankfurt: „Ihre Schwiegermutter, Frau B. wünscht aus der hiesigen Anstalt entlassen zu werden, angeblich nach Ihrerseits erfolgter Einwilligung zu Ihnen zu ziehen...“. Sie erhielt daraufhin eine Bestätigung ihres Schwiegersohns, Briefe vom 12.08.1871 und 14.08.1871.

259 Siehe Abschnitt Einweisungspraktiken in diesem Kapitel.

haben.[260] Bei diesen Personen, die nach Ansicht der Ärzte in eine häusliche Umgebung integriert werden konnten und bei denen keine gewalttätigen Ausbrüche befürchtet wurden, bot neben der Unterbringung bei Angehörigen ein Pflegeplatz in einer dem Betroffenen unbekannten Familie eine alternative Versorgungsmöglichkeit. Diese Option wurde ebenfalls von der Hofheimer Anstaltsleitung begrüßt und gefördert, stellte doch die ständige Überbelegung Hofheims ein Problem dar. Drei der Patientinnen kamen in solche zumeist bäuerliche Pflegefamilien, die dafür einen Teil des an das Landeshospital gezahlten Pflegegeldes erhielten. Bei der Schullehrerwitwe Anna Catharina B. bildete der Aufenthalt in der Familie von B. Merz im September 1849 nur eine Zwischenstation, einen Monat später kam sie zu ihrem Verwandten Clemens Andrek, der als Unterhaltszahlung jährlich 50 Taler aus ihrer Witwenpension bekam.[261]

Problematischer gestaltete sich die Situation bei Anna Barbara A., die 22-jährig 1819 als „blödsinnig" klassifiziert, auf Bitten der Mutter nach Hofheim kam.[262] Von Amelung 1821 als „völlig harmlos" und als „körperlich sehr gesund und kräftig" bezeichnet, sollte sie 1822 erstmals aus dem Hospital entlassen werden; sie bedürfe jedoch, so Amelung, wegen ihres anhaltenden Blödsinns der Aufsicht und Pflege Dritter.[263] Da sich niemand bereit erklärte, sie zu sich zu nehmen,[264] blieb Barbara A. bis 1842 in der Hofheimer Anstaltsküche beschäftigt. 1842 wurde sie im nahegelegenen Ort Krumstadt der Familie Weiß in Pflege gegeben, die von der Hospitalkasse ein jährliches Kostgeld von 40 Talern erhielt. Die Familie beschäftigte die inzwischen 45-jährige Frau als Dienstmagd. Mit ihrer dortigen Situation unzufrieden, wandte sich Barbara A. 1846 mehrmals an Amelung und beschwerte sich über schlechte Behandlung und mangelhafte Verpflegung. Darüber zur Rechenschaft gezogen, entschuldigte die Familie ihre unzureichende Versorgung mit dem geringen Kostgeldbetrag, der kaum für eine bessere Beköstigung und wärmere Bekleidung ausreiche. Für die Besorgung neuer Kleidung wurde Familie Weiß daraufhin eine einmalige Zahlung von 10 Talern ge-

260 Ebd. Die erleichterte Wiederaufnahme wurden den Angehörigen Anna B.s in dem Schreiben vom 12.08.1871 mitgeteilt.

261 LWV Bestand 18, Hofheim, Maria Catharina Becker, (1841–1849), Briefwechsel zwischen der Anstaltsleitung und der Regierung in Darmstadt 1849, Bericht Amelungs vom 5.10.1849.

262 LWV Bestand 18, Hofheim, Anna Barbara Ahlbrandt (1819–1849).

263 Ebd., Schreiben Amelungs vom 22.02.1821.

264 Ebd., Briefwechsel zwischen Amelung und der Regierung in Darmstadt zwischen Februar 1821 und Juni 1822, sowie zwischen April und August 1828.

währt, die korrekte Verwendung des Geldes hatte sie nachzuweisen.[265] Als sich die Familie ein Jahr später erneut um eine Kostgelderhöhung bemühte und daran die Fortsetzung der Pflegschaft Barbara A.s knüpfte, veranlasste Amelung ihre weitere Versorgung bei dem Krumstädter Bürger Petzer, der, von Amelung als „ordentlicher“ Mann bezeichnet, schon mehrere Hofheimer Patienten in Pflege gehabt hatte.[266]

Barbara A.s Beispiel veranschaulicht mehrere Aspekte. Zum einen war die Betroffene über ihre Rechte informiert, sie war diejenige, die Amelung auf ihre Lage aufmerksam machte und ihre Rechte einforderte. Amelung räumte zwar gegenüber der Regierung in Darmstadt ihren „unwillig[en] und störrig[en]“ Charakter ein, was ihn jedoch nicht davon abhielt, ihrer Beschwerde nachzugehen und eine Untersuchung anzuordnen. Dies weist auf den zweiten Aspekt hin, dass nämlich der Hospitaldirektion die Verantwortung für eine ausreichende Versorgung der Betroffenen auch nach ihrem Abgang aus Hofheim zukam. Da Barbara A. als blödsinnig eingestuft worden war und ihre Angehörigen sie nicht zu sich nehmen konnten, den Pflegeauftrag der Anstalt übertragen hatten, übernahm die Anstaltsdirektion die Aufgabe, für eine geeignete Unterbringung zu sorgen. Wesentlich war dabei, dass das Hospital trotz ihrer veränderten Unterbringungssituation weiterhin die Verfügungsgewalt über die Patientin behielt.

Diese Regelung kam auch der Gemeinde Bessungen im Fall Johannette B.s zugute, die 1878 auf Gemeindekosten in Hofheim aufgenommen wurde.[267] Da ihre Unterstützungsgemeinde der Aufforderung Hofheims, die nach einem vierjährigen Aufenthalt als harmlos und ruhig eingestufte Betroffene zurückzunehmen, nicht nachkommen konnte, bot die Anstaltsdirektion an, sich um ihre weitere Unterbringung zu kümmern.[268] Dafür musste Johannette B. rechtlich weiterhin ein Pflegling des Hospitals bleiben, das Kostgeld wurde nun jedoch statt an das Hospital an die Pflegefamilie in Crumstadt gezahlt. Die Unterstützungskasse des Hospitals[269] gewährte einen zusätzli-

---

[265] Ebd., Briefwechsel zwischen Amelung, Weiß und der Regierung in Darmstadt zwischen Dezember 1846 und Dezember 1848.

[266] Ebd., Schreiben von Weiß, Bericht von Amelung 1847.

[267] HStAD G 16 A Nr. 4325, Johanette B. (1878–1882).

[268] Ebd., Schriftwechsel zwischen der Anstaltsdirektion und der Gemeinde Bessungen zwischen September 1881 und Januar 1882.

[269] Unterstützungsvereine, bzw. Hilfsvereine von Anstalten, wurden ab den 1870er Jahren vermehrt ins Leben gerufen. Hofheim verfügte schon zuvor über einen solchen Unterstützungsverein, zu dessen Hauptaufgaben die finanzielle Hilfe für ehemalige Patienten gehörte. In der Rheinprovinz wurde der erste „Hülfsverein für Geisteskranke“ von Carl Pelman 1876 an einer der Nachfolgeanstalten der Siegburg, Grafenberg bei Düsseldorf, gegründet, siehe Yonka Dut-

chen Beitrag an die Pflegefamilie und finanzierte ferner eine unentgeltliche medizinische Versorgung der Betroffenen durch die Hofheimer Ärzte.[270] Eine solche Kooperation zwischen dem Hospital und Krumstädter Bürgern war für beide Seiten von Vorteil. Das über „Raummangel" klagende Hospital wurde entlastet, die Pflegefamilien erhielten bei körperlich gesunden Personen eine von Dritten bezahlte Arbeitskraft. Um eine Wiederaufnahme der Betroffenen ins Hospital zu erschweren, wurde vertraglich vereinbart, dass die Pflegefamilie Johannette B. nur bei Verschlimmerung ihres geistigen Zustandes oder aus anderen gewichtigen Gründen der Anstalt zurückgeben könne. Der Unterstützungskasse stand jedoch ein vierteljährliches Kündigungsrecht zu.[271]

Der soziale Status und das Vorhandensein oder Fehlen sozialer Bindungen bestimmte die Zukunft der Betroffenen nach ihrer Entlassung mit. Das traf nicht nur auf die als unheilbar eingestuften Patienten, sondern auch auf die „genesenen" zu. Diese sahen sich insbesondere dann mit Schwierigkeiten konfrontiert, wenn sie in eine Heimatgemeinde zurückkamen, in der sie ohne ein familiäres Netzwerk lebten, wie Anna Katharina B. in den 1830er Jahren und Margarethe von B. 1871. Erstere weigerte sich 1837, die Anstalt trotz ihrer Genesung zu verlassen, da ihre Gemeinde Glattbach ihr Haus an den Mieter Philipp Keil verkauft hatte und bei ihrer Heimkehr ein Rechtsstreit zwischen der Gemeinde und dem Käufer in Aussicht stand.[272] Die Gemeinde hatte anscheinend nicht mit ihrer Rückkehr gerechnet, nachdem sie

---

schewska-Kothes, „... Hochherzige einmalige Spende von 1000 Mark". Der Hülfsverein für Geisteskranke, in: Dies./Klenk/Orth/Roelcke/Wolf-Braun S. 129–133.

270 HStAD G 16 A Nr. 4325, Johanntte B. Siehe den „Vertrag zwischen der Verwaltung der Unterstützungkasse für bedürftige Pfleglinge des Landeshospitals und dem Schuhmachermeister Friedrich Speier zu Crumstadt... § 2, Die Verwaltung der Unterstützungskasse verpflichtet sich dagegen unter Verwendung der aus der Kreiskasse Darmstadt forthin zugesicherten 270 M. und einem eigenen Zuschuß von 30 M. dem Schuhmachermeister Fr. Speier für die von ihm nach § 1, eingegangenen Verbindlichkeit eine jährliche Vergütung von 300 M. vom Tage der Übernahme der B. zu leisten, außerdem auch durch die Aerzte des Landeshospitals die ärztliche Behandlung der B., unentgeldlich besorgen und der letzteren die etwa nothwendig werdenden Medicamente incl. Wein, ohne Anspruch auf Vergutung hierfür zukommen zu lassen."

271 Ebd., § 3, „Das Recht vierteljährlicher Kundigung steht der Verwaltung der Unterstützungskasse unter Zustimmung des Vertreters Berth zu. § 4, Dem Pfleger steht ein Kündigungsrecht nur für den Fall zu, daß eine Verschlimmerung des geistigen Krankheitszustands eintreten oder andere unvorhergesehene Inconvenienzen sich bei der Verpflegung ergeben sollten, deren Vorhandensein von dem behandelnden Anstaltsarzte nachgewiesen und bescheinigt werden kann. In diesem Falle erfolgt die Rückverbringung in das Landeshospital nach Maßgabe der einschlägigen regulativmäßigen Bestimmungen."

272 LWV Bestand 18, Hofheim, Anna Katharina Bauer, (1830–1837), Briefwechsel zwischen Amelung und der Regierung in Darmstadt zwischen Oktober und Dezember 1837.

1830 53-jährig unter Melancholie leidend nach Hofheim gebracht worden war.

Auf eine ablehnende Haltung seitens ihrer Gemeinde Raunheim stieß die finanziell mittellose junge Mutter und Witwe Margarethe von B.[273] Nachdem sie einen Suizidversuch unternommen hatte, wurde sie 1870 nach Hofheim gebracht und ihr vierjähriger Sohn in eine Pflegefamilie gegeben. Der gutachtende Kreisarzt der Gemeinde Groß-Gerau, Dr. Munds hob die bessere Schulbildung der Pfarrerstochter aus Kiel hervor, wie auch ihre Beschäftigung als Kammerjungfer in Wiesbaden vor ihrer Verheiratung.[274] Als ihre Entlassung ein Jahr später in Aussicht stand, bemühten sich die Hofheimer Ärzte um ihre Reintegration in Raunheim. Sie beantragten beim dortigen Gemeindevorstand, die „völlig genesene Patientin“ bei ihrem Vorhaben, in Raunheim eine Kleinkinderschule zu eröffnen, finanziell zu unterstützen.[275] Das Ersuchen lehnte der Gemeinderat „wegen Mangel an Zutrauen“ in Margarethe von B. ab, so dass sie nach ihrer ersten Entlassung als Industrielehrerin in Raunheim zu arbeiten begann.[276]

Die sozial integrierte junge Mutter Blümchen A. hatte es 1833 dagegen leichter. Sie wurde von Amelung zu einer Familie gleicher – jüdischer – Glaubensrichtung in die nahegelegene Stadt Krumstadt geschickt, um ihre Genesung „zu prüfen“.[277] Als sie sich dort bewährte, entließ er sie kurze Zeit später provisorisch aus Hofheim. Ein solches Vorgehen wurde in Hofheim dadurch erleichtert, dass Entlassungen generell gemäß dem Aufnahmeregulativ „provisorisch“ durch die Anstaltsärzte erfolgten, die „definitive“ Entlassung nach erfolgreicher Rückkehr in die Heimat aber erst drei Jahre nach der provisorischen Entlassung von der Behörde in Darmstadt ausgesprochen wurde.[278]

---

[273] HStAD G 16 A Nr. 7212, Margarethe von B. (1870–1900).

[274] Ebd., Gutachten von Dr. Munds, 18.11.1870.

[275] Ebd., Schreiben der Anstaltsdirektion an die Gemeinde Raunheim vom 11.09.1871.

[276] Ebd., Antwort vom Gemeinderat Raunheim, 2.10.1871, Angaben zu ihren Tätigkeiten nach ihrer ersten Entlassung im zweiten Aufnahmegutachten von Dr. Mundts, 18.05.1876. Zu Margarethe von B. siehe auch Kapitel VII., Langzeitpatienten.

[277] Siehe bspw. LWV Bestand 18, Hofheim, Blümchen Adler (1832–1833). Zu den „Probewochenenden“ siehe auch den „Fall“ Christina B., Abschnitt Einweisungspraktiken am Anfang von Kapitel IV.

[278] Regulativ über die Aufnahme, LWV Bestand S. 1, Heppenheim, PKH, Nr. 4., §31 für Hofheim, S. XXX.

3.2. Perspektiven ehemaliger Siegburger Patienten

Wie in Hofheim, so bestimmte auch in Siegburg neben dem Entlassungsstatus der soziale Status ehemaliger Patienten ihren weiteren Weg nach dem Verlassen der Anstalt. Von den 100 Siegburger Patienten erhielten sechzehn Männer und zwölf Frauen den letzten Abgangsstatus „genesen", sieben Männer und zwei Frauen wurden als „gebessert" entlassen. Sieben Männer und vier Frauen verstarben in Siegburg, eine Frau wurde nach einigen Wochen wegen Geldmangel von ihrer Familie zurückgenommen.

Tabelle 6: Letzter Abgangsstatus der Siegburger Patienten (1825–1878)

	Frauen (43)	Männer (57)	Frauen/Männer in %	
„genesen"	12	16	~28	~28
„gebessert"	2	7	~ 5	~12
gestorben	4	7	~ 9	~12
aus Geldmangel zurückgenomen	1	–	~ 2	0
„ungeheilt"	24	27	~56	~48

N=100 Personen. Letzter Abgangsstatus bezieht sich bei mehrfach aufgenommenen Patienten auf die Angabe nach der letzten Entlassung

Bevor auf die Schwierigkeiten im Umgang mit den insgesamt 51 als „unheilbar", bzw. ab den 1860er Jahren als „ungeheilt" eingestuften Personen (24 Frauen, 27 Männer) eingegangen wird, kommen, falls anhand der Krankenakten zu ermitteln, Probleme zur Sprache, mit denen sich als „genesen" Entlassene bei ihrer Wiedereingliederung auseinandersetzten mussten.[279] Diese waren ähnlich wie bei Hofheimer Patienten und traten insbesondere dann zu Tage, wenn die Betroffenen nicht über ein ausreichendes soziales Netz in ihrer Heimatgemeinde verfügten oder ihre Angehörigen kein Interesse an einer Heimkehr besaßen, bzw. deren Lage keine Aufnahme der Betroffenen gestattete.

Die verwaiste frühere Dienstmagd Katharina P. sah sich 1861 mit solchen Problemen konfrontiert, die ihre Entlassung verzögerten.[280] Da sie in Lu-

[279] Bei den Krankenakten als „genesen" Entlassener lässt sich der weitere Weg oftmals nicht rekonstruieren. In der Akte wurde lediglich als genesen entlassen vermerkt, die Personen unterschrieben selbst den Erhalt ihrer Kleidung und anderer persönlicher Gegenstände. In einigen Fällen schickten die ehemaligen Patienten und ihre Angehörigen Dankesbriefe nach Siegburg.

[280] LVR Siegburg, No. 15200, Katharina P. (1860–1861).

xemburg geboren wurde, später mit ihren Eltern in verschiedenen Gemeinden jeweils eine zeitlang gearbeitet hatte, weigerten sich beide in Frage kommenden Gemeinden, die Betroffene trotz der ärztlichen Versicherung über ihre Arbeitsfähigkeit wieder aufzunehmen.[281] Eine Rückkehr nach Luxemburg schloss sich ebenfalls aus, da ihr dort lebender Onkel angab, sie finanziell nicht unterstützen zu können und sie durch ihren Wegzug aus Luxemberg das dortige Heimatrecht verloren hatte.[282] Die Regierung in Aachen erbot sich daraufhin, kurzfristig die Unterbringung in einer Privatfamilie zu finanzieren, damit sie von dort aus einen neuen Arbeitgeber suchen könne.[283] Im Ergebnis gelang es dem Siegburger Verwalter Brambach, einen neuen Dienstherrn für sie zu finden, der lediglich um ein ärztliches Zeugnis über ihre Genesung nachfragte. So konnte Katharina P. nach monatelanger Ungewissheit, die unter den Ärzten zu Befürchtungen über einen Rückfall Veranlassung gegeben hatte, im Herbst 1861 entlassen werden.[284] Ähnlich gestaltete sich die Lage für den Tiroler Stuckaturarbeiter Andreas P. in den 1850er Jahren.[285] Dieser lebte seit etwa 20 Jahren in Köln, hatte aber nach Angaben Dr. Nückels, Oberarzt des Kölner Bürgerspitals, dort weder Verwandte noch Freunde. Nückel hatte den Patienten in den letzten drei Jahren bereits mehrfach wegen Delirium tremens und verschiedenen psychischen Auffälligkeiten in Behandlung gehabt, so dass Andreas P. schon bei seiner ersten Aufnahme in Siegburg keine günstige Prognose gegeben wurde. Acht Monate nach dieser Aufnahme im Mai 1850 wurde er von Jacobi als geheilt nach Köln entlassen, seine erneute Einweisung, diesmal wegen „Melancholie", erfolgte jedoch weitere acht Monate darauf im Oktober 1851. Als er ein Jahr später wiederum als „genesen" entlassen werden sollte, schien seine Rückkehr in die sozial isolierte Lage in Köln kaum möglich. Es wurde dagegen auf das Angebot seiner Tiroler Angehörigen zurückgegriffen, die mehrfach nach Siegburg schrieben, ihn gerne zu sich zu nehmen.[286]

Bei den als „genesen" oder „gebessert" Entlassenen fallen jedoch weniger die Schwierigkeiten als die Integrationsbemühungen seitens der Angehörigen und auch der Anstaltsleitung auf. Es kann mitunter von einer Kooperation

---

281 Ebd., Schreiben im April 1861.

282 Ebd. Schreiben aus Aachen, 10. 07.1861.

283 Ebd., Schreiben aus Aachen vom 13.07.1861.

284 Ebd. Schreiben an den Verwalter Brambach, Oktober 1861, Entlassungsvermerk im Journalblatt, 22.10.1861.

285 LVR Siegburg, No. 645, Andreas P. (1850–1852).

286 Ebd., Schriftverkehr zwischen den Angehörigen und der Siegburger Verwaltung zwischen 1851 und 1852. Siehe dazu auch Gustav S. 1839. Er reiste nach seiner zweiten Entlassung aus Siegburg zu seiner Mutter und Schwester nach Breslau, LVR Siegburg, No. 1606, (1829–1839), zwei Aufnahmen.

zwischen Ärzten und Angehörigen gesprochen werden, insbesondere dann, wenn sich die Verwandten hilfesuchend an die Ärzte wandten und deren Ratschläge befolgten. Das wird bei dem 30-jährigen Tagelöhner Lambert B. besonders deutlich.[287] Seine Schwiegereltern und Eltern folgten 1870 der Empfehlung Dr. Nasses, ihm und seiner Frau das Leben in einer eigenen Wohnung zu ermöglichen.[288] Da sie zusammen über die Mittel verfügten, ihren Kindern eine Wohnung zu kaufen, kündigten sie im März 1870 an, einen Neubau in die Wege zu leiten. Ferner stellte der Vater seinem Sohn frei, wo er bis zur Fertigstellung der neuen Behausung mit seiner Frau wohnen und ob er zukünftig für seinen Vater arbeiten wolle.[289]

Auf Missfallen stießen dagegen die Angehörigen von Pensionären, die diese frühzeitig aus der Anstalt abholen ließen und wie die Familie von Gertrud C. aus Koblenz zu Hause weiter pflegten. Es stehe ihr „natürlich frei", so Dr. Nasse zu der Hoteliersfamilie C. im Dezember 1875, ihre Tochter wieder aus Siegburg abzuholen, „ausdrücklich empfohlen" werden könne dies aber nicht.[290]

Komplizierter als bei einem Kurerfolg gestaltete sich der Abgang der als „unheilbar" eingestuften Patienten.

3.2.1. Wohin mit den „Unheilbaren"?

Die Struktur der „Irrenversorgung" im Rheinland brachte es mit sich, dass den „ungeheilten" Siegburger Patienten prinzipiell kein längerer Aufenthalt in der Heilanstalt gestattet war. In diesem Zusammenhang interessieren jedoch nicht die daran anknüpfenden Reformvorschläge und ihre Umsetzung im Laufe des 19. Jahrhunderts,[291] sondern die konkreten Versorgungsmöglichkeiten der Betroffenen in der Praxis. Je nach Einschätzung der Ärzte über ihre Integrationsfähigkeit wurde den Angehörigen bzw. Gemeinden

287 LVR Siegburg, No. 628, Lambert B. (1869–1870).

288 Ebd., Briefwechsel zwischen Familie B. und Dr. Nasse zwischen April 1869 und März 1870.

289 Ebd., Schreiben von Peter Joseph. B., 2.03.1870. Vgl. dazu auch die Reaktion der Angehörigen von Gotthard S. und Ludwig G. Gotthard S. erholte sich nach seiner Entlassung bei Verwandten in Solothurn, sein Vater stattete darüber der Anstaltsdirektion Bericht ab. Vgl. LVR Siegburg, No. 1098, Gotthard S. (1868–1869), LVR Siegburg, No. 403, Ludwig G.

290 LVR Siegburg, No. 1567, Gertrud C. II, Briefwechsel zwischen der Mutter und der Anstaltsleitung, Dezember 1875. Vgl. auch die ablehnende Haltung gegenüber den Angehörigen von Michael W., der von seinen Eltern vorzeitig auf seine Bitten hin abgeholt wurde, LVR Siegburg, No. 428, Michael W. (1875–1876).

291 Siehe dazu Kapitel III.

freigestellt, die Personen zu Hause zu pflegen oder in einer der Pflegeanstalten des Rheinlands anzumelden. Bei „gefährlichen“ oder „gewalttätigen“ Patienten war die Überweisung in eine Pflegeanstalt dagegen obligatorisch. Von den 51 Patienten, deren letzter Abgangsstatus „unheilbar“ lautete, wurden dreizehn Männer und elf Frauen ihren Familien zurückgegeben, weitere dreizehn Männer und elf Frauen kamen in eine Pflegeanstalt. Die Überweisung in eine andere Irrenanstalt erfolgte bei einem Patienten, über den weiteren Verbleib zweier Patientinnen fehlt die Angabe.

Tabelle 7: Abgangsort der „unheilbaren“ Siegburger Patienten (1825–1878)

	Frauen (24)	Männer (27)	Frauen/Männer in %	
Familie	11	13	~46	~44
Pflegeanstalt	11	13	~46	~44
Irrenanstalt	–	1	0	~ 2
keine Angabe	2	–	~ 8	0

N=51 Personen

In einem ersten Schritt wird auf Taktiken der Gemeinden eingegangen, die bei unbemittelten Patienten für eine weitere Versorgung aufkommen mussten, daran anschließend kommen Reaktionsweisen der Familien zur Sprache, die sich mit der Mitteilung über eine erfolglose Behandlung auseinandersetzen mussten. Ferner werden Entmündigungen thematisiert, die den „Unheilbaren“ ihre bürgerlichen Rechte nahmen und somit auch vor dem Gesetz die „Unheilbarkeit“ besiegelten.

3.2.2. Zur Ökonomie der Gemeinden: Verzögerungstaktiken und günstige Pflegeplätze

In der Rheinprovinz gab es laut Hoffmanns Bericht von 1862 1.500 hospitalisierte Patienten, die sich auf insgesamt 26 Anstalten verteilten.[292] Die Siegburg als einzige Heilanstalt beherbergte nach dieser Statistik lediglich ein Sechstel aller Pfleglinge. Mit einer Aufnahmekapazität von 200 zählte sie jedoch 1861 zu den fünf Instituten mit einer Bettenbelegung über 100. Die übrigen vier Anstalten, darunter die Lindenburg[293] bei Köln (268 Pfleglinge),

[292] Vgl. Hoffmann, Aerztlicher Bericht, 1862, S. 10f., Erlenmeyer, Uebersicht, S. 16–18.

[293] Zur Entwicklung der Kölner Pflegeanstalt Lindenburg im 19. Jahrhundert siehe Wolf-

St. Thomas[294] bei Andernach (206 Pfleglinge) sowie die öffentliche Pflegeanstalt bei Düsseldorf (110 Pfleglinge) und das Landarmenhaus Trier (110 Pfleglinge) standen „in näherer Beziehung" zur Siegburg,[295] d.h. sie übernahmen die Versorgung der „unheilbaren" Siegburger Patienten.[296] Der verhältnismäßig günstige Pflegesatz der Pflegeanstalten mit rund 60 Talern jährlich, im Gegensatz zu den 175 Talern, die ein Siegburger Aufenthalt in den 1820er Jahren kostete,[297] mag nicht gerade zur Versorgungsqualität der Pflegeanstalten beigetragen haben. Diese gab der Psychiaterschaft mehrfach Anlass zur Kritik, auf die hier jedoch nicht eingegangen werden soll.[298] Kritik übten die Anstaltsärzte jedoch auch an den Gemeinden, denen sie vorwarfen, sich nach Aufforderungen, einen Patienten aus der Siegburg abzuholen, oftmals monatelang Zeit ließen und somit die Betten für Neuankömmlinge blockierten.[299] Die desolaten Zukunftsperspektiven „unheilbarer" Gemeindemitglieder waren jedoch weniger der Grund für verzögerte Abholungen aus Siegburg; entscheidender war die Regelung, dass ein Siegburger „Kuraufenthalt" bei finanziell unbemittelten Patienten von der rheinischen Provinzialregierung bezahlt wurde, für einen Pflegeplatz dagegen die jeweiligen Heimatgemeinden aufkommen mussten.[300] Für sie stellten die Betroffenen eine zusätzliche Bürde dar, der sie sich gerne zu entledigen suchten. Das folgende Beispiel der Agnes S. veranschaulicht die Machtlosigkeit der Siegburger Direktion gegenüber unwilligen Gemeinden, es zeigt jedoch auch eine Flexibilität der Ärzte und die Unzuverlässigkeit ihrer Klassifikation. Im September 1833 forderte Jacobi den Landrat der Gemeinde Jülich auf, die nach ihrem dritten Aufenthalt als „unheilbar" eingestufte Agnes S. wieder abholen zu lassen.[301] Er erhielt jedoch lediglich die Antwort, dass sie dort nicht bekannt sei, so dass er sich gezwungen sah, eine zweite Gemein-

GANG SCHAFFER, Die Kölner Städtische Irrenanstalt Lindenburg und der Rheinische Provinzialverband 1871 bis 1900, in: Geschichte in Köln 51. 2004 S. 59–71, DERS., Fürsorge für Geisteskranke in der Stadt Köln im 19. Jahrhundert (1804–1871), in: Geschichte in Köln 50. 2003 S. 89–131.

294 Zu der 1835 in einem ehemaligen Damenstift eröffneten Pflegeanstalt St. Thomas siehe KASTNER, S. 74 f.

295 Vgl. zur Düsseldorfer und Trierer Anstalt ebd., S. 76, ERLENMEYER, Übersicht, S. 17.

296 Zitat und Belegungszahlen bei HOFFMANN, Aerztlicher Bericht, 1862, S. 10 f.

297 SCHAFFER, Fürsorge, S. 93 f.

298 Zur zeitgenössischen Beschreibung der mangelhaften Versorgungslage in den Pflegeanstalten siehe PELMAN, Erinnerungen, S. 56, zur Situation in der Lindenburg, POPP. Siehe dazu auch KASTNER, S. 87, SCHAFFER, Fürsorge, DERS., Die Kölner.

299 JACOBI, Aerztlicher Bericht, 1851, S. 12, WERNER NASSE, Aerztlicher Bericht, 1871, S. 5.

300 Siehe dazu auch Kapitel III.

301 LVR Siegburg, No. 14826, Agnes S. (1826–1840), vier Aufnahmen, Schreiben von Jacobi, 7.09.1833.

de, Montjoce, in der sie als Dienstmagd gearbeitete habe, anzuschreiben.[302] Die Gemeinde Montjoce reagierte allerdings erst gar nicht auf Jacobis Schreiben, so dass sich dieser an die Regierung in Aachen wandte. Letztere sicherte Jacobi die baldige Abholung anfänglich zu.[303] Vier Monate später teilte die Regierung in Aachen Jacobi jedoch mit, dass nicht sie zuständig sei, sondern die Regierung in Düsseldorf, da Agnes S. in ihrer Geburtsgemeinde Hambach im Kreis Düren ihr „gesetzliches Domizil" habe.[304] Die Regierung in Düsseldorf weigerte sich im April 1834 jedoch, ihre Versorgung zu übernehmen, sie fühle sich „nicht verpflichtet".[305] Da sich ihr psychischer Zustand im Lauf des Frühjahrs 1834 nach Ansicht Jacobis verbessert hatte und sie nunmehr als „genesen" eingestuft werden könne,[306] stellte Jacobi die ehemalige Patientin versuchsweise in Siegburg als Wärterin an.[307]

Um solchen Verzögerungstaktiken entgegenzuwirken, gestattete ein Beschluss des Ober-Präsidiums vom 28. Oktober 1868 der Siegburger Direktion, die nicht abgeholten Patienten nach drei Wochen auf Kosten der Gemeinden in ihre Heimat zurück zu schicken,[308] was nach Angabe des damaligen Direktors Nasse den gewünschten Effekt mit sich brachte. Die Abholung der Betroffenen verzögerte sich jedoch nicht nur aufgrund mangelnder Kooperationsbereitschaft der Gemeinden. Diese sahen sich mitunter mit dem Problem konfrontiert, dass die Pflegeanstalten überbelegt waren, die Betroffenen auf eine Warteliste kamen, wie der als gewalttätig eingestufte Jacob Heinrich S. – „Anwärter" auf einen Pflegeplatz in St. Thomas im Januar 1868.[309] Die privaten Pflegeanstalten konnten sich aufgrund der Nachfrage deshalb ihr Klientel mitunter selbst aussuchen. Im Fall von Wilhelm K. 1876 schränkte Dr. Böcker, Arzt an einem privaten Institut in Neuss,[310] ein, dass

---

302 Ebd., Antwort aus Jülich, 13.09.1833, Jacobi an den Landrat in Montjoce, 16.09.1833.

303 Ebd., Schreiben von Jacobi an die Regierung nach Aachen, 2.11.1833, Antwort vom 7.11.1833.

304 Ebd., Schreiben aus Achen, 12.03.1834.

305 Ebd., Schreiben aus Düsseldorf, 8.04.1834.

306 Zur Relativivtät der verschiedenen Klassifizierungen, „unheilbar", „gebessert", „genesen", siehe auch Kapitel VII.

307 LVR Siegburg, No. 14826, Agnes S. (1826–1840), Schreiben Jacobis nach Aachen, 10.07.1835.

308 Werner Nasse, Aerztlicher Bericht, 1871, S. 5, Herting, Die erste rheinische Irrenanstalt, S. 59.

309 LVR Siegburg, No. 624, Jacob Heinrich S. (1867–1868), seine Abholung nach St. Thomas verzögerte sich wegen der oft beklagten „Überfüllung" der Pflegeanstalt um zwei Monate, Schreiben aus Aachen vom 6.11.1867, Abgangsvermerk am 13.01.1868. Zur Überbelegung der Pflegeanstalten siehe auch Kastner, S. 73–80.

310 Zu den verschiedenen privaten Pflegeanstalten im Rheinland in den 1860er Jahren siehe Erlenmeyer, Uebersicht, S. 16–18.

die Anstalt „nur harmlose Pfleglinge" aufzunehmen bereit sei.[311] Der damalige Direktor Ripping versicherte daraufhin, dass der wegen „Gefährdung der öffentlichen Sicherheit" eingewiesene Bäckergeselle nun „harmlos und nicht lärmend" sei, woraufhin er vier Tage später nach Neuss gebracht werden konnte.[312]

3.2.3. Die Suche nach einer „Verwahranstalt" oder häusliche Pflege: Reaktionsweisen der Familien

Wenn die Angehörigen nachweislich über die finanziellen Mittel zur Versorgung ihres pflegebedürftigen Familienmitglieds verfügten, waren sie für eine von den Anstaltsärzten vorgeschriebene Unterbringung verantwortlich. Die im Kontext der Einweisungspraktiken thematisierten Belastungen der Familien, finanziell, sozial und emotional, kulminierten jeweils bei bevorstehenden Entlassungen, über die die Familien von der jeweiligen Provinzialdirektion informiert wurden.[313] Drei Kriterien trugen maßgeblich zur Art der Versorgung des Betroffenen bei: die Direktive der Ärzte, die soziale Schichtzugehörigkeit und damit einhergehend zumeist soziale und finanziellen Ressourcen sowie die Beziehungsstruktur zwischen den Familienmitgliedern. Sofern die Angehörigen in brieflichen Kontakt mit der Anstaltsdirektion standen, waren sie mehr oder weniger detailliert über die Entwicklungen in der Anstalt informiert.[314] In den Briefen zwischen Angehörigen und Anstaltsärzten standen der Kurerfolg bzw. das Betragen des Betroffenen an erster Stelle. Die Übernahme des ärztlichen Kategoriendenkens, heilbar versus unheilbar, kommt in der Angehörigenkorrespondenz dagegen kaum vor; die ärztliche Klassifikation wurde nur von wenigen Angehörigen verwandt.[315] Wenn, dann übernahmen sie die Terminologie von den Ärzten, wie der

311 LVR Siegburg, No. 1586, Wilhelm K. (1875–1876), Schreiben von Dr. Böcker, Neuss, 21.01.1876.

312 Ebd., Antwort von Ripping, 22.06.1876, Entlassungsvermerk, 26.06.1876.

313 LVR Siegburg, No. 626, Sophie Conradine J. (1834–1838), Schreiben ihres Schwagers an den Siegburger Verwalter Brambach nach dem Erhalt der Aufforderung, die Betroffene abzuholen, seitens der Regierung, 25.11.1837.

314 Zum Briefkontakt zwischen Angehörigen, Ärzten und Patienten siehe Kapitel VII.

315 Siehe dazu HStAD G 16 A Nr.7212, Margarethe von B. (1870–1900). Ihre Schwester war eine der wenigen Angehörigen, die die ärztliche Terminologie im Laufe ihrer zwanzig jährigen Korrespondenz übernahm, siehe einen Brief der Schwester 6.09.1888, „Erlaube mir die Bitte um Nachricht von meiner kranken Schwester der Frau v. B., wenn ich nicht öfters um Nachricht bitte, so geschiet es, weil ich Sie geehrter Herr damit nicht belästigen mag und ja weiß, daß der Zustand der Armen unheilbar ist."

Schwager von Sophie Conradine J., nachdem er die Aufforderung erhalten hatte, die ungeheilte Patientin abzuholen:

„Gestern Abend vernahm ich von meinem Schwager Herrn Blenckmann in Linnich, daß er von hoher Regierung in Aachen die Anzeige erhalten, daß unsere Schwägerin Sophia Conradine Jungen nicht länger in dortiger Heilanstalt bleiben könnte, sondern als unheilbar! erklärt worden sei. Wie schmerzlich uns diese Nachricht sein muß, können Sie, verehrtester Herr Dr. wohl begreifen.“[316]

Das ärztliche Urteil „unheilbar“ stellte somit nicht nur die erfolglose Einstellung der ärztlichen Heilungsbemühungen dar, sondern auch die Verpflichtung, gemäß der ärztlichen Direktive zu handeln. Im Fall von Sophie J. bat der Schwager den Siegburger Verwalter Brambach um Hilfe, einen geeigneten Pflegeplatz für sie zu finden, da weder er und seine Frau noch die andere ebenfalls verheiratete Schwester in der Lage seien, sie aufzunehmen. Solange die Person aus Sicherheitsgründen nicht zur Anstaltsversorgung empfohlen wurde, war es den Verwandten freigestellt, die Art der Unterbringung zu wählen, so dass die Ärzte über den weiteren Verbleib nicht informiert werden mussten.[317] Andernfalls waren die Angehörigen verpflichtet, den Transport in eine der Pflegeanstalten zu organisieren, was jedoch dann Anlass zu Auseinandersetzungen geben konnte, wenn die Angehörigen das Familienmitglied zu Hause pflegen wollten. Die Familie von Wilhelm P. teilte Jacobi mit, dass sie sich „nur im schlimmsten Falle“ entschließen könne, ihren Sohn in eine „Aufbewahrungsanstalt“ zu geben. Andernfalls sei sie „entschlossen ihn nach Trier [dem Heimatort, S. B.] zu bringen“.[318] Jacobi blieb jedoch bei seiner Empfehlung, so dass die Familie sich gezwungen sah, Wilhelm P. in eine Trierer Pflegeanstalt zu geben.[319] Die Fabrikantenfamilie von Nikolaus G. dagegen wurde unfreiwillig mit der Pflege ihres Sohnes betraut. Der Vater, der seinen Sohn ungeheilt nicht wieder bei sich aufnehmen wollte, sah

---

[316] LVR Siegburg, No. 626, Sophie Conradine J. (1834–1838), Schreiben des Schwagers, 25.11.1837. Siehe dazu auch das Schreiben des Bruders von Wilhelm P. der als ungeheilt 1844 aus Siegburg abgeholt werden sollte. LVR Siegburg, No. 652, Wilhelm P. (1844), Schreiben des Bruders, 26.11.1844.

[317] Ebd. Bei Sophie Conradine J. wurde von den vom Verwalter Brambach vorgeschlagenen Pflegeanstalten in Trier und der Heil- und Pflegeanstalt Eberbach kein Gebrauch gemacht. Jacobi informierte die Regierung, dass die J. am 7.3.1838 aus der Siegburg abgeholt und „angeblich in ihrer Heimath einer Privatverpflegung übergeben“ worden sei, Schreiben Jacobis, 15.03.1838.

[318] LVR Siegburg, No. 652, Wilhelm P. (1844), Schreiben des Bruders, 26.11.1844.

[319] Ebd., Antwort von Jacobi, 28.11.1844, sowie Schreiben des Bruders an den Verwalter Brambach mit einem Bericht des dritten Bruders, über dessen Begleitung Wilhelm P.s in die Pflegeanstalt nach Trier, 27.12.1844.

sich jedoch durch die vollständige Belegung der Pflegeanstalt St. Thomas gezwungen, seinen Sohn kurzfristig wieder aufzunehmen.[320] Im Fall des 25-jährigen Anton P. erklärte sich sein Bruder bereit, ihn aufzunehmen. Obwohl ihn Jacobi wegen „Gemeingefährlichkeit" im Dezember 1861 erst in St. Thomas hatte anmelden wollen, entschied er kurz vor Anton P.s Entlassung im April 1862, dass er sich „beruhigt" habe und Anton P. nun in Privatpflege gegeben werden könne.[321]

Finanzkräftige adlige Familien organisierten für ihre Angehörigen eine häusliche Pflege; für adlige Patienten neben der Unterbringung in teuren Pflegeanstalten ein übliches Verfahren.[322] Felix von A. wurde 1842 von seinen Angehörigen abgeholt und nach Brüssel in Pflege gegeben; die Familie der Severina von D. organisierte eine „ländliche Familienpflege" in ihrer Heimat Polen.[323] Für die heimische Pflege wurde, wie bei Georg von G., ein eigener Wärter angestellt.[324] Sein Vater schickte vor seiner Abholung einen Bediensteten nach Siegburg, der von den dortigen Ärzten in der Versorgung des Betroffenen unterwiesen werden sollte.[325] Die Existenz der „unheilbaren" adligen Patienten scheint von den Angehörigen mitunter verschwiegen worden zu sein. Georg von G. tauchte im Familienstammbaum der Adelslexika nicht auf;[326] stark auffällige Familienmitglieder passten nicht in das Kulturmodell und die Lebenswelt des Adels.[327]

---

320 LVR Siegburg, No. 404, Nikolaus G. (1866–1867), Schreiben vom 7.03.1867, Schreiben des Vaters mit Bitte um die Anwendung einer Zwangsjacke um den Transport des Sohnes in die Heimat zu erleichtern, 2.04.1867.

321 LVR Siegburg, No. 382, Anton P. (1861–1862), Schreiben von Jacobi, 19.12.1861, 3.04.1862.

322 Für Einblicke in die Versorgung finanzkräftiger Patienten vgl. Hirschmüller/Moses, Shorter. Zur Versorgung einer Prinzessin, die als unheilbar 1832 aus der Siegburg entlassen wurde, siehe Gabriela Deutschle, „... welche sie schmerzlich vermissen würde". Die kranke Prinzessin, in: Dies./Wolfgang Eirund/Steffen Haas/Peter Sander/Christina Vanja (Hg.), Wissen und irren. Psychiatriegeschichte aus zwei Jahrhunderten – Eberbach und Eichberg (Historische Schriftenreihe des Landeswohlfahrtsverbandes Hessen 6). Kassel 1999 S. 64–75.

323 LVR Siegburg, No. 675, Felix von A. (1841–1842), Entlassungsvermerk, LVR Siegburg, No. 496, (1851–1852), Entlassungsvermerk.

324 LVR Siegburg, No. 642, Georg v. G. (1835–1841).

325 Ebd. Schreiben des Vaters nach Siegburg, 20.05.1841.

326 Vgl. die Angaben zur Herkunft Georg von G.s, LVR Siegburg, No. 642 mit den Angaben zur Familie in Ernst Heinrich Kneschke, Neues allgemeines Deutsches Adels-Lexikon. Bd. IV. Hildesheim/New York 1973 und Gothaisches Genealogisches Taschenbuch der Adligen Häuser. Zugleich Adelsmatrikel der deutschen Adelsgenossenschaft. Teil B. Gotha 1940.

327 Siehe zum Wertesystem des Adels, Marcus Funk/Stephan Malinowski, Geschichte von oben. Autobiographien als Quelle einer Sozial- und Kulturgeschichte des deutschen Adels in Kaiserreich und Weimarer Republik, in: Historische Anthropologie 7. 1999 S. 237–270. Für Hinweise danke ich Vera Doubina.

Neben der Suche nach einer geeigneten Pflegeanstalt, bei der der Siegburger Verwalter Brambach behilflich war, fragten Familien, die ihre Angehörigen zu Hause pflegen wollten, bei den Ärzten um Vorgaben bei der Versorgung nach. Der Ehemann von Wilhelmine H. bat um Auskunft über ihr Befinden, so dass er sich „nach ihrem verhalten einigermaßen einrichten“ könne.[328] Der Gatte von Magdalena H. wandte sich im September 1858 an den Siegburger Verwalter, da er das zwei Jahre zuvor ausgestellte Gutachten für die Aufnahme in eine Pflegeanstalt benötige. Er habe seine Frau zu Hause in Pflege, da sich ihr Zustand jedoch verschlimmert habe, seine Vermieter ihm mit Kündigung drohten, wenn er seine Frau nicht anderweitig unterbringe, erscheine es ihm „dringend nothwendig“, sie nach St. Thomas bringen zu lassen.[329] Die Wahl der Versorgungsform kam den Familien in diesen Fällen zu, da sie durch die Entmündigung der Betroffenen die Vormundschaft übertragen bekommen hatten. Entmündigungen, die sogenannten Interdictionsverfahren, wurden an beiden Anstalten bei den Patienten durchgeführt, die nicht länger als rechtsfähig eingestuft wurden. Das war, wie im Folgenden ausgeführt wird, bei den „Unheilbaren“ der Fall.

3.3. Entmündigungen

Wie im Abschnitt über die rechtlichen Bestimmungen ausgeführt, galt in der preußischen Rheinprovinz die „Blödsinnigkeitserklärung“ bis 1839 formal als Voraussetzung für eine Anstaltseinweisung, um dadurch unrechtmäßigen Einweisungen vorzubeugen,[330] danach wurde lediglich eine „Benachrichtigungspflicht“ benötigt.[331] Die von den Ärzten kritisierte Pflicht, eine Blödsinnigkeitserklärung einzuholen, wurde bei der Aufnahme Siegburger Patienten oftmals umgangen. Es wurden nicht nur die mit der Entmündigung verbundenen Kosten und die Publizität gescheut, sondern ferner von der Prämisse ausgegangen, dass es sich bei den Patienten um potentiell „heilbare“ Personen handele und die Interdiktion nach erfolgter Heilung wieder rückgängig gemacht werden müsse. In sechs Siegburger Patientenakten un-

---

328 LVR Siegburg, No. 486, Wilhelmine H. (1868–1869), Schreiben des Ehemannes, 21.2.1869. Sie ging ungeheilt in Privatpflege ab.

329 LVR Siegburg, No. 1072, Magdalena H., (1855–1856), Schreiben vom Ehemann, 15.09.1858, Brambach sandte ihm am 22.09.1858 eine Abschrift des Fragebogens zu.

330 Die Blödigkeitserklärung war als Schutz vor unrechtmäßigen Einweisungen verlangt worden. Da die Obrigkeit zudem über das Einlieferungsrecht verfügte, liefen die Anträge über den Landrat, vgl. Kaufmann, Aufklärung, S. 160 f., sowie der Abschnitt rechliche Bestimmungen.

331 Kuban, S. 57.

geheilt entlassener Personen befinden sich für den Zeitraum vor 1839[332] entweder ausführliche Angaben über die Entmündigung oder die kompletten Unterlagen in Kopie. In der rheinischen Anstaltspraxis der 1820er und 1830er Jahre fragten die Behörden einige Monate nach der Aufnahme des Betroffenen beim Direktor nach seiner Einschätzung des „Falles", so dass es von seiner Expertise abhing, ob ein Entmündigungsverfahren eingeleitet wurde. Bis auf Sybilla K., deren Verfahren einen Monat vor ihrer Ankunft in Siegburg 1826 eingeleitet wurde,[333] erfolgte die Entscheidung darüber erst nach einer Stellungnahme Jacobis. Dieser hatte laut Anstaltsstatut als Richtlinie zwei Jahre zur Verfügung, bevor bei bis dahin „Ungeheilten" der Kurversuch eingestellt werden sollte, so dass er sich mit einem definitiven Urteil in der Frühphase des Anstaltsaufenthalts zurückhielt. „Der Zustand dieser Kranken [hat] sich zwar in Etwa doch keineswegs gebessert" lautete eine typische Antwort auf die regelmäßigen Anfragen der Behörden nach dem psychischen Befinden der Patienten, doch könne, so Jacobi weiter, „hinsichtlich ihrer Wiederherstellung [der Elisabetha A., S. B.] dermalen noch keine bestimmte Erklärung abgegeben werden".[334] Bei Wilhelm F. wurde das Verfahren fünf Jahre nach seiner Einweisung 1832 abgeschlossen, bei Heinrich S. wurde es drei Jahre nach seiner Aufnahme in Siegburg eingeleitet, nachdem Jacobi in einem dritten Antwortschreiben an die Regierung bekannt gab, dass sich die früheren Hoffnungen auf eine Genesung „keineswegs bestätigt" hätten, vielmehr aufgegeben worden seien.[335]

Zwei Aspekte standen für die Behörden dabei im Mittelpunkt: die Angabe, ob eine Heilung wahrscheinlich sei, sowie eine Stellungnahme über die „Gefährlichkeit" der Person. Deshalb wurde der Ehemann von Charlotte P. von der zuständigen Regierung in Trier im März 1830 aufgefordert, ein Interdictionsverfahren einleiten zu lassen, nachdem Jacobi in seinem Gutachten angegeben hatte, dass sich die Patientin beinahe anhaltend in einem Zustand

[332] LVR Siegburg, No. 259, Sybilla K. (1826–1838), LVR Siegburg, No. 14819, (1828–1835), Elisabetha S., LVR Siegburg, No. 892, Charlotte P. (1829–1834), LVR Siegburg, No. 649, (1834–1837), LVR Siegburg, No. 14818, Wilhelm F. (1832–1844), LVR Siegburg, No. 621, Heinrich S. (1837–1840).

[333] LVR Siegburg, No. 259, Sybilla K. (1826–1838), sie wurde am 17.07.1826 nach Siegburg gebracht, das Entmündigungsverfahren Mitte Juni begonnen.

[334] LVR Siegburg, No. 14819, Elisabetha S. (1828–1835), Antwort Jacobis auf Anfrage des Ober-Prokurators aus Koblenz, über die aus dem Kreis Koblenz stammende Patientin vom 17.02.1829. Die Anfrage erfolgte drei Monate nach ihrer Aufnahme.

[335] LVR Siegburg, No. 14818, Wilhelm F. (1832–1844), LVR Siegburg, No. 621, Heinrich S. (1837–1840), drittes Antwortschreiben Jacobis nach Köln, 31.07.1840. Das Entmündigungsverfahren wurde drei Monate vor seiner Entlassung in die Wege geleitet, die Unterlagen darüber befinden sich deshalb nicht in der Akte, da sich das Verfahren über einen längeren Zeitraum von oftmals einem Jahr hinzog.

„hoher wahnsinniger Exaltation“ befinde und als der öffentlichen Sicherheit gefährlich eingestuft werden könne.[336] Im Laufe des 19. Jahrhunderts änderten sich die Kriterien. Wie Kuban ausgeführt hat, konnten gegen Ende des 19. Jahrhunderts Entmündigung und Einweisung zusammentreffen, mussten es aber nicht.[337] Die Einweisung erfolgte nämlich im Interesse der öffentlichen Sicherheit, die Entmündigung hingegen zum Familien- und Selbstschutz.[338] Die Verfahrensweise bei Entmündigungen folgte einem einheitlichen Schema. Zuerst wurde ein Familienrat einberufen, der sich aus Angehörigen und Bekannten zusammensetzte.[339] Dieser beantragte dann offiziell die Einleitung des Verfahrens, für das zwei ärztliche Gutachten, die Angaben des einweisenden Arztes und eine Stellungsnahme des Anstaltsdirektors eingeholt wurden. Vor Gericht wurden die Umstände der Einweisung und das Verhalten der Betroffenen dargestellt. „Schimpfreden ohne Überlegung gegen jeden der vor dieselbe trat“, das Verbrennen von Allem, was sie „unter die Finger bekam“, „irre“ Reden und „alles verkehrt“ machen, lauteten bspw. bei Charlotte P. die Angaben über die Manifestation ihrer psychischen Störung. Ferner sei sie nachts entkleidet auf der Straße herumgelaufen, nachdem sie aus dem Fenster gesprungen sei.[340] Alle gegen den Betroffenen angeführten Indizien wurden von weiteren Zeugen beglaubigt und das öffentlich bekannte Wissen über die Verhaltensauffälligkeit des Betroffenen dadurch bezeugt.[341] In einem nächsten Schritt ging es um die Befragung des Betroffenen selbst. Diese erfolgte in der Anstalt, wenn die Ärzte eine Verbringung zu Gericht ablehnten. Dort wurde eine ausführliche Befragung der Patienten vorgenommen, ihre Antworten notiert und kommentiert. Charakteristische Beschreibungen der Patientenantworten waren dabei „ohne Zusammenhang“ und „Sinn“.[342] Nach dem Einholen aller Gutachten, der Zeugenaussagen und der Befragung des Betroffenen selbst, konnte die Entmündigung ausgesprochen werden.

---

336 LVR Siegburg, No. 892, Charlotte P. (1829–1834), Schreiben der Regierung, 27.03.1830, Schreiben Jacobis, November 1829.

337 Kuban, S. 77–79.

338 Ebd. Ab 1899 konnte in Preußen niemand mehr wegen „Gefährlichkeit“ entmündigte werden.

339 Bei Charlotte P. handelte es sich um sieben Personen, die sich aus Angehörigen und nahen Bekannten rekrutierten, LVR Siegburg, No. 892, Charlotte P. Schreiben des Familienrath, 16.03.1830.

340 Ebd., Protokoll der Sitzung des Familienrats, 27.03.1830.

341 Siehe bspw. die Zeugenaussagen bei Peter G. 1835, dass er seine Frau und seinen Bruder misshandelt habe, auf seine Mitmenschen mit Verachtung blicke und sich als den Auserwählten Gottes betrachte. LVR Siegburg, No. 649, Peter G. (1834–1837), Schreiben vom 10.09.1835.

342 LVR Siegburg, No. 892, Charlotte P. (1829–1834), Bericht über Charlotte P.s Interrogation in Siegburg am 20.05.1830.

Zwar lässt sich dieser rechtlich formalisierte Ablauf eines eingeleiteten Verfahrens in der hessischen Psychiatrie feststellen und die Betroffenen wurden nach einer Stellungnahme des Familienrats und der ärztlichen Gutachten in der Anstalt befragt,[343] doch fallen bei vier Patienten die in den Akten vermerkten Entmündigungen in die zweite Jahrhunderthälfte.[344] Die Entmündigungen wurden dann forciert, wenn die Patienten als geschäftsunfähig galten und damit nicht in der Lage waren, ihr Vermögen selbstständig zu verwalten. Diese Fähigkeit wurde ihnen nicht automatisch aufgrund der Einweisung abgesprochen, wie der Fall der Kaufmannsfrau Anna Maria B. veranschaulicht.[345] Von Amelung als „von jeher etwas bigott" bezeichnet,[346] wurde sie erstmals 1844 wegen „tobenden Verhaltens" und unsittlichen Benehmens nach Hofheim gebracht, 1850 folgte dann die Aufforderung an ihren Ehemann, die „schwachsinnige" Frau aufgrund seiner Zahlungsschwierigkeiten wieder abzuholen.[347] Als der Ehemann im September 1850 ihre Vollmacht für die Aufnahme eines Kredits benötigte, die seine Frau in Hofheim unterzeichnete, vergewisserte sich der damalige leitende Arzt Dr. Hohenschild bei der Regierung in Darmstadt über die Rechtmäßigkeit des Vorgehens.[348] Insofern sie nicht „interdicirt" und über Inhalt und Konsequenzen der Vollmacht informiert worden sei, so die Antwort, bestünden keine rechtlichen Bedenken.[349] Katharina B. und Carl Ludwig B. wurden von den Ärzten dagegen als nicht geschäftsfähig eingestuft. Gegen erstere wurde das Entmündigungsverfahren eingeleitet, um ihren Besitz von einem Vormund verwalten zu lassen,[350] gegen letzteren erschien die Entmündigung zwei Jahre nach seiner Einweisung notwendig, nachdem sein Vater verstarb und B.s Bruder um eine Vollmacht anfragte, um den Nachlass des Vaters verwalten zu können.[351] Da die Hofheimer Ärzte dies wegen der „hochgradigen, geistigen Erkrankung" des Patienten ablehnten, musste der Bruder beim zuständigen Mainzer Gericht die Einleitung des Entmündigungsverfahrens bean-

343 Siehe HStAD G 16 A Nr. 5800, Katharina B. (1866–1871), HStAD G 16 A Nr. 5806, Carl Ludwig L. B. (1862–1874).

344 HStAD G 16 A Nr. 5800, Katharina B. (1859–1874), zwei Aufnahmen, HStAD G 16 A Nr. 5806 (1862–1874), HStAD G 16 A Nr. 6026, Johannes A. II (1879–1882), HStAD G 16 A Nr. 6060 (1879–1883).

345 LWV Bestand 18, Hofheim, Anna Maria B. (1844–1850).

346 Amelung, Summarische Uebersicht, 1847, S. 52.

347 LWV Bestand 18, Hofheim, Schreiben vom 16.11.1850 an den Ehemann.

348 Ebd., Schreiben Hohenschilds nach Darmstadt, 09.1850.

349 Ebd., Antwort aus Darmstadt, 09.1850.

350 HStAD G 16 A Nr. 5800, Katharina B. (1859–1874), zwei Aufnahmen.

351 HStAD G 16 A Nr. 5806, Carl Ludwig B. (1862–1874), Schreiben des Bruders, 25.03.1864.

tragen.[352] Entmündigt werden konnten Patienten auch, wenn ihre Angehörigen mittellos waren und vollständig auf Kosten der Heimatgemeinde versorgt werden mussten.[353] Das war bei Johann Daniel B. der Fall. Gegen ihn wurde das Verfahren eingeleitet, nachdem er von den Hofheimer Ärzten auf Anfrage als ein „nach wissenschaftlicher Erfahrung unheilbarer Fall“ klassifiziert worden war.[354] Eine Verpflichtung zur kostspieligen Entmündigung bestand jedoch bei „unheilbaren“ Patienten nicht. Bei Jacob B., dem auch eine „nach wissenschaftlichen Erfahrung unheilbare Geisteskrankheit“ attestiert wurde, reichte das ärztliche Gutachten aus, als seine Tochter zwecks Verehelichung entweder seine Zustimmung oder ein Erklärung über seine „Dispositionsunfähigkeit“ benötigte.[355]

4. Zusammenfassung

Ausgehend von Ansätzen neuerer psychiatriehistorischer Arbeiten, die die Rolle der Familien bei der Einweisung in die Anstalten in den Blick nehmen, ging es in diesem Kapitel darum, die soziale Umwelt der Betroffenen vor und bei der Einweisung sowie bei Entlassungen zu untersuchen. Dabei kam es vor allem darauf an, das Zusammenspiel zwischen den in der Forschung herausgearbeiteten pull-Faktoren als der zunehmenden obrigkeitlichen Intervention gegenüber abweichendem Verhalten und den push-Faktoren in Form einer größeren Bereitschaft von Familien, Angehörige einzuweisen, herauszuarbeiten. Bei den Einweisungen wurden oftmals die Vorbehalte von Angehörigen deutlich, die durch „Verzögerungstaktiken“, zum Ausdruck gebracht wurden. Die Anstaltsleitungen kamen insbesondere den zahlungskräftigen Pensionären durch ein Zurückstellen der Anträge entgegen, so dass die Betroffenen zumeist erst dann von ihren Angehörigen an die Krankenanstalten abgegeben wurden, wenn die familiären Ressourcen erschöpft waren. In Hofheim erlaubte der „provisorische“ Entlassungsstatus ehemaliger Patienten eine erleichterte Wiederaufnahme; insgesamt können die Anstaltsgrenzen als relativ „durchlässig“ bezeichnet werden. Ein „typischer“ Weg in die Institution erfolgte über ein Aufnahmegesuch des Bürgermeisters, wobei,

---

352 Ebd., Schreiben aus Hofheim, 28.03.1864, Antwort des Bruders, 20.06.1864, mit den Angaben darüber, wann der Betroffene zwecks Untersuchung nach Hofheim käme.

353 HStAD G 16 A Nr. 6060, Johann Daniel B. (1879–1880), Schreiben der Gemeinde Bessungen, 30.10.1879,

354 Ebd., Antwort aus Hofheim, 5.02.1880, er litt, so die Ärzte, an fortschreitender Paralyse. Vgl. dazu auch HStDA G 16 A Nr. 6062, Johannes A. (1879–1882).

355 HStAD G 16 A Nr. 5879, Jacob B. 81873–1879), Schreiben seiner Tochter vom 20.04.1874, Antwort aus Hofheim vom 27.04.1874.

wie auch andere neuere Forschungsarbeiten zeigen, die Initiative zumeist von den Familien ausging. Insofern kann hier bei den meisten Einweisungsvorgängen von einer – wenn auch nicht immer reibungslosen – Zusammenarbeit zwischen lokalen Behörden und Familien gesprochen werden. Die in der Einleitung erwähnte Dichotomisierung der historischen Forschung zwischen einem „öffentlichen" und einem „familiären" Modell der Psychiatrie[356] erscheint weniger nützlich, wenn dadurch der Fokus einseitig auf den zunehmenden Einfluss des Staates oder lokaler Autoritäten einerseits (das „öffentliche Modell") oder auf die steigende Nachfrage von Familien (das „Familienmodell") andererseits gerichtet wird. Interessanter erscheint es dagegen, Interaktionsmuster zwischen den am Einweisungsgeschehen Beteiligten zu analysieren.

Die meisten Personen wurden direkt von zu Hause in die Anstalten gebracht oder nahmen den „Umweg" über die Bürgerspitäler der größeren Städte. Diese waren im Gegensatz zu den Anstalten niedrigschwelliger, so dass Angehörige ihre verhaltensauffälligen Familienmitglieder mitunter dorthin brachten. Andererseits überwiesen die Hospitalärzte auch solche Patienten, die erst im Spital auffällig geworden waren, wobei die Toleranzgrenze gegenüber abweichendem Verhalten im Spital niedriger gewesen zu sein scheint als im häuslichen Umfeld.

Die Familien finanzschwacher Patienten befanden sich oftmals in einer ökonomischen Notlage. Sie mussten nicht nur den Arbeitsausfall des Betroffenen verkraften, sondern wurden zusätzlich mit den Behandlungskosten und den Kosten einer mitunter notwendigen „Bewachung" konfrontiert. Die Betroffenen stellten für ihre Angehörigen eine dreifache Belastung dar: sozial, emotional und als finanzielle Bürde. Das Ausmaß der Belastung wurde von der sozialen Schichtzugehörigkeit mitbestimmt. Die Bewertung der Verhaltensauffälligkeit war von einer geschlechtsspezifisch beeinflussten sozialen und familiären Erwartungshaltung geprägt. Dabei war es zumeist nicht ein „schon immer" gezeigtes störendes Verhalten, das Aufsehen erregte, sondern der zumeist unerwartete Ausfall der Person, die Unfähigkeit ihre als selbstverständlich angesehene und übernommene Rolle zu spielen und die damit verbundenen Pflichten zu erfüllen. Meist war es eine Kette von Verhaltensauffälligkeiten, insbesondere als bedrohlich empfundene Handlungen der Betroffenen, die erst in ihrer Summe die Toleranzgrenze der sozialen Umwelt überschritten. Bei Hofheim fällt in der ersten Hälfte des 19. Jahrhunderts zudem die frühere Bestimmung des Hospitals als Versorgungsstätte gebrechlicher hessischer Landsleute auf.

---

[356] Vgl. Einleitung und Suzuki, Madness, S. 6 f.

Von Ärzten und auch Psychiatern wurde besonders Unterschichtsfamilien häufig eine mangelhafte Pflege, Unwissenheit im Umgang mit den Betroffenen sowie eine Fehlinterpretation der Verhaltensweisen des Auffälligen unterstellt. Die Anstaltseinweisung wurde somit von ihnen als „Erlösung“ für die Betroffenen stilisiert. Als „Auffangbecken“ sozial Benachteiligter wollten die Anstalten allerdings nicht fungieren, so dass ihre Leiter gegen einen Missbrauch der Anstalten vorgingen.

Wie auch bei anderen Studien ermittelt, war die Anzahl von Einweisungen aus anderen Irrenanstalten, aus Bewahranstalten und Arbeitshäusern sowie aus provisorischen Unterkünften, wie einer „Kammer der Gemeinde“, in Hofheim und Siegburg gering. Als Voraussetzung für eine Aufnahme galt in der preußischen Rheinprovinz bis 1839 formal die „Blödigkeitserklärung“. Sie wurde jedoch oftmals unter der Maßgabe der Heilungsprognose umgangen und die gesetzliche Regelung als veraltet bezeichnet. Unterlagen zu Entmündigungen in den Siegburger Patientenakten stammen alle aus dem Zeitraum vor 1839, wobei das sogenannte Interdictionsverfahren lediglich bei als „unheilbar“ eingestuften Personen eingeleitet wurde. Nach 1839 war die Entmündigung bei der Einweisung nicht länger vorgeschrieben, stattdessen wurde die „Benachrichtigungspflicht“ eingeführt; Entmündigungsverfahren waren dann nur noch bei Einweisungen in eine Pflegeanstalt Voraussetzung.

In Hessen wurde für eine Anstaltseinweisung keine Entmündigung verlangt. Die dort Verpflegten waren somit – wenn von den Ärzten als geschäftstüchtig eingestuft – durchaus in der Lage, rechtsverbindliche Vollmachten zu unterzeichnen. Andernfalls wurden bei einem konkreten Anlass, bspw. bei Erbschaftsangelegenheiten und sonstigen Vermögensverwaltungen, Entmündigungsverfahren eingeleitet. Im Laufe des 19. Jahrhunderts kann von einer gesetzlich sanktionierten Ausweitung der polizeilichen Verfügungsgewalt gesprochen werden. Diese „Pull-Faktoren“, die ferner staatlich geförderte, finanzielle Anreize, u. a. einen Erlass des Pflegegeldes bei frühzeitigen Einweisungen umfassten, wurden von Gemeinden und Familien aufgegriffen, wie Konfliktfälle bei der Kostenerstattung veranschaulichen. Die Ergebnisse dieser Arbeit stützen die These Kaufmanns, dass die ländliche Gesellschaft versuchte, von den neuen Heilanstalten bzw. von dem „umgewidmeten“ Hospital Hofheim „alten“ Gebrauch im Sinne der früheren „Tollhäuser“ zu machen.

Diese Konfliktfälle weisen zudem auf die Bedeutung der Ärzte hin; zum einen auf die in der Forschung fokussierten Psychiater, wie auch auf die Rolle der weniger beachteten einweisenden Ärzte. Letztere sahen sich von mehreren Seiten der Kritik ausgesetzt. Für die Anstaltsärzte dienten sie mitunter lediglich als „Hilfsdiener“, welche die zur Beurteilung des „Falles“ notwendigen Informationen liefern sollten. Einigen dieser Ärzte warfen die selbstbewusst agierenden Psychiater, die sich ihnen gegenüber als „Fachleute“ stilisierten, Nachlässigkeit vor.

Obwohl insgesamt von einer Kooperation zwischen Ärzten und Gemeinden gesprochen werden kann, sahen sich die einweisenden Ärzte in einigen Fällen seitens Gemeinden und Familien der Kritik ausgesetzt. Konflikte konnten sich zum einen ergeben, wenn die Gemeinden bei notleidenden und unliebsamen Gemeindemitgliedern die armenärztliche Behandlung nicht unterstützten, sondern versuchten, sich mithilfe eines ärztlichen Gutachtens des Betroffenen durch eine Anstaltseinweisung zu entledigen. Bei bürgerlichen und adligen Personen kam für die Ärzte eine weitere Herausforderung hinzu: aussagekräftige Gutachten so zu formulieren, dass sie die Familienehre nicht verletzten. Das bedeutete besonders bei den hier untersuchten adligen Patienten eine Gratwanderung, da sie durchweg schon vor der Aufnahme als „unheilbar“ bzw. wenig Heilung versprechend eingestuft und zum Teil jahrelang vorbehandelt waren.

Weitere Schwierigkeiten bereitete es den Ärzten, hinreichende Informationen über den zu begutachtenden Patienten zu erhalten. Im Gegensatz zur Kritik der Anstaltsärzte fallen die meist gewissenhaft ausgefüllten Fragebögen auf. Die ärztlichen Angaben beruhten neben den Ergebnissen einer „Besichtigung“ des Patienten auf Aussagen von Angehörigen und Bekannten. In Abhängigkeit von der sozialen Herkunft der Betroffenen entwickelten die Ärzte verschiedene Strategien, um an ausreichende und zuverlässige Informationen zu gelangen. So befragten sie zusätzliche „Gewährsleute“, z.B. Pfarrer, oder rekurrierten auf schriftliche Stellungnahmen der Angehörigen, die sie den Anstaltsärzten übermittelten. Neben solchen „Absicherungsstrategien“ diente die mitunter sehr detaillierte Beschreibung aller Einzelheiten beim „Krankenexamen“ zur Herstellung einer „virtuellen Zeugenschaft“.

Standesspezifische Aspekte waren bei den Entlassungen relevant. Sie spielten neben landesspezifischen und institutionellen Versorgungsstrukturen, der Einstufung des Patienten in „genesen“ oder „unheilbar-gefährlich“, bzw. „unheilbar-harmlos“ sowie den familiären „Bewältigungsstrategien“ eine entscheidende Rolle. Wer in Hofheim vor seinem Tod als „ungenesen“ entlassen wurde, galt als „harmlos“ und kam deshalb für Familienpflege oder die Versorgung in einer Pflegefamilie in Frage; beides wurde von der Anstaltsleitung gefördert. Familiäre Netzwerke erleichterten die Wiedereingliederung der als „genesen“ Entlassenen, die sich bei fehlenden sozialen Bindungen in der Gemeinde bei ihrer Rückkehr mit Vorbehalten konfrontiert sehen konnten. Wie in Hofheim, so bestimmte neben dem Entlassungsstatus auch der soziale Status den Weg der Siegburger Patienten nach ihrer Entlassung. Integrationsprobleme durch fehlende gemeindliche Hilfestellungen versuchte der Siegburger Verwalter durch Arbeitsvermittlung abzuschwächen. Die Korrespondenz zwischen Angehörigen und Anstaltsleitung veranschaulicht, dass die betroffenen Familien anfänglich nicht in den ärztlichen Kategorien „heilbar“ bzw. „unheilbar“ dachten. Es ging in den Nachfragen der Verwandten vielmehr um das Befinden und Verhalten des Betroffenen sowie um eine ärztliche Stellungnahme über den Verlauf der Kur. Erst nach einem längeren Briefwechsel zwischen Angehörigen und Ärzten oder wenn die Familien seitens der Anstaltsärzte aufgefordert wurden, die weitere Versorgung des „Unheilbaren“ zu organisieren, übernahmen die Verwandten in ihren Schreiben die ärztliche Terminologie und Klassifikation.

Die gesetzlichen Regelungen in der preußischen Rheinprovinz boten Konfliktpotential, da unbemittelte Gemeindemitglieder einen auf Provinzkosten finanzierten Heilversuch in Siegburg erhielten, die „unheilbar“ Entlassenen jedoch auf Gemeindekosten versorgt werden mussten. Daraus resultierende verzögerte Abholungen der ungenesen Entlassenen wurden durch oftmals längere Wartezeiten für die Aufnahme in eine Pflegeanstalt forciert. In den 1860er Jahren gab es im Rheinland 26 entweder öffentliche, konfessionelle oder von Privatpersonen geführte Pflegeanstalten, die nach Qualität und Bettenkapazität große Unterschiede aufwiesen. Sie profitierten von der steigenden Nachfrage an Pflegeplätzen seitens der Gemeinden wie auch einzelner Familien, die, wenn sie bemittelt genug waren, für eine geeignete Unterbringung ihres Familienmitglieds verantwortlich waren. Neben sozialen und finanziellen Ressourcen der Familien war die ärztliche Direktive für die Zukunft des „unheilbaren“ Angehörigen ausschlaggebend. Obwohl einige Familien sich gegen die ärztliche Empfehlung „für Familienpflege ungeeignet“ hinwegsetzen wollten, mussten sie sich im Ergebnis der ärztlichen Expertise unterordnen. Bei finanzkräftigen Familien dominierte neben der Familienpflege mit Unterstützung geschulten Personals die Unterbringung von verhaltensauffälligen Angehörigen in teuren Pflegeinstituten.

Diese Ergebnisse unterstützen somit nicht einseitig das „öffentliche“ oder das „private“ Modell der Psychiatrie im 19. Jahrhundert, vielmehr kann mit Nancy Tomes von der Entstehung einer neuen psychiatrischen Kultur gesprochen werden, an der alle genannten Instanzen – Staat, lokale Behörden, Psychiater, Ärzte, Familien und Betroffene – ihren Anteil hatten.[357]

---

[357] Tomes, dazu auch Wright, Getting out und Charlotte MacKenzie, Psychiatry for the Rich. A History of Ticehurst Private Asylum, 1792–1917. London/New York 1992.

V. Beziehungsgeflechte in der Anstalt

Nachdem die beiden Anstalten und ihre Voraussetzungen, sowie verschiedene Wege, in sie hinein und wieder hinaus zugelangen, in den Blick genommen worden sind, wird im Folgenden die Logik und das Funktionieren in den Anstalten selbst untersucht. Indem die Beziehungen und Interaktionen zwischen den verschiedenen Akteuren im Mittelpunkt stehen, soll die Vielschichtigkeit der Lebenswelt innerhalb der Anstalt herausgestellt werden. Dabei geht es zuerst um Modelle des Zusammenlebens in der Anstalt. Eng damit verbunden ist auch die Frage nach dem spezifischen Verhältnis zwischen dem Arzt und seinem Patienten, zwischen den ärztlichen Kollegen untereinander und – für die Siegburg von besonderem Interesse – dem jeweiligen Verhältnis zum Anstaltsgeistlichen. Diese Beziehungen, ihr Wandel sowie die jeweiligen Macht und Abhängigkeitsverhältnisse, sollen im Folgenden untersucht werden.

1. Anstaltswelten: die Mikrophysik der Macht in der Anstalt

1.1. Anstaltsphilosophien und Führungsstile

Es ist bekannt, dass die ersten psychischen Ärzte die Neugestaltung des Anstaltswesens mitbestimmten, vorantrieben und ihre Ausgestaltung prägten.[1] In der Forschung wurde – schon im Zuge der Fokussierung auf die „Disziplinierung" der Betroffenen – darauf hingewiesen, dass der Führungsstil der ersten Anstaltsärzte oftmals, wie bei Ernst Horn an der Charité in Berlin, dem einer Militärkaserne ähnelte.[2] Der Tagesablauf war strengstes geregelt,

---

[1] Siehe Kapitel III. über die Ausgangsvoraussetzungen und Anstaltsgründungen.

[2] SCHMIEDEBACH, Vom Zwang, S. 70f. Horn vertrat, Schmiedebach zufolge, ein „therapeutisch-beschränkendes Konzept". Sein Regime sah eine gänzliche Unterordnung des Kranken unter den Willen des Arztes und die von ihm gestaltete Anstaltsordnung vor. Horn integrierte militärisches Exerzieren mit sandbeschwerten Tornistern und hölzernen Gewehren in sein therapeutisches Konzept. Auch Jacobi ließ sich in den ersten Jahrzehnten von den therapeutischen Vorgaben Horns beeinflussen und ließ einige Patienten exerzieren. Er scheint diese „Beschäftigungstherapie" jedoch im Gegensatz zu Horn nur bei männlichen Patienten angewandt zu haben. Dabei übernahm Jacobi vielleicht anfänglich einfach die therapeutischen Vor-

minutiös verplant und ließ den Betroffenen kaum einen eigenen Gestaltungsraum oder gar Mitbestimmung.[3] In den 1980er Jahren dominierten solche Darstellungen des Anstaltsleben, die sich als Quellengrundlage zumeist der gedruckten Anstaltsordnungen und weiterer ärztlicher Veröffentlichungen bedienten. Ruhe, Ordnung und Fleiß; nach dieser Maxime,[4] so das Ergebnis, hätten die bürgerlichen Ärzte an den staatlichen Anstalten ihre Patienten behandelt, die ihnen größtenteils von ihrer sozialen Herkunft und damit auch ihrer Bildung unterlegen gewesen seien.[5] Im Zuge der Etablierung der Psychiater und auch ihres veränderten Selbstverständnisses hätte sich eine andere Anstaltsphilosophie entwickelt: Der ärztliche Leiter wandelte sich nunmehr zum liebevollen und gerechten, aber auch strengen Oberhaupt seiner Anstaltsfamilie.[6] Auch bei Jacobi wird die Anlehnung der Anstalt und

---

schläge seines Kollegen, da er Gustav S., der zuvor schon einmal in der Charité versorgt worden war, 1829/1830 in der Siegburg exerzieren ließ. Siehe auch Georg von G., den Jacobi exerzieren ließ. Diese Art der Beschäftigung taucht jedoch ab Mitte der 1840er Jahre nicht mehr in den Akten auf. Bei dem 1875 aufgenommenen Winzer Michael W. No. 428 wurde im Journalblatt vielmehr festgehalten, „benimmt sich noch immer eigenthümlich, hält sich militärisch...“. Dieses Verhalten wird nicht durch Exerzieren verstärkt, sondern er wird in eine andere Abteilung versetzt. Eintrag im Journalblatt vom 18. Juli 1875.

3 Michael Kutzer, Die therapeutischen Intentionen in der Irrenanstalt des 19. Jahrhunderts. Das Beispiel „Kloster Eberbach“ (1815–1849), in: Deutschle/Eirund/Haas/Sander/Vanja S. 46–59 hier S. 48 f. Die Regelmäßigkeit des Tagesablaufs hatte eine therapeutische Funktion, durch Ruhe, Ordnung und Regelmäßigkeit unter Anleitung des Arztes wieder zur Vernunft zurückzufinden.

4 Ester. In diesem Sinne auch Gunter Herzog, Heilung, Erziehung, Sicherung. Englische und deutsche Irrenhäuser in der ersten Hälfte des 19. Jahrhunderts, in: Jürgen Kocka/Ute Frevert (Hg.), Bürgertum im 19. Jahrhundert. Bd. 3. München 1988 S. 418–446.

5 Scull wiederholte seine Sichtweise, dass die Anstalten des 19. Jahrhunderts als „totale Institutionen“ funktionierten und es dort um eine Disziplinierung und Unterdrückung der Betroffenen ging, Andrew Scull, ‚Museums of Madness Revisited‘, in: Social History of Medicine 6 (1993), S. 3–24 hier S 11, ders., The Most Solitary of Afflictions. Dies ist auch der Tenor der Darstellungen von Hötger sowie von Gerke. Zur Kritik an der einseitigen Darstellung Sculls, siehe Richard Adair/Bill Forsythe/Joseph Melling, The New Poor Law and the County Pauper Lunatic Asylum – The Devon Experience 1834–1884, in: Social History of Medicine 9. 1996 S. 335–355 hier S. 335.

6 Nach Foucault sei in den 1850er und 1860er Jahren die Idee des Irren als eines unmündigen Kindes aufgekommen, das mit einem veränderten Anstaltskonzept einhergegangen sei. Dafür habe die Anstalt dem Modell der Werkstätte bzw. der Kaserne geähnelt, da sich die Korrektur des Betroffenen auf die Dressur seines Körpers gerichtet habe. Danach habe sich die Idee, das ein familiäres Milieu von therapeutischem Nutzen sein könne, durchgesetzt, Foucault, Die Macht, S. 159–162. Für die deutsche Anstaltspsychiatrie muss dieser Zeitpunkt allerdings vorgezogen werden. Es ist in mehreren Arbeiten herausgestellt worden, dass die ersten Anstaltsdirektoren sich als liebevolle aber strenge Väter gerierten und ihre Patienten wie unmündige Kinder behandelten, siehe Burkhardt für Illenau.

des dortigen Lebens an das Ideal des bürgerlichen Familienlebens deutlich: Die äußere Erscheinung solle einem „anständigen bürgerlichen Wohnhaus" entsprechen, die Prinzipien des Alltags sollten dem eines idealtypischen „Familienlebens" folgen.[7] Die Anstalt habe nicht nur die Familie für die Zeit der Asylierung ersetzt, sondern zugleich eine „heilere" Familie verkörpert und damit die geeignete Umwelt für die Genesung des Betroffenen geschaffen.[8] In der Forschung wurde jedoch darauf hingewiesen, dass der Psychiatrie im Laufe des 19. Jahrhunderts insgesamt eine veränderte gesellschaftliche Funktion zugekommen sei. So habe sie eine zunehmend normative Gestaltungskraft besessen und könne gegen Ende des 19. Jahrhunderts gar als „zweite Ordnungsmacht neben dem traditionellen Polizei- und Justizapparat" verstanden werden, die mittels der psychiatrisch-medizinischen Diagnose ihre „Disziplinierungs- und Ordnungsfunktion auf indirekte Weise, dafür aber um so effektiver" ausbauen konnte.[9]

Im Folgenden soll der Fokus jedoch nicht auf dieser makrohistorischen Perspektive liegen, sondern durch eine Mikroperspektive modifiziert werden. Es geht vielmehr um Innenansichten der psychiatrischen Anstalten, so dass zuerst die Struktur der Anstalten, ihre Behandlungskonzepte und die Führungsstile der Ärzte untersucht werden.

1.1.1. Der Direktor als Patriarch, der Arzt als Direktor

„Pinel, Heinroth, Nostiz und Jänckendorf, Esquirol, Georget, Guislain, Leupoldt, Hayner, Haindorf, Pienitz, Roller und andere Schriftsteller halten nur diejenigen Irrenanstalten für zweckmäßig eingerichtet, in welchen der Arzt die Direction führt. Heinroth sagt in dieser Beziehung: Der Arzt selbst ist die Seele der Anstalt und nach

---

[7] Jacobi, Ueber die Anlegung, S. 47f. In den Pensionärszimmern und deren Gesellschaftszimmern samt Musikinstrumenten, Büchern und mit Landschaftsbildern und Kupferstichen gezierten Wänden versuchte man das gewohnte bürgerliche Leben der Verpflegten zu kopieren und aufrecht zu erhalten, siehe die Beschreibung von Jacobi, ebd., S. 105–11. Siehe dazu auch Kapitel VII.

[8] Nolte hat die These vertreten, dass die Inszenierung der Heilanstalt im späten Jahrhundert als Familie auch eine Kritik an den Familien der Betroffenen verband, da ihnen unterstellt worden sei, durch ein Fehlverhalten innerhalb der Familie dem gestörte Familienmitglied geschadet bzw. dessen Störung mitverursacht zu haben, Nolte, Gelebte Hysterie, S. 43.

[9] So fassen Beddies/Müller/Schmiedebach die Sicht der neueren Arbeiten auf die Psychiatrie des 19. Jahrhunderts zusammen, S. 299f. Mit der zunehmenden Deutungs- und Kontrollmacht der Psychiatrie im Laufe des 19. Jahrhunderts setzten sich u. a. Blasius, Der verwaltete Wahnsinn, ders. Einfache Seelenstörung, ders. Umgang mit Unheilbaren, Wittig, Die „Irrenfrage" auseinander.

seinen Einsichten und Zwecken muß sich die ganze Einrichtung fügen. [...] In einer solchen Anstalt, sagt Haindorf[10] muß, wenn irgend eine Heilung gelingen soll, alles [sic] außer der Oekonomie unter der Direction des Arztes stehen."[11]

Mit den bekanntesten zeitgenössischen Irrenärzten als Gewährsleuten verlieh Amelung seiner Petition an die Regierung in Darmstadt 1833 seinem Anspruch, den Direktorenposten in Hofheim zu erlangen, Nachdruck. Im Gegensatz zu den Anstaltsneugründungen[12] und Anstaltsneubauten[13] war es in dem traditionellen Hofheim in der Frühphase der Psychiatrie keine Selbstverständlichkeit, dass dem Arzt auch die Leitung der Anstalt zukam.[14] So musste Amelung die Leitung der Anstalt mit dem Verwalter teilen, dem in den Hohenhospitälern traditionell eine wichtige Rolle zukam.[15] Dies bildete einen Stein des Anstoßes, da die Anstalt durch das Wirken der Ärzte als medizinischer Ort gekennzeichnet werden sollte. Der Arzt, so die ersten Psychiater, müsse den Betrieb des Hospitals ebenso leiten wie das gesamte dortige Leben der Individuen.[16] Dies sei schon durch das medizinische Fachwissen des Arztes indiziert: nur der Arzt sei durch sein Wissen in der Lage, eine

---

[10] Alexander Haindorf wird zu den „romantischen" psychischen Ärzten der ersten Hälfte des 19. Jahrhunderts gezählt, die selber keine Anstaltsleiter waren, siehe dazu auch WUNDERLICH.

[11] HStAD, D 12 Nr. 18/6. Pro memoria von Franz Amelung, undatiert. Es wird von 1833 sein, da Amelung schreibt, nunmehr zwölf Jahre im Amt gewesen zu sein.

[12] Die ersten Neugründungen von Heil- und Pflegeanstalten wurden zumeist in ehemaligen Schlössern oder Klöstern eingerichtet. Darunter u. a. das ehemalige Kloster Eberbach, siehe dazu GOLDBERG, Sex und KUTZER, Die therapeutischen Intentionen.

[13] Die im Januar 1830 eröffnete Anstalt Sachsenberg bei Schwerin war die erste neu erbaute Anstalt. Ihr Direktor Flemming war an ihrer Gestaltung beteiligt und galt als einer der einflussreichen Anstaltspsychiater in der Etablierungsphase der Psychiatrie im 19. Jahrhundert. Siehe dazu MARGARETE LEOPOLDT. Carl Friedrich Flemming (1799–1880). Ein Vertreter der deutschen Psychiatrie des 19. Jahrhunderts. Uni-Diss. FU Berlin 1983.

[14] Den Direktorenposten erhielt erstmalig der Nachfolger Amelungs in den 1850er Jahren, siehe dazu Kapitel III. In England und Wales wurden 1845 alle Counties und Boroughs dazu verpflichtet, an ihren Anstalten einen ärztlichen Direktor einzustellen, siehe DAVID WRIGHT, The certification of insanity in nineteenth-century England and Wales, in: History of Psychiatry 9. 1998 S. 267–290. Nach Carl Pelman, dem späteren Direktor der Anstalt Grafenberg für den Regierungsbezirk Köln, der einige Jahre als Assistent und zuvor als Student in Siegburg verbrachte, war Jacobi 1825 der erste Arzt an einer Irrenanstalt, der zugleich auch Direktor war, PELMAN, Erinnerungen, S. 18.

[15] Zur Organisations- und Führungsstruktur in den Hospitälern siehe VANJA, Die Stiftung. Zum Einfluss der Verwalter in der frühen badischen und bayerischen Anstaltspsychiatrie und den Stratgien der dortigen Ärzte, darunter maßgeblich Roller, ihren Einfluss erst an den Anstalten selbst und später auch bei der Organisation der intitutionellen Irrenfürsorge geltend zu machen, siehe CHMIELEWSKI, Norm.

[16] JACOBI, Ueber die Anlegung, S. 200, zur Interpretation siehe FOUCAULT, Die Macht, S. 251.

für jede Person individuelle Therapie zu entwickeln, dessen Leben in der Anstalt zu anzuleiten und dadurch die Heilung zu ermöglichen.[17] Da eine solche Behandlung der Patienten schon wegen spezieller Kost und Medikation einen höheren finanziellen Aufwand bedeuten könne, würde eine Gleichstellung zwischen dem ersten Arzt und dem Verwalter die Heilungsaussichten der Betroffenen gefährden. Letzterer würde versuchen, die Kosten der Versorgung, besonders die der Freistelleninhaber oder der auf Gemeindekosten Verpflegten, so gering wie möglich zu halten, während bei dem Arzt das Wohl des Patienten im Mittelpunkt stehe.[18] Die Art der Behandlung solle sich, so Jacobi, lediglich nach den Bedürfnissen der Betroffenen richten, unabhängig von deren finanziellen Ressourcen.[19] Amelung war nach seinem Besuch 1827 bei Jacobi von dessen Machtbefugnissen so beeindruckt, dass er das Reglement der Siegburger Heilanstalt mit Empfehlung an die Regierung in Darmstadt sandte.[20] Amelung zufolge sei in der Heilanstalt

„der erste Arzt das Organ der Regierung, an welches alle Rescripte ergehen und von welchem alle Berichte eingeschickt werden. Ihm ist nicht nur die gesammte polizeiliche Aufsicht der Anstalt übertragen, sondern er übt eine Sürveillance über alle andere

---

[17] Chmielewski hat auf die Schwierigkeit Johann Rollers 1810 hingewiesen, bei einer Anfrage der Obrigkeit nach seinen therapeutischen Grundsätzen keine Antwort geben zu können, siehe Chmielewski, Norm, S. 75.

[18] Sobald nicht der Arzt die Anstalt leiten würde, sondern der Ökonom, sei die Gefahr des Abgleitens der Heilanstalt in eine bloße Verpflegungsanstalt vorhanden. „Denn sobald die Oekonomieverwaltung aufhört lediglich Organ im Dienste des Heilszwecks zu seyn, wird das Insitut unausbleiblich der Hauptsache nach Verpflegungsanstalt werden, in welcher das ökonomische Prinzip vorherrscht, welchem die ärztliche Idee sich unterordnen muß, und wenn hiebey auch Abstufungen von dem noch erträglichen zum Schlimmeren und immer Schlimmeren statt finden, so reichen diese am Ende doch bis dahin hinab, wo dem Arzte durchaus keine freye Bewegung mehr übrig bleibt.“ Jacobi, Ueber die Anlegung, S. 204.

[19] Jacobi stellt zwar heraus, dass sich die Beköstigung nach den früheren Verhältnissen des Kranken richten müsse und die unteren Stände mit gröberer Kost auskommen könnten, aber auch, dass „auch Kranken aus den untern Ständen, deren Krankheitszustand eine besondere Berücksichtigung in dieser Beziehung erheischt“ von die Beköstigung der höheren Stände erhalten konnten. So erhielten etliche der Patienten Weißbrot oder Schokolade oder täglich Fleisch, um zu Kräften zu kommen, Jacobi, Ueber Anlegung, S. 191. Siehe auch Friedrich E., No. 671, (1852–53). Der „Freistelleninhaber“ kam körperlich geschwächt nach Siegburg. Seine Gewichtszunahme wurde positiv vermerkt und dadurch vorangetrieben, dass er als Diät täglich Fleisch, Boullion und Milch statt Kaffee und etwas Bier bekam.

[20] HStAD, D 12 Nr. 18/6. Pro memoria von Franz Amelung, Die Siegburg bezeichnete Amelung als eines der „vorzüglichsten Institute, welche es bis jetzt gibt.“ Das Reglement, die Dienstanweisungen der verschiedenen Instanzen sowie Speisepläne und die Anstaltsordnung sind bei Jacobi, Ueber die Anlegung, abgedruckt. In den Dienstanweisungen für den Verwalter der Siegburg steht, dass er dem Direktor untergeordnet sei. Ebd., S. 389.

Beamte derselben, sowohl über die ärztlichen Gehülfen und Geistlichen als auch über den Verwalter und Oekonomen. In seiner Amtsbefugniß liegt es, die untere Dienerschaft bis zum Oberwärter inclusive anzustellen und nach Gutfinden zu entlassen."[21]

Seinen Assistenten und dem Wartpersonal kam demnach die Aufgabe zu, die Anweisungen des Direktors auszuführen und Rückmeldung zu erstatten.[22] Diese Vormachtstellung des ärztlichen Direktors bildete einen wesentlichen Baustein der Anstaltsphilosophie. Nach den Vorstellungen der Ärzte stellte die Anstalt eine eigene Welt für sich dar, in der im Idealfall alles Wirken und Leben vom Direktor aus geleitet wurde.[23] Die ärztliche Autorität gegenüber dem Patienten als auch gegenüber den dort Angestellten, so Amelung, würde jedoch in Frage gestellt, wenn der Anstaltsarzt nur begrenzte Machtbefugnisse besäße und sich dem Ökonomen unterordnen müsse. Darunter würde auch die gesamte Anstaltsdisziplin leiden.[24] Dabei galt die Anstalt doch schon „für sich" als entscheidendes Mittel einer erfolgreichen Behandlung.[25] In ländlicher Abgeschiedenheit und fernab der häuslichen Sorgen und Nöte, die nach dem multifaktoriellen Krankheitsmodell der Ärzte oftmals unter den verursachenden Bedingungen genannt wurden,[26] sollte die Person genesen. Diese Reizabschottung bzw. Regulierung der Reizeinwirkungen auf den Patienten in der Anstalt stand zudem im Einklang mit der Krankheitslehre John Browns (1735–1788),[27] die in der Psychiatrie neben traditionellen humoralpathologischen Verfahren und einer Lebensführung im Sinne der Diätetik[28] bis in die Mitte des 19. Jahrhunderts einen Teil der Behandlungs-

---

21 HStAD, D 12 Nr. 18/6. Pro memoria von Franz Amelung.

22 Foucault, Die Macht, S. 15–20.

23 Jacobi, Ueber die Anlegung, S. 327. Zu Meinungsverschiedenheiten zwischen dem Direktor und seinem Assistenten siehe den nächsten Abschnitt.

24 „Was kann der Arzt ausrichten, wenn sowohl der Kranke in ihm nicht den ersten Beamten wahrnimmt, dessen Anordnungen er sich unbedingt unterwerfen muss, als wenn auch der Wärter weiss, dass ausser dem Arzte noch ein anderer Beamte da ist, bei dem er im Nothfalle vielleicht Schutz findet, bei dem er gegen Anschuldigungen und Strafen wegen Vernachlässigungen in seinem Dienste vielleicht appelliren kann?" Die Ansprüche Amelungs nach einer größeren Machtbefugnis in der Anstalt weisen darauf hin, dass er seine Autoritätsstellung in Hofheim nicht ausreichend gewährleistet sah. Amelung, Bemerkungen über die Einrichtung, S. 54.

25 [Anton] Dietrich, Rezension zu Jacobi: Ueber die Anlegung und Einrichtung von Irren-Heilanstalte mit ausführlicher Darstellung der Irren-Heilanstalt zu Siegburg; von Dr. Maximilian Jacobi, in: Jahrbücher der in- und ausländischen gesammten Medicin 5. 1835 S. 243–246 hier S. 243.

26 Amelung, Allgemeine Vorschriften, S. 16–21 und S. 28–46.

27 Siehe dazu Kapitel VI.

28 Amelung sprach von der „Gesundheitsdiätetik", Allgemeine Vorschriften, S. 38 und S. 46–87. Jacobi, Ueber die Anlegung, S. 162. Die Beschäftigung der Kranken richtete sich nachden Richtlinien der traditionellen Diätetik. So betrachtete Jacobi die Beschäftigung im Garten als

grundlage bildete.[29] Die Irrenanstalt stellte den idealen Ort dar, an dem eine Reizregulierung erfolgen könne.[30]

Von Foucault wurde dieser Anspruch, dass die Patienten nur in dem vom Arzt dominierten therapeutischen Raum der Anstalt genesen könnten, dadurch erklärt, dass es ihm zufolge gar keine eigentlichen Theorien der Heilung gegeben habe, sondern vielmehr ein „Korpus" von Taktiken, von Instrumenten, die zur Heilung zum Einsatz gelangten.[31] Damit sich diese Techniken entfalten konnten, hätte sich der Patient zwecks Heilung der Anstaltsdisziplin unterwerfen müssen. Diese sei vom Direktor ausgegangen, durch ihn verkörpert worden und durch seine Glieder, die ärztlichen Assistenten und Wärter, weiter fortgesetzt worden. Diese Disziplin, so Foucault, habe zudem erst die Voraussetzung für die Herstellung medizinischen Wissens geschaffen, welches wiederum die Aktionen der Ärzte legitimierte und die Vormachtstellung des Arztes zementiert habe.[32] Auf mehreren Ebenen

---

das „wichtigste diätetische Hülfsmittel für die ärztliche Behandlung", ebd., S. 162. Siehe dazu Kutzer, Die therapeutischen Intentionen, S. 48, Vanja, Ein Förderer, S. 84 f., dies., Das Nachwirken. Siehe ferner Ansorge, S. 309 f., Schott/Tölle, sowie ausführlich Kapitel VI.

[29] Heinz Schott, Das Arzt-Patient-Verhältnis zwischen Aufklärung und Romantik, in: Medizin, Gesellschaft und Geschichte 12. 1993 S. 9–20 hier S. 12. Ders./Tölle, S. 330 f., Kutzer, Die therapeutischen Intentionen, S. 47–49. Obwohl sich in den ersten Jahrzehnten des 19. Jahrhunderts Kritik an dem oft massive Aderlässe beinhaltenden Konzepts Browns regte, wie u. a. von Pinel und Bird, bildete sein Gedankengebäude bis in die Mitte des 19. Jahrhunderts oftmals den Rahmen der Behandlung. Dies wurde bspw. von Bird 1835 moniert, Bird, Ueber die Einrichtung und Zweck, S. X–XI. Siehe dazu auch Kapitel V. über die Interventionsmethoden. Die Entfernung des Betroffenen aus seinem häuslichen Umfeld und seine Abschottung von Überreizung wurde auch von Griesinger, wie auch den späteren Ärzten, allerdings nicht in Rückgriff auf Brown, vertreten. So sprach Griesinger 1845 davon, dass es für die Heilung des Betroffenen essentiell sei, ihn aus den alten Verhältnissen zu entfernen; eine gute Irrenanstalt würde dem Kranken den nötigen Schutz bieten. Die Entfernung des Patienten von seinen Angehörigen sei, so Griesinger, schon deshalb ratsam, da die häuslichen Verhältnisse oft „Quelle der Erkrankung" darstellten, Griesinger, Pathologie 1. Aufl., S. 345–349. Zudem liege in der dortigen „sorgfältigen Regulirung der Verhältnisse von Ruhe und Thätigkeit des Gehirns", so Griesinger, „der Schlüssel zum Verständnisse der ganzen Irrentherapie", ebd., S. 345. Siehe übereinstimmend damit auch Pelman, Ideen und Frese. Zur Behandlung in der Anstalt siehe Kapitel VI.

[30] Vgl. Schott/Tölle, S. 421–425, Christina Vanja, Der Irrenhausgarten als Therapeutikum, in: Schriftenreihe für die Gesellschaft für Geschichte der Nervenheilkunde 12. S. 287–313.

[31] Foucault, Die Macht, S. 239. Zur ungeklärten Roller der Bedeutung des Arztes bei der „Therapie" in der frühen Anstaltspsychiatrie siehe auch William F. Bynum, Rationales for Therapy in British Psychiatry: 1780–1835, in: Medical History 18. 1974 S. 317–334 hier S. 323–325 und S. 330–332.

[32] Foucault, Die Macht, S. 14 f. Nach Foucault war die Disziplin für zwei Dinge wesentlich, zum einen als Voraussetzung für die Heilung, zum anderen bot sie jedoch erst die Grundlage für die Herstellung medizinischen Wissens, „da es nun einmal ohne Disziplin, ohne diese Ordnung, ohne dieses verordnete Schema von Regelmäßigkeiten unmöglich ist, eine exacte Be-

wird im Weiteren diese Dynamik von Macht und Wissen untersucht. Dabei wird herausgearbeitet, in welchem Spannungsfeld sich die Beziehung zwischen den Ärzten und ihren Patienten gestaltete. Das Arzt-Patient-Verhältnis und seine Veränderungen im Laufe des Etablierungsprozesses der Medizin sind in den vergangenen Jahrzehnten besonders im Bereich der Körpermedizin Gegenstand des Interesses geworden.

2. Facetten der Arzt-Patient-Beziehung

Die jüngere medizingeschichtliche Forschung hat sich verstärkt der Frage der Machtverhältnisse zwischen den Ärzten und ihren Patienten gewidmet. Angestoßen wurde das Forschungsinteresse daran maßgeblich durch die Beiträge des Soziologen Nicholas Jewson, der aufgrund der Analyse britischer Quellen zu dem Ergebnis gelangte, dass sich bis zum Ende des 18. Jahrhunderts das Arzt-Patient-Verhältnis in der Allgemeinmedizin als ein „Patronageverhältnis" charakterisieren ließe.[33] Dabei sei die zumeist adlige Klientel den Ärzten an gesellschaftlichem Einfluss und damit Macht überlegen gewesen, so dass sich die Ärzte in ihrem Behandlungsverfahren nach den Wünschen ihrer Patienten gerichtet hätten.[34] Im Zuge der Etablierung der Medizin, der Entwicklung des Krankenhauswesens und der verschiedenen diagnostischen und therapeutischen Verfahren, habe sich das Verhältnis jedoch grundlegend geändert.[35] Im Laufe des 19. Jahrhunderts seien zudem, durch

---

obachtung zu machen. Die Bedingungen des ärztlichen Blicks, seine Neutralität, seine Möglichkeit, zum Objekt zu gelangen, kurz, der für das medizinische Wissen konstitutive Zusammenhang gerade der Objektivität als Kriterium seiner Gültigkeit hat zur tatsächlichen Möglichkeitsbedingung ein bestimmtes Ordnungsverhältnis, eine bestimmte Zeiteinteilung, Raumaufteilung, Individueneinteilung."

33 Nicholas D. Jewson, Medical knowledge and the patronage system in 18th century England, in: Sociology 8. 1974 S. 369–385 und ders., The disappearance of the sick man from medical cosmology, 1770–1870, in: Socioloy 10. 1976 S. 225–244.

34 Die Abhängigkeit des Eisenacher Arztes Storch von seinen überwiegend weiblichen Patienten ist durch die Monographie Dudens, Geschichte, eingehend dargestellt worden. Zur Arzt-Patient-Beziehung in der Frühen Neuzeit siehe auch Robert Jütte, Ärzte, Heiler und Patienten. Medizinischer Alltag in der frühen Neuzeit. München/Zürich 1991 hier S. 209–223.

35 Einschlägig für diese Interpretation sind die Beiträge von Claudia Huerkamp, Das unterschiedliche Verhältnis von Arzt und Patient in der Krankenhauspraxis und der privaten ärztlichen Praxis im 19. Jahrhundert, in: Peter Schneck/Hans-Uwe Lammel (Hg.), Die Medizin an der Berliner Universität und der Charité zwischen 1810 und 1850 (Abhandlung zur Geschichte der Medizin und der Naturwissenschaften 67). Husum 1995 S. 254–268, dies., Ärzte und Patienten. Als Überblick über den Facettenreichtum des Arzt-Patient-Verhältnisses siehe auch Claudia Wiesemann, Das Recht auf Selbstbestimmung und das Arzt-Patient-Verhältnis aus so-

die fortschreitende „Medikalisierung“, immer weitere Bevölkerungsschichten in den Bannkreis der Ärzte gerückt. Die Machtstellung der Ärzte habe sich weiterhin durch die flächendeckende Einrichtung der Arztpraxen mit ihren Sprechzeiten verdichtet: Zum einen hätten sich im Laufe des 19. Jahrhunderts immer größere Bevölkerungsschichten in Krankheitsfällen an einen akademisch ausgebildeten Arzt gewandt, zum anderen hätten die Patienten sich nun zwecks ärztlicher Konsultation in die Sprechstunde des Arztes begeben müssen und ihn zumeist nicht mehr in ihrer gewohnten häuslichen Umgebung empfangen.[36] Auch an und durch die Kliniken hätten die Ärzte ihre Vormachtstellung ausbauen können, da sie nunmehr als Vorsteher einer mächtigen Institution auftreten konnten.[37] Für ihren dortigen beruflichen Werdegang waren dementsprechend nicht mehr die Meinungen der Patienten maßgebend, sondern das Fachurteil der ärztlichen Vorgesetzten und des Fachpublikums.[38] Der Bedeutungsverlust des Patienten und damit auch sein „Verschwinden“ in der ärztlichen Krankengeschichte wurden in der Forschung zumeist um 1800 angesiedelt.[39] Diese Entwicklung sollte jedoch auf

---

zialgeschichtlicher Perspektive, in: RICHARD TOELLNER/URBAN WIESING (Hg.), Geschichte und Ethik in der Medizin. Von den Schwierigkeiten einer Kooperation (Jahrbuch Medizin-Ethik 10). 1997 S. 67–90.

36 Für einen Überblick über die Entwicklung des ärztlichen Berufs und damit einhergehend auch die Verdrängung traditioneller Heilkundler siehe HUERKAMP, Der Aufstieg, GÖCKENJAN, Kurieren. Einen Einblick in die berufliche Situation der frühneuzeitlichen Ärzte gibt MICHAEL STOLBERG, Patientenschaft und Krankheitsspektrum in ländlichen Arztpraxen des 19. Jahrhunderts, in: Medizinhistorisches Journal 28. 1993 S. 3–27, allgemein auch DERS., Heilkundige: Professionalisierung und Medikalisierung, in: NORBERT PAUL/THOMAS SCHLICH (Hg.), Medizingeschichte: Aufgaben, Probleme, Perspektiven. Frankfurt a. Main/New York 1998 S. 69–86.

37 Lachmund und Stollberg gelangen anhand ihrer Untersuchung zum Ergebnis, dass die Patienten im Zuge der Entwicklung von der Krankenbettmedizin zur Krankenhausmedizin (also vom 18. Jahrhundert bis ins 20. Jahrhundert) maßgeblich an Gestaltungsmöglichkeiten verloren hätten. LACHMUND/STOLLBERG, Patientenwelten, S. 218–225.

38 LACHMUND, Der abgehorchte Körper, bes. S. 53–56. War der Arzt, Lachmund zufolge, zuvor von seinem Ansehen innerhalb des Laienpublikums abhängig, ging diese Abhängigkeit in der Klinik auf die Einschätzung seiner Kollegen über. Vor ihnen musste er sein Können nun unter Beweis stellen, da seine Krankenhausklientel, zumeist die ärmern Bevölkerungsschichten der Städte, sich ihre kostenlose Behandlung durch eine bedingungslose Folgebereitschaft im Krankenhaus „erkaufen“ mussten.

39 ELKELES. MARY E. FISSEL, Patients, Power, and the Poor in Eighteenth-Century Bristol. Cambridge/New York 1991, datiert den Bedeutungsverlust der Patienten in der Medizin auf etwa 1800. Ihre These basiert auf der Analyse der Situation armer Krankenhauspatienten. Eine Generalisierung aufgrund dieser Klientel erscheint jedoch fragwürdig. Lachmund hat in seiner Analyse der Entwicklung des Stethoskops gezeigt, dass durch diese diagnostische Technik der Bericht des Patienten immer zweitrangiger wurde und sich der Arzt in seiner Untersuchung nur noch auf die diagnostischen Zeichen des Körpers, die durch das Gerät erfasst werde konnte, fokussierte. LACHMUND, Der abgehorchte Körper, DERS., Die Erfindung.

die Mitte des 19. Jahrhunderts verschoben werden, wie Karen Nolte jüngst darlegen konnte.[40] Für die Psychiatriegeschichte hat Andrews anhand seiner Untersuchung britischer Psychiatrieakten dargelegt, dass besonders zwischen 1840 und 1870 der Patient und seine Äußerungen in den ärztlichen Aufzeichnungen ausführlich dokumentiert wurden. Erst in den 1870er Jahren – und das interpretiert Andrews als Ausdruck der Dominanz somatischer Theorien psychischer Störungen und einer vermeintlich „naturwissenschaftlichen" Herangehensweise in der Psychiatrie – scheine der Patient als aktive Person aus den ärztlichen Aufzeichnungen zu verschwinden.[41]

Diese gradlinige Darstellung der Veränderungen in der Arzt-Patient-Beziehung ist insgesamt in jüngeren Studien relativiert worden. Anhand von Patientenbriefen und anderen Quellen wurde herausgearbeitet, dass sich die frühneuzeitliche Arzt-Patient-Beziehung weder pauschal als ein Patronageverhältnis charakterisieren ließe, noch eine zunehmende Entmachtung der Kranken durch eine „omnipotente medikalisierte Ärzteschaft" konstatiert werden könne.[42] Zwar könne bei der Arzt-Patient-Interaktion in der frühneuzeitlichen Allgemeinmedizin von einer größeren Symmetrie zwischen dem akademisch gebildeten Mediziner und seiner meist gebildeten Klientel gesprochen werden, allerdings sei, so Michael Stolberg, diese Beziehung durch ein „komplexes Wechselspiel von Geltungsansprüchen und Handlungsstrategien, von Beeinflussungsversuchen und Sanktionen, von Macht und Ohnmacht" gekennzeichnet gewesen, das dem Verhältnis in jedem Fall eine unterschiedliche Gestalt verliehen habe.[43] Dabei wurde allerdings herausgestellt – und das ist wesentlich für eine Untersuchung psychiatrischer Krankenakten des 19. Jahrhunderts – dass über die Beziehung zu weniger gebildeten Bevölkerungsteilen, hier vereinfacht als unterbürgerliche Schichten bezeichnet, viel weniger Einblicke möglich seien.[44] Zum einen ziehen die meisten Arbeiten zur frühneuzeitlichen patientenorientierten Medizin, schon aufgrund der Quellenlage, Briefe und andere Aufzeichnungen der gebildeten Stände heran,[45] zum anderen rekrutierte sich die Klientel der studierten Mediziner überwiegend aus den finanzkräftigen höheren Ständen.

---

[40] Karen Nolte, Vom Verschwinden der Laienperspektive aus der Krankengeschichte – medizinische Fallberichte im 19. Jahrhundert. Erscheint 2008.

[41] Andrews, bes. S. 278–281. Erst im Laufe der ersten Jahrzehnte des 19. Jahrhunderts wurde die Führung der „case records" an den von Andrews untersuchten Anstalten Pflicht. Dies erklärt seinen Befund, dass die – oftmals wörtlich wiedergegebenen Angaben der Person – erst 1840 so ausführlich dokumentiert seien, ebd., S. 256 f.

[42] Stolberg, Homo patiens, S. 91–112, hier bes. S. 105.

[43] Ebd., S. 104.

[44] Ebd., S. 105.

[45] Einen Überblick und einen Beitrag zu Patientinnen-Geschichte anhand der Korrespon-

Für die Psychiatrie erweist sich die bekannte Darstellung Michel Foucaults, wonach der moderne Mensch nicht mehr mit den „Irren“ kommuniziert, sondern dies an die Ärzte delegiert habe, was zu einem Verstummen des Patienten und einem „Monolog der Vernunft über den Wahnsinn“ geführt habe,[46] bei der Untersuchung von Krankenakten als Vereinfachung.[47] In seinen späteren Vorlesungen relativierte er dann auch seinen Machtbegriff und stellte heraus, dass es sich in der Anstalt um eine produktive Macht gehandelt hätte, so dass er Begriffe wie Gewalt und Institution gegen solche wie Mikrophysik der Macht, die Taktiken und Strategien in den Machtbeziehungen, eintauschte.[48] Obwohl Foucault den Patienten nunmehr, besonders durch die Etablierung der Neurologie, eine größere Präsenz einräumte,[49] erscheinen die Betroffenen in der Etablierungsphase der Psychiatrie bis in die 1860er Jahre gegenüber den Ärzten relativ blass.[50] Es wird zumeist nur von den Taktiken und Techniken gesprochen, derer sich die Ärzte bedienten, um den Willen des „Wahnsinnigen“ zu brechen und seine Kraft zu besiegen. In Zuge der Kritik, dass die Patienten selbst, hier insbesondere

---

denz des Arztes Lorenz Heister (1683–1758) bietet Ruisinger. Dazu auch Lachmund/Stollberg, Patientenwelten. Über die Beziehung zu der breiten Bevölkerung ist sehr viel weniger bekannt, oftmals sind Einsichten nur in bei Spannungen zwischen den Parteien möglich, siehe dazu Oliver Stenzel, Medikale Differenzierung. Der Konflikt zwischen akademischer Medizin und Laienheilkunde im 18. Jahrhundert. Heidelberg 2005.

46 Foucault, Wahnsinn, S. 8.

47 Showalter und Szasz sprachen von einem „Verstummen“ der psychiatrisch Erkankten, Thomas Szasz, The myth of mental illness. New York 1974, Elaine Showalter, The Female Malady: Women, Madness and English Culture, 1830–1980. London 1987 hier S. 121–164, siehe dazu auch Bynum und besonders L. S. Jacyna, Somatic Theories of Mind and the Interests of Medicine in Britain, 1850–1879, in: Medical History 26. 1982 S. 233–258, der im Zuge des 19. Jahrhunderts und des Aufschwungs der Neurowissenschaften davon spricht, dass die Ärzte die psychische Verursachung psychischer Störungen immer mehr ausgeblendet hätten und auf die somatischen Bedingungen fokussierten.

48 Foucault, Die Macht, S. 34.

49 Mit dem Auftauchen des neurologischen Körpers in der Psychiatrie in der zweiten Hälfte des 19. Jahrhunderts, sei, so Foucault, ein ganz neues Dispositiv in der Psychiatrie erschienen. Die neurologische Untersuchung funktionierte nunmehr nicht nach dem traditionellen Reiz-Wirkung Schema, sondern es sei nun um Reiz-Reaktion gegangen, so dass der „Willen des Subjekts“ in seinem Körper erfasst werden konnte. Allerdings war der Untersuchungstechnik der Neurologie zu eigen, dass sie auf den Patienten angewiesen war. Siehe dazu die Ausführungen bei Foucault, ebd., S. 432–487.

50 Siehe bspw. die Unterwerfungstechniken Leurets gegenüber seinen Patienten. Foucault zeigt bei der Darstellung, wie das disziplinarische Feld in der Anstalt funktionierte. Dabei sollte die Kraft des Wahnsinnigen und sein Wahn gebändigt und dem Willen des Arztes unterworfen werden, ebd., S. 386–431.

Psychiatriepatienten, kaum einen Forschungsgegenstand bildeten,[51] und eine makrohistorische Perspektive auf die Psychiatrie dominiert hätte, wurde seit den 1990er Jahren vermehrt versucht, sich mittels Krankenakten und anderer unveröffentlichter Quellen dem Innenleben der Anstalten zu nähern.[52] Damit einher ging auch ein Perspektivwechsel und eine zunehmende Fokussierung auf die Patienten selbst.[53] Obwohl bei Untersuchungen, die sich um Innenansichten der Anstalten bemühten, heraus gestellt wurde, dass die Betroffenen nicht bloß als passive Empfänger einer von oben ausgehenden Gewalt in den Anstalten angesehen werden können,[54] wurde ihr Handlungsspielraum in der „totalen Institution," wie sie die psychiatrische Anstalt darstellt, als sehr begrenzt betrachtet. Die in der historischen Forschung diskutierten Begriffe der „Erfahrung"[55] und der „agency" historischer Akteure[56] seien in der psychiatriehistorischen Forschung nur schwer anwendbar.[57] Es wurde zum einen bezweifelt, ob die Sicht von Psychiatriepatienten dem Historiker aus erkenntnistheoretischer Perspektive überhaupt zugänglich sein könnte, zum anderen könne nur dann von „agency" gesprochen werden, wenn das Reden der Betroffenen ihrem Gegenüber potentiell verständlich sei.[58] Auf die Handlungsspielräume der Betroffenen wird im Abschnitt über die Anstaltsgeistlichen und in Kapitel VII. eingegangen. Entscheidend ist in

---

51 Bernet/Hürlimann/Meier/Tanner, S. 184.

52 Vgl. die Einleitung.

53 Siehe dazu Porter/Porter, bes. S. 13, die mit ihren Arbeiten an dieser Wende maßgeblich mitgewirkt haben.

54 Beispielhaft dafür Nolte, „Gelebte Hysterie", Suzuki, Framing sowie Bernet/Hürlimann/Meier/Tanner, S. 184 ff.

55 Zum Begriff der Erfahrung siehe u. a. Kathleen Canning, Problematische Dichotomien. Erfahrung zwischen Narrativität und Materialität, in: Marguérite Bos/Bettina Vincenz/Tanja Wirz (Hg.), Erfahrung: Alles nur Diskurs? Zur Verwendung des Erfahrungsbegriffs in der Geschlechtergeschichte. Beiträge der 11. Schweizerischen HistorikerInnentagung. Zürich 2002 S. 37–58, Ute Daniel, Die Erfahrungen der Geschlechtergeschichte, in: Bos/Vincenz/Wirz S. 59–69, Duden, Somatisches Wissen, Grossenbach, Fromme Quergänger, Nolte, Die Erfahrung, Jakob Tanner, Wie machen Menschen Erfahrungen? Zur Historizität und Semiotik des Körpers, in: Bielefelder Graduiertenkolleg Sozialgeschichte (Hg.), Körper Macht Geschichte - Geschichte Macht Körper. Bielefeld 1999 S. 17–34.

56 Der Begriff der „agency" gibt den historischen Akteuren Handlungsspielräume zurück. Sie setzt bei der Handlungsfähigkeit historischer Akteure an, vgl. Tanner, Historische Anthropologie, S. 80.

57 Gerade bei Gewalterfahrungen wurden die Grenzen des agency Konzepts hervorgehoben. Bernet/Hürlimann/Meier/Tanner, S. 197, Jennifer Terry, Theorizing Deviant Historiography, in: Ann-Louise Shapiro (Hg.), Feminists Revision History. New Brunswick, New Jersey 1994 S. 276–303.

58 Bernet/Hürlimann/Meier/Tanner, S. 197.

diesem Kontext, dass mit der scheinbaren Machtlosigkeit der Patienten auch impliziert wurde, dass ihre Lebensgeschichten „ausgelöscht“ und durch die ärztlichen ersetzt wurden.[59] Übereinstimmung gab es jedoch darin, dass die jeweilige Beziehung zwischen Arzt und Patient von einer Vielzahl von Faktoren mitbestimmt wurde: Zum einen hatte der institutionelle Kontext Auswirkungen auf den Umgang mit dem Patienten. In einer kleinen Privatanstalt gestaltete sich der Umgang zwischen dem Arzt und seinem Patienten anders als in einer größeren öffentlichen Anstalt.[60] Zum anderen bestimmten Merkmale des Patienten, wie Geschlecht, Alter und sozialer Hintergrund die Interaktion zwischen den Akteuren.[61] Auch beeinflusste, wie im Folgenden gezeigt wird, das Krankheitsmodell und das Verständnis des Arztes, das er von „Heilung“ hatte, seinen Umgang mit dem ihm anvertrauten Patienten.

2.1.1. Krankheitsmodelle und das Verständnis von Heilung: Wiederherstellung des alten Ich oder Neuschaffung der Persönlichkeit

Am 25. August 1840 wurde der 52-jährige Jacob R. in Siegburg aufgenommen, nachdem der zuvor als fleißig beschriebene nach dem Tod seiner Mutter und dem Verlust seines selbstständigen Status als Schlachtermeister „sehr stille und trübe“ geworden war.[62] Er „arbeitete nicht mehr“ und „verschloß seinen Kummer in sich“. Als er dann „Neigung zum Selbstmord“ zeigte, stellte der Stadtphysikus Dr. Hartung in seinem Gutachten den Antrag, den „sehr ruhig[en] und still[en]“ Jacob R. in Siegburg aufzunehmen. Dort zeigte er sich anfänglich „stumpf und teilnahmeslos“, so dass ihm Dr. Richarz einen „Blödsinn im höheren Grade“ attestierte. „Sonst willig und folgsam“, war „sein Verhalten [...] in so fern tadelnswerth lästig“, so Richarz, „als er fast jede Nacht sein Lager mit Urin beschmutzt.“ Daraufhin „zur Rede gestellt,“ wurde er als „sehr unbesinnlich“ bezeichnet.[63] Nachdem er sich im Verlauf der nächsten Wochen „etwas lebhafter in seinen Reden“ zeigte und

---

59 Swartz, zitiert bei Kerry Davies, Silent and Censured Travellers?: Patients' Narratives and Patients' Voices: Perspectives on the History of Mental Illness since 1948, in: Social History of Medicine 2. 2001 S. 267–292 hier S. 269.

60 Vgl. Hirschmüller/Moses, Shorter, Radkau, Das Zeitalter. Im Gegensatz dazu die Lage in öffentlichen Anstalten, dazu Hähner-Rombach, Goldberg, Sex.

61 Anne Digby, ‚A Human Face to Medicine‘. Encounters between Patients and General Practitioners on Britain, 1850–1950, in: Medizin, Gesellschaft und Geschichte 21. 2002 S. 91–108, Suzuki, Framing.

62 LVR Siegburg, No. 1095, Jacob R. Krankengeschichte von Dr. Hartung vom 09.07.1840.

63 Ebd., Krankengeschichte Dr. Richarz vom 20.09.1840.

„sich noch reinlich" hielt, stellte sich das unreinliche Verhalten wieder ein, wofür er sofort bestraft wurde. „Uriniert wieder in's Bett; soll heut Mittag an einem Tischgen [sic] in der 2ten Abtheilung besonders sitzen, mit einer Ueberschrift: ‚Bettpisser'."[64] Trotz einiger „Rückfälle" und einem Verhalten, das als „noch immer [...] blöde" beschrieben wurde, zeigte er sich im Laufe der nächsten Monate „im Ganzen viel belebter" „aufgeweckter und beständiger". Sein anhaltend „freyes und gesundes Benehmen" wurde schließlich damit belohnt, dass er, als „Reconvalescent" eingestuft, in den „kleinen Speisesaal" versetzt wurde, was ihm „sehr lieb war".[65] Diese Verhaltenskorrektur bzw. Modellierung der Betroffenen, die in ein System von Belohnungen und Bestrafungen eingebettet war, bis sich das gewünschte Verhalten herausbildete, war nicht - wie bei Jacob R. - auf die Behandlung der Normalverpflegten beschränkt, sondern erstreckte sich auch auf die Selbstzahler. So wurde auch der 25-jährige Ludwig G., dessen Vater für den einjährigen Aufenthalt seines Sohnes zwischen April 1842 und Februar 1843 275 Taler, entsprechend der zweiten Klasse, bezahlte, für seine wiederholte Unreinlichkeit und seinen Unwillen, „sich aus- und anzukleiden" bestraft.[66] Über die erhaltenen „Ruthenstreiche",[67] die er nach eigenen Angaben „auch über die Leisten erhalten" habe, klagte Ludwig G. noch Monate später.[68]

Es ist in der Forschung zu Jacobi herausgestellt worden, dass seine Therapie sich in pädagogische Begrifflichkeiten fassen lasse und er sich in seinem Umgang mit den Patienten an das Modell des „Moral treatment" der berühmten Quäker-Anstalt „York Retreat" angelehnt habe.[69] Dies beinhaltete, wie dargestellt, die Bestrafung bestimmter unerwünschter Verhaltensweisen

---

64 Ebd. Einträge im Journalblatt.

65 Ebd. Einträge im Journalblatt zwischen Oktober 1840 und Januar 1841.

66 LVR Siegburg, No. 403, Ludwig G. Diese Ergebnisse decken sich mit den Berichten Pelmans, wonach Jacobi auch Angehörige der höheren Stände Karren fahren ließ. PELMAN, Erinnerungen.

67 Ebd. Im April und Mai, kurz nach seiner Aufnahme wurde im Journalblatt angemerkt, dass er „ein wenig in die Hosen pißte", und nicht dazu zu bewegen war, „beym Ankleiden mit die Hand anzulegen." Als er einige Tage später „noch immer nicht dazu zu bewegen [sei], sich aus- und anzukleiden, soll[te] [er] beim nächsten Male die Ruhte haben", Eintragungen im Journalblatt zwischen April und Mai 1842.

68 Seine Klagen scheinen jedoch nicht ernst genommen worden zu sein, da „er immer einige verrückte Klagen, doch oft mit Lachen" vorbrächte, Eintrag im Journalblatt vom 16. August 1842.

69 KUTZER, „Psychiker", S. 40. Im Gegensatz zu Heinroth, der sich als „Monarch" dargestellt habe, hätten sich die „Somatiker" und darunter Jacobi als „verständige und gerechte Väter" stilisiert, S. 43. JACOBI, Einleitung, S. 3–6. Hier auch SCHRENK, „Ich bin der Arzt...". Siehe dazu auch Kapitel VI. zur disziplinarischen Intervention im Anstaltsalltag.

der Patienten, ganz unabhängig von ihrer sozialen Herkunft.[70] Es ging dabei um die Produktion erwünschten Verhaltens, die durch Belohnungen und Ermutigungen gefördert werden sollten.[71] So wurde dem Leutnant Gustav S. während seiner ersten Aufnahme zwischen Mai 1829 und Oktober 1830 der Tabak entzogen und zum Mittag nur Suppe gereicht, nachdem er aus einem Buch Seiten herausgerissen hatte.[72] Das Verhalten des Patienten schien Jacobi aber auch deshalb zu stören, weil sich dieser, so Jacobi, „höchst anmaßend, selbst gegen mich" verhielt.[73] Die Bestrafungen scheinen die Distanz des Kranken Jacobi gegenüber noch verstärkt zu haben, notierte dieser doch: „der Kranke beobachtet gegen mich noch dieselbe Einsilbigkeit, während er sich gegen andere mittheilsamer verhielt."[74] Ein halbes Jahr später vermerkte Jacobi dann sichtlich zufrieden, dass Gustav S. „nach seiner Wiedergenesung mit viel Offenheit u[nd] Besonnenheit" spreche und „mit [...] Aufrichtigkeit auf meine [Jacobis, S.B.] Fragen über den Zustand vor und während des Ausbruchs seiner Krankheit Nachricht" gab.[75]

Das erwünschte Verhalten und besonders die angemessene Art der Beschäftigung richteten sich wiederum nach geschlechts- und schichtspezifischen Kriterien.[76] Jacobis strikte Vorstellungen von Moral und Anstand, die er seinen Pfleglingen vermitteln wollte, fielen auch seinen Kollegen auf. Obwohl Amelung die Vorbildfunktion der Siegburger Anstalt hervorhob, äu-

---

70 So erhielt Sophie Conradine J., No. 626, die Tochter eines Rechtsgelehrten, abends kein Abendbrot, als sie die Wärterin schlug.

71 Vgl. Kapitel VI. zu disziplinarischer Intervention im Anstaltsalltag.

72 LVR Siegburg, No. 1606, Gustav S. Eintrag ins Journalblatt vom 9.07.1829. „Es ward entdeckt, daß er aus einem Buche eine große Anzahl Seiten gerissen u[nd] sie zum Fenster hinaus geworfen hatte. Eine Arbeit, die ihm im Freyen zugewiesen wäre, weigerte er sich mit größtem Trotz, zog sich in seinem Zimmer zurückgeführt bis auf das Hemd aus u[nd] machte mit Lachen, Rufen, Singen, einen unsinnigen Lärm. Es ward ihm der Tabak entzogen u[nd] zu Mittag erhielt er nur Suppe."

73 Ebd., Eintrag von Jacobi im Journal vom 30. Juni 1829.

74 Ebd., Eintrag im Journalblatt vom 20. Juli 1829.

75 Ebd., Eintrag von Jacobi im Journal vom 6. und 13. Dezember 1829.

76 Die Frauen, die in der Normalklasse versorgt wurden, sollten sich vornehmlich in der Waschküche beschäftigen, wie Anna D. (1848–1851), No. 491, oder im Gemüsezimmer, wie Helene D. (1872–1873), No. 492. Zum Stricken und Handarbeiten wurden die Frauen schichtenunabhängig angehalten, wie die Schullehrertochter Maria Elisabeth N. (1857–1858), No. 894. Die männlichen Patienten aus der Normalklasse wurden oft mit Karrenschieben beschäftig, die aus den höheren Ständen versuchsweise mit „Büreau" Arbeiten, wie Wilhelm F. (1832–1844), No. 14818, oder mit Spazierfahrten wie Lucas P. (1847–1848) No. 386. Beschäftigung im Freien wurde für alle Patienten, unabhängig von ihrer sozialen Herkunft, als sinnvoll erachtet, siehe bspw. LVR Siegburg, No. 652, Wilhelm P. (1844), dessen Eltern die zweite Versorgungsklasse zahlten, sowie No. 415, Matthias G. (1835–1845, drei Aufnahmen), der in der Normalklasse versorgt wurde. Ausführlicher siehe dazu Kapitel VII zur Klassifizierung in der Anstalt.

ßerte er sich gegenüber den Strategien Jacobis, seine Moralvorstellungen den Patienten vermitteln zu wollen, zurückhaltend, er, Amelung, wolle „ueber den Wert dieser Einrichtung [...] nicht entscheiden". In der Siegburg waren nämlich über den Zimmern jeweils „Worte von moralischer Bedeutung" angebracht worden; über den „Tollkammern" solche wie „Ehrfurcht, Stille, Bändigung, Ruhe;" über anderen Türen standen die Tugenden „Liebe, Zufriedenheit, Gehorsam, Vertrauen, Folgsamkeit."[77]

Es würde jedoch zu kurz greifen, die Behandlungsmaxime Jacobis ausschließlich unter dem Disziplinierungsaspekt zu sehen, ohne das Krankheitsmodell Jacobis und sein Konzept von Heilung zu berücksichtigen. Es ging dabei nicht nur, wie es Foucault für den französischen Arzt Leuret herausgearbeitet hat, darum, den Willen des Kranken zu brechen, seinen Wahn zu zerstören.[78] Zwar gab Dr. Richarz im August 1839 bei der 29-jährigen Anna Clara W. an, dass sie unter wechselnden Wahnvorstellungen leide, die auf eine „fehlerhafte Beurtheilung der Sinneseindrücke beruh[en]". Da diese jedoch noch nicht „fixirt" seien, schlug er, anders als Leuret, nicht das Eingehen auf den Wahn vor, sondern vielmehr eine Ablenkung, das „Vermeiden aller Anregung der Wahnvorstellungen" und, wenn diese von ihr geäußert würden, „ein schleuniges Zurückweisen derselben" vor.[79] Solche drastischen Strategien Leurets lassen sich vielmehr aus dem therapeutischen Konzept Reils herauslesen, der mit allen Mitteln versuchte, den Wahn der

[77] HStAD, G 16 A Nr. 7401, Franz Amelung, die Irrenanstalt zu Siegburg. Diesen Reisebericht schickte Amelung 1827 an die Regierung nach Darmstadt. Ich danke Sabine Werner, Kassel, für den Hinweis auf diese Quelle.

[78] Foucault erkennt in den Heilungstaktiken des bekannten französischen Arztes Leuret, dass dessen therapeutische Interventionen nicht auf ätiologischen Annahmen oder physiologischen Überlegungen zur Funktionsweise des Nervensystems beruhten. Seine Heilungsmaßnahmen folgten vielmehr verschiedenen Operationsschritten, die damit anfingen, die Macht des Kranken aus dem Gleichgewicht zu bringen und durch eine Demonstration von Stärke seitens des Arztes die „Allmacht" des Patienten zu erschüttern, die im Wahnsinn implizit enthalten ist, siehe FOUCAULT, Die Macht, S. 212–216. Die Taktiken Leurets lehnte auch Griesinger 1845 ab, indem er bei den Ausführungen zur psychischen Behandlung darauf hinwies, dass „logisches Raisonnement unnütz und schädlich [sei, da] eine leidenschaftliche Diskussion" den Wahnsinn eher „verstärke". Explizit bezog er sich auf Leurets Schrift De traitment moral de la folie von 1840, dass solche „durchgeführten Schrecksysteme" nicht das geeignete Mittel darstellen würden. Siehe GRIESINGER, Pathologie 1. Aufl., S. 365 f.

[79] LVR Siegburg, No. 385, Anna Clara W. Krankengeschichte von Dr. Richarz. In der Konferenz wurde sein Vorgehen, das neben diätetischen Maßnahmen wie nährende Diät und viel Bewegung an frischer Luft sowie laue Bäder, ein Heilwasser und Schröpfköpfe vor dem Eintritt der Periode vorsah, angenommen. Ein solches Vorgehen entsprach auch Griesingers Vorstellungen, der sich bei der Therapie dafür aussprach, „die Berührung des Wahns [...] zu vermeiden", GRIESINGER, Die Pathologie und Therapie, S. 367.

Person zu erschüttern, ihr Respekt durch die Unterbringung in eine unvertraute und fremdartige Umgebung einzuflößen und sie damit den Ermahnungen des Arztes zugänglich zu machen.[80] Jacobi ging es dagegen darum, den ihm anvertrauten Pflegling durch die Verkörperung eines gerechten und tugendhaften Arztes eine Vorbildfunktion darzustellen.[81] Seine Anstalt sollte den therapeutischen Raum dafür bieten, im Sinne der bürgerlichen Wert- und Moralvorstellungen wieder zu einem funktionstüchtigen Glied der menschlichen Gesellschaft zu werden.[82] Da die Behandlung der Kranken, Jacobi zufolge, die „alleinige Sache" des Direktors sei, komme seinen Angestellten lediglich eine ihn unterstützende Funktion zu.[83] Im Gegensatz zu anderen Anstalten bekam sein Assistent keinen Bereich selbstständig übertragen.[84] Bei Meinungsverschiedenheiten behalte der Direktor, so Jacobi, immer Recht, der Assistent müsse sich vielmehr mit dem ärztlichen Direktor

---

80 Foucault führt in diesem Kontext die fiktiven Heilungszenarien französischer Ärzte von Wahnsinnigen an. Die Anstalt wird dort als unwirklicher Ort dargestellt, an dem der dorthin gebrachte Wahnsinnige in eine mysteriöse Welt getaucht wird. Solche Schilderungen, die sich vor einer dem Theater entlehnten Kulisse abspielen, erinnern vielmehr an die von den Ideen der Romantik inspirierten Heilungsstrategien in den Rhapsodieen Reils als den Prinzipien der praktisch tätigen Ärzte. Vgl. Foucault, Die Macht, S. 113–34, bes. S. 13–14, und Reil, Rhapsodieen, bes. S. 224–226. „Ich [Reil, S. B.] will einen Kranken nehmen, der in einem hohem Grade faselt [...] und unverwandt auf einen Gegenstand hinstarrt und daher der Besonnenheit und alles Bewußtseyn beraubt ist. Denselben will ich von dieser äußersten Grenze durch alle Stufen der wiederkehrenden Vernunft bis zum ungebundenen Gebrauch derselben aufwärts führen und für jede Periode die Mittel anzeigen, die derselben angemessen zu seyn scheinen. [...] Um den Kranken zu unterjochen muß man ihn zuförderst jede Stütze rauben, damit er sich gar hülflos fühle. Man entferne ihn von seinen Verwandten [...] bringe ihn in ein Tollhaus, in welchem ihm weder das Lokal noch die Menschen bekannt sind. [...] Er hört bey seiner Annäherung Trommelschlag, Kanonendonner, er fährt über Brücken, die in Ketten liegen, Mohren empfangen ihn. Ein Eintritt unter so ominösen Vorbedeutungen kann auf der Stelle jeden Vorsatz zur Widerspenstigkeit vernichten. [...] Die Officianten könnten eine unbekannte Sprache reden. Der Kranke glaubt dann unter fremde Nationen gerathen zu seyn. Das macht ihn muthloser."

81 Schrenk, „Ich bin der Arzt...".

82 So wurde Katharina Elisabeth S., No. 899, nach ihrer fünften von insgesamt sieben Aufnahmen in Siegburg zwischen 1849 und 1865 mit den Worten des Anstaltsgeistlichen Krüger-Verlthusen entlassen: „Ihr Zustand ist noch immer der Art, das sie ihrem Hauswesen vorstehen u[nd] den Ihrigen nützlich sein kann." Psychologischer Bericht vom 13.04.1860.

83 Jacobi, Ueber die Anlegung, S. 441.

84 In größeren Anstalten bekamen die zweiten Ärzte teilweise eigene Abteilungen zugewiesen. Burkhardt hat darauf hingewiesen, dass dabei, besonders in den Heil- und Pflegeanstalten, die jungen Assistenten eher die Abteilungen mit den tendenziell „uninteressanten Patienten", also die als unheilbar eingestuften und die Frauen, zugewiesen bekamen, S. 69. Dazu auch Ansorge, S. 224–229. Ansorge sieht in der Forderung Jacobis sein Verhaftetsein in „restaurativen" Ideen, wonach die Anstalt als Abbild des dem „als Organismus empfundenen Staatslebens" gewertet werden könne.

„identifizieren", und würde „niemals eine selbstständige Stellung gewinnen können".[85] In diesem Kontext wird auch der Konflikt Jacobis Anfang der 1830er Jahre mit seinem zweiten Arzt Friedrich Bird verständlich, der zwar prinzipiell den Herrschaftsanspruch des Direktors akzeptierte,[86] jedoch von einem gänzlich verschiedenen ärztlichen Selbstverständnis geleitet wurde. Dies wirkte sich eindrücklich auf Birds Konzeption der Arzt-Patient-Beziehung, seinem Verhalten gegenüber den Patienten und auf seine therapeutische Intention aus.

Die Gefährdung der Anstaltsphilosophie: Jacobis Konflikt mit Friedrich Bird

Friedrich Bird (1791–1851) trat auf ausdrücklichen Wunsch Jacobis im Januar 1830 als sein zweiter Arzt den Dienst in Siegburg an, nachdem er sich schon zuvor als praktisch tätiger Arzt mit Veröffentlichungen zu psychischen Störungen einen Namen gemacht hatte.[87] In der Forschung sind neben persönlichen Differenzen besonders seine von Jacobi verschiedene Auffassung der physiologischen Bedingungen psychischer Störungen[88] sowie seine Ablehnung der Zwangsmaßnahmen in der Behandlung der Patienten herausgestellt worden.[89] Letztere können als Resultat von Birds Auffassung von der therapeutischen Beziehung zwischen Arzt und Patient angesehen werden. Er wandte sich gegen das strenge pädagogische Regime Jacobis, da seiner Meinung nach „grosse Strenge und kindisches Behandeln" nicht taugen würden.[90] Es sollte Bird zufolge viel weniger um „Erziehung der Kranken"[91] gehen, als darum, im Sinne einer therapeutischen Allianz sich in die Welt des Kranken hineinzuversetzen und ihn zu verstehen. So verordnete Jacobi der 52-jährigen Sybilla K. 1827 nach einem tobsüchtigen Anfall „sparsamere

85 Jacobi, Ueber die Anlegung, S. 327.

86 Bird hob in seiner Darstellung der Machtstruktur zwischen dem Direktor und seinem zweiten Arzt zwar hervor, dass letzterer dem Direktor „untergeordnet" sei, allerdings würden sie die Kranken „in Gemeinschaft behandeln" und der Direktor dürfe niemals den „Monarchen" spielen. Bei Streitfragen sollten die Mitglieder des Medizinal-Kolloquiums gefragt werden. Bird veröffentlichte diese Ansichten 1835, und damit drei Jahre nach seiner frühzeitigen Pensionierung auf Wunsch Jacobis. Siehe Bird, Ueber Einrichtung und Zweck, S. 100–107.

87 Bird, Ueber die religiöse Melancholie. Zu Bird siehe Ansorge, S. 340–344, Herting, Die erste rheinische Irrenheilanstalt, S. 31–33, ders. Carl Wigend Maximilian Jacobi, S. 112 f., sowie Kroemer.

88 Siehe dazu Kapitel II.

89 Für die Auseinandersetzung um die physische Beschränkung der Patienten, die im 19. Jahrhundert zu einen der vieldiskutierten Fragen gehörte, siehe Kapitel VI.

90 Bird, Ueber Einrichtung und Zweck, S. 37.

91 Ebd., S. 38.

Kost“ und ließ ihr „zur Strafe die Tabakdose“ wegnehmen.[92] Im Sinne seiner pädagogischen Maxime teilte Jacobi Sybilla K. mit, dass ihr diese erst dann zurückgegeben werden könne, wenn sie „wegen ihres nämlichen Verhaltens um Vergebung gebeten hätte, wozu sie sich“, so Jacobi, „nicht entschließen konnte.“[93] Die Patientin wurde von Jacobi über die nächsten Jahre als „vorzüglich ruhig“, aber auch als „Schimpfen“ und „Grobheiten“ äußernd und als „böse Wahnsinnige“ bezeichnet.[94] Als Bird im April 1831 ihre Behandlung übernahm, versuchte er nach eigenen Angaben anfangs vergeblich, „das Zutrauen der Frau zu erwerben.“[95] Als er einige Wochen darauf erneut versuchte, ihr Zutrauen zu gewinnen, „fing [sie, S. B.] so herzlich an zu lachen, wie ich es von einer Person nicht erwarten dürfte, die stets und mindestens fast immer böse und unwillig erscheint“.[96]

Auch bei Catharina B., die seit 1828 in Siegburg versorgt wurde, versuchte Bird im April 1831 ein Vertrauensverhältnis aufzubauen.[97] Er beschrieb sie anfänglich als „mehr unfreundlich und störrig“ und auch „in vollem Sinne des Wortes [als einen, S. B.] Sauertopf“,[98] so dass man „kein Wort mit ihr wechseln“ könne. Er scheint jedoch nach einigen Monaten eine Vertrauensstellung bei ihr eingenommen zu haben, da sie „seit Kurzem mir [Bird, S. B.] öfter, doch in sehr undeutlicher Rede gesagt, daß sie nach Hause verlange oder in ein Kloster; Pat[ientin] ist“, so Bird weiter, „nicht mehr ganz so störrig, als sie früher war, d. h. gegen mich und so erlaubt sie mir schon einen discurs.“[99] Als er jedoch ihre Hoffnung, nach Hause zu können, enttäuschte, sei sie „ganz unwillig und brummend fort[gegangen].“ Bird schien seine Bemühungen jedoch nicht aufzugeben, da er einige Wochen darauf notierte: „Heute Abend sprach ich scherzend mit einer Kranken, was eine Fröhligkeit bis zum lachen hin, unter allen den Anwesenden Kranken erweckte; und – sogar Catharina B. begann zu lachen, was bey dem sauertöpfischen Wesen dieser Person als wichtig gelten muß.“[100]

Solche Beispiele weisen die pauschale Charakterisierung der ersten Irrenärzte als „Beamte“, die eingebunden in ihre „Staatsämter,“ „noch lange bei

92 LVR Siegburg, No. 259, Sybilla K. Sie wurde von Juli 1826 bis März 1838 in Siegburg verpflegt und schließlich als „unheilbar“ zu ihrer Familie zurückgeschickt. Eintrag von Jacobi im Krankenjournal vom 23.04.1827.

93 Ebd.

94 Ebd., Eintrag im Journalblatt vom Mai 1827 und September 1830.

95 Ebd., Eintrag im Journalblatt vom Januar 1832.

96 Ebd., Eintrag im Journalblatt vom März 1832.

97 LVR Siegburg, No. 1075, Catharina B.

98 Ebd., Journaleintragungen vom Dezember 1831.

99 Ebd., Journaleintragung vom 8. März 1832.

100 Ebd., Journaleintragung vom 26. März 1832.

gewaltsamen Erziehungsversuchen" verharrt hätten, zurück.[101] Aber auch die generelle Beschreibung der Arzt-Patient-Beziehung von Heinz Schott, dass „die Ärzte jener Zeit, vielleicht den heutigen nicht unähnlich, zwischen den verschiedenen Typen des Arzt-Patienten-Verhältnisses oszillierten und neben der autoritären Korrektur auch die einfühlsame sympathetische Beziehung zum Patienten anstrebten", erscheint zu generell.[102] Vielmehr ging es bei Bird um ein verändertes Verständnis von Heilung: Es ging nicht um Korrektur und Erziehung oder Dressur,[103] sondern darum, dass die vormalige Persönlichkeit im Zuge der Heilung wieder zum Vorschein gelange. „Und zeigen sich üble Eigenheiten wieder, wie sie dem früheren Leben eigen waren", so Bird, „geht das den Arzt nichts an".[104] Bislang ist diese Haltung des Irrenarztes, die nicht versucht, die Persönlichkeit der Person anzutasten, mit dem therapeutischen Konzept Wilhelm Griesingers in Verbindung gebracht worden.[105] Griesinger, beeinflusst durch die Arbeiten des Philosophen Johann Friedrich Herbart (1776–1841), distanzierte sich von der Vermögenspsychologie und konstruierte eine psychodynamische Vorstellung des Ich, das sich erst im Laufe der lebensgeschichtlichen Entwicklung eines jeden Individuums herausbilde.[106] Das Ich forme sich demnach durch eine ständige Assimlierung kontinuierlich „fortschreitende[r] Verbindung der Vorstellungen, [zu] immer mehr zusammenhängende[n], grosse[n] Vorstellungsmassen."[107] „Ihre Eigenthümlichkeit beim einzelnen Menschen," so Griesinger, „wird nicht nur von dem speciellen Inhalt der einzelnen, durch Sinneswahrnehmung und äussere Erlebnisse hervorgerufene Vorstellungen, sondern auch von ihrem habituellen Verhältnisse zu den Trieben und Wollen, und von den stehend gewordenen, hemmenden oder fördernden Einflüssen aus dem ganzen Organismus bestimmt." Schon ein Kind könne aus

---

[101] Solche Charakterisierungen der Ärzte herrschten besonders bei denjenigen Forschern vor, die sich der Disziplinierungsthese verschrieben. Für das Zitat siehe Herzog, S. 440.

[102] Schott, Das Arzt-Patient-Verhältnis, S. 17.

[103] Bird, Ueber Einrichtung und Zweck, S. IX.

[104] Ebd., S. 38 f. Man müsse den Patienten „individualisieren" und akzeptieren, wie er sei. Ansorge hat auf Birds „revolutionäre" Ansichten hingewiesen, S. 341, sie bezieht sich jedoch nur auf Birds, Pathologie und Therapie. Herting äußert sich als Jacobis Biograph sehr zurückhaltend und spricht nur von divergierenden psychiatrischen Anschauungen der beiden, Herting, Carl Wigend Maximilian Jacobi, S. 112 und Kroemer geht mehr auf Birds Beharren auf eine zwangsfrei Behandlung der Irren ein, die ganz im Sinne der positivistischen Geschichtschreibung der Ärzte im frühen 20. Jahrhundert verständlich wird.

[105] Schmiedebach, Mensch.

[106] Vgl. zu Griesinger Leibbrand/Wettley, bes. S. 509–518, Schmiedebach, Mensch, S. 84 f., Wahrig-Schmidt, Der junge Griesinger.

[107] Griesinger, Pathologie, 1. Aufl., 1845, S. 38 f., 2. Aufl., 1867, S. 48 f.

simplen Vorstellungsmassen einen „Gesamteindruck“ erhalten, den es im Laufe seiner Entwicklung mit dem abstrakten Begriff des Ich bezeichne. So sei das Ich „eine Abstraction, in der Residuen aus allen einzelnen bisherigen Empfinden, Denken und Wollen wie zusammengewickelt enthalten sind, und die sich im Fortgang der psychischen Processe mit einem immer neuen Inhalt füllt.“ Die Assimilierung immer neuer Vorstellungen führe zu einer immer differenzierteren Vorstellung des Ich, auch bildeten sich im Laufe der Zeit mehrere Vorstellungskomplexe, so dass „zwei (und nicht nur zwei) Seelen […] in des Menschen Brust“ lebten. Dabei könnten sich allerdings auch Konflikte, und zwar konkret ein „Widerspruch und Widerstreit im Inneren“ ergeben, wie es besonders eindrücklich bei der Genese einer Geistesstörung beim Menschen geschehe.[108] Dabei entwickelten sich neue Empfindungen, Triebe und Vorstellungen, die in die alten Vorstellungskreise eindrängten und „als Inbesitznahme des alten Ich von einer dunkelen, überwältigenden Macht empfunden“ würden. Nach anfänglichem Widerstand könne ein „Riss“ im Ich entstehen, das Ich sei dann ein „neues falsches“ geworden.[109] Dementsprechend solle es bei der psychischen Behandlung des Patienten nicht um Erziehung gehen, sondern darum, das alte Ich wieder herzustellen. So war Griesinger zufolge „der einzige Zweck [der Therapie, S. B.] […] die Wiederherstellung des früheren, alten, gesunden Ich, mag dieses an Tugenden reich, oder von mannigfachen Fehlern getrübt gewesen sein.“[110] Diese von Bird und Griesinger vertretene therapeutische Maxime des Arztes stand jedoch, wie erläutert, konträr derjenigen Jacobis gegenüber, welcher sich der Erziehung des Patienten mittels Belohnung und Bestrafung widmete. So wundert es nicht, dass Jacobi durch die Tätigkeit Friedrich Birds in „seiner“ Heilanstalt sein gesamtes therapeutisches Konzept in Frage gestellt sah.[111]

---

108 GRIESINGER, Pathologie, 1. Aufl., 1845, S. 39, 2. Aufl., 1867, S. 49. So wundert es nicht, dass Griesinger die psychischen Ursachen, besonders der Erkrankung vorhergehende „leidenschaftliche und affectartige Zustände“ als die „häufigsten Quellen des Irreseins“ betrachtete, DERS., Pathologie, 1. Aufl., 1845, S. 126.

109 DERS., Die Pathologie und Therapie, 2. Aufl., 1867, S. 50 und S. 169 f. Siehe dazu auch SCHMIEDEBACH, Mensch, S. 87. Indem sich die irrigen Vorstellungen zwischen die alten schöben, da sie „neue Verbindungen“ untereinander geknüpft hätten, würde sich die Person von ihrem Wesen her verändern, so sei „der Kranke […] in keiner Beziehung mehr der Alte, sondern ein ganz Anderer – sein Ich ist ein neues, falsches geworden.“

110 GRIESINGER, Pathologie, 1. Aufl., 1845, S. 364. Deshalb gehe es nach Griesinger bei der Therapie lediglich darum, das alte Ich „zu stärken“ und den Betroffenen seinen früheren Interessen gemäß anzuregen, ebd., S. 367. Dies setzt aber auch die Kenntnis über die frühere Persönlichkeit des Kranken und dessen Neigungen voraus, da es darum gehe, dass die Person zu ihrer „Einheit“ der „alten Individualität“ zurückfinden solle, S. 368. Zu Griesingers politisch liberaler Einstellung siehe auch Kapitel II.

111 Es ist darauf hingewiesen worden, dass sich der Konflikt zwischen Jacobi und Bird erst

Abgesehen von diesen Differenzen, die wahrscheinlich durch die Persönlichkeiten der Akteure forciert wurden – Jacobi wurde von seinen befreundeten Kollegen durchweg als „düster" und „unnahbar" charakterisiert[112] – verdeutlicht dieser Konflikt, dass nach der Logik Jacobis die Anstalt nur dann ihren therapeutischen Auftrag erfüllen konnte, wenn sowohl die strenge Führung der Patienten beibehalten als auch die Hierarchie zwischen den Ärzten gewahrt würden.[113] Zudem bildete die Autorität des Direktors in zweierlei Hinsicht die Basis zur Genese psychiatrischen Wissens: erstens in der Ausbildung und Schulung der Assistenzärzte durch die Weitergabe des psychiatrischen Wissens durch den ärztlichen Leiter und zweitens in der Erforschung der Natur und Therapie der psychischen Störungen insgesamt.[114]

---

dadurch entschärfen ließ, dass Jacobi die frühzeitige Pensionierung Birds durchsetzten konnte. Laut Herting trat Bird nach dreijährigen Verhandlungen, während denen er bei Weiterzahlung des halben Gehalts beurlaubt wurde, im Juni 1834 bei vollem Gehalt entgültig aus dem Dienst bei Jacobi aus, vgl. Herting, Carl Wigand Maximilian Jacobi, S. 111–113, ders., Die erste rheinische Irrenheilanstalt Siegburg, S. 32–34. Herting zitiert den Verwaltungsbericht Jacobis von 1836, wonach die Genesung der Kranken durch die Divergenzen der beiden gefährdet sei. „In einer Irrenanstalt, in welcher das Gedeihen der ärztlichen Behandlung in einem so weit höherem Maße als in jeder anderen Krankenanstalt und in vielen Fällen sogar ausschließlich auf dem moralischen und geistigen Einfluß des Arztes" ankomme, könne, so Jacobi „nichts verderblicher sein, als wenn den Kranken offenbar wird, daß sie zwei Ärzten von grundverschiedenen Ansichten und von ebenso verschiedener Sinnesart übergeben sind."
Dies sei in der Irrenanstalt besonders gravierend, „wo das Heil der Behandlung so sehr auf jener, das Ganze beherrschenden Einheit des Geistes und der Grundsätze beruht." Zitiert nach Herting, Die erste rheinische Irrenheilanstalt Siegburg, S. 31 f. Diese Stellungnahme Jacobis veranschaulicht, dass er sein gesamtes therapeutisches Regime als das Mittel der Heilung ansah. Die Existenz Birds an der Siegburg unterlief somit das therapeutische Setting Jacobis.

112 Jacobis befreundeter Kollege Damerow schrieb über ihn, dass er „überhaupt wenig für das Sprechen ist, etwas Düsteres, Verschlossenes" habe. Heinrich Damerow, Bericht über die Irrenheilanstalt zu Siegburg im August und September 1830, veröffentlicht von Heinrich Lähr, in: Festschrift anlässlich des fünfzigjährigen Bestehens der Provinzial-Irren-Anstalt zu Nietleben. Leipzig 1897, S. 11–60 hier S. 53, berichtete, dass Jacobi „keine lebhaft hervortretende Persönlichkeit" besessen habe. Das attesierte ihm auch sein Schüler und späterer Hildesheimer Anstaltsdirektor Snell. Ludwig Snell, Zur Erinnerung an Maximilian Jacobi. In: Allgemeine Zeitschrift für Psychiatrie 28, 1872, S. 415–424.) hier S. 416. Vgl. ferner Herting, Die erste rheinische Irrenheilanstalt, S. 5, Pelman, Erinnerungen, S. 15.

113 Roller dagegen bot seinem Stellvertreter einen größeren Freiraum, siehe dazu Ansorge.

114 Schmiedebach hat am Beispiel der psychiatrischen Abteilung an der Berliner Charité zwischen 1810 und 1850 unlängst darauf hingewiesen, dass eine Sichtweise, die bloß die die Disziplinierung der Patienten fokussiert, nicht ausreiche und dagegen die drei Stränge, erstens die Internierungs- und Diszplinierungspraxis, zweitens der Erziehungsbegriff und drittens die medizinisches Disziplin berücksichtigt werden müssten. Schmiedebach, Die Psychiatrie, S. 112.

2.1.2. Von Standesdünkel und sozialer Distanz: Begegnungen zwischen „Heilern" und Patienten

Die fehlende psychiatrische Ausbildung der jungen Mediziner an den Universitäten bis in die zweite Hälfte des 19. Jahrhunderts sollte neben Studienreisen zu verschiedenen renommierten in- und ausländischen Anstalten durch eine Assistenzzeit bei einem bekannten Irrenarzt kompensiert werden. Die Siegburg kann in dieser Hinsicht als eines der Institute angesehen werden, an denen eine Assistenztätigkeit als Sprungbrett auf eine spätere Anstaltsdirektorenstelle fungierte.[115] Dem zweiten Arzt kam dort als Stellvertreter des Direktors die Kontrolle des Wärterpersonals sowie die Leitung der Anstalt zu, wenn sich der Direktor auf Reisen befand.[116] Er, wie auch die ärztlichen Assistenten und Volontäre, nahmen an den täglichen morgendlichen und abendlichen Visiten teil. Den Assistenten kam die Führung der „Tagebücher" eines jeden Patienten zu, bei denen Verlauf und „Besonderheiten" der Krankheit notiert wurden.[117] In den ersten Jahren des Bestehens der Siegburg führte Jacobi selbst die Tagebücher seiner Patienten und verfasste auch die ausführlichen Krankengeschichten selbst.[118] Im Zuge des vermehrten Zustroms von Patienten und der Einrichtung von Assistenten- und Volontärstellen deligierte er diese Aufgabe an seine Mitarbeiter.[119] In Hofheim dagegen sind in den Krankenakten erst ab der zweiten Jahrhunderthälfte standardmäßig Journalblätter vorhanden. In diesen wurden Krankenuntersuchungen sowie Behandlungs- und Verlaufsprotokolle verzeichnet.[120] Insofern sind dort Einblicke in den Anstaltsalltag anhand der Akten für die

---

115 Vgl. die Karrieren von Franz Richarz, Carl Pelman, Berhard von Gudden und Wilhelm Sander. Sie leiteten später alle entweder ihre eigene Privatanstalt, wie Franz Richarz, oder bekannte öffentliche Anstalten.

116 Jacobi, Ueber die Anlegung, S. 327.

117 Typische Tagesverläufe an der Siegburg wurden von Pelman und Damerow beschrieben, Pelman, Erinnrungen, S. 17–38, Damerow, Bericht.

118 Siehe bspw. LVR Siegburg, No. 117, Catharina M. (1825–1827), No. 259, Sybilla K. (1826–1838), No. 14826, Agnes S. (1828–1840), No. 15179, Herz M. (1829–1833), No. 14819, Elisabetha S. (1828–1835), No. 892, Charlotte P. (1829–1834), No. 1075, Katharina B. (1828–1840), No. 1606, Gustav S.

119 Siehe dazu das Verzeichnis der Ärzte in Siegburg, Herting, Die erste rheinische Irrenheilanstalt, S. 71–76, sowie ders., Carl Wigand Maximilian Jacobi, S. 111–127. Demzufolge hatte Jacobi in den ersten Jahren nur einen ärztlichen Assistenten, mit Birds Eintritt in die Siegburg am 1.1.1830 dann einen zweiten Arzt.

120 Amelung führte bei seinem Amtseintritt ein Verzeichnis der Hospitaliten ein, worin Aufnahmedaten, Diagnose und andere Basisdaten vermerkt wurden. Die Krankenakten der ersten Jahrhunderthäfte enthalten lediglich den Taufschein sowie behördlichen Schriftverkehr und ein ärztliches Gutachten. Vgl. dazu auch Sahmland, Anstaltsleben in Hofheim.

erste Jahrhunderthälfte, im Gegensatz zum Siegburger Alltag, nur sporadisch möglich.[121] Die Siegburger Ärzte und die beiden Anstaltsgeistlichen trafen sich in regelmäßigen Abständen zu den sogenannten Konferenzen, bei denen ausgewählte Krankengeschichten besprochen wurden. Nach dem Vortrag einer jeden Krankengeschichte erläuterte der Vortragende die Diagnose, die Prognose und einen Therapievorschlag, die „Cur".[122] Unter den Krankengeschichten wurde dann jeweils das Ergebnis der Konferenz notiert und festgehalten, ob der Behandlungsvorschlag angenommen oder modifiziert worden war. Obwohl in einigen Fällen Diagnose und/oder Prognose und vorgeschlagene Intervention verändert wurden, scheinen die Ausführungen in der Mehrzahl der Fälle die Zustimmung des Direktors gefunden zu haben. In den meisten Fällen wurde ein schlichtes „einverstanden" notiert, bzw. die Kurmethode in leicht modifizierter Form wiederholt und zusätzlich in das Krankenjournal des Patienten eingetragen.[123] Die Akzeptanz des Direktors verwundert nicht, da die Krankengeschichten in Aufbau und Form der Vorgabe des Direktors folgten. Bis in die 1840er Jahre gab es dafür vorgedruckte Formulare, so dass sich auch ein ungeübter Arzt bei der Ausgestaltung der Krankengeschichte nach den vorgezeichneten Kriterien richten konnte.[124]

Im Folgenden soll es weniger um den Aufbau der Krankengeschichte als um ihre Rolle bei der Gestaltung des Arzt-Patient-Verhältnisses gehen. In der Forschung wurde darauf hingewiesen, dass die detaillierte Aufzeichnung aller psychischen und physischen Merkmale, die einen Hinweis auf die Verursachung und den Ausbruch der Erkrankung bieten könnten, schon durch

---

[121] Nur durch Korrespondenzen zwischen Arzt und Angehörigen, in Konfliktfällen mit den Behörden etc. kann mittelbar das Leben in der Anstalt rekonstruiert werden.

[122] Pelman hat eindrücklich beschrieben, dass das Verfassen der Krankengeschichten und insbesondere die Diagnosestellung den jungen Ärzten, aus Gründen, die im zweiten Kapitel erläutert wurden, oftmals schwer fiel. So hatten Pelman zufolge, „für die Herren Volontärärzte [...] die Tage der Konferenz vielfach einen bitteren Beigeschmack und sie sahen ihnen mit einer gewissen Unruhe entgegen, die sich erst dann zu legen pflegte, wenn sie auf die eine oder andere Weise in Besitz einer annehmbaren Diagnose gelangt waren." Siehe Pelman, Erinnerungen, S. 22.

[123] Bei Anton B. bspw. wurde die Krankengeschichte von Dr. Erlenmeyer am 11.11.1845 mit einem schlichten „wie vorgeschlagen zu versuchen", angenommen, ein zusätzlicher Schulunterricht für den 22-jährigen Schumachergesellen jedoch als „doch für zweckmäßig" gehalten. In dieser Form gestalteten sich alle Krankengeschichten; sie waren auch jeweils erst kurz vor der Konferenz verfasst worden, so dass sie den aktuellen Stand des Patienten berücksichtigen konnten. Siehe LVR Siegburg, No. 497, Anton B.

[124] Zur Ausgestaltung der ärztlichen Gutachten, die durch ihre ausführliche körperliche Untersuchung die Krankheitsauffassung Jacobis widerspiegelte, siehe Kapitel VI., von der Verursachung des Irreseins.

die dafür nötige intensive Begegnung zu einem engeren Verhältnis zwischen Untersucher und Untersuchtem geführt habe.[125] Da die Individualität der Patienten und die persönliche Entstehungsgeschichte der Störung nach dem Konzept der psychischen Ärzte eine bedeutende Rolle einnahm, war eine ausführliche Exploration der vermeintlich entfernten (remotae) und der näheren (proximae) Ursachen unerlässlich.[126] Schon die Ausführlichkeit der Krankengeschichten, die bis in die 1850er Jahre zwischen sechs und zwanzig Seiten betrugen,[127] zeugt von dem dafür notwendig zeitaufwendigen Kontakt zwischen Arzt und Patient. Zum einen musste der Arzt unter Zuhilfenahme des Fragebogens einen ausführlichen anamnestischen Bericht abliefern, zum anderen eine detaillierte Zustandsbeschreibung, den „status praesens" des Betroffenen. Diese Begegnungen zwischen den Ärzten, die, der Anstaltspopulation entsprechend, zumeist Patienten untersuchten, die einer anderen sozialen Schicht entstammten und einen geringeren Bildungsstand aufwiesen,[128] liefen jedoch nicht immer ohne Komplikationen ab. Zwar offenbarten die Berichte der Ärzte gegenüber vormalig einflussreichen und gebildeten Patienten, wie bei dem ehemaligen Baseler Gerichtspräsidenten und Fabrikbesitzer Lucas P. sichtbaren Respekt.[129] Dessen zeitweilig zum Vorschein kommende „verbindliche Art der Unterhaltung und die gewählte Ausdrucksweise", verrieten, so der sichtlich beeindruckte Assistent Heinrich, dass es sich bei Lucas P. um „einen Mann von Welt" handele, der noch „die

125 Kutzer spricht von der „kommunikative[n] Nähe," zu der Jacobis Vorgehensweise, Sammeln und Ordnen aller in Frage kommenden physischen und psychischen Merkmale des Patienten, zwischen ihm und seinen Patienten führte, Kutzer, „Psychiker", S. 46. Dies darf aber nicht mit einem Eingehen auf die Psychodynamik bei der Enstehung der Störung gleichgesetzt werden. Es ist schon hervorgehoben worden, dass Jacobi die somatischen Faktoren viel stärker gewichtete als die psychischen.

126 Amelung, Zur psychiatrischen Klinik, S. 2–4. Die entfernte und die nächste Ursache entsprechen in etwa den heutigen Kategorien der Ätiologie und der Pathogenese, vgl. Roelcke, Krankheit, S. 38, wonach die Genese dieser Kategorien ein Forschungsdesiderat darstelle.

127 Bernhard A.'s Krankengeschichte von 1842 betrug acht eng beschriebene Seiten und lag damit durchaus im Durchschnitt zu Jacobis Amtszeit. Die Krankengeschichte von Dr. Richarz zu Georg von G. dagegen gehörte 1835 mit 28 eng beschriebenen Seiten zu den sehr ausführlichen. Vgl. LVR Siegburg, No. 664, Bernhard A. (1842–1843), No. 642, Georg von G. (1835–1841).

128 Burkhardt verweist darauf, dass die meisten Ärzte aus Beamtenfamilien kamen. Sie bezieht sich auf die Untersuchung Dörners, Bürger, die allerdings nicht als repäsentativ angesehen werden kann. Zur sozialen Herkunft siehe auch Huerkamp, Die preußisch-deutsche Ärzteschaft.

129 LVR Siegburg, No. 386, Lucas P. Er wurde im Juni 1847 im Alter von 59 Jahren auf Verlangen seiner Familie aufgenommen und starb im Februar 1848 in Siegburg.

Überreste entschwundener Größe" zeige.[130] Ihm, wie auch anderen zahlungkräftigen Pensionären, wurden Ausfahrten, Musikgesellschaften und andere, der bildungsbürgerlichen Kultur entsprechende Beschäftigungsmöglichkeiten geboten.[131]

Ähnlich war es auch in Hofheim: Hier wurde Patienten, wie 1856 dem früheren Hofopernsänger Carl Hermann B., seitens der Ärzte ein gesteigertes Interesse entgegen gebracht.[132] Er, wie auch die anderen Pensionäre, erhielten alle gewohnten bürgerlichen Beschäftigungs- und Freizeitgestaltungsmöglichkeiten.[133] Durch nachmittäglichen Kaffee und Kuchen, durch geeignete Lektüre und ein Zimmer in der Nähe des Direktors wurde versucht, ihm den Aufenthalt so angenehm wie möglich zu gestalten und die gewohnte Lebensweise aufrecht zu erhalten.[134] Abgesehen von dieser mit ungefähr zehn Prozent verhältnismäßig geringen Zahl bürgerlichen Patienten[135] rekrutierte sich die Anstaltsklientel zumeist aus den, dem Kleinbürgertum zuzurechnen-

---

130 LVR Siegburg, No. 386, Lucas P., Krankengeschichte vom 24. Juni 1847 von Dr. C.B. Heinrich. Er wurde mit der Diagnose Verrücktheit eingeliefert, nachdem er kurz zuvor einen „Schlagfluß" erlitten hatte. Heinrich attestierte ihm eine „Hirnlähmung."

131 Siehe Einträge in das Krankenjournal der Pensionäre, dort wurden Ausfahrten, die Kaffeegesellschaft , Land- und Schlittenpartien und das Verhalten der Patienten bei diesen Gelegenheiten vermerkt, wie bei Lucas P. (1847–1848) und Gertrud C. (1875–1876), LVR Siegburg, No. 386 und 1567.

132 HStAD, G 16 A, Nr. 5198. Carl Hermann B. wurde im Juni 1856 in Hofheim eingewiesen, nach dem er wegen melancholischer Anfälle zuvor schon zeitweilig im Hospital in Darmstadt und in Eichberg versorgt worden war.

133 Zur bürgerlichen Lebenskultur siehe auch Manfred Hettling/Stefan-Ludwig Hoffmann, Einleitung: Zur Historisierung bürgerlicher Werte, in: Dies. (Hg.), Der bürgerliche Wertehimmel: Innenansichten des 19. Jahrhunderts. Göttingen 2000 S. 7–21, sowie Thomas Nipperdey, Deutsche Geschichte 1800–1866. Bürgerwelt und starker Staat. München 1998 hier S. 255–271, für die Zeit des Kaiserreichs siehe Volker Ulrich, Die nervöse Großmacht 1871–1918. Aufstieg und Untergang des deutschen Kaiserreichs. Frankfurt/Main 1999 hier S. 279–297. Zur Ausstattung der Hofheimer Anstalt mit Musikinstrumenten, einer abonnierten Zeitung, sowie Brettspielen, einer Lesebibliothek und anderen Freizeitgestaltungsmöglichkeiten, siehe Ameling, Summarische Uebersicht über den Bestand, 1847, S. 50 f.

134 Ebd. Einträge im Pflegebericht vom Oktober 1859, sowie ein Brief von Frau B. am 25. Juni 1856, worin sie sich für „ein freundliches Zimmer [...] in Ihrer [des Direktors, S.B.] Nähe" bedankte. Siehe auch Carl B. in Hofheim, der zuvor in der Privatanstalt Göppingen versorgt worden war. Ihm schickte sein Bruder Zigarren, Hemden und neue Anzüge. Auch er erhielt im Laufe seines Aufenthalts ein eigenes Zimmer, da sein Bruder einen Beitrag zur Verpflegung beisteuerte, StAD, G 16 A, Nr. 5806, Carl B. (1862–1874), Briefe des Bruders vom März 1866 und Juni 1866.

135 In Siegburg waren 10 Prozent der Betten für die sogenannten Pensionäre reserviert. In Hofheim war der Prozentsatz der bürgerlichen Schichten etwas geringer. Siehe dazu auch Kapitel II, zur Funktion Hofheims, im Gegensatz zum 1866 eröffneten Heppenheim, eine eher ärmere Klientel zu versorgen.

den Handwerkern sowie Bauern und Dienstboten.[136] Bei diesen kam die soziale Distanz zwischen den Ärzten und ihren Patienten zum Vorschein und zwar gerade in den Situationen, bei denen sich die Patienten, nach Meinung der Ärzte, nicht ihrer jeweiligen Herkunft entsprechend verhielten. Besonders diejenigen Handwerker,[137] deren Familien wirtschaftlich aufgestiegen waren und sich deshalb auch die Versorgung in einer höheren Klasse leisten konnten, stießen auf den Unwillen einiger Anstaltsärzte. Letztere hätten sich, wenn sie nicht auf private finanzielle Rücklagen zurückgreifen konnten, schon wegen ihres geringen Gehaltes eine derartige Versorgung im Krankheitsfalle nicht leisten können.[138] Sie wären, wie andere unbemittelte, aber (akademisch) gebildete Patienten, darauf angewiesen gewesen, ihres Bildungsprivilegs wegen zu den höheren Ständen gerechnet und somit bei den Pensionären untergebracht zu werden.[139] So erregte der Buchdrucker Wilhelm P. aus St. Johann bei Saarbrücken, dessen Familie „bemittelt genug" sei, eine „ansprechende Verpflegung auf eigne Kost zubestreiten," den Un-

---

136 Vgl. die Angaben zur Anstaltsklientel in Hofheim und Siegburg. Amelung, Summarische Uebersicht, 1847, S. 44, Jacobi, Aerztlicher Bericht, 1847, S. 421.

137 Zur Vielfalt der handwerklichen Berufe um 1800 und des mit verschiedenen Berufszweigen einhergehenden Ansehens, siehe Jürgen Kocka, Weder Stand noch Klasse. Unterschichten um 1800 (Geschichte der Arbeiter und der Arbeiterbewegung in Deutschland seit dem Ende des 18. Jahrhunderts 1). Bonn 1990. Die Mehrheit der Handwerker und Kleinhändler, die zuvor dem Stadtbürgertum angehört hatten, verloren im Laufe des 19. Jahrhunderts an ökonomischer und gesellschaftlicher Bedeutung, siehe für einen Überblick, Nipperdey, S. 210–219, Ulrich, S. 290–296. Zur Situation im Kaiserreich siehe Hans-Ulrich Wehler, Deutsche Gesellschaftsgeschichte. Bd. 3. Von der „Deutschen Doppelrevolution" bis zum Beginn des Ersten Weltkrieges 1849–1914. München 1995 hier S. 751.

138 Der zweite Arzt der Anstalt verdiente 1834 450 Reichstaler und erhielt 173 Taler zusätzlich für Kost und Logis, die Assistenten 150 Taler Grundgehalt mit zusätzlichen 111 Talern Kost und Logis. Für einen Penionärsplatz in Siegburg musste eine jedoch Familie bis zu 600 Taler zahlen, ein Normalversorgter kostete der Provinz 175 Taler jährlich, siehe Jacobi, Ueber die Anlegung, S. 407–439.

139 Jacobis Hausordnung sah vor, dass u. a. in Abhängigkeit ihrer „Bildungsstufe" den Patienten der Versammlungssaal für Gespräche, Musizieren, Billard und sonstigen Aktiväten offen stünde. Auch müssten bei der Beköstigung die früheren Lebensverhaltnisse berücksichtigt werden, da bei den Personen aus den höhern Ständen auf eine leicht bekömmliche und abwechslungsreiche Nahrung und auf tägliche Fleischspeisen geachtet werden müsse. Jacobi, Ueber Anlegung, S. 368 und S. 191. Nipperdey hat darauf hingewiesen, dass im Vormärz noch nicht die finanziellen Ressourcen über den sozialen Status wesentlich mitentschieden, sondern dass bspw. bei den Beamten deren Nähe zur Macht und ihre Bildung entscheidend waren. Die Gruppe der freien Berufe, darunter auch die Ärzte, hatten zwar Teilhabe am Bildungsprivileg, allerdings nicht am Amtsprivileg, S. 260. Diese Regelungen zur Unterbringung richteten sich allerdings maßgeblich nach dem Verhalten der Betroffenen in der Anstalt, wie in dem Kapitel VII. zur Klassifikation in der Anstalt ausgeführt wird.

mut des über ihn berichtenden Arztes.[140] In seiner Krankengeschichte, die am 3. März 1844 in der Konferenz besprochen wurde, attestierte ihm der Arzt, dass der Patient erkennen lasse, in St. Johann den „größten Theil seines Lebens als bemittelter Handwerksmann zugebracht" zu haben. In „seinen Ansichten herrscht [nämlich, S. B.] ganz diese phalbürgerliche Überschätzung des Geburtsorts, der in jeder Beziehung als Muster aufgestellt" würde. Ferner vertrete er „dieselben Ansichten einer Jugend, die sich auf der Mittelstraße hält, diesselben Ansichten von Pflicht und Recht, die sich in dem dort üblichen Sprichworte: ‚Jedem das Seinige, zuerst mir das Meinige', charakteristisch offenbaren, dieselbe Hartnäckigkeit in der Behauptung der vom Subjecte angenommenen Lehrsätze, dieses [...] Festhalten an geglaubten Rechten, dieselbe Anhänglichkeit an das Hergebrachte, dieselbe Liebe an die Familie und die Vaterstadt."[141]

Noch negativer als solch eine „Bornirtheit der Ansichten"[142] wie bei Wilhelm P., wurde der Versuch einiger Patienten bewertet, sich eigenständig weiter zu bilden. Dementsprechend erklärte Dr. Hochgesand, der Spitalarzt in Mainz, die Ursache des an „Größenwahn mit zeitweiligen Tobsuchtsanfällen" leidenden Tagelöhners Carl B. folgendermaßen: „Pat[ient] hat bei einer vernachlässigten Jugendbildung offenbar später mancherley gelesen und zu lernen gesucht, was er nicht zu bewältigen vermochte, woraus jener eigenthümliche Geisteszustand resultirte, der sich oft bei Halbgebildeten findet, und das auch seiner Selbstüberschätzung zu Grunde liegen mag."[143] Diese nicht standesgemäße intellektuelle Betätigung ist jedoch weder mit der einige Jahrzehnte später in bürgerlichen Kreisen aufkommenden Zivilisationskritik zu verwechseln,[144] noch mit dem im 19. Jahrhundert in bürgerlichen Kreisen beliebten Topos der „gefährlichen Lektüre" gleichzusetzen. Letzterer wurde gerade bei jungen bürgerlichen Sprösslingen, Frauen wie Männern wahrgenommen und mitunter als krankheitsverursachendes Moment angeführt.[145] Bei den kleinbürgerlichen Schichten ging es dagegen um

---

[140] LVR Siegburg, No. 652, Wilhelm P. Er wurde im Januar 1844 28-jährig auf Verlangen seiner Familie nach Siegburg gebracht. Bericht des einweisenden Arztes Dr. Jordan aus Saarbrücken von 22. Januar 1844.

[141] Ebd. Im Dezember desselben Jahres wurde er dieser als „unheilbar" an „Wahnsinn mit periodischer Aufregung und Hinneigung zur Manie" leidend, seiner Familie zurückgegeben. Krankengeschichte vom 3. März 1844, ohne Unterschrift.

[142] Ebd.

[143] HStDA, G 16 A, Nr. 5627. Carl B. wurde 1868 in Hofheim aufgenommen und verstarb dort innerhalb von zwei Monaten. Gutachten des einweisenden Arztes.

[144] Vgl. Roelcke, Krankheit und Radkau, Das Zeitalter.

[145] Bei dem 25-jährigen Kaufmann Heinrich B. wurde 1834 vom einweisenden Arzt die Störung auf „erbliche Anlage, fehlerhafte Erziehung, Romanlesen [und] unbefriedgter sexueller

die vermeintlichen Gefahren des Emporstrebens und damit einhergehend dem Versuch, den einfachen Lebensverhältnissen durch Arbeit und Weiterbildung zu entkommen. Dies wurde im etablierten Bildungsbürgertum, dessen Bildungsanspruch als das Mittel der sozialen Distinktion fungierte, ungern gesehen.[146] So hielt man die intellektuelle Überforderung mitunter für die Ursache der Störung. 1836 übernahm der Siegburger Anstaltsarzt die Angaben des einweisenden Arztes Dr. Wolff, dass der 23-jährige Schneider Johann Matthias S. „schon früh ein Streben offenbarte, eine höhere Stufe im bürgerlichen Leben einzunehmen."[147] Obwohl der Arzt das „falsche Streben" des Patienten nicht „tadeln" wolle, und es „der Unzufriedenen manche giebt, deren Unzufriedenheit auf einen höheren Grad gestiegen ist [...] [und] nicht irre geworden sind", so könne „bei einem ohnehin schwachen Geist, wie [er] [...] beim Pat[ienten] in Folge seiner mangelhaften buergerlichen Entwicklung u[nd] des Nervenfiebers" vorhanden sei, sich ein solches Streben auf die Störung begünstigend auswirken.[148] Auch bei dem 18-jährigen Kain Isaak C. mutmaßte der berichtende Arzt, dass „vielleicht [die] beginnende bürgerl[liche] Selbstständigkeit" als Auslöser seiner „Tobsucht" angesehen werden könne.[149]

Geschlechtstrieb" zurückgeführt. Das Lesen „unpassender" Werke wurde zumeist als ein Kriterium unter vielen genannt, siehe dazu Kapitel VI. In der Forschung ist dies in Kontext der Individualisierung und der „Entdeckung des Ich" untersucht worden. Siehe dazu auch die Lektüre von Ludwig G. (1842–1843), der den ganzen Winter über nach einer überstandenen Lungenentzündung das Bett hüten musste. Deshalb „beschäftigte er sich [...] mit Lesen, und verfiel unglücklicher Weise auf Anatomie und Psychologie der Menschen u[nd] einer Naturgeschichte". Diese Lektüre schien, so der einweisende Arzt, „seine Phantasie krankhaft rege zu machen." Auch wenn die Anstaltsärzte diese Angaben oftmals nur in den anamnestischen Bericht übernahmen, ohne die These des einweisenden Arztes zu bekräftigen, so wurde jedoch durch „geeignete" Lektüre gegengesteuert. Siehe zur gefährlichen Lektüre auch Christina Vanja, Verführerische und gefährliche Lektüre – ein ‚altes Medium' im Diskurs der Frühen Neuzeit, in: Historische Anthropologie 12 (3). 2004 S. 373–396, Nolte, Gelebte Hysterie.

146 U.a. hat Ulrich darauf hingewiesen, dass sich der elitäre, auf die „Bildung" berufende Distinktionsanspruch im Bildungsbürgertum des Kaiserreichs gerade deshalb um so weniger aufrecht erhalten ließ, desto größere Anteile der emporstrebenden kleinbürgerlichen Schichten, dem traditionellen akademischen Bildungsbürgertum Konkurrenz machten, Ulrich, S. 285–97. Zum Bildungsanspruch siehe Georg Bollenbeck, Bildung und Kultur. Glanz und Elend eines deutschen Deutungsmusters. Frankfurt a. Main/Leipzig 1994 hier S. 160–225.

147 LVR Siegburg, No. 617, Johann Matthias S. (1835–1837). Die Krankengeschichte, die am 15. August 1836 in der Konferenz abgesegnet wurde, rekurrierte dabei auf den Bericht des Kreis Physikus Dr. Wolff aus Koblenz.

148 Ebd.

149 LVR Siegburg, No. 114, Kain Issak C. wurde im März 1875 in Siegburg aufgenommen, die er im November desselben Jahres als gebessert verließ. Zu den Schwierigkeiten jüdischer Patienten siehe auch den Abschnitt über die Stigmatisierung in der Anstalt.

Allerdings wurden diese Vorbehalte nicht in jedem Fall so explizit gemacht. So bei dem Schneidersohn Heinrich S. 1837.[150] Obwohl er von seiner Umgebung als „ein zwar gutmühtiger aber ganz beschränkter Mensch" aufgefallenen sei, „nährte er von seinem 18ten Jahr an den Wunsch, Geistlicher zu werden." Doch habe er sich damit überfordert, da, wie der in Siegburg über ihn berichtende Dr. Richarz weiter ausführte, „seine damaligen Commilitonen versichern, daß die Lehre des Herrn seinen Kopf verwirrt [...] und einen gewissen Stolz und Dünkel bei ihm erzeugt habe."[151] Das Seminar nach Beendigung seines Studiums habe er allerdings derart schlecht bestanden, dass ihm anfänglich eine Vikarstelle versagt wurde. Von da an habe sich mit zeitweiligen Unterbrechungen ein „Misstrauen gegen alle Menschen" und die „fixe Idee" entwickelt, „dass er Uebeles gethan habe und deshalb von der Polizey verfolgt werde." Sein aktueller Zustand zeichne sich dadurch aus, dass er „ein großes Vertrauen in seine Fähigkeit" besäße und „über seine Unfähigkeitserklärung im Examen als über etwas sehr ungerechtes" berichte. Auch „spricht [er] fast nur von den Äußerlichkeiten seines Berufes, und weiß nicht daß ihm auch früher höhere u[nd] edlere Beziehungen seines Standes [...] am Herzen gelegen haben."[152] In der Anstalt wurde deshalb – allerdings vergeblich – dafür Sorge getragen, dass er durch geeignete Beschäftigung und Schulung „zur Ordnung und Anstrengung an[ge]halten" würde und „wenn es nöthig ist bestraft werde."[153] Er wurde daraufhin bei Unwillen durch Entzug der Nahrung zu Schreibtätigkeiten angehalten und bei Fehlern zur Rede gestellt.[154] Dabei stellte Dr. Richarz keine psychische Wiederherstellung, sondern nur eine „Besserung" in Aussicht. Dies lasse sich schon dadurch prognostizieren, dass „der Kranke nach allen Nachrichten sehr arm an Geisteskraft immer gewesen seyn soll."[155]

Doch nicht nur nicht standesgemäße Wünsche und deren mögliche Folgen konnten eine merkliche Distanz zwischen Arzt und Patient herstellen, auch

---

150 LVR Siegburg, No. 621, Heinrich S. Er wurde 36-jährig im Oktober 1837 mit einer Freistelle aufgenommen und im Oktober 1840 als „ungeheilt" entlassen.

151 Ebd., Krankengeschichte Dr. Richarz vom 15. August 1837, die Anamnese von Richarz gibt die Angaben des einweisenden Arztes, des Stadtphysikus Dr. Wendorf vom 6. April 1837, wieder.

152 Ebd.

153 Ebd. Kurvorschlag von Dr. Richarz, der am 21. August 1837 angenommen wurde.

154 Ebd. Im Juni 1837 wurde im Journal notiert, nachdem er „sehr fehlerhaft" übersetzte und sich auch sonst nicht beschäftigte. „Machte gestern seine Aufgabe nicht fertig auch trotz der angedrohten u[nd] verwirklichten Strafe, Entziehung des Essen." Seine Übersetzungsleistungen wurden zumeist als „außerordentlich schlecht" und „falsch" beurteilt. Im Oktober 1838 „Entschuldigt sein schlechtere Uebersetzen während der letzten Wochen mit Unwohlseyn."

155 Ebd.

das Gegenteil, die „Bildungslosigkeit“ bzw. die „rohe Erziehung“ einiger Patienten wurde von den Ärzten negativ konnotiert. Bei der 43-jährigen Tagelöhnerin und Nachtwächterehefrau Eva B. aus Wiesenbach wurde von dem gutachtenden Arzt Dr. Pfeffer 1851 deren „rohe Erziehung, ohne Geistesbildung“ als ein verursachendes Moment herausgestellt.[156] Dem 41-jährigen Tagelöhner Anton H. attestierte Dr. Nitzsch im August 1848 in Siegburg, dass dieser psychisch „eine große Starrheit seiner Ueberzeugungen, ein für Gründe unzugängliches Festhalten an den eigenen Meinungen, wie es indeß häufig in relativer Gesundheit bei Leuten beschränkten Verstandes und geringer Bildung vorkommt“, offenbare.[157] Positiv dagegen wurde über solche Patienten berichtet, die sich ihren Stand entsprechend benahmen[158] und deren Störung anscheinend ohne eigenes Verschulden entstanden sei. Letzteres, ein Topos, der von den Familien der Betroffenen gerne forciert wurde, wurde auch dem erwähnten Anton H. zugute gehalten. Der einweisende Arzt berichtete ausführlich über die desolate wirtschaftliche Lage des Betroffenen und über die „Spöttereien“, denen er seitens seiner Kollegen am Hafen ausgesetzt gewesen sei. Letztere hatte seine Frau als Hauptgrund der Störung angegeben.[159] In Siegburg wurde in seinem „Curplan“ unter der Rubrik Regimen „öfters freundliche[r] Zuspruch“ vermerkt.[160]

Zusammenfassend kann festgehalten werden, dass die Beziehung zwischen dem Arzt und seinem Patienten durch eine Vielzahl von Faktoren bestimmt wurde, die zum einen von Merkmalen der berufsspezifischen Situation der Psychiatrie und deren Vertretern und ihrem jeweiligen Verständnis von Heilung geprägt war. Zum anderen wurde das Verhältnis auch maßgeblich von dem Zusammentreffen von Personen bestimmt, die zumeist verschiedenen sozialen Hintergründen entstammten. So konnte das Verhältnis

---

156 HStAD G 16 A, Nr. 5066, Eva B. Sie wurde am 15. März 1851 wegen „Wahnsinn mit delirium, mit Zerstörungs- und Tobsucht“ in Hofheim aufgenommen und verstarb dort knapp zwei Wochen später. Gutachten von Dr. Pfeffer vom 17. Februar 1851.

157 LVR Siegburg, No. 14825, Hoffmann, Anton (1848–1848), als „unheilbar“ in die Pflegeanstalt St. Thomas gebracht worden.

158 Trotz der wachsenden räumlichen und sozialen Mobilitat im 19. Jahrhundert, die während der Reformzeit mit einer langsamen Abkehr von der Ständegesellschaft zur bürgerlichen Gesellschaft einherging, zeigten sich klare Grenzlinien zwischen den gesellschaftlichen Schichten, die an die traditionelle Ständegesellschaft erinnerten. Wie die Anstalt als verdichtetes Abbild der Gesellschaft, zeigte sich dort ein „starker Überhang der ständischen Gesellschaft“, NIPPERDEY, S. 255. Siehe dazu auch Kapitel VII. zur Klassifizierung in der Anstalt und zu den Anzeichen der Genesung.

159 Ebd. Gutachten des einweisenden Arztes vom Juli 1848.

160 Ebd. Der „Curplan“ setzte sich zumeist aus Diät, Regimen sowie innerliche und äußerliche physikalische Therapie zusammen.

durch standesspezifische Vorurteile beeinflusst werden, die dazu führten, dass der Arzt seinen Werte- und Bildungshorizont zum Maßstab nahm, den Patienten den eigenen Vorstellungen gemäß zu erziehen. Die Verständigung wurde dann erleichtert, wenn Arzt und Patient einem ähnlichen Hintergrund entstammten bzw. sich ihrem „Stand" entsprechend verhielten.[161] Zugleich erscheint es wesentlich, die den psychischen Störungen inhärente Schwierigkeit zu berücksichtigen, dass mit rein körperlichen Diagnosemethoden die Ursache der Erkrankung kaum umfassend eruiert werden konnte. Es ist darauf hingewiesen worden, dass die Anstalt bis in die zweite Hälfte des 19. Jahrhunderts den Ort darstellte, an dem und durch den die psychischen Ärzte ihr Fach als Teildisziplin der Medizin etablierten. Sie galt Foucault zufolge als Formationsort verschiedener Diskursstränge: des klinisch-klassifikatorischen Diskurses und der Frage nach der Nosologie der Krankheitsarten sowie des anatomisch-pathologischen Diskurses und des Versuchs, ein organisches Korrelat der Störungen ausmachen zu können.[162] Dieses medizinische Wissen, das im Bereich der Körpermedizin im Laufe des 19. Jahrhunderts durch die Verwendung diagnostischer Hilfsmittel bei körperlichen Untersuchungen der Patienten zu einer immer größeren Unabhängigkeit des Untersuchers von den Aussagen des Untersuchten führte,[163] ließ sich jedoch in der Psychiatrie in dieser Form nicht etablieren. Dort waren die Ärzte, wie im Kapitel zu den Einweisungen ausgeführt wurde, auf die Berichte von Familien und Bekannten angewiesen, um sich ein umfassendes Bild der Entstehung der Störung machen zu können.

Die Entwicklungsgeschichte der Erkrankung und damit die Biographie des Patienten nahmen somit einen entscheidenden Stellenwert bei der Anamneseerhebung wie auch in der Behandlung der Patienten in der Anstalt ein. Foucault hat darauf hingewiesen, dass sich deshalb die Macht der Psychiatrie nicht aus einem spezifischen Wissen speiste, sondern es um ein „Wissen an sich" ging, das heißt konkret, über alle Einzelheiten der Person und ihrer Entwicklung innerhalb der Anstalt und vor seiner Aufnahme informiert zu sein.[164] Um an dieses Wissen zu gelangen, konnten sich die Ärzte jedoch

---

[161] Für einen weiteren Aspekt, der die Beziehung mitbestimmte, die Anerkennung des Arztes als Arzt, das Agieren des Patienten und seine „Lenkbarkeit", siehe das Kapitel zur Klassifikation in der Anstalt.

[162] Foucault, Die Macht, S. 194–196.

[163] Siehe dazu Lachmund, Der abgehorchte Körper.

[164] Foucault, Die Macht, S. 263–270. Es sei das Wissen, so Foucault, das Macht über den Patienten verleihe, gleichgültig welcher Art das Wissen sei, da die Behandlung ohnehin nicht auf medizinischen Wissen gegründet gewesen sei. Foucault unterscheidet dabei fünf Kennzeichen des Wissens: erstens, über den Patienten unterrichtet zu sein, in dieser Hinsicht spiele die Information der Familie eine wesentliche Rolle. Zweitens, die ärztliche Befragung so zu leiten, dass

nicht nur auf Aussagen der Umwelt berufen, sondern es ging zusätzlich darum, Informationen von dem Patienten selbst zu erhalten.[165] In dieser Hinsicht spielte das Vertrauen des Patienten in den Untersuchenden eine wesentliche Rolle, ging es doch darum, die persönliche Lebensgeschichte preiszugeben.[166] Die Frage danach, wem die Erforschung der Lebensgeschichte der Patienten zukam, weist auf einen weiteren Aspekt in der Beziehungskonstellation an den Anstalten hin. Bei Foucault war es eindeutig der Arzt, der sich der Biographie des Betroffenen widmen sollte, um dabei das pathologische Moment zu ermitteln. In den deutschen Anstalten und insbesondere an der Siegburg nahmen jedoch die Anstaltsgeistlichen, die in der historischen Forschung bislang ein Schattendasein geführt haben,[167] einen nicht unbeträchtlichen Stellenwert ein. Sie erlangten durch ihre psychologischen Berichte über die Patienten einen wesentlichen Einfluss auf die Erforschung und Behandlung der Betroffenen.[168] Allerdings zogen sie damit auch den Unmut ei-

---

der Patient nicht merke, dass der Arzt für nötige Informationen auf seine Angaben angewiesen sei. Dafür hatten die Ärzte eine kanonische Reihenfolge von Fragen an den Patienten gerichtet. Drittens das Anlegen der Dossiers, um jeweils genauestens über das Agieren des Patienten in der Anstalt informiert zu sein. Viertens das „doppelte Spiel von Heilmittel und Bestrafung“, d.h. den Patienten bestrafen und dabei denken lassen, die Intervention sei von therapeutischen Nutzen und fünftens die Präsentation in der Klinik, um so durch die studentische Zuhörerschaft die Autorität des Arztes zu erhöhen, ebd., S. 266. Erst auf diesen Wissenszeichen, so Foucault, gründete sich die Übermacht des Psychiaters, ebd., S. 270.

165 Zu den Techniken der Befragung siehe ebd., S. 250–276.

166 Zudem galt als ein wesentliches Kriterium für die Heilung einer Person, dass sie „Krankheitseinsicht“ besaß und ihre vormalige Störung in den biographischen Kontext einordnen konnte. Siehe dazu den Abschnitt „Sie gewann Einsicht...“ in diesem Kapitel.

167 Burkhardt weist bspw. nur auf das Vorhandsein zweier Anstaltsgeistlicher innerhalb des Illenauer Personals hin, S. 88–94. Einige der wenigen, die auf die Konflikte der Ärzte mit den Anstaltsgeistlichen eingeht, ist Chmielewski, Norm, S. 71–80. Zur Situation an Württembergischen Anstalten, wie in Zweifalten, siehe Roth, Würdig einer liebevollen Pflege, S. 71–74 uns S. 102–105. Zeller in Winnenthal hat demnach der seelsorgerischen Begleitung eine wichtige Bedeutung bei der Behandlung der Patienten beigemessen. In Zwiefalten, einer Pflegeanstalt, scheint die Tätigkeit für die Seelsorger nicht sonderlich zufriedenstellend gewesen zu sein, da Roth den raschen Wechsel der dort angestellten Geistlichen hervorhebt, Roth, Würdig einer liebevollen Pflege, S. 71 f. Niedergassel hebt in seiner Untersuchung Eberbacher Krankenakten zwischen 1815–1849 hervor, dass die Ausübung der Religion, resp. des Kirchgangs, zumeist nur wenigen Patienten, insbesondere den Rekonvaleszenten, gestattet war, S. 157–159.

168 Ansorge hat in ihrer Biographie über Jacobi zwar auf die Funktion des Geistlichen in der Siegburg hingewiesen; da sie, wie auch Kutzer, als Quellengrundlage ausschließlich die Beschreibung Jacobis heranzieht, erscheint sich die Bedeutung des Geistlichen lediglich in einer Art „Hilfstätigkeit“ der Ärzte zu erschöpfen. Wenn diese Funktionszuweisung und das Hierarchiegefälle allerdings so eindeutig gewesen sei, wäre ein von den Ärzten ausgehender Konflikt mit den Geistlichen kaum plausibel. Ansorge, S. 231–235, Kutzer, „Psychiker“, S. 45.

niger Anstaltsärzte auf sich, die den Einfluss der Religion in der psychischen Heilkunde minimiert wissen wollten.

3. Macht, Wissen und Religion: zum Konflikt über die Biographie des Patienten

Obwohl gemäß einer in der historischen Forschung umstrittenen These seit dem 18.Jahrhundert der Prozess der Säkularisierung einsetzte, war das 19.Jahrhundert noch stark von der Kirche und dem christlichen Glauben geprägt.[169] In der Behandlung und Versorgung psychisch auffällig gewordener Personen kam den Geistlichen und den kirchlich geführten Einrichtungen traditionell eine wichtige Rolle zu.[170] Auch lag die Deutungskompetenz bei psychisch abweichendem Verhalten um 1800 und in den ersten Jahrzehnten des 19.Jahrhunderts keineswegs ausschließlich bei den Ärzten. Die erfahrungsseelenkundlichen und anthropologisch ausgerichteten Zeitschriften dieser Zeit wurden maßgeblich durch Beiträge von Theologen, Philosophen und anderen bildungsbürgerlichen Eliten, die sich den Schattenseiten des menschlichen Daseins widmeten, gefüllt.[171]

An den meisten Anstalten des 19.Jahrhunderts waren Geistliche beider Konfessionen entweder ausschließlich für die jeweilige Anstalt tätig oder sie dehnten ihre seelsorgerische Tätigkeit als Pfarrer der nächstgelegenen Ortschaft auf die Patienten und Angestellten der Anstalten aus.[172] Gerade bei den Geistlichen, die auf dem Anstaltsgelände wohnten und dann auch eine Präsenzpflicht hatten,[173] erstreckte sich ihre Zuständigkeit nicht wie in Hof-

---

169 Nipperdey, S. 403. Siehe dazu Peter Blickle/Rudolf Schlögl (Hg.), Die Säkularisierung im Prozess der Säkularisation Europas (Geschichte und Kultur 13). Epfendorf 2005.

170 Obwohl in der Frühen Neuzeit auch Ärzte und anderen Heilkunde psychisch auffällig gewordene Personen behandelten und es somatische Erklärungsversuche der Störungen gab, worauf Kutzer wiederholt hingewiesen hat, nahmen die Kirche und deren Vertreter einen wichtigen Anteil an der Versorgung der Betroffenen. Siehe dazu Kutzer, Anatomie, ders. Tradition, ders., Liebeskranke Magd. Siehe auch Steinbrecher, Watzka, Vom Hospital.

171 Siehe die Zeitschriftenanalyse von Kaufmann, Aufklärung, S. 25–109. Bekannt wurde gegen Ende des 18.Jahrhunderts das „Magazin der Erfahrungsseelenkunde" von Karl Philipp Moritz (1756–1793) und Salomon Maimon (1754–1800). Die Zeitschriften Reils, wie das „Magazin für psychische Heilkunde" (1805–1806) und die „Beyträge zur Beförderung der Curmethode auf psychischem Wege" (1808–1812), gab er mit dem Naturphilosophen Adalbert Kaysler (1769–1821) bzw. mit dem Philosophen und Psychologen Johann Christoph Hoffbauer (1766–1827) heraus.

172 Chmielewski, Norm, S. 71, Niedergassel, S. 156–159, Roth, Würdig einer liebevollen Pflege, S. 71–74.

173 Die Geistlichen mussten in Siegburg, genau wie die Ärzte, bei Ausgängen, die länger als

heim nur auf den kirchlichen, bzw. seelsorgerischen Bereich und die Abhaltung der Gottesdienste,[174] an denen auch Patienten teilnehmen durften.[175] Vielmehr kam ihnen in Siegburg, wie auch in einigen anderen Anstalten, etwa in Winnenthal zu Zeiten Zellers, die Aufgabe zu, die Ärzte bei der Arbeit zu unterstützen.[176] Die 1803 von Reil vorgeschlagene Mitwirkung eines „Psychologen" bei der psychischen Behandlung der Betroffenen hatte keine Zustimmung gefunden,[177] vielmehr sollten, Jacobi zufolge, stattdessen ein Anatom und ein Chemiker eingestellt werden.[178] Der Psychologe sollte nämlich in der Person des leitenden Arztes vereint sein. Da dieser jedoch bei seinem „Wirken in der psychischen Sphäre" Unterstützung benötige, übertrug Jacobi diese Aufgabe den Siegburger Anstaltsgeistlichen, die zweimal wöchentlich an den Visiten und Konferenzen teilnehmen sollten und mitunter „psychologische Berichte"[179] über dem Direktor interessant erscheinende

---

einen halben Tag andauerten, vorher den Direktor um Erlaubnis fragen. Jacobi, Ueber die Anlegung, S. 362 f.

174 In Hofheim nahm, wie an den anderen Hohen Hospitälern, die Seelsorge traditionell eine wichtige Rolle ein, siehe Vanja, Das Hessen-Darmstädtische Landeshospital, S. 169. In der zweiten Jahrhunderthälfte waren in Hofheim je ein evangelischer und ein katholischer Theologe zur seelsorgerischen Begleitung vorhanden. Auf dem Anstaltsgelände gab es auch eine Kirche. Die Geistlichen sind jedoch nicht im Personal- und Besoldungsetats Hofheim von 1866 aufgeführt. Vgl. LWV-Archiv S. 1, Heppenheim, PKH, Nr. 4. Hofheim und Heppenheim, S. 7 f., HStAD G 16 A Nr. 6029, Gustav A., Antwortbrief an Auguste A. vom 25.05.1883.

175 Über die Teilnahme an den Gottesdiensten entschied der Direktor. Die Teilnahme war am Abendmahl war ausschließlich den Rekonvaleszenten, die kurz vor ihrer Entlassung standen, gestattet. Jacobi, Ueber die Anlegung, S. 357.

176 Siehe zu der Situation bei Zeller und der Bedeutung, die er den Anstaltgeistlichen beimaß, Roth, Würdig einer liebevollen Pflege, S. 104 f.

177 Reil hatte für eine erfolgreiche Irrenbehandlung neben der Chirurgie und der Medizin den Doktor „in der psychischen Heilkunde" einzuführen. Rhapsodieen, S. 27.

178 Lachmund hat darauf hingewiesen, dass im Zuge des Aufschwungs der Naturwissenschaften, darunter der Biologie und Chemie, sich die diagnostischen Möglichkeiten der Medizin erweiterten, wobei Ärzte der älteren Generation diese Kenntnisse an den Universitäten nicht erworben hatten und sich in der Praxis die neuen Fertigkeiten schon deshalb mit Verzögerung langsamer durchsetzten. Lachmund, Der abgehorchte Körper S. 195 ff. Auch Jacobi, ganz traditionell ausgebildet, brauchte für die Anwendung chemischer Verfahren ausgebildete Kräfte. Zudem hätte er auch zeitlich für derartige Tätigkeiten einen Mitarbeiter benötigt. Er stand den „Innovationen" offen gegenüber, da schon früh Percussion in der Siegburg in den Untersuchungen praktiziert wurde, wie bei Heinrich S. (1837–1840), LVR Siegburg, No. 621, Heinrich S. Die Übernahme von Verfahren des allgemein medizinischen Bereichs ist ein Hinweis auf den Wandel innerhalb der Psychiatrie und ihre Annäherung an die Medizin in Forschung und Lehre.

179 In den 100 untersuchten Siegburger Patientenakten befanden sich insgesamt bei 25 Patienten Berichte von den Anstaltsgeistlichen. Diese waren zumeist bei genesenden Patienten verfasst worden, weniger dagegen bei „unheilbaren" Fällen. Bei einigen Patienten, die öfters aufgenommen worden waren oder deren Prognose ungewiss war, so dass sie länger in Siegburg behal-

Patienten verfassen sollten.[180] Ihre Funktion erschöpfte sich allerdings nicht nur in dieser „psychischen Leitung und Behandlung" der Patienten, sondern sie sollten nach den Vorstellungen Jacobis ihre durch die Mitwirkung bei der Krankenbehandlung gewonnenen Einsichten in die psychiatrische Forschung einbringen.[181] Demnach sollten die Berichte der Geistlichen weiteren Aufschluss über psychische Entstehungsbedingungen und die psychischen Merkmale bei verschiedenen Störungsformen gewähren. Der Aufbau der Berichte folgte einem einheitlichen Schema, das einer erweiterten Fassung der Teile der ärztlichen Krankengeschichten ähnelte, die zu psychischen Entstehungsbedingungen und zum aktuellen psychischen Zustand des Patienten im „Status praesens" Auskunft gaben.[182]

---

ten wurden, befanden sich auch mehrere psychologische Gutachten in den jeweiligen Patientenakten, wie bei Karl W., No. 113, (1851–1853; 1854–1855), Andreas P., No. 645, (1850–52), Katharina Elisabeth S., No. 899, (1849–1865, sieben Aufnahmen), Anna Maria M., No. 115, (1858–1878, drei Aufnahmen), Agnes H., No. 641, (1868–1875, drei Aufnahmen), Elisabeth B., No. 1575, (1868–1869, 1873); Gutachten bei „unheilbaren", Georg v. G., No. 642, (1835–1841), Bernhard. A., No. 664, (1842–1843), Peter K. No. 655, (1852–1854), Severina von D., No. 496, (1851–1852), Gertrud H. No. 88, (1852–53), Anton P., No. 685, (1869).

180 Jacobi, Ueber die Anlegung, S. 199f. und S. 363. Die ersten Anstaltsgeistlichen wurden in Siegburg 1829 angestellt. In den ersten Jahren der Siegburg lag die Zahl der aufgenommen Patienten weit unter der zur Verfügung stehenden Zahl an Betten. Der evangelische Geistliche war zugleich für den Ort Siegburg zuständig. Die protestantische Pfarrstelle in Siegburg war zu dieser Zeit unter maßgeblicher Beteiligung des protestantischen Jacobi eingerichtet worden. Siehe dazu auch Heinrich Bauer, Die Mitwirkung Maximilian Jacobis an der Begründung und Entwicklung der evangelischen Gemeinde Siegburgs, in: Andrea Korte-Böger (Hg.), Roh oder zärtlich: Benediktinerabtei – Irrenheilanstalt – Gefängnis; Stätten christlicher Liebe. Siegburg 2000 S. 24–30, Herting, Die erste rheinische Irrenheilanstalt, S. 74.

181 Den Theologen kam somit neben der kirchlichen Funktion die Rolle eines Psychologen zu. So biete, Jacobi zufolge, die „Theilnahme der Geistlichen an der Leitung und Behandlung der Irren, [...] ihnen, als Psychologen, eine ausgezeichnete Gelegenheit zu mannigfacher Beobachtung dar, die für die Wissenschaft nicht verloren gehen darf. Denn es ist gewiß von ungemeinem Interesse, daß hier zur Seite der Aerzte, deren ganze Stellung es mit sich bringt, daß sie neben den psychischen Beziehungen vorzugsweise die somatischen bey der Behandlung dieser Kranken im Auge behalten, noch andere wissenschaftlich gebildete und zumal mit der Psychologie vertraute Männern stehe, die, ausschließlich der Anstalt gewidmet, es zu einer ihrer Hauptaufgabe machen dürfen, den Ursprung und den Gang der verschiedenen Seelenstörungen, [...], aufzufassen und zu verfolgen, und die so im Stande sind, das Bild der Krankheit blos in dieser Beziehung und ganz abgesehen von dem somatischen Factor, in sich aufzunehmen und zum Frommen der Wissenschaft aufzuzeichnen." Jacobi, Ueber die Anlegung, S. 361.

182 Siehe bspw. die psychologischen Gutachten von Elisabeth W. LVR Siegburg, No. 1077, (1841) und Bernhard A. No. 664, (1842–1843). Der Aufbau, der einer von Richarz vorgeschlagenen Form folgte, umfasste sieben Kriterien. Das waren 1. Bezeichnung der Störung, 2. „Thatsachen als Beweise", 3. „Zustand des Erkenntnissvermögens", 4. „Zustand des Gemüths", 5. „Zustand des Begehrungsvermögens", 6. „Gedächtniß", 7. „Aeußeres Verhalten".

Stieß schon die Notwendigkeit, eigene Anstaltsgeistliche anzustellen, auf Vorbehalte unter einigen Ärzten,[183] riefen ihre Beteiligung bei der Krankenbehandlung und die Integration ihrer Arbeit in die psychiatrische Forschung heftige Kritik hervor. Hierbei tat sich neben Jacobis Freund, Friedrich Nasse aus Bonn[184] insbesondere der Nachfolger Birds, Franz Richarz, hervor, der sich auf die Äußerungen Nasses berief.[185] Richarz vertrat in den 1840er Jahren im Rahmen seiner im dritten Kapitel erwähnten Vorschläge zur Neuorganisation der Irrenpflege die Ansicht, dass die Beteiligung der Geistlichen an der Behandlung der Patienten nur von Nachteil sein könne.[186] Er bezweifelte dabei nicht nur den Sinn der religiösen Begleitung der Betroffenen,[187] sondern auch den wissenschaftlichen Ertrag der geistlichen Mitwirkung. Letztere überschätzten demnach oft den psychischen Aspekt in der Behandlung und seien auch von ihrem Wissen her überfordert. Ihnen gehe, so Richarz, der „zu jener Betheiligung an der Behandlung Geisteskranker erforderliche Grad von anthropologischer Kenntniß [...] in der Regel ab."[188] Dies dürfte von den Geistlichen, wegen ihrer rein theologischen Bildung, allerdings „auch gar nicht erwartet werden."[189] In diesem Zusammenhang wiederholte Richarz zudem den Aspekt der finanziellen Einsparungen, die erfolgen könnten, wenn die Geistlichen lediglich zur Abhaltung der Gottes-

---

183 Die Religion könne, so die Kritiker, nur von vernünftigen Menschen ausgeübt werden, Bird, Ueber Einrichtung und Zweck, S. 85. Er berief sich damit auf den Hallenser Geistlichen Niemeyer. Es war in der frühen Neuzeit durchaus üblich, dass als wahnsinnig eingestufte Personen überhaupt nicht erst die Kirche betreten durften, vgl. Steinbrecher, S. 120, Watzka, Interpretationen, S. 212.

184 Friedrich Nasse meinte, dass der Geistliche zur Irrenbehandlung ungeeignet sei, „weil er, da ihm die sittlichen Beziehungen des Menschen vor allem wichtig seien, nur vorzugsweise die diese Beziehungen angehende Wirksamkeit der Seele in seinen Forschungen beachten werde, weil die Kenntniss von den Zuständen des menschlichen Körpers, in welchem er blos einen Diener der Seele erblicke, ihm meist fremd bleibe...", zitiert nach Jacobi, Bemerkungen, bes. S. 397–416, hier S. 398 f. Jacobi nahm damit zu den Äußerungen von Richarz und Nasse Stellung.

185 Richarz, Ueber öffentliche Irrenpflege, S. 28–33.

186 Jacobi warf in seiner Stellungnahme zu Richarz Kritik an der Mitwirkung der Geistlichen 1844 seinem zweiten Arzt vor, dass dieser die Form der Ausarbeitung der Berichte der Geistlichen selber zwei Jahre zuvor entworfen habe. Jacobi, Bemerkungen, S. 410. Dieser Zeitpunkt kann wahrscheinlich etwas vordatiert werden, da der Bericht von Elisabeth W. und Bernhard A. (1841) bzw. (1842–1843) dem gleichen Aufbau folgen. Der von Georg v. G., No. 642 (1835–1841) aus den 1830er Jahren ist dagegen freier gestaltet.

187 Schon Friedrich Nasse und Francis Willis hätten darauf hingewiesen, so Richarz, dass die Irren meist nicht nur unzugänglich für religiöse Erbauung seien, sondern dass sie ihnen auch eher schade, Ueber öffentliche Irrenpflege, S. 30 f.

188 Ebd., S. 30.

189 Ebd.

dienste die Anstalt besuchen würden.[190] Damit stützte er den Vorschlag der geldgebenden rheinischen Provinzialstände, die zuvor schon zwecks Sparmaßnahmen eine solche Lösung für die Siegburg präferiert hatten.[191] Doch scheinen unter den Ärzten weniger die ökonomischen Aspekte für die Ablehnung der geistlichen Beteiligung an der Krankenbehandlung als die Frage nach den Grenzen ihres ärztlichen Zuständigkeitsbereichs und damit nach der „Professionalisierung" der psychischen Heilkunde ausschlaggebend gewesen zu sein. Obwohl, auch nach der Maßgabe Jacobis, den Geistlichen lediglich eine Art Hilfstätigkeit zukommen sollte, verkündete er andererseits:

> „dieser Verein des Directors mit seinen ärztlichen und geistlichen Genossen bildet eigentlich das Haupt und Herz der Anstalt, wovon alle Bewegung und alles Leben in derselben ausgeht und alles dasjenige ein- und fortgeleitet wird, was für das Wohl und die Wiederherstellung der Kranken im Allgemeinen, so wie für jeden Einzelnen, als das ersprießlichste erscheint."[192]

Eine solche Beschreibung stellte ihre gegenüber allen ärztlichen Mitarbeitern untergeordnete Position genauso in Frage wie auch das Gehalt der Geistlichen, das zwischen dem des zweiten Arztes und der ärztlichen Assistenten lag.[193] Zudem äußerten sich einige Geistliche, wie der evangelische Vikar Wächtler 1843, nicht gerade unbescheiden über die Vorzüge ihrer Mitwirkung an den Anstalten, so dass sich Jacobi wiederum veranlasst sah, solche Angaben zu relativieren.[194] Allerdings standen die Geistlichen in Fragen der

---

190 Ebd., S. 33. Siehe dazu BIRD, Ueber Einrichtung und Zweck, S. 90. Er betonte, dass es völlig ausreichend sei, die religiösen Bedürfnisse der Genesenden dadurch zu befriedigen, dass man die Geistlichen der nahe gelegenen Städte verpflichte, sich auch um die Anstaltspfleglinge zu kümmern. Das wäre kostengünstiger und erfülle ebenso gut die religiösen Bedürfnisse der Patienten. Die Gottesdienste wurden nicht nur für die Pfleglinge, sondern für das gesamte Personal abgehalten.

191 Siehe HERTING, Die erste rheinische Irrenheilanstalt, S. 40, demnach hatte es in den 1840er Jahren Überlegungen gegeben, die Anstaltsgeistlichen aus der Anstalt zu entfernen. Zur Rechtfertigung der Geistlichen Mitwirkung siehe auch die Stellungnahmen der Geistlichen Goebel und Wächtler.

192 JACOBI, Ueber die Anlegung, S. 200. Zudem brachte es die stark somatische Ausrichtung Jacobis mit sich, den Fokus auf die körperlichen Bedingungen der Störungen zu richten. So gab er an, dass dort, „wo das Reich der freien Seelenthätigkeit beginnt, [...] die Grenze seines [des ärztlichen, S. B.] Gebietes" ist. JACOBI, Beobachtungen, S. 4.

193 Die Anstaltsgeistlichen verdienten 1834 mit einem Grundgehalt von 200 Talern mehr als die Assistenten mit 150 Taler, aber deutlich weniger als der zweite Arzt mit 450 Talern Grundgehalt, JACOBI, Ueber die Anlegung, S. 408 f.

194 Jacobi wies die Behauptung Wächtlers zurück, dass es Dinge gäbe, die nur die Geistlichen zu leisten im Stande seien, gab jedoch zu, dass es den Geistlichen oftmals durchaus gelänge, „gewisse wohltätige Einwirkungen auf das Gemüth derselben zu erzielen." JACOBI, Bemerkungen, S. 404. Wächtler hatte ein Jahr zuvor, 1843, nicht nur behauptet, dass es bei der Kranken-

psychischen Heilkunde keineswegs einem ihnen fremden medizinischen Fachwissen gegenüber, kannten sie sich doch in der psychiatrischen Fachlektüre, der Krankheitslehre sowie der Nosologie bestens aus.

3.1.1. Wissen und Vertrauen im Volk: „Vorzüge" der Anstaltsgeistlichen

In Anlehnung an die Ausführungen zur psychischen Symptomatologie des Blödsinns bei Philipp Pinel, dessen Lehrbuch in den 1830er Jahren zum Standardrepertoire der psychischen Ärzte gehörte, beschrieb Pastor Müller 1837 in seinem achtseitigen Bericht den psychischen Zustand des 27-jährigen Adligen Georg von G.

„Fassen wir nach Pinel den Charakter des Blödsinns als ein immer währender Wechsel isolierter Vorstellungen, Aufwallungen, Aeußerungen u[nd] fortgesetzte ausschweifende Handlungen, gänzliche Vergessenheit alles Vorhergehenden, Unterdrückung des Vermögens, die Gegenstände richtig aufzufassen, Auslöschung der Urtheilskraft, Geschäftigkeit ohne Zweck und Absicht, eine Art von automatischer Existenz, so können wir nicht in Abrede stellen, daß diese Merkmale des Blödsinns, wenn auch nicht dem ganzen Umfange u[nd] der ganzen Intensität nach, sich doch bald so deutlich herausstellten, daß die Prognose sehr ungünstig war, und wir bei der steigenden Progression seiner Merkmale die Furcht vor Blödsinn gegründet fanden."[195]

Detailliert charakterisierte Müller die Persönlichkeit des Betroffenen, seine „wohlwollende und menschenfreundliche Gemüthsart", den „frommen und religiösen Sinn", aber auch die „auffallende Schwäche" des Willens sowie seine Unentschlossenheit hinsichtlich der späteren Berufswahl und die auffallende Ängstlichkeit, die dazu geführt hatte, dass Georg in seiner Jugendzeit den Schulbesuch in Lübeck hatte abbrechen müssen und zu seinen Eltern nach Bremen zurückkehrte.[196] So eingehend wie Müller den psychischen Entwicklungsgang der Störung rekonstruierte, so ausführlich prüfte er den

behandlung Eigenschaften bedürfe, die seiner Ansicht nach diejenigen einer „vollendete[n] Pastoralklugheit" gleichkämen, sondern zusätzlich die ärztliche Autorität herausgefordert. Er stellte nämlich die Notwendigkeit des Geistlichen, sich streng an die ärztlichen Vorgaben zu halten, in Frage und behauptete zudem, dass ein von der Tobsucht genesender bei einem Arzt, der selber irreligiös sei, „mancherlei Gefahren ausgesetzt" sei, K. Wächtler, Ueber den Umgang des Geistlichen mit Irren, in: Monatsschrift für die evangelische Kirche. 1844 S. 111–132 hier S. 120 und S. 123. So verwundert es nicht, dass Richarz, der zur selben Zeit in Siegburg zweiter Arzt war, solche Stellungnahmen nicht hinnehmen wollte.

195 LVR Siegburg No. 642, Georg von G. (1835–1841), Gutachten von Pfarrer Müller, von Juli 1832 bis Juli 1840 in Siegburg als evangelischer Geistlicher tätig.

196 Ebd.

gegenwärtigen geistigen Zustand des Betroffenen. Dabei verglich Müller die bei Georg dominierende Symptomatik mit den bei Pinel angeführten Kriterien. Ein „immerwährende[r] Wechsel isolierter Vorstellungen" zeige sich bei dem Betroffenen dadurch, dass er alles „schnell hintereinander auf die verschiedensten Gegenstände" beziehe. Darauf aufmerksam gemacht, habe er „keinen inneren Zusammenhang derselben angeben" können.[197] Auch zeugten die Tätigkeiten Georgs davon, dass ihm „Ueberlegungskraft" und „Urtheilskraft" fehlten, und es ihm ermangele „Gegenstände [...] richtig aufzufassen". Georg zeige in seinen Handlungen eine „Geschäftigkeit ohne Zweck und Absicht", und ein derartiges Fehlen von „Besonnenheit", dass er zu keiner intellektuellen Beschäftigung mehr angehalten werden könne.[198] Damit bekräftigte Müller den Standpunkt des Siegburger Arztes Richarz, der zuvor in seinem verhältnismäßig knappen psychischen Gutachten über die psychischen Krankheitserscheinungen von einem „vollständig ausgebildeten Blödsinn" bei dem Patienten gesprochen hatte.[199]

Psychologisch-psychiatrisches Fachwissen der Geistlichen war für die Beurteilungen der Patienten nicht nur die Voraussetzung, um mit den Ärzten in einen Diskurs treten zu können;[200] psychiatrische Theorien und ihre Terminologie dienten den Geistlichen auch als Grundlage ihrer psychologischen Berichte. Auf die Meinung der Pastoren wurde besonders in solchen Fällen

---

[197] Ebd. Müller listete hier einige Beispiele der isolierten Gedanken Georgs auf. „Kaum hatte er das Wort Kirchen-Versammlung ausgesprochen, so war seine Vorstellung auch schon wieder mit einem anderen Gegenstand beschäftigt, bald fragte er nach diesem, bald nach jedem Freunde, den er in der Anstalt wollte gesehen haben, so daß es selten möglich war, eine innere Verknüpfung seiner Ideen aufzufinden." Ein solches Verhalten wird in der heutigen Psychiatrie auch als Ideenflucht bezeichnet.

[198] Nachdem er anfänglich mit Schreibtätigkeiten beschäftigt wurde, stellte sich der Zustand zum Zeitpunkt seines letzten Gesprächs mit Georg von G., Müller zufolge, folgendermaßen dar: „Sein gegenwärtiger Zustand zeigt sich als völlige Geistes-Abwesenheit, er sitzt entweder auf dem Stuhl mit geschlossenen Augen, dann wieder mit einem auf einen Gegenstand hinstarrenden Blick, oder er liegt der Länge nach auf dem Boden und lässt sich durch kein Zuruf oder Schütteln aus seiner Lage bringen, er bietet mehr wie je zuvor das Bild eines Blödsinnigen dar." Zur Klassifikation und Unterbringung der Betroffenen gemäß ihres Verhalten und den Reaktionsweisen von Patienten in den Anstalten siehe auch Kapitel VII.

[199] Ebd. Zweite Krankengeschichte von Dr. Richarz vom Januar 1837. Die beiden Krankengeschichten Richarz' umfassen insgesamt 28 engbeschriebene Seiten. Den anamnestischen Bericht übernahm Richarz von dem einweisenden Arzt Dr. Lorent, die Ausführungen zum körperlichen Zustand nehmen einen verhältnismäßig breiten Raum ein.

[200] Siehe bspw. die Rezension des evangelischen Anstaltsgeistlichen Krüger-Velthusen über Ferdinand Schnells Monographie, Das Seelenleben des Menschen: Krüger-Velthusen, Rezension: Das Seelenleben des Menschen. Unter dem Gesichtspunkte seiner organischen Entwicklung, Verjüngung und Gesundheit. Von Ferdinand Schnell, in: Allgemeine Zeitschrift für Psychiatrie 19. 1862 S. 113–116.

rekurriert, bei denen die Ärzte selber Schwierigkeiten hatten. So wurde Pastor Dauzenberg[201] im Dezember 1863 bei der 22-jährigen Dienstmagd Johanna R. um sein Urteil gebeten, nachdem der Assistenzarzt Dr. Feith[202] ein halbes Jahr zuvor unsicher gewesen war, welche Prognose er bei dieser Patientin geben könne, befände sie sich doch in einem „Übergangszustand".[203] Ihre „Verwirrtheit" könne „entweder zur Reconvalescenz oder zu einer secundär[en] Form psych[ischer] Erkrankung" überleiten. Dauzenberg, nunmehr fast vier Jahre in Siegburg beschäftigt, stimmte in diesem Fall mit der Ansicht Feiths überein.[204] Er schrieb im Dezember 1863, „die oben [im Arztbericht, S. B.] angesprochene Befürchtung, daß im Monate Juni d[es] J[ahres] ein Uebergangsstadium befände entweder zur Reconvalescenz oder zu einer sekundären Form theile ich durchaus." Zwar sei nunmehr eine günstige Wendung eingetreten, doch habe die „Krankheit bedeutende Spuren zurückgelassen," so dass nur von einer „Heilung mit Defekt" gesprochen könne. Da die Besserung bei der Patientin über einen langen Zeitraum erfolgt sei und die Patientin nach Hause verlange, schlug Dauzenberg vor, sie innerhalb der nächsten Wochen zu entlassen.[205]

Eine weniger erfreuliche Wendung nahm dagegen die Erkrankung bei der 28-jährigen Gertrud H. aus Kohlgrube 1852.[206] Auch bei ihr wurde der Anstaltsgeistliche zur Begutachtung herangezogen, nachdem Dr. Koster ihr drei Monate nach Ankunft in Siegburg eine „bedeutende, einem hohen Grade des Blödsinns gleich zu stellende Erschlaffung aller psychischen Funktionen" attestiert hatte. Er gab ihr nur eine „sehr zweifelhafte" Aussicht auf Genesung, die Pastor Neide[207] vier Monate später bestätigte. Gemäß dem Kon-

---

201 Der katholische Pfarrer Dauzenberg kam im Februar 1860 nach Siegburg, die er neun Jahre später verließ, um als Pfarrer nach Kaiserswerth zu gehen. Herting, Die erste rheinische Irrenheilanstalt, S. 74.

202 Dr. Eduard Feith wurde im Mai 1863 als Assistenzarzt in Siegburg angestellt, nachdem er dort zuvor ein Jahr als Volontär arbeitete. Ende Juni 1864 verließ er Siegburg, um sich als Arzt in Köln niederzulassen, siehe Herting, Die erste rheinische Irrenheilanstalt, S. 73.

203 LVR Siegburg, No. 15175, Johanna Elisabeth R. (1863), als genesen entlassen.

204 Pelman gab an, dass die Geistlichen bei den ärztlichen Krankengeschichten oftmals nicht mit Kritik sparten, Erinnerungen, S. 22.

205 In der Konferenz vom 4.12. wurde der Vorschlag Dauzenbergs angenommen, so dass die Betroffene zum Ende des Monats zu ihrem Vater entlassen wurde, damit sie sich dort über den Winter weiter erhole und im Frühjahr eine neue Stellung beginnen könne. Vgl., LVR Siegburg, No. 15175, Johanna Elisabeth R., Bericht von Dauzenberg mit Vermerk des Konferenzergebnisses vom 4.12.1863.

206 LVR Siegburg, No. 88, Gertrud H. (1852–1853) als „unheilbar" in Privatpflege abgegeben.

207 Der evangelische Theologe Gustav Neide war insgesamt von November 1844 bis März 1858 in Siegburg tätig, ging danach als Pfarrer in die Gemeinde Friedburg. Zuerst war er der

zept der „Einheitspsychose“[208] führte Neide die Entwicklung der Störung bei der Patientin aus. So sei „der im ärztlichen Bericht [...] als besonders nachtheilig und auffallend bezeichnete Verlauf der Krankheit [...], als ein solcher herauszustellen, der mit melancholischer Unruhe vor 2 J[ahren] beginnend, nach einiger Zeit schon in eine Phase des Schwach- oder Blödsinns überging, die nur nicht in ihrem Wesen von der Umgebung erkannt wurde, [und] bis jetzt in 1 ½ jähriger Dauer u[nd] Exacerbationen wie Tobsucht mündet.“ Sie wisse, so Neide, „ueber ihre Vergangenheit [...] nur Weniges zu berichten und Manches davon noch falsch.“ Ferner gebe sie über „Ereignisse aus ihrer Krankheit [...] nur ungenügende Auskunft.“ Da sie sich Illusionen hingebe und ihre Gemütsleben „völlig verstorben“ erscheine, müsse man, so Neide, „alle Hoffnung auf d[en] Erfolg eines momentan oder fortgesetzten Kurerfolgs aufgeben.“[209]

Neben der Beurteilung des Krankheitsverlaufs in der Anstalt kam den Geistlichen eine weitere Funktion zu, die sie in eine gegenüber den Ärzten vorteilhafte Position versetzte: Die Exploration der lebensgeschichtlichen Einbettung und Verursachung der Störung. Bereits Jacobi hatte darauf hingewiesen, dass die Geistlichen den Ärzten gegenüber beim einfachen Volk im Vorteil seien. Die Ärzte bemühten sich nämlich oftmals vergebens um das für die Preisgabe der intimsten Berichte nötige „Zutrauen“ der Betroffenen.[210] Über diesen Vorteil waren sich auch der evangelische Pfarrer Goebel[211] und sein Kollege, der schon erwähnte Vikar Wächtler, im Klaren, sei es doch schon von Amtswegen selbstverständlich, „sich einen Blick in das in-

Stellvertreter des schon erwähnten Goebel, dessen Position er nach dem Ausscheiden Goebels 1847 übernahm. Siehe Herting, Die erste rheinische Irrenheilanstalt, S. 75.

208 Zur Theorie der Einheitspsychose als einer schrittweisen Verschlechterung des psychischen Zustandes, siehe Kapitel II.

209 LVR Siegburg, No. 88, Gertrud H. Neides Einschätzung wurde zugestimmt, doch wolle man die weitere Entwicklung noch abwarten. Siehe zu der Gefahr des Übergangs der Störung in eine sekundäre Form auch den psychologischen Bericht Dauzenbergs zu Matthias L. Die Beobachtung Matthias L.s habe vorübergehend Veranlassung gegeben, so der katholische Theologe, eine „Neigung zu sekundärer Verrücktheit“ anzunehmen. Vgl. LVR Siegburg, No. 685, Matthias L. (1860) als geheilt entlassen.

210 Jacobi, Bemerkungen über die Bedeutung, S. 404. „Vergeblich macht der Arzt nämlich in den meisten Fällen Anspruch auf dasjenige besondere Zutrauen, welches auch noch der selbst in einem hohen Grade mit Seelenstörung behaftete für die Person des Standes [des Geistlichen, S. B.] [...] entgegenbringt.“

211 Goebel war von September 1840 bis März 1847 in Siegburg tätig und bildete in dieser Zeit auch evangelische Vikare aus, siehe Herting, Die erste rheinische Irrenheilanstalt, S. 75. Goebel zufolge sei es besonders für den Geistlichen „leicht, sich z. T. unentbehrlich für den Kranken zu machen“, M. Goebel, Das evangelische Seelsorgeamt an der Irren-Heilanstalt in Siegburg, in: Monatsschrift für die evangelische Kirche. 1843 S. 17–43 hier S. 33.

nere Seelenleben und in Familiengeheimnisse zu erlauben."[212] Zudem waren sie darin geübt, sich mit Personen auseinanderzusetzen, die keinen akademischen Bildungshintergrund besaßen.[213] So stellte Pastor Lindemann[214] bei der Beurteilung der Genesung der 31-jährigen Obsthändlerin Anna N. ihren, „gutmüthig beschränkten, immer im geringen Maaße widerstandsfähigen Geist" in Rechnung.[215] Auch sei ihre schulische Ausbildung „nur eine geringe." Da sie ihr gesamtes bisheriges Leben in ihrer Ursprungsfamilie zugebracht und diese nach dem Tod ihres Vaters durch den Handel mit Obst unterstützt habe, sei ihr „Ideenkreis" verständlicherweise „ein eng begrenzter". Allerdings bewege sie sich in diesem „mit einer gesunden Frische und Lebendigkeit." Da sie nunmehr im Stande sei, ihre frühere Tätigkeit wieder aufzunehmen, schlug Lindemann vor, sie rechtzeitig zur „reichlicherem Verdienst" versprechenden „Nicolaus- und Weihnachtszeit" zu entlassen.[216]

Ein weiterer Vorteil ergab sich für die Geistlichen dadurch, dass sie nicht diejenigen waren, die gegebenenfalls Strafmaßnahmen über die Kranken verhängten; dies war nur den Ärzten gestattet.[217] Insofern verwundert es nicht, dass die Pfarrer durchaus eine Vertrauensstellung einnehmen konnten und mehr Informationen erhielten als ihre ärztlichen Kollegen. Wie bei den Einweisungen dargestellt wurde, wandten sich die Familien bei häuslichen Schwierigkeiten öfter an sie, nahmen sie doch neben anderen wichtigen Ge-

---

212 Wächtler, S. 118.

213 Wächtler gab an, dass es die Aufgabe des Pfarrers sei, sich mit den Lebensumständen ganz verschiedener Schichten bekannt zu machen, da die „Bildung" und der „Stand" derer, die er „führen" solle, gänzlich verschieden sei. Man müsse als Pfarrer bereit sein, sich von den Personen auch „belehren zu lassen", „damit er hier mit dem kenntnißreichen Kaufmanne oder Staatsbeamten eben so gut über Handels- und Staatsverhältnisse, als dort mit dem schlichten Ackersmanne und der nur auf ihr Hauswesen beschränkten Hausfrau über die Feldbestellung und Butterbereitung lehrend und lernend zu reden im Stande ist", Wächtler, S. 129.

214 Der katholische Theologe Lindemann trat im Januar 1869 in Siegburg seinen Dienst an. Mit der Auflösung der Siegburg und dem Übersiedeln der letzten dort versorgten Patienten aus den Regierungsbezirken Aachen und Köln nach Düren im Mai 1878 übernahm Lindemann in Düren die Stellung des katholischen Anstaltsgeistlichen. Vgl. Herting, Die erste rheinische Irrenheilanstalt, S. 74, Werner Nasse, Geschichtliche Entwicklung, S. 29.

215 LVR Siegburg, No. 893, Anna N. (1870), als genesen entlassen. Bericht von Pfarrer Lindemann vom 11.1870.

216 Ebd.

217 Die Beziehung zwischen dem Geistlichen und dem Patienten sei, so Jacobi, nicht durch „unangenehme Massregeln getrübt, wie sie oft vom Arzt ausgehen müssen." Das erleichtere dem Geistlichen, „den geschichtlichen Zusammenhang der Veranlassung der Seelenstörung und ihrer Entstehung nicht selten genauer und wahrer zu erforschen und in das innere Gewebe der psychischen Erscheinungen einzelne tiefere Blicke zu thun, als es dem Arzt vergönnt wäre, Blicke, die für die Bestimmung des Gesammtzustandes des Individuums oft von entscheidensten Werthe sind." Jacobi, Bemerkungen, S. 409. Zu den Strafmaßnahmen siehe auch Kapitel VI.

meindevorstehern, wie den Dorfältesten und dem Bürgermeister, einen herausgehobene Stellung in der Gemeinde ein. Sie waren deshalb meist besser über die Familienverhältnisse informiert als diejenigen Ärzte, die lediglich für das Gutachten die Betroffenen in ihrer häuslichen Umgebung aufsuchten.[218] Mitunter wandten sich die Anstaltsgeistlichen deshalb an die Ortsgeistlichen, um weitergehende Informationen zu erhalten.[219] Es kam auch vor, dass Familienangehörige nachfragten, ob eine seelsorgerische Betreuung in der Anstalt gewährleistet sei.[220] Zudem waren gerade katholische Patienten durch die Beichte daran gewöhnt, sich dem Pfarrer gegenüber zu offenbaren. Diese Begegnung zwischen dem Geistlichen und dem Patienten konnte dadurch intensiviert werden, dass sich der Geistliche nur mit ausgewählten Patienten beschäftigte, so dass er im Zweifelsfall mehr Zeit für den einzelnen zur Verfügung hatte.[221]

Von Christina M., einer Dienstmagd aus Köln,[222] erfuhr der für seine konservative Haltung gegenüber physischen Beschränkungsmaßnahmen bekannte zweite Arzt Willing[223] nur eine knappe Schilderung ihrer Biographie und der Entstehungsbedingungen ihrer „Melancholie mit Wahn". Bei Pfarrer Heimbach[224] dagegen erzählte sie ausführlich von einem Disput mit ihrem Dienstherren in Frankreich, bei dessen Familie und Winzerei sie über fünf-

---

218 Der einweisende Arzt bei Elisabeth B. betonte bspw., die Patientin nur ein Mal gesehen zu haben. LVR Siegburg, No. 1575. Siehe dazu auch Kapitel IV.

219 Bei Katharina Elisabethe S., LVR Siegburg, No. 899 schlug Pfarrer Neide vor, für weitere Erkundigungen den Gemeindegeistlichen anzuschreiben. Bei Anna Maria S., LVR Siegburg, No. 13916 schrieb der Gemeindepfarrer 1861 ausführlich von den häuslichen Verhältnissen der Betroffenen, nachdem Pfarrer Dauzenberg eine Anfrage an ihn gerichtet hatte. Dauzenberg verfasste erst dann den psychologischen Bericht, als er die Angaben seines Kollegen aus der Heimatgemeinde der Patientin erhalten hatte.

220 So fragte die Tochter des 1875 nach Hofheim eingewiesenen Gustav A. nach, ob dort für „geistlichen Trost" gesorgt sei. Sie erhielt eine bestätigende Antwort. Briefwechsel von Auguste A. und der Anstaltsleitung in Hofheim März bis Mai 1883. HStAD G 16 A Nr. 6029, Gustav A.

221 Obwohl Pelman, Erinnerungen, S. 22, angab, dass kein Patient entlassen wurde, ohne dass ihn der Geistliche auf „Herz und Nieren" geprüft hatte, befinden sich nur in einem Viertel der untersuchten Akten Berichte von Geistlichen. Diese jedoch überwiegend bei Patienten, die als genesen entlassen wurden.

222 LVR Siegburg, No. 1574, Christina M. (02.1854–08.1854).

223 Siehe Willing, Aerztlicher Bericht, S. 18. Willing trat im April 1852 als Assistent in Siegburg ein. Er zeichnete sich besonders dadurch aus, dass er das therapeutische Regimen Jacobis übernahm und konsequent weiterführte, als Jacobi 1858 verstarb. Zwischen Mai 1858 und Dezember 1859 übernahm er kommissarisch den Direktorenposten. Er starb im Februar 1863, siehe Herting, Die erste rheinische Irrenheilanstalt, S. 71 f.

224 Der katholische Pfarrer Heimbach war von Dezember 1848 bis August 1855 in Siegburg tätig.

zehn Jahre gearbeitet hatte. Ihre Kündigung bei dem besagten Arbeitgeber habe sie im Nachhinein stark bereut, insbesondere, weil sie in der darauffolgenden Anstellung kaum so zufrieden gewesen sei wie in der vorherigen. Sie sei deshalb „von Reue und Sehnsucht nach den alten Verhältnissen gequält" worden.[225] Nun sei sie in ihrer Erzählung „frei, unbefangen, mittheilsam", sie beurteile „Alles sehr verständig" und spreche über die Krankheit „ganz einsichtig", auch wenn sie lediglich eingestehe, „Gehörtäuschungen gehabt [zu] haben." Nun sei Christina M. heiter, mache oft „zutreffende Bemerkungen" und sei „gewandt in der Rede". Erst als Heimbach detailliert den Entwicklungsgang ihrer Erkrankung nachgezeichnet, ihr wechselhaftes Verhalten in der Anstalt diskutiert und dann die Krankheitseinsicht bestätigt hatte, wurde sie einen Monat später als genesen entlassen.[226] Insbesondere bei schambesetzten Inhalten, wie der Onanie, konnten die Theologen dazu herangezogen werden, in „zweifelhaften" Fällen etwaige Vergehen „aufzuspüren".[227] Die Prüfung der erwähnten Krankheitseinsicht beim Patienten und damit die Anerkennung der Erkrankung als Teil der eigenen Biographie stellte einen weiteren Aufgabenbereich der Geistlichen dar. Dieser Aspekt wird unter den Anzeichen für die Genesung aufgegriffen.[228] Für die Beziehung zwischen Patienten und Geistlichen ist er in diesem Kontext jedoch wichtig, da eine positive Beurteilung durch den Theologen eine baldige Entlassung aus der Anstalt in Aussicht stellte.

3.1.2. „Sie gewann Einsicht in ihre Erkrankung": Anerkennung und biographische Einordnung der Störung bei der psychiatrischen Prüfung

Die lebensgeschichtliche Einbettung der Störung durch den Patienten wurde von Foucault als Teil der psychiatrischen Prüfung analysiert.[229] Im Kontext der von ihm untersuchten „Geständnistechnologie" beabsichtigten die Ärzte,

---

225 LVR Siegburg, No. 1574, Christina M., Bericht von Pfarrer Heimbach vom 3. Juli 1854. Zur Lage der Dienstmädchen und ihrer Abhängigkeit von dem Wohlwollen ihrer Dienstherrschaft siehe Budde.

226 LVR Siegburg, No. 1574, Christina M. (1854), als genesen entlassen, siehe Journaleintrag am 10. August 1854.

227 So bspw. bei dem 19-jährigen Peter Adolph K. LVR, Siegburg, No. 655. Ludwig G. No. 403, gab in der Visite „aus eigenem Antrieb" zu, Onanie getrieben zu haben, und wollte deshalb erst nach der Beichte zum Gottesdienst gehen, Journaleinträge im Juli 1842.

228 Siehe dazu Kapitel VII.

229 Die psychiatrische Prüfung habe demnach in den ersten 60 Jahren des 19. Jahrhunderts drei Hauptformen angenommen, in denen die Wirklichkeit der Erkrankung geprüft wurde und

das Individuum auf seine Identität zu „fixieren". In einem ersten Schritt sei es um die Anerkennung einzelner psychiatrischer Symptome gegangen; diese Zugeständnisse seitens des Patienten kulminierten in einem zweiten Schritt, in dem generellen Geständnis psychischen Krankseins. Die Anerkennung des Wahnsinns ermöglichte nicht nur die Befreiung von Störung - hier sah Foucault eine Analogie zum religiösen Geständnis - sondern sie habe zu einer doppelten „Inthronisierung" geführt: Zum einen die des Betroffenen als Kranken, zum anderen die des Arztes als Psychiater.[230] Insofern kam dem Patienten in dieser Darstellung eine aktive Rolle zu, die in jüngeren psychiatriehistorischen Arbeiten bestätigt worden ist.[231]

Obwohl in den ärztlichen Krankengeschichten, die in der Regel nach einem Beobachtungszeitraum von einigen Wochen, wenn nicht gar Monaten verfasst wurden,[232] die Anerkennung der Symptome wie Halluzinationen und Wahnvorstellungen als auch die generelle Einsicht in die Erkrankung von den Ärzten geprüft wurden,[233] kam in Siegburg die abschließende Bewertung dem Geistlichen zu. Er prüfte, inwiefern die Krankheitseinsicht und die Einbettung der Störung in die eigene Biographie bei dem Betroffenen tat-

---

die den Psychiater als Arzt „inthronisiert" habe. Die Prüfung bestehe aus der Befragung, der Verabreichung von Drogen und der Hypnose. FOUCAULT, Die Macht, S. 392f. Bei den hier untersuchten Fällen kam nur die Befragung vor, Anzeichen für die anderen Techniken sind in den Akten nicht erkennbar.

230 Ebd.

231 Vgl. ANDREWS/DIGBY sowie HEINER FANGERAU, „Geräucherte Sülze, mit Schwarten durchsetzt, teilweise kaum genießbar..." - Patientenkritik und ärztliche Reaktion in der Volksnervenheilstätte 1903-1932, in: DERS./KAREN NOLTE (Hg.), „Moderne" Anstaltskritik im 19. und 20. Jahrhundert - Legitimation und Kritik (Medizin, Gesellschaft und Geschichte, Beiheft 26). Stuttgart 2006 S. 371-393, NOLTE, Querulantenwahnsinn, THOMAS RÖSKE, „Unschuldig hier eingesperrt und ausgeplündert" - Das gestickte „Staats-Album" der Emma Mohr aus Erfurt, in: FANGERAU/NOLTE (Hg.), S. 361-369, SUZUKI, Framing. Obwohl in den Forschungsarbeiten oftmals die Grenzen der „agency" von Patienten dargestellt wird, zeigen die Arbeiten dennoch, dass sich die Betroffenen nicht passiv verhielten, sondern Möglichkeiten der Mitbestimmung ausloteten und mitunter Widerstand übten.

232 In den ersten Jahrzehnten der Siegburg wurden die Berichte der Anstaltsärzte erst nach einem längeren Beobachtungszeitraum in der Anstalt geschrieben. Dies rief auch Kritik hervor, da in dieser Zeit keine Therapie begonnen würde. In den 1860er Jahren, als die Aufnahmedauer durchschnittlich auf neun Monate sank, wurden die Krankengeschichten mitunter schon eine Woche nach der Aufnahme verfasst, wie bei Lambert B., LVR Siegburg, No. 628 (1869-1870).

233 LVR Siegburg, No. 15172, Wilhelm W. (1847-1849). Focke prüfte die Einsicht bei dem 24-jährigen Bauern eingehend und stellte dann fest, dass ihm der Patient zwar willig zuhöre und seine Theorien bestätige. Doch sobald Focke sie auf den Patienten anwenden wollte, habe die Einsicht des Betroffenen aufgehört. Krankengeschichte von Focke im Januar 1848. Solche Prüfungen waren ein Bestandteil der ärztlichen Untersuchung.

sächlich vorhanden seien;[234] beides war nämlich die Voraussetzung, um als „genesen“ entlassen zu werden.[235] Der Fall der Dienstmagd Elisabeth B.,[236] die zwei Mal zwischen 1868 und 1873 wegen „Melancholie“ in Siegburg aufgenommen wurde, ist in dieser Hinsicht typisch. Schon bei ihrem ersten Aufenthalt verlangte die als fromm und fleißig beschriebene Patientin kurz nach ihrer Ankunft in Siegburg die Kirche zu besuchen; dies wurde ihr allerdings verboten.[237] Auch bei ihrem zweiten Aufhalt verlangte sie gleich nach der Ankunft, in die Kirche zu dürfen. In Siegburg schrieb sie mehrere Briefe an ihre Geschwister, wie auch an ihren letzten Dienstherrn, einen katholischen Geistlichen. Gerade der Brief an den Pfarrer erregte das Missfallen der Ärzte. Er wurde als „salbungsvoll“ und als ein „ganz verkehrtes Schriftstück“ bewertet, da sie den Geistlichen als ihren „geliebten Vater“ und sich selbst als sein „beraubtes Kind“ bezeichnete. Zeitweilig „frech“ und „stürmisch“ fort verlangend, wurde sie generell als „fleißig und bescheiden“ beschrieben. Ihre späteren Briefe wurden positiver bewertet, waren sie nun doch „nicht so schwulstig“ und „freundlich“.[238] In seinem psychischen Bericht über Elisabeth B., die im Juni 1873 darum bat, wieder entlassen zu werden, beurteilte Pfarrer Lindemann ihre dortige Entwicklung positiv. Ihm berichtete sie von häuslichem Ärger wegen des „Widerspruch[s] der Eltern gegen ein intimes Liebes-Verhältnis“ sowie die Entbehrungen, die sie aus Rücksicht auf die Finanzlage ihres Dienstherrn auf sich genommen hätte. Zusammen mit ihrem ohnehin „leicht erregbaren Gemüth,“ einer „individuellen[n] Disposition zu Seelenstörungen“ und ihrem „gezierten Wesen“, sah es Lindemann als ganz plausibel an, wie sich ihrer Erzählung nach die Störung entwickelt hatte.[239] Nun sehe sie auch ein, dass ihre „Gehörshallucinationen“ keiner „übernatürliche[n] Ursprungsart“ und damit „in den Bereich der Gnade zu verweisen“

234 Die Gutachten wurden erst nach einem längeren Aufenthalt geschrieben, so dass eine Beurteilung der psychischen Entwicklung bei der Person möglich sein sollte. Oftmals wurden die Berichte erst einige Wochen vor einem anberaumten Entlassungstermin verfasst. Pelman gab an, dass niemand aus Siegburg als genesen entlassen werden sollte, der zuvor nicht ein Gespräch mit einem der Geistlichen geführt habe. PELMAN, Erinnerungen, S. 22.

235 Zum Status bei der Entlassung und den dafür nötigen Kriterien, siehe Kapitel VII.

236 LVR Siegburg, No. 1575, Elisabeth B. zwischen 10.1868–05.1869 und 03.1873–08.1873 in Siegburg wegen Melancholie aufgenommen, beide Male als genesen entlassen.

237 Nur ruhige oder genesende Patienten durften am Gottesdienst teilnehmen.

238 Ebd. Eintragungen ins Krankenjournal zur zweiten Aufnahme.

239 Ebd. „Sie gesteht, die ganze Zeit […], freilich ohne Wissen des Herren, für ihre Person keine Fleischspeisen, keine Butter und nur selten Morgens Caffe genossen zu haben.“ Es „lieg[e] auf der Hand,“ so Lindemann, „daß [bei] einer solchen Abstinz die Kräfte des jungen Mädchens auf die Dauer erliegen mussten.“ Psychischer Bericht von Lindemann am 4.7.1873.

seien, sondern dass es sich dabei um Symptome einer „erneuten Geistesstörung“ gehandelt hatte. Sie gewann Lindemann zufolge, „Einsicht in ihre Erkrankung“ und spreche sich nun „in recht verständlicher Weise über ihre ganze Vergangenheit namentlich ihre 2malige Geistesstörung aus“. Daraufhin empfahl Lindemann die Entlassung Elisabeth B.s „nicht mehr allzu weit hinauszuschieben“. Einen Monat später wurde sie entlassen.

Berichte über „genesene“ Patienten wie der über Elisabeth B. folgten diesem Muster: Rekonstruktion der Krankheitsentwicklung durch den Patienten, Prüfung, ob der Betroffene die über ihn berichteten Symptome vor Einweisung und in der Anstalt anerkenne, sowie eine abschließende Bekräftigung, dass die Störung überwunden sei. Wesentlich war für den Gutachter, gleich ob Arzt oder Theologe, eine kohärente und glaubwürdige Erzählung.[240] Dabei wurde die Lebensgeschichte nicht etwa „ausgelöscht“ und durch eine der Experten ersetzt. Insofern stellen Darstellungen, denen zufolge die Institutionalisierung der Psychiatrie die Stimme der Betroffenen zum Schweigen brachte, eine Pauschalisierung dar.[241] Vielmehr existierte ein kulturell geprägter Rahmen, in der Wahnsinn gestellt wurde.[242] Laien als auch Behandelnde bezogen die Störung auf die Lebensgeschichte der Person. Dabei wurden die individuellen Berichte der Patienten oftmals wörtlich und in voller Länge wiedergeben. Sie stellten neben den Angaben der Bekannten und des einweisenden Arztes die Hauptinformationsquelle in der Anstalt dar. Eine glaubwürdige Darstellung, die mit den externen Angaben übereinstimmten, sowie der echt erscheinende Wunsch nach Besserung waren dabei maßgeblich. Nur so wird die Enttäuschung Pfarrer Heimbachs 1853 über den 19-jährigen Peter Adolph K. verständlich, den er in seinem zweiten Bericht eine „widerliche Erscheinung“ nannte.[243] Dieser hatte offenbar glaubwürdig dem Geistlichen mitgeteilt, dass er seinen ungezügelten Lebenswandel, darunter die Neigung zum Onanieren, aufgeben wolle. Seine Melancholie hatte der Betroffene nämlich durch „Gewissenbisse“ erklärt, die ihn nach einem Bordellbesuch überkamen.[244] Diese seien dadurch verstärkt worden,

---

240 Der Geistliche prüfte im Zweifelsfall nur gründlicher und brachte noch einmal alle Indizien zusammen, um den Sachverhalt umfassend abzuwägen.

241 Dass die etablierte Psychiatrie „silenced the voice of the mad“ war der Tenor in der Forschung, wie etwa bei Scull, The Most Solitary. Siehe dazu Suzuki, Framing, S. 131.

242 Ebd., S. 120 und bes. David Wright, ‚Childlike in His Innocence‘: Lay Attitudes to Idiots and Imbeciles in Victorian England, in: Anne Digby/David Wright (Hg.), From Idiocy to Mental Deficiency: Historical perspectives on people with learning disabilities. London/New York 1996 S. 118–133, ders. Delusions. Vgl. Kapitel IV. und VI.

243 LVR Siegburg No. 655, Peter Adolph K. (09.1852–04.1854) als genesen entlassen. Zweiter Bericht von Pfarrer Heimbach vom 19.10.1853.

244 Ebd. Bericht von Dr. Peters Oktober 1853. Der über ihn berichtende Arzt Dr. Peters hat-

da er glaubte, sich mit Syphilis angesteckt zu haben. Heimbach lobte in seinem ersten Bericht[245] K.s „Gesinnung“ und das „religiöses Bewußtsein“ als „sehr erfreulich“ und fühlte sich folglich von ihm getäuscht, als er in der Anstalt wiederholt beim Onanieren überrascht wurde.[246]

3.1.3. Weitere Entwicklungen

Obwohl die Geistlichen nach der Auflösung der Siegburg und der Gründung der fünf Provinzialanstalten der Rheinprovinz aus den Anstalten verdrängt werden sollten,[247] siedelte der letzte katholische Theologe Lindemann 1878 mit den verbleibenden Siegburger Patienten in die Dürener Heil- und Pflegeanstalt über und verfasste dort weiter psychologische Berichte.[248] Die Bedeutung der Anstaltsgeistlichen sollte jedoch für die weitere Entwicklung an den Anstalten nicht überschätzt werden.[249] Zwar scheiterte der erste Vorstoß in der Siegburg, die Geistlichen ganz aus der Krankenbehandlung auszuschließen; in der Krankenpflege waren diese Bemühungen jedoch erfolgreich. Dort konnten die Ärzte sich gegen den Vorstoß der rheinischen Provinzialstände die Pflege, statt den bisherigen Wärtern, den kostengünstige-

te zwar angegeben, dass weitere Ursachen neben den vom Patienten mitgeteilten Gewissensbissen und Misshandlungen vom Vater wahrscheinlich seien, hatte selber aber keine weiteren Spekulationen angestellt. Er wiederholte lediglich die Angaben Peter K.s und attestierte ihm zusätzlich eine gestörte Funktion der Unterleibsorgane sowie der Blutzirkulation. Die Angaben des Patienten wurden in dem von ihm berichteten Kontext belassen.

245 LVR Siegburg No. 655, Peter Adolph K. Erster Bericht von Heimbach vom Januar 1853.

246 Deshalb schlug Heimbach vor, Peter K. möglichst bald zu entlassen. Durch seine „kölnische Jovialität“ spiele er unter den Mitpatienten eine Rolle, die für seine „sittliche Haltung“ nachteilig sei. Auch habe der Patient gesagt, dass sein Vater für ihn so viel Arbeit im heimischen Geschäft habe, so „wäre [es] in dieser Beziehung besser, daß P[atient] nach Hause zurückkehrte.“ Peter K. erhielt daraufhin kalte Duschen aufs Kreuz und wurde im Frühling als genesen entlassen.

247 Werner Nasse sprach 1879 davon, dass die Anstellung von Geistlichen an den Provinzialanstalten als „nicht mehr notwendig“ erachtet worden sei, Geschichtliche Entwicklung, S. 18.

248 Siehe dazu LVR, Unverzeichnete Bestände, „Siegburg – Personal – Chronik.“ Pfarrer Lindemann, zuerst Kaplan in Siegburg, trat dort am 04.02.1869 ein und wurde am 01.05.1878 bei der Verlegung der Patienten nach Düren versetzt. Er ging am 01.03.1902 in den Ruhestand und verstarb sechs Monate später. Hertling, S. 238–240, hat darauf hingewiesen, dass sich in den Dürener Patientenakten psychische Berichte Lindemanns befinden, und dass er, genau wie die Ärzte, die Gutachten der einweisenden Ärzte abzeichnete. Die Stellung Lindemanns, der zusammen mit dem Direktor Dr. Ripping nach Düren umsiedelte, blieb ungebrochen.

249 Vgl. hierzu auch das Zurückdrängen der psychologischen Ansätze in der zunehmend biologisch ausgerichteten Psychiatrie der zweiten Jahrhunderthälfte, Schmiedebach, Psychiatrie und Psychologie.

ren barmherzigen Schwestern zu überlassen, zur Wehr setzen.[250] Zudem ist in der Forschung ein erstarktes Selbstbewusstsein der Psychiater seit der Mitte des 19. Jahrhunderts hervorgehoben worden,[251] das sich auch in den Gutachten über Patienten widerspiegelte. So tauchte in den ärztlichen Berichten seit den 1860er Jahren mitunter die Bezeichnung „wissenschaftlich unheilbarer Fall“ auf.[252] In diesem Zusammenhang müssen zum einen disziplinäre Faktoren, wie die Einrichtung entscheidender Lehrstühle,[253] aber auch der Ausbau des Anstaltswesens berücksichtigt werden. Zum anderen ist auf Entwicklungen innerhalb der Medizin, etwa der biologischen Krankheitsmodelle, die auch in der Psychiatrie Einzug hielten, und veränderte Interventionsverfahren zu verweisen, die mit einer Abkehr vom anthropologischen Ansatz einhergingen.[254] Für die Situation der Siegburger Ärzte ist zudem entscheidend, dass sie einen immer größeren Durchlauf von Patienten hatten, da die durchschnittliche Aufnahmedauer kontinuierlich sank.[255] Die Siegburger Krankengeschichten nahmen seit den 1860er Jahren stetig an Länge ab. Sie wurden nunmehr, wie auch die Pastorenberichte, in das Journalblatt der Patienten eingetragen. In Hofheim ist diese Veränderung der Aufzeichnungspraxis weniger deutlich, da sich erst ab den 1850er Jahren regelmäßig Journalblätter in den Akten befinden. Die Aufzeichnungen der Patientenuntersuchungen ab den 1860er Jahren zeigen jedoch, dass die körperliche Untersuchung einen breiten Raum einnahm.[256] Dort, wie auch in Sieg-

---

[250] Herting, Die erste rheinische Irrenheilanstalt, S. 38 f.

[251] Chmielewski, Norm. Zur Etablierung siehe Engstrom, Clinical Psychiatriy.

[252] Die Patienten, die als wissenschaftlich unheilbar bezeichnet wurden, waren zum einen die an der progressiven Paralyse Erkrankten. Diese Erkrankungsart wurde unter die unheilbaren Formen des organischen Irresein subsummiert. Zum anderen waren es solche, deren Störungsform nach Ansicht der Ärzte von der primären in die Gruppe der sekundären Erkrankungen übergegangen war; auch diese galten als unheilbar, wie der Blödsinn. Siehe dazu Frese. So wurde dem im April 1873 in Hofheim eingewiesenen „größenwahnsinnigen“ Jacob B. auf Anfrage attestiert, dass er an einer „nachwissenschaftlichen Erfahrungen unheilbaren Geisteskrankheit“ erkrankt sei. HStAD G 16 A Nr. 5879, Schreiben vom 27.04.1874. Siehe auch den an Größenwahn leidenden Paralytiker Johann Daniel B, HStAD G 16 A Nr. 6060, Brief vom 2.02.1880. Bei Elisabeth B. wurde ihr „erworbener Blödsinn“ im August 1882 „nach wissenschaftlichen Erfahrungen als unheilbar“ bezeichnet. HStAD G 16 A Nr. 4498.

[253] Wichtige Lehrstühle wurden in den 1860er Jahren an einigen Universitäten eingerichtet, wie in Berlin, vgl. dazu Eulner, Engstrom, Clinical Psychiatry.

[254] Siehe Tabelle 25, Anhang.

[255] Die durchschnittliche Aufnahmedauer in Siegburg sank Anfang der 1860er Jahre auf 8,7 Monate ab, da es einen immer größeren Bedarf an Pätzen gab. Hoffmann bedauerte dies, da den Rekonvaleszenten zu wenig Zeit blieb, um die Genesung zu festigen, Hoffmann, Aerztlicher Bericht, 1862, S. 5 f.

[256] Vgl. die Ergebnisse von Sahmland, Anstaltsleben.

burg ist es auffällig, dass den Patienten in der ersten Zeit ihres Aufenthalts ein gesteigertes Interesse entgegen gebracht wurde. Die Aufmerksamkeit nahm jedoch ab, wenn sich keine positive Entwicklung abzeichnete und die Hoffnung auf Genesung abnahm.[257] In solchen Fällen wurden entweder monatelang gar keine Einträge im Journalblatt eingetragen oder ein sporadisches „Status idem" zur Kennzeichnung eines unveränderten Zustandes.[258] In solchen Fällen scheint die Arzt-Patient-Interaktion eine sehr begrenzte gewesen zu sein. Hofheim vergrößerte sich gegen Ende des 19. Jahrhunderts zu einer Anstalt mit über 1200 Betten. In einer solchen Anstalt, das hat Eva Wittig herausgestellt, war der Kontakt zwischen Arzt und Patient begrenzt. Der Betroffene konnte sich nur durch auffälliges Verhalten Aufmerksamkeit verschaffen, entweder durch eine sichtbare Verhaltensveränderung oder durch Bitten.[259] Es verwundert nicht, dass Pelman Anfang des 20. Jahrhunderts eine eingehende Behandlung, wie sie die Siegburger Patienten erhalten hatten, an den Provinzialanstalten, die eine ähnliche Entwicklung wie Hofheim durchliefen, ausschloss.[260]

4. Zusammenfassung

Im Fokus des fünften Kapitels standen Modelle des Zusammenlebens in der Anstalt, das Arzt-Patient-Verhältnis sowie die Beziehung der Ärzte untereinander und gegenüber den Anstaltsgeistlichen. Wurde der Führungsstil der Ärzte in der frühen Anstaltspsychiatrie noch mit dem in einer Militärkaserne verglichen, ähnelte er im Zuge der Etablierung der Psychiatrie als medizinische Disziplin eher dem der zeitgenössisch idealtypischen bürgerlichen Familie. Wie in Siegburg, schrieb sich der Anstaltsdirektor damit die Position des strengen aber gerechten Familienoberhaupts zu, der seine Patienten, unmündigen Kindern gleich, nach zeitgenössischen Prinzipien erzog, und

---

257 Siehe dazu ausführlich Kapitel VII.

258 Typisch bei Reinhold B. HStAD G 16 A Nr. 5639. Bei der Aufnahme im September 1864 wurde er sorgfältig körperlich untersucht, es zeichnete sich für eine kurze Zeit eine Besserung im Verhalten ab. Diese hielt jedoch nicht an. Vor seinem Tod im Mai 1868 gab es für die zwei vorherigen Jahre jeweils nur einen Eintrag. Im Januar 1866: „Fortdauernde Verkehrtheit mit öfteren unmotivierten Heftigkeitsausdrücken. Große Unsauberkeit in der Kleidung". Für das Jahr 1867 im Dezember lediglich: „Vollst[ändiger] st[atus] id[em]". Siehe dazu Kapitel VII.

259 Siehe Eva Wittig, Therapie als Wiederherstellung sozialer Ordnung. Patientinnen und Patienten in der Großherzoglichen Landesirrenanstalt Philippshospital um 1900, in: Berger/Ernst/Sahmland/Trosse/Vanja S. 147–160 hier S. 151 f., dies., Die „Irrenfrage" sowie Sahmland, Das Anstaltsleben.

260 Pelman, Erinnerungen, S. 45 f.

durch Strenge und Güte die Voraussetzung für eine Genesung schuf. Insofern beanspruchten die Psychiater den Direktorenposten der Anstalten für sich; zum einen sollte dadurch die Anstalt als medizinischer Ort unterstrichen werden, zum anderen galt die ärztliche Vormachtstellung als wesentlicher Baustein der Anstaltsphilosophie. Foucault hat darauf hingewiesen, dass es in der Psychiatrie keine eigentlichen Theorien der Heilung gegeben habe, sondern vielmehr ein Korpus von Taktiken zum Einsatz gelangte, der jedoch nur dann zur Entfaltung gekommen sei, wenn die Patienten uneingeschränkt der Anstaltsdisziplin unterworfen werden konnten. Die damit einhergehende Charakterisierung des Arzt-Patient-Verhältnisses als Unterwerfung des eher passiven und machtlosen Patienten unter den Willen des Arztes stellt indes, wie Ergebnisse der patientenorientierten Forschung herausarbeiten konnten, eine Vereinfachung dar. Die Interaktion der Akteure war vielmehr von verschiedenen institutions-, patienten- und arztspezifischen Faktoren, wie Größe und Exklusivität der Anstalt, Alter, Geschlecht und soziale Herkunft des Patienten und auch dem Verständnis von Heilung des Arztes geprägt. Jacobi lehnte sein Therapiemodell an dem „Moral treatment" an, erwünschte sozial konforme Verhaltensweisen versuchte er durch ein System aus Belohnungen und Bestrafungen herzustellen. Seinen Assistenten kam dabei die Aufgabe zu, ihm bei der Arbeit zu unterstützen, ohne selbstständig Entscheidungen zu treffen. Der Konflikt Jacobis mit seinem Assistenten Friedrich Bird Anfang der 1830er Jahre veranschaulicht deren divergierendes ärztliches Selbstverständnis, das sich entschieden auf die Arzt-Patient-Beziehung auswirkte. Während Jacobi mittels erzieherischer Maßnahmen an einer Verhaltensmodellierung seiner Patienten arbeitete, war Bird daran interessiert, eine von Vertrauen und Verstehen geprägte Beziehung zu seinen Patienten aufzubauen. Wie auch später Wilhelm Griesinger ging es Bird um die Wiederherstellung der vormaligen Persönlichkeit des Betroffenen, gleich, wie fehlerhaft diese in den Augen des Arztes gewesen sein mag.

Standesdünkel und von sozialer Distanz geprägte Vorbehalte seitens der Ärzte ihren Patienten gegenüber kamen in den ärztlichen Krankengeschichten zum Vorschein, die, von Jacobis Assistenten verfasst, in regelmäßigen ärztlichen Konferenzen besprochen wurden. Zwar führte die detaillierte körperliche und geistige Untersuchung des Patienten zu einem intensiven Kontakt zwischen Arzt und Patienten, dieser konnte jedoch von standesspezifischen Ressentiments der Ärzte geprägt sein, wenn sich die Patienten nach ärztlicher Ansicht nicht ihrer sozialen Herkunft entsprechend verhielten. Der „unstandesgemäße" Wunsch der unteren Bevölkerungsschichten nach sozialem Aufstieg und insbesondere nach Bildung wurde von den Ärzten als Bedrohung angesehen, da das Bildungsprivileg der bürgerlichen Ärzte als Mittel der sozialen Distinktion fungierte. Aber auch das Gegenteil, eine vermeintliche Bildungslosigkeit und „rohe“ Erziehung, wurden negativ von den Ärzten vermerkt.

Insgesamt kann festgehalten werden, dass die Arzt-Patient-Beziehung von einer Vielzahl von Faktoren bestimmt war. Zum einen von der berufsspezifischen Situation der Psychiater, ihrem Verständnis von psychischer Heilung sowie von der jeweiligen Begegnung zwischen dem Arzt und seinem Patienten. Anders als in der Körpermedizin dieser Zeit gab es für den Arzt kein somatisches Korrelat, das er mit der Störung eindeutig in Verbindung bringen konnte. Insofern war er auf ein „Wissen an sich“ über den Patienten angewiesen, auf eine Exploration aller mit der Störung in Verbindung zu bringenden Faktoren, konkret, über alle Einzelheiten der Person und ihrer Entwicklung vor Aufnahme in die Anstalt informiert zu sein. Hier kam in Siegburg der Anstaltsgeistliche ins Spiel.

Im 19. Jahrhundert war es üblich, dass Geistliche an den Anstalten angestellt waren. Sie waren dort für die religiöse und moralische Erbauung und Führung der Patienten sowie der Angestellten zuständig. An einigen Instituten, wie der Siegburg, kamen ihnen, im Gegensatz zu Hofheim, erweiterte Funktionen zu. Diese bestanden in ihrer Beteiligung an der Krankenbehandlung, insbesondere durch das Verfassen psychologischer Berichte. Nach Vorstellung der Ärzte stellte sich die Beziehung zwischen den Ärzten und den Geistlichen idealerweise als eine autoritäre dar. Die Theologen sollten durch ihre Vorzüge, nämlich psychologische Kenntnisse und eine Vertrauensstellung bei den Patienten sowie ihren Angehörigen, die Ärzte bei der Behandlung unterstützen. Diese herausgehobene Stellung der Geistlichen in Siegburg erregte jedoch seitens einiger Ärzte Kritik; sie wollten den traditionellen Einfluss der Religion in der Krankenbehandlung minimieren und die psychiatrische Forschung und Praxis ausschließlich von Medizinern betrieben wissen. Obwohl dem ärztlichen Herrschaftsanspruch in Siegburg schon dadurch Rechnung getragen wurde, dass der Direktor dem Geistlichen die Aufgaben zuwies und auch die Form seiner psychologischen Berichte bestimmte, hatten die Theologen dort nicht zu unterschätzende Vorteile, insbesondere gegenüber den ärztlichen Assistenten. Erstens verfügten sie über Kenntnisse auf dem Gebiet der psychiatrischen Forschung und Praxis, zweitens genossen sie von Berufswegen eine Vertrauensstellung bei Patienten und deren Angehörigen, die den Ärzten durchaus bewusst war. Drittens beschäftigten sie sich intensiv mit wenigen ausgewählten Patienten, so dass sie insgesamt mehr Informationen zur Lebensgeschichte der Betroffenen erhielten. Die biographische Einbettung der Störung war ein integraler Bestandteil der Anamnese des Patienten. Die Anerkennung der Störung war zudem ein wesentliches Indiz für die Heilung. Obwohl die Ärzte durch ihr umfassendes „Wissen“ von ihren Patienten Macht über ihre Pfleglinge gewannen, konnte diese durch eine trianguläre Beziehungskonstellation – Arzt, Patient, Theologe – geschwächt werden. Die Rolle des Informanten war vor der Einweisung der Familie und anderen mit dem Betroffenen bekannten Personen zugekommen. Auf ihre Mitteilungen musste der einweisende Arzt rekurrieren. Diese trianguläre Beziehung vor der Einweisung, wie sie insbesondere Suzuki beschrieben hat,[261] setzte sich in einigen Fällen mit einem veränderten Akteur in der Anstalt fort. Da die Anstaltgeistlichen auch eingesetzt wurden, um die Krankheitseinsicht vor der Entlassung abschließend zu bestätigen, waren sie zudem für die Patienten eine Prüfinstanz, um aus der Anstalt als genesen entlassen zu werden. Allerdings wäre ein Fokus, der lediglich die Macht von Ärzten und Geistlichen berücksichtigte, einseitig. Erst dadurch, dass der Patient sich den Behandlern mitteilte, ihnen die eigene Biographie erzählte und sie dadurch ein Wissen über ihn erhielten, „inthronisierte" er die am Heilsgeschehen beteiligten Instanzen.[262] Die getreue Wiedergabe der Angaben der Patienten verdeutlicht zudem, dass die Ärzte, auch wenn sie an der Vollständigkeit bzw. der Glaubwürdigkeit der Erzählung zweifelten, nicht die alleinige Deutungskompetenz darüber besaßen.

---

[261] Suzuki, Framing, S. 116.

[262] Damit war der Patient keineswegs so passiv, wie es Foucault anfänglich dargestellt hat. Vielmehr war die Interaktion mit dem Patienten in eine Art „Geständnis-Technologie" eingebettet, worin die Anerkennung der biographischen Einbettung der Störung eine wesentliche Rolle spielte, siehe Foucault, Die Macht, bes. S. 391–407.

VI. Ergründung und Behandlung des Irreseins: Therapien im Wandel

„Erhöhte Reizbarkeit des gesammten Nervensystems mit dem Charakter der Schwäche, theils angeboren, theils in Folge entzündether Reizung zurückgeblieben mit gleichzeitiger direkter Schwäche im Muskelsystem und der irritablen Lebensseite überhaupt [und] [...] Hypertrophie des Herz[ens].“[1]

Diese Diagnose gab Jacobi 1829 Charlotte P., nachdem die 42-jährige Schlosserfrau, unter „Wahnsinn“ leidend, zu ihm in die Siegburg gebracht worden war. Wie bei seinen anderen Patienten, die dort bis in die 1830er Jahre aufgenommen wurden, verzichtete Jacobi auch bei Charlotte P. auf eine psychiatrische Diagnose und beschränkte sich darauf, anhand einer genaueren körperlichen Untersuchung somatische Störungen aufzudecken.[2] Die psychiatrische Klassifikation war bei Jacobi schon deshalb nebensächlich da er, wie in Kapitel II. ausgeführt, psychische Störungen als Resultat einer Disharmonie des gesamten Organismus ansah. Im Gegensatz zu seinem Kollegen Nasse lokalisierte Jacobi die Störung deshalb nicht in einer der drei „Haupthöhlen“ des Körpers, d.h. Gehirn, Brust und Unterleib, sondern nahm an, dass alle Teile des menschlichen Organismus mit psychischen Erscheinungen in enger Verbindung stünden.[3] Eine psychische Störung kön-

---

[1] LVR Siegburg, No. 892. Charlotte P. (1829–1834). Krankengeschichte von Jacobi, undatiert. Die irritable Lebensseite bezieht sich auf eine der drei organischen Grundfunktionen der Natur, wie sie in der Naturphilosophie postuliert wurde. In der Naturphilosophie Schellings beruhte Krankheit auf einer Disharmonie der drei Funktionen Reproduktion, Irritabilität und Sensibilität, siehe Dietrich von Engelhardt, Romantische Mediziner, in: Ders./Hartmann, S. 95–118 hier S. 96.

[2] Vgl. Abschnitt Erklärungsversuche und Diagnose vor der Aufnahme und in der Anstalt: ein Vergleich.

[3] Siehe Ameling, Ueber den Begriff, S. 118f., der Jacobis Position passend charakterisiert. „Dieser [Jacobi, S. B.] nimmt nämlich an, dass nicht blos das Gehirn, oder die Organe der Brust und des Unterleibs als der unmittelbare Sitz der gestörten psychischen Functionen anzusehen seyen, sondern das alle Organe des menschlichen Körpers überhaupt den Sitz und die wesentliche Ursache solcher Störungen enthalten könnten. Indem er somit in jedem einzelnen Falle die Verzweigungen der körperlichen Leiden in den verschiedenen Organen verfolgt, ist er dahin gekommen, die Verrücktheit, oder die psychischen Störungen überhaupt als keine idiopathische Leiden zu betrachten, sondern als Reflexe somatischer Anomalien, die nicht sowohl im Gehirn

ne deshalb von jedem Teil des Organismus ausgelöst werden; sie führe zumeist zu einer Schwächung oder Irritation weiterer Organe wie auch des Nervensystems und damit zu einer Beeinträchtigung des gesamten Organismus. So erhielt auch Susanna S., die 1832 mit „Wahnsinn" eingewiesen wurde, die somatische Diagnose, „erhöhte Reizbarkeit des Nervensystems zuerst in der Sphäre der Geschlechtsganglien u[nd] des Gehirns, woran das Gefäßsystem nur geringen Antheil nimmt, zugleich gesunkene Thätigkeit der Haut".[4]

Es ist in der Forschung unlängst darauf hingewiesen worden, dass Jacobis Konzept derart flexibel war, dass letztlich jedes Detail aus der Anamnese des Patienten mit der psychischen Störung in Verbindung gebracht werden konnte. Auch ist auf die Kritik eingegangen worden, der sich Jacobi daraufhin ausgesetzt sah.[5] Im Folgenden interessiert deshalb weniger die Krankheitskonzeption der Ärzte und insbesondere die Jacobis, sondern vielmehr die in den Anstalten angewandten Behandlungsmethoden. Sie resultierten zum einen aus der Krankheitsauffassung der psychischen Ärzte, zum anderen gehörten sie zum traditionellen Behandlungsrepertoire der medizinischen Laien und Fachleute und entstammten den vielfältigen traditionellen Deutungs- und Behandlungsangeboten, wie der Humoralpathologie bzw. der Viersäftelehre, der Brownschen Erregungslehre bzw. dem Vitalismus und der Diätetik. Da im Gegensatz zu Hofheim in Siegburg die Krankengeschichten und Behandlungsmethoden sorgfältig in der Krankenakte verzeichnet wurden, wird bei den Interventionsmethoden der Schwerpunkt auf der Siegburg liegen.[6] Erst ab der Mitte des 19. Jahrhunderts können anhand der Hofheimer Patientenakten Umgangsweisen mit den Patienten rekonstruiert werden. Veränderungen in der Krankenbehandlung, die Abkehr von traditionellen Krankheitslehren und die Einführung neuer Verfahren lassen sich aber bei beiden Anstalten feststellen. Im Folgenden wird ein Überblick über die zeitgenössischen Erklärungsversuche, die Behandlungsmethoden und die ihnen zugrundeliegende Vorstellung der Funktionsweise des Körpers gegeben. Sie zeigen insbesondere für die erste Hälfte des 19. Jahrhunderts eine auffallende Nähe zu Forschungsergebnissen, die sich mit frühneuzeitlichen Krankheits- und Körpervorstellungen beschäftigen. Diese Arbeiten ha-

---

(und zwar in diesem am seltensten), sondern gleichmässig in allen übrigen Organen des menschlichen Leibes ihren Grund und Boden, oder ihre nächste Ursache haben können."

[4] LVR Siegburg, No. 877, Susanna S. (1832–1835).

[5] Siehe Kapitel II., die Kritik Griesingers.

[6] Die Behandlungsmethoden Amelungs können aus seinen veröffentlichten Krankengeschichten rekonstruiert werden, siehe dazu Kutzer, Der pathologisch-anatomische Befund, S. 219–221, Vanja, Ein Förderer.

ben zwei Aspekte herausgestellt, die mitunter für das frühe 19. Jahrhundert noch relevant zu sein scheinen. Erstens habe es keine klare Grenze zwischen der Laien- und der Expertenmeinung in der Krankheitskonstruktion gegeben, zweitens kein homogenes medizinisches Wissen.[7] In Abgrenzung zur Interpretation des Körpers in der Biomedizin, die den menschlichen Organismus als historisch invariant konzeptualisiert und sich für seine physiologischen Prozesse interessiert, geht die historische Anthropologie grundsätzlich von einer Historizität des Körpers aus. Körperliche Erfahrungen werden insofern als kulturelles Konstrukt interpretiert[8], als das Erfahrung – im Gegensatz zu Erlebnissen – eine mündliche oder schriftliche Vermittlung voraussetzt. Dementsprechend werden Erfahrungen und Vorstellungen zur Funktionsweise des Körpers nur in kulturell geprägten Deutungszusammenhängen verständlich.[9]

Ausgehend von diesen Überlegungen wird auf Strategien der Wissensgenerierung, insbesondere die Fragebögen und die strukturierten Untersuchungen, eingegangen. Erklärungsversuche und Diagnosen sowie die in den Anstalten angewandten Interventionsmethoden werden jeweils mit denen vor der Einweisung verglichen.

1. Erklärungsversuche

1.1. Humoralpathologie und Temperamentenlehre

„Die Gehirnstörung ist sekundär und beruht eines Theils auf erhöhter Reizbarkeit u[nd] Schwäche, anderen Theils auf Unregelmäßigkeit des Kreislaufs. Eine fehlerhafte Blutmischung ist sehr wahrscheinlich."[10]

1854 erkannte Jacobi diese somatische Grundlage bei der an „melancholischem Wahnsinn" leidenden Christina M. Ihr Fall veranschaulicht, dass in Siegburg bis Mitte des 19. Jahrhunderts auf frühneuzeitliche Vorstellungen zurückgegriffen wurde. Wie Barbara Duden und Michael Stolberg festgestellt haben, bestimmte nicht nur eine Krankheitsauffassung das frühneu-

---

[7] Jens Lachmund/Gunnar Stollberg, Introduction, in: Dies. (Hg.), The Social Construction of Illness (Medizin, Gesellschaft und Geschichte, Beiheft 1). Stuttgart 1992 S. 9–19 hier S. 15.

[8] Tanner, Wie machen Menschen Erfahrungen?, S. 17.

[9] Daniel, Die Erfahrungen, S. 60, zur Aneignung und Erfahrung bei Betroffenen siehe auch Nolte, Gelebte Hysterie, S. 11–21 und Canning gegen die verkürzte Dichotomisierung von Erfahrung und Diskurs sowie auch Duden, Somatisches Wissen.

[10] LVR Siegburg, No. 1574, Christina M. (1854).

zeitliche Europa, sondern eine „Collage" konkurrierender Deutungsangebote, die oftmals nicht nur nebeneinander herliefen, sondern auch miteinander verbunden wurden.[11] Im Mittelpunkt einer dieser frühneuzeitlichen Körpervorstellungen, der klassischen Humoralpathologie bzw. der Viersäftelehre, standen die vier Kardinalsäfte Blut, Schleim sowie gelbe und schwarze Galle.[12] Für die Gesundheit waren die Reinheit der Säfte und ein ausgewogenes Mischungsverhältnis (Eukrasie) ausschlaggebend. Eine fehlerhafte Mischung (Dyskrasie) führte dagegen zu Krankheiten. Letztere trug nach Meinung der psychischen Ärzte bei vielen Patienten zur Erkrankungsentstehung bei, so bei Bertha M. 1852. Diese sah Dr. Koster wegen einer „nicht getilgte[n] scrofulöse[n] Dyskrasie" dazu disponiert, an einer psychischen Störung zu erkranken.[13] Auch bei Josepha K. stellte dieser Arzt 1852 eine „Blutdyskrasie" fest,[14] die einer massiven Aderlass- und Schröpfkopfbehandlung gefolgt sei.[15] Bei Wilhelm P. habe die „fehlerhafte Blutmischung" gar einen entscheidenden Einfluss auf den Grad der Gemütsverstimmung gehabt. Solange die „Dyskrasie" nur gering gewesen sei, habe sich die Krankheit lediglich in einer „Verstimmung des Gemüths" geäußert. Sobald sie jedoch einen „höheren Grad" erreicht hatte, „wirkte das fehlerhaft gemischte Blut als Reiz auf Hirn und Herz und nun trat der Anfall von Tobsucht [...] ein."[16]

---

[11] Siehe Duden, Geschichte, bes. S. 149, dies. Medicine, bes. S. 43 f. Um dieses Phänomen zu erklären, verweist Stolberg auf das Methodenrepertoire der Medizinethnologie. Die Integration vermeintlich unvereinbarer Krankheitsauffassungen könne mit dem Konzept der semantischen Netzwerke erklärt werden. Dabei könnten in einem Modell auch widersprüchliche Ansichten nebeneinanderher laufen. Stolberg, Homo patiens, S. 114 f.

[12] Für die folgenden Ausführungen vgl. Kutzer, Anatomie, S. 71–81, Schott/Tölle, S. 328–331. Steinbrecher, S. 56–67, Stolberg, Homo patiens, S. 116–121.

[13] LVR Siegburg, No. 890, Bertha M. (1852–18 53). Krankengeschichte Dr. Koster 29.04.1852. Im Siegburger Fragebogen von 1851 (Frage 5) wurde erfasst, ob der Patient unter „Skropfeln, mit Rachitis u[nd] dgl." gelitten habe. Dies wurde bei Bertha M. als ein Faktor notiert, der in der Vorgeschichte der Patientin berücksichtigt werden müsse. Als weitere Punkte wurden bei ihr psychische Belastungen, wie Streit mit dem Vater und ein gestörtes Liebesverhältnis angeführt. Körperlich befände sich das Nervensystem, insbesondere das Gehirn, in einem „abnormen Reizzustand".

[14] LVR Siegburg, No. 1573, Josepha K. (1852–1853). Krankengeschichte vom 10.02.1852.

[15] Ebd. Die Patientin wurde in der Vorbehandlung „massenhaft zur Ader" gelassen und erhielt dutzende von Schröpfköpfen. Nach Dr. Koster habe die Patientin selbst gesagt, dass „zu Hause [...] die Sache verkehrt angegangen worden" sei, vgl. die Art der Vorbehandlungen.

[16] LVR Siegburg, No. 652, Wilhelm P. (1844). Krankengeschichte 03.1844, unsigniert. Der aktuelle Zustand des Patienten offenbare eine „torpide Stockung in dem Pfortadersystem mit eventuellen Ergriffensein der Leber, nebst einer erhöhten Reizbarkeit des Gehirns mit Reizung durch dyskrasisches Blut". Die fehlerhafte Blutmischung entstehe durch eine „verhinderte Ausscheidung der abdominellen Secrete". Zur Bestätigung seiner Vermutung führte der berichtende

Dem Konzept nach waren den vier Säften die ihnen entsprechenden Eigenschaften warm, kalt, feucht und trocken zugeordnet. Die jeweilige Zusammensetzung der Säfte bestimmte das Temperament des Menschen. Bei dem zu Tobsucht neigenden Choleriker war die gelbe Galle vorherrschend, beim Phlegmatiker der Schleim, beim Melancholiker dominierte die schwarze Galle, beim Sanguiniker das Blut. Die Säfte beeinflussten zudem die psychopathologische Erscheinung der Störung.[17] Es ist darauf hingewiesen worden, dass sich der herkömmliche Temperamentbegriff im 17. Jahrhundert zunehmend vom Kontext der Viersäftelehre ablöste und auf den Charakter bezogen wurde. Dies hat Stolberg anhand von brieflichen Konsultationen zumeist gebildeter Laien an bekannte zeitgenössische Mediziner nachweisen können.[18] Auch im 19. Jahrhundert war der Temperamentbegriff noch verbreitet. In Hofheim wurde das Temperament der Patienten bis in die 1870er Jahre erfragt, in Siegburg notierte man bis 1851 zusätzlich noch das der Eltern und Großeltern.[19] Ihre Bestimmung bereitete den Ärzten jedoch Schwierigkeiten. Bei dem tobsüchtigen Johann Konrad B. konnte sich Dr. Renner 1853 nicht für eine eindeutige Zuordnung entscheiden und vermerkte deshalb „unentschieden".[20] Bei Georg B. hatte er es 1854 dagegen leichter.[21] Da der 27-jährige Ackermann schon als Jugendlicher ein „aufbrausendes, zorniges und boshaftes Wesen" zu erkennen gegeben habe, konnte Dr. Renner ihm eindeutig ein „sanguinisch cholerische[s] Temperament" attestieren.[22] Wenn eine eindeutige Bestimmung nicht möglich war, entschieden sich die Ärzte dafür, den ihrer Ansicht nach dominierenden Einfluss anzugeben, wie bei Peter B. 1864. Er sei, so Dr. Roskopf, „mehr melancholischen Temperaments".[23] In manchen Fällen wurde das Temperament direkt mit der

---

Arzt das Aussehen des Patienten, die Beschaffenheit der Ausscheidungen und die Ergebnisse der körperlichen Untersuchung an.

17 Die gelbe Galle stand für eine Raserei, die schwarze für Furcht und Niedergeschlagenheit, der Schleim für Trägheit und das Blut für Ausgelassenheit wie bei der Manie, siehe Steinbrecher, S. 58.

18 Stolberg, Homo patiens, S. 116–121. Die Laienvorstellungen ähnelten zu dieser Zeit meist denen ihrer Ärzte.

19 Vgl. die Fragebögen von Hofheim ca. 1840–1875, Frage 2, Fragebogen Siegburg ca. 1830 bis 1851, Frage 1–8. Siehe Anhang.

20 HStAD G 16 A Nr. 5229, Johann Konrad B. (1853–1861). Gutachten von Dr. Renner 25.05.1854. Auch bei Heinrich A. (1868–1869) war das Temperament „gegenwärtig nicht zu bestimmen", HStAD G 16 A Nr. 6490, Gutachten von Dr. Köhler 2.05.1868.

21 HStAD G 16 A Nr. 5154, Georg B. (1854–1859). Gutachten von Dr. Renner 19.08.1854.

22 Siehe bspw. auch Katharina B. Nr. 5800, (1850–1866). Ihr wurde ein „sanguinisch cholerische[s] Temperament" attestiert. So auch Magdalena A. Nr. 4997, (1854) Elisabeth B. No. 5035, (1851–1853), Eva B. Nr. 5066, (1851), alle HStAD G 16.

23 HStAD G 16 A Nr. 4425, Peter B. (1864-?). Gutachten von Dr. Roskopf, 9.08.1864.

Störung in Verbindung gebracht. So urteilte 1860 der einweisende Arzt bei Peter B., dass die Erkrankung durch sein „melancholisches Temperament [...] noch mehr Nahrung" erhalten habe.[24] Eine solche, während des gesamten hier untersuchten Zeitraums übliche Ursachenzuschreibung[25] kann noch als ein Nachwirken traditioneller Lehren verstanden werden; es war in der frühneuzeitlichen Medizin durchaus üblich, dass das Temperament die Erscheinungsform der Störung mitbestimmte.[26] Aber auch die von Stolberg festgestellten Veränderungen werden in den Quellen des 19. Jahrhunderts sichtbar. Mitunter wurde das Temperament nicht ausschließlich auf die traditionelle Lehre bezogen, sondern generell auf den Charakter bzw. das Gemüt der Betroffenen. Jette B. wurde von Dr. Vies 1862 ein „nervöse[s] reizbare[s] Temperament" attestiert,[27] Peter B. bescheinigte Dr. Horn 1864 ein „ziemlich ruhige[s] Temperament".[28]

Ebenso wichtig wie die Bestimmung des Temperaments erschien den Ärzten eine Angabe zum vermeintlichen Erregungszustand des Körpers der Betroffenen. Dies bot im Sinne der neurophysiolgischen Reizlehre John Browns auch einen Angriffspunkt für die Behandlung.

1.2. Brownianismus

Neueren Arbeiten zufolge war die Reizlehre Browns in der frühen Anstaltspsychiatrie von entscheidender Bedeutung.[29] Der Schotte John Brown gründete als Schüler William Cullens ein auf den neurophysiologischen Überlegungen seines Lehrers basierendes Krankheitsmodell, das dem Nervensystem als dem Sitz der Erregbarkeit eine gesteigerte Bedeutung zuwies. Es handelte sich hierbei um ein stark vereinfachtes Konzept, in dessen Mittelpunkt die „Erregbarkeit (excitability)" als Eigenschaft des lebenden Körpers

---

[24] HStAD G 16 A Nr. 5369, Peter B. (1862–1865), Gutachten des einweisenden Arztes Dr. L., 04.1860.

[25] Vgl. die Ursachenzuschreibungen vor Aufnahme in die Anstalten Tabelle 12 und in Siegburg Tabelle 13, Anhang.

[26] Steinbrecher, S. 58.

[27] HStAD G 16 A Nr. 5449, Jette B. (1862–1866), Gutachten von Dr. Vies vom 16.02.1862.

[28] HStAD G 16 A Nr. 5825, Peter B. (1864–1875), Gutachten von Dr. Horn vom 08.10.1864.

[29] Vgl. Goldberg, Sex, S. 93–95, Kutzer, Die therapeutischen Intentionen, S. 47–49, Schott, Medizin um 1800, S. 29, ders., Heilkonzepte um 1800 und ihre Anwendung in der Irrenbehandlung, in: Ders./Johann Glatzel/Steffen Haas (Hg.), Vom Umgang mit Irren. Beiträge zur Geschichte psychiatrischer Therapeutik. Regensburg: Roderer 1990 S. 17–35 hier S. 20–23, ders./Tölle, S. 329–331, Vanja, Das Hessen-Darmstädtische Landeshospital, S. 177 f., dies. Der Irrengarten, S. 287.

stand, auf „erregende Potenzen (exciting powers)“ zu reagieren. Seiner Meinung nach gründete sich jede Krankheit entweder auf eine „sthenische Beschaffenheit“, eine „Anhäufung der Reizbarkeit“ oder auf ihr Gegenteil, die „asthenische Beschaffenheit“. Bei den Krankheiten unterschied Brown zum einen die sthenischen Krankheiten wie die Manie und Tobsucht – bei ihnen herrsche eine zu starke Erregung vor – von den asthenischen Krankheiten wie die Melancholie, bei denen die Erregung zu schwach sei. Als Gegenmittel empfahl er nach der Maxime der Gegenreizung bei sthenischen Krankheiten eine Reizabschottung, bei Asthenikern eine Reizung.[30] Obwohl die Brownsche Lehre in der Allgemeinmedizin auf ein geteiltes Echo stieß,[31] bildete seine Erregungslehre in der Psychiatrie bis in die Mitte des 19. Jahrhunderts eine Grundlage der Krankheitskonstruktion und der therapeutischen Praxis, wenngleich sie wegen ihrer drastischen Therapiemethoden, u.a. massiven Aderlässen, zunehmend in die Kritik geriet.[32] Für die Behandlung war weniger die psychische Diagnose ausschlaggebend, da sie ohnehin aus der Symptomatik (Krankheitsäußerung) abgeleitet wurde. Die Therapie richtete sich vielmehr nach dem vermuteten Erregungszustand des Nervenystems. Ihm kam, als dem vermeintlichen Sitz der Lebenskraft, auch in anderen Krankheitskonzepten, wie dem von Johann Christian Reil, eine wesentliche Bedeutung zu.[33] In Anlehnung an Brown hatte Reil eine Reizregulierung

---

30 John Brown, System der Heilkunde, übersetzt von C. H. Pfaff. Kopenhagen 1790/²1798. (Original 1790, Elements of Medicine) hier S. 14–37. Zu Brown siehe auch Schwanitz, bes. 59–108. Demnach sei die Theorie Browns in der Medizin in Deutschland vor allem zwischen 1795–1811 einflussreich gewesen.

31 Siehe Thomas H. Broman, The Transformation of German Academic Medicine, 1750–1820. Cambridge/New York 1996.

32 Siehe dazu den Abschnitt zu Interventionsmethoden, insbesondere dem Aderlass sowie Tabelle 20 im Anhang zur Häufigkeit des Aderlasses in der ärztlichen Behandlung vor Aufnahme in die Anstalten.

33 Schott/Tölle haben darauf hingewiesen, dass Reils neurophysiologisch angelegter Vitalismus mit dem System Browns kompatibel war, siehe dazu dies., bes. S. 330f., sowie Kapitel II. Reil sah die Lebenskraft im Sinne einer organischen Kraft, die sich nur in der belebten Natur finden lasse. Die tierische Kraft zeichne sich durch ihre Muskeln und Nerven aus. Reil definierte die Reizbarkeit als Eigenschaft der tierischen Organe, durch äußere Veranlassung ihren Zustand aus sich selbst heraus zu verändern. In diesem Kontext gewannen die Nerven durch ihre Reizbarkeit an Bedeutung, da sie als Vermittlungsinstanz zwischen den verschiedenen Organen dienen würden. Reil verwendete zur Veranschaulichung der Funktionsweise der Nerven die Metapher der Nerven als „Seile […], die überall im Körper an eine Menge von Organe angeheftet sind und die eigenthümliche Tätigkeit dieser Organe erregen, wenn sie angezogen werden“. Da die Nerven die Reize nicht nur an die Muskeln, sondern auch an das für die Entstehung der Geisteszerrüttungen anfällige Seelen-Organ übermitteln würden, trugen sie damit zur Genese der Störungen bei, siehe Johann Christian Reil, Von der Lebenskraft, hg. von Karl Sudhoff (Klassiker der Medizin 2). Leipzig 1795/1910 hier Zitat S. 49.

zur Behebung der psychischen Störung befürwortet.[34] In der Anstaltspraxis spielte der vermutete Zustand des Nervenssystems deshalb eine wichtige Rolle, da er eine Angriffsfläche für die Intervention bot. Bei der Patientin Elisabeth N., einer verwahrlosten Tagelöhnerin, sei, so Dr. Focke 1848, die „Nervenernährung“ derart beeinträchtigt gewesen, dass eine „Hyperästhesie“ und „Hirncongestionen“ eingetreten seien.[35]

Die „drückende Noth“ Anton H.s, die bei ihm zu mangelhafter Ernährung und Blutmangel geführt habe, könne für seine „reizbare Schwäche“ verantwortlich gemacht werden; letztere seien vermutlich von periodischen „Congestionen“ begleitet.[36] Bei Jacob R. verkomplizierte sich die Lage. Dieser litt nicht nur an einer „gesunkenen Reizbarkeit“, deren Beseitigung eine Indikation geboten hätte, sondern an einem „idiopathischen Hirnleiden“, das die Aussicht auf Besserung schwinden ließ.[37] Bei Wilhelm F. hingegen habe anfänglich lediglich eine erhöhte Reizbarkeit des Gehirns vorgelegen.[38] Diese, wie auch seine „Hypertrophie des Herzens“, seien teils die Folge, teils aber auch die Ursache der „Congestionen des Blutes zum Kopf“ gewesen. Der „Centralpunct“ seiner Krankheit liege nun im Gehirn, welches „ursprünglich in seinem Nervenleben selbst ergriffen“ sei. Zeitweilig anfallende „Paroxysmen“ hätten das Blutsystem dann derart in Mitleidenschaft gezogen, dass sich eine chronische Hirnentzündung entwickelt habe.[39]

---

[34] Siehe Reil, Rhapsodieen, S. 170–173. Er unterschied die „negative Methode“, d.h. Reizentzug und beruhigende Maßnahmen und die „positive Methode“, d.h. die Zufuhr heilsamer Erregung.

[35] LVR Siegburg, No. 882, Elisabeth N. (1848–1849), Krankengeschichte von Dr. Focke vom 03.1848. Seine Diagnose bestand bei der Betroffenen aus dem üblichen Gemengelage aller in diesem Kapitel vorgestellten möglichen Faktoren, die sich gegenseitig verstärkten: „Diagnose: Ob die Einfältigkeit der väterl[ichen] Familie mehr als erbliches Moment oder ob es mehr durch die solcher Einfältigkeit angehörenden schlechten Erziehung nachtheilig gewirkt, bleibt unentschieden. [...] Pat[ientin] ist ein gänzlich verwahrlostes Subjekt, dessen früheres Leben schon voll von Handlungen einer moralischen Versunkenheit ist, welche an Wahnsinn grenzt. Demnach möchte man eine etwaige Skrophulosis u[nd] Anderes mehr an sich weniger beschuldigen als diese ungünstigen Verhältnisse, den Mangel jeglicher höheren Anregung bei extravaganten Mißbrauch des Geschlechtstriebes. Auch möchte die große Leber und die Röthe der Nase an gebrannte Wässer erinnern, wenn nicht erstere der Thoraxverschiebung entstammen könnte. [...]. Es haben zuletzt all diese Momente die Nervenernährung so beeinträchtigt bis die [...] Hyperästhesie eintrat mit einer allmählig abnehmenden Hirncongestion.“

[36] LVR Siegburg, No. 14825, Anton H. (1848–1849), Krankengeschichte von Carl Nitzsch, Mitte 08.1848. Nitzsch war von März 1848 bis Ende März 1849 in Siegburg als erster Assistent tätig, siehe LVR Siegburg, unverzeichnete Bestände, „Siegburg – Personal – Chronik“.

[37] LVR Siegburg, No. 1095, Jacob R. (1840–1841). Krankengeschichte von Dr. Richarz 09.1840.

[38] LVR Siegburg, No. 14818, Wilhelm F. (1832–1844).

[39] Ebd. Krankengeschichte von 1833.

Ebenso wichtig wie eine ausgewogene Nervenenergie für die körperliche Gesundheit war der geregelte Fluss der körperlichen Säfte insgesamt. Stockungen und verhinderte Ausscheidungsmöglichkeiten verdorbener Materie wurden bis in die Mitte des 19. Jahrhunderts regelmäßig als Erklärung der Störungen bei Männern wie Frauen vor Aufnahme und in der Anstalt herangezogen.[40]

1.3. Stockungen und Verstopfungen: Blutfülle, Krätze und Geschwüre

Jacobi hatte noch 1844 auf den „verderblichen Einfluß" verhinderter Ausscheidungsmöglichkeiten hingewiesen. Die „Unterdrückung der Hautsecretion", eine „vorschnelle Heilung eines Hautausschlags" oder eines anderen Geschwürs könnten demnach Anlass zur Erkrankung bieten.[41] Auch Franz Amelung hatte unter den physischen Gelegenheitsursachen der Geisteszerrüttungen die Unterdrückung von Blutflüssen, unterdrückte Hautkrankheiten und andere Störungen aufgelistet, die einen geregelten Umlauf und Austritt von Körperstoffen verhinderten.[42] Solche Erklärungen waren auch unter medizinischen Laien verbreitet. Ein gestörter Ausfluss des Blutes wurde bei Frauen wie auch bei Männern genannt. Bei Frauen dominierten Störungen, die in Zusammenhang mit der Menstruation auftraten. Dieser Themenkomplex wurde neben Schwangerschaften und Geburten regelmäßig als Ursache genannt. Die Prognose war in solchen Fällen wegen der eindeutigen Krankheitsverursachung eine günstige.[43] Aber auch ein gestörter Fluss des Hämorrhoidalblutes – der Goldenen Ader – wurde unter möglichen Bedingungen der Verursachung aufgeführt und von den einweisenden Ärzten erfragt.[44]

---

40 Siehe dazu Tabelle 12, Ursachenzuschreibung vor Aufnahme in die Anstalten, und Tabelle 13, Ursachenzuschreibungen in Siegburg, Anhang. Stolberg hat darauf hingewiesen, dass seit dem frühen 18. Jahrhundert die Ansichten mechanistischer und cartesianischer Ärzte an Einfluss gewannen, die den Körper als eine hydraulische Maschine verstanden und ihren Fokus auf die Wechselwirkung zwischen den Säften und den Körperfasern lenkten. Helmontianer und Iatrochemiker hatten den Schwerpunkt auf Gärungsprozesse gelegt, Homo patiens, S. 103.

41 Jacobi, Hauptformen, S. 782.

42 Amelung, Allgemeine Vorschriften, S. 18 f.

43 Vgl. dazu auch Wright, Childlike, S. 127 f., ders., Delusions, S. 165, Hilary Marland, ‚At Home with Puerperal Mania: The Domestic Treatment of Insanity of Childbirth in the Nineteenth Century', in: Peter Bartlett/David Wright (Hg.), Outside the Walls of the Asylum: The History of Care in the Community 1750–2000. London 1999 S. 45–65.

44 Vgl. den Siegburger Fragebogen von 1851, Frage 28, „Ist Hämorrhoidalleiden gegenwärtig. In welcher Art und wie lange? Wurden Hämorrhoiden in ihrer Ausbildung oder nachdem sie sich ausgebildet hatten, in ihrem Verlaufe gestört und wie?", mit dem Hofheimer Fragebogen ab den 1870er Jahren, Frage 30, „sind Hämorrhoiden vorhanden", vgl. auch Anhang.

Bei Felix von A. hätten die Hämorrhoiden neben der Plethora abdominales (Blutfülle im Unterleib) das Nervenleiden eingeleitet.[45] Auch bei Anna Clara W. wurden von Dr. Richarz die Hämorrhoiden zusammen mit dem Blutstau im Unterleib genannt. Die Plethora abdominalis habe ihr in der Jugend Schmerzen bereitet; sie habe sich zudem in einer „Unterdrückung der Menses dokumentiert", die während ihrer Ehe als „Hämorrhoiden hervor[ge]-treten" seien.[46] Die Blutfülle gehörte zu den häufig genannten körperlichen Erscheinungen, die mit der Entstehung der Störung in Verbindung gebracht wurden.[47] Neben dem Gehirn, das für einen gestörten und damit für einen vermehrten Blutandrang (Congestionen) besonders anfällig sei, war es insbesondere der Unterleib, der von der Blutfülle in Mitleidenschaft gezogen wurde. Die dadurch hervorgerufene „krankhafte Verstimmung des Unterleibssystems" konnte dann, wie bei Barbara B., einen nachteiligen Einfluss auf das Nervensystem ausüben und die Störung forcieren.[48] Der eigentlichen psychischen Störung musste somit keine hypochondrische Verstimmung vorausgegangen sein – diese wurde in der frühneuzeitlichen Medizin mit Störungen der Eingeweide in Verbindung gebracht.[49] Sie konnte es aber, wie bei Agnes S.[50] und Josepha K.;[51] auch wurde sie von den einweisenden Ärzten erfragt.[52]

Als ein Indikator auf einen möglichen Blutandrang zum Gehirn diente die Pulsmessung des Patienten. Der Puls wurde von Jacobi und seinen Assistenten täglich kontrolliert, der Befund protokolliert.[53]

---

[45] LVR Siegburg, Felix von A. (1841–1842). Krankengeschichte von Dr. Richarz 11.1841.

[46] LVR Siegburg, No. 385, Anna Clara W. (1839–1840). Krankengeschichte von Dr. Richarz 08.1839.

[47] Zur Bedeutung der Plethora in der frühneuzeitlichen Medizin siehe Stolberg, Homo patiens, S. 121–125.

[48] LWV Bestand 18 Hofheim, Barbara Bauer (1838–1841), Gutachten von Amelung vom 05.09.1837.

[49] Siehe Ulrich Nassen, Trübsinn und Indigestion – Zum medizinischen und literarischen Diskurs über Hypochondrie im 18. Jahrhundert, in: Fugen, Deutsch – Französisches Jahrbuch für Text und Analytik 1. 1980 S. 171–186, Esther Fischer-Homberger, Hypochondrie. Melancholie bis Neurose. Krankheiten und Zustandsbilder. Bern/Stuttgart/Wien 1970.

[50] LVR Siegburg, No. 14826, Agnes S. (1828–1840), Krankengeschichte von Jacobi, undatiert.

[51] LVR Siegburg, No. 1573, Josepha K. (1852), nach Angabe des einweisenden Arztes Dr. Goertz habe die Patientin vor der Erkrankung an Hypochondrie gelitten.

[52] Vgl. den Siegburger Fragebogen von 1851, Frage 16, „Trat die Krankheit plötzlich ein, oder hatte sie Vorläufer und von welcher Art? Hysterie, Hypochondrie, Gemüthsreizbarkeit, Trübsinn?", siehe Anhang.

[53] Bei Peter G. wurde eine „Ueberreizungen des Pulses an der Carotis," der sich besonders während Aufregungszuständen, festgestellt. LVR Siegburg, No. 649, Peter G. (1834–1837). Das

In den meisten Fällen bestand jedoch nicht nur eine körperliche Verstimmung, sondern eine ganze Fülle von Stockungen und schädlichen Stoffen im Körper, die sich gegenseitig bedingten und für die Erkrankung verantwortlich gemacht werden konnten. In dieser Hinsicht typisch waren die Fälle von Wilhelmine N. 1844 in Siegburg[54] und Barbara B. in Hofheim.[55] Nachdem Dr. Erlenmeyer alle verfügbaren Informationen über die 29-jährige Wilhelmine N. zusammengetragen hatte, kam er zu dem Ergebnis, dass der durch „äußere Mittel schnell vertriebene Ausschlag" die „erste Veranlassung" zu ihrer „Gemüthsverstimmung" gegeben habe. Später hätten sich dann noch „Perversitäten der Menstruation [...], Kummer und Noth, Stockung in der Milchsecretion, Congestionen nach dem Kopf bei stets kalten Unterextremitäten [und] Störung in den Degestionsorganen" hinzugesellt. All diese Faktoren seien dann in der Lage gewesen, ihr ohnehin schon schwaches und durch den schnell vertriebenen Ausschlag zusätzlich geschwächtes Gehirn derart zu „deprimiren", dass sie eine melancholische Verstimmung erlitten habe.[56] Auch bei der 39-jährigen Barbara B. ging die Störung, Amelung zu-

tägliche Pulsmessen in Siegburg erwähnten auch seine ärztlichen Kollegen, siehe DAMEROW, Bericht, S. 38. Bei Georg von G. bspw., der sechs Jahre (1835–1841) in Siegburg behandelt wurde, wurde fast täglich das Ergebnis der Pulsmessung notiert, die Kennzeichnung reichte dabei von „ohne Spannung" über „normal" und „leicht getrieben" bis „ziemlich gehoben". Wichtig war dabei der gefühlte Druck an der Carotis, siehe LVR Siegburg, No. 642, Georg von G., Journalblatteintragungen. Die Ergebnisse der Pulsmessung mussten auch im ersten Siegburger Fragebogen notiert werden, Frage 15 des Status praesens, „Wie ist der Carotidenpuls?" Anhang.

54 LVR Siegburg, No. 895, Wilhelmine N. (1844–1846).

55 LWV Bestand 18, Hofheim, Barbara Bauer (1831–1838).

56 Ebd. Krankengeschichte von Dr. Erlenmeyer, 20.08.1844. Zu diesem Zeitpunkt war Erlenmeyer erst wenige Tage in Siegburg im Dienst. Er schied im Februar 1846 aus und wurde Vorsteher einer privaten Anstalt in Bendorf. Seine Diagnose bei Wilhemine N. wurde von Jacobi in der Konferenz akzeptiert, vgl. Conferenz-Beschluß vom 28.08.1844. Siehe dazu weitere Siegburger Patienten: Der Vikar Heinrich S. wurde bspw. 1837 unter „Wahnsinn mit fixen Ideen und Tobsucht" leidend aufgenommen. In der Anstalt wurden u. a. seine frühe Brustentzündung und „Verdruß" als Ursachen seiner Störung angesehen. Ihm wurde eine geschwächte Urteilskraft im Allgemeinen, „begründet durch einen hohen Grad von Schlaffheit in der Vorstellungskraft" bescheinigt. Als Diagnose sei „am wahrscheinlichsten eine Hypertrophie der Milz, Verdünnung der Wand des Herzens, gesunkene Reizbarkeit und eintretenden Congestionen zum Gehirn." Der chronische Zustand rühre wohl von einer „früheren Brustentzündung" her. Siehe LVR Siegburg, No. 621, Heinrich S. Anna Clara W., die 1839 wegen „Wahnsinn" aus dem Bürgerspital in Köln zur Siegburg gebracht wurde, habe sich schon früh zu einem „skrophulösen Individuum" entwickelt, sie habe unter einer „Plethora abdominales" gelitten, die sich durch „Unterdrückung der Menses dokumentierte." Während der Ehe seien zudem Hämorrhoiden hervorgetreten, „Störungen in den Funktionen der Geschlechtsorgane" und „einige Anschwellung des linken Leberlappens". Ein schlagflussähnlicher Anfall habe schon einen „verderblichen Einfluß" auf das Gehirn ausgeübt. Durch weitere Widrigkeiten, wie „Schreck" sei nun schon zum zweiten Mal eine „Gehirnreizung" entstanden. LVR Siegburg, No. 385, Anna Clara W.

folge, von einer „krankhaften Verstimmung der Unterleibsorgane“ aus. Diese hätte sich wiederum nachteilig auf das ganze Nervensystem ausgewirkt und dadurch die im Gutachten beschriebenen „krankhaften Einbildungen“ erzeugt. Neben psychischen Faktoren sei es „nicht unwahrscheinlich“, dass zudem ein „falsch behandelte[r] und dadurch supprimirte[r] (unterdrückte[r]) Krätzeausschlag“ als Ursache für das psychische Leiden der Frau angesehen werden könne.[57]

Die Körpersäfte der Humoralpathologie spielten dabei weniger eine Rolle, es ging vielmehr um verdorbene Stoffe im Körper, deren Austritt verhindert wurde. Der Haut kam bei der Ausscheidung dieser Krankheitsstoffe eine wichtige Funktion zu. Nach der frühneuzeitlichen Vorstellung wurde die kranke Materie an die Peripherhie des Körpers gebracht und dort, bspw. über Blasen und Geschwüre, nach außen getragen.[58] Deshalb war es auch gefährlich, Krätze oder andere Hautausschläge voreilig zu behandeln: Zum einen erschwerte man dem Körper die Ausscheidung krankmachender Stoffe, zum anderen begünstigte man dadurch den Eintritt anderer Krankheiten.[59] Insofern wurden solche Hautkrankheiten nicht als eigenständige Krankheiten angesehen, sondern vielmehr im Zusammenhang eines inneren Krankheitsprozesses.[60] Fressende Flechten und bösartige Geschwüre dagegen wurden als zumeist unheilbare Hautkrankheiten eingestuft, sie wurden als „Abscheu erregende Krankheiten“ bezeichnet. Die davon gezeichneten und stigmatisierten Personen waren berechtigt, um Aufnahme in das hessische Hofheim zu bitten, um dort gepflegt zu werden.[61] Bei Casper B. in Hofheim wurde der unterdrückte Ausschlag mit dem Ausbruch „tobsüchtiger Paroxismen“ in Verbindung gebracht,[62] bei Jacobi Friedrich B. wurde das „Zurücktreten eines herptischen Ausschlags am rechten Schenkel“ als

---

[57] LWV Bestand 18, Hofheim, Barbara B. Gutachten von Amelung auf Anfrage der Behörde in Darmstadt vom 1.09.1837.

[58] Stolberg hat auf die zeitgenössische Vorstellung eines Zwischenraums zwischen Haut und dem darunterliegenden Fleisch hingewiesen, Homo patiens, S. 145.

[59] Ebd., S. 146f.

[60] Diese Hautkrankheiten wurden nicht als äußerlich angesehen, sondern als innerlich. In sofern stimmen die Ergebnisse dieser Untersuchung mit denen Stolbergs überein, dass Hautkrankheiten als innerlich verstanden wurden und je nach Schwere und Dauer der Erscheinung als Begleitphänomen einer Krankheite oder als eigenständige Hautkrankheit betrachet wurden. Dies im Gegensatz zu der These Benthiens, die angibt, dass bis ins 19. Jahrhundert Hautkrankheiten als äußerlich verstanden wurden, Claudia Benthien, Im Leibe wohnen. Literarische Imagologie und historische Anthropologie der Haut. Berlin 1998 hier S. 84.

[61] Zu der Aufnahmeberechtigung in Hofheim siehe Kapitel III. Zur Stigmatisierung der Betroffenen siehe Kapitel VII.

[62] LVW Hofheim, Bestand 18, Casper Böckner (1831–1839), Patientenregister.

Ursache seines religiösen Wahnsinns angegeben[63] und bei Georg B. wurde 1834 als Ursache ein „zurückgetretener Ausschlag“ am Kopf vermerkt.[64] In Siegburg hielt es Dr. Peters 1852 für „möglich“, dass die Heilung der über längere Zeit bei Karl W. vorhandenen Ausschläge am Unterschenkel „von nachtheiliger Wirkung“ auf sein Gehirn gewesen sei.[65] Auch bei Jacob R. machte Dr. Hartung 1840 die „Congestionen des Gehirns und Zuheilung eines wohlthätigen Fußgeschwührs“ als materielle Ursache seiner Melancholie verantwortlich.[66]

Mitunter regten sich aber auch Zweifel an dieser Erklärung besonders dann, wenn die „supprimirten Krätze“ als alleinige Ursache für die Störung angegeben wurden. Bei Christina A. gab der einweisende Arzt Dr. Reiss an, dass als entfernte Ursache eine „schnell verheilte Krätze gewirkt“ habe. Da sich Amelung unsicher war, jedoch keine andere Ursache ausfindig machen konnte, notierte er als Ursache „angeblich unterdrückte Krätze“.[67]

Wie bei den folgenden Erklärungen der Verursachungen dargestellt, wurden alle möglichen Indizien zusammengetragen und miteinander verknüpft. Zumeist war es das Zusammentreffen und die Kumulation vieler verschiedener Faktoren, die in ihrem Zusammenwirken der Störung zum Ausbruch verhalfen. Einen wesentlichen Anteil daran hatten dabei auch die psychischen (moralischen) Ursachen.

1.4. Psychische Krankheitsursachen

Im psychiatrischen Konzept Griesingers nahmen die psychischen Ursachen einen hohen Stellenwert ein. Seine Beobachtung decke sich, so Griesinger, mit denen Pinels, der kaum einen Patienten ohne der Störung vorausgegangene deprimierende Erlebnisse behandelt haben wollte.[68] Auch bei den deutschen Medizinern des frühen 19. Jahrhunderts konnten psychische Erschütterungen oder anhaltende geistige Anstrengung durchaus zur Krankheitsentstehung beitragen, auch wenn ihnen – schon durch die somatische Ausrich-

---

[63] LWV Bestand 18, Hofheim, Biedernergel, Jacob Friedrich (1835-?), Gutachten von Dr. Großmann vom 19.01.1835.

[64] LVW Bestand 18, Hofheim, Bellaire Jacob (1834–1838), Patientenregister.

[65] LVR Siegburg, No. 113, Karl W. (1851–1853, 1854–1855). Krankengeschichte von Dr. Peters vom 1.01.1852.

[66] LVR Siegburg, No. 1095, Jacob R. (1840–1841), Gutachten von Dr. Hartung vom 9.07.1840.

[67] Siehe LVW Bestand 18, Hofheim, Christina Arnold, sowie LVW Bestand 18, Hofheim Patientenregister von 1831.

[68] Griesinger, Pathologie, 1. Aufl., S. 126.

tung – zumeist nur der Status des Auslösers zugesprochen wurde.[69] So räumte Amelung den moralischen (psychischen) Ursachen eine auslösende Bedeutung ein. Wenn, so Amelung, psychische „Affectionen“ oder geistige Anstrengungen zu einer physischen Ursache hinzukämen, seien sie im Stande, eine „dynamisch-materielle“ Störung im Gehirn zu provozieren.[70] In Siegburg wurden regelmäßig, neben körperlichen, auch psychische Faktoren in den Krankengeschichten der Anstaltsärzte angegeben. Die Informationen entnahmen sie entweder den Angaben der einweisenden Ärzte oder erfuhren sie von den Patienten selbst. Die Gutachten der einweisenden Ärzte, in Hofheim wie in Siegburg, zeugen von dem Einfluss, dem negativen Lebensereignissen bei der Krankheitsentstehung beigemessen wurden. Bei den genannten Gründen lassen sich grob zwei Konzepte unterscheiden, die sich erstens auf die gesamte soziale Umwelt, zweitens auf ausschließlich das Individuum betreffende Faktoren zurückführen ließen.[71] In der ersten Rubrik lassen sich die Kategorien soziale Not und häuslicher Unfrieden unterscheiden, in der zweiten die Kategorien Liebe/Leidenschaften, Schicksalschläge, Schreck/Traumata sowie „fehlerhafte Erziehung“, „religiöse Überspannung“ und Trunksucht. Methodisch wurden in diesem Zusammenhang Selbst- und Fremdzuschreibungen gemeinsam erfasst, da sie sich nur in einigen Fällen – dies ist insbesondere bei der Kategorie „fehlerhafte Erziehung“ der Fall[72] – auseinander halten lassen.

1.4.1. Diagnosen und Ursachenzuschreibungen vor der Aufnahme und in den Anstalten: ein Vergleich

Bei einem Vergleich der Diagnosen der einweisenden Ärzte gegenüber den Anstaltsärzten wird, trotz des Versuchs zur Vereinheitlichung ihrer Stellungnahmen seitens der Irrenärzte, die Vielfalt der Bezeichnungen sichtbar. Die zu den Betroffenen gerufenen Ärzte wurden nämlich nicht nur von den Fragebögen der Anstaltsärzte geleitet,[73] sondern gaben die vielfältigen Angaben der Angehörigen und Bekannten sowie der Betroffenen selbst wie-

---

69 Vgl. Kapitel II. Siehe dazu auch Kutzer, Der anatomisch-pathologische Befund, S. 219–221.

70 Amelung, Zur psychiatrischen Klinik, S. 1 f.

71 Siehe Tabellen 12–14, Anhang.

72 Die „fehlerhafte Erziehung“ gehörte zu den Zuschreibungen seitens der Ärzte, wie in Kapitel V. zur Arzt-Patient-Beziehung ausgeführt wurde.

73 Siehe dazu den folgenden Abschnitt, Fragebögen als Aufschreibsysteme des Wissens.

der.[74] Zudem rekurrierten sie auf einschlägige zeitgenössische Publikationen, insbesondere französische. Suzuki hat darauf hingewiesen, wie schwer es den zeitgenössischen einweisenden Ärzten in England gefallen sei, die Angaben der Angehörigen aus ihrem Kontext zu reißen und dem standardisierten Schema anzupassen, so dass in den dortigen standardisierten Aufnahmebögen Angaben gemacht wurden, die nicht in das Schema passten oder darüber hinausgingen.[75] Das war auch bei den hier untersuchten Einweisungsgutachten der Fall. So benannte der Kreisphysikus Dr. Vetter 1841 die Erkrankung von Franz W. mit der in Frankreich üblichen Allgemeinbezeichnung „alienation mentale".[76] Da Vetter Schwierigkeiten hatte, eine ausgedehnte Beschreibung des Entwicklungsgangs der Erkrankung in den Fragebogen zu schreiben, fügte er ein vierzehnseitiges Gutachten an, das sich auf sein Gespräch mit dem Betroffenen bezog. Nachdem er wörtlich wiedergegeben hatte, was ihm Franz W. über seinen Lebensweg berichtet hatte, resümierte er:

„Um zu beweisen, dass Franz W. wahnsinnig ist, muß dargetahn werden, daß er Wahrnehmungen, welche vernünftige Menschen für fehlerhaft und irrig erkennen, für richtig und würklich hält. Eben auf diesem ihm ausschließlich eigenthümlichen Irrthume in der Auffassung des Verhältnisses zu Fräulin Franziska [seiner Angebeteten, S. B.] solle sein Krankheitszustand beruhen. Demnach leidet Franz W. am verliebten Wahnsinne, welcher zum partiellen gehört."[77]

Eine konkrete Angabe zur Form der Störung bereitete den Ärzten besondere Schwierigkeiten. Bei Konrad P. antwortete der gutachtende Dr. Herr 1851 auf die Frage nach den ersten Spuren und Art des Irresein: „Eine fixe, wahnsinnige Idee lässt sich nicht bei ihm auffinden, es ist mehr der Zustand, den die Franzosen mit demence bezeichnen."[78] Herr ging dabei nach dem Ausschlussverfahren vor, so sei „eine Neigung zur Tobsucht [...] nicht zu erkennen."

Neben der Diagnose erschwerte der Wechsel eine Zuordnung, so attestierte der Wundarzt Dr. Lenffs Franz W. C. 1842 „zuerst [war eine] Melancholie, dann Übergang in amentia, Blödsinn, Symptome von Hirnleiden vorhanden."[79] Die facettenreichste Bezeichnung bot der Wahnsinn, bei dieser

74 Vgl. Kapitel IV. Übereinstimmend damit auch Suzuki, Framing.

75 Ebd., S. 119.

76 LVR Siegburg, No. 1607, Franz W. (1839–1841), Gutachten von Dr. Vetter.

77 Ebd. Unstandardisiertes Gutachten.

78 LVR Siegburg, No. 646, Konrad P. (1851–1853), Gutachten von Dr. Herr.

79 LVR Siegburg, No. 112, Franz W. C. (1842–1843), Gutachten von Dr. Lenffs, Wundarzt aus Aachen. Siehe auch die Angabe von Dr. Nells aus Bitburg bei Matthias L. auf die Frage: Wechselte der Charakter des Irreseins? Er antwortete, „keine eigentliche Tobsucht ist bis jetzt

Diagnose wurde von den einweisenden Ärzten zumeist der dominierende Wahninhalt bei der Klassifikation mit angegeben, so dass Verfolgungswahn, „verliebter“ Wahn, „Wahnsinn mit Lacivität“ oder auch ganz allgemein „notorisches Irresein“ angegeben wurde.[80]

Jacobi verzichtete zumeist, wie erwähnt,[81] bis Ende der 1830er Jahre auf eine psychische Diagnose und beschränkte sich auf die vermeintliche somatische Störung. Bei der mit Wahnsinn eingewiesenen Catharina B. diagnostizierte er eine „erhöhte Reizbarkeit des Nervensystems überhaupt und Congestionen nach dem Unterleib [...] namentlich der Milz.“[82] Dem bei seinen vier Aufnahmen mit den wechselnden Diagnosen Blödsinn, fixe Ideen und Narrheit nach Siegburg gebrachten Matthias G. bescheinigte Dr. Richarz eine „Reizbarkeit-Verstimmung der Nervengeflechte des Unterleibs“, „rohe Tuberkeln“, eine „hämorrhoidalische Disposition“ und eine Hirnreizung.[83]

Selbst wenn eine psychische Diagnose gestellt wurde, war die körperliche Störung, schon für die Therapie, von größerem Interesse, wie bei dem mit Wahnsinn eingelieferten Herz M.[84] Bei ihm bestimme ein „melancholischer Wahnsinn [...] [den] Charakter des Irreseyns“, körperlich attestierte Jacobi ihm einen „Status nervoso-gastrica biliosae mit örtlichen Ergriffenseyns (subinflamatorischen) der Hirnhaut und der Leber.“[85]

Die psychischen Diagnosen wurden in Siegburg vereinheitlicht, bis in die Mitte des 19. Jahrhunderts teilweise lediglich eine somatische Störungsbe-

---

wahrzunehmen; wohl aber sind oft die Zeichen von Melancholia und lustiger Narrheit vorhanden.“ LVR Siegburg, No. 685, Matthias L. (1860).

80 Siehe Tabelle 8, Bezeichnungen/Diagosen vor Aufnahme in die Siegburg 1825–1878, Anhang.

81 Siehe Eingang von Kapitel VI.

82 LVR Siegburg, No. 1075, Catharina B. (1826–1840), Gutachten von Jacobi.

83 LVR Siegburg, No. 415, Matthias G. (1835–1845), vier Aufnahmen.

84 LVR Siegburg, No. 15179, Herz M. (1829–1833), Gutachten von Jacobi.

85 Ebd. Siehe dazu auch Vgl. LVR Siegburg, No. 14826, Agnes S. (1826–1840), sie erhielt die Diagnose „Hysterismus des Gangliensystems am Unterleibe mit geringer Atrophie des Herzens“. Bei No. 1571, Friedrich G. (1830–1835), lautete die Diagnose: „Fortdauernd vorhandene erhöhte Thätigkeit in Hirn- und Nervensystem, welche ihren Einfluß auf das System der Blutgefäße ausführend, dieses zu vermehrten Actionen aufruft und eine solche vermehrte Thätigkeit spricht sich auch in den übrigen Systemen aus. Der Status praesens giebt einen Grund zur Annahme von organ[ischen] Fehlern in Brust und Bauch“. Bei Franz W., No. 1607, (1839–1841), dem wie erwähnt, eine alienation mentale und ein verliebter Wahnsinn vor seiner Aufnahme bescheinigt wurde, gab Jacobi an, attestierte Jacobi „beschränkte Geistesfähigkeit wahrscheinlich angeboren. [Diese, S.B.] [...] lieg[t] begründet in einer schwachen Organisation des Gehirns. Dabei scheint der Blutandrang zum Gehirn vermehrt zu sein. Verdacht auf rohe Tuberkeln, Erweiterung der rechten Herzkammer.“

zeichnung angegeben.[86] Dabei ist es auffällig, dass dort vermehrt primäre Störungsformen wie Melancholie, Tobsucht und Wahnsinn diagnostiziert wurden, weniger jedoch sekundäre Formen wie Blödsinn oder Narrheit.[87] Allerdings war Jacobi in den ersten Jahren des Bestehens der Siegburg durch die niedrige Zahl an Aufnahmegesuchen gezwungen, auch „unheilbare" Patienten aufzunehmen.[88] Die auffällige relative Häufigkeit der Melancholie bei Frauen stimmt mit den Ergebnissen anderer Anstaltspopulationen überein.[89]

Ähnlich der Siegburger Einweisungsdiagnosen waren auch die der Hofheimer Patienten vielfältig. Neben den vielfältigen Bezeichnungen für Wahnsinn und Melancholie fällt bei den Diagnosen der Hofheimer Patienten die häufige Verwendung der Bezeichnung „Verrücktheit" auf.[90] Das erklärt sich dadurch, dass die einweisenden Ärzte im Hofheimer Fragebogen eine Auswahl möglicher Diagnosen erhielten, um ihnen die Entscheidung zu erleichtern. Die Verrücktheit wurde dabei als übergeordnete Kategorie dreier Störungsformen geführt.[91] Zudem gab es in den ersten zwei Dekaden noch Diagnosen, die sich auf chronisch körperliche Gebrechen, zumeist mit Verstandesschwäche gepaart, bezogen. Dies resultierte aus der traditionellen Funktion Hofheims als Versorgungsinstitution gebrechlicher und schwerkranker Bewohner der hessischen Landesteile.[92] Da zumeist als „unheilbar"

---

86 Siehe dazu Tabelle 9: Psychische Diagnosen in Siegburg, Anhang.

87 Vgl. Gerke, Die Reformanstalt, S. 107. Gerke kommt für die in der Reformanstalt Illenau zwischen 1826–1877 zu vergleichbaren Ergebnissen, die sich aus dem Auftrag der Institution – Heilen statt bloßer Verwahrung – ergeben.

88 Siehe zur Situation Jacobis nach der Gründung der Siegburg, Kapitel III.

89 Vgl. Wright, Delusions, S. 152, Hirschmüller/Moses, S. 168. In Binswangers Privatklinik Bellevue wurde zwischen 1857–1880 die Diagnose Melancholie bei zehn Prozent der Männer, dagegen bei 23 Prozent der Frauen gegeben. Siehe für das 17. und 18. Jahrhundert das Themenheft von Gesnerus, Themenheft „Melancholy and Material Unity of Man, 17th-18th Centuries", 63 (1/2). 2006, zum Melancholiediskurs, darin bes. die Beiträge von Allan Ingram, Death in Life and Life in Death: Melancholy and the Enlightenment, in: Gesnerus 63. 2006 S. 103–112 und Michael Altbauer Rudnik, Love, Madness and Social Order: Love Melancholy in France and England in the Late Sixteenth and Early Seventeenth Centuries, in: Gesnerus 63. 2006 S. 33–45.

90 Siehe dazu Tabelle 10: Bezeichnungen/Diagnosen vor Aufnahme in Hofheim 1820–1878, Anhang.

91 Diese waren 6a) Verrücktheit mit erhöhter Reizbarkeit, Aufregung des Gemüths- und der Willensthätigkeit, **moria**, mit den folgenden Abweichungen: Wahnsinn mit **delirium**, mit Zerstörungs- und Tobsucht, allgemeiner und partieller Wahnsinn; b) Verrücktheit mit ruhigem gleichmäßigem Gemüthszustand, **moria**, Narrheit, allgemeine oder partielle fixe Ideen; c) Verrücktheit mit niedergedrücktem Gemüthszustand, Melancholie, Tiefsinn, mit gleichmäßiger Unterscheidung von allgemeiner oder partieller Melancholie, mit Neigung zum Selbstmord; siehe dazu auch Anhang, Fragebogen in Hofheim bis in die 1870er Jahre.

92 Vgl. zur Aufnahmeberichtigung, Kapitel III.

bezeichnete psychisch auffällige Personen eingewiesen wurden, erklärt das die relative Häufigkeit der Diagnosen Blödsinn, Verstandesschwäche als sekundäre und damit chronische Störungsformen. Zudem sind die relativ hohen Fallzahlen mit Aufregungszuständen, wie der Kategorie Wahnsinn und Tobsucht, auffällig. Das Kriterium der Aufnahme scheint ein für die Umgebung gefährliches und – wie auch bei der Narrheit – unberechenbares Verhalten gewesen zu sein. Melancholie, die zumeist eher mit einem stillen und damit für die Umgebung ungefährlichen Verhalten verbunden wurde,[93] kam im Gegensatz zu Siegburg weniger vor.

In Hofheim wurden die Bezeichnungen, wie in Siegburg, vereinheitlicht, nur dass Amelung gleich nach seinem Amtsantritt 1822, im Gegensatz zu Jacobi, eine psychiatrische Klassifikation zur Einteilung der Störungsform seiner Pfleglinge benutzte.[94]

Außer einer Reduktion bei der Benennung der verschiedenen Störungen lassen sich hinsichtlich der Diagnose vor Aufnahme nach Hofheim, bzw. in der Anstalt, kaum Unterschiede festmachen. Die zumeist prognostisch ungünstige Störungsform wurde in Hofheim übernommen.

1.4.2. Ursachenzuschreibungen bei der Einweisung und in den Anstalten

Bei den Ursachenzuschreibungen vor der Aufnahme in die beiden Anstalten lassen sich Gemeinsamkeiten feststellen. Die Angaben beziehen sich auf Angaben der einweisenden Ärzte in den Aufnahmebögen, die sie für eine Einweisung ausfüllen mussten.

Bei den Ursachenzuschreibungen vor der Aufnahme wurden körperliche wie psychische genannt. Körperlich dominierten bei Frauen Störungen, die in Verbindung mit generativen Funktionen gebracht wurden, wie Menstruationsstörungen und Geburten. Zudem wurden Frauen als anfälliger gegenüber Traumatisierungen, etwa bei Schreckerlebnissen, angesehen.[95] Bei jungen Männern wurde als Quelle, die schwächend auf den Körper wirken soll-

---

[93] Siehe dazu die fünf von Snell 1872 unterschiedenen Formen der Melancholie. Ludwig Snell, Über die verschiedenen Formen der Melancholie, in: Allgemeine Zeitschrift für Psychiatrie 28. 1872 S. 222–229.

[94] Siehe dazu Tabelle 11: Diagnosen in Hofheim, Anhang.

[95] Siehe dazu Tabelle 12–14. Störungen, die bei Frauen mit der generativen Funktion in Zusammenhang gebracht wurden, galten – schon aufgrund der „eindeutigen" Verursachung – als prognostisch günstig. Siehe dazu Marland, ‚At Home…', dies., ‚Destined to a perfect Recovery', dies., Dangerous Motherhood. Zur Anfälligkeit der Frauen durch einen Schrecken zu erkranken, was sich bei schwangeren Frauen auch negativ auf das Ungeborene auswirken könne, siehe MacDonald, Religion.

te, die Onanie genannt.[96] Diese Verursachungen, wie auch die bei beiden Geschlechtern zwischen 1820 und 1878 angeführte Erblichkeit, waren gängige zeitgenössische Topoi.[97] Bei den angesprochenen psychischen Kategorien - auf das Individuum, bzw. auf das gesamte soziale Umfeld bezogene Faktoren - lassen sich geschlechtsspezifische Unterschiede feststellen. So wurden bei Frauen vermehrt solche Bedingungen genannt, die sich aus der sozialen Umwelt ergaben, wie Schicksalsschläge, negative Auswirkungen sozialer Not und häuslicher Unfrieden. Das wird dadurch plausibel, da die heimische Sphäre als Wirkungskreis der Frauen gesehen wurde, dem Mann dagegen die „Außenvertretung" der Familie zukam.[98] Solche Faktoren wurden bei Männern tendenziell weniger angeführt, dafür dem männlichen Geschlecht zugeschriebene Verhaltensweisen wie ein zügelloses Leben (Exzesse) und Trunksucht. Zudem wurden Auswirkungen einer nach Ansicht der Ärzte unstandesgemäßen „verkehrten" Erziehung, wie sie in Kapitel V. exemplarisch im Zusammenhang mit den Bemühungen um einen sozialen Aufstieg ausgeführt wurden, im größeren Maße auf Männer bezogen.

Da die Angaben zur Verursachung der Störung in den Anstalten in Hofheim lückenhaft sind, wurden in der Darstellung die Ergebnisse zwischen den Institutionen getrennt.[99] Bei der Ursachenzuschreibung in Siegburg lag der Fokus bis Ende der 1850er Jahre, schon der Auffassung Jacobis geschuldet, auf den körperlichen Faktoren, wie fehlerhaften Blutmischungen, Reizungen des Zentralnervensystems und Unterleibsstörungen. Die Angaben zur Erblichkeit wie auch zur Onanie bei Männern und der schreckhaften Disposition von Frauen sowie ihrer Störanfälligkeit bei Schwangerschaften und

---

[96] Siehe dazu Tabellen 12–14.

[97] Zur Debatte um die Onanie siehe Salina Braun, „Was nun die Haupt-Ursache seiner Geisteskrankheit betrifft, ... Selbstbefleckung". Krankheitszuschreibungen und Behandlungspraktiken in der Irren-Heil-Anstalt-Siegburg (1825–1878). Der Fall des Georg v. G., in: Würzburger medizinhistorische Mitteilungen 25. 2006 S. 43–61, Lesly A. Hall, „It Was Affecting the Medical Profession": The History of Masturbatory Insanity Revisited, in: Paedagogica Historica 39 (6). 2003 S. 685–699, E. H. Hare, Masturbatory Insanity: The History of an Idea, in: The Journal of Mental Science 108. 1962 S. 1–25, Michael Stolberg, An Unmanly Vice: Self-Pollution, Anxiety, and the Body in the Eighteenth Century, in: The Society for the Social History of Medicine 13 (1). 2000 S. 1–21, ders., Self-pollution, Moral Reform, and the Veneral Trade: Notes on the Sources and Historical Context of Onania (1716), in: Journal of the History of Sexuality 9 (1–2). 2000 S. 37–61, ders., The Crime of Onan and the Laws of Nature. Religious and Medical Discourses on Masturbation in the Late Seventeenth and Early Eighteenth Centuries, in: Paedagogica Historica 39 (6). 2003 S. 701–717, ders., Homo patients, S. 261–281. Zum Diskurs um die Erblichkeit siehe Kapitel II.

[98] Wright, Delusions, S. 153.

[99] Vgl. Tabelle 13: Ursachenzuschreibung in Siegburg 1825–1878, Tabelle 14: Ursachenzuschreibung in Hofheim 1825–1878, Anhang.

Menstruation sind durchaus vergleichbar mit denen vor der Einweisung. Auch bei den psychischen Faktoren ähneln die Angaben der Anstaltsärzte denjenigen ihrer einweisenden Kollegen.[100] Dies resultiert schon daraus, dass die Irrenärzte auf deren Angaben rekurrierten. Allerdings scheinen die Anstaltsärzte dem Aspekt einer verkehrten Lektüre, im Gegensatz zu anderen psychischen Faktoren, kaum Einfluss auf die Entstehung der Störung beigemessen zu haben.

Die Aufzeichnungen für die Hofheimer Patienten in der Anstalt sind spärlich.[101] Bei vorhandenen Angaben sind diese jedoch durchaus mit denen der in Siegburg gemachten vergleichbar.

Der Vergleich zwischen den Angaben der einweisenden Ärzte und den Angaben in den ärztlichen Krankengeschichten verdeutlicht, dass die Anstaltsärzte auf die Angaben der einweisenden Ärzte angewiesen waren. Zum einen lieferten sie die Information um einschätzen zu können, ob sich der Betroffene für die jeweilige Institution eigne, zum anderen war die Anamnese wesentlich als Informationsquelle für die Behandlung des Patienten in der Anstalt. Auf die an den Anstalten entworfenen Aufnahmebögen wird im Folgenden eingegangen.

1.4.3. Exkurs: Fragebögen als „Aufschreibesysteme" des Wissens

Verfahren der Wissensgenerierung, insbesondere diagnostische Apparaturen in der klinischen Praxis, aber auch Laborinstrumente und andere Hilfsmittel wie Forschungsprotokolle und Zählkarten, sind in den vergangen Jahrzehnten vermehrt Untersuchungsgegenstand wissenschaftshistorischer und wissenschaftssoziologischer Arbeiten geworden.[102] Sie haben gezeigt, dass es sich bei diesen Medien nicht um neutrale Werkzeuge der Wissensproduktion handelt, die ein überzeitlich gültiges Korpus von Fakten schaffen; es wurde vielmehr nahegelegt, dass die Art der wissenschaftlichen Forschung und Repräsentation selbst historisiert werden müssen.[103] Daran anknüpfend ist in

---

100 Siehe Tabelle 13: Ursachenzuschreibung in Siegburg 1825–1878, Anhang.

101 Siehe Tabelle 14: Ursachenzuschreibung in Hofheim, Anhang.

102 Siehe dazu die Arbeiten von Michael Hagner/Hans-Jörg Rheinberger/Bettina Wahrig-Schmidt (Hg.), Räume des Wissens. Repäsentation, Codierung, Spur. Berlin 1997. sowie Michael Lynch/Steve Woolgar (Hg.), Representation in Scientific Practice. Cambridge/Mass. 1990. Dazu auch Timothy Lenoir, Inscription Practices and Materialities of Communication, in: Ders. (Hg.), Inscribing Science. Scientific Texts an the Materiality of Communication. Stanford/California 1998 S. 1–19.

103 Es geht hierbei nicht länger um die Kontroverse zwischen externalistischen und internalistischen Interpretationsweisen wissenschaftlicher Entwicklung, die in der wissenschaftshistori-

den letzten Jahren in der psychiatriehistorischen Forschung insbesondere der Forschungsansatz Emil Kraepelins um 1900 neu interpretiert worden, der mit seiner „Entdeckung“ scheinbar natürlicher Krankheitseinheiten in der Psychiatrie das erste langfristig erfolgreiche nosologische System schuf.[104] Roelcke hat nachdrücklich gezeigt, dass Kraepelins Ziel, durch eine klinische Analyse zu einer wissenschaftlich fundierten Einteilung der psychischen Störungen zu gelangen, mit einer Marginalisierung solcher Faktoren einherging, die einer scheinbar objektiven und quantifizierbaren Erfassung unzugänglich waren.[105] Diese Vorgehensweise, so Roelcke, reproduzierte jedoch lediglich die im Vorwege von Kraepelin festgelegten Prämissen.[106] Für die systematische klinische Beobachtung und die Verlaufsanalyse verwandte Kraepelin Zählkarten, die eine Datensammlung nach strukturierten Kategorien ermöglichen sollte. Die Aufzeichnungen auf den Zählkarten sollten nicht nur ein unverfälschtes Abbild des jeweiligen Krankheitsbildes bieten, sondern zugleich eine effiziente Datenerfassung ermöglichen.[107] Ein Ziel war es dabei, die Nachteile der Krankengeschichten, ihre Fülle und die Subjektivität des Aufzeichners auszuschalten. Zugleich trug

---

schen Forschung ausgefochten wurden. Erstere gingen davon aus, dass soziologische Bedingungen wie ökonomische und soziale Faktoren die wissenschaftliche Forschung beeinflussten, letztere gaben internen Kategorien wie Objektivität und Rationalität den Vorzug. Wie Hagner herausgestellt hat, schrieben beide Positionen die Wissenschaftsgeschichte als Fortschrittsgeschichte, die Forschungspraxis wurde dabei kaum beachtet, siehe für einen Überblick Hagner, Ansichten, bes. S. 7–10.

104 Vgl., Eric J. Engstrom/Matthias M. Weber, Kraepelin's ‚diagnostic cards‘: the confluence of clinical research and preconceived categories, in: History of Psychiatry 8. 1997 S. 375–385, Eric J. Engstrom, Die Ökonomie klinischer Inskription. Zu diagnostischen und nosologischen Schreibpraktiken in der Psychiatrie, in: Cornelius Borck/Armin Schäfer (Hg.), Psychographien. Zürich/Berlin 2005 S. 219–240, Volker Roelcke, Biologizing Social Facts: An Early 20th Century Debate on Kraepelin's Concepts of Culture, Neurasthenia, and Degeneration, in: Culture, Medicine and Psychiatry. An International Journal of Cross-Cultural Research 21 (4). 1997 S. 383–403, ders., Die Entwicklung, ders., Laborwissenschaft, ders., Unterwegs zur Psychiatrie.

105 Das waren psychische Faktoren, subjektive Berichte der Patienten etc., siehe Roelcke, Laborwissenschaft, S. 108 f., ders., Unterwegs zur Psychiatrie, S. 186.

106 Ebd., S. 186 f.

107 Engström verwendet in diesem Kontext den Ausdruck der „Wissensökonomie“, um zu veranschaulichen, dass es bei der Vorgehensweise Kraepelins um eine möglichst „effiziente und reibungslose Wissensproduktion“ ging, Die Ökonomie, S. 222. Zum Ausdruck „Wissensökonomie“ siehe auch ders./ Volker Hess, Zwischen Wissens- und Verwaltungsökonomie: Zur Geschichte des Berliner Charité Krankenhauses im 19. Jahrhundert, in: Rüdiger vom Bruch (Hg.), Zwischen Wissens- und Verwaltungsökonomie. Zur Geschichte des Berliner Charité-Krankenhauses im 19. Jahrhundert (Jahrbuch für Universitätsgeschichte 3). Stuttgart 2000 S. 7–18.

das System den institutionellen Bedingungen an der Universitäts-Irrenklinik in Heidelberg, wie Engstrom zeigen konnte, Rechnung, da Kraepelin die Zählkarten, sein Forschungsinstrument, in das an der Klinik schon existierende System der Datenerfassung integrierte.[108]

Bei der Analyse der in Hofheim und Siegburg verwandten Fragebögen und Untersuchungstechniken sind zwei Aspekte wesentlich, die bei den erwähnten Arbeiten herausgestellt wurden: erstens die historische Verortung der Ärzte, ihrer Disziplin sowie ihre forschungsstrategischen Überlegungen, zweitens der institutionelle Kontext und die Funktion der Anstalten. Beide Faktoren spielten für die Ausgestaltung der Fragebögen, der angewandten Untersuchungsmethoden vor der Aufnahme und in den Anstalten sowie für ihre Veränderungen eine entscheidende Rolle.[109] An beiden hier untersuchten Anstalten musste dem Aufnahmegesuch ein ärztliches Gutachten über den Patienten beigefügt werden. Anfänglich formlos, wurde in Siegburg wenige Jahre nach der Eröffnung 1825 ein erster formalisierter Fragenbogen entworfen,[110] in Hofheim wurde Mitte der 1840er Jahre das Gutachten des einweisenden Arztes standardisiert.[111]

1.4.4. Standardisierte Datensammlung zur Rekrutierung „heilbarer" Patienten: Techniken der Informationsgewinnung in Siegburg

Die erste Version des Siegburger Fragebogens umfasste 83 Punkte.[112] Er sollte im Vorwege klären helfen, ob es sich bei dem Betroffenen um einen

[108] Engstrom, Die Ökonomie, S. 228.

[109] Siehe dazu auch Lenoir, S. 16. Lenoir bietet in dem Sammelband, im Gegensatz zu dekonstruktivistischen Vorgehensweisen, solche Studien, „[which] emphasiz[e] the historically situated character of scientific argument in narrative structures, vocabularies, grammars, patterns of analogy, and metaphor both internal and external to the scientific text."

[110] In den Patientenakten der 1820er Jahre fehlen standardisierte Gutachten; das Gutachten der ersten Siegburger Patientin Catharina M., LVR Siegburg, No 117, (1825–1827) ist formlos, wie bspw. auch die von Sybilla K., LVR Siegburg, No. 259, (1826–1838) und Agnes S., LVR Siegburg, No. 14826, (1826–1840) und Herz M., LVR Siegburg, No. 15179, (1829–1833). Bei Susanna S., LVR Siegburg, No. 877, (1832–1835) liegt die ursprüngliche Version des Fragebogens bei.

[111] In den Hofheimer Akten liegt der Fragebogen bei Patienten seit den frühen 1840er Jahren bei, zuvor war das Gutachten formlos, vgl. LWV, Bestand 18, Hofheim, Karl Boß (1840), das Gutachten über ihn ist noch formlos; bei LWV Hofheim Bestand 18, Maria Catharina Becker, (1844–1849) liegt die erste gedruckte Version des Fragebogens bei.

[112] Kastner, S. 41. Bei Kastner ist ein Fragebogen von 1871 angeführt, bei Ansorge der aus-

vermutlich „heilbaren“ Fall handele.[113] So konzipierte Jacobi einen Fragenkatalog, der nicht nur eine detaillierte Darstellung der familiären Verhältnisse, des Entwicklungsgangs des Betroffenen und seiner Erkrankung, sondern auch 36 Fragen zum aktuellen Befinden (Status praesens) des Betroffenen vorsah. Ausgefüllt werden sollte der Bogen von dem einweisenden Arzt, der gehalten war, sich die dafür nötigen Informationen von den Angehörigen und Bekannten des Patienten und, wenn möglich, auch von dem Betroffenen selbst einzuholen.[114] Zwar beabsichtigte Jacobi durch die Fragen eine gerichtete Untersuchung des einweisenden Arztes, der dadurch eine Handlungsanweisung, wie er den Patienten zu untersuchen hatte und welche Fragen er ihm und den mit ihm bekannten Personen stellen sollte, erhielt. Dabei sollte sich der Blick des Arztes auf die Jacobi wichtig erscheinenden Aspekte der Entstehung, der Entwicklung und der aktuellen Symptomatik der psychischen Störungen richten. Die Schwierigkeit war jedoch, dass Jacobi selber keine Hierarchie der Faktoren erstellte, die bei der Störung von Interesse sein sollten. Prinzipiell konnte aber jeder Aspekt zur körperlichen und psychischen Entwicklung der Person mit der Erkrankung in Zusammenhang gebracht werden und musste deshalb in der Anamnese erfragt werden.[115] Da Jacobi zudem von der Prämisse ausging, dass die psychische Störung ein körperliches Korrelat aufweisen musste, war die Befragung von vorherein darauf angelegt, die physische Funktionsstörung ausfindig zu machen. Die Erhebungstechnik Jacobis, sein akribisches Sammeln, Ordnen und die detaillierte und individualisierte Dokumentation der Fälle, war für die zeitgenössische Medizin bis ca. 1850 insgesamt kennzeichnend. Dieser Zeitraum ist in der Forschung als „Biedermeiermedizin“ charakterisiert worden.[116]

Im Ergebnis wurde eine schier unübersichtliche Datenfülle produziert, die zwar eine differenzierte Erfassung des Einzelnen, jedoch kaum Vergleichsmöglichkeiten zwischen den Patienten bot.[117] 1841 beantragte Jacobi selbst

---

führliche aus den 1830er Jahren, wie er auch in Jacobis, Ueber die Anlegung und Einrichtung von Irren-Heilanstalten, S. 314–323 abgedruckt ist.

113 Es wurde von den Siegburger Anstaltsdirektoren auf die seit den 1850er Jahren jährlich über 200 abgewiesenen Aufnahmeanträge hingewiesen, da die Kapazität der Anstalt trotz der kürzeren Verweilzeiten erschöpft war, vgl. Werner Nasse, Aerztlicher Bericht, 1864, S. 4, mit einer Tabelle über die Zahlen der abgewiesenen Patienten.

114 Zu den damit für den einweisenden Arzt verbundenen Schwierigkeiten siehe Kapitel IV.

115 Vgl. auch die Krankheitskonzeption Jacobis in Kapitel II. Kutzer, „Psychiker“, S. 46, hat darauf hingewiesen, dass Jacobi jedes Detail minutiös aufzeichnete.

116 Bleker, Biedermeiermedizin, demnach trifft diese Ausrichtung auf die Medizin allgemein, bis etwa zur Jahrhundertmitte zu.

117 Vgl. hierzu die von Jacobi gedruckten Krankengeschichten, in: Maximilian Jacobi, Annalen der Irren-Heilanstalt zu Siegburg. Bd. 1. Köln 1837.

eine Kürzung des Fragebogens auf etwa die Hälfte;[118] zum einen ließ die von Jacobi gewünschte „Tüchtigkeit" der einweisenden Ärzte zu wünschen übrig,[119] zum anderen forderten fachinterne Entwicklungen eine Revision. Die angestrebte Zusammenarbeit zwischen den Anstaltsdirektoren, die in den 1840er Jahren konkrete Formen annahm, und der Vergleich ihrer Patienten erforderte nämlich ein Minimum an Übereinstimmungen in der Datenerhebung und eine Verständigung über die Klassifikation der Störungen.[120] Auch sollte die Fokussierung auf die geschichtliche Entwicklung und die aktuelle Symptomatik durch die Beschreibung des Störungsverlaufs ergänzt werden. Dies war schon im Sinne der Einheitspsychose, die von einer Abfolge verschiedener Krankheitsstadien ausging, indiziert.[121] Zudem wurden die Fragen gerichteter, die Anweisungen zur Untersuchung konkreter und an vorgegebene Untersuchungsmethoden, wie bei der Pupillenreaktion, geknüpft.[122] Zur Messung von Pupillenunterschieden, die insbesondere beim „paralytischen Irresein" beobachtet wurden, war in Siegburg ein Verfahren entwickelt worden, mit dem man selbst geringe Unterschiede eindeutig feststellen konnte.[123] In den weiteren Revisionen der Bögen nach Jacobis Tod 1858 setzte sich die Tendenz, physikalische und biochemische Untersuchungsmethoden im psychiatrischen Alltag zu nutzen, fort; sie veranschaulicht die Bemühungen, einen Anschluss an die Entwicklungen der medizinischen Forschung zu finden. Letztere veränderte sich im Laufe des 19. Jahrhunderts durch den Einzug der naturwissenschaftlichen Ausrichtung und ihre Fokussierung auf physiologische und bakteriologische Forschung, Ex-

---

118 Vgl. Herting, Die erste rheinische Irrenheilanstalt, S. 35.

119 Siehe dazu Kapitel IV.

120 Zu den Verständigungsschwierigkeiten unter den Ärzten der verschiedenen Anstalten siehe Kapitel II.

121 Zur Einheitspsychose siehe Kapitel II. Bei Frage 18a des revidierten Bogens ging es explizit um Veränderungen im Erscheinungsbild. In diesem Kontext übernahm Jacobis auch die Einteilung der Störungen nach der psychischen Verhaltensauffälligkeit, gegen die er sich bis dahin wehrte und als Konsequenz nur somatische Diagnosen gestellt hatte. So lautete die Frage nun: „Wechselte der Charakter des Irreseins, z. B. Tobsucht, Melancholie, Narrheit?" Vgl. den Fragebogen der Siegburg 1851 im Anhang.

122 Bei der Untersuchung der Augen und des Blicks wurde nicht mehr danach gefragt, ob der Blick „wild" oder „glänzend" sei, sondern nach der Reaktionsweise der Pupillen, vgl. Frage 5 und 6 der ersten Version mit Frage 21 des revidierten Fragebogens, Anhang.

123 Siehe dazu F. Obernier, Ueber ein einfaches Instrument, Pupillenunterschiede zu ermitteln, in: Allgemeine Zeitschrift für Psychiatrie 21. 1864 S. 445–449. Das dafür notwendige Instrument wurde nach den Vorgaben der Ärzte in Bonn hergestellt. Die Pupillenreaktion scheint in Siegburg routinemäßig durchgeführt worden zu sein, siehe bspw. die Krankengeschichte über Wilhelmine H. LVR Siegburg, No. 486, (1868–1869), „eine Pupillendifferenz ist nicht wahrzunehmen".

periment und Statistik. Ein verändertes Krankheitskonzept ging mit der Konstruktion einer notwendigen Krankheitsursache einher.[124] Durch Isolation und Kontrolle des Krankheitsauslösers sollte die Krankheit selbst beherrschbar werden.[125] In der Psychiatrie war in dieser Hinsicht die postulierte Verbindung zwischen Paralyse und Syphilis, insbesondere angesichts der Verbreitung der Erkrankung, ein Erfolg,[126] der sich bei anderen Störungsformen jedoch nicht wiederholen ließ. Obwohl der Nachweis des Syphilis-Erregers erst Anfang des 20. Jahrhunderts erfolgte, bot diese Erkrankung schon Mitte des 19. Jahrhunderts „Vorzüge",[127] war sie doch als Krankheitseinheit mit charakteristischen Merkmalen bestimmbar. So konnte 1861 Siegburgs Direktor Hoffmann, der sich insbesondere für diese Erkrankung interessierte,[128] auf eine Anfrage über die Zurechnungsfähigkeit Mat-

---

124 Siehe THOMAS SCHLICH, Einführung: Die Kontrolle notwendiger Krankheitsursachen als Strategie der Krankheitsbeherrschung im 19. und 20. Jahrhundert, in: DERS./CHRISTOPH GRADMANN (Hg.), Strategien der Kausalität. Konzepte der Krankheitsverursachung im 19. und 20. Jahrhundert (Neuere Medizin- und Wissenschaftsgeschichte 5). Paffenweiler 1999 S. 3–28. Schlich hat diese Entwicklung u. a. am Beispiel des Kretinismus veranschaulicht. Bis in die 1880er Jahre gab es keine notwendige Krankheitsursache, sondern eine Vielzahl von Teilursachen, die zur Erklärung des Phänomens herangezogen wurden, darunter wurden auch klimatische und soziale Faktoren wie soziale Misstände angeführt. Als Konsequenz daraus habe die Begegnung des Kretinismus auf verschiedenen Ebenen angesetzt, die sich jeweils gegen eine der postulierten Teilursachen richteten. Als in den 1880er Jahren eine Korrelation zwischen Schilddrüsenausfällen und Zeichen des Kretinismus hergestellt wurde, wurde dies als Beweis für die Kausalverbindung angesehen. Durch das Experiment, das als Ausweis naturwissenschaftlicher Methodik gepriesen wurde, konnte daran anschließend der Kretinismus künstlich hergestellt werden und wurde somit als beherrschbar angesehen, ebd., S. 5–11.

125 Siehe SCHLICH, Die Konstruktion.

126 An öffentlichen Anstalten des 19. Jahrhunderts rekrutierte sich die Patientenschaft bis zu 30 Prozent aus Paralytikern. 1857 stellten Peter Willers Jessen und Johann Esmarch die Verbindung her. 1822 hatte Antoine L. J. Bayle (1799–1858) das anatomische Substrat und den Verlauf der Erkrankung nachgewiesen, ohne eine Verbindung zwischen der Syphilis und der Progressiven Paralyse herzustellen. Der Nachweis des Syphilis-Erregers im Hirn von Paralytikern erfolgte 1913. Vgl. DANIEL HELMCHEN, Malariaimpftherapie der Progressiven Paralyse in den Wittenauer Heilstätten, in: THOMAS BEDDIES/ANDREA DÖRRIES (Hg.), Die Patienten der Wittenauer Heilstätten in Berlin 1919–1960 (Abhandlungen zur Geschichte der Medizin und der Naturwissenschaften 91). Husum 1999 S. 435–461 hier S. 435–448, HIRSCHMÜLLER/MOSES, S. 310 f., SCHOTT/TÖLLE, S. 80 f.

127 Nach Foucault stellt die Paralyse für die Ärzte eine „gute Krankheit" dar, da sie im Gegensatz zur Gruppe der Neurosen eine differenzielle Zuordnung gewährte und eindeutig als Schädigung des Gehirns nachgewiesen werden konnte, da es ein pathologisch anatomisches Substrat gab, FOUCAULT, Die Macht, S. 444 f.

128 Hoffmann arbeitete selbst zur Progressiven Paralyse und ließ solche Patienten deshalb auch in die Siegburg aufnehmen. Zudem gäbe es, so Hoffmann, Störungsbilder, die der Paralyse ähnelten, so dass einige Patienten fälschlicherweise für Paralytiker gehalten würden. Die Sieg-

thias G.s mitteilen, dass sein Stehltrieb in den Zeitraum des „Uebergangs aus der Melancholie in die Manie“ gefallen sein müsse.[129] Charakteristisch sei ferner der Beginn mit Schwäche und Müdigkeit, gefolgt von Reizbarkeit und Größenwahn.[130] Zudem ließ die progressive Paralyse eine – wenn auch zumeist ungünstige – Prognose zu.[131] Sie führte, wie ein Hofheimer Arzt 1880 dem Darmstädter Gericht im Fall Johann Daniel B.s mitteilte, „in der überwiegenden Mehrheit der Fälle innerhalb weniger Jahre zu einem tödlichen Ausgange“.[132]

Die physiologisch-experimentell ausgerichtete Universitätsmedizin der zweiten Hälfte des 19. Jahrhunderts gewann zunehmend an Einfluss. Veränderungen in der Diagnostik setzten sich auch in den Anstalten durch. In den 1870er Jahren wurden von den einweisenden Ärzten physikalische Untersuchungen von Brust- und Unterleibsorganen der Patienten gefordert[133] und man fragte nach spezifischen Symptomen, wie auch nach einer konkreten Verursachung der Störung.[134] In den Anstalten wurde, wie bei den Urinuntersuchungen,[135] die Übernahme von physikalischen und chemischen Untersuchungstechniken sichtbar.[136] Zudem wurden die Angaben zur Erblichkeit

---

burger Anstalt sei schon deshalb, so Hoffmann, für solche Erkrankungen offen, vgl. Hoffmann, Aerztlicher Bericht, 1862, S. 4, Werner Nasse, Aerztlicher Bericht, 1867, S. 7. Zu Hoffmann Interesse an der Progressiven Paralyse, Pelman, Erinnerungen, S. 52.

129 LVR Siegburg, No. 397, Matthias G. (1861). Antwortschreiben von Hoffmann am 10.05.1861.

130 Ebd.

131 Zum Stellenwert, eine zuverlässige Prognose geben zu können, die neben einer erfolgreichen Therapie und Prävention das erklärte Ziel der Psychiater war, siehe die Erklärung Kraepelins, Roelcke, Biologizing Social Facts, S. 386.

132 HStDA G 16 A Nr. 6060, Johann Daniel B. (1879–1883). Gutachten des Hofheimer Arztes auf Anfrage des Amtsgerichts Darmstadt vom 30.01.1880. Im Gegensatz zu anderen Patienten, bei denen Diagnose und Prognose ungewiss waren, konnte der Arzt in diesem Fall zudem den Ort der Krankheit genau bestimmten, „Rubrikat leidet an allgemeiner fortschreitender Paralyse, d. h. an einer mit geistiger Störung verbundenen, nach wissenschaftlicher Erfahrung unheilbaren […] Gehirn- und Rückenmarkaffektion“. Hoffmann hatte dagegen angegeben, dass es auch intermittierende und remittierende Fälle gebe, Aerztlicher Bericht, 1862, S. 4.

133 Wurde 1851 noch gefragt, ob Lunge oder Rippenfell litten (Frage 26), fordert der Bogen aus den 1870er Jahren das Resultat einer Untersucht der „physikalischen Brust- und Unterleibsorgane“.

134 Siehe den Siegburger Erhebungsbogen von 1874, Frage 16, „**Wann** (dieser Zeitpunkt ist möglichst genau zu bestimmen) bemerkte man die ersten Spuren des gegenwärtigen Irreseins? Welcher Art waren diese? Und was wird als **Ursache der Krankheit** betrachtet?“, vgl. dazu die früheren Bögen, Anhang.

135 Siehe bspw. Christian S., LVR Siegburg, No. 1066, (1865–1866). Journaleinträge. Es wurde festgestellt, dass sein Urin kein Einweiß enthielte.

136 Seit den 1860er Jahren befinden sich in den Hofheimer Akten die Ergebnisse der körperli-

präzisiert, die in den statistischen Erhebungen der preußischen Behörde eine zunehmende Berücksichtigung erfuhr[137] und im psychiatrischen Diskurs insgesamt einen zunehmenden Stellenwert einnahm.[138]

1.4.5. Zwischen Verwahrung und klinischem Anspruch: Intention und Technik der Datenerhebung in Hofheim

Wie in Siegburg schrieb auch das Hofheimer Regulativ für das Aufnahmegesuch ein ärztliches Gutachten vor.[139] Im Gegensatz zu Siegburg galt hier jedoch nicht die vermutete Heilbarkeit als Eintrittskarte in die Institution; gerade die als unheilbar bezeichneten „Wahnsinnigen", „Blinden" und „Epileptiker" sollten vorzüglich aufgenommen werden.[140] Die Dringlichkeit der Aufnahme – insbesondere bei Selbst- und Fremdgefährdung – spielte bei der Reihenfolge der Einberufung eine entscheidende Rolle.[141] Die Aussagekraft der ärztlichen Gutachten variierte allerdings. Da die Ärzte gerufen wurden, um eine Aufnahmeberechtigung zu attestieren, waren ihre Gutachten darauf ausgerichtet, die Gefährlichkeit und somit die Notwendigkeit der „Verwahrung an einem sicheren Ort" zu bezeugen.[142] Mitunter fehlten Angaben wie die Dauer, die vermeintliche Ursache und somatische Begleiterscheinungen der Störung. Diese waren jedoch zum einen für Amelungs Einschätzung des Falles notwendig, zum anderen verwandte er solche Daten in den Statistiken, die seit den 1830er Jahren über die Anstaltspopulation erhoben wur-

---

chen Untersuchung mit Gewichtsangaben, Maßangaben der einzelnen Körperteile, insbesondere des Kopfes, Ergebnisse von Perkussion und Untersuchungen der Augen. Dieser Trend ist auch in den Hofheimer Akten sichtbar und setzte sich fort, wie die Ergebnisse von Wittig zeigen. Sie gibt an, dass in den Akten um 1900 regelmäßig Laborbefunde beigelegt seien, auch stellt sie eine zunehmende „Biologisierung" des ärztlichen Vokabulars fest, Wittig, Therapie, S. 158.

137 Vgl. Kapitel II.

138 Zum medizinischen Diskurs über die Erblichkeit psychischen Störungen siehe Kapitel II.

139 Siehe LWV Bestand 13, Hospitalordnungen, „Renovierte Ordnung" von 1728.

140 Vgl. Aufnahmebestimmungen für Hofheim, LWV Bestand 18, Hofheim, PKH, Nr. 8, sowie Kapitel III.

141 Siehe dazu Kapitel II.

142 Siehe bspw. das Gutachten von Dr. Reisch zwecks Aufnahme des „blödsinnigen" Philipp B. 1825. Es ging in seinem Fall darum, die potentielle Gefahr des Betroffenen herauszustellen, da Blödsinnige im Gegensatz zu den Tobsüchtigen nicht als offensichtlich gefährlich eingestuft wurden. Das Gutachten umfasste lediglich sechs Zeilen, die in der Befürchtung kulminieren, dass die Handlungen des Betroffenen „zwar […] noch Niemand gefährlich zu seyn schienen, [er] bey der Fortdauer dieses Uebels seiner Umgebung gefährlich werden kann, und daher seine Verwahrung an einem sicheren Orte nothwendig macht". LWV Bestand 18, Hofheim, Philipp Barsch, Gutachten von Dr. Reisch vom 5.02.1825.

den.[143] Amelung, selbst an der psychiatrischen Forschung interessiert, hatte 1827 den Siegburger Fragebogen als „einer besonderen Beachtung wert“[144] bezeichnet. Mitte der 1840er Jahre wurde dann auch in Hofheim das Gutachten formalisiert, und damit der klinische Anspruch des vormaligen Hospitals unterstrichen.[145] Insgesamt sieben Fragen sollten nicht nur die Dringlichkeit der Aufnahme beurteilen helfen, sondern auch Basisinformationen zur Entwicklung der Störung bieten. Weitaus knapper als der Siegburger Bogen waren auch hier im Sinne der Datensammlung alle teilverursachenden Faktoren aufzulisten.[146] Da Amelung zu den Ärzten gehörte, die sich schon früh um eine Verständigung in der Klassifikation bemühten, wurde im Fragebogen die Störungsart erhoben. Den gutachtenden Ärzten sollte die Entscheidung durch eine kurze Beschreibung der dominierenden Symptomatik der jeweiligen Störung erleichtert werden.[147] Mit der Eröffnung Heppenheims 1866 als der zweiten hessischen Heil- und Pflegeanstalt wurde dort ein umfänglicher Fragebogen eingeführt,[148] während in Hofheim bis in die Mitte der 1870er Jahre noch der Bogen aus Amelungs Zeit verwandt wur-

---

[143] Vgl. die Aufgaben und die Situation der einweisenden Ärzte. Zum Aufkommen der Statistiken siehe Alexander Pinwinkler, Amtliche Statistik, Bevölkerung und staatliche Politik in Westeuropa, ca. 1850–1950, in: Peter Collin/Thomas Horstmann (Hg.), Das Wissen des Staates. Geschichte, Theorie und Praxis. Baden-Baden 2004 S. 195–215 und Michael C. Schneider.

[144] HStAD G 16 A Nr. 7401. In seinem Bericht über die Siegburger Anstalt, die Amelung 1827 an die Regierung in Darmstadt richtete, stellte er die Bedeutung der dort von den einweisenden Ärzten verlangten Anamnesen der Patienten heraus, „In dieser Verordnung [zur Aufnahme, S. B.] scheinen mir besonders die notwendigen vom Physikus ausgestellten schriftlichen Nachrichten über die früheren Verhältnisse der Kranken, über die Entstehungsart u. Ursachen seiner Krankheit u.s.w. einer besonderen Beachtung wert.“

[145] HStAd D 12 Nr. 18/6 Pro Memoria. Bei seiner Beschreibung Hofheims stellt er 1833 ihren Auftrag zur Heilung der Versorgten heraus: „Es [das Hospital, S. B.] ist mithin eine Krankenanstalt im vollen Sinne des Worts und in ihrer Art die wichtigste und einzige des ganzen Großherzogthums. Die ärztliche Fürsorge der in ihr aufgenommen und verpflegten Personen und der damit aufs innigste verbundene Zweck ihrer Heilung, oder wo diese unmöglich ist, ihrer Besserung und Linderung ihres unglücklichen Zustandes ist und kann daher nur der Hauptzweck seyn, den diese Anstalt zu erfüllen hat.“ Siehe zu dieser Interpretation auch Sahmland, Das Anstaltsleben, S. 93.

[146] Frage 4. „Gelegenheitsursachen der Krankheit mit Rücksicht auf die Lebensgeschichte und mit Beachtung besonderer Ereignisse, Unglücksfälle, unglückliche Liebe, Eifersucht, unbefriedigter Ergeiz, zerrüttete Vermögensverhältnisse, Ausschweifungen, erbliche Anlagen etc.“ siehe Anhang. In der ersten Hälfte des 19. Jahrhunderts wurden alle Faktoren als Verursacher bzw. als Teilverursachung angeführt, da der Theorie nach prinzipiell alles kann wichtig konnte, Schlich, Einführung, S. 12.

[147] Vgl. den ersten Hofheimer Erhebungsbogen, der bis in die 1870er Jahre verwandt wurde.

[148] Sahmland, Das Anstaltsleben, S. 109. Er umfasste 31 Fragen.

de.[149] Dies könnte als Indiz dafür gewertet werden, dass Hofheim trotz des Status einer Heil- und Pflegeanstalt – im Gegensatz zu Heppenheim – in der Praxis die Rolle einer „Verwahranstalt“ zugewiesen bekam.[150] Die Verwendung des alten Fragebogens wurde dementsprechend kritisch von Dr. Vix 1870 angemerkt, der zuvor als Arzt in Hofheim tätig gewesen war und 1864 an das Kreismedizinalamt nach Darmstadt wechselte.[151] Er diagnostizierte bei Dorothea B. eine „Verrücktheit mit niedergedrücktem Gemüthszustand, Melancholie, Tiefsinn“[152] als der bei der Betroffenen nächstgelegenen Erkrankungsform, „ohne daß sie [die Erkrankung, S.B.] in die veraltete Nomenklatur genauer eingereiht werden kann.“[153]

Bei dem erweiterten Bogen wurde, wie in Siegburg, keine Klassifikation vorgenommen.[154] Von der Konzeption her ähnelte er dem zur gleichen Zeit in Siegburg verwandten Fragebogen. So wurde das Thema der „Erblichkeit“ ausführlich behandelt,[155] auch entsprachen sich die vom Arzt geforderten Untersuchungen.[156] Neben der Tendenz zur Vereinheitlichung der Fragebögen fällt jedoch in Hofheim der Sicherheitsaspekt auf.[157] Im Gegensatz zu Siegburg wurden neben Angaben zum Verhalten allgemein allein drei Fragen zu „Gemeingefährlichkeit“ und Delinquenz gestellt.[158] Die Erfassung der

---

149 In den hier untersuchten Patientenakten wurde die veränderte Version des Fragebogens erst Mitte der 1870er Jahre verwandt. Den insgesamt 23 ausgewerteten Akten der in den 1860er Jahren aufgenommen Personen liegt der kurze Fragebogen bei.

150 Vgl. die Entwicklung Hofheims in Kapitel III.

151 HStAD G 16 A Nr. 4. Ernst Vix kam 1857 als Assistenzarzt nach Hofheim und blieb dort bis zu seiner Berufung ans Kreismedizinalamt am 05.11.1864 dort. Von ihm ist in der Allgemeinen Zeitschrift für Psychiatrie ein Aufsatz erschienen, was für die Hofheimer Ärzte im Gegensatz zu den vielen Beiträgen Siegburger Ärzte eher ungewöhnlich ist.

152 HStAD G 16 A Nr. 6826, Dorothea B. Gutachten vom 17. April 1870.

153 Ebd.

154 Siehe dazu das erhaltene Patientenregister Hofheims der Jahre 1879–1898. Die Störungsform ist mit nur wenigen Ausnahmen mit „einfache Seelenstörung“ angegeben. LWV Bestand 18, Hofheim, Patientenregister 1879–1898. Zu der anhaltenden Debatte einer allgemein akzeptierten Klassifikation siehe Kapitel II.

155 Fragen 1–6 beziehen sich auf Verhaltensauffälligkeiten von Familienmitgliedern. Sie erfassen alle, auch das sittliche Verhalten der Eltern betreffenden Aspekte, vgl. den Bogen im Anhang.

156 Es wurde nach Pupillenunterschieden, Reflextätigkeiten, der Bewegungsfähigkeit insgesamt gefragt, die bei der Progressiven Paralyse gezeigten Symptome wurden erfragt, vgl. den Bogen im Anhang.

157 Der Bogen galt für Hofheim und Heppenheim.

158 Frage 17, „Ist der Kranke mit dem Strafgesetzbuch in Conflict gerathen? wann? ob bestraft und in welcher Weise?“, Frage 24 e, „vernachlässigt der Kranke die Gebote der Sitte und des öffentlichen Anstandes, ist er schamlos, obscön, zeigt er sich geschlechtlich aufgeregt, onaniert er?“, Frage 24 f, „ist er verträglich oder nicht? ist er mißtrauisch, heimtükisch, ist er ge-

von dem Betroffenen ausgehenden Gefahr war vom statistischen Büro im Rahmen der Irrenstatistiken empfohlen worden, doch hatte sich bei den Ärzten dagegen Widerstand geregt.[159] Im Gegensatz zu Siegburg scheint in Hofheim der Zweck der Verwahrung Verhaltensauffälliger und der Schweregrad der Abweichung im Mittelpunkt gestanden zu haben. Bei der Beurteilung der Dringlichkeit der Aufnahme war wohl die Erregung öffentlichen Ärgernisses ebenso entscheidend wie die „Selbst- und Fremdgefährdung". In dieser Hinsicht waren solche Faktoren von größerem Interesse als die Einschätzung der „Heilbarkeit" der Person.[160]

2. Von den „heroischen Kuren" zum therapeutischen Nihilismus: Interventionsmethoden

Die Behandlung psychisch auffällig gewordener Personen ist in der Forschung unter verschiedenen Blickwinkeln analysiert worden. Sozialhistorisch ausgerichtete Arbeiten hoben die repressiven Verfahren an den Anstalten hervor, so dass die psychiatrische Praxis mitunter als ein Ausdruck der Verwaltungspraxis interpretiert wurde.[161] Insbesondere Foucault stellte dabei heraus, dass es in der Psychiatrie des 19. Jahrhunderts keine eigentliche Theorie der Heilung gegeben habe, die Anwendung der „Heilmittel" vielmehr als eine „Fortsetzung der Anstaltsdisziplin auf der Oberfläche des Körpers" der in den Anstalten Versorgten verstanden werden könne.[162] Sie galt damit als Ausdruck einer Macht der Psychiatrie, deren Dynamik bzw. „Mikrophysik" und der eingesetzten Machttechniken und Machtbeziehungen er sich in seinen späteren Arbeiten zuwandte.[163] Andere Arbeiten wandten sich gegen diese Fokussierung und stellten heraus, dass die Interventionsmetho-

meingefährlich [sic], d.h. gefährlich für Andere oder für die öffentliche Ruhe und Sicherheit und durch welche Thatsachen hat er dies seither bewiesen? wie verhält er sich gegen fremdes Eigenthum und steckt er ihm nicht gehörende Gegenstände zu sich und seien es auch für ihn oder an sich selbst werthlose und unbrauchbare Gegenstände?"

159 Vgl. Kapitel II.

160 Siehe mit dieser Einschätzung zu Hofheim übereinstimmend die Ergebnisse von Wittig, Die „Irrenfrage", dies., Therapie.

161 Zur Kritik an dieser Interpretation siehe Trenckmann, S. 29.

162 Foucault, Die Macht, S. 260. Demnach erfolgte in der Psychiatrie früh eine „Übertragung dessen, was durch die medizinische Theorie als medizinisch möglich definiert worden war, in ein Element des Disziplinarregimes."

163 Ebd. S. 34. Mit diesen Begrifflichkeiten operierte Foucault in seinen späteren Arbeiten. Sie weisen auf die Dynamik hin, die in den Anstalten herrschte und grenzen sich damit, trotz Gemeinsamkeiten, von einem eher statisch gedachten Modell der totalen Institution im Sinne Goff-

den der Anstaltsärzte bis in die Mitte des 19. Jahrhunderts der Logik traditioneller Therapieverfahren gefolgt seien.[164] Auch ist darauf hingewiesen worden, dass repressive Erziehungsmethoden und eine körperliche Behandlung sich gegenseitig nicht ausschließen mussten; gerade die Verquickung von Moral und Medizin sei für die Behandlung um 1800 maßgeblich gewesen.[165] Die an den Anstalten verwandten Therapieverfahren der ersten Jahrhunderthälfte bezeichneten die Ärzte selbst mitunter als „heroische Kuren".[166] Solche Verfahren dominierten neben einem in Deutschland mehr oder weniger praktizierten „moral treatment" die Anstaltspraxis.[167] Für die zweite Hälfte des 19. Jahrhunderts wird dagegen von der Phase des „therapeutischen Nihilismus" gesprochen; die bis dahin praktizierten Therapiemethoden hatten nicht die in sie gesetzten Erfolge erzielt, neue effektive Verfahren waren nicht in Sicht.[168]

---

mans ab. Zu Unterschieden und Gemeinsamkeiten bei Goffman und Foucault siehe Tanner, Der „fremde" Blick, S. 54.

164 Solche Arbeiten zeigen die Kontinuitäten in der Behandlung auf. Je nach der Institution, wo die Betroffenen versorgt wurden, spielte der medizinische Aspekt eine mehr oder weniger große Rolle. Vgl. Kutzer, Die Irrenanstalt, ders., Die therapeutische Intension, Steinbrecher, Watzka, Vom Hospital. Insbesondere Kutzer hat darauf aufmerksam gemacht, dass in der mittelalterlichen Medizin psychische Störungen nicht mit Dämonie gleichgesetzt wurden. Die Tendenz zu einer naturalistischen Betrachtungsweise habe sich im späten 17. und im 18. Jahrhundert fortgesetzt und ausgedehnt. Siehe Michael Kutzer, Bessenheit oder Krankheit? Psychische Störung in der Medizin der frühen Neuzeit, in: Schriftenreihe der deutschen Gesellschaft für die Geschichte der Nervenheilkunde 2. 1997 S. 217–240 hier insb. S. 219–223, ders., Anatomie.

165 Schott, Heilskonzepte, S. 19, ders./Tölle, S. 419–421.

166 Bei der Bezeichnung „heroische Kur" handelte es sich um ein Mittel der ärztlichen Selbststilisierung und Legitimierung bei der „therapeutischen" Behandlung. Er wurde hier übernommen, um das zeitgenössische ärztliche Selbstverständniss zu veranschaulichen, vgl. dazu Doris Kaufmann, Schmerz zur Heilung des Selbst. Heroische Kuren in der Psychiatrie des frühen 19. Jahrhunderts, in: Medizin, Gesellschaft und Geschichte 15. 1996 S. 101–116. Nur in diesem Kontext ist der Begriff zu verstehen, vgl. dazu die Kritik an der Übernahme der Begrifflichkeit durch Schmiedebach bei der Tagung, Psychiatrische Krankenakten als Material der Wissenschaftsgeschichte. Siehe dazu Michaela Ralser, Tagungsbericht. Psychiatrische Krankenakten als Material der Wissenschaftsgeschichte. Methodisches Vorgehen am Einzelfall. Tagung vom 17. bis 19. Mai 2007 in Berlin, in: http://hsozkult.geschichte.hu-berlin.de/tagungsberichte/id=1602. (Einsicht am 28.08.2007).

167 Pinel konzipierte Irresein vornehmlich als eine Entfremdung („aliénation") des Betroffenen von sich selbst, Dörner, Bürger, S. 146, sein „traitement moral" sah die Behandlung in einer peinlich genau geordneten Anstalt vor, deren Alltag von Arbeit und Ordnung geprägt war. Dazu auch Schmiedebach, Vom Zwang, S. 62. Jacobi war insbesondere von dem beeindruckt, was in der Quäkeranstalt „York Retreat" praktiziert wurde, siehe dazu Digby, Madness, S. 14–87.

168 Marietta Meier, Zwang in der Psychiatrie: Der Fall Zürich 1870–1970, in: Nachrichtenblatt der deutschen Gesellschaft für Geschichte der Medizin, Naturwissenschaften und Technik

Die eigentliche Behandlungspraxis ist dabei zumeist aus gedruckten Quellen rekonstruiert worden, eine auf Krankenakten basierende Analyse hat nur in einem viel bescheideneren Maße stattgefunden.[169] Dies trifft insbesondere für physikalische und medikamentöse Verfahren zu.[170] In den letzten Jahrzehnten sind in der Forschung verschiedene Arbeiten zur Entwicklung der Psychopharmaka entstanden. Sie setzen zumeist um die Mitte des 19. Jahrhunderts an, wie die Studien von Frank Hall und Stephan Hummel. Erstgenannter untersuchte die Entwicklung und Erprobung der Psychopharmaka von 1844 bis 1952, letzterer beschäftigte sich mit der irrenärztlichen Auseinandersetzung um medikamentöse Therapieformen.[171] Matthias M. Weber thematisierte die wissenschaftstheoretischen und ideengeschichtlichen Zusammenhänge der Pharmakologie.[172]

Niedergassel hat anhand von Krankenakten die Anwendung der verschiedenen Medikamente an der Irrenanstalt Eberbach im Rheingau bis 1849 untersucht, detaillierte Angaben zur Medikamentengabe und Musterrezepte von Ludwig Binswangers Privatanstalt Bellevue in Kreuzlingen bieten Hirschmüller und Moses für die zweite Hälfte des 19. Jahrhunderts. Von Ellen Leibrock liegt eine ausführliche Studie über die Verwendung von Arzneimitteln an der Heil- und Pflegeanstalt Klingenmünster 1857–1900 vor.[173] Solche Analysen bieten den Vorteil, zeigen zu können, welche Faktoren bei

---

54 (3). 2004 S. 184–197 hier S. 187. Siehe dazu C[arl] F. Flemming, Aufgaben und Bestrebungen der heutigen Psychiatrie, in: Allgemeine Zeitschrift für Psychiatrie 32. 1875 S. 249–259.

169 Roth, Würdig einer liebevollen Pflege, stützt sich bei ihrer Untersuchung der medikamentösen Behandlung der Anstalt in Zwiefalten auf veröffentlichte Berichte. In Wolfgang Gerkes Untersuchung der Illenauer Anstalt zwischen 1826–1877 und in der von Burkhardt zu Illenau zwischen 1842–1889 spielt die medikamentöse Behandlung keine Rolle.

170 Siehe dazu die Arbeiten von Niedergassel, Leibrock, das Forschungsprojekt von Hirschmüller/Moses. Diese Studien beschäftigten sich mit Krankenakten. Eine Rekonstruktion der medikamentösen Behandlung anhand von Veröffentlichungen bieten Frank Hall für die Entwicklung der Psychopharmaka seit der Mitte des 19. Jahunderts, sowie Matthias M. Weber, Die Entwicklung der Psychopharmakologie im Zeitalter der naturwissenschaftlichen Medizin. Ideengeschichte eines psychiatrischen Therapiesystems. München 1999, ders., Die Entstehung der modernen Psychopharmakologie. Heilanspruch und Heilvermögen eine psychiatrischen Therapiesystems aus medizinhistorischer Sicht, in: Medizin Gesellschaft und Geschichte 19. 2000 S. 123–142. Siehe ferner Laurent Sueur, The use sedatives in the medical treatment of insanity in France from 1800 to 1870, in: History of Psychiatry 8. 1997 S. 95–103.

171 Frank Hall, Psychopharmaka – Ihre Entwicklung und klinische Erprobung. Zur Geschichte der deutschen Pharmakopsychiatrie von 1844 bis 1957. Hamburg 1997, zugleich med. Diss. FU Berlin 1996, Stephan Hummel, Zur medikamentösen Therapie in der Psychiatrie in den Jahren 1844–1914: eine Analye anhand deutschsprachiger psychiatrischer Fachzeitschriften. Uni. Diss. Leipzig 1987.

172 Matthias M. Weber, Die Entwicklung, dazu auch ders., Die Entstehung.

173 Niedergassel, ferner Hirschmüller/Moses, Leibrock.

der Wahl des Behandlungsverfahrens in der Praxis eine Rolle spielten. Eine Fokussierung auf die Disziplinierung scheint der komplexen Interaktion zwischen den Akteuren in der Anstalt kaum gerecht zu werden. Insofern lehnt sich diese Untersuchung an eine systemische Perspektive an, das heißt, dass die Ereignisse als Wirkungen des Systems „physisches Milieu, soziale Umwelt und Mensch“[174] begriffen werden, so dass die Analyse auf mehreren Ebenen stattfindet. Dabei werden, neben der angesprochenen Ebene des ärztlichen Diskurses, die der physisch-räumlichen Umwelt der Anstalten sowie der „kleinen Einheiten“, der sozialen Beziehungen unter den Akteuren, berücksichtigt. Diese Herangehensweise trägt dem transaktionalen Charakter der wechselseitigen Beeinflussung von Mensch und Umwelt Rechnung.[175]

2.1.1. Auf der Suche nach einem „Angriffspunkt im Körper“

1832 wurde Wilhelm F., unter „Wahnsinn“ leidend, in Siegburg aufgenommen.[176] Da Jacobi eine „Hyperthrophie des Herzens und eine erhöhte Reizbarkeit des Gehirns theils in Folge, theils Ursache von Congestionen des Blutes zum Kopfe, u[nd] gelegentlich in Entzündung übergehend“ diagnostizierte, verschrieb er eine Behandlung, die sich nach den beim Patienten gezeigten Symptomen richtete. Er ordnete Digitalis[177] als beruhigendes Mittel an, äußerlich wurde ein Haarseil in den Nacken[178] und alle drei Wochen ein

---

174 Peter Day, Kranke und Behinderte, in: Lenelis Kruse/Carl-Friedrich Graumann/Ernst-Dieter Lantermann (Hg.), Ökologische Psychologie. Ein Handbuch in Schlüsselbegriffen. München 1990 S. 451–457 hier S. 451.

175 Hugo Schmale, Psychologische Aspekte der Umweltwahrnehmung und Umweltgestaltung. Unveröffentlichtes Manuskript. Uni. Hamburg 2003. Schmale verweist in diesem Kontext auf einen Untersuchungsgegenstand der Ökologischen Psychologie, der sich mit der Art des Wirkungszusammenhangs zwischen der Umwelt und dem menschlichen Verhalten auseinandersetzt. Der ökologische Ansatz hebt die strenge methodologische Trennung zwischen Subjekt und Objekt, Reiz und Reaktion, Mensch und Umwelt auf. Die wechselseitige Beziehung wird vielmehr durch den „Funktionskreis“ von Jakob von Uexküll (1921) erklärt, der Subjekt und Objekt als zwei aufeinander bezogene Teile eines Ganzen bezieht.

176 LVR Siegburg, No. 14812, Wilhelm F. (1832–1844).

177 Digitalis wurde, wegen seiner narkotischen Wirkung, bei Wahnsinn angewendet. Allerdings wurde vor größeren Gaben gewarnt, da es lähmend auf das Nervensystem wirke, siehe Bird, Pathologie und Therapie, S. 284–286 und S. 341.

178 Haarseile gehörten zu den äußeren Arzneien, ihre Applikation war schmerzhaft; die dadurch hervorgerufene Eiterung sollte gemäß der frühneuzeitlichen Vorstellung den krankhaften Stoff aus dem Körper ausscheiden helfen. Das Haarseil war auch ein in der Tierarznei angewandtes Verfahren, bei dem ein Haarseil durch die Nackenschwarte gepflochten wurde. Das Haarseil sollte ferner den Puls irritieren, durch seine schmerzhafte Wirkung den Patienten reizen, ebd., S. 356 f., der sich selbst gegen die Anwendung in der Irrenbehandlung aussprach.

Blutegel ad anum[179] für sinnvoll gehalten. Neben diesen Mitteln erhielt Wilhelm F. kalte Umschläge auf den Kopf[180] und eine regelmäßige Gabe von Abführmitteln, insbesondere Kalomel.[181] Da er kurz vor seiner Einweisung in Siegburg eine Hirnentzündung erlitten habe, gab ihm Jacobi in seinem Berichten an das Landgericht in Trier nur eine wenig Hoffnung versprechende Prognose.[182] Eine Besserung, während der als „verständig" bezeichnete im Freien „fleißig" beschäftigt werden konnte, hielt nur kurze Zeit an. Sein Verhalten wurde wieder als „höchst unanständig" und „rücksichtslos" charakterisiert, zudem sei er von seinen früheren Wahnvorstellungen überzeugt; körperlich wurde ein „krampfhaftes Ziehen an Rücken, Kopf und Armen" sowie ein ständig erhöhter Puls an den Carotiden beobachtet. Daraufhin wurden Einreibungen mit Brechweinsteinsalbe auf dem Hinterhaupt des Betroffenen begonnen.[183]

Die bei dem Betroffenen vorgenommene Intervention kann für die Behandlung in Siegburg bis in die 1850er Jahre als typisch angesehen werden. Die Säulen der Behandlung bildeten die innerliche und äußerliche Medikamentengabe, darunter die physikalische Therapie und ableitende Verfahren, sowie das „Regimen" und die Diät.[184] Für jeden Patienten wurde individuell ein Therapieplan entwickelt, der sich an den gezeigten Krankheitssymptomen, der vermeintlichen Krankheitsursache und dem Verhalten des Betroffenen orientierte. Die psychiatrische Diagnose spielte für die Behandlung nur insofern eine Rolle, als dass sie selbst eine Zustandsbeschreibung der be-

---

179 Blutegel gehörten neben dem Aderlass und Schröpfköpfen zum „antiphlogistischen Heilapparat", sie wurden entweder an die Nase, hinter die Ohren oder ad anum gelegt, je nachdem, ob die Entzündung vorzüglich im Kopf oder im Körper lokalisiert wurde. Bei einer Blutfülle im Unterleib (Plethora) oder Hämorrhoiden wurden sie vorzüglich ad anum gesetzt, vgl. ebd., S. 359f.

180 Die kalten Umschläge auf den Kopf gehörten zu den physikalischen Therapien, die entweder anregend oder beruhigend auf das Nervensystem einwirken sollten, bei den Umschlägen auf den Kopf spielte zudem die kühlende Wirkung bei einem vermeintlich gereizten Gehirn eine Rolle.

181 Kalomel gehörte neben Krotonöl, Senna und Rhabarber (Rheum) zu den am häufigsten verwendeten Abführmitteln in Siegburg, siehe zu ihrer Wirkung ebd., S. 281, 340, Hirschmüller/Moses, S. 200.

182 LVR Siegburg, No. 1481, Wilhelm F., vgl. die Gutachten zwischen 09.1832 und 02.1837.

183 Sie gehörte zu den äußeren Arzneimitteln, die ableitend und schmerzerzeugend wirkten. In Siegburg wurde die „Einreibung" insbesondere auf den Hinterkopf perfektioniert, sie ist als „Siegburger Siegel" bekannt geworden, siehe dazu den Abschnitt Besiegelung der Unheilbarkeit.

184 Der Kurplan folgte in der Regel diesem Schema; bei der Therapie wurden alle die genannten Bestandteile angesprochen. Siehe dazu die ähnliche Einteilung der Verfahren bei Ludwig Binswanger, abgedruckt bei Hirschmüller/Moses, S. 200.

obachteten psychischen Auffälligkeit darstellte.[185] Für die Therapie erschien es Jacobi wesentlich, die Ursache der Erkrankung zu eruieren. Dies biete den ersten und einfachsten Ansatzpunkt für die Therapie. Zuweilen reiche ihre Beseitigung schon aus, um das Leiden zu heben.[186] So einfach gestaltete sich der psychiatrische Alltag zumeist jedoch nicht, ließ sich doch häufig, wie bei Peter J. H. 1835, kein „somatischer Factor" ausfindig machen.[187] Bei ihm fehlte auch jedes Anzeichen der nächsten Ursache im Körper.[188] In den meisten Fällen wurde allerdings eine ganze Palette von Ursachen genannt, so dass es verschiedene Ansatzpunkte für eine Intervention gab.[189]

Auch boten die im Weiteren vorzustellenden Behandlungsverfahren eine mitunter breite Indikation. Die Mittel ließen sich, wie bei Wilhelm F., in einem gestaffelten System von weniger invasiven, an diätetischen Prinzipien orientierten Maßnahmen, bis zu drastischen physikalischen Prozeduren, medikamentösen Eingriffen und physischen Beschränkungen integrieren.[190]

2.2. Diätetik, „indirekt psychische" und moralische Behandlung

Die traditionelle Diätetik als übergeordnete Maxime spielte nicht nur in der Behandlung der Rekonvaleszenten eine wichtige Rolle,[191] sondern prägte die Behandlung der Patienten insgesamt. Wie Christina Vanja jüngst herausgestellt hat, bestimmten diätetische Prinzipien das Leben an den frühneuzeitlichen Hospitälern,[192] sie prägten aber auch das Anstaltsleben im

---

185 Hecker.

186 Habe, so Jacobi, „die Unterdrückung der Hautsecretion, die vorschnelle Heilung eines Hautausschlags oder eines alten Geschwürs, hat eine plötzliche Hemmung der Menstruation durch psychische oder physische Einwirkungen, hat die Störung der normalen Wochenbettsecretion (…) zu der Erkrankung Anlaß gegeben so ist zur Beseitung des gesammten Leidenszustandes oft nichts weiter erforderlich als die therapeutische Berücksichtigung jener Momente." Jacobi, Hauptformen, S. 782.

187 LVR Siegburg, No. 643, Peter Joseph H., (1835–1837).

188 Ebd., Krankengeschichte vom 06.08.1835.

189 Siehe dazu die Tabellen 12–14 über die Ursachenzuschreibung der Störungen, Anhang.

190 Das gestaffelte Vorgehen war ein gängiges Verfahren, wie Kutzer bei frühneuzeitlichen Ärzten herausgestellt hat, Schmiedebach für den im 18. Jahrhundert an der Charité in Berlin tätigen Friedrich H. L. Muzell (1715–1784). Kutzer, Liebeskranke Magd, bes. S. 258–265, Heinz-Peter Schmiedebach, Die Heilung einer „Melancholie" durch Krätzeinokulation. Zur Theorie und Therapie der Gehirnkrankheiten bei Friedrich Hermann Ludewig Muzell, in: Medizinhistorisches Journal 23. 1988 S. 66–79.

191 Vgl. dazu Schott/Tölle, S. 430–432.

192 Vanja, Das Nachwirken, übereinstimmend siehe auch Steinbrechers Ergebnisse für das frühneuzeitliche Zürich.

19. Jahrhundert. Die Diätetik war nicht nur eine Leitlinie der körperlich und seelisch gesunden Lebensführung, sondern eine seit der Antike überlieferte Lebenskunst.[193] In ihrem Zentrum standen die sechs nicht natürlichen Dinge (res non naturalis), welche die Bereiche Licht und Luft (aer), Speise und Trank (cibus et potus), Bewegung und Ruhe (motus et quies), Schlafen und Wachen (somnus et vigilia), Absonderungen und Ausscheidungen (repletio et evacutio) und die Gemütsbewegungen (accidentia) umfassten.[194]

Die Einhaltung einer geregelten und maßvollen Lebensführung sollte nicht nur therapeutisch sinnvoll sein und die Betroffenen zu einem vernünftigen Leben zurückführen, sondern auch vorbeugend wirken.[195] Wichtige Aspekte für die Behandlung der Patienten waren eine ausgewogene Diät und die Regulierung der Ausscheidungen, wobei letztere nötigenfalls durch die kontinuierliche Gabe von Abführmitteln wie Senna und Rhabarber (Rheum) oder die Anwendung von Klistieren bewirkt wurden.[196] Die Sorge um geregelte Ausscheidungen war insgesamt ein verbreitetes Thema der frühneuzeitlichen Gesundheitspflege, die Anwendung von Abführmitteln und Klistieren in Kreisen medizinischer Laien und Heilkundiger verbreitet.[197] Diese Purganzen wurden, zusammen mit den Brechmitteln,[198] als „Ekelkur" bezeichnet. Sie wurden in der Psychiatrie in doppelter Funktion eingesetzt; zum einen sollten sie Unterleibsstörungen und eine dyskrasische Blutmischung regulieren, die bei den psychischen Ärzten regelmäßig als Begleiterscheinung, mitunter auch als Ursache der Störungen diagnostiziert wurden.[199] Zum anderen dienten sie dazu, die Psyche des Patienten „aufzurütteln". Insofern kann

---

193 Siehe von Dietrich von Engelhardt, Krankheit, Schmerz und Lebenskunst. Eine Kulturgeschichte der Körpererfahrung. München 1999.

194 Vanja, Das Nachwirken, S. 15–22.

195 Die Diätetik nahm auch im Werk Christoph Wilhelm Hufelands (1762–1836) eine wichtige Stellung ein. Seine „Makrobiotik oder die Kunst, das menschliche Leben zu verlängern" fand im deutschen Bildungsbürgertum eine weite Verbreitung. Schott/Tölle, S. 431. Im 18. Jahrhundert propagierte der bekannte Genfer Arzt Tissot seinen bürgerlichen Lesern eine Lebensführung im Sinne der Diätetik. Diese sollte Krankheiten, insbesondere psychischen Störungen, vorbeugen helfen, Samuel A. D. Tissot, Von der Gesundheit der Gelehrten. Zürich 1768.

196 Siehe die Tabellen 15 im Fließtext, sowie Tabellen 21–23 im Anhang.

197 Stolberg, Homo patiens, S. 173 f.

198 Als Brechmittel kamen vorzüglich Brechweinstein (Tartarus stibiatus) und Nieswurz (Helleborus) zur Anwendung. Siehe zum typischen Arzneimittelschatz um 1840, insbesondere Brech- und Purgiermittel, auch Matthias Weber, Die Entwicklung, S. 47–49.

199 Vgl. die Krankheitskonstruktion und Tabellen 12–14 im Anhang. Schott/Tölle weisen darauf hin, dass die humoralpathologische Theorie um 1800 durch die neurophysiologische Begründung des Wechselverhältnisses zwischen Kopf und Bauch, bzw. zwischen dem zentralen und dem vegetativen Nervensystem, ergänzt wurde, S. 429. Übereinstimmend damit auch Vanja, die für Amelung darauf hingewiesen hat, dass seine Therapieverfahren, darunter Aderlässe,

die Gabe von Brech- und Abführmitteln auch als „indirekt psychische Behandlung“ bezeichnet werden, in der Forschung ist sie auch als „Additiv der moralischen Therapie“ charakterisiert worden.[200] Insbesondere der Brechweinstein „Tartarus stibiatus“ erfreute sich einer großen Beliebtheit unter den Ärzten. Bird bezeichnete ihn 1835 als das bevorzugte Mittel bei Verrücktheit, noch vor dem beruhigenden Digitalis.[201] Emetika und Purganzen wurden nicht nur bei Verstopfung gegeben, sondern sie waren ein wesentlicher Bestandteil der unspezifischen Therapie. Bis in die 1860er Jahre wurde die Ekelkur, bzw. spezifische Brech- und/oder Abführmittel regelmäßig im Rahmen der ärztlichen Vorbehandlung genannt. Die Gaben reichten von „leichten Abführmitteln“, wie bei Jette B. 1862,[202] zu einem gestuften Vorgehen wie bei Katharina B. 1859, die wegen „Aufgeregtsein des Blutes“ und tobendem Verhalten zuerst „lichtende salzige Abführmittel“ erhielt, später stündlich Tartarus stibiatus, bis sich ein Erfolg einstellte.[203] „Große Gaben“ von Brechmitteln wie bei Anna Maria B., „um durch antagonistische Reizung des […] Nervensystems vom Gehirn abzuleiten“, gehörten dabei zu den vergleichsweise milden Interventionsmethoden.[204] Sie wurden auch in Siegburg regelmäßig verwandt.[205] Im Gegensatz zu den genauen Angaben über die Zusammenstellung der Abführmittel – zumeist Rhabarber (Rheum) – wurde, wie bei Ludwig G. 1842 und Franz W. C. 1845, lediglich ein „Brechmittel“ verordnet, ohne Angabe des Wirkstoffs.[206] Typisch war die Begründung der Brech- und Abführmittelgabe bei Franz W. C. Sein Gehirn, so der zweite Arzt Willing, befinde sich einem Zustand „erhöhter Reizbarkeit“; es sei durch die „bedeutenden Störungen in den Unterleibsfunktionen in den Kreis des Krankseins gezogen.“ So lag es nahe, die Störung durch den Unterleib regulierende Mittel zu behandeln.[207]

Klistiere, Brechmittel, aus einem Gemisch aus traditioneller Humoralpathologie und dem modischen Brownianismus bestanden, Ein Förderer, S. 84 f.

200 Matthias Weber, Die Entwicklung, S. 38–44.

201 Bird, Pathologie und Therapie, S. 348.

202 HStAD G 16 A, Nr. 5449, Jette B. (1862–64), Gutachten des einweisenden Arztes.

203 HStAD G 16 A Nr. 5800, Katharina B. (1859–1874), Gutachten des einweisenden Arztes.

204 LVW Bestand 18, Hofheim, Anna Maria Bitz (1844–1850), Gutachten von Dr. Becker, 6.06.1845.

205 Vgl. LVR Siegburg, Sybilla K., No. 259, (1826–1838), Heinrich S., No. 621, (1837–1840), Anna D. No. 491, (1842–1843), Josepha K. (1852), Veronika P. No. 15201, (1855–56), Christian S. No. 1066, (1865–1866), Gertrud C. I. No. 1573, (1875–1876).

206 LVR Siegburg, Ludwig G. No. 403, (1842–1843), Franz Wilhelm C. No. 112, (1845–1846). Bei Felix von A. wurde dagegen als Brechmittel die Gabe von „tart[tarus] stib[iatus]“ angegeben, LVR Siegburg, No. 675, (1841–1842).

207 LVR Siegburg, Franz Wilhelm C. No. 112, 81842–1843), Krankengeschichte von Willing, 09.1845.

Tabelle 15: Häufig angewandte Brech- und Purgiermittel

Tartarus stibiatus	Brechweinstein
Helleborus	Nieswurz
Oleum Jecoris	
Oleum Crotonis	Krotonöl
Foliorum Sennea	Senna
Rheum	Rhabarber

Nach Bird, Pathologie und Therapie, gebräuchliche Mittel. Zur Häufigkeit der Anwendung siehe Tabellen 12–14 im Anhang.

Speisen und Getränke spielten in der Behandlung eine größere Rolle. In Siegburg orientierte sich die Beköstigung schon deshalb nicht ausschließlich an der Versorgungsklasse des Patienten,[208] da bei Untergewichtigen, gleich welches Kostgeld für sie gezahlt wurde, stärkende Nahrungsmittel wie täglich Fleisch, Mehlsuppe und Bier angeordnet wurden;[209] andere Patienten, bei denen Unterleibsstörungen vermutet wurden, erhielten eine leichtverdauliche Kost.[210] Patienten, die die Nahrungsaufnahme verweigerten, wurden mitunter mit einer „Schlundröhre" ernährt.[211]

Wichtig war zudem eine regelmäßige Beschäftigung der Patienten, die im Kontext der „moralischen" Behandlung verstanden werden kann und sich nach diätetischen wie auch explizit erzieherischen Maßnahmen richtete. Die Art der Beschäftigung wurde in Siegburg in der Rubrik „Regimen" bei jedem Patienten individuell verordnet, wobei es geschlechts- und standesspezifische Unterschiede gab. Die Patienten wurden zur Arbeit oder dem Schulbe-

---

208 Zu den verschiedenen Kostgeldklassen an Krankenhäusern insgesamt siehe Stollberg.

209 LVR Siegburg, Christian S., No. 1066, (1865–1866), er erhielt täglich eine Extraportion Milch zur Stärkung, Einträge im Journalblatt, Konferenzbeschluss vom 27.07.1865, Friedrich E. (1852–1853) bekam täglich Fleisch, Suppe und Milch sowie Bier, LVR Siegburg, No. 671, Konferenzbeschluss.

210 Es wurde bei psychisch auffälligen Personen empfohlen, leichte, nicht blähende oder scharfe Nahrungsmittel anzubieten, Bird, Pathologie und Therapie, S. 377.

211 Die Zwangsernährung kann, wie bei Wilhelmine R., auch als Mittel der Disziplinierung der Patienten angesehen werden. Sie erhielt ihre Medikation durch die „Röhre", da sie sich weigerte, sie freiwillig einzunehmen, LVR Siegburg, No, 895, (1844–1846), vgl., dazu Abschnitt disziplinarische Intervention. Es gab allerdings Patienten, die wegen Nahrungsverweigerung so unterernährt waren, dass sie in der Anstalt verstarben, wie Christoph B. IV 1866 in Hofheim. Er kam abgemagert in Hofheim an und verstarb trotz der Nahrungsgabe durch ein Rohr nach acht Tagen in der Anstalt. HStAD G 16 A Nr. 5444, Christoph B. IV, (1866), Antwortschreiben auf die Anfrage seines Kurators vom 2.04.1866.

such bei einem eigens in Siegburg angestellten Lehrer[212] angehalten, daneben gab es verschiedene Angebote strukturierter Freizeitbeschäftigung. Frauen der Normalklasse setzte man im „Gemüsezimmer“ oder in der Waschküche ein und hielt sie zu Handarbeiten an.[213] Als Freizeitaktivitäten kamen Spazierengehen um den Berg oder in der Umgebung sowie Tanz- und Musikgesellschaften als Belohnung in Frage. Bürgerliche Frauen wurden vorzüglich zu Handarbeiten und Tätigkeiten wie Musizieren angehalten, die sie von zu Hause gewohnt waren.[214] Männer dagegen übernahmen handwerkliche Tätigkeiten wie Arbeiten im Feld, Karrenschieben, Korbflechten und Charpiezupfen[215] oder, im kaufmännischen Bereich, Büroarbeiten und Abschreiben.[216] Die Beschäftigung im Freien nahm insbesondere im therapeutischen Konzept Jacobis eine wichtige diätetische Funktion ein und wurde von ihm als das „erste und wichtigste Hülfsmittel für die ärztliche Behandlung“ bezeichnet, so dass auch bürgerliche Patienten durchaus zu Gar-

---

212 In Siegburg wurde seit 1842 ein Lehrer angestellt. In den Siegburger Journalblättern wurde jeweils vermerkt, wenn ein Schulbesuch angeordnet wurde, er konnte jedoch auch auf den ausdrücklichen Wunsch der Patienten erfolgen, wie bei der Pensionärin Gertrud C. II. LVR Siegburg, No. 1567, Gertrud C. II, Einträge im Journalblatt. Jacobi sah Rechen-, Lese- und Schreibübungen als nützliche Mittel beim Training der Verstandestätigkeit und Urteilsfähigkeit an. Sie seien insbesondere für solche Patienten nützlich, die entweder kaum eine Schulung in dieser Hinsicht erhalten hätten, oder deren Störung die Verstandestätigkeit massiv beeinträchtigt hatte, Jacobi, Ueber die Anlegung, S. 169. Im Hofheimer Dienst- und Besoldungsetat von 1866 und 1875 ist kein Lehrergehalt aufgeführt, vgl. für Siegburg, Herting, Die erste rheinische Irrenheilanstalt, S. 76, für Hofheim, LWV, S. 1 Heppenheim, PKH, Nr. 4, Hofheim und Heppenheim, S. 7.

213 Vgl. die Angaben Jacobis, Ueber Anlegung, S. 166 und die Journaleinträge in den Krankenakten. Solche Art der Beschäftigung wurde auch in Hofheim für die Patienten verordnet, wie bspw. bei Lusie B., die anscheinend die längste Zeit ihres Aufenthalts in der Waschküche beschäftigt wurde, siehe HStAD G 16 A, Nr. 5949, Luise B. (1862–1864).

214 Einige Patienten, die zwar bürgerlicher Herkunft waren, aber in der Normalklasse versorgt wurden, wurden zu Tätigkeiten herangezogen, die traditionell dem Dienstpersonal zukamen, wie bei Margarethe von B. (1870–1900). Bei dieser Langzeitpatientin scheint der Aspekt, die Patientin überhaupt zu beschäftigen, eine Rolle gespielt zu haben, siehe dazu auch Kapitel VII, HStAd G 16 A Nr. 7212. Gertrud C. II. dagegen wurden alle Aktivitäten, wie Kaffeegesellschaften, Ausfahrten und Musizieren geboten, die sie auch von zu Hause als Tocher eines Hotelbesitzers gewohnt war. LVR Siegburg, No. 1567, Gertrud C. II, Einträge im Journalblatt.

215 Charpiezupfen wurde bei Frauen und Männern in Siegburg wie Hofheim in den Akten vermerkt, siehe bspw. HStAD, Nr. 6119, Katharina B. (1860–1867).

216 Bei der Wahl der Betätigung spielte nicht nur die Herkunft des Betroffenen eine Rolle, da Jacobi handwerkliche und insbesondere Arbeit im Freien für alle Stände favorisierte. Er sah solche Aktivitaten körperlicher Betätigung für alle Patienten als heilsam an, Jacobi, Ueber die Anlegung, S. 164. In Hofheim wurden die Patienten ebenso zur Arbeit angeleitet, wie aus einigen Akten hervorgeht, siehe bspw. bei Michael A. (1825–1838), der als fleißig und willig beschrieben wurde, LWV Bestand 18, Hofheim, Michael Adelberger.

ten- und Feldarbeit angeleitet wurden.[217] Solch eine Betätigung wirke sich regulierend auf den gesamten Körper des Patienten aus und eigne sich deshalb, so Jacobi, bei allen Patienten, gleich, ob sie an einer „fehlerhaften Blut-Bereinigung und Vertheilung", einer unregelmäßigen Funktion der Unterleibsorgane, eines gestörten Hautorgans oder einer gesteigerten bzw. verminderten Reizbarkeit und Sensibilität litten.[218] Die Beschäftigung der Patienten in der Hauswirtschaft der Anstalten bot durchaus ökonomische Vorteile, da es, wie Jacobi herausstellte, kaum so „sinnlos" gewordene Irre gäbe, die nicht wenigstens Körbe trage könnten. Finanzielle Erwägungen scheinen jedoch nicht maßgebend gewesen zu sein,[219] Jacobi wandte sich explizit gegen eine fabrikmäßige Beschäftigung, da es sich bei Siegburg um eine Heilanstalt handele, vielmehr wurde die Tätigkeit an sich als therapeutisch wichtig angesehen.[220]

2.3. Antiphlogistische Heilverfahren

Unter den antiphlogistischen Verfahren lassen sich alle solche Mittel subsumieren, die im weitesten Sinne als entzündungshemmend angesehen wurden. Die Antiphlogese gehörte noch in den 1860er Jahren standardmäßig zur Irrenbehandlung im häuslichen Umfeld, aber auch an den Anstalten lassen sich entzündungshemmende Verfahren bis in die zweite Hälfte des 19. Jahrhunderts feststellen. Zu diesen traditionell-antiphlogistischen Mitteln gehörte auch eine karge Diät, die insbesondere von den Irrenärzten kritisiert wurde, da sie die Situation der Betroffenen nur verschlimmere.[221] Solche Berichte über falsche Vorbehandlungen der Patienten waren ein beliebter Topos

---

217 Vgl. Jacobi, Ueber die Anlegung, S. 163, Pelman, Erinnerungen.

218 Jacobi, Ueber die Anlegung, S. 162. Beschäftigung im Freien wurde bei den meisten Patienten unter der Rubrik Regimen verzeichnet.

219 Roller hatte bspw. darauf hingewiesen, dass es in der Anstalt an Arbeit nicht mangele, Die Irrenanstalt, S. 181. Dieser Aspekt spielte auch in der Auseinandersetzung der etablierten Anstaltsdirektoren mit Griesinger eine Rolle. Griesinger hatte seinen Kritikern vorgeworfen, dass bei ihnen die Patienten für die Anstalten da seien, vgl auch Kapitel III.

220 Jacobi, Ueber die Anlegung, S. 166. Dies deckt sich auch mit den Ergebnissen anderer Studien, siehe Nolte, Gelebte Hysterie. In Hofheim wurden die Patienten ebenso zur Arbeit angehalten. Es wurde negativ vermerkt, wenn Patienten dazu gar nicht herangezogen werden konnten, wie bei Thomas B. (1862–1864); er wurde in Hofheim als „zur Arbeit nicht verwertbar" eingestuft, HStAD, G 16 A Nr. 6770. Bei anderen Patienten wurde die Strickarbeit als „unbrauchbar" bezeichnet, die Betroffenen wurden aber trotzdem weiter beschäftigt. Siehe dazu auch Kapitel VII.

221 Griesinger, Pathologie und Therapie, 2. Aufl. 1867, S. 493.

unter den Anstaltsärzten. Unter den Stellungnahmen der einweisenden Ärzte zu den Vorbehandlungen wurde eine karge Diät jedoch gar nicht erwähnt, öfters dagegen eine kräftige Diät, wie bei Carl Hermann B. 1856, der eine nahrhafte Kost und drastische Abführmittel wegen Verstopfung erhielt.[222] Allerdings wurde von den einweisenden Ärzten mitunter nicht eigens angeführt, welche Verfahren speziell angewandt worden waren, sondern lediglich angegeben, dass ein antiphlogistisches Heilverfahren vorgenommen worden sei.[223] In anderen Fällen bezeichneten sie alle angewandten Verfahren, von Brech- und Abführmitteln, über Aderlass- und Schröpfköpfbehandlungen, bis zu kalten Bädern als antiphlogistisch, wie bei Lambert B.[224] Die bei ihm vorgenommene „Antiphlogese" begann am Kopf und setzte sich am Nacken mit Schröpfköpfen und Blutegeln fort. Für die Regulierung des Unterleibs erhielt er zusätzlich Abführmittel.[225]

Diese Interventionen sollten einerseits beruhigend und reizregulierend auf den Körper wirken, andererseits konnten sie disziplinarisch eingesetzt werden, um die Betroffenen „besonnen, fleißig und bescheiden" zu machen.[226] Dies war in den Anstalten insbesondere bei der physikalischen Therapie der Fall, die von kalten Umschlägen auf den Kopf bei Kopfschmerzen bis zu kalten Duschen und 30-minütigen kalten Bädern reichen konnte.[227] Die Antiphlogese ließ sich besonders gut in das neurophysiologische Therapiekonzept Browns integrieren, wobei, anders als bei den herkömmlichen Brech-

---

222 HStAD G 16 A Nr. 5198, Carl Herrmann B. (1856–1860).

223 Siehe bspw. Gottfried J. B (1876–1877), der wegen Tobsucht nach Hofheim gebracht wurde. Dort gab der einweisende Arzt nur an, dass ein antiphlogistisches Heilverfahren wegen seiner „Kopfcongestionen" angewandt worden sei. HStAD Nr. 6621, Gutachten vom Kreismedizinalamt Dr. Wiegand vom 9.11.1876, so auch bei Agnes S., LVR Siegburg, No. 14286, (1826–1840). Bei ihr gab der Armenarzt an, ein antiphlogistisches Heilverfahren durchgeführt zu haben, Gutachten vom 23.07.1826.

224 LVR Siegburg, No. 628 Lambert B. (1869–1870).

225 Ebd., Gutachten von Dr. Ohm aus Strommeln vom 28.03.1868. Siehe dazu übereinstimmend die Behandlungen von u. a. Karl B., LWV Hofheim, Bestand 18, Karl Boß.

226 LVR Siegburg, No. Katharina E. S. (1849–1865), insgesamt sieben Aufnahmen, Einträge im Journal vom Januar 1863. Siehe dazu den Abschnitt disziplinarische Intervention. Vgl. damit auch die Ergebnisse von Dirk B. Hötger, Sozialstruktur des herzoglich-nassauischen Irrenhauses Kloster Eberbach (1825–1849): Beitrag zur Entwicklungsgeschichte der Nassauischen Irrenpflege, Uni. Diss. Mainz 1977 hier S. 124 f., Kutzer, Die therapeutischen Intentionen, S. 48 f., Niedergassel, S. 43–96.

227 Vgl. Jacobi, Neue Beobachtungen, S. 428–436, [Carl Maria] Finkelnburg, Erfahrungen über Kaltbadekuren bei Seelengestörten, in: Allgemeine Zeitschrift für Psychiatrie 21. 1864 S. 506–533, Ders., Jacobi's Kaltwasserkuren bei Seelengestörten, in: Allgemeine Zeitschrift für Psychiatrie 20. 1863 S. 431–433, [August] Focke, Berichtigung, Dr. Finkelnburg's Bemerkungen über „Jacobi's Kaltwasserkuren bei Seelengestörten", in: Allgemeine Zeitschrift für Psychiatrie 21. 1864 S. 203 f.

und Abführmitteln, die freilich auch schwächend auf den Körper wirkten, insbesondere die Anwendung des Aderlasses wegen seiner Nebenwirkungen Anlass zu Kontroversen gab.

2.3.1. Aderlass, Blutegel und Schröpfköpfe: entzündungshemmende blutige Techniken

Neben der Ekelkur gehörten Aderlass, Blutegel und Schröpfköpfe zu den Mitteln, die von Physikatsärzten und anderen Heilkundigen in der häuslichen Irrenbehandlung häufig angewandt wurden. Letztere wurden gern bei aufgeregten oder tobenden Patienten vorgenommen, da insbesondere drastische Aderlässe durch die Schwächung des Körpers eine zeitweilige Beruhigung der Betroffenen brachten. Bei einigen Patienten, wie bei Anna D., trat der gewünschte Effekt ein,[228] doch wurde bei etlichen Patienten angegeben, dass die „Blutentziehungen" ohne Erfolg geblieben seien, wie bei Elisabeth B.[229] und Gertrud B.[230] Über die Menge des Blutentzugs blieben die einweisenden Ärzte zumeist vage. Johann Georg Beck[231] wurde nach Angabe des einweisenden Arztes wegen seiner Reizbarkeit mit starken Aderlässen vorbehandelt. Solche Stellungnahmen machten auch die Ärzte von Maria Catharina B.[232] 1841, Katharina B.[233] 1844 und Rosine B.[234] 1854.

Die massive Anwendung von Aderlässen wurde von den Anstaltsärzten zunehmend kritisiert, da sie, insbesondere bei der Tobsucht, die Situation verschlimmere.[235]

Jacobi, der Aderlässe im Gegensatz zur Blutegel- und Schröpfköpfbehandlung kaum vornahm,[236] beschuldigte die vorbehandelnden Ärzte mitunter, durch solche Fehlindikationen die Tobsucht noch gesteigert, den Körper

---

228 LVR Siegburg, Anna D. (1848–1851).

229 LWV Bestand 18, Hofheim, Elisabeth Brack.

230 LVR Siegburg, Gertrud B. No. 1076.

231 LWV Bestand 18, Hofheim, Johann Georg B., 1842.

232 LWV Bestand 18, Hofheim, Maria Catharina B., 1841.

233 LWV Bestand 18, Hofheim, Katharina B.

234 HStAD G 16 A Nr. 5609, Rosine B., 1854.

235 Siehe bspw. bei Mörle A., die wegen Wahnsinn von mehreren Ärzten behandelt wurde, wobei sie Brech- und Abführmittel und einen Aderlass erhielt. Diese hätten, so Dr. Moebus, der sie schließlich für die Aufnahme in Hofheim begutachtete, ihren Zustand nur verschlimmert. LWB Bestand 18, Hofheim, Mörle Altheimer, Gutachten vom 02.01.1847.

236 In den untersuchten Akten wurde nur bei einer Patientin ein Aderlass von 8 Unzen vermerkt, den Jacobi bei einer seiner ersten Siegburger Patienten wegen eines vollen Pulses vornahm, LVR Siegburg, No. 259, Sybilla K. (1826–1838).

zusätzlich geschwächt und damit letztlich erst die Unheilbarkeit des Betroffenen herbeigeführt zu haben.[237] In etlichen Fällen wurde von den einweisenden Ärzten angegeben, dass die vorherige Therapie nicht nur „ohne Erfolg" geblieben sei,[238] sondern, wie bei Christina M. und Mörle A., die Gabe von Brech- und Abführmitteln die Situation nur verschlimmert habe.[239] Auch bei Elisabeth B.[240] sei, so der einweisende Arzt, nach der Anwendung eines antiphlogistischen Heilverfahrens mit allgemeinen und örtlichen Blutentziehungen, antiphlogistischen Abführmitteln und Ekel erregenden Mitteln zuerst eine Besserung eingetreten. Als Elisabeth B. die weitere Medikamenteneinnahme jedoch verweigerte, habe sich, so der der Arzt, ihr Zustand wieder verschlechtert, nach der Verabreichung der Tinktur stramonii[241] – um den Puls und das Nervensystem zu beruhigen – sei sie dann „rasend" geworden.

Von John Brown war der Aderlass als effektives Mittel der „Reizminderung" propagiert worden.[242] Sein Einfluss nahm jedoch 1832 schlagartig ab, als die bei der Choleraepidemie eingesetzten Blutentziehungen den letalen Krankheitsverlauf noch beschleunigten.[243] In der Behandlung psychischer Verhaltensauffälligkeiten hingegen wirkte das Brownsche Prinzip der Gegenreizung länger fort.[244] Dies schlug sich auch in der Terminologie nieder,

---

237 Vgl. JACOBI, Neue Beobachtungen, S. 371 und S. 380, die Reizbarkeit des Gehirns würde, so Jacobi, bei wiederholten Aderlässen lediglich gesteigert werden.

238 Siehe bspw. HStAD G 16 A Nr. 52, Johann G. B. (1861–1862), HStAD G 16 A Nr. 4402 (1867), Friedrich B., bei dem „alle Mittel nichts halfen", HStAD G 16 A Nr. 4457 (1867–1868), Johannes B. HStAD G 16 A Nr. 5905, (1878), bei ihm war alles „selbstverständlich ohne Erfolg", wie auch bei Anna B., LVR Siegburg No. 1073, (1868–1869).

239 LVR Siegburg, Nr. 1574, Christina M. (1854), sie erhielt Brechmittel wegen der Unruhe, der Zustand verschlimmerte sich eher, im Spital gab man ihr Laxantien, auch ohne Erfolg. Gutachten des einweisenden Arztes. LWV Bestand 18, Hofheim, Mörle Altheimer, (1847–?). Dr. Moebus berichtete von Brech- und Abführmitteln, die ihr gegeben worden seien, die ihren Zustand indes nur verschlimmert haben sollen.

240 LWV Bestand 18, Hofheim, Elisabeth Brück (1842–1862), Gutachten vom einweisenden Arzt.

241 Tinctura Stramonii (gemeiner Stechapfel) wurde Bird zufolge bei der Behandlung des Wahnsinns eingesetzt. Es sollte wie auch das Digitalis einen beruhigenden Effekt auf den Patienten ausüben. Bei der Zusammensetzung der Tinktur griff Bird auf die Rezeptur Amelungs zurück, BIRD, Pathologie und Therapie, S. 281 f. und S. 342.

242 PHILIPP SARASIN, Reizbare Maschinen. Eine Geschichte des Körpers 1765–1914. Frankfurt/Main 2001 hier S. 213 f.

243 Ebd. Zur der Rezeption des Brownianismus in Deutschland siehe ausführlich auch BROMAN, S. 128–158. Siehe dazu auch SARASIN, Reizbare Maschinen, S. 214.

244 RISSE/WARNER kommen anhand ihrer Untersuchung in der US amerikanischen medizinischen Praxis zum Ergebnis, dass der Aderlass ab den 1820er Jahren abnahm, besonders jedoch in den 1850er und 1860er Jahren, S. 203.

wie in der Behandlung des Leutnants Gustav S. Bei ihm wurde vom einweisenden Arzt versucht, die „ernstliche Verstimmung des Nervensystems in seiner Totalität“ durch „deprimierende Arzneien“ und „antagonistisch, durch Ableitung vom Gehirn“ zu regulieren.[245] Die Strategie, seine Reizbarkeit abzustumpfen, wurde in Siegburg weiter betrieben[246] und auch in der irrenärztlichen Terminologie wurde regelmäßig von Abstumpfung, Ableitung oder auch einem antagonistischen Vorgehen gesprochen.[247]

Der Aderlass wurde von den einweisenden Ärzten bis in die 1860er Jahre im Rahmen eines antiphlogistischen Vorgehens regelmäßig unter den Maßnahmen der Vorbehandlungen genannt,[248] obwohl sich unter den Psychiatern die Ansicht, dass Blutentziehungen generell eher schadeten, durchgesetzt hatte.[249]

Dem Einsatz von Blutegeln und Schröpfköpfen hingegen waren die Anstaltsärzte weniger abgeneigt. Lediglich ein massiver Einsatz wurde verurteilt, wie bei Lucas B., der sich nach Angaben seines Hausarztes von einer Laienheilerin 200 Blutegel an den After setzen ließ.[250] Auch bei Josepha K. wurden nach einer schwächenden Schröpfkopfbehandlung in Siegburg anfänglich kräftigende Mittel und nur leichte Abführmittel verordnet.[251]

---

245 LVR Siegburg, No. 1606, Gustav S. (1829–1839), zwei Aufnahmen. Gutachten von Dr. Kreuz vom 25.03.1838.

246 Ebd. Er erhielt regelmäßig die kühlenden Regenbäder, die auch als Strafmittel fungierten, Einträge im Journalblatt. Zu den Regenbädern siehe den nächsten Abschnitt.

247 Bei Peter G. wurde in Siegburg die „Abstumpfung des Nervensystems“ empfohlen, LVR Siegburg, No. 649. (1834–1837).

248 Vgl. die Tabelle mit den Vorbehandlungen. Siehe z.B. LVR Siegburg, Gertrud B., No. 1076, (1868), sie wurde mit Melancholie eingewiesen und war vom Arzt mit Aderlass, „ohne besonderen Erfolg“ behandelt worden, Gutachten von Dr. Praetorius vom 15.03.1868.

249 Griesinger, Pathologie und Therapie, 2. Aufl. 1867, S. 483, er fasst dort die Arbeiten zusammen, u.a. auch die von Jacobi und Nasse. In den 1830er Jahren beklagte sich Bird, Pathologie und Therapie, S. 353, dass gerade bei Wahnsinn der Aderlass oft verwandt würde, er indes in diesen Fällen nur Schaden brächte, da bei Hirnreizungen ein Aderlass vermieden werden solle. Auch beklagte er sich 1835 über den starken Einfluss der Brownschen Lehre in der Psychiatrie, ders., Ueber Einrichtung und Zweck, S. IX-XI.

250 LVR Siegburg, No. 386, Lucas P. (1847–1848), Gutachten von Dr. Brenner. Auch Bernhard B. erhielt vor seiner Aufnahme in Siegburg 1861 insgesamt achtzehn Schröpfköpfe, LVR Siegburg, No. 495. Bei Jette B. 1862–1866) wurde die Anzahl der Blutegel nur mit „einige“ angegeben, die sie neben kalten Umschlägen auf den Kopf, Abführmitteln und Digitalis, zur Beruhigung und wegen heftiger Kopfschmerzen erhielt, HStAD, G 16 A Nr. 5449, Gutachten von Dr. Vies, 16.02.1862.

251 LVR Siegburg, Josepha K. No. 1573. Sie hatte durch die vielen Schröpfköpfe Furunkel bekommen und erhielt in Siegburg eine kräftigende Diät und Rhabarber (Rheum) als leichtes Abführmittel.

Ansonsten fanden diese Verfahren in Siegburg noch Ende der 1850er Jahre Anwendung.[252] Bei Männern wurden die Blutegel zumeist ad anum gesetzt, insbesondere bei vorherigen Hämorrhoiden der Patienten.[253] Sie konnten jedoch auch wegen Kopfschmerzen und Schwindelgefühlen an den Kopf gesetzt werden, wie bei Matthias G., dessen Kopf nach dieser Behandlung regelmäßig „frei" wurde, so dass er die Blutegel schon früher erhalten habe.[254] Auch bei dem von Kopfschmerzen geplagten Konrad P. wurde 1853 im Krankenjournal vermerkt, dass er nach den Schröpfköpfen etwas Erleichterung verspürt habe.[255] Solche Verfahren waren bei einem vermehrten Blutdrang zum Gehirn indiziert; Blutegel und Schröpfköpfe wurden dabei alternativ an die Schläfen, die Nase[256] oder in den Nacken appliziert.[257] Frauen erhielten bei Menstruationsstörungen Blutegel und Schröpfköpfe an die Schenkel. Dies zumeist vor der Menstruation, wie bei Clara Wegener. Da sie schon in ihrer Jugend eine Plethora abdominalis entwickelt habe, die sich durch das Ausbleiben ihrer Periode offenbart hatte, empfahl Richarz 1839, vor dem Eintritt der Periode Schröpfköpfe an die Schenkel zu applizieren.[258] Fortan erhielt sie zusätzlich jeweils acht Blutegel an die Füße mit einem anschließenden Fußbad und Senftröge auf die Brust, so dass der Erfolg nicht lange auf sich warten ließ. Am folgenden Tag konnte vermerkt werden, „woraufhin gestern beim Nachtessen die Periode eintrat."[259] Elisa-

---

252 Vgl. die Tabelle 21 im Anhang.

253 Vgl. Felix von A. 1841–1842 und Wilhelm F. 1832–1844, LVR Siegburg No. 675 und No. 14818. Felix von A. hatte zuvor Hämorrhoiden gehabt, Wilhelm F. erhielt alle drei Wochen Blutegel ad anum.

254 LVR Siegburg, No. 415, Matthias G. (1835–1845). Er klagte in der Anstalt über Schwindel, wenn er den Kopf bewegte und gab an, deshalb viermal jährlich zur Ader gelassen zu haben. In Siegburg wurden daraufhin vier Blutegel an die Nase gesetzt, woraufhin „der Kopf frei nach Blutegeln" im Journalblatt notiert wurde. Zuvor hatte er schon wegen eines Fiebers und Schmerzen in der linken Seite acht Schröpfköpfe erhalten, siehe Einträge zwischen April und November 1840.

255 LVR Siegburg, No. 646, Konrad P. (1851–1853). Einträge im Journalblatt vom November 1852.

256 Bei Franz W. wurden die Blutegel wegen eines vermehrten Blutdrangs zum Gehirn an die Nase gesetzt, später erhielt er wegen Schmerzen an der Schulter acht Schröpfköpfe, Vgl. LVR Siegburg, No. 1607, (1839–1841), Krankengeschichte von Franz Richarz vom April 1840 sowie Journaleinträge vom Januar 1840.

257 Elisabeth N., die über Ohrensausen klagte, erhielt vier Schröpfköpfe in den Nacken sowie einige Blutegel hinters Ohr. LVR Siegburg, No. 884, Elisabeth N. (1857–1859). Catharina S., LVR Siegburg, No. 13797, (1846), bat wegen Kopfschmerzen und Kongestionen zum Kopf um Blutegel.

258 LVR Siegburg, No. 385, Clara W. (1839–1840). Krankengeschichte von Richarz vom 7.08.1839.

259 Ebd., Eintrag im Journalblatt vom 11.09.1839.

beth W., die sich im August 1841 am ganzen Körper „angegriffen" fühlte, schrieb diesen Zustand „dem Mangel des Eintritts der Periode zu".[260] Da sie sich noch am folgenden Tag unwohl fühlte, über Leibschmerzen klagte, erhielt sie anfänglich acht Schröpfköpfe auf die Schenkel, sechs auf den Bauch. Der Erfolg blieb aus, es wurden weitere 12 Schröpfköpfe ans Kreuz appliziert. Als sich ihr Zustand trotz zusätzlicher Arzneien, Klistiere und kalter Einwicklungen noch immer nicht besserte, bekam sie nochmals acht Schröpfköpfe ans Knie.[261]

Diese Vorgehensweise war bei Frauen - neben der Gabe von Sabina[262] oder einer von Zeller vorgeschlagenen Infusion[263] - durchaus üblich; sie wurde auch von Catharina S.[264] verlangt, deren Menstruation schon vor ihrer Verheiratung öfters „gestockt" habe.[265] Zu Hause habe man sie wegen Kopfschmerzen oft zur Ader gelassen. Ihre Kopfschmerzen sah sie in Zusammenhang mit der Menstruation, vor deren Eintritt wurden die Schmerzen „stärker und andauernder"; sie ließen dann „mit dem eingetretenen Flusse wieder nach".[266] Als Konsequenz schlug Bergrath u. a. vor, äußerlich lauwarme Bäder, kühle Regenbäder, scharfe Fußbäder, „scharfe Aufschläge" auf den Kopf und Blutegel an die Nase zu applizieren. Sie selber bat wegen eines vermehrten Blutandrangs zum Kopf um Eis auf den Kopf, ferner fragte sie nach Schröpfköpfen, die ihr an die Schenkel gesetzt werden sollten und um Senfteig an die Waden.[267] Die Siegburger Ärzte entsprachen dem Behandlungswunsch der Patientin schon deshalb, da er in das ärztliche Krankheitskonzept passte; die Stockungen sollten durch diese therapeutischen Maßnahmen aufgelöst und der natürliche Fluss des Körpers wieder in Gang gebracht werden.

---

[260] LVR Siegburg, No. 1077, Elisabethe H. W. (1841), Eintrag vom 7.09.1841.

[261] Ebd., Einträge im Journalblatt 8.–9.09.1841.

[262] Sabina galt als menstruationsförnderndes Mittel. Bird, Pathologie und Therapie, S. 347 sagte dagegen, dass Sabina die Menses nicht fördere, allerdings auch nicht schade.

[263] Bei Johanna R. 1863 und Anna B. 1868 in Siegburg wurde vermerkt, dass sie jeweils „zur Einleitung der Menses" die Inf[usion] nach Zeller erhalten sollten, die Zusammensetzung ist nicht näher beschrieben, siehe LVR Siegburg, Johanna R., No. 15175, (1863); Anna B. No. 1073, (1868–1869). Solche Angaben, die auf Rezepturen von Zeller zurückgreifen, wurden auch von Binswanger in Belleveue angewandt, siehe dazu Hirschmüller/Moses, S. 207 und S. 211.

[264] Catharina S., LVR Siegburg, No. 13797, (1846), Eintrag im Journalblatt.

[265] Ebd., Angabe ihres Vaters, notiert von Dr. Bergrath vom 3.09.1846.

[266] Ebd.

[267] Ebd., Einträge im Journalblatt.

2.3.2. Kaltwasserkuren: physikalische Reizregulierung

Die physikalische Therapie gehörte zu den Siegburger Spezialitäten und wurde bei den meisten Patienten in irgendeiner Form verordnet. Kalte Bäder, Säurebäder oder auch nur kühlende Umschläge wurden auch unter den Maßnahmen aufgeführt, die in der häuslichen Behandlung angewandt worden seien. Die Anwendung von Wasser war jedoch nicht nur in der Irrenbehandlung verbreitet; Kaltwasserkuren, insbesondere die Verfahren von Vinzenz Priessnitz (1799–1851) und später von Sebastian Kneipp (1821–1897), erfreuten sich in der medizinischen Heilkunde bzw. der Naturheilbewegung einer großen Beliebtheit. Innerhalb der psychiatrischen Therapie wird die Verquickung von Medizin und Moral besonders deutlich. Bei Ernst Horn wurde 1818 die Doppelfunktion des kalten Sturzbades sichtbar: Es „kühlt den von Blutkongestionen stehts heißen Kopf des Kranken, es befördert Haltung, Folgsamkeit und Ordnung des Wahnsinnigen."[268] Von Johann Christian Reil waren 1803 Wasserkuren wie das plötzliche Untertauchen der Betroffenen in kaltes Wasser, das „bain de surprise", oder andere schmerzhafte und angsterregende Verfahren wie Duschen und Spritzbäder als vorzügliches Mittel gepriesen worden, die Patienten zu Anfang der Kur Gehorsam zu lehren und sie zu „unterjochen".[269] Jacobis früherer Assistent Finkelnburg berichtete 1864 von der Empfindungslosigkeit des Körpers nach längerem Eintauchen in kaltem Wasser; dieser „unmittelbar betäubende Stoss" auf das Nervensystem könne durchaus eine „wohltätige Umbestimmung" desselben und dadurch die „Rückkehr zur Besonnenheit" bewirken.[270]

In der Forschung ist in dieser Hinsicht die oftmals widersprüchliche Begründung der Kaltwasserkuren herausgestellt worden. Zum einen sollte das kalte Wasser antiphlogistisch die Erregung der Nerven herabstimmen, andererseits wurde es bei der vermeintlichen „Nervenerschlaffung" – insbesondere bei der Behandlung der bei der Onanie ertappten Patienten – eingesetzt,[271] wie in den folgenden Fällen. Bernhard A. litt 1843 Dr. Erlenmeyer zufolge an einer Schwäche des Gehirns und einem „torpide[n] Zustand alle[r] vegetativen Nerven," die mitunter durch die Onanie befördert worden

---

268 Ernst Horn, Oeffentliche Rechenschaft über meine zwölfjährige Dienstführung als zweiter Arzt des königl. Charité-Krankenhauses zu Berlin, nebst Erfahrungen über Krankenhäuser und Irrenanstalten. Berlin 1818 hier S. 223.

269 Reil, Rhapsodieen, S. 192–195.

270 Finkelnburg, Erfahrungen, S. 521.

271 Darauf haben jüngst Schott/Tölle, S. 428, hingewiesen. Ihre Befunde decken sich mit denen dieser Untersuchung.

sei. Er erhielt daraufhin warme Bäder mit Kochsalz, kühle und kalte Regenbäder auf den Kopf und das Kreuz.[272] Der tobsüchtige Matthias L. bekam wegen Onanie zur Herabsetzung der „Sexualirritabil[lität]“ kalte Sitzbäder und kalte Waschungen des Kreuzes.[273] Anton B., dem ein – durch Onanie mitbedingtes – geschwächtes Gehirn bescheinigt wurde, erhielt laue Bäder und Regenbäder.[274]

Das Wasser wurde auch bei Frauen flexibel eingesetzt, wie der typische Fall von Christina T. veranschaulicht.[275] Ihr wurde 1853 eine „unzureichende Ernährung der Nerven“ und eine „erhöhte Reizbarkeit“ attestiert, weshalb sie allgemeine laue Bäder verordnet bekam. Als sie im Anstaltsalltag wegen „Ausgelassenheit“ auffiel, erhielt sie zur Bestrafung regelmäßig kalte Spritzbäder.[276]

Das Anwendungsspektrum reichte von kalten Umschlägen über verschieden temperierte und mit Kräuter- und Salzzusätzen[277] versehene Fußbäder – insbesondere Säurefußbäder – und Vollbäder bis zu Regen- und Flussbädern. Von den Patienten gefürchtet waren die zur Bestrafung angeordneten kalten Duschen, Spritzbäder und Übergießungen.[278] Jacobi veröffentliche 1854 eine Reihe von Krankengeschichten zumeist tobsüchtiger Patienten, bei denen ein ausgiebiger Gebrauch von kalten, bis zu 60 Minuten andauernden Bädern die Heilung erzielt habe.[279] Eine klare Indikationsstellung ließ er indes vermissen, auch regten sich kritische Stimmen zur Anwendung der kalten Bäder,[280] so dass Finkelnburg 1864 die Anwendungsbereiche präzi-

---

272 LVR Siegburg, No. 664, (1842–1843), Bernhard A. Krankengeschichte von Dr. Erlenmeyer vom Januar 1843 sowie Journaleinträge.

273 LVR Siegburg, No. 685, (1860), Matthias L. Krankengeschichte von Dr. Finkelnburg vom 03.02.1860 sowie Journaleinträge.

274 LVR Siegburg, No. 497, (1845–1846), Anton B. Krankengeschichte von Dr. Erlenmeyer vom November 1845, sowie Journaleinträge.

275 LVR Siegburg, No. 1565, Christina T. (1853–1854), Krankengeschichte von Dr. Willing vom 16.02.1953.

276 Ebd., Einträge im Journal zwischen April und Juni 1853, siehe dazu auch den Abschnitt disziplinarische Intervention im Anstaltsalltag.

277 Bei Jakob R. wurden die lauen Bäder mit Kräutern versehen, die Säurefußbäder wurden mit Arnica und Kampher versetzt, LVR Siegburg, No. 1095, Jacob R. (1840–1841).

278 Die kalte Strahldouche war für Jacobi ausschließlich ein Mittel zur Bestrafung, vgl. Finkelnburg, Jacobi's Kaltwasserkuren, S. 433. Siehe dazu den Abschnitt disziplinarische Intervention im Anstaltsalltag.

279 Jacobi, Beobachtungen. Übereinstimmend mit der uneinheitlichen Dauer der Bäder in Deutschland, hat Sueur für die französische Psychiatrie festgestellt, dass die Dauer der Anwendung von den individuellen Vorlieben des Arztes abhing. Sueur, S. 96.

280 Siehe dazu Griesingers Bericht in Die Pathologie, 2. Auflage 1867, S. 485 f.

sierte.[281] Demnach seien ein systematisch betriebenes längeres Eintauchung bzw. kalte Vollbäder bei Patienten mit Tobsucht indiziert, um die Reizbarkeit des Gehirns herabzusetzen.[282] In Fällen von „agitierter Melancholie" seien Einpackungen geeignet, da bei solchen Patienten zumeist eine krankhafte „Venosität"[283] mit einer gestörten Hautausscheidung vorliege. Die Einwicklungen förderten die Hauttätigkeit und Stoffwechselprozesse insgesamt.[284] Gewarnt wurde vor dem Einsatz des kalten Wassers bei Hydrämie und Oligämie, da die Gefahr tödlicher Blutstasen und Hämorrhagien bestehe,[285] auch wurde auf rheumatische Beschwerden hingewiesen, die durch die kalten Bäder ausgelöst werden konnten.[286]

Die Bäderbehandlung wurde bis zur Auflösung der Siegburger Anstalt praktiziert,[287] wobei Kontraindikationen nicht immer berücksichtigt wurden, wie bei Peter B. 1872. Obwohl als Ursache seiner Tobsucht ein „früher heftiger Rheumatismus" angegeben wurde, verordnete man ihm kalte Sitzbäder, wogegen er protestierte.[288] Übereinstimmend mit diesen Ergebnissen konnte Sueur die regelmäßige Verwendung von Wasser zur Beruhigung, insbesondere zur Reizminderung eines vermeintlich übererregten Nervensystems, für die französische Psychiatrie zwischen 1800 und 1860 belegen.[289]

Ellen Leibrock hat in der Heil- und Pflegeanstalt Klingenmünster im Rheingau eine Abnahme der physikalischen Therapie in den 1880er Jahren festgestellt,[290] bevor sich um 1900 die in den Anstalten beliebte Dauerbadbe-

---

281 Finkelnburg, Erfahrungen.

282 Ebd., S. 508 f., ders., Jacobi's Kaltwasserkuren, S. 433.

283 Zur vermeintlichen Venosität bei Melancholikern siehe Kapitel II, insbesondere die Ausführungen zum Krankheitskonzept Friedrich Birds.

284 Finkelnburg, Erfahrungen, S. 523, ders., Jacobi's Kaltwasserkuren, S. 433.

285 Ders., Erfahrungen, S. 521. Zu den Einwänden gegen diese Verfahren siehe auch Focke, Berichtigung.

286 Jacobi, Beobachtungen, S. 521.

287 Vgl. LVR Siegburg, No. 428, Michel Weyerbusch (1875–1876), nasse Einpackungen wegen Kongestionen; No. 609, Gottfried B. (1866–1867), laue Bäder; No. 114, Kain C. (1875), kalte Bäder; No. 492, Helene D. (1872–1873) kalte Sitzbäder und Regenbäder zur Strafe; No. 1585, Wilhelm K. (1875–1876), kühle Sitzbäder; No. 893 (1877), heiße Senfbäder, nachdem die Kongestionen durch eine roborierende Diät sich besserten.

288 LVR Siegburg, No. 610, Peter B. (1862). Als Ursache seiner Tobsucht gab Dr. Tampke, der 1872 einige Monate als Assistent tätig war, Erblichkeit und „früher heftige Rheumatismen" an, als Therapie empfahl er u. a. Sitzbäder. Im Journalblatt wurde am Tag darauf vermerkt, „protestiert gegen kalte Sitzbäder wegen seines Rheumatismus". Konferenz vom 19.04.1872, Eintrag im Journal vom 20.04.1872.

289 Sueur, S. 95 f.

290 In der Heil- und Pflegeanstalt Klingenmünster ging die Verordnung therapeutischer Bäder in den 1880er Jahren zurück, Leibrock, S. 69.

handlung zur Ruhigstellung aufgeregter Patienten auf breiter Basis durchsetzte.[291]

2.4. Ableitungen über die Haut

Wie im Abschnitt über Stockungen und Verstopfungen dargestellt, kam der Haut als Ausscheidungsorgan krankhafter Materie in traditionellen Krankheitsvorstellungen eine wichtige Funktion zu. Zu schnell verheilte Krätze und Ausschläge wurden oftmals mit der Entstehung der Störung in Verbindung gebracht, so dass es nahe lag, den gestörten Fluß durch eine erneute Öffnung bzw. Reizung der Haut wieder in Gang zu bringen. Den Wahnsinnigen wurde insgesamt eine aktive Hauttätigkeit nachgesagt, dass in solchen Fällen äußere Arzneien, wie Reizsalben zur Pustelbildung, nicht verwandt werden müssten. Bei den Melancholikern liege dagegen das Hautleben danieder, so dass die Hauttätigkeit steigernde Verfahren nutzbringend angewandt werden könnten.[292] Allerdings spielte die Haut und insbesondere die Applikation ableitender Verfahren, wie das Anlegen von Blutgeschwüren, in der psychischen Heilkunde eine weitere wichtige Rolle. Durch sie konnte das Blut bzw. die Reizung vom Gehirn oder anderen Körperteilen, wie dem Unterleib oder den Waden, abgeleitet werden. Zudem, und das war bei Jacobis Spezialität, dem „Siegburger Siegel", der Fall, sollte eine heftige Einreibung auf das Hinterhaupt der Betroffenen eine Rückbildung des krankhaften Prozesses im Gehirn selbst erzielen. Die Haut, hier insbesondere die Kopfhaut, ermögliche als durchlässiges Medium einen direkten Zugriff auf die darunterliegenden gestörten Vegetationsprozesse.[293]

2.4.1. Haarseile, Vesikatoren und Moxen

Unter den ableitenden Verfahren, auch „künstliche Abzüge" genannt, wurden u.a. Vesikatoren, Haarseile, Blasenpflaster[294] und Moxa[295] subsu-

---

[291] Bei der Dauerbadbehandlung ließ man die Patienten stundenlang, mitunter tagelang in der Badewanne sitzen, siehe dazu ebd., S. 49.

[292] Bird, Pathologie und Therapie, S. 351.

[293] Jacobi, Neue Beobachtungen, S. 372–374.

[294] Blasenpflaster sollten die Haut reizen, in Siegburg wurde bei Patienten eine Reizsalbe insbesondere dann appliziert, wenn die Wunde offen gehalten werden sollte. Sie enthielten zumeist Brechweinsteinsalbe.

[295] Moxa waren dem Glüheisen verwandt, sie riefen eine tiefe Entzündung und Eiterung der

miert.[296] Da es sich um schmerzhafte Prozeduren handelte, konnten sie auch als Bestrafungsmittel verwendet werden.[297] Ableitende Verfahren kamen in der Behandlung vor der Aufnahme in die Anstalten im gesamten hier untersuchten Zeitraum zur Anwendung. In Siegburg verschwanden sie mit dem Ausscheiden Jacobis 1858. Die erwähnte Indikation wurde dabei nicht immer eingehalten; sie wurde, wie bei Casper A., schon durch einen Wechsel in der Krankheitserscheinung erschwert. Seine Störung sei, so Dr. Laist, eine „Zusammensetzung" aus „Verrücktheit mit erhöhter Reizbarkeit" und Verrücktheit mit einem „niedergeschlagenen Gemüthszustand". Bei ihm habe er u. a. eine Wunde an die Waden appliziert, diese offen gehalten und zudem ein Eiterband in den Nacken gelegt.[298] Christina A. erhielt wegen der zu schnell verheilten Krätze von Amelung eine Einreibung des Rückens mit Brechweinsteinsalbe (Reizsalbe) zur Pustelbildung.[299] Bei Karl W. schlug Dr. Peter 1852 in Siegburg vor, die Hautöffnung seines geheilten Geschwürs am Unterschenkel durch ein künstliches wiederherzustellen.[300] 1847 berichtete Wilhelm W. seinem Arzt Focke, dass sich bei ihm nach einer erlittenen Ohrentzündung ein Ohrfluss eingestellt habe, der zeitweilig versiegt und erst in Siegburg wieder hervorgetreten sei.[301] Da sich Focke sicher schien, dass der Ohrfluss wenigstens die Art der Seelenstörung mitbestimmt habe, verordnete er eine Moxe ans Nasenloch. In der Konferenz wurde beschlossen, die Moxe neben Blutegeln ans Ohr zu setzen.[302] Als seine Verwandten Wilhelm W. kurze Zeit später besuchten, berichteten sie, dass er „immer freier

---

Haut hervor. Bird sah sie deshalb als ungeeignet in der Behandlung psychischer Störungen an, Pathologie und Therapie, S. 372 f.

296 Ebd., S. 354. Es werden in diesem Zusammenhang nur die in Hofheim und Siegburg zur Anwendung gebrachten Verfahren angeführt.

297 Siehe dazu den Abschnitt disziplinarische Intervention im Anstaltsalltag.

298 LVW Hofheim, Bestand 18, Casper Antoni, Gutachten von Dr. Laist vom 3.01.1845. Der Erfolg ließ in diesem Fall zu wünschen übrig, woraufhin eine Einweisung nach Hofheim beantragt wurde.

299 Siehe LVW Bestand 18, Hofheim, Christina Arnold, sowie LVW Bestand 18, Hofheim Patientenregister von 1831. Vgl. dazu ihre gedruckte Krankengeschichte in Amelung, Zur psychiatrischen Klinik, S. 209–216. Auch wenn er an der Krätzeerklärung Zweifel hegte, übernahm Amelung sie in die Rubrik des Patientenregisters und wandte bei ihr als Konsequenz ein ableitendes Verfahren an.

300 LVR Siegburg, No. 113, Karl W. (1851–1853; 1854–1855), Krankengeschichte von Dr. Peter vom 1.01.1852. Als Mittel wurden das dafür übliche Krotonöl oder Brechweinstein vorgeschlagen.

301 LVR Siegburg, Wilhelm W. (1847–1849), Krankengeschichte vom Focke vom Januar 1848.

302 Ebd., Konferenzbeschluss vom 26.01.1848.

im Kopf gewesen [sei]", wenn der Ausfluss an den Ohren zugenommen habe.[303] Noch 1869 schlug der ärztliche Assistent Burger in Siegburg bei dem melancholischen Lambert B. zur Ableitung seiner Kongestionen zum Kopf „Ableitungen in den Nacken", insbesondere ein Haarseil vor.[304]

In den ersten Dezennien des 19. Jahrhunderts war, anstatt nur eines Mittels, stufenweise die ganze Bandbreite ableitender Verfahren ausprobiert worden, wie bei Elisabeth S. zwischen 1828 und 1835.[305] Bei ihr versuchten Bird und Jacobi das gestörte Blutsystem durch einen Vesikator an die Wade und ein Haarseil in den Nacken zu regulieren, als das nicht fruchtete, wurde mit der Einreibung der Brechweinsteinsalbe auf den Hinterkopf begonnen. Dieses Verfahren – quasi der Höhepunkt der Ableitungstechniken – galt als letzte Möglichkeit, eine drohende Unheilbarkeit der Betroffenen abzuwenden.

2.4.2. „Besiegelung" der Unheilbarkeit: das „Siegburger Siegel"

Die Einreibung des Hinterhaupts mit einer Brechweinsteinsalbe sah Jacobi bei solchen Patienten angezeigt, bei denen er ein Übergangsstadium von Melancholie oder Tobsucht in Verrücktheit oder Narrheit, also von einem primären in ein sekundäres Krankheitsstadium, annahm.[306] Kennengelernt hatte er das Verfahren, das er nun in abgewandelter Form in Siegburg anwandte, 1819 im Würzburger Julius Spital.[307] Dabei wurde die Brechweinsteinsalbe den Betroffenen morgens und abends eine viertel Stunde lang auf eine talergroße Fläche des geschorenen Hinterhaupts gepinselt. Die davon hervorgerufene Entzündung begann mit Pusteln auf der eingeriebenen Fläche, und sie breitete sich von dort über die Stirn aus. Bevor sie die Augen erreichte, wurde mit der Einreibung aufgehört und die eitrige Stelle auf der Kopfhaut mit beruhigenden Breiumschlägen behandelt. Dabei war es Jacobi zufolge essentiell, dass sich die Entzündung über den gesamten Kopf des Patienten ausbreite;[308] denn nur eine solch heftige Einwirkung sei im Stande,

---

303 Ebd., Eintrag ins Journalblatt vom 23.02.1848.

304 LVR Siegburg, No. 628, Lambert B. (1869–1870), Krankengeschichte von C. Burger vom 14.05.1869.

305 LVR Siegburg, No. 14819, Elisabeth S. (1828–1835).

306 Jacobi, Neue Beobachtungen, S. 373, [Wilhelm] Sander, Einreibung des Scheitels mit Ung. tartar. stibiati, in: Archiv für Psychiatrie 7. 1877 S. 648–651.

307 Für die Zusammensetzung der in Siegburg verwandten Paste siehe Bird, Pathologie und Therapie, S. 358.

308 Jacobi, Neue Beobachtungen, S. 376.

auf das schon in seiner „Vegetation“ ergriffene Gehirn einzuwirken. Er erklärte den Erfolg seines Verfahrens dadurch, dass die weitere Ausbildung des pathologischen Krankheitsprozesses im Gehirn gehemmt, wenn nicht gar zurückgebildet werden könne.[309] Dafür musste allerdings vorausgesetzt werden, dass bei den Betroffenen noch eine Hirnreizung und nicht schon eine allgemeine Schwäche vorliege, das Gehirn somit in seiner Vegetation noch nicht „zu stark“ angegriffen sei. Sei dies gewährleistet, so könne durch die Einreibung in etwa zehn bis fünfzehn Prozent der Fälle die drohende Unheilbarkeit abgewendet und sogar eine Heilung erzielt werden. Dies legitimiere auch die Schmerzen, die das Verfahren – freilich nur bei prognostisch ungünstigen Fällen durchzuführen[310] – bei den Betroffenen hervorrufe. Die Schmerzen waren, wie die Stärke der Eiterung, Hinweise darauf, dass die Einwirkung auf das Gehirn den erwünschten Grad erreicht hatte. Beide waren integraler Bestandteil der Therapie. Ähnlich wie bei den „heroischen“ Kuren Johann Christian Reils, die durch ihre Schmerzhaftigkeit direkt auf das „Gemeingefühl“ des Patienten wirken sollten,[311] dienten der beim Patienten wahrgenommene Schmerz und eine kontinuierliche kräftige Eiterung als Ausweis für die korrekte Durchführung. Auf diese beiden Faktoren wurde bei der Anwendung jeweils geachtet. Schmerzäußerungen, wie „klagte viel Schmerzen an der eingeriebenen Stelle“[312] oder „klagt heftige Kopfschmerzen in Folge der Einreibung“,[313] mussten dabei beim Patienten vermerkt werden können, bevor die Brechweinsteinsalbe abgesetzt wurde. Bei Patienten, die keinen Schmerz äußerten, wie Maria N. 1858, wurde irritiert festgestellt, „hat bei den Einreibungen nie über Schmerz geklagt.“[314] Hatten Schmerzäußerungen und Schwellung einen für die Ärzte akzeptablen Grad erreicht, so wurde anstatt der Reizsalbe die Breipaste solange aufgetragen, bis sich auf der Wunde Schorf gebildet hatte und die Schwellung im Gesicht zurückgegangen war. Dann warteten die behandelnden Ärzte auf eine Verhaltensänderung des Betroffenen im Sinne eines sozial konformen und vernünftigen Betragens. Dieses sollte sich spätestens dann einstellen, wenn die Wunde vernarbte.[315]

---

309 Ebd., S. 373.

310 Siehe SANDER, Einreibung des Scheitels, S. 651.

311 REIL, Rhapsodieen, S. 436. Durch die Herbeiführung schmerzhafter Zustände, „greife man durch das Gemeingefühl, als dem offensten Zugang zum Seelenorgan“ an.

312 LVR Siegburg, No. 415, Matthias G. „Klagte viel Schmerzen an der eingeriebenen Stelle“, Eintrag im Journal.

313 LVR Siegburg, No. 1565, Christina T. (1853–1854), Eintrag im Journal vom 7.04.1853.

314 LVR Siegburg, No. 894, Elisabeth Maria N. (1857–1858), Eintrag im Journal vom 16.04.1858.

315 Vgl. SANDER, Einreibung des Scheitels, S. 649.

Bei der besagten Maria N. stellte sich das erwünschte Verhalten nicht ein; zwar wurden ihre früheren „Ausbrüche von Heftigkeit nicht mehr bemerkt", doch fing sie öfter an zu lachen, wurde „nachlässiger", im Ganzen „psychisch unverändert". Um wenigstens einen Effekt bei ihr notieren zu können, wurde vermerkt, dass sie gegenüber dem Arzt die Befürchtung geäußert habe, „die Kopfwunde würde sich zu tief einfressen".[316] Eine solche Äußerung war nicht verwunderlich, wurde doch die Einreibung mitunter bis zur Nekrotisierung der Schädelknochen fortgesetzt.[317] Bei Peter Joseph H. wurde die Einreibung erst eingestellt, als die Schwellung an der Stirn derart zugenommen hatte, bis sie sich über die Augenlieder verbreitet hatte und diese „nicht mehr von einander entfernt" werden konnten.[318]

Während der Behandlung standen die Patienten unter genauer Beobachtung, der Entwicklung der Eiterbeule und dem psychischen Verhalten der Betroffenen galt das Hauptinteresse. Die durch die reizende Salbe hervorgerufene Pustelbildung und die immer tiefer dringende Entzündung wurden genauestens protokolliert, bis, wie bei Felix von A. festgehalten werden konnte, „die Kopfschwarte [sich] lockert, Eiter [hervor] dringt."[319] Felix von A. wurde in diesem Zeitraum als „in hohem Grade sinnlos" beschrieben, auch habe er „keine Vorstellung eines Zusammenhangs der stattgefundenen Einreibungen und ihrer Folgen". Drei Tage später war man mit seinem Verhalten durchaus zufrieden, er sei „wieder besonnener". Als diese Entwicklung nicht anhielt, die Wunde jedoch schnell verheilte, wurde verordnet, die Reizsalbe zu erneuern, diesmal aber zwei Mal täglich eine ganze Stunde lang aufzupinseln.[320] Solch eine Strategie war durchaus üblich, wenn es der Kräftezustand zuließ, wie bei Friedrich E. 1853. Auch er war „psychisch unverändert" aus der ersten Behandlung hervorgegangen. Da sein Benehmen nach Verheilen der Wunde „wie immer unbesinnlicher, blödsinniger" eingestuft wurde, beschloss man auch bei ihm, „soll noch einmal eingerieben werden".[321]

---

316 LVR Siegburg, No. 894, Elisabeth Maria N. (1857–1858), Einträge im Journal vom 18.05–07.05.1858.

317 Vgl. Griesinger, Pathologie und Therapie, 1. Aufl., 1845, S. 357, Pelman, Erinnerungen, S. 35 f. Er berichtete, dass die äußere, mitunter auch die innere Schädelplatte sich im Zuge der Einreibungen ablösten und die harte Hirnhaut der Betroffenen frei lag.

318 LVR Siegburg, No. 643, Peter J. H. (1835–1837), Eintrag im Journalblatt vom 1.03.1836.

319 LVR Siegburg, No. 675, Felix von A. (1841–1842), Einträge im Journalblatt vom Dezember 1841.

320 Ebd.

321 LVR Siegburg, No. 671, Friedrich E. (1852–1853), Einträge im Journal vom 1.03.–30.03.1853. Bei der zweiten Einreibung konnte dann auch vermerkt werden, „klagte starke

Weil Konrad P. nach der Behandlung als „um nichts verständiger geworden“ eingestuft wurde, erhielt er eine zweite Einreibung an einer anderen Stelle des Kopfes.[322] Da die Patienten während der Einreibungen lediglich wässrige Suppen, Milch und Weißbrot erhielten, konnte die Behandlung bei körperlich geschwächten Personen erst dann begonnen werden, wenn es der Kräftezustand zuließ und die Person als „wohl genährt“ bezeichnet werden konnte, wie Elisabeth N. 1857.[323] Eine sofortige Wiederholung wurde deshalb bei Konrad P. nicht in Erwägung gezogen und erst nach zehn Monaten wurde begonnen, „bei dem jetzigen günstigen Stande der Ernährung [die Einreibung, S. B.] zu erneuern“.[324]

Bei insgesamt elf (fünf Frauen, sechs Männer) der 100 untersuchten Patienten der Siegburger Anstalt wurde in den Akten vermerkt, dass die Einreibung vorgenommen worden sei, drei von ihnen erhielten eine erneute, bzw. eine dreifache Behandlung.[325] Bis auf Matthias G., der zwischen 1835 und 1845 drei Mal als genesen entlassen wurde[326] und Agnes S., die während ihrer vier Aufenthalte zwischen 1826 und 1840 insgesamt drei Mal eingerieben wurde und erst zuletzt als ungeheilt entlassen wurde,[327] wurden die übrigen neun Patienten, bei denen das Verfahren vorgenommen wurde, nach erfolgloser Therapie als ungeheilt, bzw. als „unheilbar“ entlassen.[328] Der Zeitraum, in dem die Maßnahmen angeordnet wurden, erstreckte sich von 1826 bis 1858. Das Verfahren soll jedoch auch nach Jacobis Tod 1858 unter Hoffmann in einigen Fällen durchgeführt worden sein.[329] Wie die Tabelle 16 (im Anhang) zeigt, hatten die Betroffenen bei der Konferenz jeweils schlechte, bzw. zweifelhafte Prognosen erhalten; Jacobi hielt Felix von A. gar schon bei

Schmerzen am Kopf“, „die eingeriebene Stelle stark gehoben, in Eiterung begriffen“, Eintrag vom 6.04.1853.

322 LVR Siegburg, No. 616, Konrad P. (1851–1853). Einträge im Journalblatt vom 23.05.1852 und vom 6.03.1853.

323 LVR Siegburg, No. 894, Elisabeth N. (1857–1858), Eintrag im Journal vom 12.04.1858.

324 LVR Siegburg, No. 616, Konrad P. (1851–1853). Eintrag im Journalblatt vom 6.03.1853.

325 LVR Siegburg, No. 14826, Agnes S. (1826–1840), sie wurde insgesamt vier Mal aufgenommen, drei Mal eingerieben; No. 646, Konrad P., (1851–1853) und No. 671, Friedrich L. (1852–1853) wurden zwei Mal behandelt. Siehe dazu Tabelle 16: Einreibungen des Scheitels in Siegburg (11 Personen), Anhang.

326 LVR Siegburg, Matthias G., No. 415, (1835–1845).

327 LVR Siegburg, Agnes S., No. 14826, (1826–1840).

328 LVR Siegburg, Elisabeth S., No. 14826, (1828–1835), Wilhelm F., No. 14818, (1832–1844), Peter Juspeh H., No. 613, (1835–1837), Felix von A., No. 675, (1841–1842), Wilhelmine N., No. 895, (1844), Konrad P., No. 646, (1851–1853), Friedrich E., No. 671, (1852–1853), Christina T., No. 1565, (1863), Maria Elisabeth N., Nr. 894, (1857–1858).

329 Vgl. Sander, Einreibung des Scheitels, S. 649, Pelman, Erinnerungen.

seiner Ankunft in Siegburg für einen unheilbaren Fall.[330] Die Störungsform der Betroffenen wurde zumeist als Blödsinn, Verrücktheit oder Narrheit bezeichnet; Patienten, die als rein tobsüchtig oder melancholisch eingestuft wurden, blieben von der Behandlung verschont. Im Anstaltsalltag fielen die Betroffenen durch eine „blödsinnige Verstandesschwäche“ bzw. „blödsinnige Befangenheit“, „närrisches Benehmen“ und „Hallucinationen“ auf,[331] weiterhin durch Arbeitsunlust und Widersetzlichkeit, bzw. „Widerspenstigkeit“ und „Eigensinn“.[332] Diese negativen Zuschreibungen bezogen sich somit zum einen auf den Verstand der Betroffenen, zum anderen auf deren Verhalten, welches den geordneten Stationsalltag störte, mitunter als „kaum zu dulden“ eingestuft wurde.[333] Dabei wurden die Kategorien Reinlichkeit, mangelnde Anpassung und Aktivität sowie mangelhafte Bereitschaft zur sozialen Interaktion und ein auffälliges Sexualverhalten angesprochen.[334] Die Betroffenen wurden als unzugänglich für Ermahnungen beschrieben, körperlich wurde ihnen ein Blutstau zum Kopf attestiert. Die Behandlung richtete sich somatisch auf eine Regulierung des Blutflusses im Gehirn, psychisch ging es darum, durch den Schmerz einen Zugang zu der Person zu erhalten. Sie sollte in die Realität des Arztes zurückgeholt und mit ihr konfrontiert werden. Die Anerkennung der eigenen Krankheit war dabei das Ziel der Behandlung. Von den elf eingeriebenen Patienten erreichte es nur Matthias G. Bei ihm wurde „er spricht verständig von seiner Krankheit“ vermerkt, bevor man ihn als genesen entließ.[335]

Griesinger bezeichnete die Hauptwirkung als eine „psychische“. Die oftmals nur kurzfristige Verhaltensänderung des Patienten führte er 1845 auf den „lebhaften Schmerz“ zurück, den die Prozedur bei dem Betroffenen er-

---

[330] LVR Siegburg, No. 675, Felix von A. (1841–1842). Er erhielt die Diagnose Blödsinn mit Aufregung.

[331] LVR Siegburg, No. 14826, Agnes S. (1826–1840).

[332] LVR Siegburg, No. 14819, Elisabeth S. (1828–1835).

[333] LVR Siegburg, No. 646, Konrad P. (1851–1853), Eintrag im Journalblatt.

[334] Siehe dazu auch das DFG-Projekt „Wissenschaftliche Erschließung und Auswertung des Krankenaktenbestands der nationalsozialistischen ‚Eutanasie-Aktion T 4‘“, von Maike Rotzoll, Petra Fuchs, Paul Richter und Gerrit Hohendorf. Die vorliegende Arbeit hat sich an deren Entwurf von Verhaltensdimensionen orientiert, siehe dazu Elisabeth Dietrich-Daum/Elena Taddei, Tagungsbericht: Werkstattgespräch: Qualitative Auswertung psychiatrischer Krankenakten, in: http://hsozkult.geschichte.hu-berlin.de/tagungsberichte/id=1144. (Einsicht am 20.06.2007). Ferner wurde die Vorgehensweise zur Ermittlung übergeordneter Kategorien in den qualitativ ausgerichteten Sozialwissenschaften, wie sie von Cropley beschrieben wurde, berücksichtigt, siehe Cropley, S. 128–142 sowie Glaser/Strauss. Ausführlich dazu, Einleitung, Krankenakten als Quelle und Methodik der Auswertung.

[335] LVR Siegburg, No. 415, Matthias G. (1840–1841).

zeuge.[336] Nachdem Jacobi 1854 seine therapeutischen „Erfolge“ mit diesem Verfahren veröffentlicht hatte,[337] sei es zu einer vermehrten Anwendung gekommen.[338] Obwohl Griesinger 1867 in der zweiten Auflage seines Lehrbuchs traditionelle Verfahren, wie die Entzündungslehre und die Humoralpathologie sowie ihre Methoden der Antiphlogese, insbesondere den Aderlass, in der Psychiatrie für „überwunden“ erklärte,[339] räumte er hinsichtlich der Brechweinsteinbehandlung ein, dass sie für einige „einigermaßen desperate Fälle pass[e]“.[340] Auch der für sein Engagement in der „non-restraint Bewegung“ bekannt gewordene Ludwig Meyer[341] verwandte das Verfahren und schrieb die damit bei Patienten mit progressiver Paralyse erzielten Heilerfolge der „Theorie des ableitenden Schmerzes“ zu.[342] Von Sander wurde zudem auf das Fieber hingewiesen,[343] das bei den Einreibungen erzeugt wurde und dessen therapeutische Wirkung bei psychiatrischen Patienten auch in Fällen von Wechselfieber beobachtet worden sei.[344] Das Fieber stand in der Siegburger Behandlung jedoch nicht im Mittelpunkt des Interesses, es wurde mitunter lediglich notiert, dass die Person während der Behandlung fiebere.[345] Dagegen wurde besonders auf den oftmals als „gereizt“ bezeichneten Puls geachtet, der als weiteres Indiz für die Wirkung der Behandlung gedeutet wurde. So vermerkte der behandelnde Arzt bei Matthias G. 1840, „die Einreibungen wirken gehörig, Puls 88, gereizt“.[346]

Die Anwendung einer brechweinsteinhaltigen Salbe als Mittel, um ableitende Blasen auf der Haut zu erzeugen, wurde bisweilen in den Angaben zur Vorbehandlung einiger Patienten genannt.[347] Das Siegburger Verfahren, das

---

336 Griesinger, Pathologie und Therapie, 1. Aufl. 1845, S. 357.

337 Jacobi, Neuere Beobachtungen.

338 Siehe Griesinger, Pathologie, 2. Aufl., S. 487.

339 Ebd., S. 470–472.

340 Ebd., S. 487.

341 Siehe dazu die Kontroverse um die zwangsfreie Behandlung im Abschnitt zur disziplinarischen Intervention im Anstaltsalltag.

342 Zitiert nach Schott/Tölle, S. 426.

343 Sander, Einreibung des Scheitels, S. 651.

344 Nasse wies 1864 auf den Einfluss des Wechselfiebers bei psychischen Störungen hin. Er kam jedoch zum Ergebnis, dass eine Hoffnung auf eine positive Wendung im Allgemeinen nicht bestehe, Werner Nasse, Neue Beobachtungen über den Einfluß des Wechselfiebers auf das Irresein, in: Allgemeine Zeitschrift für Psychiatrie 21. 1864 S. 1–46.

345 So bei Maria Elisabeth N., LVR Siegburg, No. 894, (1857–1858), Eintrag im Journalblatt vom 15.04.1858, „Mässiges Geschwulst [von der Einreibung, S. B.], fiebert.“

346 Siehe bspw. bei Matthias G., LVR Siegburg, No. 415, Eintrag im Journalblatt vom 18.04.1840.

347 Siehe bspw. bei Karl Boß, LWV Bestand 18, Hofheim, (1840-?), Gutachten von Dr. Graffe. Er erhielt wegen der Tobsucht: Aderlass, Blasenpflaster mit Tart. emetic. an den Kopf,

in Abwandlung auch an der Berliner Charité[348] und der Eberbacher Anstalt im Rheingau[349] praktiziert wurde, war somit nicht neu. Es wurde jedoch in der Siegburg in zweifacher Hinsicht standardisiert. Erstens wurde die Indikation präzisiert, zweitens die Durchführung vereinheitlicht. Erst das Setting in der Anstalt, insbesondere die Möglichkeit, den Betroffenen kontinuierlich zu überwachen, bot die Voraussetzung, das Verfahren zu perfektionieren und seine vermeintliche Wirksamkeit zu optimieren.

Solche Behandlungsstrategien hielten sich, so die These, schon deshalb so lange, weil es kaum effektive alternative Interventionsmethoden gab. Zum einen kann von einem Nachwirken traditioneller Behandlungsmethoden und damit von der „Beharrungskraft der Praxis"[350] gesprochen werden. Eine präexistente Praxis beeinflusste somit die Behandlung in den Anstalten. Zum anderen ist aber darauf hinzuweisen, dass diese Verfahren nunmehr unter dem veränderten Krankheitsverständnis im Zuge der naturwissenschaftlichen Ausrichtung der Medizin weitergeführt wurden. Ein solches Rekurrieren auf Therapieverfahren, freilich unter einer veränderten Krankheitskonzeption wie auch mit einem unterschiedlichen therapeutischen Ziel, hat Heinz-Peter Schmiedebach in einem vergleichbaren Verfahren feststellen können. Am Beispiel der Krätzeinokulation bei psychisch auffälligen Personen konnte er zeigen, dass dieses Verfahren von Friedrich H. L. Muzell Mitte des 18. Jahrhunderts an der Berliner Charité unter einem mechanistisch-physikalischen Denkmodell bei einem stuperiös melancholischen Patienten durchgeführt wurde. Der durch die Krätzeinnokulation beschleunigte Herzschlag und die Fiebererzeugung sollten in diesem Fall die vermeintliche Verstopfung durch einen beschleunigten Blutumlauf im Körper auflösen helfen.[351] Ein halbes Jahrhundert später griff Johann Christian Reil auf das Verfahren zurück, er sah die Vorzüge der Krätzeinokulation in der Schmerzerzeugung. Starke Gefühle körperlichen Missbehagens sollten nunmehr durch die Affizierung des Gemeingefühls im Stande sein, auf das Seelenorgan des Betroffenen einzuwirken, und seine Besonnenheit wiederherzustellen.[352] Letzteres war auch der gewünschte Effekt bei der Einreibung des

Blutegel an die Schläfen kühlende Mixtur, Abführmittel, Brechweinstein, dann Spaziergänge mit einem Wärter. Casper Antoni, LWV Bestand 18, Hofheim, (1845–1846), erhielt u.a. eine Blase an die Waden; Matthias A., HStAD, G 16 A Nr. 5048, (1852) wurde mit einem über die haut ableitenden Verfahren, darunter mit Tart[arus] stib[iatus], vorbehandelt.

348 Sander, Einreibung des Scheitels, S. 649.

349 Diese Methode wurde auch in der Anstalt Eberbach im Rheingau angewandt, siehe Niedergassel, S. 64–66.

350 Siehe dazu auch Trenckmann, S. 40–44.

351 Schmiedebach, Die Heilung, S. 66 und S. 74.

352 Ebd. S. 77.

Hinterhaupts in Siegburg. Das Behandlungsziel, die Rückführung der Betroffenen zu einem besonnenen, verständigen Benehmen, bestenfalls jedoch die Anerkennung der eigenen Krankheit, wog schwerer als die Qualen, die die Patienten bei der Behandlung, für alle Beteiligten sichtbar, erlitten. Auch spielte die soziale Herkunft der Betroffenen keine Rolle; das Verfahren wurde unterschiedslos bei unbemittelten Patienten wie auch bei adeligen Pensionären durchgeführt.[353] Dreh- und Angelpunkt war dabei – das wird bei der disziplinarischen Intervention wiederkehren – die Vernunft; um sie wiederherzustellen, war fast jedes Mittel recht.

Zwar wurde in der Medizin seit den 1860er Jahren von einem „Siegeszug" der naturwissenschaftlichen Methodik gesprochen;[354] dieser hatte allerdings kaum Auswirkungen auf die Behandlung der Patienten in den Irrenanstalten. Charakteristisch hierfür ist eine Feststellung Flemmings, einer der einflussreichsten Anstaltsdirektoren im 19. Jahrhundert. Flemming sprach 1875 davon, dass medizinische Neuerungen in der Praxis kaum ankämen. Trotz einer „erhebliche[n] Rührigkeit" im Bereich der Neuroanatomie und Physiologie blieben sie „weitgehend ohne Nutzen für die Erfüllung der eigentlichen Aufgaben der Psychiatrie, die Heilung der Seelenstörungen." Die Behandlung im Alltag erfolge leider „nicht nach den zur Zeit unentdeckten, unverbrüchlichen Gesetzen der Wissenschaft, sondern [...] nach den Regeln einer der Erfahrung abgewonnenen Kunst."[355]

Darauf wurde bei der Einreibung mit Brechweinsteinsalbe rekurriert. Eine „Heilung" in einigen Fällen reichte dabei als Legitimation der Prozedur aus. Verbindliche ethische Richtlinien gab es nicht; maßgeblich war, so Jacobi, die aus empirischer Naturbeobachtung gewonnene Erkenntnis. Die daraus abgeleiteten drastischen Therapiemethoden ließen sich durchaus mit dem philanthropisch-humanistischen Verständnis der Ärzte vereinbaren.[356]

Wie im Folgenden auch bei der Behandlung der Sedativa deutlich wird, wurden in der Irrenbehandlung „wirksame Mittel" trotz massiver Nebenwirkungen angewandt.

---

353 Siehe bspw. Felix von A., seine Familie zahlte jährlich 650 Taler für seine Behandlung. LVR Siegburg, No. 675, (1841–1842).

354 Schmiedebach, Vom Zwang.

355 Flemming, Aufgaben, 254 f., dazu auch Roelcke, Unterwegs zur Psychiatrie, S. 176.

356 Vgl. damit die Ausführungen zu den philanthropisch-humanistischen Ansätzen in der frühen Psychiatrie im Kapitel II. und III.

2.5. Innerliche Medikamentengabe: Stärkungs- und Beruhigungsmittel

In den oftmals sehr ausführlichen Stellungnahmen der zeitgenössischen Arzneibücher fällt auf,[357] dass es über den Einsatzbereich und die Wirkungsweise der verschiedenen Medikamente wenig präzise Angaben und offenbar auch keinen Konsens gab. Hirschmüller und Moses weisen darauf hin, dass unterschiedliche, anscheinend der persönlichen Vorliebe der Autoren geschuldeten Anwendungsbereiche postuliert wurden; konkrete Angaben, welche Mittel tatsächlich zum Einsatz gelangten, können daraus nicht abgeleitet werden.[358] Ähnlich vage lesen sich auch die Angaben der einweisenden Ärzte, die von Feststellungen wie „arzneiliche Mittel“[359] oder „rationelles Heilverfahren“[360] zu Therapiebilanzen, wie „verschiedene Ärzte, alles ohne Erfolg“[361] und dass „alle Mittel nichts halfen“ reichten.[362] Wenn mehrere Ärzte an der Therapie beteiligt gewesen waren, konnte es, wie bei dem größenwahnsinnigen Johannes B. 1878, vorkommen, dass anstatt der Arzneimittel die Namen der beteiligten Kollegen angeführt wurden. In diesem Fall mussten sich die Anstaltsärzte mit der schlichten Angabe, „er suchte in der langen Zeit seines Leidens [Lähmungen, Schmerzen, S. B.] bei verschiedenen Ärzten Heilung, insbesondere [...] Dr. Danneberger [...] und Dr. Göhring [...], selbstverständlich ohne Erfolg“,[363] zufrieden geben.[364]

Als stärkende Mittel wurden u. a. Kampfer (Cinnamonum camphora) und Eisenpräparate (Ferrum) verabreicht, wobei insbesondere dem Kampfer eine „asthenische Wirkung“ zugesprochen wurde, obwohl man ihn mitunter für ganz entbehrlich in der Irrenbehandlung hielt.[365] In den ärztlichen Vorbe-

---

357 Als ein wichtiges Werk ist das von P. J. Schneider, Entwurf zu einer Heilmittellehre gegen psychische Krankheiten, oder Heilmittel in Beziehung auf psychische Krankheitsformen. Tübingen 1824. zu nennen. Für diese Untersuchung entscheidend auch das von Bird, Pathologie und Therapie von 1836.

358 Hirschmüller/Moses, S. 197.

359 LVR Siegburg, No. 642, Georg von G.

360 LWV Bestand 18, Hofheim, Casper Böckner, (1831–1839).

361 Vgl. HStAD G 16 A Johannes, B. Nr. 5905, (1878), LWV Bestand 18, Hofheim, Johannes Bott, (1837–1838), LVR Siegburg, No. 664, Bernhard A. (1842–1843).

362 HStAD G 16 A Nr. 4457, Friedrich B. (1866–1868).

363 HStAD G 16 A Nr. 5905, Johannes B., Gutachten von Dr. Mundt vom 22.05.1878.

364 Solche unpräzisen Angaben waren durchaus üblich, wie auch bei LVR Siegburg, No. 404, Nikolaus G. (1866–1867). Dort gab der einweisende Arzt Dr. Walrat an, „er konsulierte viele Aerzte, welche ihn in Behandlung nahmen, wenngleich deren Einwirkung bei dem ungeregelten Leben des Kranken keinen guten Erfolg hatte“. Bei Franz W. gab der Kreisarzt Dr. Vetter 1839 an, dass er „Schlafmittel von Dr. Graf von Bylandt“ erhalten habe, LVR Siegburg, No. 1608, (1839–1841).

365 Bird, Pathologie und Therapie, S. 338.

handlungen als auch in Siegburg wurde er, wie bei Severina von D.[366] 1851 und Therese S.[367] 1864, zumeist im Rahmen eines „roborirenden" (stärkenden) Kurplans eingesetzt. Bei Gertrud H. empfahl Dr. Koster 1852 in Siegburg[368] ihren vom kontinuierlichen Stillen geschwächten Körper durch ein „dringend [...] roborirendes Verfahren, nahrhafte Diät, [...] mäßige Bewegung, laue und kühle Bäder, China und Eisen, Arnica und Campher, [sowie] laue astringirende Sitzbäder" zu behandeln. Er befürchtete bei der Patientin einen unheilbaren Verlauf, da die anfängliche Melancholie in Tobsucht übergegangen sei. Nun könne ihr Zustand als eine im „hohen Grade des Blödsinns gleichzusetzende Erschlaffung aller psychischen Functionen" bezeichnet werden.[369] Bei Jacob R. wurden die reizend wirkenden Gaben von Kampfer durch Einreibungen mit Eiswasser und anschließender Erwärmung und Wein ergänzt.[370]

Als Mittel bei Epilepsie gaben die Irrenärzte ab der Mitte des 19. Jahrhunderts Kaliumbromid wie bei Gustav A., um seine epileptischen Anfälle zu reduzieren;[371] es wurde ab den 1870er Jahren zudem als Sedativum und Hypnotikum empfohlen.[372] In Siegburg erhielten es auch Patienten mit progressiver Paralyse, wie Jodocus W. 1866. Sein Krankheitsverlauf habe sich, Dr. Pfeiffer zufolge, beschleunigt, nun sei er bereits „zum apathischen Blödsinn" gelangt. Bis zu seiner Abholung in eine Pflegeanstalt empfahl Pfeiffer deshalb Gaben von Kaliumbromid, die in der Konferenz beschlossen wurden.[373]

In den ärztlichen Vorbehandlungen wurden an Arzneien, die beruhigend bzw. entzündungshemmend wirken sollten, bis zur Jahrhundertmitte Calomel, Fingerhut (Digitalis), Tollkirsche (Belladonna), Opium und der gemeine Stechapfel (Datura strammonium) genannt. Insbesondere Digitalis, das eine beschleunigte Herztätigkeit zu reduzieren im Stande sein sollte,[374] wur-

---

366 LVR Siegburg, No. 496, Severina von D. (1851–1852), ihr Zustand wurde als ein kontinuierlicher Wechsel zwischen aufgeregten und apathischen Zuständen beschrieben. Es seien, so ihr Vater, viele Ärzte aufgesucht worden, dabei seien Blutegel, antispasmodische und antihysterische Mittel, die Dusche, Aderlass und Tropfen, die nach Kampher rochen, verabreicht worden. Zudem Brechmittel, abwechselnd Ekelkuren, kühlende und selbst drastische Mittel zur Regulierung der Verdauung , ferner roborierende Mittel. Brief des Vaters.

367 LVR Siegburg, No. 611, Therese S. (1864). Sie erhielt von Aachener Spitalsarzt Dr. Schavier Opium und Kampfer.

368 LVR Siegburg, No. 88, Gertrud H. (1852–1853).

369 Ebd., Krankengeschichte von Dr. Koster, 1852.

370 LVR Siegburg, No. 1095, Jacob R. (1840–1841). So auch bei LVR Siegburg, No. 386, Lucas P. (1847–1848).

371 HStAD C 16 A Nr. 6029, Gustav A. (1875–1883). Eintrag im Journal.

372 Frank Hall, S. 109, Sueur, S. 95 und S. 102.

373 LVR Siegburg, No. 387, Jodocus W. (1866), Gutachten von Dr. Pfeiffer vom 25.06.1866.

374 A[lbrecht] Erlenmeyer, Wie sind die Seelenstörungen in ihrem Beginne zu behandeln?

Tabelle 17: Angewandte Beruhigungsmittel/Sedativa

Rezeptur-Name	Deutscher Name
Atropa Belladonna	Tollkirsche
Hyoscyamus niger	Schwarzes Bilsenkraut
Datura strammonium	Gemeiner Stechapfel
Digitalis purpurea	Fingerhut
Papaver somniferum	Opium/Schlafmohn
	Morphium
ab 1869	Chloralhydrat

Siehe dazu Bird, Pathologie und Therapie, Weber, Die Entwicklung, S. 48. Zur Häufigkeit der Anwendung in der häuslichen Vorbehandlung und in den Anstalten vgl. Tabellen 18–20 im Anhang.

de in Aufregungszuständen bei „Wahnsinn“ verordnet wie im Fall von Sybilla K. 1826, die als Gefährdung für ihre Umgebung eingestuft wurde,[375] als auch bei Anna B.[376] 1860 und Wilhelmine N. 1844. Bei der letztgenannten sollte durch Digitalis die „Aufregung des Gefäßsystems“ reguliert werden.[377]

Opium galt in der heimischen Therapie als schlafförderndes Mittel und konnte gegen gänzliche Schlaflosigkeit wie bei Anna Maria M.,[378] oder, wie bei Lucas P. 1847,[379] „zum besseren Schlaf“ angewandt werden. Der Effekt ließ mitunter zu wünschen übrig; bei Katharina B. gab der einweisende Arzt 1860 an, dass die lauen Bäder schlaffördernder gewirkt hätten als seine Opiumgaben.[380] Unter den Irrenärzten gab es ob der Wirkung des Opiums

---

Eine von der „deutschen Gesellschaft für Psychiatrie und gerichtliche Psychologie“ mit dem vollem Preise gekrönte Abhandlung. Neuwied 1861 hier S. 66. Digitalis wurde in der zeitgenössischen französischen Psychiatrie eingesetzt, um das Nervensystem zu beruhigen und den Puls zu drosseln, Sueur, S. 100.

375 LVR Siegburg, No. 259, Sybilla K. (1826–1838), Gutachten von Dr. Hasbach, 28.04.1826.

376 HStAD G 16 A Nr. 4369, Anna B. (1860–1871), zwei Aufnahmen, Gutachten von Dr. Hohenschild vom 31.10.1860.

377 LVR Siegburg, Wilhelmine N., No. 895, (1844–1846), Gutachten des einweisenden Arztes, ohne Unterschrift. Digitalis wurde zur Beruhigung auch in Bellevue bei Binswanger eingesetzt, siehe Hirschmüller/Moses, S. 200.

378 LVR Siegburg, 115, Anna Maria M. (1858–1884), Gutachten von Dr. Laudahn, Arzt der Lindenburg. Zu den Ärzten anderer Einrichtungen siehe Kapitel IV.

379 LVR Siegburg, No. 386, Lucas P. (1864–1875), Krankengeschichte von Dr. Brenner, Basel.

380 HStAD, Nr. 6119, Gutachten des einweisenden Arztes vom 29.10.1860. Ohne Erfolg blie-

geteilte Ansichten; es wurde als Beruhigungs- wie auch als Anregungsmittel geführt,[381] sein Nutzen mitunter gänzlich in Frage gestellt.[382]

Ab 1850 wurde unter Medikamente der Vorbehandlung neben der Gabe von Opium allein[383] vermehrt Morphium als dem Hauptalkaloid und damit dem „wirksamsten Stoff"[384] des Opiums[385] angegeben. Morphium wurde explizit zur Beruhigung[386] angewandt und mitunter gemeinsam mit Opium,[387] später auch zusammen mit Chloralhydrat[388] gereicht. Das Morphium fand durch seine subkutane Injektion[389] weite Verbreitung in der Psychiatrie. Es avancierte neben dem Chloralhydrat, das 1869 vom Berliner Pharmakologen

---

ben die Gaben auch bei Luzia S., LVR Siegburg, No. 615, (1862), als auch Katharina B. (1860–1887), HStAD G 16 A Nr. 6119, sie erhielt 4 gr, eine hohe Dosis, ohne Erfolg,

381 Zum scheinbar widersprüchlichen Effekt, sedierend und aufregend, siehe Franz Richarz, Ueber Wesen und Behandlung der Melancholie mit Aufregung (Melancholia agitans), in: Allgemeine Zeitschrift für Psychiatrie 15. 1858 S. 28–65 hier S. 53. Opium wirkte neben der Sedierung auch erregend auf Patienten, da es die Herzrate beschleunigte, Sueur, S. 98.

382 Bird befand das Opium 1836 in der Irrenbehandlung für ungeeignet, da es beim Melancholiker die „Bauchangst" nur verstärke, Bird, Pathologie und Therapie, S. 345. Dazu auch Richarz, Wesen und Behandlung, [Carl] Pelman, Rezension zum Beitrag zur Behandlung der Geisteskrankheiten mit Opium, in: Allgemeine Zeitschrift für Psychiatrie 27. 1871 S. 107–110, Werner Nasse/[Ludwig] Ripping, Erfahrungen über die methodische Opium-Kur bei Psychosen, in: Allgemeine Zeitschrift für Psychiatrie 32. 1875 S. 408–411.

383 Siehe dazu LVR Siegburg: Friedrich G. (1830–1835), No. 1571; Franz W. (1839–1841), No. 1607; Elisabeth W. (1841), No. 1077; Ludwig G. (1842–1843), No. 641; Anna Maria M. (1858–1884), No. 115; Luzia S. (1862), No. 615; Theresa S. (1864), No. 611; Nikolaus G. (1866–1867), No. 404; Agnes H. (1868–1875), No. 641; Gertrud C. I (1873–1874), No. 1568; Anna N. (1877), No. 893; HStAD G 16 A: Katharina B. (1860–1866), Nr. 6119; Carl Ludwig L. B. (1862–1874), Nr. 5806; Heinrich A. (1868-?), Nr. 6490.

384 Richarz, Wesen und Behandlung, S. 57.

385 Friedrich Wilhelm Sertürner isolierte das Morphin 1803–1806 aus dem Opium. Nachdem seine Arbeiten anfänglich wenig beachtet wurden, brachte eine Veröffentlichung von 1817 den Durchbruch. Die kommerzielle Produktion des Morphin begann Emanuel Merck 1826, vgl. Frank Hall, Leibrock, S. 74 f.

386 In folgenden Fallen wurde Morphium in der Vorbehandlung zur Beruhigung gegeben, HStAD G 16 A Nr. 5198, Carl Hermann B. (1856–1860); HStAD G 16 A Nr. 5825, Peter B. (1864–18759; HStAD G 16 A Nr. 6029, HStAD G 16 A Nr. 6879, Katharina B. (1869–1873), Gustav A. (1875–1883), Injectionen von Morphium; HStAD G 16 A Nr. 5627, Carl B. (1880–1906), großen Dosen Morphium.

387 Opium und Morphium gemeinsam wurde bei HStAD G 16 A Nr. 5760, Karl Baltasar B. (1872) von Dr. Hochgesand verabreicht, Gutachten vom 24.06.1872.

388 Morphium zusammen mit Chloralhydrat wurde bei LVR Siegburg, No. 428, Michael W. (1875–1876) mit beruhigendem Effekt als Mittel der ärztlichen Vorbehandlung angegeben, sowie bei HStAD G 16 A Nr. 6461, Anna Josepha B. (1873–1874).

389 Die Injektionsspritze wurde 1853 von dem französischen Apotheker Charles-Gabriel Pravaz (1791–1853) vorgestellt, 1856 wurden erste Morphiuminjektionen vorgenommen, vgl. Leibrock, S. 75, Frank Hall, S. 95.

Oskar Liebreich (1839–1908) als erstes synthetisches Hypnotikum[390] und Sedativum in die Gruppe der Arzneimittel eingeführt wurde,[391] zu dem häufigst genannten Mittel der ärztlichen Behandlung vor Aufnahme in Hofheim und Siegburg.[392]

Diskussionen um die Anwendung der Sedativa

Die vermehrte Verwendung des Opiums und die Verabreichung in hohen Dosen fand unter den Irrenärzten zunehmend Ablehnung. Einige ihrer Vertreter jedoch, wie die bekannte Arztfamilie Engelken, seit 1764 Besitzer privater Sanatorien für psychisch Kranke bei Bremen, hatten beides propagiert: große Gaben und Dosissteigerungen.[393] Die Vorbehalte der ärztlichen Kollegen richteten sich auf drei Bereiche: Anwendungsgebiete, Nebenwirkungen und den Behandlungseffekt. Pelman beklagte 1871 die mangelhafte Indikationsstellung, da es bis dato nicht gelungen sei, zu entscheiden, in welchen Fällen das Opium in Frage komme.[394] In Siegburg sei es, so Pelman, mit Vorsicht bei chronischer, weniger bei „aktiver" Melancholie verabreicht worden. Da es sich zudem bei Zuständen von Schwäche, u. a. Anämie, wie sie oft nach Schwangerschaften/Entbindungen einträten, eigne, hätten bei einer systematischen Versuchsreihe mit fünfzehn Personen zehn Frauen Opium erhalten.[395] Ebenso zurückhaltend hatte sich Pelmans Vorgänger Richarz 1858 zu Wort gemeldet. Obwohl dem Opium eine beruhigende Wirkung zugesprochen würde, habe er – wie schon zuvor Bird 1836 – die Erfahrung gemacht, dass es die Rekonvaleszenz verlängere und Gefühle von Angst und Traurigkeit bloß verstärke.[396] Zwar könne es als temporäres Mittel der Beruhigung eingesetzt werden, eine kontinuierliche Gabe bewirke in-

---

390 Der Anstoß zur Entwicklung der synthetischen Psychopharmaka kam nicht von der Psychiatrie, sondern nahm ihren Ausgangspunkt innerhalb der organischen Chemie im 19. Jahrhundert, siehe dazu Matthias Weber, Die Entstehung, S. 127 f. Dort auch Angaben zum Einfluss der chemisch-pharmazeutischen Industrie, ebd., S. 129–131.

391 Siehe dazu die Rezension von L?, Das Chloralhydrath, in der AZP 1871. Vgl. Leibrock, S. 99, Frank Hall, S. 156–158.

392 Siehe Tabelle 20 im Anhang.

393 Zur Opiumkur bei psychischen Störungen der Familie Engelken vgl. Geert Benning, Das Opium in der deutschen Psychiatrie des 19. Jahrhunderts: eine geschichtsmedizinische Skizze. Uni. med. Diss. Göttingen 1936, sowie Frank Hall, S. 87, Leibrock, S. 85.

394 Pelman, Rezension, S. 109. Er bescheinigte dem Opium das es, wie auch die anderen „spezifischen Mittel" in der Psychiatrie, aus einem „Mangel [an] bestimmter und exakt begründeter Indikation" „zu Grunde" gehen würde, ebd., S. 110.

395 Ebd.

396 Richarz, Wesen und Behandlung, S. 61.

des nichts als eine „stumpfsinnige Abschwächung" bzw. eine „Symptomererstickung".[397]

Ähnlich zurückhaltend äußerte sich auch 1875 der damalige Siegburger Direktor Werner Nasse. Seine systematische Opium-Kur bei Fällen von Melancholie, Manie und melancholischen Wahnsinn hätte ergeben, dass – im Gegensatz zu den Ergebnissen Pelmans und denen von Tigges[398] – eine Anwendung nur bei möglichst „frischen" Melancholiepatientinnen mit Angst, Suizidneigung und Verdammungswahn Erfolg verspräche.[399] Zudem berichtete er von Nebenwirkungen,[400] die schon Richarz dazu bewogen hatten, lieber Wein als Opium zu reichen.[401] Ferner war, wie bei Morphium, das Suchtpotential[402] und der Gewöhnungseffekt herausgestellt worden, der eine ständige Steigerung der Dosis notwendig mache.[403] Typisch für diesen Gewöhnungseffekt war der Bericht von Dr. Schmitt über seine Behandlung der aufgeregten und schlaflosen Gertrud C. vor ihrer Aufnahme in Siegburg 1873: „Erster Versuch vor 4 Wochen, verordnete ich Opium, täglich 0,03 gr[amm] brachte Ruhe u[nd] sie schlief darauf die ganze Nacht durch. Später musste ich mit der Gabe steigern, sie erhielt 0,12 gr[amm], aber auch diese Gabe reicht schon nicht mehr hin."[404]

Eine ähnliche Zurückhaltung – wegen der Abhängigkeitsentwicklung und starker Nebenwirkungen[405] – wurde dem Chloralhydrat gegenüber ge-

---

397 Ebd., S. 62 und S. 64. Auch Tigges sprach 1864 von einer bloß „symptomatische[n] Wirkung", [Wilhelm] Tigges, Zur Behandlung der Melancholie mit Opium, in: Allgemeine Zeitschrift für Psychiatrie 21. 1864 S. 421–444 hier S. 437.

398 Tigges, Zur Behandlung, gab 1864 an, einen Erfolg mit Opium nur bei Patienten, die schon längere Zeit unter Melancholie litten, beobachtet zu haben, S. 441.

399 Nasse/Ripping, S. 409–411. Damit wandte sich Nasse gegen den früheren Siegburger Arzt Erlenmeyer, der die Opiumbehandlung bei Patienten mit Manie befürwortete. Erlenmeyer eröffnete nach seiner Dienstzeit in Siegburg seine eigene Privatanstalt für Gemütskranke in Bendorf, siehe Uebersicht, S. 17 f. Erlenmeyer empfahl Opiumgaben besonders bei jungen Patientinnen, wenn ihre Störung auf psychische Ursachen zurückzuführen sei, ders. Wie sind die Seelenstörungen, S. 64 f.

400 Unter den Nebenwirkungen wurden von Nasse Nausea, Erbrechen, Verstopfung, Verlangsamung des Pulses und eine Gewichtssteigerung nach der Behandlung um 30 bis 50 Prozent angegeben, Nasse/Ripping, S. 410.

401 Richarz, Wesen und Behandlung, S. 55.

402 Siehe dazu A[lbrecht] Erlenmeyer, Die Morphiumsucht und ihre Behandlung. Berlin/Leizig/Neuwied ^{3}1887. Die erste Auflage seiner Monographie 1883 war innerhalb von sechs Wochen vergriffen, was für die Präsenz des Themas in der zeitgenössischen Psychiatrie spricht.

403 Abhängigkeitsentwicklung und Gewöhnungseffekt von Opium und Morphium waren innerhalb der Ärztekreise bekannt, vgl. Sueur, S. 95.

404 LVR Siegburg, No. 1568, Gertrud C. I. Gutachten des einweisenden Arztes Dr. Schmitt vom 21.05.1871. Solche Dosierungen entsprachen einer Normaldosis, vgl. Leibrock, S. 85.

405 Als Nebenwirkungen wurden Störungen in der Herz-Aktion, dem vasomotorischen Sys-

äußert.[406] Anfänglich bei „allen Aufregungszuständen" verabreicht und als „universelle Lösung von der Anwendung des Zwang" bezeichnet,[407] wurde unter den Psychiatern vermehrt zu einem „diskreten"[408] und – wegen möglicher letaler Folgen – zu einem nur kurzen Gebrauch gemahnt.[409]

Bei jeweils sieben Patienten in Siegburg und Hofheim der zweiten Jahrhunderthälfte wurden regelmäßige Gaben von Opium/Morphium bzw. Chloralhydrat aktenkundig.[410] Da sich insbesondere in Hofheim die Medikation, wie bei Gustav A.,[411] wegen unvollständiger oder fehlender Journalblätter mitunter gar nicht oder nur indirekt aus der ärztlichen Korrespondenz mit seinen Angehörigen erschließen lässt, kann diesen Angaben weder die Höhe der Dosierung, noch die Häufigkeitsverteilung innerhalb der Patientenschaft entnommen werden. Von Interesse ist in diesem Kontext jedoch die Verhaltensbeschreibung der Person bzw. die Situation, in der die Sedativa verordnet wurden. Diese bezogen sich geschlechtsunspezifisch auf die Verhaltenskategorien einer mangelnden Anpassung im Anstaltsalltag, insbesondere bei unruhigem, aggressivem Verhalten sowie auf eine mangelnde Sauberkeit, besonders Unreinlichkeit mit körperlichen Ausscheidungen und auffälligem Sexualverhalten, das als „schamlos", bzw. „unanständig" charakterisiert wurde. Bei mehr als zwei Drittel der Patienten wurden die Sedativa zusammen mit Zwangsmaßnahmen eingesetzt, obwohl die Anwendung des Zwangs seit der Mitte des Jahrhunderts zunehmend in die Kritik geriet.[412] Zudem wurden die Beruhigungsmittel bis auf Lambert B. in Siegburg nur bei ungeheilt entlassenen und zumeist als prognostisch ungünstig eingestuften Personen gegeben. Alle in Hofheim mit Sedativa Versorgten wurden als chronische bzw. „unheilbare" Patienten eingestuft. Dabei brachte

---

tem und der Verdauung angegeben, siehe [Arthur] von Gellhorn, Klinische Beobachtungen über Chloral-Hydrath, in: Allgemeine Zeitschrift für Psychiatrie 28. 1872 S. 625–647 hier S. 646. Morphium wirkte insgesamt toxisch auf das cardio-vaskuläre System, Sueur, S. 95.

406 Siehe dazu einen Überblick bei Matthias Weber, Die Entstehung, S. 131–134, ders. Die Entwicklung, S. 61–70.

407 H[einrich] Schüle. Ueber eine bemerkenswerthe Wirkung des Chloralhydrates, in: Allgemeine Zeitschrift für Psychiatrie 28. 1872 S. 1–33., Zitate auf S. 3 und S. 32.

408 von Gellhorn, S. 626.

409 Rudolf Arndt, Wirkungen des Chloralhydraths, in: Archiv für Psychiatrie und Nervenkrankheiten 3. 1872 S. 673–696.

410 Vgl. die Tabelle 18: Behandlung mit Opium/Morphium und Chloralhydrat in Siegburg, acht Personen, mit Tabelle 19: Behandlung in Hofheim mit Opium/Morphium und Chloralhydrat ab 1850, sieben Personen, Anhang.

411 HStAD G 16 A Nr. 6029, Gustav A. (1875–1883). Aus einem Antwortbrief des Direktors an Gustav A.s Ehefrau Julie A. vom 18.09.1875 lässt sich entnehmen, dass bei ihrem Mann ein längere Schlaf „nur durch Chloral" herbeizuführen sei.

412 Vgl. dazu den folgenden Abschnitt.

das Opium manchmal, wie bei Karl A., der zeitweilig nachmittags sechs Gaben erhielt, nicht den beruhigenden Effekt.[413] Deshalb wurden Opium und Morphium auch, wie bei Katharina B.[414] kombiniert gegeben, alleinige Opiumgaben waren bei ihr „ohne allen Erfolg geblieben“,[415] so dass bei ihren Aufregungszuständen eine „Isolierung in d[er] Zelle“ notwenig erschien.[416] Als sie bei einem weiteren „Anfall“ eine Einspritzung von Morphium und täglich zwei Dosen Opium erhielt, konnte vermerkt werden, „der Erfolg war der: die Kranke ist, wie sonst im Anfall, übermäßig heiter, geschwätzig, reizbar, weint auf einmal, aber alles war weniger intensiv als früher…“.[417]

Die Morphiumspritzen boten für die Ärzte Vorzüge: Erstens war kein Einverständnis seitens der Patienten nötig, da die Opiumpille nicht mehr geschluckt werden musste,[418] zweitens ließen sich dadurch größere und genau dosierte Mengen applizieren. Allerdings erzielten auch die Morphiumspritzen nicht immer den gewünschten Effekt;[419] wurden doch bisweilen ein Gewöhnungseffekt und so gravierende Nebenwirkungen wie Schwindel, Erbrechen, Appetitlosigkeit bei Katharina B.,[420] Pupillenverengung, Pulsunregelmäßigkeiten und Kopfschmerzen bei Peter B. verzeichnet, so dass die Dosierung verändert oder zeitweilig ausgesetzt wurde.[421]

Wie Tabelle 18 (Anhang) veranschaulicht, erhielten die acht Siegburger Patienten, die ab 1849 mit Sedativa behandelt wurden, zumeist eine ungünstige Prognose, der Wirkstoff wurde zur Beruhigung eingesetzt. Die Verhaltensbeschreibung bezog sich auf Kategorien einer mangelnden Anpassung

---

413 HStAD G 16 A Nr. 5426, Karl A. (1864–1866), Eintrag im Journalblatt vom Oktober 1864.

414 HStAD G 16 A Nr. 5800, Katharina B. 81859–1866), Eintrag im Journal vom 14.01.1863.

415 Ebd., Journaleintrag vom 27.02.1860.

416 Ebd., Journaleintrag vom 14.01.1863.

417 Ebd., Journaleintrag vom 21.01.1863.

418 Bei Elisabeth B. wurde bspw. vermerkt, dass sie die Opiumgaben nicht nahm, HStAD G 16 A Nr. 5331, (1862–1864), Eintrag im Journal vom 1.04.1863.

419 Siehe bspw. HStAD G 16 A Nr. 5449, Jette B., (1862–1866). Bei ihr wurde vermerkt, „Von heute an wegen fortwährenden Schreien, Jammern, Raisonnirens während der Nacht bei gleichzeitiger Schlaflosigkeit, Einspritzung ½ gr. Morph[ium]. Ohne Erfolg“. Eintrag im Journalblatt vom 16.09.1863.

420 HStAD G 16 A Nr. 5800, Katharina B. (1859–1866), Eintrag im Journal vom 21.01.1863.

421 Peter B. erhielt über den gesamten Zeitraum seines Aufenthalts Sedativa. Bei ihm mussten „öfter, größere Dosen“ gespritzt werden, um die Beruhigung zu erzielen. Das Morphium wurde ihm auch in die Speisen gegeben, er entwickelte anscheinend eine solche Gewöhnung, dass er immer höhere Dosen erhielt, und „Morphiumschmerzen“ bekam. Das Sedativum wurde dann „wegen unvollkommener Wirksamkeit u[nd] Kopfweh […] ausgesetzt“, sein Zustand daraufhin als unverändert bezeichnet, HStAD G 16 A Nr. 4425, Journaleinträge.

im Stationsalltag, insbesondere als unruhig und aggressiv eingestuften Verhaltens, sowie Unreinlichkeit und einem auffälligen Sexualverhalten. Bis auf Lambert B. wurden alle Betroffenen als ungeheilt entlassen. Bei ihm wurde Melancholie diagnostiziert, die im irrenärztlichen Diskurs als Indikation für eine Opiumbehandlung galt.

Im Gegensatz zu Siegburg wurden in Hofheim die Patienten mit verschiedenen Substanzen behandelt (Tabelle 19, Anhang), d.h. die Sedativa wurden kombiniert angewandt, um den gewünschten Effekt zu erzielen. Alle damit in Hofheim Behandelten galten als Pflegefälle. Entweder starben sie in der Anstalt oder wurden als ungeheilt entlassen. Die Medikamente wurden bei ihnen gegen Schlaflosigkeit und vor allem zur Beruhigung verabreicht. Die Betroffenen störten durch unangepasstes Sozialverhalten den Stationsalltag; wie in Siegburg bezogen sich die Eintragungen in ihren Journalblättern, woraufhin die Medikamente verabreicht wurden, auf die Verhaltensmerkmale Aufregung, Unreinlichkeit und ein auffälliges Sexualverhalten.

2.6. Therapie vor der Aufnahme und in den Anstalten: Kontinuitäten und Veränderungen der Behandlung im Vergleich

Für Angaben über die ärztliche Vorbehandlung vor der Einweisung in die beiden Anstalten zwischen 1825 und 1878 wurde auf die Angaben der einweisenden Ärzte rekurriert, die in ihren Gutachten darüber Auskunft geben mussten (Tabelle 20, Anhang).

Aus der Tabelle geht hervor, dass die heimische Behandlung bis Mitte des 19. Jahrhunderts von der antiphlogistischen Therapie, d.h. von den durch die Irrenärzte kritisierten Aderlässe, sowie von Blutegel- und Schröpfkopfbehandlungen geprägt war, die oftmals mit der Gabe reichlicher Brech- und Abführmitteln kombiniert wurde. Zudem wurden ableitende Verfahren wie Haarseile zwar deutlich weniger, jedoch auch bis in die 1870er Jahre in der Vorbehandlung aufgeführt. Alle genannten Verfahren wurden bei Frauen und Männern angewandt. Ab etwa 1860 wurden diese Methoden durch Beruhigungsmittel ergänzt; sie waren für die Ärzte durch subkutane Injektion zunehmend einfacher zu verabreichen und galten, wie Morphium- und Chloralhydratspritzen, als „wirksamer" gegenüber traditionellen Stoffen. Die Schwelle der einweisenden Ärzte – Hospitalärzte wie niedergelassene Mediziner[422] – auf Beruhigungsmittel zurückzugreifen, scheint relativ gering gewesen zu sein. Im Zentrum der Behandlung lag das Interesse, die Betroffe-

[422] Zu den Einweisungen der im Hospital auffälligen Personen siehe Kapitel IV.

nen selbst und ihre Umgebung vor einer vom Patienten ausgehenden Gefährdung zu bewahren. Die Mittel zur Ruhigstellung waren zudem in der heimischen Pflege wie im dafür nicht ausgerichteten Bürgerspital begrenzter als in den Irrenanstalten.[423] Außer Medikamenten blieb dort nur eine physische Beschränkung oder die kontinuierliche Bewachung übrig, die allerdings mit dem Verlust der Arbeitskraft der bewachenden Person verbunden war. Dies bedeutete für die meisten, insbesondere unterbürgerliche Familien, wie auch den ländlichen Gemeinden, eine kaum zu bewältigenden finanzielle Belastung, da nicht nur die Arbeitskraft des störenden Familienmitglieds ausfiel, sondern die der pflegenden Person.[424]

Die Angaben über die Behandlung in den Anstalten wurden für Siegburg und Hofheim getrennt ermittelt (Tabelle 21 und 22, Anhang). Zum einen variiert der Informationsgehalt der Krankenakten stark, da in Hofheim im Gegensatz zu Siegburg erst ab der Jahrhundertmitte Krankenjournale geführt wurden, zum anderen können so Unterschiede in der Behandlung zwischen den Anstalten nach 1850 ermittelt werden.

In Siegburg wird ab 1860 die Abkehr von traditionellen Verfahren, wie der ableitenden Techniken, sowie eine Reduktion bei der Gabe von Abführ- und Brechmitteln sichtbar (Tabelle 21, Anhang). Gaben tradititioneller Stärkungs- und Beruhigungsmittel lassen sich für den gesamten Zeitraum feststellen. Der Einsatz von Opium, Morphium und Chloralhydrat war dagegen verhalten. In Siegburg war die Verabreichung dieser Beruhigungsmittel sehr viel zurückhaltender als in der häuslichen Behandlung. Zum einen bot die Ausstattung der Siegburg eine leichtere Versorgung aufgeregter Personen, so dass die Sedativa lediglich bei als besonders störend empfundenen Patienten gegeben wurden.[425] Eine sparsame Verwendung von Beruhigungsmitteln ist auch von Hirschmüller und Moses für Binswangers Privatklinik Bellevue[426]

---

423 Siehe Kapitel IV.

424 Vgl. dazu die Gründe der Einweisung, Kapitel IV. Zur Situation der Familien mit verhaltensauffälligen Personen vgl. Akihito Suzuki, The Household and the Care of Lunatics in Eighteenth Century London, in: Peregrine Horden/Richard Smith (Hg.), The Locus of Care. Families, Communities, Institutions, and the Provision of Welfare since Antiquity. London/New York 1998 S. 153–175 hier S. 158–164. Er stellte bei der Untersuchung von Spitalakten des 18. Jahrhunderts fest, dass mehr Männer aufgenommen wurden. Das erklärte Suzuki damit, dass tobende Männer in Familien kaum zu ertragen waren. Dazu auch Steinbrecher, S. 133–185.

425 Vgl. die Tabelle: 18 Behandlung mit Sedativa in Siegburg.

426 Hirschmüller/Moses, S. 217 f., sowie Annett Moses (2002), Das Tübinger Projekt zur Erschließung und Auswertung der Krankengeschichten des Binswanger-Archivs. Methoden und Ergebnisse Teil II. Krankheitsbilder und Therapie im Bellevue, in: http://w210.ub.uni-tuebingen.de/portal/binswanger_tagung/ hier S. 12–17, bes. S. 15. Die immer wirksameren Substanzen seien von Binswanger insgesamt sehr sparsam verwandt worden.

und die Heil- und Pflegeanstalt Klingenmünster in der zweiten Hälfte des 19. Jahrhunderts festgestellt worden. Diese Befunde decken sich zudem mit den zurückhaltenden Stellungnahmen der Siegburger Ärzte zu Sedativa zwischen 1850 und den 1870er Jahren.[427]

Obwohl die Angaben zur Behandlung in Hofheim spärlich sind, lässt sich allerdings für die Zeit ab ca. 1850 anhand einiger Journalblätter die Gabe der zunehmend „wirksamen" Sedativa ablesen (Tabelle 22, Anhang). Diese scheint in Hofheim um einiges höher gewesen zu sein als in Siegburg. Dafür spricht auch ihre positive Bewertung durch Friedrich Wilhelm Reissner, der zwischen 1865 und 1870 in Hofheim Direktor war.[428] Reissner veröffentlichte 1867 seine Versuche mit Einspritzungen verschiedener Opium-Alkaloide in das Unterhautgewebe der Patienten.[429] Im Ergebnis kam er dazu, das Narcien als „das vorzüglichste Hypnotikum, welches wir kennen", zu bezeichnen, da es im Gegensatz zu Morphin keine Nebenwirkungen habe.[430] In Hofheim wurden die als Schmerz- und Beruhigungsmittel geführten Arzneistoffe bei den Betroffenen ausschließlich ihrer sedierenden bzw. schlaffördernden Wirkung wegen eingesetzt. Der Anstieg in der Gabe von Opium, Morphium und Chloralhydrat, wie er für die Anstalten im Zuge der Einführung des „Non-Restraint" postuliert wurde,[431] hing vom Auftrag der Institution ab. An Pflegeanstalten, denen eine „Aufbewahrungsfunktion" zugesprochen wurde, scheint die Schwelle, bei als störend empfundenen oder

---

427 Die Siegburger Ärzte wurden zu wissenschaftlichen Arbeiten herangezogen, worunter auch die angesprochene Diskussion um die Anwendung der Sedativa gehörte. Zur Beteilung der Assistenzärzte an wissenschaftlicher Arbeit unter der Direktorenschaft von Hoffmann, siehe auch Herting, Dr. Friedrich Hoffmann.

428 Siehe dazu Dieter Jetter, Zur Typologie des Irrenhauses in Frankreich und Deutschland (1780–1840) (Geschichte des Hospitals 2). Wiesbaden 1971, S. 88. Im Hessischen Staatsarchiv in Darmstadt liegt keine Personalakte zu Reissner. In den Patientenakten zwischen 1865 und 1870 ist unter einigen ärztlichen Stellungsnahmen das Kürzel R vermerkt.

429 Reissner, Über Einspritzungen von Arzneimitteln in das Unterhautgewebe bei Geisteskranken, in: Allgemeine Zeitschrift für Psychiatrie 24. 1867 S. 74–151. Demnach konnte er bei den Opium-Alkaloiden Papaverin, Thebain und Codien kaum einen beruhigenden Effekt auf die Patienten feststellen, auch Morphinspritzen bei Melancholie-Patienten brachten bei Reissners Versuchen nicht den gewünschten Effekt, ebd., S. 126–150, siehe dazu auch Frank Hall, S. 93–96.

430 Reissner, S. 145. Narcien war im Vergleich zu den anderen Stoffen jedoch teuer; um einen beruhigenden Effekt verzeichnen zu können, benötigte man zudem verhältnismäßig große Dosen. Narcien wurde 1832 als Nebenalkaloid des Opiums isoliert, Frank Hall, S. 94.

431 Schmiedebach, Vom Zwang, spricht von einem vermehrten Gebrauch des beruhigend wirkenden Chlorahydrath ab 1870 an den Anstalten, zu der Zeit, als sich das „Non-Restraint" flächendeckend an den Anstalten durchsetzte, S. 81.

bei schlaflosen Patienten zu sedierenden Mitteln zu greifen, niedriger als an Heilanstalten gewesen zu sein.

3. Disziplinarische Intervention im Anstaltsalltag

„Gestern drohte die Kranke beym Gemüseputzen mit dem Messer u[nd] gab, als man es ihr abnehmen wollte dem Verwalter und der Oberwärterin Fußtritte in den Bauch. Sie ward auf den Drehstuhl gebracht, u[nd] erhielt 500 Schwingungen, worauf sie stark erbrach.“[432]

Das Thema Zwangsmaßnahmen, bzw. die Anwendung mechanischer Beschränkungsmittel im Umgang mit psychiatrischen Patienten, beschäftigt die Psychiatrie seit ihren Anfängen. Gerade in der Anstalt galt die Aufrechterhaltung des strengen Regimes und eines geregelten Tagesablaufs als Voraussetzung für das Funktionieren des Anstaltsalltags und für das Gelingen eines Heilungsversuchs.[433] Dabei ist besonders von Foucault wiederholt herausgestellt worden, dass die Ärzte im Anstaltsalltag des 19. Jahrhunderts generell dem reibungslosen Ablauf des Alltags ein größeres Gewicht beimaßen als der Therapie.[434] Seine Arbeiten zur Disziplinierung, wie auch die eingangs dargestellten von Weber und Oestreich sowie die von Goffman zu „totalen Institutionen“, haben gezeigt, dass Zwang in der Gesellschaft allgegenwärtig ist. Man kann dementsprechend nicht von Zwang in der Psychiatrie und Autonomie außerhalb der Anstalt sprechen.[435] Auch haben die Ausführungen zu den therapeutischen Behandlungsversuchen und den angewandten Beschränkungen vor Eintritt in die Anstalt verdeutlicht, dass es Überschneidungen zwischen den Umgangsweisen mit den Betroffen innerhalb wie außerhalb der Anstalt gab.[436] In diesem Abschnitt geht es um die Debatte des

---

432 ALVR Siegburg, No. 14819, Elisabetha S. Eintrag ins Journalblatt vom 6. Juni 1829.

433 Die Anstalt galt für sich schon als Heilmittel, vgl. Kapitel VII.

434 Foucault, Die Macht. Foucault thematisiert immer wieder die Diskrepanz zwischen medizinischer Theorie und psychiatrischer Praxis. Schon in Wahnsinn und Gesellschaft, ebd., S. 308 hob er hervor, „Jedoch stehen sogar in der Medizin Theorie und Therapie in vollkommener Reziprozität. Die Behandlung des Wahnsinns im Hospital war ausgeschlossen, weil dessen Hauptaufgabe in der Zucht und Bestrafung lag.“

435 Ich folge hier den Ausführungen von Meier, die zusammen mit Brigitta Bernet, Gisela Hürlimann und Jakob Tanner das Forschungsprojekt „Zwangsmaßnahmen in der Zürcher Psychiatrie“ durchgeführt hat. Meier, Zwang in der Psychiatrie, S. 187 f., dies., Zwang und Autonomie in der psychiatrischen Anstalt. Theoretische Überlegungen und empirische Befunde aus historischer Sicht, in: Wulf Rössler/Paul Hoff (Hg.), Psychiatrie zwischen Zwang und Autonomie. Heidelberg 2005 S. 67–87, sowie Bernet/Hürlimann/dies./Tanner.

436 Bei Aufregungszuständen, bei selbst- und fremdgefährdenden Verhalten wurden die Be-

„Non-Restraint", dass heißt um die Kontroverse zwischen den behandelnden Ärzten um die Behandlung des Patienten ohne mechanische Beschränkungsmittel. Dieses Thema war im gesamten hier untersuchten Zeitraum Diskussionsgegenstand unter den Anstaltsärzten. Hofheimer als auch Siegburger Ärzte beteiligten sich an der Debatte, die besonders in Siegburg zu Kontroversen innerhalb der Ärzteschaft führte. Einführend wird die Debatte um das Non-Restraint skizziert. Danach erfolgt eine Untersuchung der in Siegburg und Hofheim zum Einsatz gekommenen Zwangsmaßnahmen im Anstaltsalltag und der Frage, in welchen Situationen Beschränkung und/oder Bestrafung angewandt wurde und welche Patienten betroffen waren. Zudem werden Veränderungen bei der Handhabung von Bestrafungsmaßnahmen untersucht, die sich im Laufe des 19. Jahrhunderts ergaben und die auch als Konsequenz des Non-Restraint gedeutet werden können.

3.1.1. Die zeitgenössische Debatte um das „Non-Restraint"

Das Non-Restraint System wurde durch die Publikation „The Treatment of the Insane without mechanical Restraint" des Briten John Conolly[437] von 1856 bekannt. 1860 erschien die von Heinrich Damerow angeregte[438] deutsche Übersetzung durch den Anstaltspsychiater Brosius,[439] woraufhin auch im deutschsprachigen Raum eine verstärkte Rezeption erfolgte. Bei diesem Behandlungsprinzip ging es nicht nur um die völlige Beseitigung mechanischer Beschränkungsmittel, sondern um ein neues System in der Irrenbehandlung, das eine gänzliche Vermeidung von Aufregung und eine von Güte und Verständnis dem Betroffenen gegenüber geprägte Behandlung vorsah.[440] Die Durchführung des Non-Restraint, das anfänglich vornehmlich an privaten britischen Anstalten eingeführt wurde,[441] erforderte mehr und vor allem gut ausgebildete Wärter, da eine wachsame Beaufsichtigung als

troffenen vor ihrer Aufnahme entweder gefesselt oder von Dorfbewohnern bewacht; oftmals wurden sie zur Ader gelassen, erhielten Brech- und Abführmittel, was zumeist unter einer antiphlogistischen Kurmethode subsumiert wurde. Siehe auch Kapitel IV. Der „Irre" in seiner sozialen Umwelt.

437 John Conolly (1794–1866) führte 1839 im Hanwell-Asyl das Non-Restraint-System ein.

438 Sammet, „Ueber Irrenanstalten ...", S. 200.

439 Die Übersetzung wurde 1859 von Damerow angeregt,

440 Siehe Cordula Geduldig, Die Behandlung von Geisteskranken ohne physischen Zwang. Die Rezeption des Non-Restraint im deutschen Sprachgebiet. Uni. med. Diss. Zürich 1975 hier S. 18–27. Dort wird die Kontoverse um die Einführung in Deutschland ausführlich dargestellt.

441 In deutschsprachigen privaten Heilanstalten, wie die 1857 von Ludwig Binswanger sen. eröffnete, wurde zwar versucht, die Beschränkungsmittel so gering wie möglich einzusetzen, ei-

Voraussetzung für das Gelingen der Durchführung angesehen wurde.[442] Die Beseitigung des äußeren Zwangs brachte somit nicht nur eine ständige Überwachung der Patienten durch die physische Präsenz des Pflegepersonals mit sich, sondern verlangte auch von den Patienten eine „Verinnerlichung des Zwangs".[443] Wie Heinz-Peter Schmiedebach dargestellt hat, führten die therapeutischen Leitlinien im Laufe des 19. Jahrhunderts von moralischem und mechanischem Zwang weg zu einer Verinnerlichung der Selbstbeschränkung und dadurch zu einer scheinbar „freien" Behandlung der Betroffenen.[444]

Die Verminderung der Zwangsmittel an den Anstalten war schon vor Conolly gefordert worden;[445] 1822 hatte sich in England Gardiner Hill in Lincoln wie auch der deutsche Anstaltsarzt Christian A. F. Hayner bereits 1817 dafür ausgesprochen.[446] 1811 erregte der Fall um den zweiten Arzt an der Charité in Berlin, Ernst Horn (1774–1848), Aufsehen, nachdem eine von ihm behandelte Patientin in dem nach ihm benannten „Hornschen Sack" verstarb.[447] Dabei wurden die Patienten in einen Sack aus Sackleinwand gesteckt, der durch die damit einhergehende „Reizabschottung" zu einer „Ru-

---

ne generelle Umsetzung des britischen Non-Restraint wurde jedoch nicht praktiziert. Siehe dazu die Zusammenfassung von Hirschmüller/Moses, S. 192–196.

442 Zur Wärterfrage siehe Dorothe Falkenstein, „Ein guter Wärter ist das vorzüglichste Heilmittel…" Zur Entwicklung der Irrenpflege vom Durchgangs- zum Ausbildungsberuf. Frankfurt/Main 2000.

443 In der bekannten Quäkeranstalt, dem York Retreat, praktizierten die dortigen Ärzten ihre Therapiemethode des „moral treatment". Die von den Ärzten ausgehende moralische Disziplinierung sollte sich dadurch bei den Patienten verankern, dass sie im Laufe ihrer Behandlung eine „Selbstkontrolle" entwickelten, so dass die verinnerlichte Beschränkung die äußere obsolet machen sollte, Digby, Madness, S. 72–78; dazu auch Dörner, Bürger, S. 69–113.

444 Schmiedebach, Vom Zwang, S. 59–86. Nolte konnte anhand ihrer Untersuchung zu Patientinnenakten der Göttinger Heilanstalt um 1900 belegen, dass die dort praktizierte „zwangsfreie" Behandlung (ohne physische Beschränkungsmittel), die durch eine permanente Überwachung der Patientinnen ersetzt wurde, durchaus als Zwang empfunden wurde, Gelebte Hysterie, S. 66–91.

445 Suzuki hat festgestellt, dass an dem Hanwell Asylum schon im Zuge der Gefängnisreformen und des poor law in England das Non-Restraint schon vor dem Amtsantritt Conollys propagiert wurde. Akihito Suzuki, The Politics and Ideology of Non-Restraint: The Case of the Hanwell Asylum, in: Medical History 39. 1995 S. 1–17 hier S. 2 und S. 6f. Siehe zur Einführung des Non-Restraint und dem Einfluss des Armengesetzes in England 1834. Adair/Forsythe/Melling, S. 335–355.

446 Christian August F. Hayner, Aufforderungen an Regierungen, Obrigkeiten und Vorsteher von Irrenhäusern zur Abstellung einiger schwerer Gebrechen in der Behandlung der Irren. Leipzig 1817.

447 Siehe, Kaufmann, Schmerz zur Heilung, Geduldig, S. 12–13, Horn, Öffentliche Rechenschaft, ders., Beschreibung der in der Irrenanstalt des Königlichen Charitékrankenhauses zu Berlin gebräuchlichen Drehmaschinen, ihrer Wirkung und Anwendung bei Geisteskranken, in: Zeitschrift für psychische Aerzte 1. 1818 S. 219–230.

higstellung“ der Person führen sollte.[448] Das gegen Horn eingeleitete Disziplinarverfahren wurde mit Hilfe eines für ihn sprechenden Gutachtens des schon erwähnten Reil eingestellt, der die Verwendung des Sacks als beruhigende Maßnahme durch Abschottung von allen äußeren Reizen anpries.[449] Anhand dieses spektakulären Falles hat Doris Kaufmann nachdrücklich gezeigt, wie gewaltsame körperliche Beschränkungen von den frühen Irrenärzten als psychisch und physiologisch wirksame Therapiemethoden legitimiert wurden.[450] Obwohl das Behandlungssystem in englischen Anstalten scheinbar erfolgreich durchgeführt wurde,[451] begegnete man ihm in Deutschland mit Skepsis. Bis in die frühen 1860er Jahre wurde das Non-Restraint von der Mehrheit der Anstaltspsychiater zwar als prinzipiell wünschenswert, doch als undurchführbar bezeichnet: Das Wärterpersonal sei dafür unzureichend und zu schlecht ausgebildet,[452] zudem böten die baulichen Gegebenheiten der meisten Anstalten – umgebaute Klöster – nicht die geeignete Umgebung. Außerdem wurde angemerkt, dass eine Isolation für den Betroffenen nachteiliger sei als die Verwendung einer Zwangsjacke oder eines Zwangsstuhls, da die Person damit unter den anderen Patienten bleiben könne.[453]

---

448 Der Sack sei, so Horn, licht- und luftdurchlässig, so dass man auch ohne Probleme mehrere Säcke über einander stülpen könne, ohne die Atmung des Betroffenen zu beeinträchtigen. Er selber habe den Sack schon seit Jahren in Gebrauch, der sich vorzugsweise zur Disziplinierung tobsüchtiger Irrer anwenden ließe. „Viele Geisteskranke, besonders tobsüchtige, unruhige, stürmische Wahnsinnige, die durch andere sonst kräftige Mittel zur Folgsamkeit, Ordnung und Ruhe nicht vermocht werden konnten, wurden durch die Anwendung des Sacks in eine viel ruhigere Stimmung versetzt, so daß bei neuen Ausbrüchen die bloße Androhung desselben sie folgsamer und für andere indirekt psychische Heilmittel empfänglicher machte.“ Horn, Oeffentliche Rechenschaft, S. 232f.

449 Das Gutachten von Reil ist bei Adolph Henke, Abhandlungen aus dem Gebiete der gerichtlichen Medicin. Als Erläuterungen zu dem Lehrbuche der gerichtlichen Medicin 4. Bamberg 1820 hier S. 145–168 abgedruckt. Der Sack wurde daraufhin auch weiterhin in der Charité bei tobenden Patienten eingesetzt.

450 Kaufmann, Schmerz zur Heilung. Siehe dazu auch Kutzer, Die therapeutischen Intentionen.

451 Jacobi veröffentlichte ein Schreiben des englischen Arztes John Kitching in Painthorpe house, der die gänzliche Abschaffung der Zwangsmittel in den Anstalten als therapeutisch kontraproduktiv ansieht, da es wissenschaftliche (vermehrte „apoplektische Anfälle“ durch steigernde Aufregung) wie menschliche Einwände (sei es menschlich vertretbar, wenn eine Person sich selbst verletze, ohne dass dagegen interveniert würde) gäbe. Maximilian Jacobi, Auszug aus einem Schreiben von John Kitching Hülfsarzt in Painthorpe house, in: Allgemeine Zeitschrift für Psychiatrie 1. 1844 S. 590–606.

452 Die Wärterfrage wurde von Ludwig Wille, der als Befürworter des Non-Restraint auftrat, 1880 als die „Achillesferse des Non-Restraint“ bezeichnet. Siehe Geduldig, S. 34f.

453 Maximilian Jacobi, Ueber die gänzliche Beseitigung körperlicher Beschränkungsmittel

Neben diesen pragmatischen Gesichtspunkten spielte jedoch die therapeutische Einstellung vieler anthropologisch-moralisch argumentierender Anstaltspsychiater[454] für die Beibehaltung der physischen Beschränkungsmittel eine nicht zu unterschätzende Rolle. Sie wurden als pädagogisch und dadurch therapeutisch sinnvolle Hilfsmittel bezeichnet. 1861 sprach sich Wilhelm Griesinger, der noch in der ersten Auflage seines Lehrbuchs 1845 die Anwendung mechanischer Zwangsmittel befürwortet hatte,[455] in der zweiten Auflage vehement dagegen aus.[456] Er, sowie Ludwig Meyer in Göttingen[457] und die in die Schweiz berufenen Ludwig Wille (1834–1912)[458] und Bernhard Aloys von Gudden (1824–1886),[459] gehörten zu den Anstaltsdirektoren, die sich der Non-Restraint Bewegung anschlossen und ihre Erfahrungen

---

bei der Behandlung von Irren, in: Allgemeine Zeitschrift für Psychiatrie 1. 1844 S. 583–589 hier S. 584.

454 Die deutsche Psychiatrie war bis in die Mitte des 19. Jahrhunderts von einer moralisch-pädagogisch ausgerichteten Ärztegeneration geprägt, die sich selbst entweder zu den „Somatikern", wie Nasse und Jacobi, oder zu den „Psychikern", wie Ideler und vor allem Heinroth, rechnete. Sie kann jedoch insgesamt – trotz der Differenzen – einer anthropologisch argumentierenden Psychiatrie zugewiesen werden. Siehe dazu Kapitel II.

455 GRIESINGER, Pathologie, 1. Aufl., 1845, S. 372–374. Griesinger war bei der Abfassung seines Lehrbuchs 28 Jahre alt. Während seiner Zeit als Assistenzarzt bei Ernst Albert Zeller in Winnenthal 1840–41 hatte er dort den Einsatz von Zwangsmitteln erlebt, die Zeller als notwendig erachtete. Aus seiner Beschreibung des englischen Non-Restraint wird ersichtlich, dass er zu diesem Zeitpunkt das Non-Restraint nicht aus eigener Anschauung kannte, sondern nur den Topos der älteren deutschen Psychiater wiederholte, dass ein England erst „der Missbrauch [...] die totale Verbannung der Zwangsmittel herbeigeführt" habe. Siehe dazu auch SAMMET, „Ueber Irrenanstalten...", S. 204–210.

456 GRIESINGER, Pathologie, 2. Aufl., 1867, S. 504–509. Griesinger schrieb, dass er sich zuvor noch von den etablierten Kollegen habe beeinflussen lassen, jedoch habe er sich vor Ort überzeugen können, S. 508. DERS., Die freie Behandlung, in: Archiv für Psychiatrie und Nervenkrankheiten 1. 1868/69 S. 237–248. Dazu auch SAMMET, „Ueber Irrenanstalten...", S. 204.

457 LUDWIG MEYER, Das Non-Restraint und die Deutsche Psychiatrie, in: Allgemeine Zeitschrift für Psychiatrie 20. 1863 S. 542–581. Zu Meyer, der zuerst im Hamburger Krankenhaus St. Georg als Oberarzt an der dortigen Irrenabteilung das Non-Restraint eingeführt hatte, siehe BURKHART, NOLTE, Gelebte Hysterie, S. 38, DÖRNER. Bürger, S. 306.

458 Ludwig Wille war zuerst in der Anstalt Rheinau, später dann in Basel. An den von ihm geleiteten Anstalten führte er das Non-Restraint ein. Unter Restraint verstand er auch die Isolierung der Person, weshalb er eine permanente Beobachtung der Patienten einführte, die auch als eine Disziplinartechnik im Sinne Foucaults bezeichnet werden kann. Siehe dazu GEDULDIG, S. 98–100, BERNET/HÜRLIMANN/MEIER/TANNER, S. 13 f.

459 Bernhard A. von Gudden war bei Jacobi Assistenzarzt in Siegburg. Er wurde später Direktor in Werneck, später Professor und Direktor an der Universitätsklinik in Zürich. Er ertrank 1868 mit seinem Patienten, König Ludwig II. von Bayern im Starnberger See. Siehe dazu Orth, Kurzbiographien, S. 157. Von Gudden verankerte das Non-Restraint im Reglement des von ihm geleiteten Zürcher psychiatrischen Stadtasyls, der Burghölzli, BERNET/HÜRLIMANN/MEIER/TANNER, S. 13.

damit veröffentlichten. Langsam setzte sich das Non-Restraint in der nachfolgenden Psychiatergeneration auch in Deutschland durch. Dies wurde auch durch den Wissenstransfer innerhalb der europäischen Psychiaterschaft gefördert. Unter den Ärzten gab es einen regen Reiseverkehr nach Deutschland, Frankreich und England.[460] In England konnten sich die Ärzte vor Ort von der Durchführbarkeit des Non-Restraint in der Praxis überzeugen. Gerade unter den älteren Anstaltspsychiatern regte sich bis in die 1880er Jahre hinein Opposition gegen eine zwangsfreie Behandlung, wie etwa bei dem alternden Wilhelm Roller, der 1874 eine „milde Behandlung [als] mit der Anwendung von Zwangsmitteln vereinbar" vertrat.[461] Obwohl die zwangfreie Behandlung erst gegen Ende der 1870er Jahre zum Thema der Sitzungen in den psychiatrischen Vereinen gemacht wurde,[462] waren zudem in den 1860er Jahren in einigen Anstalten Listen eingeführt worden, in denen die Verwendung von Zwangsmitteln und deren Grund eingetragen werden musste.[463] Dies geschah 1867 auch in Siegburg durch den damaligen Direktor Werner Nasse.[464]

---

460 [Carl] Pelman, Reisebericht aus England und Frankreich, in: Allgemeine Zeitschrift für Psychiatrie 27. 1871 S. 162–186 und S. 307–334, [Ludwig] Ripping Reisebericht über eine psychiatrische Reise in England und Schottland, in: Allgemeine Zeitschrift für Psychiatrie 31. 1875 S. 97–117 und S. 253–274. Allgemein siehe Thomas Müller, Reisende Psychiater.

461 Roller, Psychiatrische Zeitfragen, S. 84. Interessant ist hier, dass er das Non-Restraint als eine deutsche Erfindung auszugeben bestrebt war. Dabei verwies er auf Hayner, der lange vor den englischen Veröffentlichungen seine Aufforderung, die Zwangsmittel zu reduzieren, veröffentlicht hatte. Bei den Briten sei die Einführung des Non-Restraint in seiner Ausschließlichkeit auch nur deshalb eingeführt worden, da dort an den Irrenanstalten zuvor für die Patienten solch desolate Versorgungsbedingungen geherrscht hätten, dass „es nicht Wunder täte, wenn es von einem Extrem ins Andere gegangen wäre.", ebd., S. 81–83. Siehe zum „relativen Non-Restraint" bei Roller auch Geduldig, S. 94–98.

462 Ebd., S. 101–106.

463 Nach Meyer, S. 572 war es in Deutschland Hermann Dick als Leiter der Anstalt Klingenmünster, der solche Listen einführte. Dick hielt ein gänzliches Non-Restraint für nicht praktikabel, versuchte jedoch durch die Notwendigkeit der Begründung und Notierung der Zwangsmaßnahmen diese zu reduzieren. Siehe dazu auch Geduldig, S. 114.

464 Werner Nasse, Aerztlicher Bericht, 1867, S. 11.

3.1.2. Vom Drehstuhl zur Isolation?: zur Verwendung mechanischer Beschränkungsmittel in Siegburg und Hofheim

Die Verwendung von physischen Beschränkungsmaßnahmen in Siegburg wurde bis Anfang der 1860er Jahre mit dem Amtsantritt Friedrich Hoffmanns von der Einstellung Jacobis geprägt, der sich, ganz im Sinne seiner Direktorenkollegen Wilhelm Roller in Illenau und Ernst Albert Zeller in Winnenthal, gegen die Einführung des Non-Restraint aussprach.[465] Dies wird in der Forschung zu Jacobi seiner paternalistischen Grundhaltung zugeschrieben,[466] nach der es ihm trotz eines veränderten, nämlich reflektierten ärztlichen Verhaltens und Auftretens gegenüber dem Kranken[467] nicht sinnvoll erschienen sei, gänzlich auf Zwangsmittel zu verzichten.[468] Jacobi wird im Gegensatz zu dem explizit moralisch argumentierenden Heinroth[469] zu den Psychiatern gezählt, die ihre Behandlungsmaßstäbe rein von medizinischen Gesichtspunkten geleitet wissen wollten. Demnach sei von Jacobi die Anwendung der unangenehmen Spritzbäder und selbst der Einsatz der Drehmaschine nur als somatische Therapie legitimiert gewesen; als schmerzhaftes Bestrafungsmittel habe er sie scharf kritisiert.[470] Dabei gilt es den Hinweis von Michael Kutzer zu berücksichtigen, dass trotz Jacobis Bekenntnis zur Naturgeschichte und seiner Vorgabe, dass nur das „physiologisch-somatische“ Denken die ärztliche Praxis leiten dürfe, sein Denken auch von moralischen Wertungen und Urteilen geprägt gewesen sei.[471]

Dies wird bei der Anwendung der Zwangsmittel deutlich. Obwohl Jacobi in seinen Schriften mitteilte, dass er die Zwangsmittel lediglich als Beschrän-

---

465 Jacobi, Ueber die gänzliche Beseitigung.

466 Ansorge, S. 351. Siehe auch Achim Thom, Carl Wigand Maximilian Jacobi (1775–1858) und der Formierungsprozeß der medizinischen Betreuung psychisch Kranker in Deutschland, in: Beiträge zur Hochschul- und Wissenschaftsgeschichte 21. 1987/88 S. 149–159.

467 Schrenk, Über den Umgang, S. 130, ders. „Ich bin der Arzt…“, bes. S. 142 f.

468 Ansorge, S, 351.

469 Kutzer charakterisiert die Haltung Heinroths gegenüber den Patienten als die eines Meisters und Monarchen; Jacobi Haltung könne dagegen als die eines gerechten und verständigen Vaters beschreiben werden, „Psychiker“, S. 43. Heinroth sah, wie auch Reil und Horn, die Erregung schmerzhafter Empfindungen des Gemeingefühls als ein therapeutisches Mittel an. Zu Heinroth siehe auch Wunderlich.

470 Kutzer, „Psychiker“, S. 42. Kutzer sieht dementsprechend nicht die Mittel als solche, sondern das „Vorzeichen“ ihrer Anwendung als ein Zeichen für eine veränderte Umgangsweise mit den Betroffenen und eine „wachsende Sensibilität der bürgerlichen Schichten gegen Grausamkeit und Gewalt in der Irrenbehandlung“, S. 43.

471 Ebd. S. 44.

kungsmittel bei selbst- und fremdgefährdendem Verhalten und nötigenfalls zur Aufrecherhaltung der Hausordnung einsetze und 1844 einräumte, die Anwendung der körperlichen Beschränkungsmittel noch mehr zu kontrollieren und sie nur dort anzuordnen, „wo ihre Anwendung mir entschieden unvermeidlich oder heilsam erscheint,“[472] kann anhand der Patientenakten veranschaulicht werden, welch weiten Entscheidungsspielraum diese Vorgabe dem Arzt bot. Dies zeigen, wie im Folgenden deutlich wird, die Journaleinträge im Krankenblatt der Patienten.

Wie ist in diesem Zusammenhang der Begriff Zwang zu verstehen?[473] Es geht hier nicht um die Strafversetzungen[474] von einer Abteilung in die andere, obwohl dies ein massiver Eingriff in die Privatsphäre der Betroffenen bedeutete und im Anstaltsalltag ein Gegenstand ständiger Auseinandersetzungen zwischen Arzt und Patienten darstellte,[475] sondern um die Anwendung von physischen Beschränkungsmitteln. Dabei ist es durch die Krankheits- und die Behandlungskonzeption, wie sie am Konzept Jacobis dargestellt wurde,[476] besonders im frühen 19. Jahrhunderts schwierig, in jedem Fall eindeutig zwischen therapeutischer und disziplinarischer Intervention zu unterscheiden, wenn man nur die Art der Behandlung berücksichtigt. Auch gilt es bei einer Einteilung der zum Einsatz gekommenen Beschränkungsmaßnahmen in Rechnung zu stellen, dass die Begießung des Patienten mit kalten Regenbädern, um die Reizung von Gehirn- und Rückenmarksnerven zu mildern, oder die „heilsame Beschränkung,“ um weiteren „Congestionen zum Kopf“ zu verhindern und um die Person den Ermahnungen des Direktors zugänglich zu machen, von den Betroffenen durchaus als Zwang angesehen

---

472 Jacobi, Ueber die gänzliche Beseitigung, S. 585.

473 Zur Definition von Zwang siehe Bernet/Hürlimann/Meier/Tanner, S. 34–47, Meier, Zwang in der Psychiatrie, S. 187f. Für einen Überblick über heutige Zwangsmaßnahmen in der Psychiatrie siehe Harald Dressing/Hans Joachim Salize, Zwangsmaßnahmen in der Psychiatrie. Ein internationaler Vergleich, in: Paul Hoff/Wulf Rössler (Hg.), Psychiatrie zwischen Zwang und Autonomie. Heidelberg 2005 S. 119–144.

474 Roller, Grundsätze. Auch Zeller hob Griesinger zu Folge den Vorteil von Versetzungen hervor und nannte wichtige Gründe für eine Versetzung, Grieisinger, Die Pathologie und Therapie, 2. Aufl., 1867, S. 525. Zu den Strafversetzungen der Betroffenen auf erste oder zweite Abteilung und deren Reaktion darauf siehe Kapitel VII.

475 Siehe dazu den Abschnitt Kategorisierung in der Anstalt, Kapitel VII.

476 Die moralische Behandlung der Patienten wurde durch Pinels' Methode des „Traitement moral“ um 1800 bekannt, dessen „psychische“ Behandlungsmethode unter ständiger Beobachtung erfolgen und durch die Schaffung von Vertrauen in den Patienten Erfolg versprechen sollte. Das sogenannte „Moral management“ wurde schon seit dem 18. Jahrhundert in England propagiert, so von William Battie (1704–1776; Arzt am St. Luke's Hospital in London) und dem Geistlichen Francis Willis (1718–1807), der Betroffene in sein Haus aufnahm. Zur englischen Form der moralischen Therapie siehe Digby, Madness, S. 33–87.

werden konnten. Deshalb werden die Interventionen nicht nach mutmaßlichen Bewertungen seitens der Betroffenen untersucht. Die Einteilung erfolgt vielmehr nach der Motivation[477] der Maßnahme, die in den meistens Fällen eruiert werden kann, wenn der Kontext der Anwendung des Zwangsmittels berücksichtigt wird.[478] Dabei werden therapeutische und disziplinarische Motive unterschieden sowie eine weitere Gruppe, bei der es um den Erhalt der Anstaltsordnung ging. Unter einer disziplinarischen Intervention wird bspw. der Einsatz des Zwangskorbs bei Peter G. verstanden, der laut Protokoll nur mit „Widersetzlichkeit und Halsstarrigkeit" zur Arbeit ging und daraufhin „mehrmals mit Zwangskorb gestraft" wurde.[479] Unter therapeutischen Maßnahmen werden hingegen solche verstanden, wie sie bei Sybilla K. ergriffen wurden. Sie wurde auf den Zwangstuhl gesetzt, weil sie die Verbände um ihre stark geschwollenen Füße abriss.[480] Die Isolierung einer Patientin „wegen gemeiner leichtfertiger Reden"[481] wurde als eine Maßnahme, die auf Wahrung der der Anstaltsordnung abzielte, eingestuft. Explizit ökonomische Gesichtspunkte, wie sie bei Felix von A. im Mittelpunkt gestanden haben, der, wegen seiner Unruhe gefesselt, nachdem er kontinuierlich ins Bett urinierte, anstatt auf der Matratze auf einem Strohsack schlafen musste,[482] sind dagegen weniger vermerkt worden. Allerdings ergeben sich durch die kleine Fallzahl und die Aufzeichnungspraxis in der Anstalt, da die Beschränkungsmaßnahmen nicht immer lückenlos aufgezeichnet wurden, Einschränkungen.[483] So lässt sich die kontinuierliche Anwendung eines Zwangsmittels oftmals nur aus Eintragungen wie „nimmt ihre Nahrungsmittel, wo sie jetzt in der ledernen Jacke [der englischen Zwangsjacke, S. B.] ihre Hände nicht

---

477 Unter der Motivation der Ärzte wird hier die beabsichtigte Veränderung verstanden, welche die Intervention bei dem Patienten in seinem Erleben oder Verhalten (z. B. sich reinlich zu verhalten) sowie auf die Umwelt (z. B. Wiederherstellung der Ruhe durch die Entfernung des Betroffenen) erzielen sollte. Siehe dazu Stengel, S. 120.

478 Siehe dazu die Vorgehensweise in Meier, Zwang in der Psychiatrie, S. 189f.

479 LVR Siegburg, No. 649, Peter G. Er war zwischen 1834–38 in Siegburg und verstarb dort.

480 LVR Siegburg, No. 259, Sybilla K. Sie war zwischen 1826–1838 in Siegburg und wurde als ungeheilt klassifiziert von ihrem Sohn in eine Pflegeanstalt gebracht.

481 LVR Siegburg, No. 611, Therese S. 1864 aufgenommen und im gleichen Jahr als „ungeheilt" wieder entlassen.

482 LVR Siegburg, No. 675, Felix von A. Er wurde auf Anfrage seiner Mutter 1841 nach Siegburg in die luxuriöseste Pensionärsklasse aufgenommen. 1842 ging er als „unheilbar" nach Brüssel.

483 Die Tatsache, dass Felix von A. auf Stroh schlief, wurde offenbar nur deshalb notiert, weil es auffiel, dass er „es nicht wahrzunehmen [scheint, S. B.], daß er jetzt auf einem Strohbett statt einer Matratze schläft", LVR Siegburg, No. 675.

gebrauchen kann, so gut es geht mit dem Mund",[484] erschließen. Deshalb kann es nur darum gehen, Tendenzen festzumachen, wann und wie sich die Behandlungen in der Anstaltspraxis veränderten.[485] Dabei scheinen gerade solche Eintragungen darüber Aufschluss geben zu können, wie die Verwendung der Zwangsmittel gehandhabt wurde. Die Schwelle, nach Zwangsmitteln zu greifen, scheint bei einer solchen Aufschreibepraxis, wie der eben angeführten, niedriger und vor allem unreflektierter gewesen zu sein, als wenn bei der Eintragung „neckt und schlägt andere, muß isoliert werden",[486] notiert wurde. In der empirischen Erfassung (Tabelle 23, Anhang) wurde aus den genannten Gründen deshalb nicht die Zahl der Zwangsmaßnahmen einzeln aufgeführt, sondern vermerkt, ob bei der Person überhaupt Zwangsmaßnahmen und wenn ja, in welcher Verwendungsweise vorgekommen sind. So können bei einer Person im Laufe ihres Aufenthalts sowohl therapeutisch als auch disziplinarisch motivierte Beschränkungen verwandt worden sein.

Im Laufe ihres zweiten Aufenthalts an der Siegburger Anstalt fiel die 26-jährige Dienstmagd Agnes S.[487] durch „capriciöses Betragen, große Trägheit" auf, die Jacobi dazu veranlassten, den Drehstuhl zum Einsatz kommen zu lassen. „Nach fünfzig Umdrehungen schon [bekam sie, S. B.] Erbrechen" und zeigte sich für eine kurze Zeit darauf „folgsamer". Diese Folgsamkeit war jedoch nicht von langer Dauer, kurze Zeit später störte sie wieder durch eine „gänzliche Haltungslosigkeit u[nd] dabey Launen und Eigensinn".[488] Anstatt des Drehstuhls wurde daraufhin die Wirkung der Stehmaschine[489]

---

[484] LVR Siegburg, No. 895, sie war von 1844–46 in Siegburg und wurde als „unheilbar" wieder in die Heimat zurückgeschickt.

[485] Zu empirischen Fallstudien, die sich anhand großer Fallzahlen den Veränderungen in der Anwendung von Zwangsmaßnahmen nachgehen, siehe Bernet, Hürlimann, Meier und Tanner sowie Esther.

[486] LVR Siegburg, No. 609, Gottfried B. 1860 erstmalig aufgenommen, als geheilt entlassen, dann von 1866 bis 1867 in Siegburg, als „ungeheilt" entlassen.

[487] LVR Siegburg, No. 14826. Sie wurde zwischen 1826 und 1840 insgesamt vier Mal als Patienten in Siegburg aufgenommen, bei der letzten Entlassung erhielt sie den Status ungeheilt, der ihr keine fünfte Aufnahme mehr gewähren würde.

[488] Ebd., Journaleintrag Mai bis Juni 1829.

[489] Bei der Stehmaschine handelte es sich um eine Vorrichtung, bei der der Patient stundenlang zum fortgesetzten aufrechten Stehen gezwungen wurde. Das Verfahren gestaltete sich folgendermaßen: „Eine starke hanfene Schnur, von mäßiger Dicke, wird perpendikulär im Zimmer dergestalt angehängt, daß sie durch einen metallenen Ring läuft, der an dem Hintertheile eines breiten Gurts, welcher den Obertheil des Kranken umgiebt, befestigt ist. Beide Arme des Kranken werden horizontal lose ausgestreckt, und mittelst Handriemen an Haken befestigt, die an den Seitenwänden des Zimmers angebracht sind. Der Kranke kann sich also wenig und kaum einige Zoll hin und her bewegen; er kann sich nicht legen und nicht setzen; er ist zum fortgesetzten Aufrechtstehen gezwungen. Um bei sehr bösartigen Kranken das Treten mit den Füßen zu

auf ihre „Widerspenstigkeit“ hin ausprobiert. Agnes S. sollte auch bei ihren zwei weiteren Aufenthalten noch das gesamte Jacobi zur Verfügung stehende Arsenal an Zwangsmitteln – Zwangsstuhl, Zwangsjacke, Zwangskorb, Isolation und Strahlbad – am eigenen Leibe erfahren, bevor sie nach ihrer vierten Aufnahme als „ungeheilt“ aus der Siegburg zu ihrem Bruder gebracht wurde. Auch die 35-jährige Elisabetha S. bekam zwischen 1828 und 1835 wegen tobsüchtiger Anfälle neben Sturzbädern, der Stehmaschine, Haarseilen, Nahrungsentzug und Regenbädern mehrmals den Drehstuhl zur Strafe verordnet. Bei der zweiten Anwendung „erhielt die Kranke auf dem Drehstuhl an 600 Schwingungen. Sie war zuletzt als ob sie schlief, ihr anfangs frequenter Puls hat kaum 60 Schl[äge, S.B.], die Fingerspitzen waren kalt. Sie schien abgespannt; aber Zeichen von Uebelkeit offenbarten sich nicht. [...] auch während der Nacht hielt sie sich ruhig, so daß man sie auch nicht mehr zu fesseln brauchte.“[490]

In den 1820er und 1830er Jahren kamen als Strafmittel besonders der Drehstuhl, die Stehmaschine, Zwangskorb, -stuhl, -maske, der Riemenanzug, Nahrungsentzug, das Sturz- bzw. Strahlbad und das stundenlange Niederlegen der Patienten auf den Rücken zur Anwendung.[491] War Jacobis therapeutisches Konzept stark von seinen Kenntnissen der Behandlungsmethoden des „York Retreat“ und deren moralischer Therapie bestimmt, so zeugen die von ihm angewandten Bestrafungsmaßnahmen davon, dass er bei der Durchsetzung des Ziels, der Verinnerlichung der Disziplin seitens seiner Patienten, weiter ging als seine Yorker Kollegen.[492] So scheint der Anstaltsalltag hinsichtlich der Bestrafungsmethoden stärker dem an der Berliner Charité geähnelt zu haben – es wurde auch das von Horn gepriesene Exerzieren der Patienten von Jacobi übernommen[493] – als dem Regime des York

---

verhüten, werden auch diese mit einem breiten ledernen Riemen zusammen gehalten.“ Horn rühmt nicht nur den beruhigenden Effekt des Stehens auf den Kranken („dies Zwangsstehen beruhigt auch die heftigsten Paroxysmen des Kranken“), sondern auch den disziplinarischen Effekt, den das bis zu 12 Stunden und längere Stehen auf den Betroffenen habe. „Sie [die unangenehme Empfindung, S.B.] macht ihn unschädlich, folgsam, und läßt ihn die Abhängigkeit von seinem Arzte fühlen, was bei der Behandlung dieser Kranken so nothwendig ist.“ Horn, Oeffentliche Rechenschaft, S. 239f. Eine Abbildung befindet sich im Anhang seiner Monographie, Tafel 4.

490 LVR Siegburg, No. 14819, Elisabetha S., Journaleintrag vom November 1828.

491 LVR Siegburg, No. 117, Catharina M. Im Juni 1825 fiel sie durch unartiges Benehmen negativ auf.

492 Die Verwendung von Beschränkungsmitteln wurde in York im Laufe der Jahre immer sparsamer gehandhabt, insgesamt sollen jedoch nur Zwangsjacke und das Festbinden von Patienten im Bett bei großer Unruhe vorgenommen worden sein. Digby, Madness.

493 LVR Siegburg, No. 642, Georg von G. von 1835 bis 1841 als Pensionär in der Siegburg.

Retreat. Das erwähnte Niederlegen auf den Rücken der als heftig und zornig bezeichneten Catharina M. dauerte bspw. acht bis zehn Stunden, „woraufhin sie aufstand u[nd] sich dann ruhig an den Tisch führen ließ, an dem sie ihre Nachtkost verzehrte."[494] Auch kam ein Mehlsack in der Siegburg zu Anwendung, wie im Falle der in der Charité verstorbenen Patientin. Obwohl er in der Siegburg bei Wilhelmine N. laut der Journalblatteintragung angewandt wurde, um bei ihr die „Hauttätigkeit"[495] zu fördern, scheinen dabei auch disziplinarische Aspekte eine Rolle gespielt zu haben, da sie sich in den vorangegangenen Wochen trotz Strafversetzung in den Hinterbau und der Anwendung der Zwangsjacke und des Rohrs zwecks Medikamentengabe nicht hatte disziplinieren lassen.[496]

Galten der in den 1820er Jahren häufig zum Einsatz gekommene Drehstuhl sowie das Sturzbad ausschließlich als Strafmittel und wurden diese von Jacobi auch entsprechend eingestuft, so schienen jedoch nicht nur der disziplinierende Effekt, sondern auch die Wirkungsweise dieser Mittel bei Jacobi auf großes Interesse gestoßen zu sein, da er jeweils nach der Anwendung den körperlichen und psychischen Befund des Bestraften notierte.[497] Nicht ohne Stolz berichtete Jacobi 1834 über die Ausstattung der Siegburg mit allen physikalischen Apparaten, die der zeitgenössischen Psychiatrie zur Verfügung standen.[498] Auch die von ihm als ärztliches Mittel angepriesene

---

494 LVR Siegburg, No. 117, Catharina M., Eintrag von Jacobi im Journalblatt vom 19. Juni 1825. Der Eintrag für diesen Tag lautet: „Die Kranke ward heute Abend, als man sie wegen eines unschicklichen, unartigen Betragens zurechtwies plötzlich so heftig u[nd] zornig wie ich sie noch nicht gesehen hatte. Sie suchte die Umherstehenden zu beißen und zu schlagen. Zuletzt legte man die Kranke auf den Rücken nieder wo sie dann, indem sie das Gesicht abscheulich verzog mit steif ausgestreckten Körper etwa 8–10 Stunden liegen blieb, worauf sie aufstand u[nd] sich dann ruhig an den Tisch führen ließ, an welchem sie ihre Nachtkost verzehrte. Dieses Niederlegen ist das gewöhnliche Mittel welche sich die Wärterinnen bey solchen Anfällen bedienen um sie zur Ruhe zurück zu bringen und vom Beißen abzuhalten."

495 Zu der Vorstellung, dass der schädliche Krankheitsstoff aus dem Körper über die Haut abgeleitet werden könne, siehe Kapitel IV.

496 LWV Siegburg, No. 895, Wilhelmine N. Ihr Verhalten wurde als „unbeschäftigt", „raisonnirend" und „zudringlich bezeichnet". Anstatt des erhofften Effekts wurde die Patientin jedoch noch unruhiger, sie „sucht sich unter beständiger Unruhe aus dem Mehlsacke heraus zu machen, was sie auch fertig bringt und nicht zu Ausdünstungen kommt, die Nächte fast ganz schlaflos, erhielt gestern ihre Arznei wieder durch das Rohr". Eintragungen im Journalblatt im September 1844.

497 LWV Siegburg, No. 14819 Elisabeth S., auch bei Friedrich G., No. 1571, wurde notiert, dass er selbst die mit zehn Eimern beginnenden Sturzbäder gleichgültig hinnahm. Bei Georg von G. fiel es auf, dass seine Zähne trotz der kalten Begießungen nicht „klappern". Dabei griff Jacobi die Vorstellung auf, dass Geisteskranke unempfindlich gegen starke äußere Reize wie Hitze oder Kälte seien, siehe dazu Kapitel, VII.

498 Vgl. dazu die bei Hayner beschriebenen Instrumente, Christian August F. Hayner, Ue-

„Electrisirmaschine“[499] kam disziplinarisch zum Einsatz, wie bei dem 26-jährigen Handelsmann Herz M. Bei ihm fand sie Verwendung, um ihn „folgsamer“ zu machen.[500] Bei der Entscheidung über das zur Bestrafung einzusetzende Mittel scheint es eine feine Abstufung gegeben zu haben, die sich nach der Einschätzung der Härte des Vergehens richtete. Diese war eng mit der personellen Hierarchie in der Anstalt verbunden. Widersetzlichkeiten gegen die Wärter wurden zumeist mit Zwangsjacke und -stuhl bestraft,[501] Tätlichkeiten gegen den Arzt sowie ein unerwünschtes Verhalten in der Visite wurden hingegen als schwerwiegendere Vergehen geahndet. In solchen Fällen kamen vor allem die Zwangsmaske, noch von der traditionellen Schandmaske inspiriert, und der Zwangskorb zur Verwendung.[502] Auffällig bei den angewandten Bestrafungsmethoden ist zudem deren Orientierung an grundlegenden körperlichen Bedürfnissen wie der Nahrungsaufnahme. Der Nahrungsentzug spielte dabei eine bedeutende Interventionsmaßnahme für die Person, die schon durch die Einweisung bedingt in ihrer Handlungsökonomie eingeschränkt, sich in ihrem Tagesablauf der Anstaltsordnung unterwerfen musste.[503] Der Entzug der Nahrung bedeutete schon deshalb eine be-

---

ber einige mechanische Vorrichtungen, welche in Irrenanstalten mit Nutzen gebraucht werden können, in: Zeitschrift für psychische Ärzte 1. 1818 S. 339–366.

499 Jacobi, Ueber die Anlegung, S. 177. Jacobi listete die ihm zur Verfügung stehenden therapeutischen Mittel auf, darunter die „Electrisiermaschine von hinlänglicher Wirksamkeit für den medicinischen Gebrauch und mit allem Zubehör für diesen Zweck versehen, so wie auch ein vollständiger Apparat zum Galvanisiren.“

500 LVR Siegburg, No. 15179, Herz M., Journaleintrag vom 2. Juni 1829, „zu keiner Beschäftigung zu bewegen, steht meistens auf einem Fleck oder liegt an der Erde, heult stundenlang ohne besonderen Anlaß [...] heute ward er nun der ihn folgsamer machenden Wirkung der galvanischen Säule ausgesetzt, aber wie es schien ohne irgend einen Erfolg.“

501 Franz C. No. 112, wurde wegen ständiger Angriffe auf seine Wärter mit Zwangsjacke bestraft oder erhielt weniger Abendbrot. Siehe bspw. auch Susanna S. No. 877. Erst bei gefährlichen Angriffen auf die Wärter, wie bei Gustav S. No. 1606 mit der Gabel, oder Sophie C. J., No. 626, die eine Mitpatientin laut Journalblatt mit einem Becher eine tiefe Kopfwunde zufügte, wurde zum Zwangskorb gegriffen.

502 Georg von G. No. 642 wurde mehrmals mit dem Zwangskorb bestraft, als er sich wiederholt in der Visite „bösartig“ und „trotzig“ verhielt. Als er dem Arzt „ins Gesicht spie“, erhielt er die Maske übers Gesicht, nach „Anfällen“ auf den Wärter wurde ihm dagegen die Zwangsjacke angelegt oder die Hände gefesselt. Peter H. erhielt wegen „aufbrausend[en]“ Verhaltens während der Visite ½ Regenbad und die gefürchtete „Strahldouche“ auf dem Kopf, die sich bei ihm um so schmerzhafter gestaltete, weil er zuvor die Einreibungen auf den geschorenen Hinterkopf erhalten hatte. Erst nachdem sich dadurch eine „Geschwulst an der Stirn“ gebildet hatte, wurde von einer Fortsetzung der Bestrafung abgesehen, No. 643.

503 Goffman, Asyle, S. 47. Die Einschränkung der Handlungsökonomie der Insassen wird schon dadurch ersichtlich, dass der Betroffene um alles bitten muss und dementsprechend von dem Wohlwollen des Pflegepersonals und der Ärzte abhängig ist. Die Person werde somit in ei-

sondere Bestrafung der Betroffenen, da die Mahlzeiten für die Patienten eine besondere Bedeutung, auch durch ihre Funktion, den Tagesablauf zu strukturieren und die Arbeit zu unterbrechen, einnahmen und Abweichungen sowie Vergünstigungen für Mitpatienten genauestens protokolliert wurden.[504] Aber auch in der ärztlichen Behandlungspraxis nahm eine geregelte Nahrungsaufnahme der Patienten und deren Ausscheidung schon durch die Orientierung an der traditionellen Diätetik in der Anstalt eine herausgehobene Stellung ein. Das Ausmaß der Nahrungseinschränkung richtete sich dabei nach der Härte des Vergehens[505] und wurde bei Frauen wie Männern angewandt.[506]

Insgesamt scheint bei der Bestrafung das Leitmotiv, die Schulung und Rückführung der Betroffenen zu einem „anständigen" Verhalten, nach dem Vorbild bürgerlicher Werte wie Ruhe, Sittsamkeit und Fleiß[507] eine größere Bedeutung gehabt zu haben als schicht- und geschlechtsspezifische Unterschiede der Patienten. So bildete die Beschäftigung aller Patienten ein wichtiges Ziel seitens der Ärzte. Die Art der Beschäftigung dagegen richtete sich wiederum nach dem Bildungsstand und dem Geschlecht der Betroffenen.[508] Da sich der Gebrauch von Zwangsmitteln nach der Beurteilung des Verhaltens richtete, waren vermeintlich unheilbare wie heilbare Kranke gleichermaßen davon betroffen.[509] Bei den Patienten, die keine Zwangsmaßnahmen er-

---

nem permanenten Mangelzustand gehalten; Vieles, was zuvor als selbstverständlich angesehen wurde, wird in der Anstalt in ein System von Privilegien und Belohnungen eingebunden, ebd., S. 54 f. Obwohl sich die Situation in der Anstalt des 20. Jahrhunderts nicht auf die des 19. Jahrhunderts ohne weiteres übertragen lässt, da für manche der nach Siegburg eingewiesenen Personen die dort gebotenen warmen Mahlzeiten und Fleisch keine Selbstverständlichkeit darstellten, wurde die Kost der Patienten wie auch Genussmittel und Tabakrationen in das Privilegiensystem der Anstalt eingebaut.

504 Die Art der Mahlzeiten und die Zubereitung wurden jeweils auf den ärztlichen Konferenzen beschlossen und richteten sich nach dem Ernährungszustand, der Konstitution des Betroffenen sowie der vermeintlichen Krankheitsverursachung.

505 Die Einschränkung der Nahrung reichte von „zum Mittag nur Suppe" bei Gustav S., No. 1606 über „nur Brot zum Nachtessen" bei Katharina S., No. 899 bis zu „Entziehung der Nahrung für ½ Tag" bei Peter K., No. 655 oder „Fasten als Strafe" bei Sybilla K., No. 259.

506 Siehe zudem Elisabetha S., No. 14819, dort bildete der Nahrungsentzug nur einen Teil der umfangreichen Strafmaßnahmen, Franz C. No. 112 erhielt nur eine halbe Brotration, nachdem er einen Wärter angegriffen hatte.

507 Für eine Einführung in den „bürgerlichen Wertehimmel im 19. Jahrhundert" siehe Hettling/Hoffman.

508 Siehe dazu den vorherigen Abschnitt zu moralischer Therapie.

509 Auch die Unterbringung richtete sich nach dem Verhalten der Person. Obwohl den Pensionären eigene Räume zur Verfügung standen, durften sie diese nur belegen, wenn sie ruhig waren. Dagegen kamen alle lauten Pfleglinge unabhängig von ihrer sozialen Herkunft in die „Tobabteilung". Siehe dazu Kapitel VII.

hielten, fällt auf, dass sie durchweg als fleißig[510] beschrieben wurden und nicht negativ im Alltag auffielen. Wesentlich war zudem, ob der Person eine Einsicht in ihr Verhalten und damit auch die Möglichkeit, das Verhalten zu reflektieren oder wenigstens zu ändern, zugeschrieben wurde. Christian L. erhielt in Siegburg anfänglich Rechenaufgaben, die er nach Beurteilung der Ärzte zufriedenstellend bearbeitete.[511] Kurze Zeit später wurde er dann als „in hohem Grade befangen" beschrieben, auch wurde angegeben, dass er in der Schule beim Lesen nicht weiter gekommen sei. Seiner zunehmenden geistigen Apathie – er wurde als „beschäftigungslos" und „vor sich hinstarrend" beschrieben – wurde anfänglich versucht mit einem Haarseil entgegenzuwirken. Als diese Intervention nicht fruchtete, ihm ein „unverkennbarer Fortschritt des Blödsinns" attestiert wurde, erhielt er anscheinend keine weiteren Interventionen, sondern wurde in Ruhe gelassen, bis man ihn als ungeheilt nach acht Monaten entließ.[512]

Auffällig ist, dass Bestrafungsmaßnahmen bei bestimmten Personen gehäuft vorkamen, während andere während ihres gesamten Aufenthalts nicht davon betroffen waren. Dabei konnte es zu einer „Spirale der Gewalt" kommen, bei der auch die Schwelle, zu immer invasiveren Mitteln zu greifen, sank, wie der Fall der Elisabetha S. zwischen 1828 und 1835 verdeutlicht. Nachdem sie einen Fluchtversuch unternommen hatte, wurde sie daraufhin gefesselt, mit einer Reizsalbe eingerieben und erhielt „auf dem Drehstuhl 200 Schwingungen." Nur für kurze Zeit vermerkten die Einträge im Journalblatt ein ruhigeres Verhalten, danach wurden die Sitzungen auf dem Drehstuhl wegen erneuter „tobsüchtiger Anfälle" fortgesetzt. Anstatt sich fügsam zu geben, so berichtet Jacobi, „kam sie unversehens auf mich zu u[nd] versetzt mir einen Schlag auf das Auge u[nd] die Nase, der mich aber zum Glück nicht ganz traf".[513] Bis zu ihrer Entlassung wurden die Anwendung von Drehstuhl, Zwangsstehen, Sturzbädern, Riemenanzug, Nahrungsent-

[510] Catharina B., No. 1075 wurde zwar als „mehr unfreundlich und störrig", bzw. als „stumm, abstossend und unfreundlich" bezeichnet, doch „zeigt sie stets eine gute Arbeitsamkeit", so dass sie bis zu ihrer Entlassung als unheilbar nach insgesamt 12 Jahren an der Siegburg von 1828–1840 anscheinend keine Zwangsmittel erhielt. Ihre Wahnvorstellungen wurden zwar notiert, jedoch scheinen sie zu keinen Konsequenzen geführt zu haben. Im Anstaltsalltag ließ sie sich gut integrieren, „die Kranke ist ruhig und beschäftigt sich auf die vorgeschriebene Weise", sie wurde „mit der Wäsche beschäftigt, wobey sie sich sehr nützlich erweist". Auch Anna Clara W., No. 385 und Catharina S., No. 13797 beschäftigten sich fleißig ihrem Stand entsprechend, wie es auch bei Bernhard A., No. 664 und Anton B., No. 197 betont wurde.

[511] LVR Siegburg, No. 668, Christian L. (1854). Eintrag im Journalblatt vom März 1854.

[512] Ebd., Einträge von April bis November 1854.

[513] LWV Siegburg, No. 14819, Elisabetha S.

zug und probeweise Anwendung aller ableitenden Verfahren wegen Widersetzlichkeit durchgeführt.

Therapeutische Einwände gegen mechanische Zwangsmittel

Gegen die Anwendung des Drehstuhls regten sich jedoch innerhalb der Ärzteschaft Zweifel. Zu den Kritikern gehörte auch Franz Amelung, der den durch die Schleuderbewegungen erzeugten Blutandrang zum Gehirn als therapeutisch kontraindiziert bezeichnete.[514] Seiner Meinung nach sollte auf derartige Bestrafungsmaßnahmen gänzlich verzichtet werden.[515] Dabei stimmte er mit seinem Freund und Kollegen Friedrich Bird überein,[516] der sich vehement gegen die Zwangsmittel aussprach. Schon 30 Jahre vor Griesingers Angriff auf die Zwangsmittel im Anstaltsalltag praktizierte Bird als Jacobis zweiter Arzt konsequent das Non-Restraint bei den ihm zugewiesenen Patienten in Siegburg, dies freilich nur für kurze Zeit, da er, wie erwähnt, daraufhin von Jacobi entfernt wurde.[517] So wurden bei Elisabetha S. in der Zeit von Juni 1830 bis Juni 1832, als Friedrich Bird sie behandelte, keine Zwangmaßnahmen eingetragen. Dagegen beschrieb sie Bird zeitweilig als in ihrer „Manier sehr verständig. Sie schimpft nicht und ist eben nicht gar

---

514 AMELUNG, Bemerkung über Einrichtung, S. 69 f. So verurteilte Amelung Geräte wie die Cox'sche Schaukel den Drehstuhl und die Halloran'sche Schaukel sowie auch den Schrank, bzw. den englischen Kasten, die Authenriethsche Maske und die Birne, ebd., S. 68–78. Seiner Meinung nach wirke gerade die horizontale Lage der Betroffenen durch die dadurch hervorgerufene „Anhäufung des Blutes in den Hirngefäßen" schädlich und beschleunige den Übergang in unheilbaren Blödsinn. Besonders die von Horn entwickelte Drehmaschine sei deshalb schädlich, ebd., S. 70. Die Maske sei für den Kranken nur unnütze Quälerei. Amelung gab an, dass er selber nur in Ausnahmefällen die Zwangsweste und den Zwangsstuhl anwende, ebd., S. 77. Da jedoch im Gegensatz zu den detaillierten Siegburger Journaleinträgen die Auszeichnungen des Hofheimer Alltags erst nach dem Tod Amelungs mit der Einführung eines Krankenjournals begannen, kann die Handhabung der dort zur Verwendung gekommenen Beschränkungsmittel nur aus seinen veröffentlichten Schriften entnommen werden.

515 Amelung gestand die Anwendung, genau wie Bird auch, nur in Ausnahmefällen zu. Bei den Beschränkungsmitteln sollten die Zwangsjacke und der Zwangsstuhl ausreichend sein, ebd.

516 Auch Bird vertrat die Ansicht, dass mechanische Zwangsmittel wie die Cox'sche Schaukel und der Drehstuhl, bei denen die Patienten horizontal lägen, das Hirn „in einen krankhaften Zustand" versetzt würden, da es zu vermehrten „Congestionen und Anhäufung des Bluts" an den Hirngefäßen kommen würde und dadurch „noch schneller den Uebergang in unheilbaren Blödsinn" befördere, BIRD, Ueber Einrichtung und Zweck, S. 45 f.

517 Siehe ausführlich Kapitel V. Nach Angabe von Herting wurde Bird von Jacobi am 01.01.1830 eingestellt, am 30.06.1834 pensioniert. HERTING, Die erste rheinische Irrenheilanstalt, S. 71, DERS., Carl Wigand Maximilian Jacobi, S. 111 f. Zu den Schwierigkeiten zwischen Bird und Jacobi siehe auch ANSORGE, S. 340–343.

so böse." Kurze Zeit, nachdem Bird ihre Behandlung abgegeben hatte,[518] wurde sie wegen Zerreißens ihres Hemdes gefesselt, später erhielt sie wegen Schlagens „dreysig Eimer Sturzbad" und Nahrungsentzug.[519]

Birds Nachfolger dagegen, wie der seit 1836 angestellte zweite Arzt Franz Richarz, vertraten den Einsatz von Strafmitteln teilweise noch konsequenter als Jacobi selbst. So verordnete der ambitionierte Richarz, der nach seiner Ausbildung bei Jacobi eine eigene Privatanstalt im Rheinland eröffnete, dem jungen Priester Heinrich S. ein Regenbad, um dessen Arbeitsverweigerung zu bestrafen und ließ ihn auch den gefürchteten Zwangskorb präsentieren, um ihn zu den verordneten Übersetzungsarbeiten anzutreiben.[520] Ob die Übernahme des strengen disziplinarischen Behandlungsregimes der persönlichen Überzeugung der Assistenten geschuldet war oder aus dem Bestreben heraus resultierte, die Therapie im Sinne Jacobis zu praktizieren, sei dahingestellt. Denn trotz der Ankündigung Jacobis 1844, die physischen Beschränkungsmaßnahmen stärker einzuschränken, und seiner Verurteilung der Anwendung des Drehstuhls und der Stehmaschine,[521] wurde der An-

518 Obwohl Herting, Die erste rheinische Irrenheilanstalt, S.71 angibt, dass Bird erst 1834 vorzeitig pensioniert wurde, ändern sich 1832 die Einträge im Journalblatt von Elisabeth S. Da Bird über eine markante Handschrift verfügte, kann jeweils nachgezeichnet werden, wann er die Eintragungen zu seiner Behandlung vornahm.

519 LWV Siegburg, No. 14819, Elisabeth S., Journaleinträge.

520 Der Priester Heinrich S., LVR Siegburg, No. 617 (1837–40) erhielt wegen Weigerung zu Übersetzungsarbeiten ½ Regenbad und „um ihn zur größeren Thätigkeit zu bewegen ward ihm der Zwangskorb gezeigt". Zwar ist die Art der Übersetzungstätigkeit im Krankenjournal nicht ausgeführt, jedoch die Beurteilung, dass er nur Worte übersetzte, den Sinn dabei nicht verstehend, Eintrag vom 10.06.1837. Anna D., No. 491 bekam 1848 wegen Unfolgsamkeit von Richarz ein Spritzbad verordnet, Matthias G, No. 617 1840–41, 1844–45 wurde wegen unruhigem Verhalten eine Zeitlang offenbar kontinuierlich auf den Zwangsstuhl gesetzt.

521 Jacobi, Hauptformen, S.798. Schon 1830 räumte Jacobi ein, dass der Drehstuhl therapeutisch wirkungslos sei und er als Korrektionsmittel angewandt worden war. „Ich kann nicht umhin [...] zu bemerken, daß sich mir die Anwendung des Drehstuhls bey einer nicht ganz geringen Anzahl (mindestens einige zwanzig) Kranken, die der Wirkung der Rotation ausgesetzt wurden, noch in keinem Fall, solche Fälle abgerechnet, wo sie nur als Correctionsmittel gebraucht ward, entschieden heilsam bewiesen hat; und als würklich auffallend mag es erscheinen, daß sich unter allen als genesen entlassenen Kranken nur zwey befanden, die dieser Operation ausgesetzt worden waren, ohne daß sie auch bey diesen den geringsten erkennbaren Miteinfluß auf ihre Wiederherstellung gehabt hätte, während alle übrigen Individuen, bey welchen die Rotation in Anwendung kam, zu den ungeheilt gebliebenen gehören, welches Ergebnis sich wohl dadurch am einfachsten erklärt, daß bey den wiedergenesenen Individuen das Ursächliche der Krankheit und die Indicationen, auf welche das Heilverfahren zu Gründen war, so bestimmt hervortraten, daß man hoffen durfte mit den gewöhnlichen längst bewährten Mitteln bey der Behandlung auszureichen, und daher nicht zu einem noch wenig bewährten, und zweifelhaften seine Zuflucht nahm, bey den entgegengesetzten dunkleren und schwierigeren Fällen aber eben-

staltsalltag weiterhin – wenn auch tendenziell weniger – von physischen Zwangs- und Disziplinarmaßnahmen dominiert.[522] In der ärztlichen Konferenz im März 1848 schlug Richarz' Nachfolger Focke[523] vor, die 37-jährige zeitweilig wegen Landstreicherei zu Detention im Arbeitshaus Brauweiler verurteilte Tagelöhnerin Elisabeth N. „wenn es sein muß [mit dem] Glüheisen anzuregen."[524] Das scheint einer therapeutischen wie disziplinierenden Intention geschuldet gewesen zu sein,[525] da die Patientin die Arbeit verweigerte und Focke von einem „entfernten Verdacht der Simulat[ion] (d. h. einer Simulation auf irrem Boden)" sprach.[526] Diese Maßnahme scheint Jacobi etwas übertrieben gewesen zu sein, da er daraufhin entschied, „statt des Glüheisens Moxen in den Nacken."[527] Noch 1854 verteidigte Jacobis damaliger zweiter Arzt Willing die Zwangsmittel als legitimes Mittel zu Herstellung der Anstaltsdisziplin,[528] wobei er den Einsatz konsequenter forderte als Jacobi. Obwohl er in dem Wirksamkeitsbericht von 1858, den er wegen Jacobis Ableben als dessen Stellvertreter verfasste, unter den angewandten Zwangsmitteln nur die „Jacken, Fußriemen und Stühle" angab, ordnete er bei Christina T. wegen „unanständiger Reden" und „zuchtloser Ausgelassenheit"[529] im Februar 1854 ihre Isolation in einem ungeheizten Zimmer an.

---

falls in der Rotation die Hülfe nicht fand, die wohl auch kein anderes Mittel mehr zu gewähren im Stande war." Ders., Beobachtungen über die Pathologie und Therapie, S. 231 f.

522 Bei zehn der achtzehn hier untersuchten Patienten, die in den 1840er Jahren aufgenommen wurden, wurde zu Zwangsmaßnahmen gegriffen. Dabei wurden zumeist die Zwangsjacke, der Zwangsstuhl, Spritzbäder, Regenbäder, der Bleykragen und Nahrungsentzug eingesetzt. Siehe LWV Siegburg, No. 15172, Wilhelm W.; No. 882, Elisabeth N.; No. 895, Wilhelmine N.; No. 899, Katharina S.; No. 14825, Anton H.; No. 1095, Jacob R.; No. 652, Wilhelm P.; No. 675, Felix von A.; No. 491, Anna D.; No. 112, Franz C.

523 August Focke (1820–1904) war von 1844 bis 1852 an der Siegburg erst als Assistenzsarzt, dann mit dem Fortgang Richarz' als zweiter Arzt tätig, Herting, Carl Wigand Maximilian Jacobi, S. 113–114 und ders, Die erste rheinische Irrenheilanstalt, S. 71. Eine heroisierende Lebensbeschreibung bietet C. Focke, August Focke (1820–1904), auch ein Jacobi-Schüler, in: Allgemeine Zeitschrift für Psychiatrie 103. 1935 S. 211–215.

524 LVR Siegburg, No. 882, Elisabeth N. Krankengeschichte Dr. Focke vom März 1848.

525 Vgl. die bis in die 1850er Jahre praktizierten, an die frühneuzeitliche Krankenbehandlung anknüpfenden Behandlungsmethoden.

526 LVR Siegburg, No. 882, Elisabeth N. Vgl. die Krankengeschichte von Dr. Focke vom März 1848 und die Einträge im Journalblatt, Februar/März 1848.

527 LVR Siegburg, No. 882, Elisabeth N. Krankengeschichte Dr. Focke vom März 1848, Eintrag Konferenzbeschluss von Jacobi.

528 Ansorge zufolge wurde bei Willing die Anwendung der Zwangsmittel ideologisiert und als probates Mittel gegen Zügellosigkeit und Verkehrtheit angesehen, Ansorge, S. 339–340. Siehe dazu T. J. G. Willing. Die Siegburger Irrenheilanstalt und ihre Bedeutung für die Rheinprovinz. Mit einem Vorwort von M. Jacobi. Köln 1854, S. 13–16.

529 LVR Siegburg, No. 1565, 1853–54, Journaleintrag. Auch Katharina S., No. 899, die ins-

3.1.3. Veränderungen in der Behandlung mit dem Amtsantritt von Direktor Hoffmann in Siegburg 1860

Erst mit dem Amtsantritt Hoffmanns im Januar 1860 lässt sich eine durchgreifende Reform in der Handhabung der Zwangsmittel erkennen. Besonders auffällig ist dabei die vermehrte Isolierung des Betroffenen, um Ruhe und sittsames Verhalten in den Abteilungen aufrecht zu halten.[530] So scheinen „Unruhe“, „Heftigkeit“ und bei Frauen besonders „leichtfertige Rede“ sowie sexuelle Erregung und „zerstörendes“ Verhalten bei Männern und Frauen den Ausschlag gegeben zu haben, die Betroffenen von den Mitpatienten zu entfernen.[531] Dabei lassen sich anhand der Einträge in den Patientenjournalen keine Unterschiede bei der Handhabung der Beschränkungsmaßnahmen innerhalb der Amtszeit von Friedrich Hoffmann und Werner Nasse erkennen, obwohl erst 1867 Hoffmanns Nachfolger Werner Nasse sich explizit zur Verminderung der Beschränkungsmaßnahmen äußerte.[532] Nasse gab an, dass eine Verminderung der Beschränkungen als Resultat der nach dem englischen Vorbild vorgeschriebenen Aufzeichnungspflicht jedes angewandten Beschränkungsmittels einschließlich einer Begründung angese-

---

gesamt fünf Mal zwischen 1849–65 aufgenommen wurde, erhielt Spritz- und Regenbäder und einen „Bleykragen“ als Strafe, da sie Kleidungsstücke zerriss. Dabei hatte Willing in dem besagten Wirksamkeitsbericht nur von einer „steifen Halsbinde“ gesprochen, die solchen Patienten umgebunden würde, die versuchten, ihre Kleider zu zerbeißen, Willing, Aerztlicher Bericht, S. 18.

530 Von den untersuchten 24 Patientenakten zu Aufnahmen in den 1860er Jahren wurden bei insgesamt 16 der Patienten anscheinend keine Beschränkungsmaßnahmen oder Isolation angewandt. Bei fünf Personen wurde eindeutig zu Zwangsmaßnahmen wie Isolation, die Zwangsjacke, die Schlundröhre zur Zwangsernährung und Befestigung ans Bett gegriffen. LVR Siegburg, Johanna E. R. No. 15175, Anna B. No. 1073, Therese S., No. 611, Lambert B., No. 628, Wilhelmine H. No. 486, Gottfried B., No. 609, Agnes H., No. 641. In den 1870er Jahren wurden bei der Hälfte der für dieses Jahrzehnt untersuchten vierzehn Patientenakten Zwangsmaßnahmen ergriffen. Die Betroffenen wurden zumeist isoliert oder in den sogenannten Hinterbau oder auf den Speicher gebracht, LVR Siegburg Maria B. No. 1074, Anna Maria R., No. 15174, Wilhelm K., No. 1586, Helene D., No. 492, Peter B. No. 610, Michael W., No. 428.

531 Alle die Patienten, die Beschränkungsmaßnahmen im Laufe ihres Aufenthalts erhielten, wurden mindestens einmal isoliert. Besonders bei Frauen wurde „leichtfertige Rede“ oder „erotische Erregung“ als Grund notiert, siehe bspw. Therese S. No. 611, Anna B., No. 1073. Zerstörungen seitens der Patienten wurden bei Frauen und Männern als Ursache von Isolierung angeführt, bei Männern wurden zudem Onanie oder „übermüthiges“ und „freches“ Verhalten angegeben, siehe u. a. Agnes H. No. 641, Gottfried B. No. 609, Anna Maria R., No. 15174, Anna D., No. 492, Michael W., No. 428, Wilhelm K. No. 1586.

532 Werner Nasse, Aerztlicher Bericht, 1867, S. 10f. Pelman wies darauf hin, dass sich mit dem Amtsantritt Hoffmanns die Behandlung änderte, da Hoffmann die Zwangsmittel abgelehnt habe, Erinnerungen, S. 29. Dies deckt sich mit den Ergebnissen dieser Arbeit.

hen werden konnte. Die Verpflichtung, sich über jede Beschränkung Rechenschaft ablegen zu müssen, hätte, so Nasse, zu deren drastischer Verminderung beigetragen.[533] Ein gänzlicher Verzicht sei jedoch nicht möglich, da Raummangel bestünde und Zimmer, in denen zerstörungswütige Patienten ungebunden untergebracht werden konnten, fehlten.[534] Wesentlich sind hierbei zwei Aspekte: Obwohl Nasse die Bedeutung der Aufzeichnungspflicht als Mittel für die Wärter hervorhob, über ihre Behandlung der Patienten Rechenschaft abzulegen, scheint die Verminderung der Zwangsmittel viel weniger als Resultat einer Sensibilisierung der Wärter durch die ärztlichen Auflagen angesehen werden zu können,[535] wie dies gerne von den Ärzten dargestellt wurde,[536] sondern sie scheint sich erst im Zuge eines veränderten Behandlungsverfahrens seitens der Ärzte ergeben zu haben. Die klinische, d.h. auf Beobachtung basierende Forschungsmethodik, um den Verlauf der Störungen zu ermitteln, stellte den Einsatz von Zwangsmitteln in Frage. Zudem wurde seit den 1860er Jahren vermehrt Opium, insbesondere

---

533 Ebd. Dabei mussten die Oberwärter jede Beschränkungsmaßnahme in die Listen eintragen.

534 Dies war schon in den 1830er Jahren als Ursache für die Anwendung der Zwangsmittel bei unruhigen Patienten herausgestellt worden. Siehe dazu den Bericht Damerows über die Irrenanstalt zu Siegburg von 1830. „Da nicht selten 12–15 solcher Wüthenden, Unruhigen auf dem kleinen Raum des Corridors beschränkt sind, so liegt schon hier zum Theil der Entschuldigungsgrund für die so häufige Anwendung des Zwangsapparates in mannigfachsten Formen." Damerow, Bericht, S. 18.

535 Werner Nasse, Aerztlicher Bericht, 1867, S. 10f. So schreibt Nasse, „die Nothwendigkeit, sich selbst über jeden Fall von Zwangsanwendung genau Rechenschaft zu geben, und das Bewusstsein einer strengen Überwachung, welches sich dem Wartpersonal dadurch einprägt, üben offenbar einen wohlthätigen Einfluss in dieser Hinsicht aus."

536 Zum Beleg der rauen Umgangsformen mit den Kranken seitens der Wärter wurde auf das „Ohrblutgeschwulst" verwiesen. Dabei handelte es sich um einen Bluterguss am Ohr, der bei einigen Patienten gefunden wurde und anfänglich als eine Begleiterscheinung der Geisteskrankheit angesehen wurde. Erst durch von Gudden 1863 wurde das Hämatom an der Ohrmuschel als durch Schläge verursacht aufgeklärt. von Gudden, Ueber die Entstehung. Wille bestätigte dann die Ergebnisse von Guddens, Wille, Zur Casuistik der Ohrblutgeschwulst. Noch 1862 zweifelten einige Ärzte an dieser Erklärung, wie [Wilhelm] Sander, Zur Casuistik der Ohrblutgeschwulst, in: Allgemeine Zeitschrift für Psychiatrie 19. 1862 S. 533–537 und W. Jung, Ueber die Ohrverbildung bei Geisteskranken, in: Allgemeine Zeitschrift für Psychiatrie 18. 1863 S. 39–65. Er wandte sich gegen von Gudden und sagte, dass nach den Erfahrungen in seiner Anstalt es keine Ohrblutgeschwulste als Folge einer Misshandlung durch Wärter zu beobachten gab, ebd., S. 40. In den 1830er Jahren dachte Bird noch, es läge an den Kongestionen zum Kopf. Bird, Ueber die Entzündung. Flemming kam nach eigenen Beobachtungen zu dem Ergebnis, dass die Verletzung immer durch äußere Einwirkung zu Stande kam, dass sich die Kranken die Verletzung jedoch zumeist selbst zuzögen. Flemming, Aphorismen, S. 404–407. Siehe Kapitel II.

das Hauptalkaloid Morphium und Chloralhydrat, als Beruhigungsmittel verabreicht.[537]

3.1.4. Disziplinarische Interventionsmethoden in Hofheim nach 1850

Im Gegensatz zu den detaillierten Siegburger Journaleintragungen sind die Aufzeichnungen zu dem Alltag der Hofheimer Patienten viel spärlicher. Erst in den 1850er, besonders jedoch ab den 1860er Jahren können die Aktivitäten durch die Einführung von Krankenblättern teilweise rekonstruiert werden. Als Beschränkungsmittel werden Zwangsjacke, -gürtel und -stuhl erwähnt sowie kalte Sitzbäder und die Isolierung unruhiger Patienten.[538] Auffällig ist dabei der Gebrauch von Beruhigungsmitteln. Dabei kamen in Hofheim besonders Opium, Morphium und Chloralhydrat zur Anwendung, die trotz sehr wechselhaften Erfolgs und Nebenwirkungen besonders bei Unruhe verabreicht wurden.[539] Wie auch in Siegburg orientierte sich die Behandlung der Betroffenen, unabhängig von der Prognose des Patienten, an den Kriterien Fleiß und Ordnung, wie das Schreiben des späteren Hofheimer Direktors Ludwig an den Vater des Georg B. verdeutlicht. Als Antwort auf die Anfrage des Vaters nach dem Befinden seines Sohnes teilte ihm Ludwig mit: „In dem Befinden Ihres Sohnes ist bis jetzt keine Veränderung vorgegangen, [es] ist auch nicht vorauszusehen, wann eine solche eintreten wird. Derselbe bedarf hauptsächlich einer strengen Zucht & Anleitung zur Thätigkeit; gegenwärtig beschäftigt er sich fleißig mit Holzhacken."[540]

---

537 LVR Siegburg, Michael W. No. 428 erhielt kleinere Dosen von Morph[ium] und Chloral zur Beruhigung, der „streitsüchtige" Gottfried B., No. 609, bekam Opium, wie auch Anna S. No. 1073, Jacob S. No. 620. Die vermehrte Gabe von Opium scheint ab den 1850er Jahren eingesetzt worden zu sein. Opium, Choral, Morphium gehörten zu den „sedativen" Mitteln, die zur Beruhigung der Patienten eingesetzt wurden. Siehe dazu Leibrock, S. 73–120, Hirschmüller/Moses, S. 196–201. Zu Opium als Beruhigungsmittel siehe Pelman, Rezension.

538 HStAD G 16 A Peter B. Nr. 4425 bekam wegen „Widerstand" öfters die Zwangsjacke und den Gürtel umgebunden, wie auch Eva B. Nr. 5066; der sonst als ruhig beschriebene Gustav A. Nr. 6029 wurde „nach einer Reihe von epileptischen Anfällen mit Exaltationszustand" isoliert, wie auch Jacob B. Nr. 5879, Elisabeth B., Nr. 5331, Katharina B. Nr. 5800 und Elisabeth B., Nr. 4498.

539 So erhielten bspw. HStAD G 16 A Peter A., Nr. 4425, Peter B. Nr. 5369 und Gustav A. Nr. 6029 Morphium bzw. Chloral ausdrücklich „für einen besseren Schlaf", bei Reinhold B. Nr. 5639, Karl A. Nr. 5426, Elisabeth B. Nr. 5331 wurde Opium zur Beruhigung eingesetzt. Siehe dazu auch Abschnitt VI. therapeutische Intervention.

540 HStAD G 16 A Nr. 5154, der 27-jährige Ackermann Georg B. wurde im Oktober 1854 in Hofheim aufgenommen, wo er im März 1859 verstarb.

Obwohl es durch die Aufzeichnungspraxis in Hofheim bedingt schwieriger ist, über den alltäglichen Gebrauch von Zwangmitteln und Veränderungen bei der Verwendung Aussagen zu treffen als in Siegburg, kann zumindest festgehalten werden, dass Georg Ludwig nicht, wie Peter Eller mutmaßte, während seiner Amtszeit in Hofheim das Non-Restraint Prinzip einführte.[541] In den 1870er Jahren wurde jedoch, jedenfalls nach Angaben des Hospitalberichts, das Non-Restraint in Hofheim eingeführt, worunter der Verzicht auf Zwangsjacke verstanden wurde.[542] Zweitens scheinen besonders bei unruhigen Patienten vermehrt Medikamente wie Opium und seine Derivate in Kombination mit Beschränkungsmitteln oder Isolation des Betroffenen eingesetzt worden zu sein.[543]

Resümee

Bei der Untersuchung der in der Psychiatrie des 19. Jahrhunderts angewandten Zwangsmaßnahmen ergeben sich hinsichtlich der Vergleichbarkeit der Ergebnisse Schwierigkeiten. Diese resultieren zum einen aus der unterschiedlichen Quellengrundlage – gedruckte Quellen[544] oder Patientenak-

---

541 Eller, Georg Ludwig und die Gründung, S. 13, spekuliert, dass, obwohl „Einzelheiten über seine [Ludwigs, S. B.] Tätigkeit innerhalb des Landeshospitals Hofheim [...] leider nicht bekannt" seien, „kann davon ausgegangen werden, daß er die Anwendung von Zwangmitteln zur Ruhigstellung von erregten und unruhigen Patienten und Patientinnen abbaute. Möglicherweise führte er schon im Landeshospital Hofheim ihre völlige Abschaffung ein." 1876 wird für die Landes-Irrenanstalt Heppenheim angegeben, dass seit der Eröffnung Heppenheims keine Zwangsmittel wie Zwangsstuhl oder Zwangsjacke verwandt worden seien, jedoch knapp ein Viertel der Patienten zeitweilig isoliert worden sei, siehe Grossherzoglich Hessisches Ministerium des Innern (Hg.), Hofheim und Heppenheim, die Irrenanstalten des Großherzogthums Hessen. Berichte über Organisation, Verwaltung und Leistungen derselben in den Jahren 1866 bis 1877. Darmstadt 1880 hier S. 62 f.

542 Ebd., S. 14–15. Noch in den 1860er Jahren scheint es zur Anwendung von Zwangsmaßnahmen gekommen zu sein, wie bei Friedrich B. Er wurde als Paralytiker 1867 in Hofheim aufgenommen. Da er zuvor anscheinend kaum verständlich hatte sprechen können, wurde die Verbesserung seiner Artikulationsfähigkeit notiert, „brachte einen längeren Satz, Bitte um Entfernung des Zwanges, ziemlich verständlich", Eintrag im Journalblatt vom 11.07.1967. Für die 1870er Jahre gibt der Bericht an, dass wenige Patienten, 16 Männer und 21 Frauen, zeitweilig isoliert wurden, S. 14. Isolierungen wurden auch in einigen der Patientenjournale vermerkt, wie bei Jacob B., Nr. 5879 von 1873–77 und Gustav A., Nr. 6029 von 1875 bis 1883 in Hofheim.

543 Der erwähnte Peter B. Nr. 4425 erhielt zwischen 1864–65 neben Morphium auch physikalische Beschränkungen durch die Zwangsjacke und den Gürtel wegen seines Widerstands. Eva B. Nr. 5066, bekam 1851 wegen Unreinlichkeit kalte Sitzbäder angedroht, sie wurde isoliert und erhielt Chloroform und Opium. Jette B. Nr. 5449, bekam zwischen 1862–66 zur Strafe wegen „prominir[en] am Fenster die Jacke und den Gürtel für eine Stunde und Morphium, jedoch „ohne Erfolg"."

544 Roth zieht zwar vielfältiges ungedrucktes Material heran; ihre Ausführungen zu Zwangs-

ten[545] – sowie aus der Analysemethode, die eng mit der leitenden Fragestellung des jeweiligen Forschungsvorhabens zusammenhängt.[546] Insgesamt kann jedoch festgehalten werden, dass bei der Anwendung von Zwangsmitteln verschiedene sich wechselseitig bedingende Faktoren eine Rolle spielten. Zu nennen sind dabei vor allem der zeitgenössische psychiatrische Fachdiskurs, die Einstellung des die Anstalt leitenden Arztes sowie die Interaktion mit dem Betroffenen bzw. die Beurteilung seines Verhaltens durch den Arzt.

---

mitteln in der badischen Anstaltspsychiatrie des 19. Jahrhunderts basieren jedoch auf ärztlichen Stellungsnahmen.

545 NIEDERGASSELS Untersuchung basiert zwar auf Patientenakten der Eberbacher Anstalt zwischen 1815–1849; er stellt jedoch weniger schicht- oder geschlechtsspezifische Faktoren heraus, sondern bietet eine Übersicht über die in der Anstalt zur Anwendung gekommenen Mittel, S. 114–131. GOLDBERG dagegen fokussiert bei ihrer Analyse der Eberbacher Patientenakten auf die Konstruktion psychiatrischer Diagnosen. Die Verwendung von Zwangsmitteln werden bei ihr zwar als Bestandteil des therapeutischen Regimes erwähnt, jedoch nicht weiter untersucht, Sex, S. 94 f. Die Zürcher Analyse zu Zwangsmaßnahmen fängt zeitlich später an (1870) und basiert auf einer größeren Stichprobe. Dabei erkennen die Autoren größere geschlechts- als schichtspezifische Unterschiede, die dadurch erklärt werden, dass „für Frauen zuweilen stark diskriminierende Rollenbilder" die Anstaltspraxis beeinflussten und dass die Anstaltsordnung mit der gesellschaftlichen Geschlechterordnung übereinstimmte, MEIER, Zwang in der Psychatrie, S. 196. Esther dagegen hob bei seiner Untersuchung der US-amerikanischen Anstalt St. Louis Insane Asylum von 1885 hervor, dass die meisten Beschränkungen durch gewalttätiges Verhalten seitens der Patienten initiiert wurden. Er vergleicht seine Ergebnisse mit Studien aus den 1970er und 1980er Jahren und kommt zu dem Ergebnis, dass die Toleranzschwelle im 19. Jahrhundert offenbar höher war, so dass die Patienten im 19. Jahrhundert ein relativ aggressives Verhalten zeigen mussten, bevor sie beschränkt wurden. Dies erklärt er sich auch durch das Fehlen wirksamer Psychopharmaka im 19. Jahrhundert, ROBERT J. ESTHER, Use of physical restraints in a nineteenth-century state hospital, in: History of Psychiatry 8. 1997 S. 83–93 hier S. 83 und S. 91 f.

546 LEIBROCK untersucht zwar Patientenakten, fokussiert jedoch auf die in Klingenmünster zwischen 1857–1900 angewandten Medikamente. Jedoch wurde dort ihren Ergebnissen zufolge kaum mechanischer Zwang angewandt, was sie mit der Einstellung des dortigen Direktors Hermann Dick erklärt, der als ein entschiedener Befürworter des Non-Restraint galt, S. 69 f. HIRSCHMÜLLER/MOSES stellen bei ihrer Untersuchung der Binswangerschen Privatklinik Bellevue zwischen 1857–1880 die Position Ludwig Binswangers als Anhänger des Non-Restraint heraus, jedoch habe er sich bei selbst- und fremdgefährdenden Patienten gezwungen gesehen, die Zwangsjacke zu verwenden, S. 192–196.

4. Zusammenfassung

Im vorliegenden Kapitel wurde ein Überblick über die zeitgenössischen Erklärungsversuche und Behandlungsmethoden psychischer Störungen sowie die ihnen zugrunde liegende Vorstellung der Funktionsweise des Körpers gegeben. Bis in die Mitte des 19. Jahrhunderts ähnelten sie Auffassungen, wie sie in der Forschung zu frühneuzeitlichen Krankheits- und Körpervorstellungen festgestellt wurden. Die Grenzen zwischen Laien- und Expertenmeinung waren noch fließend, ein homogenes medizinisch-psychiatrisches Wissen nicht vorhanden. Die traditionellen Konzepte waren von vielfältigen, teilweise widersprüchlichen Vorstellungen geprägt, die sich u. a. an der klassischen Humoralpathologie, der Temperamentenlehre und dem vereinfachten neurophysiologischen Modell John Browns anlehnten. In der Humoralpathologie stand ein gestörtes Säfteverhältnis im Fokus, bei psychischen Störungen wurde insbesondere eine fehlerhafte Blutmischung (Dyskrasie) oder Blutfülle (Plethora) verantwortlich gemacht. Das Temperament des Betroffenen sollte die Erscheinungsform der Störung mitbestimmten. Im „Brownianismus" stand das Nervensystem in Mittelpunkt des Interesses, wobei eine Dichotomisierung zwischen einem überreizten bzw. untererregten Nervensystem postuliert wurde. Die Krankheiten ließen sich diesem Modell gemäß in die sthenischen (überreizten) und die asthenischen (untererregten) Störungsformen einteilen. Der Körper und seine Säfte wurden als in einem ständigen Fluss begriffen verstanden, wobei der Haut als durchlässiges Medium eine besondere Funktion zukam. Ihr wurde eine Ausscheidungsfunktion krankhafter Stoffe nachgesagt, ein verhinderter Austritt konnte dementsprechend als krankheitsverursachend angesehen werden.

Das Spektrum der Entstehungsbedingungen psychischer Störungen wurde von verschiedenen psychischen Krankheitsursachen ergänzt, welche sich auf die soziale Umwelt, wie soziale Not und häuslichen Unfrieden, und auf individuelle Faktoren wie Familienanlage, Schicksalsschläge oder Schrecken bezogen. Dabei gab es geschlechtsspezifische Unterschiede, da bei Frauen öfters häusliche Schwierigkeiten genannt wurden, bei Männern tendenziell das eigene aktive Verhalten, etwa eine ungezügelte Lebensweise (Exzesse), Onanie und Trunk angeführt wurden. An den Anstalten, insbesondere in Siegburg, wurde, der stark somatischen Ausrichtung des Direktors Jacobi geschuldet, der Fokus auf vermeintliche körperliche Unregelmäßigkeiten gelegt, die als Ursache der Störungen verantwortlich gemacht wurden. Deshalb verzichtete Jacobi, im Gegensatz zu seinem ebenfalls den „Somatikern" angehörenden Kollegen Amelung in Hofheim, im ersten Jahrzehnt der 1825 gegründeten Heilanstalt Siegburg auf eine psychische Diagnose und stellte mitunter lediglich somatische Diagnosen. Ab 1840 gaben die Ärzte beider Anstalten ihren Patienten psychische Diagnosen. Nun versuchten sie, sich auf möglichst wenige, einheitliche Störungsbezeichnungen zu beschränken, die sie aus der dominierenden Symptomatik ableiteten. Die Stellungnahmen der einweisenden Ärzte boten dagegen eine breitere Terminologie der Verhaltensauffälligkeit und stellten eine Mischung aus der Verhaltensbeschreibung der Angehörigen/Bekannten und einer der zeitgenössischen psychiatrischen Literatur entlehnten Terminologie dar. Die physikatsärztlichen Gutachten sollten durch die standardisierten Vorgaben der Irrenärzte vereinheitlicht werden. Diese formalisierten Fragebögen – in Siegburg ab Anfang der 1830er Jahre, in Hofheim ab Mitte der 1840er Jahre eingeführt – sind unter dem Aspekt des „Aufschreibesystems des Wissens" untersucht worden. Sie können zum einen im Zusammenhang mit der „Verwissenschaftlichung" der Psychiatrie gedeutet, zum anderen als Ausdruck einer zunehmend effektivierten Verwaltung und Verwahrung psychisch Verhaltensauffälliger interpretiert werden. Die Ausgestaltung der Bögen wurde vom Charakter der Anstalt, Heil- und/oder Pflegeanstalt mitbestimmt und veranschaulicht, dass Faktoren wie die Erblichkeit einen zunehmenden Einfluss auf das Krankheitsmodell der Ärzte gewannen.

Bei den Therapiemethoden konnte gezeigt werden, dass sie sich bis zur Jahrhundertmitte aus den erwähnten frühneuzeitlichen Krankheitskonzepten ergaben. Als Interventionsmethoden spielten Anleihen aus Diätetik sowie eine psychisch/moralisch bzw. erzieherisch ausgerichtete Behandlung eine Rolle. Aber auch der körperlichen Seite kam eine wesentliche Bedeutung zu. Körperliche und geistige Ebene waren dabei nicht getrennt, sondern beeinflussten sich gegenseitig. So sollten die „Ekelkuren" regulierend auf den Körper und zugleich „indirekt" – durch Erschütterung – auf die Psyche des Menschen wirken. Die im weitesten Sinne als entzündungshemmend (antiphlogistisch) bezeichneten Verfahren wie Blutegel und Schröpfkopfbehandlungen nahmen eine wichtige Rolle bei der heimischen wie stationären Behandlung bis in die 1860er Jahre ein. In der häuslichen Vorbehandlung trat der Aderlass hinzu, der seitens der Irrenärzte zunehmend in die Kritik geriet und an den Anstalten kaum praktiziert wurde.

Zur Reizregulierung beliebt waren die Wasserkuren, die insbesondere in Siegburg in breiter Variation bei allen Störungsformen angewandt wurden. Zudem wurde bis in die Mitte des 19. Jahrhunderts regelmäßig – in der heimischen Behandlung, wie an den Anstalten – auf über die Haut ableitende frühneuzeitliche Techniken der Behandlung körperlich Kranker zurückgegriffen. In Siegburg wurde ein solches Verfahren, nämlich die Einreibung und damit Entzündung des Hinterkopfs mit einer ätzend wirkenden Paste, das „Siegburger Siegel“, perfektioniert. Dabei waren der Schmerz und die sichtbare körperliche Reaktion – die starke Eiterung – Zeichen der im Körper bzw. im Gehirn stattfindenden „Revolution“. Die Weiterführung dieser Methoden erfolgte schon deshalb, da die veränderte naturwissenschaftliche Ausrichtung ab Mitte des 19. Jahrhunderts in der psychiatrisch-therapeutischen Praxis keine Änderungen brachte. Solch begrenzte Heilungsmöglichkeiten sind als „therapeutischer Nihilismus“ charakterisiert worden, der in der zweiten Jahrhunderthälfte zunehmend die Irrenbehandlung bzw. -verwahrung prägte. Traditionelle Verfahren wurden zunehmend, insbesondere an den Anstalten – in der häuslichen Irrenbehandlung wirkten sie länger fort – verworfen, neue effektive Methoden waren nicht in Sicht.

Am Beispiel der Sedativa, insbesondere des Opiums und seines Hauptwirkstoffs Morphium, wie auch des ersten synthetischen Stoffs Chloralhydrat, konnte gezeigt werden, dass diese Mittel sowohl in der heimischen Behandlung als auch in der Pflegeanstalt vermehrt verwandt wurden. Sie wurden insbesondere zur Ruhigstellung der Betroffenen genutzt, obwohl sich innerhalb der Psychiaterschaft, dabei auch in Stellungnahmen der Siegburger Ärzte, gegen deren unkritischen Gebrauch zunehmend Kritik regte. Dabei wurden die Nebenwirkungen und das Suchtpotential herausgestellt. An der Siegburg, wie auch an anderen Heilanstalten, scheinen sie zurückhaltender gebraucht worden zu sein. Diese Stoffe wurden insgesamt zu der Zeit vermehrt verabreicht, als sich die Non-Restraint Bewegung ab ca. 1860 an den deutschen Anstalten auf breiter Basis durchsetzte.

Das Thema Zwang war in der gesamten hier untersuchten Zeit (1820–1878) ein kontrovers diskutiertes Thema. Anfänglich wehrte sich der größte Teil der deutschen Irrenärzte gegen das aus England stammende Modell der zwangsfreien Behandlung. Noch Mitte des 19. Jahrhunderts wurde es als wünschenswert, jedoch unpraktikabel bezeichnet, zudem waren körperliche Bestrafungen, wie bei Jacobi dargestellt, mit der paternalistischen Grundhaltung und dem Erziehungsanspruch der ersten Psychiatergeneration durchaus vereinbar. Noch bis in die zweite Hälfte des 19. Jahrhunderts wurden die Zwangsmaßnahmen von einigen Ärzten als mit einer milden Behandlung vereinbar bezeichnet.

Am Beispiel der Siegburger Patientenakten konnten Entwicklungslinien von einer vermehrten Zwangsanwendung der ersten Gründungsjahrzehnte hin zu einem reflektierteren Umgang Anfang der 1860er Jahre nachgezeichnet werden. Die Hofheimer Akten lassen dagegen wegen fehlender Krankenjournale für die erste Jahrhunderthälfte keine Rückschlüsse zu; es ist lediglich den Schriften Amelungs zu entnehmen, dass er zu den wenigen zeitgenössischen Ärzten gehörte, die schon früh die Zwangsmittel eingeschränkt wissen wollten.

Als Ergebnis kann erstens festgehalten werden, dass die Durchsetzung des Non-Restraint für die Patienten keine Abkehr von Zwang, sondern vielmehr eine Verinnerlichung desselben mit sich brachte und an den Anstalten störende Patienten zunehmend isoliert wurden; zudem war zweitens die Ära der zwangsfreien Behandlung zugleich die Ära der Verbreitung zunehmend „wirksamer“ Beruhigungsmittel in Form von bequem applizierbarer Sedativa.

Weiterhin wurde ermittelt, in welchen Situationen die verschiedenen Behandlungs- und Bestrafungsmethoden durchgeführt wurden. Dabei muss die Interaktion zwischen Arzt und Patient berücksichtigt werden. Es waren die von den Ärzten wahrgenommenen Verhaltensweisen der Patienten, die den Kategorien Unangepasstheit, Unsauberkeit und einem auffälligen Sexualverhalten zugeordnet werden können, die zu solchen Methoden führten. Dabei konnte es zu einer gegenseitigen Verstärkung zwischen den Akteuren und damit zur Anwendung immer invasiverer Methoden kommen, die zu Lasten des Patienten ging.

Wie die Patienten in der Anstalt und ihren Stationen klassifiziert und untergebracht wurden, welchen Stigmatisierungen sie innerhalb und außerhalb der Anstalten ausgesetzt waren und welche Überlebensstrategien von ihnen entwickelt wurden, bildet den Gegenstand des anschließenden Kapitels.

VII. Kategorisierung und Klassifikation in der Anstalt: (Über)leben in Hofheim und Siegburg

Die psychischen Ärzte stuften die Anstalt als Heilmittel an sich ein.[1] Schon deshalb verwandten sie, wie in der weit verbreiteten Schrift Jacobis zur Anlegung der Irrenanstalten deutlich wird, große Sorgfalt auf die Ausgestaltung der Anstaltsordnungen, die den Lebensrhythmus der Patienten maßgeblich bestimmten. Wurde die Anstalt in der Forschung anfänglich in ihrer Gesamtheit analysiert und in Anlehnung an Goffman pauschal als „totale Institution“ bezeichnet, wiesen daran anschließende Studien auf die differenzierten Lebensbedingungen hin, denen die Patienten in den verschiedenen Abteilungen ausgesetzt waren.[2]

1. Räume, Ordnungen, Reaktionen

Anders als in der – Jacobi zum Vorbild dienenden – Quäkeranstalt York Retreat, richtete sich in Siegburg die Art der Unterbringung der Patienten nicht in erster Linie nach ihrer Standeszugehörigkeit.[3] Maßgebend waren vielmehr die Kriterien Geschlecht und das in der Anstalt gezeigte Verhalten; erst dann kam die Standeszugehörigkeit der Patienten zum Tragen. Sie fand durch das abgestufte System der verschiedenen Verpflegungsklassen Berücksichtigung.[4] Insgesamt gab es für beide Geschlechter jeweils fünf Abteilungen, wovon die ersten drei für gewalttätige und gefährliche (I. Abteilung), für akustisch störende (II. Abteilung) sowie für als blödsinnig eingestufte Patienten

---

[1] Vgl. dazu Kapitel III. und V.

[2] Vgl. dazu Kapitel V. und Tanner, Der „fremde“ Blick.

[3] Digby, Madness, S. 67. Im York Retreat erhielten die Patienten der Pensionärsklassen automatisch eine bessere Unterkunft als die Normalverpflegten. In der untersten Verpflegungskategorie entschied dann erst das Verhalten über die in der Anstalt gezogenen Trennungslinien.

[4] Jacobi, Ueber die Anlegung, S. 48, dazu auch Ansorge, S. 186–214. Zu den in Krankenhäusern üblichen Versorgungsklassen siehe Stollberg, Zur Geschichte. Die folgenden Ausführungen beziehen sich auf die Siegburg. Zur Versorgungsstruktur in Hofheim siehe Kapitel III.

(III. Abteilung) vorgesehen waren.[5] Standesunterschiede wurden hierbei nicht berücksichtigt; Jacobi sah eine Trennung zwischen den Ständen erst dann als nötig an, wenn die Patienten ruhig und folgsam waren oder sich auf dem Weg der Besserung befänden.[6] So sah sich Gustav S., ein Leutnant aus Königsberg, nicht nur der zwangsweisen Unterbringung in Siegburg ausgesetzt, gegen die er sich heftig sträubte,[7] sondern fand sich des öfteren in einer der drei ersten Abteilungen wieder, da er wegen seines als störend eingestuften Verhaltens als ungeeignet zur Unterbringung unter Seinesgleichen befunden wurde.[8] So wurde der „gebildete Mann", der sich für klassische Dichtung interessierte, aufgrund seines unruhigen und „übermüthigen" Verhaltens gemeinsam mit Patienten der unteren Gesellschaftsschicht versorgt. Auch der Kaufmann Wilhelm F. wurde kontinuierlich aufgrund seiner „trotzige[n] Roheit in Sitten und Benehmen" bei den Patienten der „unteren Klassen der Gesellschaft" untergebracht.[9] Denn erst in den letzten beiden Abteilungen, der vierten und fünften, entschieden Standeszugehörigkeit und die Höhe des gezahlten Verpflegungsgeldes über die Art der Versorgung auf der Station.[10] Die vierte Abteilung war ausgestattet für „tief" erkrankte, melancholische und suizidgefährdete Patienten, die einer genauen Beobachtung

---

5 Jacobi, Ueber die Anlegung, S. 48–76.

6 Ebd., S. 54.

7 LVR Siegburg, No. 1606, Gustav S. (1829–1839), zwei Aufnahmen. Gutachten von Dr. Zolling, einem Regimentsarzt, vom 17.05.1829. Zolling gab an, dass Gustav S. „heftig erschüttert" wurde, als er von seinem Transfer nach Siegburg erfuhr, da es „sein Unglück vollkommen machen würde". Anfangs wurde Gustav S. aufgrund seines Bittens und Versprechens zur Besserung ein weiterer Versuch gewährt, im Regiment zu bleiben. Die Probe bestand er nicht, sondern wurde wegen „größere[r] Excesse" und sporadisch „viel unsinniges Zeug" redend, kurze Zeit später nach Siegburg gebracht.

8 Ebd., Journaleinträge.

9 LVR Siegburg, No. 14818, Wilhelm F. (1832–1844), Gutachten Jacobis vom 13.07.1837, das von der Regierung in Saarbrücken zwecks eines eventuellen Entmündigungsverfahrens angefordert wurde. Zu diesem Zeitpunkt hielt sich Wilhelm F. schon fünf Jahre in Siegburg auf, sein Entmündigungsverfahren wurde einen Monat nach Ausstellung des Gutachtens durch Jacobi eingeleitet.

10 Die Einteilung nach dem Stand des Betroffenen bezog sich auf das ständische Gesellschaftsmodell. Die einzelnen Stände sollten so wenig wie möglich in Berührung kommen, was durch die Einrichtung verschiedener Pflegeklassen gewährleistet werden sollte. Dabei spielte der Bildungsstand, im Gegensatz zum finanziellen Hintergrund, eine wichtige Rolle. Eine bildungsbürgerliche Sensibilität gegenüber eingeschränkten finanziellen Ressourcen wird dabei ebenso deutlich wie der Wunsch nach Abgrenzung nach unten. „Eine vornehme zarte Dame kann man mit einer plumpen Bäuerin nicht in eine Abtheilung bringen... Verwerflich ist die Sonderung in zahlende und nicht zahlende Kranke. Es gibt Kranke, welche den höheren Ständen angehören und arm sind, und umgekehrt reiche aus den untern Ständen." Roller, Grundsätze, S. 89 f. Vgl. Kapitel V.

bedürften,[11] die fünfte und nach Bettenzahl größte Abteilung bewohnten Rekonvaleszenten oder solche, deren Verhalten als relativ angepasst galt.[12] Dort nächtigten die Mittellosen in großen Schlafsälen, tagsüber wurden sie in kleineren Wohnzimmern für jeweils bis zu fünf Personen beschäftigt. Die Schlaf- und Wohnzimmer in der Pensionärsklasse waren dagegen schlicht und dezent aber hochwertig für jeweils ein oder zwei Patienten eingerichtet.[13] Die Säle für Pensionäre in der fünften Abteilung waren mit verschiedenen Musikinstrumenten, einem Billardtisch, Büchern und Bildern ausgestattet und sollten den „höheren Schichten“ einen ähnlichen Komfort, wie sie ihn von zu Hause gewohnt waren, gewähren. Ähnlich ansprechend war die Anlage der Gärten und Höfe, die schon unter dem Einfluss diätetischer Überzeugungen als kontemplative Klostergärten[14] den Patienten ein Gefühl von Ruhe und Geborgenheit vermitteln, zugleich aber ihre Beobachtung erlauben sollten.[15] Gemäß dem doppelten Auftrag der Anstalten – Heilung und Verwahrung[16] – kam die Einrichtung einer Gratwanderung gleich: Den Patienten die Abschottung und oftmals unfreiwillige Entfernung aus dem gewohnten Umfeld möglichst wenig spüren zu lassen, andererseits aber die Betroffenen die Beschränkung doch fühlen zu lassen, um ihnen dadurch einen Anreiz zu geben, sich aktiv um „Heilung“ zu bemühen.[17] Diese Doppeldeutigkeit kam bspw. dadurch zum Ausdruck, dass die Türen mit kleinen Fensterchen versehen waren, die eine unbemerkte Beobachtung vom Korridor in die Zimmer hinein ermöglichen sollten, andererseits die Beobachtung nicht verheimlicht wurde.[18] Die angestrebte Verinnerlichung einer disziplinierten Lebensweise wurde durch die strikte Einhaltung der Anstaltsordnung forciert, der alle Patienten trotz leicht divergierender Tagesabläufe und Be-

[11] Jacobi, Ueber die Anlegung, S. 53.

[12] Ebd., S. 60–107 und S. 217–290.

[13] Zu den abgestuften Preisen der Pensionärsklasse siehe Kapitel III., Fn. 210.

[14] Ansorge, S. 222.

[15] Jacobi, Ueber die Anlegung, S. 111. Die Gärten sollten der Erheiterung der Patienten dienen, Ruheplätze bieten, zugleich aber von wenigen Wärtern gut einsehbar sein. Siehe auch Vanja, Der Irrenhausgarten.

[16] Sommer, Personal space, S. 93.

[17] Ansorge spricht in ihrer differenzierten Analyse über Jacobi Auffassungen davon, dass der Verwahrungsgedanke zurückgetreten sei und die Therapie nun im Mittelpunkt gestanden habe. Für den Kranken habe Jacobi eine eigene Welt in der Anstalt schaffen wollen, die Berglage habe zudem durch einen möglichen Verzicht auf hohe Zäune den Vorteil besessen, den Patienten die Einsperrung so wenig zu möglich fühlen zu lassen, Ansorge, S. 194 f. Die Doppeldeutigkeit kommt in der Analyse Ansorges jedoch etwas zu kurz.

[18] Damerow bemerkte in den 1830er Jahren nach seinem Besuch in Siegburg, dass das „Nicht-Bemerken des Kranken nicht verhütet wurde“, Bericht, S. 18.

schäftigungen ausgesetzt waren.[19] Die Mahlzeiten – von den Normalversorgten gemeinsam im Saal, von den Pensionären allein auf dem Zimmer eingenommen – strukturierten dabei den Tag, den vor- und nachmittags jeweils eine vom Direktor angeordnete Beschäftigung ausfüllte.[20] Die Art der Beschäftigung sollte von der früher ausgeübten Tätigkeit divergieren und standesunabhängig alle solche Tätigkeiten umfassen,[21] die von Jacobi als geeignet angesehen wurden, um den Kurversuch zu unterstützen. Insofern leitete Jacobi auch männliche Pensionäre zu Tätigkeiten wie Karrenschieben an, das schon deshalb als gesundheitsförderlich angesehen wurde, weil es im Freien stattfand.[22] Dadurch entstand für die zahlende Klientel die paradoxe Situation, dass sie einerseits als Angehörige der privilegierten Minderheit ihre gewohnten Sonderrechte erhielt, sie andererseits – unter der Vorgabe der Therapie – aber dazu aufgefordert wurde, eine ihr fremde und erniedrigende Tätigkeit ausüben zu müssen. Gemäß den zeitgenössischen Ansichten über die Aufgabenverteilung zwischen den Geschlechtern dominierten bei den Frauen „weibliche“ Tätigkeiten wie Handarbeiten, Beschäftigung beim Waschen und bei der Zubereitung der Mahlzeiten,[23] die Männer wurden hingegen zu Garten- und Feldarbeiten, aber auch – wenn ihre geistige Verfassung es erlaubte – zu Schreibarbeiten herangezogen. Insofern erstreckte sich die therapeutisch begründete Entscheidung Jacobis, den Kranken eine von ihrer gewohnten Tätigkeit abweichende Arbeit zu geben, lediglich auf die männliche Klientel. Die Frauen übernahmen dagegen die ihnen schon von zu Hause gewohnten Haushaltspflichten oder Handarbeiten.[24] Ein Widerspruch wurde kaum geduldet, vielmehr fiel es negativ auf, wenn ein Pensionär wie Friedrich G. sich weigerte, in der Anstalt zu arbeiten, weil er als ein „guter zahlender Pensionair das nicht glaubt thun zu müssen.“[25]

---

19 Für einen Vergleich zeitgenössischer Anstaltsordnungen siehe Ester.

20 Jacobi, Ueber die Anlegung, S. 364–372.

21 Die Patienten sollten in der Anstalt von ihren früheren Sorgen und Nöten sowie von den negativen Einflüssen der Berufswelt abgeschirmt werden. Insofern sah Jacobi in der Beschäftigung seiner Pfleglinge eine von dem erlernten Beruf abweichende Tätigkeit als heilsam an, Jacobi, Ueber die Anlegung, S. 168.

22 Ebd., S. 162–166 und S. 366.

23 Siehe bspw. LVR Siegburg, No. 491, Anna D. (1848–1850). Sie wurde in der Waschküche beschäftigt.

24 Je nach der Standeszugehörigkeit wurden die Patientinnen mit solchen Tätigkeiten beschäftigt, die sie von zuhause gewohnt waren. Gebildete Frauen wurden zu Handarbeiten und Lesen aufgefordert, Frauen aus unterbürgerlichen Schichten dagegen auch in der Waschküche oder dem „Gemüsezimmer“ zur Arbeit angeleitet.

25 LVR Siegburg, No. 1571, Friedrich G. (1830–1835), Krankengeschichte vom 06.09.1830.

Goffman hat verschiedene Handlungsstrategien von Anstaltspatienten herausgearbeitet, die sie entwickeln, um in einer „totalen Institution" das eigene Überleben zu sichern. Obwohl daran mitunter eine ahistorische Sichtweise moniert wurde, da die Reaktionstypen von Goffman implizit als anthropologische Konstanten dargestellt worden seien,[26] erscheinen die Überlegungen Goffmans hier dennoch wertvoll. Es lassen sich nämlich, ähnlich wie in Goffmans Analyse, standesunabhängige Verhaltensmuster von Patienten aus den ärztlichen Aufzeichnungen herauslesen,[27] die schon deshalb so ausführlich notiert wurden, da, wie erwähnt, primär das Verhalten, sekundär der Stand und nur unwesentlich nosologische Überlegungen die Art der Unterbringung bestimmten.[28] Goffman differenzierte vier sich mitunter überlagernde bzw. sich abwechselnde Formen der Anpassung: Bei dem „Rückzug aus der Situation" breche die Person den Kontakt bzw. jede Interaktion zur Außenwelt ab, sie begebe sich in einen Zustand der „Regression".[29] Bei der zweiten Form, dem „kompromisslosen Standpunkt", verweigere der Betroffene für alle sichtbar die Zusammenarbeit mit den Mitarbeitern der Anstalt. Dieses Verhalten wird nach Goffman oftmals anfänglich gezeigt, geht aber nach einer gewissen Zeit in eine der anderen Formen über.[30] Das könne neben der Regression die dritte Form, die der „Kolonisierung" sein, in der das Individuum in der Anstalt im Rahmen des Möglichen eine zufriedene Existenz aufbaue oder die vierte, die der „Konversion", bei der die Person die Deutung des Personals und die Rolle eines perfekten Insassen übernehme.[31]

---

26 Thoms, S. 27.

27 Diese Verhaltensmuster lassen sich zwar meistens nur durch die ärztlichen Aufzeichnungen, d.h. durch den ärztlichen Blick gefiltert, erschließen, da die Aufzeichnungen über die Patienten aber relativ ausführlich sind, können charakteristische Merkmale durchaus herausgelesen werden. Zur Quellenkritik und Analysemethode siehe ausführlich Kapitel I.

28 Obwohl Roller in seiner bekannten Schrift über Grundsätze der Anlegung von Irrenanstalten auch eine Trennung der Patienten nach nosologischen Gesichtspunkten, nämlich dem „allgemeinen Charakter der Krankheit" vorgeschlagen hatte, setzte sich die Einteilung nicht durch, Grundsätze, S. 90. Insofern stützt das die These Foucaults, wonach es in der psychiatrischen Praxis des 19. Jahrhunderts auf die „absolute Diagnose wahnsinnig oder nicht" ankam. Nosologische Kriterien scheinen jedoch in Ansätzen eine Rolle gespielt zu haben, da bspw. eine dominierende Verhaltensweise als Einteilungskriterium verwandt wurde. So gab es in Siegburg ein Zimmer der „Melancholischen". Dort wurde Johanna Elisabeth R. zeitweilig untergebracht und mit Stricken beschäftigt, LVR Siegburg, No. 15175, Journaleinträge.

29 Goffman, Asyle, S. 65.

30 Ebd., S. 66.

31 Ebd., S. 66/67.

1.1. Verhaltensweisen von Patienten

Das Verhaltensmuster, das von den Ärzten als besonders negativ sorgfältig protokolliert wurde, war der aktive Widerstand (ähnlich Goffmans „kompromisslosem Standpunkt“). In den ersten Tagen nach Ankunft in Siegburg wurden die Patienten in der sogenannten „Übergangsabteilung“ untergebracht,[32] besonders sorgfältig beobachtet und ihr Benehmen täglich im Journalblatt festgehalten. Standesunterschiede spielten bei dem Eintritt in die Anstalt insofern eine Rolle, als Patienten aus den gebildeten Ständen ihre gewohnte Kleidung weiterhin tragen konnten,[33] die Normalversorgten der unteren Bevölkerungsschichten dagegen die von der Anstalt gestellte Einheitskleidung – „einfach und schlicht, aber abwechslungsreich um den Eindruck der Uniformität zu umgehen“[34] – tragen mussten.[35] Insbesondere solche Patienten, die ihre eigenen Kleidungsstücke beschädigten, erhielten die robustere Einheitskleidung wie teilweise auch „genageltes“ und dadurch unzerstörbares Schuhwerk.[36] Dadurch wurde diesen Patienten gleich zu Beginn ihres Aufenthalts ein Teil ihrer „Identitätsausrüstung“ genommen,[37] wogegen sich Elisabeth B. wehrte, indem sie regelmäßig ihre eigenen Kleider „ver-

---

32 Siehe bspw. LVR Siegburg, No. 1066, Christian S. (1866). Im Journalblatt wurde jeweils bei der Ankunft „Uebergangsabt[eilung]“ notiert, die Person nach der erfolgten Einschätzung auf einer der Abteilungen gebracht.

33 Jacobi, Ueber die Anlegung, S. 153–157. Die Pensionäre mussten nur nach Fluchtversuchen aus der Anstalt für eine Zeit als Strafe die Anstaltskleidung tragen. Bei einer späteren Flucht seien sie zudem anhand ihrer Kleidung leicht zu erkennen. Ihre Kleidung hatte insgesamt aber einfach und schlicht zu sein.

34 Ebd.

35 Der Schwager der Gelehrtentochter Sophie Conradine J. fragte bei der Anstaltsleitung an, ob sie eine bestimmte Anzahl von Kleidungsstücken mitbringen müsste. Als Antwort erhielt er die Nachricht, dass die von der Anstalt verteilte Kleidung nur von Leuten „niedren Standes“ getragen werden könne, LVR Siegburg, No. 626, Sophie Conradine J. (1834–1838), Briefwechsel vom 5.02.1834 und 8.02.1834.

36 LVR Siegburg, No. 14826, Agnes S. (1826–1840), vier Aufnahmen. Sie zerriss nach einem Anfall von Tobsucht ihre Kleidung und erhielt die Anstaltskleidung sowie auch „genagelte“ Schuhe. Als sie probeweise kurzzeitig als Wärterin in Siegburg eingestellt wurde, forderte die Anstaltsleitung von ihrem Bruder ihre eigene Kleidung an, da sie im Dienst die Hauskleidung nicht tragen könne. Journaleinträge von November bis Januar, ohne Jahresangabe und Brief Jacobis an den Bruder vom 30.03.1830.

37 Die Kleidung ist in von Goffman als Teil des „Territorium des Selbst“ analysiert worden, als Teil der eigenen Identität. Den Patienten wurden bei der Aufnahme auch andere persönliche Gegenstände abgenommen und erst bei Verlassen der Anstalt wieder ausgehändigt, siehe dazu auch die Analyse Goffmans, Asyle, bes. S. 24–31. In Reformanstalten wie der Marburger Irrenheilanstalt um 1900 mussten die Patienten dagegen keine Anstaltskleidung mehr tragen, siehe Nolte, Gelebte Hysterie, S. 85.

langt[e]".[38] Der Verlust der eigenen Kleidung konnte sich insbesondere dann ins Bewusstsein der Betroffenen drängen, wenn sie zu besonderen Anlässen und Feiern keine Möglichkeit erhielten, sich angemessen zu kleiden oder sich bei einer Untersuchung im Arztzimmer im Spiegel betrachten konnten. Die Schullehrertochter Maria Elisabeth N. weigerte sich mit den Worten „in diesen Kleidern tanze ich nicht", beim Weihnachtsfest zu tanzen; das wolle sie nur in ihrer eigenen Kleidung tun.[39] Im Februar erklärte sie ihrem sie besuchenden Vater ihr Unwohlsein dadurch, dass sie die Anstaltskleider tragen müsse.[40] Der Landwirt Wilhelm W. wiederholte gegenüber Dr. Focke seine Bitte, die für ihn „unpassende" Kleidung durch eine „bessere" austauschen zu können, nachdem er sich während der Untersuchung in Fockes Arztzimmer eingehend im Spiegel betrachtet hatte.[41]

Offene Widersetzlichkeiten wie etwa das Ausspucken der Arznei,[42] das Zerschlagen von Fensterscheiben[43] oder ein „großer Eigensinn" und „Widerspenstigkeit", wie ihn Peter Joseph H. nach Meinung der Anstaltsärzte an den Tag legte, als er in der Visite „aufbrausend" reagiert habe, wurden, wie in Kapitel VI. im Kontext der disziplinarischen Intervention ausgeführt, prompt mit Gegenmaßnahmen beantwortet. Eine offensichtliche Weigerung zur Zusammenarbeit mit den Ärzten fiel in den regelmäßigen morgendlichen und abendlichen Visiten besonders auf[44] und wurde als „trotziges" oder „drohendes" Verhalten bei der Begegnung mit dem Arzt im Journalblatt vermerkt.[45] Je vehementer die Weigerung der Zusammenarbeit ausfiel, desto

---

38 LVR Siegburg, No. 1575, Elisabeth B. (1868–1873), zwei Aufnahmen, Eintrag im Journal vom 20.11.1868.

39 LVR Siegburg, No. 894, Nohn, Maria Elisabeth (1857–1858), Eintrag im Journal vom 27.12.1857.

40 Ebd., Eintrag im Journal vom 11.02.1858.

41 LVR Siegburg, No. 15172, Wilhelm W. (1847–1849), Krankengeschichte von Focke von Januar 1848.

42 LVR Siegburg, No. 894, Maria N. (1857–1858), Eintrag im Journalblatt, 30.11.1857.

43 LVR Siegburg, No. 492, Helene D. (1872–1873), Eintrag im Journalblatt im Februar 1873.

44 Jacobi, Ueber die Anlegung, S. 324. Der Direktor, sein zweiter Arzt und seine Assistenten führten zwei Mal täglich eine Visite durch, wobei die Assistenten die Krankenjournale führten und darin Angaben zum Verlauf und zu „Besonderheiten" festhielten. Die Geistlichen sollten die Ärzte zwei Mal wöchentlich auf ihren Visiten begleiten, ebd., S. 362.

45 Siehe bspw. LVR Siegburg, No. 643, Peter Joseph H. (1835–1837), Einträge im Journalblatt, wie am 15.05.1836 „Bey der Visite sehr aufbrausend und jedes Mal, wenn man etwas wider seinen Willen tut, oder ihn zur Ordnung nöthigt, heftig, schimpfend, drohend, sonst still verschlossen". Ähnlich auch LVR Siegburg Conradine J., die während der Visiten meist negativ auffiel, No. 626, Conradine J. (1834–1838).

schärfer reagierten die Ärzte mit Sanktionen.[46] Andere Patienten reagierten mit subtileren Widerstandsmaßnahmen gegen Einschränkungen der persönlichen Bewegungs- und Entscheidungsfreiheit, z. B. mit „nachlässig[er]" Ausführung einer angeordneten Tätigkeit,[47] oder mit der Weigerung zur Nahrungsaufnahme. Diesen von Frauen und Männern gezeigten Widerstandsformen[48] gegen die ärztliche Autorität begegnete das Anstaltspersonal in einer abgestuften Weise, die von anfänglicher Aufmunterung zur Nahrungsaufnahme oder einem Füttern bis zur Verabreichung der Nahrung mittels eines Rohres bei besonders resistenten Patienten reichte.[49] Andererseits diente der Entzug von Nahrungsmitteln als Strafmaßnahme des Personals.[50] Diese Intervention, die den Betroffenen den letzten Rest an persönlicher Autonomie nahm, konnte dazu führen, dass Patienten sich nach anfänglichem Widerstand bspw. gegen das Füttern ihrem Schicksal fügten und in den von Goffman beschriebenen Zustand der Regression glitten. Georg von G. bspw. zeigte sich zu Anfang seines Aufenthalts im Winter 1834/35 „anhaltend unruhig", zerschlug Fenster und unternahm kleinere Fluchtversuche über den Korridor seiner Abteilung. Nachdem er daraufhin von den Wärtern strenger bewacht und in seinen Handlungen kontrolliert und beschränkt wurde, kleidete er sich nicht mehr selbstständig und weigerte sich zudem, seine Mahlzeiten einzunehmen. Da er „freiwilig" zu keiner Aktivität zu bewegen war,

---

46 Siehe dazu ausführlich Kapitel VI, Disziplinarische Intervention im Anstaltsalltag.

47 LVR Siegburg, No. 1073, Anna B. (1868–1869), Einträge im Journalblatt im November 1868.

48 Diese Form des Widerstands ist in der Forschung eher weiblichen Patienten zugeschrieben worden, siehe bspw. Nolte, Gelebte Hysterie, S. 83, Tomes, S. 236.

49 Anna D. musste bspw. zum Essen häufig „genöthigt" werden, sie wurde zeitweise „mit größter Mühe" gefüttert, LVR Siegburg, No. 491 (1848–1851), Journaleinträge, auch Johanna Elisabeth R. wurde zeitweilig gefüttert, LVR Siegburg, No. 15175, (1863), Journaleinträge. Anton H. wollte weder Schokolade noch die Arznei zu sich nehmen, so dass bei ihm zeitweilig das Schlundrohr zur Anwendung kam, das bei ihm Atemnot und Blutungen hervorrief. LVR Siegburg, No. 14825, (1848–1849), Einträge im Journal von August 1848. Bei Bernhard A. protokollierten die Ärzte kontinuierlich, dass er an Appetitlosigkeit leide und immer nur die Hälfte esse, LVR Siegburg, No. 664, (1842–1843), Journaleinträge.

50 Die ärztliche Verfügungsgewalt über die Nahrungsmittel und auch der Einsatz der Schlundröhre in der Anstalt verdeutlichen nicht nur materiell, sondern auch symbolisch die Abhängigkeit der Patienten vom „lebensspendenden" Arzt. Mehrere mit einander verknüpfte Aspekte, die ärztliche Fürsorge, aber auch seine Macht gegenüber den Patienten, kommen dabei zum Vorschein. Die Nahrung wurde in der Anstalt zu einem variabel einsetzbaren Zeichen. Sie konnte als Mittel der Belohnung oder der Bestrafung, als Zeichen der Fürsorge oder der Ausgrenzung benutzt werden. Zur Bedeutung der Nahrung siehe auch Esther Fischer-Homberger, Hunger – Herz – Schmerz – Geschlecht. Brüche und Fugen im Bild von Leib und Seele. Bern 1997. Siehe ferner Kapitel VI, Abschnitt Disziplinarische Intervention im Anstaltsalltag.

übernahmen die Wärter das An- und Auskleiden und fütterten ihn während der nächsten Monate.[51]

Somit konnte das Intervenieren des Personals – auf Anordnung der Ärzte – dazu führen, dass durch das Unterbinden einer bestimmten Verhaltensweise Patienten auf eine andere „auswichen", das neue Verhalten erst durch die Intervention produziert wurde. Dieses „Ausweichverhalten" war in den meisten Fällen mit einer zunehmenden Passivität verbunden, die von den Ärzten ebenso ungern gesehen wurde wie eine aktive Resistenz.

Durch die kontinuierlich ausgeübte oder potentielle Überwachung, durch die Kontrolle aller Aktivitäten wie auch des Essverhaltens, büssten die Anstaltspatienten einen Großteil ihrer Privatheit[52] ein, d.h. sie konnten weder ein individuell gewünschtes Verhältnis zwischen Distanz und Nähe herstellen, noch das Bedürfnis, Vertrauen zu teilen und psychische Distanz zu wahren, erfüllen. Privatheit schützt die personale Autonomie durch individuelle Kontrolle sozialer Interaktionen, so dass das Individuum dadurch u.a. die Möglichkeit zur emotionalen Entspannung wie auch zur Eigenbewertung im Sinne einer Reflexion und Integration externer und interner Reize und Informationen erhält.[53] Westin unterscheidet vier Formen, Privatheit[54] herzustellen: Alleinsein, Intimität, Anonymität und Reserviertheit.[55] Im Folgenden wird nicht auf die pauschale Aussage Goffmans rekurriert, welcher den Mangel an Privatheit per se als charakteristisches Merkmal der

51 LVR Siegburg, No. 642, Georg von G. (1835–1841), Journaleinträge.

52 Schmale, Psychologische Aspekte. Die Privatheit ist ein Aspekt der Proxemik, die in Forschungen zur ökologischen Psychologie den Einfluss der unmittelbaren räumlichen Umgebung auf das menschliche Verhalten untersucht.

53 Schmale, Psychologie der Arbeit, S. 173–177.

54 Der Politologe Alan Westin definiert Privatheit als „Anspruch von Individuen, Gruppen oder Institutionen, zu entscheiden, wann, wie und in welchem Ausmaß Informationen über sie an andere weitergegeben werden. Hinsichtlich des Verhältnisses des einzelnen zu sozialem Engagement ist Privatheit der freiwillige und zeitweilige Rückzug eines Individuums aus der allgemeinen Gesellschaft, sei es als Alleinsein oder Kleingruppenintimität, sei es – bei größeren Gruppen – als Anonymität oder Zurückhaltung," Alan F. Westin, Privacy and Freedom. New York 1967, ^{6}1970 hier S. 7.

55 Westin sieht die vier Formen als „grundlegende Verfassungen individueller Privatheit" an. Unter Alleinsein (intimacy) versteht er den Menschen fern von der Gegenwart anderer, frei von Beobachtung, die Intimität sei dann gegeben, wenn sich jemand von der Gruppe zurückziehe, um eine „enge, entspannte und offenherzige Beziehung zwischen zwei oder mehreren Individuen herzustellen". Anonymität (anonymity) sei, so Westin, dann gegeben, wenn sich ein Individuum unerkannt und unbewacht in der Öffentlichkeit bewegen könne, die Zurückhaltung oder Reserviertheit (reserve) sei dagegen die subtilste und komplexeste Privatheitsverfassung, die „psychologische Barriere". Sie werde dann erlangt, wenn der Wunsch eines Individuums, nicht zu kommunizieren, geachtet würde, ebd., S. 31f. Siehe dazu auch Kruse, Privatheit, S. 106f. und Schmale, Psychologie der Arbeit, S. 173–177.

„totalen Institution“ ansah, der durch die mangelnde Verfügungsgewalt über Kleidung und persönliche Habseligkeiten zum Ausdruck komme,[56] sondern auf die Forschungsergebnisse Ittelsons, Proshanskys und Rivlins. Diese gelangten durch ihre Untersuchung psychiatrischer Abteilungen verschiedener Krankenhäuser zur Ansicht, dass das Konzept der Privatheit für die psychiatrische Station überdacht werden müsse, da das funktionelle Äquivalent von Privatheit meist eine physische Isolation oder die Möglichkeit dazu voraussetze. Ihrer Meinung nach könne ein Minimum an Privatheit auf den Stationen dann angenommen werden, wenn die größtmögliche Auswahl an Verhaltensweisen von den Patienten ausgeübt werden könne.[57] Insbesondere in großen Räumen war den Forschern dagegen ein zunehmend in sich gekehrtes Verhalten aufgefallen, da die dort untergebrachten Patienten im Gegensatz zu Patienten auf Einzel- und Zweibettzimmern größtenteils ein isoliert-passives Verhalten, wie etwa liegend an die Decke schauen, zeigten.[58] Diese „regressiven“ Verhaltensweisen wurden auch in den täglichen Aufzeichnungen über die Siegburger Patienten notiert. Der erwähnte Georg von G. schien nach einem anfänglichen Aufbäumen[59] sich immer weiter von seiner Umgebung zurückzuziehen. Er wurde als zunehmend müder beschrieben, öfter habe er mit dem Kopf auf dem Tisch gelegen.[60] Dieses Rückzugsverhalten in Form einer Abkapselung – in der Forschung auch als „cocooning“ charakterisiert[61] – wurde auch von Patienten gezeigt, die ihre vorgeschriebenen Arbeiten ausführten, sich ansonsten aber völlig von ihrer Umgebung abschotteten, wie Susanna S. „Den ganzen Tag über lässt sich Patientin zwar beschäftigen, allein legt sie die Arbeit hin u[nd] irrt einsam in dem Corridor herum. An keinen einzigen Menschen aus ihrer Umgebung schließt sie sich näher an.“[62] Es stellte sich heraus, dass Susanna S. insgeheim die Hoffnung hegte, ihre Freiheit – notfalls mit unerlaubten Mitteln – wie-

---

56 Sommer, Personal space.

57 William H. Ittelson/Harold M. Proshansky/Leanne G. Rivlin, The Environmental Psychology of the Psychiatric Ward, in: Dies. (Hg.), Environmental Psychology. Man and his physical setting. New York 1970 S. 419–439 hier S. 437 f.

58 Ebd.

59 Siehe dazu Kapitel VI.

60 LVR Siegburg, No. 642, Georg von G., (1835–1841), Journaleinträge ab 1837. So wurde auch das Verhalten von Sybilla K. beschrieben, sie arbeite nicht, „lag meist mit dem Kopf auf dem Tisch“. LVR Siegburg, No. 259, Sybilla K. (1826–1838), Journaleinträge vom September 1837.

61 Irwin Altman/William W. Haythorn, The Ecology of Isolated Groups, in: William H. Ittelson/M. Harold Proshansky/Leanne G. Rivlin (Hg.), Environmental Psychology. Man and his physical setting. New York 1970 S. 226–239 hier S. 236.

62 LVR Siegburg, No. 877, Susanna S., (1832–1835), Krankengeschichte vom 17.06.1832.

derzuerlangen. Einige Tage vor ihrem Fluchtversuch im September 1832 wurde sie als „heute ruhiger, heiterer“ beschrieben, auch sitze sie ruhig beim Gemüseputzen.[63] Nach dem missglückten Fluchtversuch wurde sie als ängstlicher bezeichnet, „Alles Trösten hülft nicht“, notierte Friedrich Bird im November 1832 in ihrem Krankenjournal.

Ebenso zurückgezogen wurde Gertrud B. beschrieben, die im Gegensatz zu Susanna S. den Kontakt zu den Ärzten verweigerte, indem sie keinen Körperkontakt zuließ, den Kopf zumeist „in die Hand gelegt“ im Bett lag und – sehr zum Missfallen der Ärzte – den Kopf dann mit ihrer Schürze bedeckte, wenn die Ärzte während ihrer Visite vorbeikamen.[64] Johanna Elisabeth R. demonstrierte gleich zu Beginn ihres Siegburger Aufenthalts ein Rückzugsverhalten, hielt zeitweilig die Augen geschlossen, beantwortete alle Fragen mit „Nein“, woraufhin sie, darüber zur Rechenschaft gezogen, angab, „sie sei heute für keinen zu sprechen“.[65] Diese Form des innerpsychischen Rückzugs inmitten der anderen Patienten, die gerade den Anstoß und damit die Aufmerksamkeit des Personals erregte, brachte sie ferner dadurch zum Ausdruck, dass sie, so der Arzt, „den größten Theil des Tages starr den Kopf in die Höhe gerichtet, oder denselben auf dem Tische liegend, stumm und unbeweglich, die Augen geschlossen“ dasitze.[66] Anna Maria R. wurde gleich zu Anfang ihres Aufenthalts als unzugänglich beschrieben, auch führe sie die angeordnete Tätigkeit, Charpie zu zupfen, nicht aus. Einige Wochen nach ihrer Ankunft vermied sie jeglichen Kontakt zur Außenwelt, sie „liegt herum“, laufe umher und ließ an ihren Wunsch, sich möglichst weit von ihrer Umwelt abzuschotten und von ihrer Umgebung in Ruhe gelassen zu werden, keinen Zweifel: „Kauert wieder in den Ecken“, lautete eine übliche Eintragung in ihrem Journalblatt.[67]

Wie Ergebnisse zum Raumverhalten von Einzelnen und Gruppen in verschiedenen Settings nachgewiesen haben, passen sich Individuen der jeweiligen Situation und Räumlichkeit entsprechend an, sie reagieren dabei zumeist unbewusst darauf und versuchen, der jeweiligen Umwelt entsprechend, eine für sie optimale Lage zu erreichen.[68] Bei isolierten Gruppen und Patienten

[63] Ebd., Journaleinträge im September 1832.

[64] LVR Siegburg, No. 1076, Gertrud B. (1868), Journaleinträge.

[65] LVR Siegburg, No. 15175, Johanna E. R. (1863), Journaleintrag vom 25.03.1863.

[66] LVR Siegburg, No. 15175, Johanna Elisabethe R. (1863), Einträge im Journalblatt vom Januar 1863.

[67] LVR Siegburg, No. 15174, Anna Maria R. (1873–1874), Einträge im Krankenjournal. Siehe auch die Einträge bei Peter J. H., „immer sehr verschlossen, sich isolierend in eine Ecke [setzend]“, LVR Siegburg, No. 643, Peter Joseph H. (1835–1837), dieser Eintrag vom 4.02.1837.

[68] Siehe bspw. Sommer, The Ecology.

auf psychiatrischen Stationen ist dabei ein stärkeres Territorialitätsverhalten beobachtet worden, d.h., eine Vorliebe für bestimmte Betten, Sessel und Plätze an Tischen, wobei die einmal gewählten Räume dann gegen „Eindringlinge" verteidigt wurden.[69] Da die Patienten für ein Minimum von mehreren Monaten in die Anstalt gebracht wurden, sie insofern damit konfrontiert wurden, auf ihre veränderte Lage zu reagieren und sich in der neuen Umgebung psychisch wie physisch einzurichten, scheint die Gewöhnung an die ihnen zugeteilte Station für sie entsprechend bedeutsam gewesen zu sein.[70] Durch Zwangsversetzungen auf eine andere Station hatte das Personal damit ein schlagkräftiges und gefürchtetes Disziplinierungsmittel zur Hand,[71] worüber sich die Ärzte durchaus im Klaren waren.[72] Hatte schon Roller 1838 über die Möglichkeit, Patienten von einer Abteilung auf die andere zu verlegen, als ein „vortreffliches Mittel zur Aufrechterhaltung der Hausordnung" gesprochen,[73] so wurde diese Interventionsmaßnahme in Siegburg ausgiebig genutzt.[74] Unter Vorgabe therapeutischer Erwägungen sah es Jacobi als „Haupterforderniß" der ärztlichen Behandlung an, eine zü-

---

[69] Das Besetzen bestimmter Stühle, Tische oder Betten wurde bspw. auch bei Untersuchungen zur Bibliotheksnutzung festgestellt, in psychiatrischen Einrichtungen wie auch in Altersheimen schien dabei die Inanspruchnahme bestimmter Sessel und Betten den Betroffenen besonders wichtig zu sein, vgl. dazu Sommer, Personal space, ders. The Ecology. Bei isolierten Gruppen fanden Altman und Haythorn ein früh gezeigtes Territorialitätsverhalten, das sich auf Betten, dann auch auf Sitzplätze erstreckte. Als Ergebnis ihrer Vergleichsuntersuchung sahen die Forscher an, dass eine soziale Isolierung mit beständig hoher und steigender Territorialität in Verbindung gebracht werden könne, die sich auf alle Bereiche und Gegenstände beziehe. Die nichtisolierte Gruppe zeigte dagegen ein allmählich abfallendes Territorialitätsverhalten. Zudem zogen sich die isolierten Gruppenmitglieder zunehmend zurück, die alleine verbrachte Zeit stieg gegenüber gemeinsamen Aktivitäten an, siehe Altman/Haythorn.

[70] Obwohl in dieser Arbeit moderne Forschungsergebnisse nicht uneingeschränkt als überzeitlich gültige anthropologische Konstanten übernommen werden, sind die Ergebnisse insofern für das Verständnis der Reaktionsweisen der hier untersuchten Anstaltspatienten relevant, da sie übereinstimmende Verhaltensmuster, u.a. ein „Territorialitätsverhalten" zeigten.

[71] Zum Privileg, auf die „ruhige" Abteilung zu dürfen, siehe auch Petra Fuchs/Annette Hinz-Wessels/Gerrit Hohendorf/Paul Richter/Maike Rotzoll, Frauenbild und Frauenschicksal. Weiblichkeit im Spiegel psychiatrischer Krankengeschichten zwischen 1900 und 1940, in: Bettina Brand-Claussen/Viola Michely (Hg.), Irre ist weiblich. Künstlerische Interventionen von Frauen in der Psychiatrie um 1900. Heidelberg 2004 S.45–52 hier S.47.

[72] Griesinger, Pathologie, 1. Aufl., 1845, S.374. „Als eigentliche Strafmittel dagegen, deren man bei einzelnen widerspenstigen Kranken je und je bedarf, dient die Entziehung gewohnter Genüsse, die Versetzung auf eine andere Abtheilung des Hauses...".

[73] Roller, Grundsätze, S.95.

[74] Jacobi, Ueber die Anlegung, S.369. Wenn Nahrungsentzug, Zwangsmaßnahmen und andere Mittel nicht griffen, könne es nötig sein, die Person auf eine andere Abteilung bringen zu lassen, ebd., S.372. Jeder müsse, so Jacobi, auf der ihm zugewiesenen Abteilung bleiben, ebd., S.369.

gige Verlegung auf verschiedene Abteilungen durchführen zu können.[75] Wer die Vorschriften nicht befolgte, wurde auf eine andere Abteilung gebracht,[76] notfalls auch in den abgeschiedenen „Hinterbau“ der ersten Abteilung, wie Andreas P., der sich „fleißig mit Abschreiben beschäftigt“, sich später wieder in die zweite Abteilung „hocharbeitete“.[77] Ähnlich verbesserte auch Johanna R. ihre Stellung in Siegburg. Von ihrem vorherigen widersetzlichen Verhalten Abstand nehmend, sich nunmehr „ruhig“ mit Stricken beschäftigend und „ziemlich besonnene Angaben“ machend, wurde ihre Bitte, die erste, ihr „zu unruhig[e]“ Abteilung zu verlassen, gewährt. Fortan wurde sie „ruhig und fleißig“ im „melancholischen Zimmer“ mit Handarbeiten beschäftigt, die sie „fleißig und folgsam“ ausführte. Als sie sich auch dort bewährte, wurde sie einen Monat später in ein anderes Zimmer versetzt, da sie nicht länger zu den „traurigen Irren“ gesetzt werden wollte.[78]

In fast allen Krankenjournalen sind Versetzungen vermerkt, die sich als Konsequenz der Verhaltensweisen der Patienten ergaben. Der eingangs erwähnte Wilhelm F. wurde bspw. anfänglich in die zweite, dann versuchsweise in die dritte Abteilung gebracht, die er aber nach mehrfachen Ermahnungen und Ankündigungen wieder verlassen musste.[79] Dabei konnten die Patienten durchaus eine zweite Chance bzw. eine Bewährungsprobe erbitten. Lambert B. versprach mehrfach, „sich ruhig verhalten zu wollen“, und wurde auf sein „dringendes“ Bitten nicht wieder versetzt. Dafür musste er sich erkenntlich zeigen, „gibt sich mehr Mühe sich gut zu halten“ und „will arbeiten“ konnte daraufhin der Erfolg vermeldet werden.[80] Auch Elisabeth B. erkannte die Vorzüge, die sich aus einem regelkonformen Verhalten für sie ergaben. Nachdem sie wegen „Schimpfens“ auf den Direktor und Übergriffe auf Mitpatienten in die Zwischenabteilung gebracht worden war, fing sie

75 Jacobi, Ueber die Anlegung, S. 59.

76 LVR Siegburg, No. 1073, Anna B. war erst in der zweiten Abteilung gewesen, sich später zu den anderen „lästigen“ Kranken in die erste Abteilung gekommen, siehe Journaleinträge.

77 LVR Siegburg, No. 645, Andreas P. (1850–1852), zwei Aufnahmen, Journaleinträge zur zweiten Aufnahme von Juni bis November 1852. Siehe auch Therese S., die wegen „gemeiner“ Reden isoliert wurde und nach einem kurzfristigen Probeaufenthalt in der zweiten Abteilung aufgrund ihres Tobens in die erste Abteilung versetzt wurde, LVR Siegburg, No. 611, Therese S. (1864), Journaleinträge von Mai bis Oktober 1864.

78 LVR Siegburg, No. 15175, Johanna Elisabeth R. (1863), Einträge im Journal von Juni und Juli 1863.

79 LVR Siegburg, No. 14818, Wilhelm F. (1832–1844), Einträge im Journal zwischen Februar und August 1835.

80 LVR Siegburg, No. 628, Lambert B. (1869–1870), Journaleinträge. Anfänglich war Lambert B. in den Hinterbau der ersten Abteilung versetzt worden, dann in die Zwischenabteilung, später in die zweite Abteilung. Nachdem er sich „recht gut gehalten“ hatte, durfte er in die dritte Abteilung.

nach nutzlosem Widerstand an, „fleißig, still, weniger frech" zu arbeiten, indem sie den Wärterinnen half und sich „sehr fleißig" mit Nähen und anderen häuslichen Arbeiten beschäftigte. Ihre wenige Tage darauf geäußerte Bitte um Versetzung erzielte dann auch den gewünschten Effekt.[81]

Insofern ergab sich die Kategorisierung in der Anstalt aus einem Zusammenspiel zwischen dem Verhalten des Patienten und seiner Reaktion auf die Ordnungsvorgaben der Anstalt wie auch aus der ärztlichen Einschätzung seines Benehmens.

Diese Versuche der Patienten, sich eine Existenz in der Anstalt aufzubauen, können im Sinne von Goffmans Typologie der Kolonisierung gedeutet werden. Ähnlich agierten Anton B.,[82] Veronika P.[83] und Peter S.;[84] sie benahmen sich bspw. „sehr ordentlich", waren „willig" und arbeiteten „fleißig" und erfüllten somit die an sie gestellten Erwartungen, so dass sie die Rolle „perfekter" Patienten ausfüllten. Auch Catharina B. beschäftigte sich zur Zufriedenheit Jacobis „in der vorgeschriebenen Weise" mit der Erledigung der Wäsche, wobei sie sich seiner Meinung nach als „sehr nützlich" erwies.[85]

Weniger erfolgreich war dagegen ein von den Ärzten als „gefallsüchtig" bezeichnetes Verhalten, wie es Anna Clara W. attestiert wurde.[86] Bei ihr wurde negativ vermerkt, dass sie sich bei Unbekannten „bemerkbar" machen wolle, „eitel" und „gefallsüchtig" sei, so dass ihr fleißiges Arbeiten nicht – wie sonst üblich – positiv auffiel. Bei der eingangs erwähnten Elisabeth B. stellte sich die Verhaltensänderung im Sinne eines vom Personal erwünschten Verhaltens ebenfalls erst in einer zweiten Phase ein; anfangs hatte sie um „Extras", wie etwa um „Zulagen" bei der Beköstigung gebeten. Ihre Wünsche waren jedoch unerfüllt geblieben und hatten samt ihrer Charakterisierung der Siegburg als eines „Gefängnisses" den Unmut des Personals erregt.[87]

Offensichtliche Bestrebungen, sich eine möglichst erträgliche Existenz in der Anstalt aufzubauen, durften deshalb nicht zu sehr forciert werden. Roller hatte schon darauf hingewiesen, dass einige Langzeitpatienten gelernt

---

[81] LVR Siegburg, No. 1575, Elisabeth B. (1868–1873), zwei Aufnahmen, Einträge im Journal von April bis Mai 1869.

[82] LVR Siegburg, No. 497 Anton B. (1845–1846).

[83] LVR Siegburg, No. 15201, Veronika P. (1855–1856).

[84] LVR Siegburg, No. 623, Peter S. (1836–1839).

[85] LVR Siegburg, No. 1075, Catharina B. (1828–1840), Einträge im Journalblatt.

[86] LVR Siegburg, No. 385, Anna Clara W. (1861–1862).

[87] LVR Siegburg, No. 1575, Elisabeth B. (868–1873), zwei Aufnahmen, Eintrag im Journal vom März bis April 1868. Sie hatte in einem Brief an den Ortsgeistlichen die Siegburg als Gefängnis bezeichnet.

hätten, sich das Anstaltsleben „zu Nutzen" zu machen und es „auszubeuten".[88] „Bittet weinend um kleinere Vergünstigen" notierte das Personal bei Bernhard B.,[89] ohne dass er damit Erfolg hatte. Auch wurde den wachsenden Ansprüchen von Agnes H. ein Ende gesetzt, nachdem sie zur Kräftigung als Normalversorgte anfänglich Sonderzulagen bei der Beköstigung erhielt, die sie daraufhin kontinuierlich forderte. Ihre anhaltenden Wünsche wurden aber abgewiesen, woraufhin „bei Verweigern bricht sie in Weinen aus" festgehalten wurde.[90] Peinlich berührt schien das Personal auch von dem Verhalten Anton V.s zu sein, der als 68-jähriger nach Siegburg gebracht wurde, nachdem er mehrere Suizidversuche in einer Bewahranstalt für alte Männer unternommen hatte.[91] In Siegburg erholte er sich, er bat um verkürzte Arbeitszeiten, „amüsiert[e] sich gut bei einem Anstaltsfeste", wo er „eifrig trank" und sich sonnend auf den Boden legte.[92] „Er scheint sich hier sehr wohl zu fühlen und hat mehreremale geäußert, es sei ihm nie so gut gegangen, als hier", resümierte der über ihn berichtende Arzt im Juni 1874. Als Erholungsheim wollte die Siegburg allerdings nicht fungieren, so dass der Arzt vorschlug, „da der Patient sich in der Ruhe des Anstaltslebens wohlzubefinden scheint und keine Selbstmordneigungen mehr verräth, so empfiehlt es sich denselben in seine Heimat abzugeben, wo er in irgend einem Spital seine Tage verleben kann."[93]

Neben den von Goffman herausgearbeiteten Verhaltensstrategien von Psychiatriepatienten trägt seine weitere Differenzierung ihrer Anpassungsleistungen zum Verständnis des alltäglichen Funktionierens der Anstalten bei. Goffman unterschied die „primäre Anpassung"[94] im Sinne einer für alle Beteiligten sichtbaren Verhaltensweise des Patienten von einer „sekundären", nämlich inoffiziellen Anpassungsleistung der Betroffenen. Dieser letztgenannte Mechanismus umfasst solche Aktivitäten, bei denen die Person „unerlaubte Mittel anwendet oder unerlaubte Ziele verfolgt, oder beides tut, um auf diese Weise die Erwartung der Organisation hinsichtlich dessen, was

88 Roller, Psychiatrische Zeitfragen, S. 165.

89 LVR Siegburg, No. 495, Bernhard B. (1861–1862), Einträge im Journalblatt.

90 LVR Siegburg, No. 641, Agnes H. (1868–1875), drei Aufnahmen, Journaleinträge.

91 LVR Siegburg, No. 109, Johann Hubert V. (1874).

92 Ebd., Journaleinträge.

93 Ebd., Krankengeschichte vom Juni 1874. Im November wurde Johann Hubert V. nach achtmonatigem Aufenthalt entlassen.

94 Bei der primaren Anpassung werde der Patient zum Mitglied der Anstaltsgemeinschaft, in dem er die von ihm abverlangte Tätigkeit erfülle und somit die Ziele der Anstalt unter größtmöglicher Ausnutzung der Institution für die eigenen Zwecke unterstütze, Goffman, Asyle, S. 185–201, hier S. 185.

er tun sollte und folglich was er sein sollte, zu umgehen."[95] Die Tätigkeit des Briefschreibens der Patienten offenbart in dieser Hinsicht beide Facetten der Anpassung.

1.1.1. Zwischen Pflichterfüllung und Subversion: Briefeschreiben

Karen Nolte hat in ihrer Studie nachweisen können, dass es sowohl eine offizielle als auch eine inoffizielle Schreibkultur in der Anstalt gab.[96] Zum einen die öffentlichen Briefe, deren Schreiben vom Personal gefördert und die, nachdem sie die Zensur passiert hatten, den Verwandten zugestellt wurden, zum anderen die heimlichen Briefe. Letztere wurden von den Patienten möglichst unauffällig und in unbeobachteten Situationen verfasst, danach wurde versucht, sie durch inoffizielle Boten aus der Anstalt zu schmuggeln. Diese unter Umgehung der Anstaltsordnung angestrebte Kommunikation mit der Außenwelt versuchten auch Siegburger und Hofheimer Patienten herzustellen. Wurde ihr Vergehen aufgedeckt oder der offiziell geschriebene Brief von der Anstaltsleitung als ungeeignete Lektüre für die Angehörigen angesehen, so behielt sich die Leitung vor, die Briefe einzusammeln und der Krankenakte des Betreffenden beizulegen. Dabei konnten einige Patienten ihren Mitpatienten gegenüber Hilfestellung leisten, entweder bei der heimlichen Abfassung eines Schreibens, wenn der Betroffene selber illiterat war, oder beim Schmuggeln des Briefes aus der Anstalt. Der Winzer Michael W., dessen eigene Briefe vom Personal als „ganz verkehrt", „unordentlich" und „ohne Einsicht" bezeichnet wurden, half seinen Mitpatienten - sehr zum Ärger der Ärzte - indem er Briefe der anderen „heimlich besorgt[e]", bis er dabei ertappt wurde.[97] In den Patientenakten befinden sich dementsprechend zwei verschiedene Manifestationen des Briefeschreibens, zum einen die in ihrer Materialität sichtbaren einkassierten Briefe, zum anderen Kommentare und Bewertungen des Personals über die abgeschickten Schreiben. Dabei wurden anscheinend solche Briefe von der Direktion einbehalten, in denen die Patienten ihre Angehörigen anklagten. Schreiben, in denen Patienten, wie Helene D., Friedrich D. oder Severina von D., um Abholung baten,[98] „unver-

---

[95] Ebd. Wesentlich ist bei der Analyse Goffmans, dass auch die zweite Anpassungsform zur Stabilität der Anstalt beiträgt, vgl. dazu auch Tanner, Der „fremde Blick", S. 54.

[96] Nolte, Gelebte Hysterie, S. 76–81.

[97] LVR Siegburg, No. 428, Michael W. (1875–1876), Einträge im Journalblatt von September bis November 1875.

[98] LVR Siegburg, No. 492, Helene D. (1872–1873), „jammerte" über ihre Anstaltsbehandlung und verlangte von ihrem Mann, aus Siegburg abgeholt zu werden, Journaleinträge. LVR

ständige" und auch als „schlecht" befundene Briefe wurden dagegen offenbar an die Adressaten weitergeleitet, da nur die Kommentare des Personals über den Inhalt von ihrer Existenz zeugen.[99] Auch wurden die Briefe von Lorenz H. an seine Familie zugestellt, der aufgrund immer neuer Wahnideen, die größtenteils Themen des Verfolgtwerdens umspannten, von seiner Familie nach Siegburg gebracht worden war.[100] Er misstraute dem Anstaltspersonal derart, dass er einen Brief, der ihm direkt von der Post versiegelt übergeben wurde, für eine Fälschung hielt.[101] Obwohl er einen weiteren als authentisch akzeptierte und in Empfang nahm, schrieb er seiner Frau, er wolle in dem nächsten Brief von jedem Kind einige Zeilen erhalten, damit er sich von der Echtheit des Schriftstücks überzeugen könne.[102]

Die beim Schmuggeln abgefangenen oder von der Anstaltsleitung nicht weitergeleiteten und den jeweiligen Patientenakten beigelegten Briefe stellen damit eine hoch selektierte Auswahl möglicher Egodokumente dar. Nur diese können im Folgenden näher untersucht werden. In ihnen kommen neben den erwähnten Vorwürfen an die Angehörigen verschiedene Themenkomplexe zum Ausdruck, die den Bereichen „Anklagen", „Arbeit" und „Beziehungen" zugeordnet werden können.[103]

Es lassen sich Gemeinsamkeiten der Briefe feststellen: Neben dem Unmut der Betroffenen gegenüber ihrer Einweisung, die von den Patienten zumeist als unrechtmäßig empfunden wurde, fällt auf, dass die heimischen Verhält-

Siegburg, No. 1571; Friedrich G. (1830–1835), schrieb öfters nach Hause und bat um Abholung, Journaleinträge. Severina von D. soll in ihren Schreiben nach Hause immer nur von ihrem Wunsch nach Entlassung gesprochen haben. LVR Siegburg, No. 496, Severina von D. Pastor Heimbach schilderte ihre Schreibtätigkeit folgendermaßen: „Ihre Briefe [...] variieren nur das eine Thema, sie wolle zu dem Mann und den Kindern. Dieses ist der einzige Gegenstand, der ihre Vorstellungen beschäftigt und ihr Gemüth erregt." Bericht vom 25.03.1852.

99 LVR Siegburg, No. 1074, Gertrud B. schrieb bspw. einen „schlechten" Brief an ihren Mann, Journaleinträge.

100 LVR Siegburg, No. 1577, Lorenz H. (1868–1869), ärztliches Gutachten von Dr. Falkenbach vom 4.01.1868, sowie Journaleinträge.

101 Ebd., Eintrag vom November 1868. „Hält einen Brief, welcher direct von der Post versiegelt übergeben wird, für unecht."

102 Ebd. Einträge im Journal vom 4.12.1868.

103 Siehe dazu auch die Ergebnisse von Scharfe zu Marburger Anstaltspatienten. Seine Ergebnisse ähneln denen dieser Arbeit. SCHARFE, S. 171–176. Zwar zeugen die Briefe auch davon, wie britische Forscher herausgestellt haben, dass psychische Symptome wie Wahnvorstellungen von zeitgenössischen kulturellen und wissenschaftlichen Themen geprägt wurden, sie liefern jedoch auch Indizien dafür, dass es, wie Beveridge betont hat, eine scheinbar „unveränderte Natur" psychischen Kranksein gegeben habe. Siehe dazu BEVERIDGE, Voices und auch DERS., u. a. Diesem Aspekt wird in der vorliegenden Arbeit jedoch nicht nachgegangen, siehe dazu die Einleitung.

nisse in den Gedanken der Betroffenen trotz ihrer veränderten Lebenslage in der Anstalt keineswegs verblassten, sondern – vielleicht gerade aufgrund der unfreiwilligen Entfernung daraus – einen besonderen Stellenwert in ihrem Bewusstsein einnahmen. Gustav A. schrieb bspw. aus Hofheim an seinen Schwiegervater mit der Bitte um Hilfe, da er von seiner Frau „auf eine ganz heimliche Art hierher [nach Hofheim, S. B.] geschafft" worden sei.[104] Gustav A.s Interpretation seines Zustands stand konträr zu der der Ärzte, die ihn als „in Folge von Epilepsie erworbenen Schwachsinn" klassifizierten.[105] Er selber sah sich als gesund, da er angab, vom „Herr Director, welcher auch Arzt ist, wie auch [vom] [...] Herr Doctor ein Zeugniß, daß ich kein Narr bin", erhalten zu können.[106] Wichtiger als seine eigene Lage war es für Gustav A. anscheinend, die Zukunftssicherung seiner Kinder von der Anstalt aus zu lenken, wozu er die Unterstützung seines finanzkräftigen Schwiegervaters zu erhalten versuchte.[107] Ähnlich wie bei Gustav A., kreisten auch Katharina B.s Gedanken um ihr Vermögen, das sie, da „meine Gottlose Verwante [...] nichts nach mier" fragten, in ihrem Brief an den Ortsgeistlichen lieber anderweitig, u. a. an Ordenschwestern und andere Hofheimer Patienten, verteilen wollte.[108] Wie in Katharina B.s Zeilen deutlich wird, konnte der drängende Wunsch nach einer Artikulations- und Kommunikationsmöglichkeit gegenüber der Außenwelt dazu führen, dass sonst ungeübte Schreiber sich an die Abfassung eines Briefes oder auch nur einiger in Eile geschriebener, auf kleine Papierstücke notierter Zeilen machten. Wenn der Inhalt des Schreibens keine Hoffnung auf Passieren der Briefzensur in Aussicht stellte, war von vornherein eine verdeckte und damit unbemerkte Schreibtätigkeit unerlässlich, danach hoffte man auf einen erfolgreichen Schmuggel der Zeilen aus der Anstalt. Wenn dieser, wie bei Agnes S., missglückte, sahen sich die Betroffenen mit einer strengen Unterredung durch

---

104 HStAD G 16 A Nr. 6029, Gustav A. (1875–1883), Brief von Gustav A. vom 4.10.1875.

105 Ebd., Antwortschreiben der Anstaltsdirektion auf Anfrage der Familie vom 1.11.1875.

106 Ebd., Brief vom 4.10.1875.

107 Ebd., „... Hiermit mein heiliges Ehrenwort, daß ich keinen Pfennig von dir haben will, aber da Du 77 Jahre und ich 67 Jahre in einem bedenklichen Zustande zurückgelegt habe so möchte ich noch bei Lebzeiten wissen, wie viel Vermögen Julchen von dir zu erwarten hat. Du weißt, daß ich 4 Mädchen habe, [...] haben Dich als sehr reichen Mann hingestellt. Hast Du nun Liebe zu Deinem Enkelchen, so schreibe mir offen, wie viel vermögen es Julchen trägt, es kann dann der Fall sein, daß ich Deine Enkelchen noch bei Deinem und meinen Lebzeiten verheirathen kann und Ihnen eine sehr angesehene Stellung im menschlichen Leben verschaffe. Nochmals ich verlange für mich nichts, da ich auch weiß, daß die Schwiegermutter nichts unrechtes verlangt, so spreche ich auch mit ihr...".

108 HStAD G 16 A Nr. 5800, Katharina B. Briefe vom Sept. 1861 bis Februar 1863, Zitat aus dem Brief vom 27.02.1863.

die Direktion konfrontiert. Insbesondere „große Lügen“ und „Verleumdungen“ der Anstalt wurden von der Anstaltsleitung nicht geduldet.[109]

Die Patienten wurden regelmäßig von den Ärzten aufgefordert, Briefe an die Angehörigen zu schreiben, um sie ihrer Familie als Zeichen der Besserung und damit als Botschaft der Hoffnung übermitteln zu können. Den Patienten war deshalb durchaus bewusst, dass ihre Schriften von dem Personal bewertet wurden. In dem psychischen Bericht über den 18-jährigen Kain Isaak Ch. wurde der Inhalt seiner Briefe als Indiz seiner „Gedankenarmuth“ und seiner schwachen Gedächtnisleistung vom Geistlichen angeführt. Trotz des „mageren Inhalts“, so der Anstaltsgeistliche, „präsentirte er mit Selbstgefühl den letzten, nur langsam zustande gebrachten Brief als Schreibprobe“.[110] Denn, obwohl die Ärzte bei Nachfragen der Angehörigen nach dem Befinden des Betroffenen in der Regel binnen weniger Tage antworteten,[111] schien ein von den Familien oftmals dringend erwünschter Brief des Patienten noch höher auf ihrer Wunschliste zu stehen als eine Nachricht der Ärzte. Entweder dienten die Zeilen der Patienten als „materieller“ und eindrücklicher Beweis einer Besserung, oder, selbst im entgegengesetzten Fall, warteten die Angehörigen oftmals auf ein wenn auch trauriges Lebenszeichen ihres hospitalisierten Familienmitglieds. Die Väter von Gotthard S.[112] und Ludwig G.[113] wie auch die Mutter von Wilhelm P., baten wiederholt um Briefe ihrer Söhne aus der Anstalt. Letztere war durch die negativen Berichte der Anstaltsleitung vorbereitet, verlangte aber, wie der Bruder des Patienten der Anstaltsleitung mitteilte, inständig nach ein paar Zeilen ihres Sohnes. Die Direktion solle,

„meinen Bruder dahin bringen, daß wenn mir Ihr Bericht [der Anstaltsleitung, S.B.] zugeht, er [der Bruder, S.B.] doch ein Schreiben einfügen möchte, es mag dann in

---

[109] LVR Siegburg, No. 14826, Agnes S. (1826–1840), vier Aufnahmen, Journaleinträge von Jacobi vom 28.11.1826.

[110] LVR Siegburg, No. 114, Kain Isaak Ch., (1875), Psychischer Bericht, unsigniert vom Oktober 1875.

[111] Entwürfe der Antwortschreiben wurden datiert auf die Rückseiten der Briefe vorgeschrieben. Daraus lässt sich rekonstruieren, dass die Antworten meist binnen weniger Tage erfolgten, wie typischerweise bei HStAD G 16 A Nr. 5825, Peter B. (1864–1875). Die Antworten auf alle Briefe der Angehörigen wurden binnen weniger Tage verfasst.

[112] LVR Siegburg, No. 1098, Gotthard S. (1868–1869), Brief des Vaters, er stelle „es der hochlöblichen Direction anheim nach Gutfinden den Patienten anzuregen, daß er selbst mir von Zeit zu zeit berichtliche mittheilungen mache“. Schreiben vom 23.12.1868. Einen Monat später habe er schon Gebrauch von der Erlaubnis der Direktion, dem Sohn zu Schreiben, gemacht und bat dieselbe darum, Gotthard „zu öfteren Entgegnungen an mich möglichst anzuregen.“ Brief vom 24.01.1969.

[113] LVR Siegburg, No, 403, Ludwig G. (1842–1843), Briefe des Vaters.

Gottes Namen sein was es will, meine alte Mutter wünschte so sehr etwas von ihm selbst zu erfahren und glaubt daß es doch immer etwas beruhigendes für sie wäre."[114]

Auch wurden die Briefe von Veronika P. weitergeleitet, die sich bei ihrem Mann darüber beschwert hatte, so wenig von zu Hause zu hören.[115]

Dabei waren sich Angehörige und Patienten darüber im Klaren, dass in der Regel alle Briefe von der Anstaltsleitung zensiert wurden und fragten auch nach dem ärztlichen Einverständnis hinsichtlich eines schriftlichen Austauschs mit dem Patienten.[116] Den Ärzten kam somit - unter Vorgabe therapeutischer Erwägungen - bei der Kommunikation der Patienten mit der Außenwelt eine fast uneingeschränkte Entscheidungsbefugnis zu. Die soziale Herkunft der Betroffenen und ihrer Familien, Pensionär oder Normalversorgter, hatte dabei auf die ärztliche Expertise keinen Einfluss. Dabei wurden aufmunternde Briefe von Familienmitgliedern von den Ärzten meist als therapeutisch sinnvoll eingestuft. Bei Anna Maria M. notierte das Personal, dass mehrere Briefe ihrer Kinder „begünstigend einwirkten" und sie nach ihrem Erhalt „heiter" an den Weihnachtsfestlichkeiten der Anstalt teilgenommen habe.[117]

Unter den Anfragen über das Befinden der Angehörigen an die Direktion lassen sich auch fordernde Bitten wie die von Lorenz S. finden, der im Auftrag der mittellosen Familie Lorenz H.s schrieb, dass alle auf Nachricht warteten und diese „gefälligst erwünscht werde"; insgesamt taten sich die im Schreiben ungeübten unteren Schichten aber schwerer, an die Ärzte zu schreiben.[118] Zahlungskräftige Familien, die meist der gleichen Gesellschaftsschicht angehörten wie die Ärzte, sahen den ärztlichen Aufwand der regelmäßigen Mitteilungen dagegen anscheinend als Selbstverständlichkeit an.[119] Zudem fällt die Bedeutung der Patientenbriefe für Diagnose und

---

[114] LVR Siegburg, No. 652, Wilhelm P. No. 652, (1844), Schreiben vom 18.04.1844 und vom 13.07.1844 vom Bruder des Patienten.

[115] LVR Siegburg, No. 15201, Veronika P. (1856), Einträge im Journalblatt.

[116] Ebd., Der Bruder von Wilhelm P. war sich nicht sicher, ob sein Brief an Wilhelm weitergeleitet würde und schickte deshalb neben den Briefen an den Patienten einen Begleitbrief an die Direktion, Brief vom 18.07.1844. Der Vater von Gottfried S. fragte bei der Direktion nach, wann er dem Sohn über die häuslichen Verhältnisse berichten dürfe, LVR Siegburg, No. 1098, Gotthard S. (1868–1869), Brief des Vaters vom 9.11.1868.

[117] LVR Siegburg, No. 115, Anna Maria M. (1858–1884) zwei Aufnahmen, Journaleinträge von Dezember und Januar 1876/1877.

[118] Die Tochter des auf Kosten der Gemeinde Darmstadt versorgten Johann Daniel B. traute sich erst nach einem Vierteljahr, wieder an die Direktion zu schreiben und schickte die Briefmarken für die Antwortschreiben jedes Mal mit, HStAD Nr.6060, Johann Daniel B. (1870–1883), drittes Schreiben der Tochter vom 22.03.1882.

[119] Der Vater von Gotthard S., LVR Siegburg, No. 1098 (1868–1869), bat die Direktion um periodische Berichte über den Therapieerfolg des Sohnes, Brief vom 23.12.1868.

Prognose auf, da sie Ärzten wie auch Angehörigen entweder als Nachweis einer anhaltenden geistigen Beeinträchtigung oder als Anzeichen einer Genesung dienten.[120] Der Schwager von Sophie C. J. schickte gar von ihr verfasste Briefe als Beleg ihres gestörten Geisteszustands an die Anstaltsleitung, um ihre nur durch Zwang zu bewerkstelligende Überführung nach Siegburg zu rechtfertigen.[121] Sonst könne sie, so der Schwager, nämlich gut schreiben, ihre jetzigen Briefe seien dagegen „ganz verwirrt auch ohne Sinn."[122]

1.1.2. Hinweise und Deutungen: vom Problem präziser Diagnosen und Prognosen

Neben der Hinweis- oder Bestätigungsfunktion der Patientenbriefe für eine Diagnose, etwa um Wahnvorstellungen wie in den Briefen Margarethes von B.[123] oder eine verwirrte oder deprimierte Gemütsverfassung wie im „melancholischen Brief" von Jakob S. sichtbar machen zu können,[124] war die prognostische Funktion der Patientenbriefe in der Anstalt offenbar wesentlich. Aus den Briefen wurde dabei herausgelesen, ob die Zeilen verständlich waren und damit von einem „vernünftigen Denken" zeugten, oder aber auf eine Verwirrung des geistigen Zustandes hindeuteten, wie die ersten Briefe Ludwig G.s an seine Familie Anfang Juni 1842.[125] Gegen Ende des Monats schätzte sein Vater Ludwigs Zeilen schon als „ziemlich vernünftig und zusammenhängend" ein; auch das Siegburger Personal bezeichnete sein Verhalten als „belebter, freier und heiterer".[126] Verständig, einsichtig und gut

---

120 Wittig, Therapie, S. 157.

121 LVR Siegburg, No. 626, Sophie Conradine J. (1834–1838), Schreiben des Schwagers an die Siegburger Verwaltung vom 05.02.1833. Er entschuldigte sich dafür, dass Sophie noch nicht in Siegburg eingetroffen sei, sie habe sich aber gesträubt, „es ist blos die Schuld, daß wir die unverehelichte Schwiegerin noch nicht dazu nöthigen konnten, freiwillig oder ohne Zwang dorthin zu gehen, und bis heran noch immer damit Aufenthalt haben, dieses zuwege zu bringen, und sehe ich kein anderes Mittel als dieses auf eine glimpfliche Art oder mit etwas zwang zu bewerkstelligen, welches man aber nun deshalb nicht auf den Tag bestimmen kann, wann dieses geschieht, sonderen da muß so eine gelegene zeit und Stunde ein wenig abgewartet werden, […]".

122 Ebd., Brief des Schwagers vom 18.11.1833. Zwei Briefe Sophies von August und von Oktober 1833, also vor ihrer Einweisung, liegen der Akte bei.

123 HStAD Nr. 7212, Margarethe von B. (1871–1900). Sie schreibe lange Briefe in Befehlsform, rede den Direktor als königliche Hoheit an, Journaleinträge.

124 LVR Siegburg, No. (1868–1869), Journaleintrag.

125 LVR Siegburg, No, 403, Ludwig G., Journaleintrag vom 4.06.1842, „[…] gestrigen Briefe aber verwirrt".

126 Ebd., Brief des Vaters vom 22.06.1842, Journaleinträge von Juni bis September 1842.

lauteten somit die positiven Bewertungen der Patientenbriefe[127] im Gegensatz zu uneinsichtig, verwirrt, schlecht oder „ganz verkehrtes Schriftstück" bei einer negativen Beurteilung.[128] Auch die Güte der Briefe nach Inhalt und Form sowie die Leichtigkeit, mit der geschrieben wurde, registrierte das Personal. Anna N. schrieb nach Ansicht des Personals einen „unorthographischen" Brief;[129] „viele Mühe Briefe zu schreiben", bescheinigte der Arzt der als höhere Tochter im Schreiben geübten Gertrud C., was er als Zeichen ihrer melancholischen Störung wertete.[130] Obwohl solche Beobachtungen als Indizien für die Prognose fungieren sollten, boten sie lediglich Anhaltspunkte. So kam es durchaus vor, wie bei Christian S., dass ein Patient „gute" bzw. „vernünftige" Briefe schrieb und dem Personal gegenüber zugab, verwirrt gewesen zu sein, zugleich aber Wahnideen verbarg, sie „verheimlicht[e]" und sich nach einem missglückten Fluchtversuch aus Siegburg ganz „uneinsichtig" gegenüber den Ärzten äußerte.[131]

Eine zuverlässige Vorhersage des Krankheitsverlaufs stellte aber schon aus Prestigegründen ein Hauptziel der Psychiater dar, lag doch in der Sicherheit der Prognose der „höchste Gipfelpunkt der ärztlichen Kunst".[132] In der psychiatrischen Praxis waren der ungewisse Ausgang einer Störung und damit die Schwierigkeit, eine sichere Einschätzung über eine vermeintliche Heilbarkeit abzugeben, ein vieldiskutierter Topos.[133] Hatte Johann Christian Reil 1803 vage von krankhaften „Zeichen" gesprochen, diese zur medizinischen Semiotik gezählt[134] und es als Programm formuliert, die Kriterien der Unheilbarkeit einer genaueren Untersuchung zu unterziehen, so schien die psychiatrische Wissenschaft die in sie gesetzte Hoffnung siebzig Jahre

---

[127] Steinbrecher, S. 246, machte in ihrer Studie eine ähnliche Beobachtung, dass nämlich derjenige ehemalige Irre wieder ernst genommen wurde, wenn er einen logischen und verständlichen Brief verfassen, konnte.

[128] LVR Siegburg, No. 1575, Elisabeth B. (1868–1873), zwei Aufnahmen, Eintrag im Journal vom März bis April 1868. Ihr Schreiben wurde als „ganz verkehrtes Schriftstück" bezeichnet. Ein Brief von Agnes H. an ihren Mann wurde als „gut" bewertet, LVR Siegburg, No. 641, (1868–1875), drei Aufnahmen, ebenso der Brief Lambert B., LVR Siegburg, No. 628, (1869–1870). Der Brief Christina M. wurde als „ziemlich einsichtig" bezeichnet, LVR Siegburg, No. 1574, (1854), das Schreiben von Helene D. als „uneinsichtig", LVR Siegburg, No. 492, (1872–1873), Journaleintrag vom Juli 1873.

[129] LVR Siegburg, No. 893, (1877), Anna N., Eintrag im Journal vom 24.11.1877.

[130] LVR Siegburg, No. 1567, Gertrud C. II, (1875–1876), Krankengeschichte vom Oktober 1875.

[131] LVR Siegburg, No. 1066, Christian S. (1865–1866), Einträge im Journal vom November 1865 bis März 1866, als ungeheilt entlassen.

[132] Hecker, S. 602.

[133] Vgl. Kapitel II.

[134] Reil, Rhapsodieen, S. 464 f.

später kaum erfüllt zu haben. Eine Diagnose auf anatomischer Grundlage, d.h. aufgrund einer konkreten Nervenschädigung, war nur in Einzelfällen möglich, da es sich bei dem Großteil der Störungen nicht um eindeutig organische, sondern um funktionelle Formen handelte.[135] Somit blieb den Ärzten nur das Registrieren und Abwägen aller möglichen Faktoren, die einen Hinweischarakter besitzen sollten. In die Beurteilung einfließen sollten verschiedene Variablen, wobei Art, Dauer und Verlauf der Störung besonders wichtig waren. Insbesondere die Dauer sollte darüber Aufschluss geben, ob es sich um eine „primäre", d.h. relativ „frische" und dadurch prognostisch günstige, oder um eine schon fortgeschrittene „sekundäre" Form mit geringer Genesungsaussicht handelte.[136] Ferner spielten der körperliche Zustand, das Alter und das Geschlecht[137] des Betroffenen sowie vermeintliche Verursachungen, darunter die erbliche Anlage und die häuslichen Verhältnisse, eine Rolle. Da in der Psychiatrie, im Gegensatz zu anderen medizinischen Gebieten, die „individuellen" Bedingungen der Patienten jedoch derart einflussreich seien,[138] dass sich verbindliche Gesetzmäßigkeiten kaum ermitteln ließen, resümierte der Anstaltsdirektor Frese 1875, dass die Grundlage der Prognose „einzig und allein die Erfahrung" bilde.[139] Damit wiederholte er das Resümee des bekannten französischen Psychiater Falret:

> „Heutzutage gelangt der erfahrene Arzt, welcher unter Geisteskranken lebt, allerdings durch eigene Beobachtung und practischen Takt mit der Zeit dahin, mit genügender Genauigkeit den wahrscheinlichen Gang des Irreseins vorauszusehen, doch ist diese Erfahrung eine ganz individuelle meist auf unbestimmte Data begründet."[140]

Einschätzungen zur Prognose waren in der Siegburger Anstaltspraxis durch die Ausrichtung der Siegburg als Heilanstalt besonders wichtig, so dass sie in den ärztlichen Konferenzen zu den jeweiligen Patienten regelmäßig diskutiert wurden. Der Direktor und der über den Patienten berichtende Arzt

---

135 Frese, S. 477–479. Frese griff die Zweiteilung der Störungen in organische und funktionelle Störungsformen auf, d.h., dass die organischen irreversibel und damit unheilbar sein, die funktionellen dagegen Heilungschancen bergen müssten. Funktionelle Störungen könne man, so Frese, nur durch die negative Methode ausfindig machen, wenn bspw. „sichere Zeichen" wie Lähmungserscheinungen, Pupillenveränderungen oder Sprachstörungen beim Patienten nicht beobachtet werden könnten.

136 Vgl. Frese, A[ugust] Focke, Die Entscheidung über die Unheilbarkeit eines Irreseins, in: Allgemeine Zeitschrift für Psychiatrie 4. 1847 S. 283–303, Flemming, Aphorismen, Hecker.

137 Frauen hatten nach den zeitgenössischen Statistiken eine größere Heilungsquote, da sie weniger an der progressiven Paralyse erkrankten, siehe Griesinger, Pathologie, 1. Aufl., 1845, S. 336.

138 Frese, S. 477.

139 Ebd., S. 476.

140 Falret, Des maladies mentales, zitiert nach Frese, S. 476.

waren dabei, wie im Falle Peter B.s 1872, nicht unbedingt einer Meinung.[141] Während seines Besuchs bei einem früheren Gemeindegeistlichen, so der anamnestische Bericht, schlief der junge saarländische Bergarbeiter in dem Gästebett, in dem eine Nacht zuvor der Bischof genächtigt hatte. Am nächsten Morgen sei Peter B. als Papst Pius X. aufgestanden, habe allerhand „Unsinn" geredet, ein gesteigertes Selbstbewusstsein an den Tag gelegt, kaum noch geschlafen, die Personen aus seiner Umgebung nicht wiedererkannt und sich selbst für eine wichtige Persönlichkeit gehalten.[142] Nach einem viermonatigen Aufenthalt in Siegburg sei Peter B., so der Siegburger Arzt Dr. Tampke, noch immer stark erregt, er müsse isoliert gehalten werden und wolle von seiner Krankheit „durchaus nichts wissen". Ferner herrsche eine solche Ideenflucht bei ihm vor, dass er gedanklich kaum bei einem Gegenstand verweilen könne und zudem an akustischen Halluzinationen leide. Anstatt wegen der teilweise religiösen Wahninhalte auf die Mitte des 19. Jahrhunderts viel diskutierte Diagnose Religionswahnsinn zu rekurrieren,[143] deutete Dr. Tampke die Symptome des Patienten einfach als manisch. Peter B. sei erblich vorbelastet, seine Schwester epileptisch erkrankt und die Mutter wahnsinnig gestorben. Tampke nahm bei dem Patienten einen Übergangszustand von Manie zum Wahnsinn an; er gab ihm jedoch wohl deshalb eine „günstige" Prognose,[144] weil der Manie als primäre Erkrankung in den zeitgenössischen Lehrbüchern eine relativ gute Genesungsaussicht eingeräumt und auch ein junges Erkrankungsalter als prognostisch günstig eingestuft wurde.[145] Zudem galt eine erbliche Belastung nicht als Hinweis auf eine drohende Unheilbarkeit, in der Praxis wurde dagegen angenommen, dass sie eine erhöhte Rückfallgefahr mit sich bringe.[146] An Tampkes Diagnose hatte der damalige Siegburger Direktor Werner Nasse kaum etwas auszuset-

---

[141] LVR Siegburg, No. 610, Peter B. (1872).

[142] Ebd., Krankengeschichte von Dr. Tampke vom 4.02.1872.

[143] Zum melancholischen Wahnsinn vgl. Goldberg, Sex, Edith Saurer, Religiöse Praxis und Sinnenverwirrung. Kommentare zur religiösen Melancholiediskussion, in: Richard van Dülmen (Hg.), Dynamik der Tradition (Studien zur historischen Kulturforschung 4). Frankfurt/Main 1992 S. 213–239.

[144] Ebd.

[145] Maximilian Jacobi, Esquirol's Abhandlungen von den Seelenstörungen. Aus dem Dictionaire des Sciences médicales, im Auszuge mitgeteilt, in: Ders. (Hrsg.). Sammlungen für die Heilkunde der Gemüthskrankheiten. Band 1. Elberfeld 1822, S. 265–484 hier S. 352. Demnach erfolgte die Genesung der Manie leichter als bei der Melancholie, obwohl von anderen Ärzten der Melancholie eine bessere Prognose eingeräumt wurde als der Manie, wie bei Hoffmann, Aerztlicher Bericht, 1862, S. 7. Die beste Prognose hätten die Patienten, Frese zufolge, wenn sie zwischen dem 15. und 35. Lebensjahr erkrankten, Frese, S. 485.

[146] Flemming, Aphorismen, S. 396, Focke, Die Entscheidung, S. 288 f., Griesinger, Pathologie, 1. Aufl., S. 336.

zen, so dass er sie nur leicht in „Tobsucht in Uebergang zum Wahnsinn mit Hallucinationen und Überschätzungsideen“ umwandelte.[147] Die Prognose seines Assistenten erschien dem leitenden Arzt aber zu positiv gestellt; Nasse schätzte sie vielmehr als „zweifelhaft“ ein.[148] In den folgenden Monaten notierten die Ärzte alle Reaktionen Peter B.s, die einen Hinweischarakter auf den Verlauf der Störung, entweder zum Guten oder zum Schlechten, bieten könnten. Es wurden ein zunehmend fleißiges und regelmäßiges Arbeiten sowie Peter B.s Angabe eines Schwächegefühls, eine zunehmend deprimierte Gemütsverfassung und auch ein schlechter Schlaf vermerkt.[149] Dabei prüfte das Personal, ob er weiterhin an bestimmten Wahnvorstellungen festhalte, wobei im Mai – einen Monat nach der ärztlichen Konferenz – festgestellt werden konnte, dass der Patient seine früheren Aussagen als Folge seiner Krankheit betrachte.[150] Diese Einsicht stuften die Ärzte als erstes eindeutiges Indiz seiner Genesung ein, die anscheinend als kontinuierlich voranschreitend beurteilt wurde. Im Juni 1872 ging Peter B. mit seinen Mitpatienten zum Arbeiten hinaus und durfte dem Gottesdienst beiwohnen, so dass der im Frühling anfänglich als gewalttätig bezeichnete junge Mann nun als Rekonvaleszent und sozial integrationsfähig eingestuft wurde. Neben diesen sozialen Umgangsformen, die als Zeichen seiner Genesung gedeutet wurden, bot die Prüfung seiner Verstandestätigkeit ein wesentliches Indiz einer Besserung. So sei Peter B. freier geworden, sein Gedächtnis sei nun ungetrübt und die Einsicht in seine Erkrankung vorhanden, auch habe er sich sehr über einen Brief seines Bruders gefreut. Er wurde wegen einiger „Defekte“, darunter eine „gereizte Schlaffheit“, gedrückte Gemütsverfassung und Mangel an Lebensfreude, noch einige Wochen in Siegburg behalten, danach aber als genesen in seine Heimat entlassen.

Der Fall Peter B.s stellt keine Ausnahme dar. Divergierende Einschätzungen hinsichtlich der Prognose kamen in der Praxis häufiger vor, wobei die Einschätzung des Direktors Priorität hatte und die Angaben des Assistenten im Zweifelsfall korrigiert wurden. Dabei behielt allerdings der Direktor – wie schon bei Peter B. gezeigt – nicht unbedingt recht. Auch bei Christina M. 1854 bestätigte sich die „zweifelhafte“ Prognose Jacobis nicht.[151] Sein

147 Ebd., Konferenzergebniss vom 19.04.1872.

148 Ebd.

149 Solche Anzeichen von Schwäche wurden nicht unbedingt als ungünstig gewertet, wurde doch in zeitgenössischen Lehrbüchern angegeben, dass Rekonvaleszenten oftmals in einen Zustand körperlicher und psychischer Ermattung fielen, siehe Griesinger, Pathologie, 1. Aufl., 1845, S. 229.

150 Ebd., Journaleinträge.

151 LVR Siegburg, No. 1574, (1854), Christina M., Korrektur der Prognose nach der ärztli-

zweiter Arzt Willing hatte ihr dagegen „nicht ungünstige Genesungsaaussichten“ attestiert und war damit der Einschätzung des im vierten Kapitel erwähnten Kölner Spitalarztes Nückel gefolgt, der den „Fall“ als „frisch und zu den heilbaren“ gehörend eingeschätzt hatte.[152] Christina M.s Krankheit war als eine durch Sorgen entstandene Melancholie eingestuft worden, die nach Ansicht der Ärzte – gestützt auf zeitgenössische Statistiken – die höchste Genesungsrate erzielte.[153]

Aber auch in Fällen wie bei Friedrich E., bei dem die Ärzte übereinstimmend eine „Melancholie mit Hallucinationen und Wahnideen“ diagnostizierten und ihm eine „zum günstigen neigende“ Prognose gaben, bestätigten sich die ärztliche Einschätzung nicht unbedingt.[154] Bei ihm hatten die Ärzte einige untrügliche positive Zeichen wahrgenommen, die sich später in das Gegenteil verkehrten.[155]

1.1.3. Zwischen Heilung, Besserung und Unheilbarkeit: die Zeichenlehre und das ärztliche Urteil

Die Ausrichtung der Siegburg als reine Heilanstalt war schon in den 1840er Jahren nicht nur von den Geldgebern, sondern auch von ärztlichen Kollegen kritisiert worden. Ein Stein des Anstoßes war die Einteilung der Betroffenen in heilbare und unheilbare Kranke, da dies nur bei einer genauen Diagnose möglich und die bisherigen Kriterien der „Unheilbarkeit“ unzuverlässig seien.[156] Von der ärztlichen Entscheidung hing jedoch gerade bei den Heilanstalten die mögliche Abschiebung in eine Pflegeanstalt ab, worüber sich, so der ehemalige Siegburger Arzt Finkelnburg, die Betroffenen oftmals „noch recht bewußt“ seien.[157] Zwar hatte Jacobi eingeräumt, dass es „sehr schwer“ sei, eine zuverlässige Entscheidung über die Heilbarkeit zu fäl-

chen Konferenz durch Jacobi, insgesamt einverstanden, „Prognose jedoch wohl zweifelhaft“, 23.02.1854.

152 Ebd., Krankengeschichte von Willing 21.02.154, Gutachten vom einweisenden Arzt Nückel vom 9.02.1854.

153 Vgl. Flemming, Aphorismen, S. 397, Hoffmann, Aerztlicher Bericht, 1862, S. 7.

154 LVR Siegburg, No. 671, (1852–1853), Friedrich E., Krankengeschichte und ärztliche Konferenz vom Dezember 1852.

155 Siehe dazu den Abschnitt „Das Tierische im (un)heilbaren Irren“.

156 Focke, Die Entscheidung, S. 284. Darin entgegnete Focke der Kritik Friedrich Nasses.

157 Finkelnburg, Gutachten des Professor an der medicinischen Facultät zu Bonn, zitiert nach Orth, Eine Entmündigungsgeschichte, S. 104. Finkelnburg zog durch sein Engagement gegen unrechtmäßige Einweisungen den Unmut seiner Psychiaterkollegen auf sich.

len,[158] an der Konzeption der Anstalt sollte indes nichts geändert werden. Direktorenkollegen wie Heinrich Damerow, Professoren wie Jacobis Freund Friedrich Nasse und auch Jacobis damaliger Stellvertreter Franz Richarz sprachen von der „Unsicherheit der Zeichen" und der Notwendigkeit von Reformen.[159] Jacobis Assistent Focke übernahm 1847 zwar einen Versuch, die Kriterien zu präzisieren; er sprach von der „semiotischen" Bedeutung körperlicher Prozesse und bestimmten Faktoren der Anamnese, die es zu berücksichtigen gelte,[160] doch konnte auch er keine weiteren Entscheidungskriterien als die erwähnte Dauer, die Form, das Alter und Behandlungserfolge anführen.[161] Deshalb könne es, so Focke, die von Nasse geforderte „unbedingte Unheilbarkeit" als Ausschlusskriterium für eine Heilanstalt nicht geben, die Ärzte müssten sich mit einer „bedingten Unheilbarkeit", d.h. einer „höchst wahrscheinlichen Unheilbarkeit" zufriedengeben.[162] Diese Einschränkungen führten erst 1865, sieben Jahre nach Jacobis Tod dazu, dass der Abgangsstatus aus Siegburg ungeheilt entlassener Patienten von „unheilbar" in „ungeheilt und zu weiterer Behandlung ungeeignet" umgewandelt wurde.[163] Andererseits gaben die Ärzte schon aus berufslegitimatorischen Gründen an, dass die Direktoren aufgrund ihrer mehrjährigen ärztlichen Erfahrung oft schon bei der Aufnahme eine zutreffende Prognose abgeben[164] oder wenige Monate nach der Aufnahme den Verlauf auch in einem „zweifelhaften Fall" zutreffend beurteilen könnten.[165] Obwohl Heinrich Damerow 1840 davon gesprochen hatte, dass es keine konkreten Zeichen der Heilbarkeit gebe, diese vielmehr aus der Abwesenheit von Anzeichen der Unheilbarkeit abgeleitet werden müssten,[166] gab es in der Siegburger wie Hofheimer Anstaltspraxis einen Kriterienkatalog, von dem einige Faktoren zutreffen sollten, um als genesen entlassen zu werden. Darunter fielen die er-

158 Jacobi, Ueber die Anlegung, S. 18.

159 Richarz, Ueber öffentliche Irrenpflege, bes. S. 44, Damerow, Ueber die relative Verbindung, S. 123 118. Damerow hob auch die psychische Belastung für die Betroffenen hervor. „Bei der Versetzung aus der Heil- in die Pflegeanstalt fühlt ein grosser Theil der Seelenkranken dunkler oder klarer, dass sie unheilbar, aufgegeben und der Freiheit [...] wohl zeitlebens beraubt sind.", ebd., S. 92.

160 Focke, Die Entscheidung, S. 289.

161 Vgl. Ebd., Damerow, Ueber die relative Verbindung, S. 129, Werner Nasse, Aerztlicher Bericht, 1867, S. 6.

162 Focke, Die Entscheidung, S. 290.

163 Miscellen, Siegburg, S. 88.

164 Focke, Die Entscheidung, S. 289.

165 Nasse gab an, dass somit kurzfristig über einen weiteren Verbleib oder die Abschiebung von Patienten entschieden werden könne, Werner Nasse, Aerztlicher Bericht, 1867, S. 8.

166 Damerow, Ueber die relative Verbindung, S. 123.

wähnten guten Briefe, das fleißige Arbeiten, ein verständiges und sozial integrationsfähiges Benehmen[167] und, ganz wesentlich, die abschließende Anerkennung der Krankheit.[168] Das hatte die junge Tagelöhnerin Wilhelmine S. kurz nach ihrer Aufnahme in Siegburg erkannt, als sie das Personal aufforderte, sie schnell zu entlassen, da sie „schon alles verstehe was sie hier [in Siegburg, S. B.] lernen solle".[169] Dementsprechend angepasst verhielt sie sich in der Anstalt und wurde nach einem sechsmonatigen Aufenthalt als „vollkommen geheilt" in ihre Heimat entlassen.[170]

Eine schnelle und präzise Einschätzung des Krankheitsverlaufs fiel den Ärzten jedoch nicht immer so leicht, wie der dafür typische Fall von Karl W. veranschaulicht.[171] Der 16-jährige Sohn eines verarmten Bürstenmachers wurde im November 1851 nach Siegburg gebracht, nachdem er von „trübsinnigen" familiären Schicksalsschlägen stark ergriffen, plötzlich eine planlose Geschäftigkeit, einen gesteigerten Antrieb, ohne seine Pläne weiter zu verfolgen, zeigte und nur wenig und unruhig schlief. Zudem habe er über Schmerzen und „Wüstigkeit im Kopf" geklagt. Der Charakter seiner Störung habe sich, so der einweisende Arzt, kontinuierlich als Narrheit offenbart.[172] In Siegburg waren sich Ärzte und Anstaltsgeistlicher einig. Die Prognose von Karl W.s Narrheit mit geringen Anfällen von Tobsucht sei „im allgemeinen ungünstig", insbesondere deshalb, weil sich keine somatische Grundlage finden lasse. Selbst im Falle einer Genesung stünden durch die Häufung psychischer Auffälligkeiten in der Familie Rückfälle zu befürchten.[173] In seinem ersten psychischen Bericht über Karl W. bescheinigte ihm Pfarrer Heimbach zwar eine „ziemlich befriedigende Einsichtigkeit in die Krankheit", zudem hätten die früheren Wahnideen sowie die Gesichts- und Gehörtäuschungen

---

167 HStAD G 16 A Nr. 6621, Gottfried B. schrieb einen guten Brief nach Hause, äußerte sich vernünftig und zeigte sich einsichtig, so dass er als einer der wenigen Hofheimer Patienten als genesen entlassen werden konnte. Ebenso Rosina B., die sich durch ein verständiges und vernünftiges Reden auszeichnete, sich ordentlich betrug und fleißig arbeitete, HStAD G 16 A Nr. 5603, vgl. dazu den Abgangsstatus der Hofheimer Patienten Kapitel IV., Tabelle 5 im Fließtext.

168 Siehe zu den Heilungskriterien auch Griesinger, Pathologie, 1. Aufl., S. 339. Demnach sei die Krankheitseinsicht am wichtigsten: „Das wichtigste Merkmal wahrer Genesung ist vielmehr erst die entschiedene Anerkennung der Krankheit als solcher von Seiten des Genesenden, die klare Einsicht in die Abnormität des nun abgelaufenen Zustandes, der völlige Bruch mit allen demselben angehörigen Wahnideen und die immer unbefangenere Würdigung der eigenen Lage nach allen Seiten hin." Siehe dazu auch Kapitel V.

169 LVR Siegburg, No. 880, Wilhelmine S. (1848), Eintrag im Journal vom Januar 1848.

170 Ebd., Journaleintrag vom 7.06.1848.

171 LVR Siegburg, No. 113, (1851–1855), zwei Aufnahmen.

172 Ebd., Gutachten von Dr. Straub aus St. Wendel vom 16.10.1851.

173 Ebd., Krankengeschichte von Dr. Peter in Siegburg vom 01.01.1852.

aufgehört, doch zeige er dafür nun eine Energielosigkeit im Denken und Handeln, die dem Blödsinn gleichkomme. Dieser Zustand halte nun schon in bedenklicher Weise lange an und werde von Karl W. selber wahrgenommen; er meine, dass „er die Gedanken noch nicht so recht beisammen" habe.[174] Trotz der langen Dauer dieses Zustands – von den Ärzten als ungünstiges Zeichen bewertet[175] – empfahl Heimbach, noch einen letzten Versuch zu unternehmen und dabei auszuprobieren, was ein „energisches Anhalten" zu geistiger Beschäftigung bei dem Patienten bewirken könnte. Vier Monate später konnte Heimbach in seinem zweiten Bericht verkünden, dass der Patient die schwachen Hoffnungen weit übertroffen habe, er nun wieder „flüssig" rede, selbstständig Arbeiten übernehme und seine Gedanken und Bewegungen lebhaft seien. Als ganz geheilt wurde er daraufhin entlassen.[176] Dieser Zustand hielt indes nicht an, kaum ein Jahr später bat der ehemalige Patient wieder um Aufnahme, die ihm trotz „sehr geringer Hoffnung auf Besserung" von der Anstaltsleitung gewährt wurde. In Siegburg schien sich sein Befinden wieder zu bessern; sein geistiger Zustand wurde allerdings sechs Monate nach seiner zweiten Aufnahme als von „große[r] Schwerfälligkeit und Unsicherheit" gekennzeichnet beschrieben. Er unternehme nichts aus eigenem Antrieb, so dass er zu allen noch so kleinen Tätigkeiten angeleitet werden müsse. Ansonsten aber sei er meist ruhig und still, spreche klar und verständlich, so dass er auch diesmal als genesen entlassen wurde.

Karl W.s Patientenkarriere in Siegburg zeigt, dass es trotz einer differenzierten Analyse seines Verhaltens und seiner Verstandestätigkeit durch das Personal kaum Abstufungen im Entlassungsstatus gab. Als „genesen" entlassene Patienten wiesen eine zum Teil erhebliche Variation an Verhaltensauffälligkeiten auf, wie auch bei Andreas P. deutlich wird.[177] Dieser wurde zwei Mal mit der Diagnose Melancholie und Trunksucht nach Siegburg gebracht, obwohl Jacobi bei ihm schon vor seiner ersten Aufnahme ein aufgrund eines überstandenen Delirium tremens fortschreitendes unheilbares „idiopathisches Hirnleiden" diagnostizierte. In Siegburg erkannte Pfarrer Heimbach eine „allgemeine geistige Erschlaffung", attestierte Andreas P. jedoch eine – wenn auch nicht vollständige – Einsicht in die Krankheit. Körperlich durch ein Brustleiden geschwächt, psychisch jedoch „durchaus restituiert", wurde er dem Kölner Spital als „genesen" zur Weiterbehandlung übergeben, da er, aus Tirol stammend, keine Verwandten im Rheinland besaß. Bei seiner zweiten Aufnahme acht Monate später, die direkt aus dem besagten Bürgerspital

174 Ebd., Psychischer Bericht von Heimbach vom 25.08.1852.
175 Griesinger, Pathologie, 1 Aufl., 1845, S. 335.
176 Ebd., Entlassungsvermerk.
177 LVR Siegburg, No. 645, Andreas P. (1850–1852).

erfolgte, wurde sein Befinden von dem Spitalarzt Nückel schon als „unheilbar" eingestuft.[178] Da sich seine Tiroler Verwandten bereiterklärten, ihn zu sich zu nehmen, wurde Andreas P. ein Jahr später aus Siegburg als „augenblicklich ganz frei von seiner periodisch geistigen Erkrankung" und damit als „genesen" in seine Heimat zurückgeschickt.[179]

Als relativ dehnbar kann die Bezeichnung „genesen" auch bei Katharina E. S. angesehen werden, die sieben Mal wegen „hysterischer Verrücktheit" in Siegburg aufgenommen wurde.[180] Während ihrer fünften Aufnahme bezeichnete der Geistliche Krüger-Velthusen ihren psychischen Zustand als schwach. Er gleiche dem der „Narrheit mit Aufregung", wobei sie zum einen Anfälle mit „zerstörerischer Aufregung" zeige, zum anderen eine Abnahme all ihrer vorher stark ausgeprägten psychischen Funktionen, das gute Gedächtnis, hohe Intelligenz und „tiefes Gefühl" offenbare. Ihre Krankheit sei zu „tief" eingedrungen, als dass eine Heilung oder weitere Besserung zu erwarten sei und, obwohl sie Ort und Zeit vermische, andere verleumde und ständig klage, könne sie, so der Geistliche, ihrem Hauswesen vorstehen und ihrer Familie noch nützlich sein.[181] Deshalb schlug Krüger-Velthusen ihre Entlassung vor, die drei Monate darauf, ohne dass weitere positive Veränderungen im Journal vermerkt werden konnten, auf Anweisung der Anstaltsdirektion mit dem Prädikat „genesen" erfolgte.[182]

Mehrere Aspekte scheinen bei der Vergabe des Abgangsstatus „genesen" eine wesentliche Rolle gespielt zu haben: Zum einen war neben dem sozial angepassten Verhalten die Einsicht in die Störung das Hauptkriterium der „Heilung", da selbst eine erhebliche Spannweite an Verhaltensauffälligkeiten wie auch Einbußen in der geistigen Tätigkeit es zuließen, noch als „genesen" entlassen zu werden. Zum anderen, und das war gerade für die Legitimität der Heilanstalt relevant, die trotz hartnäckiger Therapiebemühungen etwa zwei Drittel ihrer Patienten als nicht genesen entlassen musste,[183] wurde im Zweifelsfall eher ein positiver Entlassungsstatus vergeben als ein negativer. Eine Kosten-Nutzen-Abwägung über eine zu erwartende Besserung durch einen längeren Anstaltsaufenthalts oder eine Entlassung – wenn auch mit eingeschränkter Arbeits- und Anpassungsfähigkeit – war dabei offenbar

---

[178] Ebd., Schreiben von Nückel aus Köln vom 18.09.1851.

[179] Ebd., Entlassungsvermerk im November 1853.

[180] LVR Siegburg, No. 899, Katharina E. S. (1849–1865), sieben Aufnahmen.

[181] Ebd., Psychischer Bericht von Krüger-Velthusen vom April 1860.

[182] Ebd. sowie Journaleinträge und Entlassungsvermerk vom 17.07.1860.

[183] Vgl. dazu die Angaben in den ärztlichen Wirksamkeitsberichten, sowie Jacobi, Annalen, S. 294 und die Ergebnisse der für diese Arbeit gezogenen Stichprobe an Krankenakten, Tabelle 6, Letzter Abgangsstatus der Siegburger Patienten (1825–1878), Fließtext in Kapitel IV.

handlungsleitend. Dies wird auch bei dem Entlassungsstatus „gebessert“ deutlich.

Außer dem Attest der Unheilbarkeit blieb den Ärzten neben dem Abgangsstatus als genesen nur übrig, die Patienten als „gebessert“ zu entlassen. Dieser mit etwa zehn Prozent relativ wenig gegebene Status[184] schloss neben den vorzeitig entlassenen[185] und damit nicht auskurierten Patienten, die meist dieses Prädikat erhielten, diejenigen ein, die als „uneinsichtig“ galten, da sie noch an ihren Wahnvorstellungen festhielten oder ihre Erkrankung verleugneten. Wilhelm W. wurde 1849 als „gebessert“ entlassen, da er noch in einem gewissen Grade blödsinnig sei, von seinen Halluzinationen keineswegs befreit, vielmehr „durchaus uneinsichtig“ sein Stimmenhören nicht „zugeben“ wolle. Als Focke nämlich die Krankheitseinsicht im ärztlichen Gespräch prüfen wollte, habe der 24-jährige Fockes Theorien bestätigt. Doch sobald der Arzt sie auf den Patienten anwenden wollte, da habe, so Focke, die Einsicht bei Wilhelm W. aufgehört.[186] Dafür sei er im Betragen „sehr ordentlich und fleißig“ und könne „unaufgefordert beschäftigt“ werden. Als er entlassen wurde, hielt seine „intermittierende Tobsucht“ zwar noch an, die Anfälle seien jedoch schwächer aufgetreten.[187] Ähnlich erging es dem als „einfältig“ beschriebenen Tagelöhner Karl F. E., bei dem zwar eine Einsicht in die Erkrankung „durchleuchte“, diese sich jedoch nur auf „allgemeine Sachen“ beziehe. Als unreif und läppisch im Benehmen eingestuft, entließ ihn die Siegburger Direktion nach einem zweijährigen Aufenthalt als „gebessert“.[188] Maria Elisabeth B. kam nach Ansicht des Personals während ihres achtmonatigen Aufenthalts kaum aus ihrem ängstlichen, stillen und teilnahmslosen Zustand, weswegen sie aufgenommen worden war, heraus. Sie sitze gern allein für sich, „gleichgültig und versunken“ auf der Station. Da sie jedoch in „freundlichen“ Briefen wiederholt inständig um Abholung bat, wurde sie auch von der Anstaltsleitung als gebessert in ihre Heimat abgegeben.[189] Entscheidend für die Entlassung als „gebessert“ war somit die ärztliche Beurteilung, ob die Person als sozial integrationsfähig und, wie schon

---

184 Ebd.

185 Eine vorzeitige Entlassung konnte bei solchen Patienten erfolgen, die „freiwillig“, d.h. meist auf Bitten von Familienangehörigen in die Anstalt gebracht worden waren. Bei diesen Patienten konnten die Angehörigen eine Entlassung auch gegen Anraten der Ärzte veranlassen.

186 LVR Siegburg, No. 15172, Wilhelm W. (1847–1848), Krankengeschichte von Focke im Januar 1848.

187 Ebd., Journaleinträge von August 1848 und bei der Entlassung im November 1848.

188 LVR Siegburg, No. 1576, Karl Joseph E. (1866–1868), psychischer Bericht vom 15.02.1868 sowie Journaleinträge.

189 LVR Siegburg, No. 1074, Maria Elisabeth B. (1872–1873), Einweisungsgutachten von Dr. Praetorius vom 22.08.1872, Krankengeschichte vom Februar 1973, sowie Journaleinträge.

bei den „Genesenen“ deutlich wurde, als gesellschaftlich nützlich angesehen werden könne.

Zu einigen Zeichen der Unheilbarkeit konnten sich die Ärzte offenbar mit einer größeren Sicherheit äußern. Foucault hat darauf hingewiesen, dass die Unfähigkeit, über die eigene Lebensgeschichte Auskunft zu geben, das Sprechen von sich in der dritten Person, von den französischen Ärzten als ein untrügliches Zeichen der Unheilbarkeit beurteilt wurde.[190] Diese Ansicht vertraten auch deutsche Psychiater, doch galt dies nur als ein – wenn auch wichtiges – Indiz der Unheilbarkeit.[191] Obwohl die Ärzte meist pauschal von der „Unheilbarkeit“ sprachen, kann von verschiedenen Facetten gesprochen werden, da die Verhaltensweisen derart klassifizierter Patienten eine erhebliche Variationsbreite aufwiesen. Gemeinsam war diesen Patienten, dass die Symptome ihrer Störung nicht mehr als Ausdruck einer noch im Wandel befindlichen primären Erkrankung angesehen wurden, sondern als Zeichen eines meist irreversiblen sekundären Krankheitsprozesses.

Das wird bei Christian L. deutlich, der aufgrund „tiefer Schwermuth“ und großer Ängstlichkeit im März 1854 nach Siegburg gebracht wurde.[192] Anfänglich erhielt der von Kindheit an als schwachbegabt bezeichnete 19-jährige Maurerlehrling wegen der Diagnose Melancholie eine zum „Günstigen“ neigende Prognose.[193] Doch änderte sich in der Siegburg anscheinend nichts an seiner Befangenheit und Scheu, auch seien alle geistigen Tätigkeiten unverändert „sehr behindert“, die Willensäußerungen „gleich null“.[194] Still und in sich versunken, beim Schulbesuch „vor sich hinstarrend“, ansonsten einen Wechsel zwischen „großer Regsamkeit“ und Depression zeigend, vermerkten die Ärzte nach einem nur fünfmonatigen Aufenthalt: „Unverkennbarer Fortschritt des Blödsinns.“ Nachdem er bei einem Besuch seines Bruders in Siegburg diesen nicht erkannte, wurde er einen Monat darauf, nach nur neunmonatigem Aufenthalt, als ungeheilt entlassen.[195] Da die Aufnahmegesuche der Siegburger Anstalt seit den 1830er Jahren kontinuierlich stiegen, ohne dass die Bettenkapazität ausgeweitet wurde,[196] waren die Ärzte daran

---

190 Foucault, Die Macht, S. 232–243. Demnach sei das entscheidende Kriterium der Unheilbarkeit, ein „Geständnis“ nach dem biographischen Schema abzulegen. Siehe dazu auch die Ergebnisse in Kapitel V.

191 Hoffmann, Ueber die Einteilung, S. 375, demnach sei es ein Zeichen des sekundären Blödsinns, wenn die Person in der dritten Person von sich spreche.

192 LVR Siegburg, No. 668, Christian L. (1854), Gutachten des einweisenden Arztes vom 26.02.1854.

193 Ebd., Krankengeschichte von Dr. Beyer vom 20.03.1854.

194 Ebd.

195 Ebd., Journaleinträge von März bis November 1854.

196 Siehe dazu ausführlich Kapitel III.

interessiert, schnellstmöglich solche Patienten wieder zu entlassen, bei denen die Therapie nicht die gewünschte Veränderung hervorbrachte oder wenigstens Anzeichen dafür wahrgenommen wurden.

Etwas zurückhaltender mit einem schnellen Urteil konnten dagegen die Hofheimer Ärzte sein, da sie nicht, wie die Siegburger Ärzte, bei „ungeeigneten" Patienten eine baldige Entlassung in die Wege leiten mussten. Das wird bei Anna Barbara B. deutlich, die 1854 zur Vermeidung eines öffentlichen Skandals wegen ihrer „Ausschweifungen" und Symptomen von Schlaflosigkeit, Unruhe und einer großen „Schwatzhaftigkeit" nach Hofheim gebracht wurde.[197] Wegen ihrer schon über ein Jahr andauernden Wahnvorstellungen erhielt die Betroffene eine ungünstige Prognose; ihr anfänglich störendes Verhalten, Weinen und ein kontinuierliches Klagen und Verlangen nach Hause wurden offenbar nicht als ungünstig eingestuft. Entscheidender war, wie es auch in den zeitgenössischen Lehrbüchern herausgestellt wurde, die nach der Eingewöhnung in die Anstalt anschließende Phase. So sei eine Einschätzung gerade in den Zeiten des Übergangs von einer primären Form zur Verrücktheit oder Schwäche, die oft unter langwierigen Schwankungen zwischen Besserung und Verschlechterung ablaufe, schwierig.[198] Anna B.s Krankheitszeichen, „ihr Blick leer, matt, ihre Mimik, Gestikulationen, Vorstellung todt", bezeichneten die Ärzte als einen Zustand vollkommender geistiger Apathie, die sie schon deshalb als ungünstig werteten, weil sie nach der anfänglichen Aufregung unverändert anhielt. Die Ärzte prüften wiederholt das Vorhandensein von Wahnideen, die – vielleicht aufgrund der Schwäche – nur noch auf ein „lebhaftes Nachfragen" seitens der Ärzte von ihr geäußert wurden, dann aber, „noch ganz dieselben" seien, mit denen sie eingewiesen wurde.[199] Sechs Jahre nach ihrer Einweisung nach Hofheim bezeichnete die Anstaltsleitung ihre Genesung als „im höchsten Grade unwahrscheinlich", einen konkreten Zeitpunkt, wann ihre Unheilbarkeit „gänzlich außer Zweifel" gesetzt werden könne, vermochte sie jedoch nicht anzugeben.[200] Sechzehn Jahre später scheine Anna B., so das Personal, weiterhin von ihren Wahnvorstellungen beherrscht; sie klage zwar über Zaubereien, lasse sich aber in der Putzküche beschäftigen, halte sich sauber und sei für ihre Umgebung „niemals störend".[201]

---

197 HStAD G 16 A Nr. 6196, Anna Barbara B. (1854–1888).

198 Griesinger, Pathologie, 1. Aufl., 1845, S. 333.

199 HStAD G 16 A Nr. 6196, Anna Barbara B. (1854–1888), Journaleintrag vom 13.04. wahrscheinlich 1854.

200 Ebd., Antwortschreiben an die Regierung nach Darmstadt vom 6.01.1860.

201 Ebd., Eintrag im Journalblatt vom 3.06.1876 und 16.05.1877.

In der Anstaltspraxis gab es offenbar, grob gesprochen, zwei Arten von als „unheilbar" klassifizierte Patienten. Die erste Gruppe, die im folgenden Abschnitt über die Langzeitpatienten behandelt wird, umfasste diejenigen, die, wie Anna Barbara B., zwar an einer chronischen „allgemeinen Geistesstörung" litten,[202] sich jedoch problemlos im Anstaltsalltag zurechtfanden. Sie erledigten, wie bspw. Luise B. in der Hofheimer Waschküche,[203] fleißig die ihnen aufgetragenen Arbeiten und sicherten sich damit dauerhaft eine bestmögliche Existenz in der Anstalt. Der zweiten, im letzten Abschnitt behandelten Gruppe können diejenigen zugeordnet werden, die als unangepasst, unreinlich und stark verhaltensauffällig den Alltag der Institution störten.

1.1.4. Langzeitpatienten

Die Lebenswege langfristig hospitalisierter Patienten sind in der historischen Forschung kaum untersucht.[204] Das liegt u. a. auch an der Quellenlage. Beim Lesen psychiatrischer Krankenakten fällt auf, dass die Art der Dokumentation neben institutionsspezifischen Aspekten auch von der ärztlichen Wahrnehmung des jeweiligen Patienten abhing. So lassen sich zum einen bestimmte Muster der ärztlichen Aufmerksamkeit den Patienten gegenüber feststellen, zum anderen wird bei den Siegburger Akten insgesamt deutlich, dass sie im Lauf des fünfzigjährigen Anstaltsbestehens sukzessive an Quantität abnehmen. Das gilt für die ärztlichen Einträge im Krankenjournal wie auch für die Krankengeschichten selbst. Eine Grundtendenz zeigt sich jedoch für die gesamten 50 Jahre: Zu Anfang des Aufenthalts wurde den Patienten ein gesteigertes Interesse entgegengebracht, das sich in regelmäßigen Eintragungen im Krankenjournal niederschlug. Die vorgeschlagenen Therapiemaßnahmen, ihre Durchführung, Anwendung und die Reaktion des Patienten wurden sorgfältig protokolliert. Bei einem längeren Aufenthalt machten die Ärzte dann nur noch sporadische Eintragungen im Krankenjournal, insbesondere dann, wenn sie entweder eine Verhaltensänderung am Patienten wahrnahmen oder eine eindeutig körperliche Symptomatik, wie Fieber oder

---

202 Ebd., Journaleintrag vom 3.06.1876.

203 HStAD G 16 A Nr. 5949, Luise B. (1862–1879), nach fünfzehnjährigen Aufenthalt in Hofheim vermerkten die Ärzte im Journalblatt: „Die B. lebt seit dem April 1862 ohne Unterbrechung in Hofheim. Sie ist eine ruhige, partiell Verrückte, erfreut sich eines guten körperlichen Wohlbefindens, ißt und schläft gut, beschäftigt sich täglich in der Waschküche." Eintrag vom 11.5.1877.

204 Eine der wenigen Arbeiten dazu ist die von Hoffmann-Richter.

Husten, eintrat. Die Abnahme des ärztlichen Interesses und damit die Dokumentation über den Patienten wirkte sich damit insbesondere auf die Langzeitpatienten aus.

Der Psychologe Robert Sommer hat unlängst darauf hingewiesen, dass sich mit zunehmender Aufenthaltsdauer das Raum- und Zeitgefühl der Patienten verändert. Waren die Langzeitpatienten seiner Untersuchung bspw. mit dem Abstand der Betten in den Schlafsälen zufrieden, wurden sie von den erst kürzlich Aufgenommenen als zu knapp angesehen.[205] Während sich die Kurzzeitpatienten eher über ein zu langsames Gehen auf den Gängen beschwerten, sahen die Langzeitpatienten die Bewegungen eher als zu schnell an.[206] Langzeitpatienten beschweren sich insgesamt weniger als kurz- oder mittelfristig aufgenommene Patienten, so dass insgesamt von der Sanftmut von langfristig Internierten gesprochen werden könne.[207] Solche Verhaltensweisen provozieren weniger Einträge als ein den Ärzten unliebsames, widersetzliches Verhalten. Ferner haben Untersuchungen zur Lebenswelt auf psychiatrischen Stationen herausgestellt, dass der strenge Tagesablauf einen Stellenwert an sich erhält, ihm der Status einer „instituional sanctity" zukomme. Patienten wie Pflegekräfte akzeptierten die Routine als heilig, die Stabilität in der Anstalt werde zum absoluten Wert erklärt. Das wirke sich, so Sommer, insbesondere auf labile und hilflose Patienten sowie auf Langzeitpatienten aus, die sich im Laufe ihres Aufenthalts zunehmend dem dortigen Rhythmus anpassten und ihn übernähmen.[208]

Insbesondere die Siegburger Langzeitpatienten, d. h. diejenigen, die länger als zwei Jahre pro Aufenthalt dort untergebracht waren, praktizierten anscheinend diese angepasste Verhaltensweise, ähnlich der „Kolonisierung" Goffmans.[209] Diese Anpassungsmechanismen werden insbesondere bei den bis Mitte des 19. Jahrhunderts in Siegburg versorgten Patienten sichtbar, da nach der Jahrhundertmitte die durchschnittliche Aufenthaltsdauer bei männlichen wie weiblichen Patienten deutlich abnahm. Die als „unheilbar" Klassifizierten wurden nun schneller anderweitig versorgt, die als „genesen" Beurteilten nach einer kürzeren Zeit der Rekonvaleszenz entlassen.[210] Langzeit-

205 Sommer, Personal space, S. 89–91.

206 Ebd., S. 90.

207 Diese Sanftmut „docility" wird als Charakteristikum von Langzeitinternierten unabhängig von der Art der Institution gesprochen, ebd., S. 94.

208 Ebd., S. 81 f.

209 Auf die wahrscheinlich aus ökonomischen Interessen heraus auch nach einem erfolglosen Kurversuch nur zur Pflege in Siegburg versorgten Patienten wird hier nicht eingegangen

210 Siehe dazu im Anhang Tabelle 24, Mittlere Aufenthaltsdauer der Siegburger Patienten und Tabelle 25, Gruppierte Aufenthaltsdauer der Siegburger Patienten. Die durchschnittliche Aufenthaltsdauer nahm nach den Ergebnissen der empirischen Untersuchung zwischen 1825–

patienten gab es in Siegburg um die Jahrhundertmitte kaum noch, in der zweiten Jahrhunderthälfte gar nicht mehr.[211]

Die angepassten Patienten zogen erstens die ärztliche Aufmerksamkeit weniger auf sich als „Neuankömmlinge", so dass dann Einträge wie ein „stat. ibid." oder „ebenso" vorkamen,[212] zweitens wurden sie in Siegburg länger geduldet als dauerhaft störende.[213] Das lässt sich auch aus der Stellungsnahme Jacobis herauslesen, als er wegen anfänglich freier Kapazitäten in den 1820er Jahren dazu verpflichtet wurde, einige „unheilbare" Patienten in Siegburg aufzunehmen:

> „Nur verhältnißmäßig wenige ihr [der Siegburg, S. B.] übergebene, als unheilbar erkannte, die Curversuche an andern Kranken nicht beeinträchtigende Individuen, konnten bis jetzt mancher Verhältnisse wegen, nicht füglich aus ihr entfernt werden oder wurden aus Nützlichkeitsrücksicht für das Institut, wegen der Dienste, die sie demselben leisten [...] einstweilen in demselben zurückbehalten."[214]

Die Aufenthalte von Katharina M., Sybilla K. und Wilhelm F. können im Kontext dieser Verpflichtung Jacobis gesehen werden. Katharina M., Siegburgs erste Patientin, habe, so Jacobi, schon bei ihrer Aufnahme an „verjährtem Blödsinn" gelitten,[215] von seinem ersten Assistenten Funk war sie gleich nach ihrer Ankunft als „sehr blöde und ängstlich" bezeichnet worden, ihre ganze Mimik deute auf „große Beschränktheit der Verstandeskräfte u[nd] ein niedrig stehendes Gemüthsleben" hin.[216] Neun Monate nach ihrer Einweisung am 3. Januar 1825 vermerkte Jacobi, dass von der Anwendung verschiedener Heilmittel bei diesem „veralteten Fall fast nichts zu hoffen" sei.[217] Obwohl sie, als „störrig" bezeichnet, etlichen Zwangsmaßnahmen ausgesetzt wurde,[218] da sie u. a. „die kleinliche Zerstörungssucht der Blöd-

---

1839 und 1860–1878 von mehreren Jahren auf durchschnittlich etwa 8 Monate ab. Langzeitpatienten mit mehr als einem Jahr Aufenthaltsdauer kamen über die Jahrzehnte deutlich weniger vor, Aufnahmen mit einer Dauer von mehr als zwei Jahren kamen in der letzten Dekade von 1860–1878 nicht mehr vor.

[211] Siehe dazu den Anhang, Tabelle 25: Gruppierte Aufenthaltsdauer Siegburger Patienten.

[212] Vgl. LVR Siegburg, No. 117, Katharina M. (1825–1827), Einträge im Journalblatt vom Mai 1826 bis Mai 1827.

[213] Vgl. den Abschnitt Verhaltensmuster der Patienten sowie Goffman, Asyle, S. 66.

[214] Dieser Ausspruch Jacobis war im Kontext der Verpflichtung 1829 erfolgt, wonach die Anstalt dann auch „Unheilbare" aufnehmen müssen, wenn die Bettenkapazität der Siegburg nicht ausgelastet sei. Zitat bei Jacobi, Aerztlicher Bericht, 1850, S. 11.

[215] LVR Siegburg, No. 117, Katharina M. (1825–1827), Brief Jacobis an den Landrat in Aachen im Frühling 1827.

[216] Ebd., Krankengeschichte vom 11.01.1825.

[217] Ebd., Eintrag im Journal vom 30.09.1825.

[218] Vgl. Kapitel VI., Disziplinarische Intervention im Anstaltsalltag.

sinnigen" offenbare, nämlich Bäume verletzte, die Beete im Garten ruiniere und Flachs in den Ofen werfe,[219] ließ sie sich offenbar ganz gut zur Arbeit einsetzen:

„Der Zustand der Kranken bleibt immer der nämliche. Sie ißt mit Appetit, hat normale Ausleerung, schläft ruhig, arbeitet fleißig, ist leicht zum Lachen wie zum Zorne gereizt, wobey sie in heftiges Schreyen und Schelten ausbricht, gewöhnlich aber ruhig u[nd] friedlich, dabey verstandesschwach, ohne daß jedoch Schwäche zunimmt, vielmehr ist sie zu den Arbeiten die sie verrichtet jetzt brauchbarer wie früher."[220]

Sybilla K, die ebenfalls als „unheilbar" in ihre Heimat zurückgeschickt wurde, bezeichneten die Siegburger Ärzte zwei Monate nach ihrer Ankunft als „unheilbar".[221] Sie war wegen Anfällen von „Manie" dorthin gebracht worden, da sie ihrer Umgebung zunehmend gefährlich geworden sei. In Siegburg maßregelten die Ärzte zwar ihr als „störrig" bezeichnetes Verhalten, insgesamt wurde sie jedoch zu den weniger störenden Patienten gezählt. „Sie redet seit langer Zeit mit niemandem ein Wort mehr, sondern sucht, wo [sie] etwas bedarf, sich mit Zeichen auszudrücken, aber verrichtet ihre Handarbeiten immer gleich fleißig, ißt viel u[nd] schläft meistens ganz gut."[222] Im Laufe ihres zwölfjährigen Aufenthalts nehmen die Journaleinträge merklich ab, die ärztlichen Vermerke beziehen sich dann meist nur auf körperliche Beeinträchtigungen, wie angeschwollene Füße oder negative Verhaltensweisen im Stationsalltag.

Ein ähnliches Muster der ärztlichen Aufmerksamkeit wird bei Wilhelm F.s Patientenakte deutlich. Auch er wurde zwölf Jahre in Siegburg versorgt, obwohl er von Jacobi schon 1837, fünf Jahre nach seiner Aufnahme, als „unheilbar" bezeichnet wurde. Sein Wahnsinn, den Jacobi wegen der Vorstellungen einer fürstlichen Herkunft und des Besitzes großer Reichtümer als Narrheit klassifizierte, hielt in der Siegburg dauerhaft an.[223] Trotz „störrigen" und „rücksichtslosen" Benehmens konnte er zeitweilig entweder im Freien oder im Büro beschäftigt werden. Die Einträge in seinem Journal nehmen von Jahr zu Jahr stetig ab. Nachdem anfängliche Therapiebemühungen nichts fruchteten, bezogen sich die Eintragungen der letzten zehn Jahre lediglich auf anscheinend bemerkenswerte Verhaltensweisen, nämlich „gestern zornmüthig, nach mündlicher Drohung ordentliches Verhalten" und Wahn-

219 LVR Siegburg, No. 117, Katharina M. (1825–1827), Eintrag im Journal vom 1.04.1825.
220 LVR Siegburg, No. 117, Katharina M. (1825–1827), Eintrag im Journal vom 15.06.1826.
221 LVR Siegburg, No. 259, Sybilla K. (1826–1838), Eintrag vom 19.09.1826.
222 Ebd., Eintrag im Journal vom Juni 1828.
223 LVR Siegburg, No. 14818, Wilhelm F. (1832–1844), Bericht Jacobis vom 7.08.1837.

vorstellungen, wie „ich habe Hexenketten an den Beinen", oder auf körperliche Beeinträchtigungen wie eine Erkältung.[224]

Spärlicher als die trotz monatelanger Pausen kontinuierlichen Vermerke zu den Siegburger Patienten gestalteten sich die Einträge zu den Hofheimer Patienten. Anders als bei den Siegburger Patienten blieb die Zahl der Langzeitpatienten mit über zwei Jahren Aufenthaltsdauer und solcher mit bis zu vier und auch über vier Jahren in Hofheim konstant hoch.[225] Die kürzeren Hofheimer Aufenthalte kamen meist dadurch zustande, dass die Patienten dort innerhalb relativ kurzer Zeit verstarben; als genesen entlassen wurden dagegen die wenigsten.[226]

Bei der eingangs erwähnten Anna Barbara B., die von 1854 bis zu ihrem Tod 1888 in Hofheim versorgt wurde, nahmen die Ärzte eine Eingangsuntersuchung vor, deren Ergebnisse im Krankenjournal vermerkt wurden.[227] Im ersten Monat ihres Hofheimer Aufenthalts beschrieb das Personal ihr Verhalten als unangepasst, den ärztlichen Ermahnungen gegenüber unzugänglich. Als sich einige Wochen später an diesem Zustand nichts geändert hatte,[228] hörten die Einträge auf, um dann, als sie Lungenprobleme entwickelte, nach zwanzig Jahren im Journalblatt fortgesetzt zu werden. In diesem Kontext wurde eine knappe Bestandsaufnahme von Anna Barbara B.s psychischem Verhalten vermerkt, die für die Folgejahre 1876 bis 1878 jährlich fortgesetzt wurde.[229] Erst als sie ab 1886 körperlich schwerer zu erkranken begann, verdichteten sich die Einträge im Journal. Im Gegensatz zu ihrer psychischen Entwicklung wurde der darauf folgende körperliche Verfall, die Entwicklung von Geschwüren, Decubitus und eine Lungenwegserkrankung relativ ausführlich protokolliert, bis Anna Barbara B. zwei Jahre darauf an den Folgen eines Mastdarmkrebses in Hofheim verstarb.[230]

---

224 Ebd., Journaleinträge.

225 Siehe dazu im Anhang die Tabelle 26, Gruppierte Aufenthaltsdauer Hofheimer Patienten.

226 Vgl. ebd. sowie Tabelle 5, Letzter Abgangsstatus der Hofheimer Patienten (1820–1900), Kapitel IV, Abschnitt Wiedereingliederungsmöglichkeiten entlassener Hofheimer Patienten.

227 HStAD G 16 A Nr. 6196, Anna Barbara B. (1854–1888), Eintrag im Journal vom März 1854.

228 Ebd., Eintrag im Journal vom 13.04.1854, „Das Verhalten der Kranken ist im Ganzen seit ihrer Aufnahme sich völlig gleich geblieben. Wie damals, so treibt sie sich auch jetzt noch fortwährend an den Fenstern umher, es scheint jedoch, als ob ihre Sehnsucht nach Hause und ihr Kummer über ihr noch immer dauerndes Hierseyn etwas an Intensität nachgelassen hätten. Sie weint nicht mehr, still und unbeweglich, ohne Worte, ohne Geberden ohne auffällig oder plastisches Mienenspiel, verweilt sie Tag für Tag bald an diesem, bald an jenem Fenster …".

229 Ebd., Einträge vom 3.06.1876, 16.05.1877 und 7.03.1878.

230 Ebd., Einträge zwischen 12.02.1886 und 1888, die sich größtenteils auf den körperlichen Zustand beziehen.

Ähnlich gestaltete sich die ärztliche Aufmerksamkeit gegenüber Anna B., die als „blödsinnige und arbeitsunfähige Cretine" im November 1877 nach Hofheim gebracht wurde.[231] Außer der Eingangsuntersuchung sind während ihres zehnjährigen Aufenthalts nur drei weitere Journaleinträge vorgenommen worden, die sich überwiegend auf ihren körperlichen Zustand bezogen.[232] Die ärztlichen Vermerke fielen wohl schon deshalb so spärlich aus, weil es Anna B. in Hofheim gelang, eine geschützte und für sie angenehmere Existenz als in ihrer Heimat aufzubauen. Sie wurde in Hofheim „zutraulicher" und schloss sich bei Neckereien durch Mitpatienten einer anderen „blödsinnige[n]" Patientin an, die „gut mit ihr umgeht". Anna B. sei reinlich und bringe die Freude über die ihr gegebene Kleidung mit „frohen Gebärden" zum Ausdruck. Nach fünf Jahren in Hofheim konnte vermerkt werden, dass sie – wenn auch unsicher – in der Anstalt laufen gelernt habe.[233]

Bei den Langzeitpatienten Carl Hermann B.,[234] Carl Ludwig B.,[235] Gustav A.,[236] Jette B.[237] und Margarethe von B.[238] sind es weniger die Journaleinträge als die ärztliche Korrespondenz mit den Angehörigen, die Einblicke in das Befinden der Patienten gewähren. Insbesondere bei Margarethe von B. wird deutlich, dass sie während ihres zweiten Hofheimer Aufenthalts von 1876 bis 1900 zunehmend in einer von dem Personal abweichenden Realität lebte. Zu Anfang ihres zweiten Aufenthalts litt sie nach Ansicht der Ärzte zwar unter für sie beängstigende Wahnideen und Sinnestäuschungen, konnte jedoch noch ganz gut Auskunft geben und erkenne ihre Umgebung.[239] Das änderte sich im Laufe des Jahres;[240] in den folgenden Jahren zog sie sich zunehmend von ihrer Umgebung zurück und wurde, so die Ärzte, vollständig von beunruhigenden Sinnestäuschungen und Wahnideen beherrscht, die sich persönlichkeitsverändernd auswirkten.[241] Mit der Zeit

---

231 HStAD G 16 A Nr. 6133, Anna B. (1877–1887).

232 Ebd., Journaleinträge.

233 Ebd., Journaleinträge vom 1.04.1878 und 1.05.1883, Anna B. starb im Mai 1888 an Tuberkulose in Hofheim.

234 HStAD G 16 A Nr. 5198, Carl Hermann B. (1856–1860),

235 HStAD G 16 A Nr. 5806, Carl Ludwig B. (1862–1874).

236 HStAD G 16 A Nr. 6029, Gustav A. (1875–1883).

237 HStAD G 16 A Nr. 5449, Jette B. (1862–1866).

238 HStAD G 16 A Nr. 7212, Margarethe von B. (1871–1900), zwei Aufnahmen.

239 Ebd., Schreiben vom 26.02.1876.

240 Ebd., die Ärzte gaben auf Anfrage der Schwester Ende 1876 an, dass der Zustand der Patienten nun ein chronischer geworden sei, der kaum Genesungsaussichten biete, Schreiben vom 1.12.1876.

241 Ebd., Schreiben vom 28.10.1878. Darin berichtet der Arzt auf Anfrage der Schwester: „... benachrichtigen wir sie ergebenst, daß sich der geistige Krankheitszustand Ihrer Schwester im Laufe des letzten Jahres allmählich bedeutend verschlimmert hat. Seit ihrer wiederholten Er-

schien sie sich in der Anstalt eine für sie selbst akzeptablere Realität geschaffen zu haben. Sie verließ ihre Abteilung nicht mehr und brachte ihre Zeit mit schriftlichen Aufzeichnungen zu.[242] Achtzehn Jahre nach ihrer zweiten Einweisung lebe sie, so der Hofheimer Arzt, vollkommen in ihrer eigenen Welt. Die Briefe ihrer Schwester habe sie zurückgewiesen, da die angegebene Adresse Heilanstalt nicht zutreffe, sondern hier vielmehr der königliche Landesherr residiere. Ob die ärztliche Einschätzung „Frau v. B. verkennt alle Personen und gibt ihnen erfundene Namen u[nd] Titel und lebt froh und zufrieden in ihrer Krankheit weiter“,[243] zutraf, sei dahingestellt. Wesentlich an dieser Feststellung erscheint vielmehr, dass die Hofheimer Ärzte weder eine Möglichkeit der Intervention, noch der Entlassung der Patientin sahen. Diese therapeutische Resignation könnte dazu geführt haben, dass die Ärzte Margarethe von B. in Ruhe ließen und sie dadurch, in ihrer Parallelwelt lebend, dem Personal keine größeren Ärgernisse bereitete. Dies stand im Gegensatz zu den gewalttätigen und unreinlichen Patienten, die von ihrer sozialen Umwelt außerhalb der Anstalten und in der Institution mitunter als „tierisch“ bezeichnet wurden.

1.1.5. Das Tierische im Irren

Die Kennzeichen eines „Irren“ erstreckten sich auf die Bereiche Aussehen und Verhalten. Jacobi zufolge gab es untrügliche Zeichen eines „unheilbaren Irren“, die man schon an seinem Äußeren ablesen konnte. Das seien u. a. der Gesichtsausdruck, wenn nämlich zugleich die Augenbrauen der Kranken in ein sogenanntes „Räthsel“ zusammenflössen, die Augen gegen die Nase konvergierten und die Betroffenen dadurch das Bild des Stumpfsinns böten.[244] Ein „stupides“ Aussehen, ein „todter, leerer, nichtssagender Blick“, waren nach Angabe des einweisenden Arztes Horn einige der Zeichen, die auf den Blödsinn des Pfarrersohns Reinhold B. hindeuteten.[245] Insbesondere einzelne Verhaltensweisen, wie eine anhaltende Unreinlichkeit,[246] Kotes-

---

krankung leidet die Kranke an Sinnestäuschungen und Wahnideen, welche sie vollständig beherrschen, Tag und Nacht beunruhigen, ihr Beurtheilungsvermögen in hohem Grade beeinträchtigen und ihre Individualität gänzlich verändert haben.“

[242] Ebd., von Margarethe von B. liegen einige Bleistiftzeichnungen und Schriften in der Akte, siehe dazu Schreiben an die Schwester vom 16.09.1879 und vom 11.09.1888.

[243] Ebd., Schreiben an die Schwester vom 9.09.1894.

[244] Jacobi, Neue Beobachtungen, S. 409.

[245] HStAD G 16 A Nr. 5639, Reinhold B. (1833–1868), Gutachten von Dr. Horn vom 29.07.1865.

[246] Siehe bspw. LWV Bestand 18, Hofheim, Johannes Bott. Er wurde als vollkommen blöd-

sen[247] und ein „fixes Sehen in die Sonne", galten übereinstimmend als „hartnäckige" Zeichen.[248] Bei Carl B. gab Dr. Hochgesand als Anzeichen seiner sekundären – von Melancholie in Verrücktheit übergegangenen – Geistesstörung u. a. das anhaltende Schauen in die Sonne an, das schon den Ärzten in der privaten Heilanstalt Göppingen bei einem vorherigen Anstaltsaufenthalt aufgefallen war.[249] Auch achteten die Ärzte in den Anstalten auf Zahneindrücke der Zunge, die auf eine „allgemeine Erschlaffung" hindeuten sollte.[250] Als wichtiges Indiz wurden physische Veränderungen, insbesondere die Gewichtszunahme, angesehen. Sie galt in der Anstalt als potentiell günstiges Zeichen, das sich allerdings ins Gegenteil verkehre, wenn der Zugewinn an körperlicher Kraft nicht mit einer psychischen Verbesserung einherginge,[251] wie bei Friedrich E.[252] Nach der ärztlichen Untersuchung sah es Dr. Peters als günstig an, dass der an „Melancholie und Wahnideen" Erkrankte in Siegburg in so kurzer Zeit an Gewicht zugenommen habe, was durch tägliche Fleischspeisen und Bouillon weiter vorangetrieben wurde.[253] Eine psychische Besserung stellte sich bei Friedrich E. jedoch nicht ein, „psychisch

---

sinnig bezeichnet, auch seien Stuhlgang und Urinieren der Einwirkung seines Geistes entzogen, Gutachten von Dr. Metzger vom 1.01.1838.

247 LVR Siegburg, No. 15179, Herz M. (1829–1833), als er in den Verdacht geriet, seinen Kot zu essen und sich mit einem Draht den Finger durchbohrte, veranlasste die Siegburger Direktion die Abholung durch seine Familie. Ebenso HStAD G 16 A Nr. 5331, Elisabeth B. (1862–1864), die als „unheilbar" wahnsinnig, u. a. unter Verfolgungswahn leidend nach Hofheim gebracht wurde und dort eine Zwangsjacke und Opium erhielt, als sie sich mit ihrem Kot beschäftigte, Journaleinträge vom 6.04.1863.

248 Griesinger, Pathologie, 1. Aufl., 1845, S. 334.

249 HStAD G 16 A Nr. 5806, Carl Ludwig B. (1862–1874), Gutachten von Dr. Hochgesand vom 20.07.1862, sowie das Gutachten von Dr. Christmann und Dr. Landerer aus Göppingen vom 9.01.1862.

250 LVR Siegburg, No. 664, Bernhard A. (1842–1843). Bei ihm wurde immer wieder vermerkt, dass er einige Zahneindrücke, manchmal gar einen „Kranz von Zahneindrücken der Zunge" aufweise. Er sei insgesamt geschwächt, wolle nur wenig essen, der Puls sei schwach, Journaleinträge. So auch bei Franz C., dessen Zunge mit starken Zahneindrücken besetzt sei, LVR Siegburg, No. 112, (1845–1846), Journaleinträge. Als gutes Zeichen galt dagegen eine feuchte, reine Zunge. Flemming, Aphorismen, S. 404, zufolge war es ein ganz schlechtes Zeichen, wenn die Zunge so schlaff sei, dass sich die Formen der Zahnreihen an ihrem Rand eindrückten.

251 Flemming, Aphorismen, S. 404, demnach sei die Gewichtszunahme günstig, wenn damit eine psychische Verbesserung einhergehe. Siehe dazu auch Griesininger, Die Pathologie und Therapie, 1. Aufl., S. 335, wonach ein vollständiges leibliches Wohlbefinden bei andauernder psychischer Störung als ein „schlimmes Zeichen" angesehen werden könne.

252 LVR Siegburg, Nr. 671, Friedrich E. (1852–1853).

253 Ebd., Krankengeschichte von Dr. Peters vom 9.12.1852 sowie das Konferenzergebnis vom 10.12.1852.

unverändert, Ernährung und Kräfte gebessert“ und „wie immer unbesinnlicher, blödsinniger“ beschrieb das Personal in den Folgemonaten seinen Zustand.[254]

Bei dem Verhalten der Patienten wurde insbesondere darauf geachtet, ob es von Vernunft zeuge oder nicht. Dies kam in der Äußerung Jacobis vom Menschen als eines vernunftbegabten Wesens zum Ausdruck, wonach eine Person erst durch die Kanalisierung ihrer Triebe, Begierden und Leidenschaften gemäß der christlichen Tugend zu Freiheit gelange, anderenfalls zur „Thierheit“ hinabsinke.[255] Auch nach dem Allgemeinen Landrecht der preußischen Staaten gründeten sich die Individualrechte des Menschen auf den Vernunftscharakter einer Person.[256] In der Forschung ist hervorgehoben worden, dass sich im Laufe des 18. Jahrhhunderts solche Bilder des Wahnsinns verdichteten, die das Unbändige und Wilde der Betroffenen beschrieben und sie damit immer stärker in die Nähe des Tiers rückten.[257] Im Laien- wie auch im medizinischen Diskurs wurde die Frage diskutiert, ob es sich bei psychisch Kranken noch um Menschen handelte oder ob sie schon in den Grenzbereich zum Tierischen angesiedelt werden könnten, da ihnen mitunter menschliche Fähigkeiten, besonders ein vernunftgeleitetes Denken, fehlten.[258] Obwohl um 1800 einige der selbsternannten psychischen Ärzte wie der schon mehrfach erwähnte Johann Christian Reil die vermeintlich desolaten und menschenunwürdigen Lebensbedingungen von internierten Irren kritisierten und sich damit als aufgeklärte Befreier zu stilisieren wussten,[259] beschrieben sie die Betroffenen nicht ausschließlich als unmündige Kinder, die es ihrer potentiellen Heilbarkeit wegen zu erziehen und behandeln galt. Vielmehr trugen Stellungnahmen der Mediziner, Allgemeinärzte wie Psychiater

---

[254] Ebd., Journaleinträge vom März und April 1853.

[255] Jacobi, Über die psychischen Erscheinungen, S. 332–335. Zu den zur „Thierheit“ herabgesunkenen Irren siehe auch Roller, Grundsätze, S. 63. Die zur „Thierheit herabgesunkene[n] Menschen“, seien nicht mehr als geisteskrank, sondern vielmehr als „geistesdefekt“ anzusehen. Ähnlich auch Heinroth, der davon ausging, dass der Mensch dann unfrei würde, wenn er seine Vernunft verliere, Anweisung, S. 240.

[256] Kuban, S. 30. Das Allgemeine Landrecht der preußischen Staaten von 1794 begriff den freien Vernunftgebrauch als Wesen der menschlichen Handlungsfreiheit, „Er [der Erklärende] muß das Vermögen besitzen, mit Vernunft und Überlegung zu handeln“, § 3 Tit. 4. T. I ALR.

[257] Steinbrecher, S. 98, Paul Laffey, Psychiatric therapy in Georgian Britain, in: Psychological Medicine 33. 2003 S. 1285–1297, sowie auch Kutzer, Liebeskranke Magd, S. 57 f. für das 16. und 17. Jahrhundert.

[258] Christina Vanja, Gemütskranke als Naturwesen? Pazifizierungsversuche im Umgang mit psychisch Kranken in der frühneuzeitlichen Gesellschaft. In: Klaus Garber/Jutta Held/Friedhelm Jürgensmeier u. a. (Hg.). Erfahrung und Deutung von Krieg und Frieden. Religion – Geschlecht – Natur und Kultur. München 2001, S. 835–853 hier S. 840–842.

[259] Vgl. ebd, sowie dies., Nur finstere Klostergänge.

zu der Verfestigung des Bildes eines „tierischen Irren“ bei. So bezeichnete Reil den „unheilbar Irrende[n]“ als ein „eigenartiges Wesen, das gleichsam aus dem Begriff der Menschengattung herausgefallen ist, [dessen] [...] Lebenprocess [...] nicht mehr im Stande [ist], dasselbe zur Gattung zurückzuführen.“[260] Es waren vornehmlich die unreinlichen, lauten, tobenden und ihrer Vernunft scheinbar irreversibel beraubten Personen, die als Tiere beschrieben wurden. Der tobsüchtige Karl B. wurde als ein „roher und tierischer Mensch“ bezeichnet,[261] der jähzornige und intellektuell minderbemittelte Johannes B. drücke schon durch seine Gesichtszüge eine „verschlagene Bestialität“ aus,[262] und auch der Gesichtsausdruck von Georg B., der Frau und Kinder schlage, sei „thierisch“.[263] In den Gutachten der einweisenden Ärzte häuften sich bis etwa Mitte des 19. Jahrhunderts solche Beschreibungen wie die von Friedrich A. 1823, der laut Dr. von Siebold aus Darmstadt von „allgemeinen Wahnsinn“ befallen worden sei:[264]

„Indem er immer vor sich brummt, oft laut schreit, wenn man sich seinem Willen widersetzt, oder von einem Orte zum anderen läuft, zerreist er seine Kleider und schlagt nach jeden, der ihm, störend an der Ausführung seiner Handlung, begegnet; kurz, er ist bis zum Vieh herabgesunken [...].“[265]

Dr. Moebus hob bei der „zerstörungssüchtigen“ Mörle A. das tierische Element hervor, das sich dadurch offenbare, dass sie nachlässig gekleidet sei, sich auskleide, ihre Haare verwirrt herumhingen und sie sich die Augenbrauen teilweise geschnitten habe; sie „verschluckt alles thierisch, z. B. Kno-

---

260 Reil, Beiträge, S. 8.

261 LWV Bestand 18, Hofheim, Karl Boß, 1840, ärztliches Gutachten vom 16.04.1840. „Er ist blutarm, Maurer von Profession und war früher ein starker Waldfrevler, überhaupt von Jugend auf, ein sehr roher und thierischer Mensch.“

262 LWV Bestand 18, Hofheim, Johannes Bauer, 1842, Gutachten von Dr. Müller vom 15.01.1842. Müller bezeichnete den 56-jährigen Handwerker als „schon immer zum Jähzorn gereizt, von geringen intellectuellen Fähigkeiten und schon durch seine Gesichtszüge verschlagene Bestialität ausdrückend.“

263 LWV Bestand 18, Hofheim, Georg Böttinger, 1839, Gutachten von Graf vom 9.02.1839. Der Zustand des blödsinnigen und epileptischen Metzger habe sich, so Graf, stetig verschlechtert. „Das Unvermögen der Zunge, articulirte Töne hervorzubringen ist größer, der Ausdruck des Gesichts thierischer, die Haltungslosigkeit des Körpers auffallender geworden. Es kommt hinzu, daß das ohnehin geringe geistige Vermögen nicht mehr im Stande ist, thierische Begierden, um welche sich alles Dichten und Trachten drehe, nur im Mindesten zu beschränken.“

264 Vgl. zur Überformung des Ichs der Patienten durch den Wahnsinn auch Kaufmann, Aufklärung, S. 285–305, Burkhardt, S. 156, Foucault, Wahnsinn, S. 129–153.

265 LVW Bestand 18, Hofheim, Friedrich Amend (1822–1823), Gutachten von Dr. von Siebold aus Darmstadt vom 1.11.1822. Der Zustand wurde vom dem Arzt als „unheilbar“ bezeichnet.

chen, [...] dem Vieh sein hingestelltes Futter; läuft auf die Straße und tanzt mit den Kindern."[266] Auch bei der „blödsinnigen" Katharina A. lasse sich, so Dr. Reiss aus Bensheim 1823, „keine Spur höherer Seelenkräfte als die einer gemeinen Thiergattung auffinden"[267] und die „tobsüchtige" Eva B., stoße, so Dr. Peffer, „thierisch tobend verworrene schimpfende Töne aus".[268]

Solche Charakterisierungen deckten die gesamte Bandbreite der Zuschreibungen ab; bei Männern war ein unreinliches, gewalttätiges, unberechenbares und generell unvernünftiges, bei Frauen zusätzlich ein als unmoralisch eingestuftes Verhalten inbegriffen.[269] Standesunterschiede spielten in diesem Stadium des menschlichen Verfalls offenbar keine Rolle mehr; so wurde bei der jahrelang erfolglos behandelten Severina von D. 1851 von einer „thierische[n] Gereiztheit" gesprochen,[270] und auch die Gelehrtentochter Sophie Conradine J. offenbare ein charakteristisches Zeichen der Irren, da sie als unempfindlich gegenüber Hitze und Kälte beschrieben wurde.[271] Diese Merkmale beobachtete das Personal auch bei Georg von G. Von ihm wurden in Siegburg „thierische Laute" vernommen, er mache die Gebärden eines Pferdes nach und anscheinend, als abschließender Beweis seines Irrenseins, hielten die Ärzte nach einer Bestrafung durch eimerweises Übergießen mit eiskaltem Wasser fest: „zittert nicht stark bei Begießungen, nie Zähneklappern!"[272]

Insbesondere die Unempfindlichkeit gegenüber Hitze und Kälte galt als untrügliches Zeichen des Irreseins,[273] da es die Wesenveränderung, das Hervortreten der Animalität sei, die den Betroffenen vor dem Empfindlichen des Menschlichen schütze.[274] Diese Ansicht war im Laien- wie im Arztverständnis der ersten Hälfte des 19. Jahrhunderts weit verbreitet. Auch Dr. Fuchs berief sich im Fall Michael A.s, dessen sich die Heimatgemeinde durch eine

---

266 LWV Bestand 18, Hofheim, Mörle Altheimer.

267 LWV Bestand 18, Hofheim, Katharina A. (1823–1826), Gutachten von Dr. Reiss aus Bensheim vom 6.07.1823.

268 HStAD, G 16 A Hofheim, Nr. 5066, Eva B. (1851), Gutachten von Dr. Pfeffer vom 17.02.1851.

269 Siehe dazu auch Kutzer, Liebeskranke Magd, S. 257 f., Steinbrecher, S. 98 f.

270 LVR Siegburg, No. 496, Severina von D. (1851–1852), Brief zur Krankengeschichte der Tochter von ihrem Vater vom 10.09.1851.

271 LVR Siegburg, No. 626, Conradine J. (1834–1838).

272 LVR Siegburg, No. 642, Georg von G. (1835–1841), Journaleinträge.

273 Siehe dazu auch Roy Porter, Monster und Verrückte im Frankreich des 18. Jahrhunderts, in: Michael Hagner (Hg.), Der falsche Körper. Beiträge zu einer Geschichte der Monstrositäten. Göttingen 1995 S. 108–126 hier S. 110.

274 Siehe Foucault, Wahnsinn, S. 144.

Abschiebung nach Hofheim entledigen wollte,[275] auf diesen Topos. Man könne, so der gutachtende Fuchs, die Geisteskrankheit des Betroffenen schon dadurch belegen, dass er eine „hohe Unempfindlichkeit gegen Kälte, sowie gegen Hunger" offenbare. Das zeige, dass der Betroffene nicht an Schwach- oder leichtem Blödsinn, sondern an „wirklichem Wahnsinn leide".[276] Amelung ließ dieses Zeichen als Beweis des Wahnsinns, bzw. der Verrücktheit jedoch nicht gelten. Zwar erkannte der Hofheimer Arzt die von Fuchs angeführten Zeichen durchaus an, wollte sie aber nicht auf den Wahnsinn allein beschränkt wissen:

„Auch der Blödsinnige ist zuweilen alberner, verstockter, eigensinniger, kann Essen und Trinken lange entbehren, Hitze [u]nd Kälte ertragen. Der stiere gedankenlose Blick, die Vergessenheit, das alberne Lachen, oder albernes Schwätzen sind ebenfalls characteristische Zeichen des Blödsinns."[277]

Ab Mitte des 19. Jahrhunderts verschwinden die „tierischen" Zuschreibungen weitestgehend aus den Patientenakten, so dass Charakterisierungen wie die „thierische Lebensweise" des alkoholabhängigen Gerbers Hubert V. 1874 nur noch selten auftauchen.[278] Bis in die Mitte des 19. Jahrhunderts wurden solche Metaphern jedoch in der ärztlichen Theorie und Praxis anstaltsübergreifend verwandt. Sie zeugen von der emotionalen Distanz gegenüber dem als abweichend und fremd empfundenen Verhalten der „Irren" und damit von der Ambivalenz, den „heilbaren" Betroffenen eine medizinische Behandlung zukommen, die „Unheilbaren" aber möglichst aus dem eigenen Gesichtsfeld verschwinden zu lassen. Dabei scheint insbesondere die Verbindung zwischen einem vernunftlosen und damit auch unberechenbaren sowie einem als abstoßend empfundenen Verhalten die Darstellung der Patienten als Tier verstärkt zu haben. Das kommt bei Elisabeth N. zum Ausdruck, die im ärztlichen Bericht von Focke als ein „gänzlich verwahrlostes Subjekt, dessen früheres Leben schon voll von Handlungen einer moralischen Versunkenheit [...] welche an Wahnsinn grenzt", beschrieben wurde.[279] In einer Anfrage der Regierung in Köln, ob die als „unheilbar" Entlassene einer strengen Aufsicht bedürfe, antwortete Focke in Vertretung Jacobis im Okto-

---

275 LWV Bestand 18, Hofheim, Michael Adelberger (1835–1836). Siehe dazu Kapitel IV, Abschnitt Aushandlungsstrategien bei der Irrenversorgung.

276 Ebd., Gutachten von Dr. Fuchs vom 30.05.1828.

277 Ebd., Gutachten von Amelung vom 6.12.1835.

278 LVR Siegburg, No. 109, Hubert V. (1874), Gutachten, undatiert. Laut ärztlichem Gutachten kam die „thierische" Lebensweise dadurch zum Ausdruck, dass sich Hubert V. von den Fleischresten der verarbeiteten Tierhäute ernährt habe.

279 LVR Siegburg, No. 882, Elisabeth N. (1848–1849), Krankengeschichte von Focke von Anfang März 1848.

ber 1848 in einer Weise, als ob die Betroffene, wie Reil es formulierte, nicht mehr zur menschlichen Gattung gehöre, sondern die instinktgeleiteten Wesenszüge eines Tieres angenommen habe:

„Diese Kranke [lässt] nach dem Ergebniß der hiesigen Beobachtung keinerlei Handlungen befürchten [...], die eine strenge und dauernde Beaufsichtigung nöthig machen würde. Die Kranke ist träg, gefräßig und bei der geeigneten Wartung vollkommen harmlos.“[280]

2. Zusammenfassung

Historische Lebenswelten von Anstaltspatienten sind in der Forschung wenig untersucht. Dies gilt insbesondere für das Zusammenspiel von ärztlichen Vorgaben, die in der Anstaltsordnung zum Ausdruck kommen und den Verhaltensstrategien der Patienten. Mittels der Ergebnisse umweltpsychologischer Forschungen zu menschlichem Raumverhalten und Verhaltensmechanismen von Anstaltspatienten, darunter den Reaktionstypen Goffmans, wurden die Lebensbedingungen und Überlebensstrategien der Hofheimer und Siegburger Patienten untersucht. Obwohl die Ergebnisse moderner Forschungsarbeiten nicht uneingeschränkt auf das Verhalten historischer Akteure übertragen werden können, so bieten sie doch einen Ansatz zum Verständnis der wiederkehrenden Verhaltensmuster der Patienten, die als Reaktion auf ihre Asylierung aus den ärztlichen Aufzeichnungen und einigen Ego-Dokumenten herausgelesen werden können. Es konnte gezeigt werden, dass die Patienten, ähnlich den vier Reaktionstypen Goffmans, im Laufe ihres Aufenthalts sich wandelnde Verhaltensmuster zeigten, die als Resultat des gezwungenen In-Beziehung-Tretens von Patient, Personal und den Ordnungsvorgaben der Anstalt gedeutet werden können. Von Anpassung, d.h. Übernahme der ärztlichen Deutungshoheit und dem Erfüllen der angeordneten Tätigkeiten, über offene Ablehnung und Provokation bis zu einem passiven sich Ergeben reichte das Verhaltensspektrum der Patienten. Dabei nutzten die Ärzte bestimmte, durch die Internierung mitunter verstärkte Bedürfnisse, wie der nach einem vertrauten Ort und individueller Kleidung, um die Patienten durch Entzug derselben („Strafversetzungen“, Anstaltskleidung) zu einem regelkonformen Verhalten anzuleiten. Neben diesen offen gezeigten, vom Personal je nach Agieren positiv oder negativ gewerteten Anpassungsmechanismen, gab es noch eine weitere, die sekundäre Form der Anpassung, die laut Goffman das verborgene, d.h. das inoffizielle Leben in

280 Ebd., Gutachten von Focke vom 12.10.1848 in Vertretung Jacobis.

den Anstalten kennzeichne.[281] Diese Form konnte anhand der Patientenbriefe veranschaulicht werden, deren Schreiben quasi als primäre, offizielle Anpassungsleistung von dem Personal gefordert und gefördert wurde, solange sich der Inhalt im Rahmen des Akzeptablen bewegte. Anderenfalls musste die Schreibarbeit in den Raum des Inoffiziellen, des Heimlichen verlegt werden, wobei die Patienten, sich der Zweischneidigkeit der Sache durchaus bewusst, beide Schreibvarianten nutzten. Teilweise mithilfe von Mitpatienten versuchten die Betroffenen, darunter auch ungeübte Schreiber, möglichst unbemerkt vom Personal, der Außenwelt, d.h. meist Verwandten und Vertrauten, das mitzuteilen, was ihnen am dringendsten auf der Seele lag. Dies waren zumeist Dinge, die entweder um die oft als unrecht empfundene Einweisung oder um die zurückgelassenen heimischen Verhältnisse kreisten. Die Ärzte schrieben den Briefen eine diagnostische wie prognostische Funktion zu; insbesondere von Vernunft, Krankheitseinsicht und Besserungswille zeugende Briefe dienten als eindeutiger Hinweis der Genesung. Solche Zeichen waren schon deshalb so willkommen, da die Prognose auch in der ärztlichen Einschätzung und trotz des Bemühens, u.a. mittels statistischer Berechnungen die Prognose verschiedener Störungsformen zu ermitteln, als wunder Punkt der Psychiatrie angesehen werden musste. Die Unsicherheit der Zeichen stellte auch die Einteilung der Patienten in vermeintlich Geheilte und Unheilbare in Frage, woran weder die Änderung des Entlassungsstatus der ungeheilten Patienten in Siegburg 1865 noch Definitions- und Präzisionsbemühungen etwas änderten. Dabei war in der Heilanstalt Siegburg die Prognose besonders relevant, die trotz der gerühmten jahrelangen praktischen Erfahrung der Direktoren keineswegs sicher gestellt werden konnte.

Die Aufzeichnungen über die Patienten zeugen davon, dass es einen Kriterienkatalog mehr oder weniger aussagekräftiger Zeichen gab, der jeweils bei der Beurteilung eines Patienten angewandt wurde. Als genesen wurde insbesondere derjenige angesehen, der dem ärztlichen Verständnis nach im Idealfall einsichtig und vernünftig dachte und sich sozial angepasst verhielt. Die Spannweite des noch als genesen angesehenen Verhaltens war dabei für moderne Verhältnisse erstaunlich weit gefasst. Das könnte erstens an einer größeren zeitgenössisch gesellschaftlichen Toleranz, zweitens an dem kaum abgestuften Entlassungsstatus (ungeheilt, gebessert, genesen) und drittens an der Siegburger Zielvorgabe gelegen haben, die Heilanstalt durch möglichst hohe Genesungsraten gegen Kritik zu verteidigen. Weit gespannt war auch das als gebessert bezeichnete Verhalten. Als gebessert wurde derjenige entlassen, der als gesellschaftlich integrationsfähig und nützlich, wenn auch

281 Goffman, Asyle, S. 194.

krankheitsuneinsichtig, bspw. als von Wahnvorstellungen beherrscht, eingestuft wurde.

Bei den „Unheilbaren", darunter auch die Hofheimer Langzeitpatienten, lassen sich grob zwei Gruppen unterscheiden. Erstens diejenigen, die sich offenbar unproblematisch im Anstaltsalltag integrieren und auch zur Arbeit einsetzen ließen, oder wenigstens nicht störten, so dass sie vom Personal – vielleicht schon aus therapeutischer Resignation – mehr oder weniger in Ruhe gelassen wurden und mitunter jahrzehntelang quasi zum Inventar der Anstalt gehörten. Solche Patienten boten bis auf Fälle von „Besonderheiten", darunter auch körperlichen Erkrankungen, keinen Anlass zu Einträgen im Krankenjournal und wurden auch in Zeiten freier Kapazitäten in Siegburg länger geduldet als zweitens die stark störenden, unreinlichen Patienten.

Solche, von der Umwelt als nicht nur unvernünftige, sondern auch als abstoßend empfundene Verhaltensweisen, wurden von Ärzten und Laien auch als „tierisch" bezeichnet. Diese Bezeichnung erstreckte sich jedoch nicht nur auf eine Verhaltensweise; es scheint vielmehr, als ob durch Einbußen in der menschlichen Vernunft von einer Wesensveränderung der Betroffenen ausgegangen wurde, die dadurch zum Ausdruck komme, dass ihnen den Menschen sonst fremde Eigenschaften und Resistenzen, wie Hitze- und Kälteunempfindlichkeit, eigen seien. Zwar verschwand die Charakterisierung des Irren als „tierisch" in der zweiten Hälfte des 19. Jahrhunderts weitestgehend aus den Akten, doch bleibt eine Ambivalenz bestehen, mit der insbesondere den als „unheilbar" eingestuften Betroffenen begegnet wurde.

VIII. Ergebnisse

„Wenn wir psychische Störungen als Krankheiten bezeichnen, die wir heilen können, dann stoßen wir bei vielen Patienten irgendwann auf eine Grenze unseres Heilungsanspruchs. Wir stellen eine Dauerstörung, eine Behinderung, eine Unheilbarkeit fest. Wir werden bezüglich unseres Heilungsanspruchs hoffnungslos, resignieren, definieren die Menschen gemessen am Heilungsanspruch – nur noch negativ. An die Stelle der Heilungspsychiatrie tritt die Verwahrpsychiatrie."[1]

Ausgehend von dieser Warnung rief Klaus Dörner gegen Ende des 20. Jahrhunderts dazu auf, die heutige „Zweiklassenpsychiatrie", die Trennung in akut und chronisch, resp. heilbar und unheilbar psychisch gestörte Menschen endgültig aufzugeben. Dabei bildete die These der Heilbarkeit psychisch abweichenden Verhaltens seit den Anfängen der Psychiatrie knapp 200 Jahre zuvor Grundlage und Legitimation der ärztlichen Beschäftigung mit den Betroffenen.

Obwohl es, wie neuere Forschungsarbeiten gezeigt haben, schon vor 1800 differenzierte medizinische Erklärungsmodelle psychischer Störungen und vielfältige Behandlungsmethoden gab, kann die Zeit um und nach 1800 im deutschen Sprachraum insofern als Phase tiefgreifenden Wandels angesehen werden, als sie die Anfänge der disziplinären Entwicklung der Psychiatrie markiert. Diese innerwissenschaftliche Ausdifferenzierung wurde maßgeblich durch die Gründung spezieller bzw. die Umfunktionierung bestehender Einrichtungen vorangetrieben. Zwei solcher frühen psychiatrischen Einrichtungen, die jede für sich – wenn auch auf unterschiedliche Weise – als beispielhaft für die Situation der zeitgenössischen Psychiatrie angesehen werden kann, bilden den Ausgangspunkt dieser Untersuchung: Einerseits die 1825 eröffnete Siegburg (1825–1878) als Heilanstalt, die sich der kurzfristigen Behandlung ihrer Patienten unter Aufwendung bis dahin nicht gekannter finanzieller Mittel auch unbemittelten Personen zuwandte, andererseits das 1553 in einer ehemaligen Pfarrei eingerichtete Hospital Hofheim. Letzteres stand zu Beginn des 19. Jahrhunderts noch ganz in der Tradition der hessischen Hohenhospitäler, und obwohl die seit den ersten Jahrzehnten des 19. Jahrhunderts eingeleiteten Veränderungen in der 1828 erfolgten Ernennung zur Heil- und Pflegeanstalt dort zum Ausdruck kamen, behielt das

---

[1] Dörner, Vom Mythos, S. 249.

Hospital die hergebrachte Rolle der langfristigen Versorgung seiner Pfleglinge bei, freilich nun psychisch und nicht mehr körperlich kranker hessischer Staatsangehöriger.

Als Phase des Wandels kann der Untersuchungszeitraum (1820–1878) auf mehreren Ebenen angesehen werden, die in dieser Arbeit in ihrer Wechselwirkung beleuchtet wurden: Disziplinäre Ausdifferenzierung, Veränderungen in der staatlichen Versorgungspolitik sowie gesellschaftliche Entwicklungen und Bedürfnisse trugen zur Etablierung der deutschen Anstaltspsychiatrie maßgeblich bei. Diese Feststellung ist nicht neu: Im Anschluss an die bis in die 1960er Jahre dominierende Fortschrittsgeschichte der Psychiatrie setzte mit Foucault in Frankreich, Goffman und Scull im englischsprachigen Raum sowie Dörner und Blasius in Deutschland (um hier nur einige Vertreter zu nennen) eine psychiatrie- und gesellschaftskritische Geschichtsschreibung ein, die je nach Schwerpunktsetzung die gesellschaftliche Ausgrenzung der Betroffenen, die zunehmende staatliche Intervention und Regulierung, aber auch ärztliche Interessen als Faktoren der Ausweitung des psychiatrischen Anstaltssystems herausstellten. Anknüpfend an diese Pionierarbeiten erfolgte ein differenzierter Zugang zur Psychiatriegeschichte: Je nach der disziplinären Herkunft der Forschenden dominierten sozial- oder ideengeschichtliche sowie zunehmend interdisziplinäre kultur- und wissenschaftshistorische Ansätze. Der Fokus der Forschenden prägt bekanntermaßen auch ihre Ergebnisse: Obwohl die neueren sozialhistorischen Arbeiten nicht mehr pauschal von einer Sozialdisziplinierungsthese geleitet werden, spielt in solchen Betrachtungsweisen, wie die in Goldbergs Arbeit über die Eberbacher Anstalt, die medizinisch verpackte und gesellschaftlich legitimierte Ausgrenzung sozial Auffälliger eine wichtige Rolle. Ideengeschichtliche Zugänge, wie die von Kutzer, fokussieren auf medizinische Diskurse und können zeigen, welch differenzierte physiologische Störungsmodelle und Behandlungsvorschläge vor 1800 von den Ärzten vertreten wurden. Sie machen deutlich, dass die (irren-)ärztliche Hinwendung zu den Betroffenen gar nicht so neu war, wie diese es gerne herausstellten und wie es in der psychiatriehistorischen Forschung lange tradiert wurde. Auch neuere kulturwissenschaftlich ausgerichtete Arbeiten, wie die von Engstrom, Kaufmann, Roelcke und Schmiedebach, um wieder nur einige Repräsentanten zu nennen, konnten zeigen, in welchem gesellschaftlichen und politischen Spannungsfeld sich die disziplinäre Entwicklung der Psychiatrie vollzog. Solche für die Psychiatriegeschichte wegweisenden Forschungsarbeiten legen ihren Schwerpunkt auf die psychiatrische Theorie; eine Verknüpfung von Theorie und psychiatrischer Praxis ist dagegen für den Zeitraum 1820–1870, wie etwa bei Nolte für die Zeit um 1900, kaum erfolgt. Für diese Studie wichtige Vergleichsarbeiten zum Anstaltsalltag einzelner Institutionen in der Etablierungsphase der Psychiatrie, wie die von Hirschmüller und Moses, von Leibrock und Niedergassel, fokussieren auf den Anstaltsalltag; disziplinäre, gesellschaftliche und politische Aspekte spielen dagegen nur am Rande eine Rolle. Ferner sind diese Arbeiten, wie auch die nicht nur für diese Arbeit wichtigen Beiträge von Vanja sowie von Steinbrecher und Watzka, auf bestimmte Einrichtungen oder Regionen beschränkt. Ein Vergleich zweier Institutionen ist dagegen kaum erfolgt. Hier setzte diese Studie an: Die Verbindung von psychiatrischer Theorie und Praxis, unter Berücksichtigung der sich wandelnden disziplinären, politischen und gesellschaftlichen Rahmenbedingungen, bildeten den Hauptgegenstand dieser Arbeit. Dabei wurden zwei repräsentative Anstalten – die hessische „Hybridanstalt" Hofheim und die rheinische Reformanstalt Siegburg – herausgegriffen, um neben der Behandlung institutionsspezifischer Aspekte auch zu verallgemeinerbaren Ergebnissen zu gelangen. Die Idee der Heilbarkeit psychischen Gestörtseins – in der Forschung zwar als eine treibende Kraft der ärztlichen Beschäftigung mit den Betroffenen genannt, in ihren verschiedenen theoretischen und praktischen Dimensionen jedoch kaum näher untersucht – zog sich dabei als „roter Faden" durch die Arbeit.

Die Zuschreibung der psychiatrischen (Un-)Heilbarkeit ließ sich in der medizinischen Theorie kaum aufrecht halten: Beides, eine einheitliche Klassifikation als ärztliche Verständigungsgrundlage und eine aus der jeweiligen Diagnose abzuleitende Prognose erwiesen sich in medizinischer Theorie und Praxis als problematisch. Dies konnte nicht nur anhand des ärztlichen Diskurses zur psychiatrischen Klassifikation dargestellt werden. Auch erwies sich die Dichotomisierung in heilbare und unheilbare Kranke und ihre Versorgung in getrennten Einrichtungen, wie es die rheinische Versorgungsstruktur durch getrennte Heil- und Pflegeanstalten vorsah, als unpraktikabel. Am Beispiel der Siegburg konnte gezeigt werden, welche Schwierigkeiten diese Regelung mit sich brachte. Die vom Heilungsoptimismus getragenen Siegburger Anstaltsärzte mussten sich bei einem Großteil ihrer Patienten die eigene therapeutische Hilflosigkeit eingestehen und Patienten, die sie als ungeheilt eingestuft hatten, in ihre Heimat oder eine Pflegeanstalt entlassen, weil sie auf die Therapie nicht mit der erhofften Verhaltensänderung reagierten. Diese Befunde modifizieren die bis in die 1980er Jahre dominierende These, dass es im Laufe des 19. Jahrhunderts eine steigende Tendenz zur staatlich sanktionierten um sich greifenden Internierung und Verwahrung von Verhaltensauffälligen in Heil- und Pflegeanstalten gegeben habe.[2] Ins-

---

[2] Siehe dazu Jones/Porter, S. 4f. und die Einleitung, sowie Tanner, Schlusswort. Ordnungsstörungen, S. 275.

besondere die Heilanstalt, vom Anspruch her aber auch psychiatrische Einrichtungen wie Hofheim, waren, schon aufgrund der wachsenden gesellschaftlichen Nachfrage nach stationären Behandlungsplätzen, auf eine schnellstmögliche Entlassung und damit auf die gesellschaftliche Reintegration ihrer Patienten ausgerichtet. Ferner waren die Anstaltsgrenzen beider Einrichtungen, wie auch neuere Arbeiten zu anderen Einrichtungen zeigten,[3] relativ durchlässig. Die Aufgabe der bloßen Verwahrung sozial als nicht integrierbar eingestufter Personen kam den reinen Pflegeanstalten zu, obwohl auch diese vom Anspruch her auf Entlassung und gesellschaftliche Wiedereingliederung ausgerichtet waren. Eine Untersuchung der langfristigen Ausgrenzung und Verwahrung der Betroffenen müsste demnach an den Pflegeanstalten ansetzen.

Obwohl in dieser Arbeit einige „Karrieren" in Hofheim dauerhaft hospitalisierter Personen, die Langzeitpatienten, analysiert werden konnten, lässt sich diese in der Forschung wenig untersuchte Patientengruppe nur schwer fassen. Im Zuge der Feststellung der „Unheilbarkeit" und einer dadurch evozierten therapeutischen Resignation, ließen die ärztlichen Aufzeichnungen und wohl auch die ärztliche Aufmerksamkeit ihnen gegenüber merklich nach. Wichtig wäre – und hier wird eine Einschränkung der vorliegenden Arbeit offenkundig – die Sichtweise des Pflegepersonals miteinzubeziehen. Das konnte aufgrund der Quellenlage zu beiden Anstalten hier nicht erfolgen. Diese Lücke könnte aber, wie das jüngst erwachte Interesse an der methodisch neue Wege beschreitenden Pflegegeschichte zeigt, anhand anderer Quellen, etwa denen konfessioneller Einrichtungen, darunter Aufzeichnungen der dortigen Diakonissen, geschlossen werden.

Die gesellschaftliche Entlastungsfunktion der Anstalten trat deutlich bei der Analyse des Zusammenspiels der am Einweisungs- und Entlassungsgeschehen beteiligten Instanzen zutage. Push- und pull-Faktoren standen dabei in einer wechselseitigen, sich verstärkenden Beziehung, d. h. zum einen staatlich geförderte Erleichterungen bei der Einweisung, wie die Einführung einer bloßen Benachrichtigungspflicht an die Behörden in den preußischen Rheinprovinzen 1839 und finanzielle Unterstützungen bei den Verpflegungskosten, zum anderen eine steigende Einweisungsbereitschaft von lokalen Behörden und Familien. Die Ergebnisse dieser Arbeit decken sich mit denen neuerer psychiatriegeschichtlicher Studien zu England insofern, als die Initiative zur Einweisung zumeist von den betroffenen Familien selbst ausging.[4] Wenn ein Familienmitglied die selbstverständliche, geschlechtsspezi-

---

[3] Vgl. Scull, Rethinking.

[4] Vgl. Malcolm und auch Wright, Getting out.

fisch geprägte Rolle nicht mehr erfüllte, wandten sich die Angehörigen meist hilfesuchend an eine offizielle Instanz, in der Regel an den Bürgermeister der Heimatgemeinde oder an einen ihnen bekannten Arzt. Somit nahmen die – in der Forschung vernachlässigten – einweisenden und vorbehandelnden Ärzte, von denen sich die Psychiater zwar aus fachspezifischen Legitimationsgründen abgrenzten, welche für die Anstaltsärzte als Gutachter jedoch unentbehrlich waren, eine prominente Rolle ein.

Die Anstalten wurden in der Forschung bis in die 1980er Jahre eher als Orte der Disziplinierung denn als Orte der Heilung angesehen, etwa von Herzog und in den frühen Schriften Foucaults. Doch lassen sich diese beiden Aspekte nicht voneinander trennen. Die Rückführung der Betroffenen zu einer vernunftgeleiteten und geordneten Lebensführung unter Anleitung des Arztes prägte die Anstaltsordnungen und damit den Lebensrhythmus in den Anstalten. Auch schloss der therapeutische Auftrag der „anthropologischen Ärzte" im frühen 19. Jahrhundert – ganz im Sinne der Diätetik – die Behandlung von Leib und Seele der Patienten ein, da es auch in der zeitgenössischen Krankheitslehre keine Trennung von Leib und Seele gab. Die ärztlichen Therapiemethoden, von Sozialhistorikern leicht als reine Bestrafungsmaßnahmen interpretiert, lehnten sich bis in die 1860er Jahre hinein an traditionelle, d. h. der frühneuzeitlichen Behandlung körperlich Kranker entlehnte Verfahren an. Darunter fielen die Purganzen in Form von Brech- und Abführmitteln, Blutegel- und Schröpfkopfbehandlungen, aber auch Blasenpflaster, Haarseile und weitere in der Anstalt perfektionierte schmerzhafte Einreibungen, wie das „Siegburger Siegel". Diese Verfahren sollten im weitesten Sinne entzündungshemmend (antiphlogistisch) bzw. ableitend wirken. Sie wurden von anregenden oder beruhigenden Stoffen sowie kalten und warmen Bädern oder auch der guten Anstaltskost und der geregelten Lebensweise in den Anstalten ergänzt. Diese Kurmethoden sollten regulierend auf Körper und Geist der Patienten einwirken und wurden von den Betroffenen mitunter auch eingefordert.

Ähnlich heterogen wie die Behandlungsansätze war auch das medizinische Wissen dieser Zeit, das sich u. a. aus Anleihen bei der Humoralpathologie, der Entzündungslehre, der Irritabilitätslehre bzw. dem Brownianismus speiste. In der jüngeren Forschung haben die Krankheitskonzepte von Psychiatern wie Jacobi und daraus abgeleitete therapeutische Implikationen etwa bei Autoren wie Ansorge, Kutzer sowie Schott und Tölle vermehrt Berücksichtigung gefunden. Der situative Kontext in den Anstalten konnte freilich in diesen Studien, schon aufgrund der dafür herangezogenen Quellen, nicht einbezogen werden. Letzterer spielte jedoch auch bei dem Einsatz der Zwangsmittel, wie hier dargestellt werden konnte, neben der ärztlichen Einstellung eine entscheidende Rolle. Bei dem Einsatz der bis in die 1840er Jahre in Siegburg häufig verwandten Zwangsmittel (Jacke, Stuhl, Fessel) wurde deutlich gemacht, dass die Patienten auf die Ordnungsvorgaben und Beschränkungen reagierten, wobei es zu einer Spirale der Gewalt zu Lasten der Patienten kommen konnte. Die Kontroverse um den Einsatz der Zwangsmittel zeigte aber auch, dass sich das Selbstverständnis der Ärzte und der therapeutische Rahmen in der Anstalt im Laufe des 19. Jahrhunderts änderten. Aus der Siegburg verschwanden schon im Zuge der wachsenden Kritik seitens der „Non-Restraint-Bewegung“ die Zwangsvorrichtungen allmählich aus dem Anstaltsalltag, auch ließ sich in der zweiten Jahrhunderthälfte, besonders nach dem Tod Jacobis 1858, ein reflektierterer Umgang mit den Zwangsmitteln feststellen. Die Entwicklungen wurden aber auch, insbesondere in Hofheim, seit den 1860er Jahren von dem vermehrten Einsatz von Sedativa und einer Isolierung der Patienten begleitet, so dass diese zunehmend an die Stelle der Zwangsmittel traten. Ähnlich wie bei den heimischen Behandlungsverfahren, die sich trotz der irrenärztlichen Kritik daran kaum von denen in den Anstalten praktizierten unterschieden, lässt sich zum einen eine Beharrungskraft der Praxis feststellen, zum anderen die oftmals kaum merklichen Veränderungen, die erst langsam die gewohnten Mechanismen überlagerten und ergänzten und sie später ersetzten. Dies wurde bei der Anwendung des „ableitend“ wirkenden „Siegburger Siegels“ deutlich, das trotz eines veränderten Krankheitsverständnisses schon aufgrund seiner bis dahin ungeklärten Wirkungsweise bis in die zweite Hälfte des 19. Jahrhunderts fortgesetzt wurde. Die Weiterführung erprobter Therapiemethoden wurde in der Psychiatrie schon dadurch verstärkt, dass die Adaption der Forschungsprinzipien der modernen Medizin – induktive Methode, Experiment und klinische Beobachtung – seit der Jahrhundertmitte in der psychiatrischen Behandlungspraxis keine einschneidenden therapeutischen Veränderungen bewirkte, so dass man für den Zeitraum ab 1870 in der Forschung gar vom „therapeutischen Nihilismus“ spricht.[5] Solche Einsichten können aber erst dann gewonnen werden, wenn der mikroskopische Blick auf das Anstaltsleben durch Einbeziehung der medizinischen Diskurse ergänzt wird und so Mikro- und Makroebene verbunden werden.[6]

Für eine Rekonstruktion der Alltagspraxis, die Untersuchung des Heilverständnisses der Ärzte wie auch der Arzt-Patient-Beziehung reicht die Analyse der von den Ärzten veröffentlichten Schriften und Anstaltsberichte nicht aus. Die Ergebnisse dieser Arbeit veranschaulichen, dass es den Ärzten nicht bloß um eine Unterwerfung des oft als passiv dargestellten Patienten

[5] Meier, Zwang und Autonomie, S. 73.

[6] Wright, Getting out, S. 155.

ging. Zwar bestand der psychische Aspekt der Kurmethode aus einer dem „moral treatment“ entlehnten Verhaltensmodellierung der Betroffenen mittels Belohnung und Bestrafung. Auch sollte die Anstalt durch ihre Ordnung als Therapeutikum an sich wirken. Am Beispiel des Konflikts zwischen Jacobi und seinem Assistenten Bird konnte aber gezeigt werden, dass es durchaus konkurrierende Heilungsvorstellungen innerhalb der Ärzteschaft gab. Diese reichten von einer krankheitseinsichtigen, mittels der ärztlichen Intervention erzeugten „Neuschaffung“ der Persönlichkeit bis zur Wiederherstellung der vormaligen, wenn auch „fehlerhaften“ Persönlichkeit. Ohne den in der neueren Forschung betonten Spielraum der Patienten, deren eigensinniges und widerständiges Verhalten zu überstrapazieren – davor hat Scull unlängst gewarnt[7] – kann festgehalten werden, dass die Betroffenen durch die selektive Preisgabe ihrer Biographie ein Mindestmaß an personeller Autonomie besaßen. Diesen Spielraum konnten einige Patienten schon durch die trianguläre Beziehungskonstellation des Siegburger Personals, Arzt – Pastor – Patient, nutzen. Somit wurde die binäre Beziehung zwischen Arzt und Patient in der Anstalt durch die Geistlichen erweitert. Ähnlich wie es Suzuki für die englischen Verhältnisse zeigen konnte, prägte eine solche Triangulierung auch vor der Einweisung die heimische Beziehungskonstellation zwischen Arzt und Patient.[8] Diese Triangulierung kam durch den Einbezug der Familie zustande.

Hier knüpft ein weiterer Befund dieser Studie an: Die Deutungs- und Behandlungskompetenz der Religion blieb im gesamten Untersuchungszeitraum bestehen, obwohl die Jacobi nachfolgende Psychiatergeneration versuchte, den Einfluss der Religion in der Krankenbehandlung zu minimieren. Es war somit nicht unbedingt der Arzt (so Foucault für Frankreich), der mittels einer Geständnistechnologie die Anerkennung der Krankheit durch den Patienten erwirkte und dadurch dem ärztlichen Verständnis nach die Heilung einleitete. Vielmehr kam die Prüfung der Krankheitseinsicht in der Siegburg – wenn auch als „Hilfsdiener“ des ärztlichen Direktors – auch den Anstaltsgeistlichen zu. Die Anstalten waren somit, wie an dem Beispiel des Siegburger Personals gezeigt werden konnte, ein Ort, an dem zwischen Fächern spezifische und interne Machtkämpfe ausgefochten wurden. Die konsiliarischen Kompetenzen der Anstaltsgeistlichen waren nämlich den jüngeren und vom ärztlichen Direktor kaum mit Kompetenzen ausgestatteten ärztlichen Assistenten ein Dorn im Auge.

---

7 Scull, Rethinking.

8 Suzuki, Framing, ders., Madness, bes. Kapitel zwei und drei.

Schon diese konfliktträchtige Konstellation zeigt, dass es aufgrund verschiedener Betrachtungsweisen und Blickwinkel keine harmonische Geschichte der Anstalten geben kann.[9] Die Anstalt stellte vielmehr, wie Foucault in seinen späteren, die Mikrophysik in den Anstalten herausarbeitenden Vorlesungen zur Macht der Psychiatrie 1973/74 für die französischen Verhältnisse zeigte,[10] einen „umkämpften Raum" dar, in dem innerhalb der und zwischen den verschiedenen Instanzen des Personals und der Patienten der Alltag ausgestaltet wurde. Das wird umso deutlicher, wenn die Patientenperspektive mit einbezogen wird, sei es direkt aufgrund von einigen Egodokumenten oder indirekt aufgrund von ärztlichen Aufzeichnungen.

In dieser Arbeit konnte gezeigt werden, dass die Patienten mit bestimmten Verhaltensweisen auf die für sie fremde und beschränkende Anstaltswelt reagierten. Verschiedene Verhaltensmuster wurden als von dem Anstaltssetting miterzeugte „Bewältigungsmechanismen" interpretiert. Somit kann ein Verständnis der Interaktionsmuster in den Anstalten erst dann gewonnen werden, wenn die Wechselwirkung zwischen den Ordnungsvorgaben der Anstalt und den individuellen Reaktionsmechanismen der Betroffenen berücksichtigt wird. Krankenakten können dabei – trotz der einleitend erwähnten Grenzen dieser Quellengattung – Aufschlüsse über die Praxis bieten. Die Auswertungsmethoden hängen von dem Erkenntnisinteresse des jeweiligen Forschungsvorhabens ab. Eine einheitliche Vorgehensweise kann und wird es deshalb nicht geben können; wünschenswert wäre jedoch eine Vergleichsstudie über Form, Eigenarten und die jeweilige Ausgestaltung der Akten, besonders der an den verschiedenen Anstalten verwandten Fragebögen, Vordrucke und Arztberichte.

Die Fokussierung auf die Praxis legt, wie gezeigt wurde, eine weitere Einschränkung der Disziplinierungsthese nahe: Diese These impliziert eine Tendenz zur Verwahrung der Betroffenen in den Anstalten, bzw. deren Entlassung erst bei einem disziplinierten und damit regelkonformen Verhalten. In der Praxis war die Spanne des als gesellschaftlich noch akzeptablen und damit integrationsfähigen Verhaltens allerdings weit gefasst. Eine arbeitswillige Magd, bei der die Störung „tiefe Spuren hinterlassen" hatte und bei der deshalb nur von einer „Heilung mit Defekt" gesprochen wurde, konnte als „genesen" entlassen werden.[11] Als „gebessert" konnten der an seinen Wahnvorstellungen festhaltende Handwerker oder die wiederholt in Siegburg versorgte, psychisch geschwächte und von ihrem „tief wurzel[nden] Uebel" ge-

---

[9] Vgl. dazu auch TANNER, Der „fremde Blick", S. 66.

[10] FOUCAULT, Die Macht.

[11] LVR Siegburg, No. 15175, Johanna Elisabeth R. (1863), psychischer Bericht von Pfarrer Dauzenberg, 03.12.1863.

zeichnete Frau entlassen werden, solange sie ihre Umwelt nicht gefährdeten, sondern fleißig arbeitend ihren Familien nützlich waren.[12] Diese Befunde veranschaulichen ferner, dass es trotz ärztlicher Bemühungen um Kriterien für einen heilbaren und unheilbaren, geheilten und ungeheilten Patienten keine eindeutige Trennungslinie gab. Trotzdem wird implizit bis heute, um auf die Eingangsthese Dörners zurückzukommen, an einer Unterscheidung akut (heilbar) und chronisch (unheilbar) kranker psychiatrischer Patienten festgehalten.[13]

12 LVR Siegburg, No. 899, Katharina Elisabeth S. (1849–1865), sieben Aufnahmen. Psychischer Bericht von Pfarrer Krüger-Velthusen, 13.04.1860.

13 Dörner, Vom Mythos, S. 256.

IX. Anhang

Datenbankstruktur

Stammtabellen:

- Patient in Anstalt
- Aufnahme in der Anstalt

Nebentabellen:

- Diagnose in der Anstalt, psychiatrische Klassifikation und körperliche Erkrankungen, angenommener Ort der Störung
- Ursache, die von den Anstaltsärzten vermerkt wurde
- Therapie in der Anstalt
- Antragsteller der Einweisung
- Aufnahmegrund
- Diagnose des einweisenden Arztes
- Prognose des einweisenden Arztes
- Ursache laut einweisender Arzt
- Vorbehandlung des Patienten

Variablen der Tabellen:

Stammtabelle Patient in Anstalt (für jeden Patienten ein Datensatz):

Name, Vorname, Geschlecht, Geburtsort, Konfession, Geburtsjahr, Familienstand, Kinderzahl, Stand/Beruf, Anstalt (Hofheim oder Siegburg), erster Aufenthalt, Gesamtdauer der Anstaltsaufenthalte, Anzahl der Aufnahmen insgesamt, Briefe/Schriftverkehr, Bemerkungen, Hinweise zur Bearbeitung

Stammtabelle Aufnahme in der Anstalt (für jeden Aufenthalt ein Datensatz, mit der Stammtabelle des Patienten verbunden):

Nummer der Aufnahme, Aktennummer, Laufzeitbeginn, Laufzeitende, Seitenumfang der Akte, Inhaltsangabe der Akte, Wohnort der Person, Provinz, letzter Aufenthaltsort, Alter bei Aufnahme, Aufnahmedatum, Entlassungsdatum, Aufenthaltsdauer in Monaten, entlassen als, entlassen nach, Verpflegungsklasse, Pflegegeldsumme, Aufnahmegrund, Antragsteller, Gutachten bei Einweisung vorhanden, Diagnosegutachten standardisiert, Einweisender Arzt: Name des Arztes, festgestellte Symptome des Patienten, Diagnose, Prognose, Krankheitsursache, sonstige Bemerkungen, Dauer

der Vorerkrankung, Vorbehandlungen, Krankengeschichte allgemein, Erblichkeitsverhältnisse
Anstaltsarzt: Name des Arztes, angegebene Symptome, Diagnose, Prognose, Krankheitsursache, sonstige Bemerkungen, Konferenzergebnis, Therapie in der Anstalt
Anstaltsgeistlicher: Name, Bemerkungen
Besonderheiten

Nebentabelle: Diagnose in der Anstalt, psychiatrische Klassifikation und körperliche Erkrankungen, angenommener Ort der Störung

Psychiatrische Klassifikation: Melancholie, Wahnsinn, Narrheit, Wahnwitz, Manie, Blödsinn, Verrücktheit, Tobsucht, Paralyse, erworbener Blödsinn, Epilepsie, Hypochondrie, Monomanie, religiöse Überspannung, Hysterie, Oligamie, Trunksucht, angeborener Blödsinn
Ort und Art der körperlichen Erkrankung: Nervensystem, Unterleib/Eingeweide, Hirn/Rückenmark, Haut, Herz, Brust/Lunge, Blut/Blutgefäße, Geschwüre, Lähmung

Nebentabelle: Ursache, die von den Anstaltsärzten vermerkt wurde

Unbekannt, Erziehung, Exzesse, Leidenschaften/Liebe, Schicksalschläge, Schreck/Trauma, soziale Not, häuslicher Unfrieden, Erblichkeit, Temperament, gestörtes Nervensystem, fehlerhafte Blutmischung/Stau, Unterleibsstörung/Blutfülle, Blutmangel, gestörter Ausfluß, Syphilis, Gonorrhö, fluor Albus, Gicht/Schlagfluß, Tuberkulose, Onanie, Hämorrhoiden, Rückfall, verkehrte Behandlung, religiöse Überspannung, Trunksucht, Wochenbett/Geburten, Stockungen/Menstruation, fortgesetztes Säugen, Verstandesschwäche
gestörtes Organsystem: Haut, Herz, Magen/Darm, Hirnentzündung/Congestion

Nebentabelle: Therapie in der Anstalt

Innerliche Abführmittel, innerliche Stärkungsmittel, Beruhigungsmittel: Opium, Chloroform, Chloralhydrat, Morphin, Digitalis, Morphiumspritzen, Opiumspritzen, Brechmittel, Kaliumbromid, Schröpfköpfe, Blutegel, Aderlaß, Noxe, Einreibung des Kopfes, Einreibung des Unterleibs, Fontanelle/Haarseil, Mehlsack, Carbol auf den Kopf, Wunde an die Wade/Vesikator, Einreibung am Schenkel, Siegburger Siegel, laue Bäder, kalte Bäder, Regenbäder, Duschen/Übergießungen, Sitzbäder, nahrhafte Diät, Beschäftigung: standesgemäß, erzieherisch, nach diätetischen Richtlinien

Nebentabelle: Antragsteller der Einweisung

Familie/Vormund, Bürgermeister/Gemeinde, Ärzte anderer Einrichtungen, Allgemeinärzte, Arbeitgeber, Regierung, Selbsteinweisung, Pfarrer, Stadtgericht, Nachbarn, keine Angabe

Nebentabelle: Aufnahmegrund

Abscheu erregende Krankheit, Gebrechlichkeit/Blindheit/Lähmung, soziale Not, Fremdgefährdung, Selbstgefährdung, unhaltbar für die Umgebung, unsittliches Benehmen/mannstoll/sich entkleidend, Unreinlichkeit, zerstört Dinge, Rückfall, Vagabundieren, Diebstähle, Brandstiftung, apathisches Verhalten, Vernachlässigung der häuslichen Pflichten, Arbeitsunlust, Schmerzen, Verhaltensauffälligkeit im Spital, Nahrungsverweigerung, epileptische Anfälle, Unfug/Größenideen, drohende Gefährdung, Berechtigung durch hohen Grad an Blödsinn, schlechte Versorgung in der Familie, fixe Idee, Verfolgungswahn

Nebentabelle: Diagnose des einweisenden Arztes (zeitgenössische Bezeichnungen)

Keine Angabe, keine spezielle Form, Wahnsinn: mit Tobsucht, mit Epilepsie, mit Blödsinn, Religionswahnsinn, verliebter Wahnsinn, stiller Wahnsinn, rastloser Wahnsinn, nach Wochenbett, Größenwahn, Verfolgungswahn, Psychose, alienation mentale, Monomania, Rasery, Wahnsinn mit vorwaltender Lascivität
Allgemeine Verwirrung, Verrücktheit
Depression, Melancholie, Melancholia errabunda, Melancholia furribunda, Tiefsinn
Blödsinn, chronisches Hirnleiden
körperliche Gebrechen: Gicht, Schlagfluß, bösartige Geschwüre, Tumore
Idiotismus, Geistesschwäche, Epilepsie und Veitstanz, Kretine, hypochondrische Beschwerden, Atrophie des Gehirns/chronisches Hirnleiden, Gehirnreizung, scrophulöse Dyskrasie/supprimierte Krätze, Trunksucht, fixe Idee, Nymphomanie, Wechsel zwischen tobsüchtiger Aufregung und stiller Melancholie, Dämonensucht, Moria, Herumschwärmerei, Zerstörungssucht, Tobsucht, Aufregung, Manie, Syphilis, Paralyse, demence, Tobsucht (furibund) in Folge epileptischer Anfälle, Blödsinnigkeit, Blödsinn durch Leberverhärtung, völlige Geistlosigkeit, verliebte Narrheit, religiöse Überspannung, Schamlosigkeit, Ausschweifungen, Albernheit, furor uterinus, Neigung zu Selbstmord, Maniaca priodica, notorisches Irresein, gemüthskrank, Religionsschwärmerei, religiöse Hallucinationen, lustige Narrheit, amentia, religiöse Manie, Manie puerperalis

Nebentabelle: Prognose des einweisenden Arztes (zeitgenössische Bezeichnungen)

Keine Angabe, heilbar/gut/frischer Fall, ungewiß, ungünstig/schlecht, unheilbar
nur noch zur Verwahrung/zum Vieh herabgesunken

Nebentabelle: Ursache laut einweisender Arzt (zeitgenössische Bezeichnungen)

Keine Angabe, unbekannt, fortgesetztes Säugen, Wochenbett/Geburten, Stockungen/Menstruation, Trunksucht, Exzesse, Leidenschaften/Liebe, Schicksalsschläge, soziale Not, häuslicher Unfrieden, Erblichkeit, Temperament/Disposition, Hirnentzündung/Congestion, Nervensystem, fehlerhafte Blutmischung/Blutstau, fluor Albus, Onanie, gestörter Ausfluß, Gicht/Schlagfluß, Gonorrhö, Hämorrhoiden, Syphilis, Tuberkulose, Rückfall, verkehrte Behandlung, religiöse Überspannung, unterdrückte Krätze, Romanlesen, verkehrte Erziehung, unbefriedigter Geschlechtstrieb, verheilter oder unterdrückter Ausschlag, Misshandlungen, Epilepsie, Nahrungsmangel, körperliche Schwäche, Überanstrengung, angeboren, Schreck, Sorgen, Erkältung, geistige Schwäche, Blutmangel
Betroffenes Organ: Haut, Herz, Magen/Darm, Unterleibsstörung/Blutfülle

Nebentabelle: Vorbehandlung des Patienten

Unbekannt, keine ärztliche Vorbehandlung, Festbinden/Bewachen, Irrenanstalt, Spital, Abführmittel: Calomel/Krotonöl/Salze, Brechmittel, Klystier, ableitendes Mittel: Noxe/Haarseil, ableitendes Mittel: Einreibungen, Antiphlogese: Aderlaß/Schröpfköpfe/Blutegel, karge Diät, Diätetik: kräftige Diät/Bewegung/Beschäftigung im Freien, Mineralwasser, Bäder: laue und heiße/Fußbäder, kalte Umschläge, Strafandrohung, moralische Behandlung, homöopathische Mittel, Arzneimittel, Beruhigungsmittel: Digitalis, Opium, Opiumspritzen, Laudanum, Morphium, Morphiumspritzen, Chloral, Stärkungsmittel, Kampher

Tabellenverzeichnis

Tabellen

Bei den Variablen wurde die zeitgenössische Bezeichnung und Schreibweise übernommen.

Tabellen aus Kapitel IV.:
Tabelle 1: Initiatoren der Einweisung, S. 158
Tabelle 2: Letzter Aufenthaltsort, S. 159

Tabelle 3: Einweisungsgründe in Siegburg 1825–1878

	1825–1839		1840–1859		1860–1878	
	Frauen (12)	Männer (18)	Frauen (24)	Männer (21)	Frauen (21)	Männer (25)
Keine Angabe	1	–	–	–	1	1
Fremdgefährdung, zerstört Dinge, Brandstiftung unhaltbar für die Umgebung, drohende Gefährdung	4	13	10	9	9	15
Selbstgefährdung, Apathisches Verhalten, Nahrungsverweigerung	1	1	3	8	7	8
Unsittliches Verhalten, mannstoll, entkleidet sich, Unreinlichkeit	–	–	1	1	2	2
Unreinlichkeit, schlechte Versorgung in der Familie	–	–	1	–	2	–
fixe Idee, Unfug, Größenideen, Verfolgungswahn	4	1	3	6	5	6
Vagabundieren, Diebstähle	1	1	–	–	1	1
Verhaltensauffälligkeit im Hospital	1	1	5	4	5	2
Arbeitsunlust, Vernachlässigung der häuslichen Pflichten	4	4	4	1	3	2
Rückfall	3	5	8	2	2	1

N=121 Aufnahmen bei 100 Personen, Mehrfachnennungen möglich

Tabelle 4: Einweisungsgründe in Hofheim 1820–1878

	1820–1839		1840–1859		1860–1878	
	Frauen (21)	Männer (29)	Frauen (22)	Männer (9)	Frauen (15)	Männer (23)
Keine Angabe	3	1	1	–	1	2
Fremdgefährdung, zerstört Dinge, Brandstiftung unhaltbar für die Umgebung, drohende Gefährdung	13	27	22	10	7	22
Apathisches Verhalten, Nahrungsverweigerung	5	2	1	1	3	3
Unsittliches Verhalten, mannstoll, entkleidet sich, Unreinlichkeit	5	1	4	–	–	6
Unreinlichkeit, schlechte Versorgung in der Familie		–	1	–	1	–
fixe Idee, Unfug, Größenideen, Verfolgungswahn	–	2	–	1	–	2
Vagabundieren, Diebstähle	–	3	3	3	1	2
Verhaltensauffälligkeit im Hospital	–	3	–	–	4	6
Arbeitsunlust, Vernachlässigung der häuslichen Pflichten	–	1	3	1	–	1
Berechtigung, soziale Not, epileptische Anfälle, Blödsinn in hohem Grade, Gebrechlichkeit, Blindheit, Lähmung, Abscheu erregende Krankheiten, Schmerzen	11	8	4	1	2	1
Rückfall	–	–	4	–	1	

N=119 Aufnahmen bei 106 Personen

Tabelle 5: Letzter Abgangsstatus der Hofheimer Patienten (1820–1900), S. 196
Tabelle 6: Letzter Abgangsstatus der Siegburger Patienten (1825–1878), S. 201
Tabelle 7: Abgangsort der „unheilbaren" Siegburger Patienten (1825–1878), S. 204

Tabellen aus Kapitel VI.:

Tabelle 8: Bezeichnungen/Diagnosen vor Aufnahme in die Siegburg 1825–1878

	1825–1839		1840–1859		1860–1878	
	F (12)	M (18)	F (24)	M (21)	F (21)	M (25)
Keine Angabe	6	3	13	5	6	7
Wahnsinn:						
Allgemein, notorisches Irresein, keine specielle Form	1		–	4	2	4
Verfolgungswahn, Größenwahn	–		–	1	1	2
Verliebter Wahnsinn, Wahnsinn mit Lascivität, Nymphomanie	1		–	–	–	–
Wahnsinn mit Blödsinn,	–		–	1	–	–
Religionswahnsinn	1		–	2	–	3
Wahnsinn nach Wochenbett, Manie puerperalis	1		–	–	1	–
Psychose	–	5	–	–	1	–
Melancholie:						
Allgemeine Melancholie, Depression, Gemüthskrank	–	2	6	8	2	7
Wechsel zwischen tobsüchtiger Aufregung und stiller Melancholie	1	–	3	1	4	1
Neigung zum Selbstmord	–	–	–	–	–	1
Tobsucht	1	–	3	–	4	1
Verrücktheit, Verwirrtheit	–	1	–	2	–	–
Manie, Mania periodica	1	–	1	–	–	–
Monomania, fixe Idee	2	3	1	1	1	1
Narrheit, lustige Narrheit, Moria, Herumschwärmerei	–	3	–	1	–	1
Blödsinn	–	2	–	1	–	2
Paralyse	–	–	–	–	–	1
Demence, amentia, alienation mentale	–	1	–	2	–	–
Hirnreizung, chronisches Hirnleiden	–	–	–	3	1	1
Trunksucht	–	–	–	1	–	2

N= 121 Aufnahmen, der insgesamt 100 Personen, Mehrfachnennungen möglich

Tabelle 9: Psychische Diagnosen in Siegburg

	1825–1839		1840–1859		1860–1878	
	F	M	F	M	F	M
	(12)	(18)	(24)	(21)	(21)	(25)
Keine Angabe	–	4	3	1	5	4
nur somatische Diagnose	6	6	3	3	1	1
Wahnsinn	3	4	3	5	1	7
Melancholie	–	1	8	6	10	5
Tobsucht	–	1	6	3	2	6
Manie	–	1	–	–	1	1
Verrücktheit, Wahnwitz	–	–	4	4	–	1
Narrheit	–	1	2	1	2	–
Blödsinn	3	1	2	1	2	–
Oligämie	–	–	–	–	5	1
Paralyse	–	–	–	1	–	5
Religiöse Überspannung	1	1	–	–	–	–
Hysterie	1	–	1	–	–	–
Trunksucht	–	–	–	1	1	–

N=121 Aufenthalte bei 100 Personen, Mehrfachnennungen möglich

Tabelle 10: Bezeichnungen/Diagnosen vor Aufnahme in Hofheim 1820–1878

	1820–1878		1840–1859		1860–1878	
	F	M	F	M	F	M
	(21)	(29)	(22)	(9)	(15)	(23)
Keine Angabe	2	2	5	0	2	5
Wahnsinn:						
Allgemein, rastlose, still	2	8	1	–	2	1
Wahnsinn mit Epilepsie	–	2	–	–	–	1
Wahnsinn mit Tobsucht	1	–	6	4	2	4
Wahnsinn mit Blödsinn	1	–	–	–	–	–
Religionswahnsinn	1	1	–	–	–	1
Verfolgungswahn, Größenwahn	–	–	–	–	1	3
Furor uterinus	1	–	–	–	–	–
Melancholie:						
Allgemeine Melancholie, Depression, Tiefsinn	2	3	–	1	5	3
Melancholie errabunda, Melancholie furinbunda	1	1	–	–	–	–
Wechsel zwischen tobsüchtiger Aufregung und stiller Melancholie	3	–	–	1	–	1
Neigung zum Selbstmord	–	–	–	–	1	1
Tobsucht, Zerstörungssucht, Raserei, Dämonensucht, Aufregung	6	6	9	3	1	10
Verrücktheit, Allgemeine Verwirrung	3	3	10	3	3	3
Manie	–	2	–	–	–	0
Monomania, fixe Idee	1	2	–	1	2	1
Narrheit, Albernheit, verliebte Narrheit, Moria, Herumschwärmerei	4	1	2	–	–	1
Blödsinn, Blödsinn mit Epilepsie, Geistesschwäche, Idiotismus, völlige Geistlosigkeit, Blödsinnigkeit	7	8	–	2	4	6
Paralyse, Syphilis	–	1	–	–	2	–
Hirnreizung, chronisches Hirnleiden, Athrophie des Gehirns	–	–	–	–	–	5
Schamlosigkeit, Ausschweifungen, Nymphomanie	3	–	1	–	–	–

	1820–1878		1840–1859		1860–1878	
	F	M	F	M	F	M
	(21)	(29)	(22)	(9)	(15)	(23)
Epilepsie, furibunde Tobsucht in Folge epileptischer Anfälle, Veitstanz	–	1	1	–	–	1
Körperliches Gebrechen, Gicht, Schlagfluß, bösartige Geschwüre, Scrophulosis, Krätze	1	4	–	–	–	–
Kretine	–	–	–	–	1	–
Trunksucht	1	–	–	–	–	–

N= 119 Aufnahmen, bei insgesamt 106 Personen, Mehrfachnennungen möglich

Tabelle 11: Diagnosen in Hofheim 1820–1878

	1820–1839		1840–1859		1860–1878	
	F	M	F	M	F	M
	(21)	(29)	(22)	(9)	(15)	(23)
Keine Angabe	–	3	13		8	7
Wahnsinn	–	2	2	1	1	1
Melancholie	2	1	1	3	–	–
Tobsucht	5	4	1	1	1	5
Verrücktheit, Wahnwitz	7	7	3	2	2	2
Manie	1	–	–	1	–	–
Monomanie	–	1	–	1	–	–
Narrheit	2	–	–	–	–	–
Blödsinn	4	9	1	3	3	3
Religiöse Überspannung	1	–	1	–	–	–
Hypochondrie	–	1	–	–	–	–
Epilepsie	4	3	–	1	–	2
Paralyse	–	–	–	–	–	3

N=119 Aufnahmen, bei 106 Personen, Mehrfachnennungen bis 1859 möglich

Tabelle 12: Ursachenzuschreibung vor Aufnahme in die Anstalten 1820–1878

	1820–1839 F (33)	1820–1839 M (47)	1840–1859 F (46)	1840–1859 M (30)	1860–1878 F (36)	1860–1878 M (48)
Keine Angabe	10	10	7	3	5	7
Unbekannt	1	2	2	1	2	8
Rückfall	4	4	6	1	2	–
Verkehrte Vorbehandlung	1	–	2	–	–	2
Erblichkeit	5	3	6	6	5	7
Temperament, individuelle Disposition	2	3	5	5	1	6
Onanie	–	6	–	3	–	4
Körperliche/physische Ursachen:						
Hirnentzündung, Hirnleiden	1	7	1	4	2	1
Nervensystem	1	2	1	1	1	2
Blutfülle, fehlerhafte Blutmischung	–	3	2	1	–	–
Unterleibsstörung	1	1	1	–	1	2
Gestörter Ausfluß, unterdrückter Ausschlag, bzw. Krätze, auch zu schnell verheilt	–	4	1	2	–	–
Gicht, Schlagfluß	–	2	–	1	3	–
Überanstrengung, körperliche oder geistige Schwäche	–	2	1	4	2	5
Nahrungsmangel	–	–	2	2	1	2
Menstruationsstockungen, Wochenbett, Geburten, langes Stillen	3	–	12	–	8	–
Fluor albus	1	–	1	–	1	–
Syphilis	–	1	–	1	–	1
Epilepsie	–	1	1	–	–	–
Psychische/moralische Ursachen:						
Leidenschaften/Liebe	6	3	5	1	1	2
Exzesse, Trunksucht	–	4	1	4	1	8
Schicksalsschläge/Schreck/Sorgen	4	1	8	3	8	6
Misshandlungen	2	–	1	2	1	–
Romanlesen/falsche Lektüre	1	1	–	1	–	1
Falsche Erziehung	–	3	1	–	–	4
Religiöse Überspannung	1	–	1	–	2	1
Soziale Not	2	–	7	4	3	2
Häuslicher Unfrieden	1	–	7	–	4	4

N=240 Aufnahmen bei insgesamt 206 Patienten beider Anstalten, Mehrfachnennungen möglich

Tabelle 13: Ursachenzuschreibung in Siegburg 1825–1878

	1825–1839		1840–1859		1860–1878	
	F	M	F	M	F	M
	(12)	(18)	(24)	(21)	(21)	(25)
Keine Angabe	2	9	3	2	3	7
Unbekannt	–	–	–	–	1	1
Rückfall	–	–	2	–	3	–
Verkehrte Vorbehandlung	–	–	1	1	–	–
Erblichkeit	1	2	4	8	6	5
Temperament, individuelle Disposition	–	2	2	1	1	1
Onanie/Geschlechtstrieb	–	3	2	6	–	4
Körperliche/physische Ursachen:						
Hirnentzündung, Hirnleiden	4	5	5	7	2	1
Nervensystem	1	2	1	5	1	1
Blutfülle, fehlerhafte Blutmischung, Blutmangel, Unterleibsstörung	5	1	6	13	2	1
Gestörter Ausfluß, unterdrückter Auschlag, bzw. Krätze, auch zu schnell verheilt	1	1	2	5	1	1
Hämorrhoiden	1	1	–	1	–	–
Gicht, Schlagfluß	1	–	–	–	–	1
Überanstrengung, körperliche oder geistige Schwäche	1	–	–	–	–	–
Herzerweiterung	–	3	–	3	–	–
Tuberkulose	1	2	1	3	–	–
Nahrungsmangel	–	–	–	–	–	1
Menstruationsstockungen, Wochenbett, Geburten, langes Stillen	6	–	11	–	5	–
Fluor albus, Gonorrhö	–	–	1	1	–	–
Syphilis	–	–	–	1	–	1
Psychische/moralische Ursachen:						
Leidenschaften/Liebe	1	-	2	-	1	-
Exzesse, Trunksucht	–	1	–	2	–	6
Schicksalschläge/Schreck/Sorgen	2	–	2	–	5	2
Misshandlungen	–	–	–	–	–	–
Romanlesen/falsche Lektüre	–	–	–	–	–	–

	1825–1839		1840–1859		1860–1878	
	F	M	F	M	F	M
	(12)	(18)	(24)	(21)	(21)	(25)
Falsche Erziehung	1	2	3	–	1	2
Religiöse Überspannung	–	1	–	1	1	1
Soziale Not	1	–	8	5	4	3
Häuslicher Unfrieden	–	–	7	2	4	1

N=121 Aufnahmen bei 100 Personen, Mehrfachnennungen möglich

Tabelle 14: Ursachenzuschreibung in Hofheim 1825–1878

	1820–1839		1840–1859		1860–1878	
	F	M	F	M	F	M
	(21)	(29)	(22)	(9)	(15)	(23)
Keine Angabe	12	17	19	7	12	19
Unbekannt	–	1	–	–	–	–
Erblichkeit	2	2	–	–	–	–
Onanie	–	3	–	–	–	–
Gestörter Ausfluß, unterdrückter Ausschlag etc.	4	2	–	–	–	–
Fehlerhafte Blutmischung	–	–	–	1	–	–
Hirnentzündung/Kongestion/Unterleibsstörung, Blutfülle, Gicht, Schlagfluß	1	4	–	1	1	2
Nervensystem	3	–	–	–	–	1
Verstandesschwäche	–	–	–	–	–	1
Rückfall	–	–	1	–	–	–
Stockungen, Menstruation, Geburten	1	–	3	–	–	–
Leidenschaften/Liebe/häuslicher Unfrieden	3	3	1	–	1	–
Schicksalschläge/soziale Not	2	1	2	1	–	–
Fehlerhafte Erziehung	–	1	–	–	–	–
Religiöse Überspannung	1	–	1	–	–	–
Trunksucht	–	2	–	–	1	–

N=119 Aufnahmen bei 106 Personen, Mehrfachnennungen möglich

Tabelle 15: Häufig angewandte Brech- und Purgiermittel, S. 310

Tabelle 16: Einreibungen des Scheitels in Siegburg

Name	Jahr	Diagnose	Verhalten vorher	Verhalten nachher	entlassen als
Agnes S., No. 14826	1832–1837, 3. Aufnahme	Blödsinn gestörtes Arteriensystem	geistige Apathie, kindisch teilnahmslos	besonnen, arbeitet fleißig, liest	Wärterin, in Siegburg angestellt
Elisabeth S., No. 14819	1828–1835	Wahnsinn Reizbarkeit des Herzens	widerliches, heftiges Benehmen	sehr böse, unverändert	ungeheilt
Matthias G., No. 415	1840–1841, 2. Aufnahme	Narrheit gereiztes Gehirn	Aufgeregt, störend unruhig	weniger störrisch, beschäftigt	genesen
Wilhelm F., No. 14818	1832–1844	Narrheit Reizbarkeit des Gehirns	stumpfsinnig, rücksichtslos	blödsinnige Verstandesschwäche	ungeheilt
Peter J. H., No. 643	1835–1837	Reizbarkeit des Gehirns	widerspenstig, unanständig	Starr vor sich hin blickend, entzieht sich der Arbeit	unheilbar
Felix von A., No. 675	1841–1842	Blödsinn mit Aufregung Congestion zum Kopf	blödsinnige Befangenheit, fehlende Urteilskraft	Weinerlich, blödsinnig zerstreut	unheilbar
Wilhelmine N., No. 895	1844	Congestion zum Kopf	raisonnirend, belästigt andere	ohne Schamgefühl, unzugänglich	unheilbar
Konrad P., No. 646	1851–1853	Verrücktheit	Hallucinationen, kaum zu dulden	viele blödsinnige Verkehrtheiten	ungeheilt
Friedrich E., No. 671	1852–1853	Verrücktheit	unbesinnlich, blödsinnig	unverändert, nicht zur Arbeit brauchbar	ungeheilt

Name	Jahr	Diagnose	Verhalten vorher	Verhalten nachher	entlassen als
Christina T., No. 1565	1853	Tobsucht mit verrückter Beimischung	raisonnirend, leichtfertige Reden, boshaft	sehr unnützes freches Benehmen, verrücktes Betragen	unheilbar
Maria E. N., No. 894	1857–1858	beginnende Verrücktheit Kopfcongestionen	indifferent, wortkarg, nicht zur Arbeit zu bewegen	psychisch unverändert nachlässiger	ungeheilt

N = 11 Personen. Bei den Einträgen handelt es sich um Einträge aus den Journalblättern.

Tabelle 17: Angewandte Beruhigungsmittel/Sedativa, S. 334

Tabelle 18: Behandlung mit Opium/Morphium und Chloralhydrat in Siegburg

Name	Jahr	Mittel	Diagnose/Prognose	Verhaltensbeschreibung/ Symptome	Entlassen als
Sophie, C. J., Nr. 626	1834	Morphiumpulver	Gehirnreizung/ keine	heftig, griff andere an, Schmerzen	ungeheilt
Friedrich P., No. 644	1849–1852	Opium, keine Zwangsmittel	Gößenwahn/ zweifelhaft	sehr aufgeregt, Geheul, beten, uriniert ins Bett	gestorben vor Abholung
Severina von D., No. 496	1851–1852	Morphin morgens u. abends, Zwangsjacke	Blödsinn/ keine Hoffnung mehr übrig	Wechsel zwischen melancholisch-apathisch zu Aufregung/ blödsinnigen Fortstreben	unheilbar abgeholt
Jakob S., No. 620	1859–1860	Opium, keine Zwangsmittel	Melancholie mit Aufregung/ ungünstig	stöhnt, spricht unverständlich, Hallucinationen	gestorben

Name	Jahr	Mittel	Diagnose/Prognose	Verhaltensbeschreibung/ Symptome	Entlassen als
Gottfried B., No. 609	1860–1867	Opium/Dosissteigerungen Isolierung/ Fixierung	Tobsucht im Recidiv	ständige Unruhe, sprechen und schimpfen, prügelt sich	ungeheilt
Therese S., No. 611	1864	Opium Isolierung	Wahnsinn nach Geburt	Wahnvorstellungen/ Unruhe/ leichtfertige Rede, tobsüchtig	ungeeignet
Lambert B., No. 628	1869–1870	Opium Zwangsjacke	Melancholie anexia/ nicht ungünstig, frischer Fall	rannte mit Kopf gegen die Wand, immerwährende Angst, ruhelos	genesen
Helene D., No. 492	1872–1873	Chloralhydrath, Regenbad, Speicher, fixiert	Tobsucht/ erst als zweifelhaft, dann in günstig geändert	total uneinsichtig, schamlos, unanständig	ungeheilt

N=8 Personen. Bei den Zitaten handelt es sich um Zitate aus den Journalblättern.

Tabelle 19: Behandlung in Hofheim mit Opium/Morphium und Choralhydrat ab 1850

Name	Jahr	Mittel	Diagnose/Prognose	Verhaltensbeschreibung/ Symptome	Entlassen als
Katharina B., Nr. 5800	1859–1874	Opium- und Morphiumspritzen, Isolierung	Geistesschwäche	wechselndes Verhalten/ Unruhe, geschwätzig, unreinlich, Schimpfen, Jammern	ungeheilt, neue Kostgeld-regelung
Elisabeth B., Nr. 5331	1862–1864	Opium/ Chloroform, Isolierung	Verfolgungswahn	vollständig verwirrt, wühlt im Koth herum, erotisch	gestorben
Jette B., Nr. 5449	1862–1864	Morphiumspritzen, Zwangsjacke und Gürtel	Verwirrung/ Tobsucht	unfügsam, schimpft, unruhig, prominiert am Fenster	gestorben
Georg K. A., Nr. 5426	1864–1866	Opium/ Morphium	Verrücktheit/ Gehirnleiden Unruhe/ schreien	Wahnvorstellungen, Kothfresser	gestorben
Peter A., Nr. 4430	1864–1866	Opium- und Morphiumspritzen	Monomanie/ Schwachsinn	Aufregung, verwirrt	ungebessert auf Verlangen der Ehefrau
Peter B., Nr. 4425	1864–1865	Morphiumspritzen/ Zwangsjacke	Wahnsinn mit Delirium, Tobsucht	unfolgsam, stumm, unthätig	ungebessert
Gustav A., Nr. 6029	1875–1883	Chloralhydrat, Isolierung	Tobsucht/ Epilepsie	schlaflos, Aufregung	gestorben

N = 7 Personen. Bei den Verhaltensbeschreibungen handelt es sich um Zitate aus den Journalblättern.

Tabelle 20: Vorbehandlungen der Patienten zwischen 1820–1878

	1820–1839 Frauen (33)	1820–1839 Männer (47)	1840–1859 Frauen (46)	1840–1859 Männer (30)	1860–1878 Frauen (36)	1860–1878 Männer (48)
Fehlende Information	14	19	7	1	6	11
Keine Vorbehandlung	2	5	11	5	7	8
Festbinden/Bewachung	2	2	1	–	0	3
Irrenanstalt/Spital	6	7	9	4	7	6
Abführmittel/Brechmittel, Klistier	6	2	17	16	13	12
Ableitung: Einreibung, Moxe, Haarseil	1	–	1	5	1	2
Antiphlogese: Aderlaß, Blutegel, Schröpfköpfe	9	12	12	9	5	10
Karge Diät	–	–	–	–	–	–
Diätetik: kräftige Diät, Bewegung, Ruhe	1	3	2	–	3	3
Umschläge/Bäder	1	7	2	6	3	6
Moralische Behandlung, Strafe	–	–	–	3	–	1
Unspezifisch: „Arzneimittel“	–	4	–	2	2	5
Beruhigungsmittel (trad.): u. a. Digitalis	2	–	1	2	1	–
Beruhigungsmittel: Opium	2	2	2	1	8	5
Beruhigungsmittel: Morphium	–	–	–	2	2	5
Beruhigungsmittel: Chloralhydrat	–				3	1
Stärkungsmittel (trad.)	–	1	1	–	3	1

N=240 Aufnahmen bei 206 Patienten. Tollkirsche, Bilsenkraut, Stechapfel und Fingerhut wurden zu den traditionellen Sedativa gezählt, Opium/Morphium und ab 1869 auch Chloralhydrat sind eigens angeführt, um Veränderungen in der Arzneimittelgabe zu veranschaulichen. Zu traditionellen Stärkungsmitteln gehörten u. a. Phosphor, Eisen, China und der „erhitzend“ wirkende Kampfer. Mehrfachnennungen sind möglich.

Tabelle 21: Behandlungen der Patienten in Siegburg 1825–1978

	1825- 1839		1840–1859		1860–1878	
	Frauen (10)	Männer (10)	Frauen (20)	Männer (19)	Frauen (18)	Männer (19)
keine Angabe	–	–	–	–	–	–
Abführmittel/Brechmittel	3	4	7	14	3	1
Ableitung: Pflaster, Haarseil, Moxe, etc.	7	6	7	3	–	1
Ableitung: Siegburger Siegel	2	2	3	4	–	–
Antiphlogese: Aderlaß	1	–	–	–	–	–
Blutegel/Schröpfköpfe	1	2	2	4	–	–
Diätetik: Diät und Beschäftigung	2	5	20	12	3	9
Bäder	4	9	14	18	6	10
Duschen/ Regenbäder	–	4	10	8	1	–
Stärkungsmittel (trad.)	2	4	7	14	9	10
Beruhigungsmittel (trad.)	3	2	5	6	3	2
Beruhigungsmittel: Opium	–	–	–	1	1	3
Beruhigungsmittel: Morphium	1	–	1	–	–	–
Beruhigungsmittel: Chloralhydrat	–	–	–	–	1	–
Kamliumbromid	–	–	–	–	–	2
Erziehung, Schulung	2	6	2	7	5	2

N=92 ergibt sich daraus, dass nur die Patientenakten herangezogen wurden, die Angaben zur Behandlung bieten. Mehrfachnennungen sind, außer bei den Beruhigungsmitteln Opium, Morphium und Chloralhydrat, möglich.

Tabelle 22: Behandlungen der Patienten in Hofheim 1825–1878

	1825–1839		1840–1859		1860–1878	
	Frauen (18)	Männer (23)	Frauen (14)	Männer (9)	Frauen (15)	Männer (24)
keine Angabe	17	21	10	5	9	14
Abführmittel/Brechmittel	–	1	1	2	1	7
Ableitung: Pflaster, Haarseil, Moxe etc.	1	–	–	–	–	–
Antiphlogese: Aderlaß	–	–	1	–	–	–
Blutegel/Schröpfköpfe	–	–	–	–	–	1
Diätetik: Diät und Beschäftigung	–	–	–	–	–	1
Bäder	–	–	1	2	1	–
Duschen/Regenbäder	–	–	–	–	–	–
Stärkungsmittel (trad.)	–	–	1	–	–	–
Beruhigungsmittel (trad.)	–	2	1	–	–	1
Beruhigungsmittel: Opium	–	–	2	–	1	2
Beruhigungsmittel: Morphium	–	–	1	–	1	4
Beruhigungsmittel: Chloralhydrat	–	–	–	–	1	1
Kaliumbromid	–	–	–	–	–	1
Erziehung/ Schulung						

N=103 ergibt sich daraus, da hier alle Patientenakten herangezogen wurden. Daraus wird ersichtlich, wie wenig Informationen über die Anstaltsbehandlung der meisten Patienten vorliegen.

Tabelle 23: Einsatz von Zwangsmaßnahmen bei Siegburger Patienten

Jahrzehnt	keine Zwangsmaßnahmen	Zwangsmaßnahmen (therapeutisch)	Zwangsmaßnahmen (disziplinarisch)	Zwangsmaßnahmen (Anstaltsordnung)
1825–29				
Männer 1	–	1	1	–
Frauen 7	1	-	6	–
1830–39				
Männer 9	2	2	7	1
Frauen 3	–	1	1	1
1840–1849				
Männer 11	5	5	6	1
Frauen 7	3	3	3	–
1850–59				
Männer 8	1	1	7	1
Frauen 9	3	3	6	1
1860–1869				
Männer 12	10	2	2	2
Frauen 11	6	2	5	4
1870–78				
Männer 7	4	1	3	3
Frauen 7	2	1	5	4

N=92. Ergebnis: Es gibt ab den 1860er Jahren eine Tendenz, weniger Zwangsmaßnahmen anzuwenden. Dafür werden ab dieser Zeit vermehrt Patienten isoliert, um die Ordnung der Anstalt zu wahren.

Tabelle 24: Mittlere Aufenthaltsdauer Siegburger Patienten

	1825–1839	1840–1859	1860–1878
Männer	32	14	7
Frauen	53	10	8

N=121 Aufenthalte insgesamt, davon 64 von männlichen, 59 von weiblichen Patienten; die Angaben beziehen sich auf die durchschnittliche Aufenthaltsdauer in Monaten pro Aufenthalt.

Tabelle 25: Gruppierte Aufenthaltsdauer Siegburger Patienten

	1825–1839		1840–1859		1860–1878	
	Frauen	Männer	Frauen	Männer	Frauen	Männer
keine Angabe	–	–	1	–	–	2
bis 1 Jahr	2	5	17	13	18	21
bis 2 Jahre	1	6	5	5	3	2
bis 4 Jahre	5	4	1	3	–	–
über 4 Jahre	4	3	–	–	–	–

N=121 Aufenthalte, 64 von männlichen und 59 von weiblichen Patienten; die Angaben beziehen sich auf absolute Werte, d.h. auf die jeweilige Aufenthaltsdauer pro Aufnahme.

Tabelle 26: Gruppierte Aufenthaltsdauer Hofheimer Patienten

	1820 1839	Frauen Männer	1840 1859	Frauen Männer	1860–1878	Frauen Männer
keine Angabe	8	3	5	2	–	2
bis 1 Jahr	6	9	9	3	3	9
bis 2 Jahre	2	5	1	1	2	5
bis 4 Jahre	3	2	3	2	3	4
über 4 Jahre	2	10	4	2	7	3

N=119 Aufenthalte, 71 von männlichen und 58 von weiblichen Patienten; die Angaben beziehen sich auf absolute Werte, d.h. auf die jeweilige Aufenthaltsdauer pro Aufnahme.

Fragebögen

Fragebogen Hofheim bis in die 1870er Jahre

Gutachten

Betreffend: Die Aufnahme in das Großherzogliche Landes...... de......
von... Kreises......

1) Namen, Stand, Geburts- und Wohnort, Confession.
2) Alter, körperliche Constitution, Temperament, besondere Eigenthümlichkeiten, Fähigkeiten vor der Erkrankung.
3) Dauer der Krankheit und wichtigere Erscheinungen und Anfälle dabei, von den ersten Spuren ihrer Entwicklung an.
4) Gelegenheitsursachen der Krankheit mit Rücksicht auf die Lebensgeschichte und mit Beachtung besonderer Ereignisse, Unglücksfälle, unglückliche Liebe, Eifersucht, unbefriedigter Ergeiz, zerrüttete Vermögensverhältnisse, Ausschweifungen, erbliche Anlagen etc.
5) Haupterscheinung der Krankheit, ob ein periodischer Charakter in dem Auftreten der psychischen Störung bemerkbar gewesen, oder wodurch sich sonst das psychische Leiden zu erkennen gibt? Wobei nicht sowohl verwirrte Reden und Handlungen, als das ganze sittliche und moralische Benehmen des Kranken zu berücksichtigen ist, auch welche regelwidrige somatische Erscheinungen sich während der Dauer der Krankheit bemerkbar gemacht haben?
6) Welcher Cathegorie der Geisteskranke angehört? wobei folgende Gattungen zu unterscheiden sind:
   a) Verrücktheit mit erhöhter Reizbarkeit, Aufregung des Gemüths und der Willensthätigkeit, **moria** mit folgenden Abweichungen: Wahnsinn mit **delirium**, mit Zerstörungs- und Tobsucht, allgemeiner und partieller Wahnsinn;
   b) Verrücktheit mit ruhigem gleichmäßigem Gemüthszustand, **moria**, Narrheit, allgemeine oder partielle fixe Ideen;
   c) Verrücktheit mit niedergedrücktem Gemüthszustand, Melancholie, Tiefsinn, mit gleichmäßiger Unterscheidung von allgemeiner oder partieller Melancholie, mit Neigung zum Selbstmord;
   d) Verstandesschwäche, (**imbecillitas**), ob sie angeboren oder durch vorausgegangene psychische Störungen veranlasst wurde mit folgenden Gradationen:
      1) Schwachsinn, **fatuitas**;
      2) Blödsinn, **stupiditas**;
      3) Verstandeslosigkeit, **amentia.**
7) Ob bereits eine ärztliche Behandlung des kranken stattgefunden hat, welches Heilverfahren und mit welchem erfolge versucht worden ist?

Fragebogen Hofheim ab den 1870er Jahren

Fragebogen
für
das ärztliche Gutachten
bei Gesuchen um Aufnahme von Geisteskranken in das Großherzogliche Landeshospital oder die Großherzogliche Landesirrenanstalt.

Des Aufzunehmenden
Vor- und Zunahme
Stand
Letzter Wohnsitz bzw. Aufenthaltsort (Gefängniß, Irrenanstalt, Hospital)
Ort, Jahr und Tag der Geburt
Familienstand (ledig, verheirathet, verwittwet, geschieden)

1) Des Vaters Alter, Beschäftigung, Körperbeschaffenheit, intellectuelle und moralische Individualität? litt der Vater an einer constitutionellen Krankheit (Syphilis), an Seelenstörung, Nervenkrankheit (Epilepsie), Trunksucht, in welchem Alter, wie lange, mit welchem Ausgang?
sind Selbstmordversuche bei dem Vater vorgekommen und wann? oder ist er durch Selbstmord gestorben?
ist er mit dem Strafgesetz in Conflict gerathen und wann? wurde er bestraft und in welcher Weise?
2) Dasselbe rücksichtlich der Mutter? zeigte die den Kranken betreffende Schwangerschaft oder Geburt einen ungewöhnlichen Verlauf und in welcher Beziehung?
3) Sind Vater und Mutter des Kranken mit einander verwandt? In welchem Grade?
4) Hat der Kranke Kinder? Wie viele? Welchen Alters und Geschlechts? Leiden Kinder des Kranken an Geistes- oder Nervenkrankheiten? Wie viele? an welchen?
5) Sind bei anderen Blutsverwandten Geistes- oder Nervenkrankheiten, oder Trunksucht, oder Selbstmord, oder Verbrechen, oder auffallende Charaktere und Talente vorgekommen oder noch vorhanden, bei Großeltern? Onkel? Tante?
a. von Vaters Seite
b. von Mutter Seite
bei Geschwistern des Kranken?

Besteht eine erbliche Krankheit in der Familie des Kranken und welche?

6) Ist der Kranke unehelich geboren?
7) Wie verhielt sich der Kranke in der Kindheit, insbesondere in der Zahnperiode? litt er an öfteren Krämpfen, oder an anderen Krankheiten (Scropheln, Rhachitis, acuten Exanthemen) und haben diesselben nachtheilige Folgen geäußert? lernte der Kranke frühe oder spät gehen, reden? Unter welchen Einflüssen, und wie wuchs er heran?
8) Sind körperliche Missbildungen vorhanden und welche? (Abnormität des Schä-

delbaus oder sonstiger Theile des Skelets, Missbildung der Ohren, des Gaumens, der Mundspalte, der Genitalien, der Extremitäten)

9) Wie zeigte sich die Gemüthsart des Kranken während der Kindheit; war er sanft, gutmüthig, sinnig, lenksam, anhänglich den Eltern und Erziehern, stille oder lebhaft, heftig, widerspenstig, bösartig?

10) Wie offenbarte sich in den Knaben- (Mädchen-) Jahren neben Gemüth und Willen vorzüglich die intellectuelle Seite? War der Kranke gelehrig, schnellfassend, von gutem Gedächtnisß, oder unaufmerksam, vergesslich, stumpf und zeigte er eine mehr allseitige und gleichmäßige, oder eine mehr einseitige Begabung? oder ein besonderes Talent nach einer bestimmten Richtung und nach welcher?

11) Zeigte sich in der Entwicklungsperiode somatisch und psychisch irgend etwas Auffallendes?

12) Wann und wie trat die Menstruation zum Erstenmale ein? kehrte sie regelmäßig wieder und verhielt sie sich normal oder wie sonst? Hörte sie auf und weshalb? War sie von Einfluß auf den Zustand des Gemüths? Wann war sie zuletzt da?

13) Wie verhielt sich der Geschlechtstrieb? Fand Mißbrauch statt? Onanie? In welchem Alter, wie lange?

14) Wie war das Verhalten des Kranken während der späteren Lebensjahre? übten Beruf, Ehestand, Unglücksfälle, Trunk, Spiel, geschlechtliche Ausschweifungen oder sonstige Verhältnisse einen nachtheiligen Einfluß auf den Kranken aus?

15) Fand eine syphilitische Ansteckung statt? welcher Art? mit welchem Verlauf? wie behandelt?

16) Fanden während des mittleren Alters noch andere Krankheiten statt und welche? Typhus, Wechselfieber, acute und chronische Hautausschläge, Gelenkrheumatismus, Lungenentzündungen, delirium tremens?

17) Ist der Kranke mit dem Strafgesetzbuch in Conflict gerathen? wann? ob bestraft und in welcher Weise?

18) Wie verliefen die Schwangerschaften und Entbindungen? wie viele fanden statt und binnen welcher Zeit? wann fand die letzte Entbindung statt? wie war der Verlauf? wie verlief das Wochenbett? wie die Lactationsperiode? wie lange dauerte die Lactationsperiode jedesmal? war der Lochienfluß, der Schweiß, die Milchsecretion nicht dabei gestört? Trat Irresein in dieser Periode oder bald nachher ein?

19) Hat der Kranke schon vor der jetzigen psychischen Krankheit je an Irresein gelitten? wann? wie und wie lange? waren im Falle der Bejahung früherer Anfälle die Zwischenzeiten völlig frei oder wichen sie und wie vom gesunden psychischen Zustande ab? wie war das Verhalten der Gemüthsstimmung bei etwaigen körperlichen Krankheiten?

20) War der Kranke schon früher in eine Irrenanstalt aufgenommen? wann? wo? wie lange? wurde er als genesen, gebessert oder als ungebessert entlassen?

21) Trat die jetzt vorhandene psychische Krankheit plötzlich ein oder hatte sie Vorläufer und von welcher Art?

22) Wann (dieser Zeitpunkt ist möglichst genau zu bestimmen) bemerkte man die ersten Spuren des gegenwärtigen Irreseins? welcher Art waren diese?

23) Was wird als die muthmaßliche Gelegenheitsursache betrachtet?

24) Beschreibung des gegenwärtigen geistigen Zustandes des Kranken:

a) Ist die Gemüthsstimmung des Kranken eine gehobene? ist der Kranke aufgeregt, zeigt er plötzliche und starke Affecte auch ohne bekannte oder hinreichende äußere Veranlassung?

b) bewegt sich der Kranke viel? ist er tobsüchtig, zerstört er, ist er laut, spricht er viel, schreit er, entkleidet er sich, hält er sich für gesund, glücklich, sehr reich an Geld, Kenntnissen und Fähigkeiten, überhaupt für viel vermögend; ist das Thun und Lassen des Kranken seinen Vermögensverhältnisse angemessen oder nicht? entwirft er verkehrte und ausschweifende Pläne und sucht er dieselben zu verwirklichen?

c) ist der kranke lenksam, ist er Vorstellungen zugänglich, ist er zu Hause zu halten, zeigt er Neigung zum Entweichen?

d) sind die Wahnvorstellungen, welcher der Kranke äußert, wechselnde oder mehr fixirte? (einzelne Wahnvorstellungen sind nach Ihrem Inhalt anzuführen.)

e) vernachlässigt der Kranke die Gebote der Sitte und des öffentlichen Anstandes, ist er schamlos, obscön, zeigt er sich geschlechtlich aufgeregt, onaniert er?

f) ist er verträglich oder nicht? ist er misstrauisch, heimtückisch, ist er **gemeingefährlich**, d.h. gefährlich für Andere oder für die öffentliche Ruhe und Sicherheit und durch welche Thatsachen hat er dies seither bewiesen? wie verhält er sich gegen fremdes Eigenthum und steckt er ihm nicht gehörende Gegenstände zu sich und seien es auch für ihn oder an sich selbst werthlose und unbrauchbare Dinge?

g) ist er ruhig, schweigsam, verschlossen, in sich gekehrt, schwermüthig, bewegt er sich wenig, klagt und jammert er, zeigt er Furcht, Angst, klagt er über unangenehme Empfindungen in den Präcordien, glaubt er sich bedroht, verfolgt, wehrt er Trost und Beistand ab, muß er zu Allem genöthigt werden, verweigert er die Nahrung, hält er sich selbst, seinen Körper oder einzelne Theile desselben für verwandelt? ist er gefährlich gegen sich selbst? hat er Selbstmordgedanken geäußert oder Selbstmordversuche gemacht und welche?

h) leidet der Kranke an Sinnestäuschungen? welche Form und welchen Inhalt haben dieselben? lässt sich aus den Reden, dem Thun und Lassen des Kranken schließen, daß derselbe von den Sinnestäuschungen völlig beherrscht werde oder ist er einer Belehrung über die eigentliche Natur derselben noch zugänglich?

i) ist er stumpf, gefühllos, unordentlich, unrein, ohne Aufmerksamkeit für seine Toilette? ist er unaufmerksam und gleichgültig für die Entleerung seiner Exkremente? oder macht er sich mit denselben viel zu schaffen, wascht er mit Urin, schmiert er mit Koth u.s.w.

k) ist er schlaff und zerstreut, läppisch, albern, faselt er? wie verhält sich das Gedächtniß? wie für die jüngste, wie für die frühere Zeit (die Zeit vor der

Erkrankung)? wie drückt sich der Kranke schriftlich aus? wie rechnet er? verkennt er die Personen seiner Umgebung und die Verhältnisse seiner Umgebung überhaupt?

l) sind die beobachteten Krankheitserscheinungen fortwährend vorhanden oder nur zeitweise? und unter welchen Umständen nur zeitweise? sind regelmäßig oder unregelmäßig wiederkehrende Pausen vorhanden und von welcher Dauer? gibt sich der wiederkehrende Paroxysmus durch bestimmte Vorboten kund und durch welche? zeigen die einzelnen Krankheitsanfälle einen verschiedenen Charakter der Symptome? gibt der Kranke bisweilen seine Krankheit als solche zu? und zeigt der Kranke Verschiedenheiten in seinem Verhalten je nach der Tageszeit? wie verhält er sich während der Nacht?

m) wie verhält er sich gegen die Glieder der eigenen Familie? wie gegen seine Freunde? zeigt er in Gesellschaft Fremder ein verändertes, insbesondere ein geordnetes und zweckmäßigeres Verhalten? wie ist das Verhalten des Kranken, wenn er sich allein glaubt?

n) wie verhält sich der Kranke gegen seine seither gewöhnte Beschäftigung und die Aufgaben seines Berufs? und womit beschäftigt er sich? ist überhaupt noch Arbeitsfähigkeit vorhanden und in welcher Richtung? wie sind die jetzigen Leistungen des Kranken im Vergleich zu früher?

25) Welche der angeführten Krankheitserscheinungen hat der die Fragen beantwortende Arzt selbst beobachtet? und welche durch Mittheilungen von Augen- und Ohrenzeugen in Erfahrung gebracht? sind diese Zeugen glaubwürdig?

(Einzelne characteristische Aeußerungen des Kranken (Fragen und Antworten) sind wörtlich mitzutheilen, ebenso sind, wo möglich, Schriftstücke des Kranken (Briefe) aus der jüngsten Zeit und aus der Zeit vor der Krankheit, dem Fragebogen beizulegen.)

26) Wie verhalten sich gegenwärthig Bewegungs-, Empfindungsfähigkeit, Sinnesthäthigkeit? Findet Zittern, vollkommene oder unvollkommene Lähmung statt? ist oder war der Kranke epileptisch? sind Ohnmacht-, schlag- oder krampfartige Anfälle beobachtet worden? wann? wie oft? Kann der Kranke im Gehen, ohne zu wanken, eine gerade Linie einhalten? wie steht und geht der Kranke bei geschlossenen Augen? ist die Empfindlichkeit des Kranken gegen schmerzhafte Eingriffe (Nadelstiche) oder gegen Kitzel normal und wie verhält sich die Reflexthätigkeit? Ist die Entleerung von Stuhl und Urin ungestört? Wie schläft der Kranke? sind die Schriftzüge des Kranken unverändert?

27) Wie ist die Pupille beschaffen? Findet ungewöhnliche Erweiterung, Verengung auf einer Seite oder auf beiden statt?

28) Sind an den Sinnesorganen sonst welche Abnormitäten wahrzunehmen (Taubheit, Ohrenausfluß, Sehstörungen)?

29) Wird die Zunge fest und gerade gestreckt, ohne Abweichen nach einer Seite, ohne Zittern in ihrem Gewebe?
Wie ist die Sprache und die Beweglichkeit der Zunge in Bezug auf dieselbe? Ist kein Hinderniß, keine Schwierigkeit beim Sprechen überhaupt und bei der Aus-

sprache einzelner Buchstaben bemerklich? (auch bei fortgesetzten Reden, auch im Affect?) fehlen dem Kranken einzelne Worte, gebraucht er bestimmte Worte ihrem Sinne nach in verkehrter Weise und wird er sich dessen bewusst oder nicht? Finden auffallende Mitbewegungen während des Sprechens statt?

30) Welche Sonstigen auffallenden Verhältnisse weist die körperliche Untersuchung nach? Ist Schwangerschaft vorhanden? besteht eine constitutionelle Krankheit (Syphilis)? leidet der Kranke an Krebs? leidet er an einer äußerlich entstellenden Krankheit und an welcher? sind Hämorrhoiden vorhanden? Hernien? leidet der Kranke an einer gefährlichen ansteckenden Krankheit (Blattern)? herrschten in der letzten Zeit oder herrschen noch gegenwärtig derartige Krankheiten an dem seitherigen Aufenthaltsort des Kranken?

Wurde auf die geistige Erkrankung ärztlich eingewirkt? Wann und Wie? mit welchem Erfolg? welche Pflege und Behandlung wurde seither dem kranken von seinen Angehörigen und überhaupt von seiner Umgebung zu Theil?

…………………., am …ten ………18…

Unterschrift:

Fragebogen Siegburg in den 1830er Jahren

Fragebogen

zur Untersuchung des Gemüths-Zustandes eines Menschen, der zur Untersuchung in die Irren-Heilanstalt zu Siegburg vorgeschlagen werden soll, und welchen der berichterstattende Arzt zu beantworten hat.

Fragen.

Frage 1–3. väterliche Seite

1. Alter, Temperament, erlittene Krankheiten, Todesart des Großvaters?
2. Dasselbe von der Großmutter?
3. Dasselbe in Bezug auf Großonkel und Großtante?

4–6. mütterliche Seite

4. Alter, Temperament, erlittene Krankheiten, Todesart des Großvaters?
5. Dasselbe von der Großmutter?
6. Dasselbe in Bezug auf Großonkel und Großtante?

7. Alter, Entwicklung des Körpers, der physischen Fähigkeiten, Temperament, erlittene Krankheiten, Todesart des Vaters?

8. Dasselbe rucksichtlich der Mutter?

9. Wieviele sind der Geschwister 1ter, 2ter etc. Ehe?

10. Leben sie noch alle oder sind schon welche davon gestorben? Wovon? in diesem Falle erlitten sie außer der letzten tödtlichen Krankheit nicht schon frühere Störungen des geistigen und körperlichen Wohlseyns und welcher Art?

11. Waren von den noch lebenden Geschwistern welche Krank und woran?

12. Wie zeigt sich die physische und körperliche Entwicklung bei diesen?

13. Wie wurde der Kranke selbst geboren? mit oder ohne Kunsthülfe und durch welche?

14. Wie verlief die Schwangerschaft mit ihm? Fanden üble Einflüsse auf die Mutter statt? Litt diese nicht während derselben an körperlichen Krankheiten, Wechselfieber, Schwindsucht, Lustseuche, Hautkrankheiten, Krätze oder fanden häufige Affecte statt: Kummer, Gram, öftere heftige Zornausbrüche?
15. Wie war die erste Nahrung des Kranken, Muttermilch? Wie die Pflege überhaupt.
16. Wie ging die Detentions-Periode vorüber? Fanden öftere Convulsionen oder sonstige Kinder-Krankheiten: Kopfausschlag, Friesel, Masern, Rötheln u. dgl. statt?
17. Falls etwas der Art statt hatte, wie wurde ärztlich oder nichtärztlich eingewirkt?
18. Lernte der /:die:/ Kranke früh gehen, reden p.p. oder hatte er /:sie:/ mit Rhachitis, Skropheln u. dgm. zu kämpfen?
19. Wie verlief die fernere Kindheit rücksichtlich der Gemüths- und Willensseite? War der /:die:/ Kranke eigensinnig, unartig?
20. Wie zeigte er /:sie:/ sich in den Knabenjahren, wie offenbarte sich die Verstandes-Thätigkeit und die intellectuelle Seite überhaupt? War der Kranke gelehrig, hatte er eine gutes Gedächtniß, oder war er leichtsinnig, vergesslich, unaufmerksam, wild oder ruhig u.s.f.
21. Fanden in dieser Zeit, bis zur Pubertät, keine Gesundheits-Störungen statt? Wie? Wann?
22. Wie gestaltete sich mit dem Eintritt der Pubertät der physische Zustand in seiner dreifachen Hauptrichtung als: Verstand, Gemüth u. Wille?
23. Offenbarte der /:die:/ Kranke Trieb zu höherer wissenschaftlicher Bildung und in welcher Richtung vorzugsweise? Neigte er sich mehr auf die ideale oder reale Seite? Zeigte er sich mehr einseitig oder universell u wie weit hat er diese Richtung verfolgt?
24. Wie war der Unterricht in der Religion gewesen? Wie wirkte er auf den Lebenswandel des Kranken?
25. Wie durchlebte er /:sie:/ die Jünglingsjahre bis zum Mannesalter oder der Heirath, sowohl in Bezug auf körperliches Wohlbefinden als auf seine moralische Führung, den Character und die bürgerliche Thätigkeit?
N.B. Hier ist es nöthig, einen chronologischen Gang zu beobachten und nach Art eines curriculi vitae zusammenhängendes Ganze von den Schicksalen und Handlungen des Individuums zu entwerfen, wobei jedoch folgende Punkte besonders ins Auge zu fassen sind:
26. In wie weit der Kranke Umgang mit dem anderen Geschlechte /: erlaubten oder unerlaubten:/ pflegte?
27. Ob unglückliche nähere Verbindungen statt hatten, oder ob eine Neigung dazu beobachtet wurde?
28. Welchen Einfluß nahm man davon wahr?
29. Fand Missbrauch des Geschlechtstriebes: Onanie, Ausschweifung pp statt? Wie lange und in welchem Maß?
30. Litt die Person nie an Syphilis, chronischer fluoralbus? Wie und wie lange, wann?
31. Trat die Menstruation zu rechter Zeit ein, und unter welchen Umständen mit oder ohne Beschwerden? Kehrte sie regelmäßig wieder und wie?
32. Fand außereheliche Schwangerschaft :/ statt? Wie oft? Wie verlief, wie endete

sie? Welchen Eindruck machte sie auf die Gemüthsseite des Kranken während, nach dieser Periode?
33. Wie benahm sich der /: die Kranke als Vater, oder Mutter?
34. Ist oder war der Kranke verheiratet? Wie frühe, wie oft und wie lange? Aus Neigung oder sonstigen Rücksichten?
35. Wie war die Ehe, 2te, 2te rücksichtlich des gegenseitigen Verhältnisses als Gatten?
36. Wie viele Kinder wurden dann geboren und wie schnell ach einander?
37. Wie verliefen die Schwangerschaften? Welchen Einfluß übten sie während und welche Erfolge nach ihrer Dauer auf körperliches und physisches Befinden?
38. Wie verlief das Wochenbett, wie die Lactations-Periode bei den Schwangerschaften?
39. Wie verhielten sich die häuslichen Glücksumstände im Allgemeinen? Suchte der / :die:/ Kranke diese für seinen /:ihren:/ Theil zu fördern?
40. Trübten Unglücksfälle die Jahre des Ehestandes oder resp. Mannesalters und welcher Art?
41. wie wirkten diese auf des /:der:/ Kranken geistiges und leibliches Wohlbefinden?
42. Fanden sonst Krankheiten des Mannesalters statt und welche? epidemische: Fieber, Nerven, faulentzündliche, biliose, gastritische pp endemische als: Wechselfieber, Brechdurchfall, Ruhr; sporadische: entzündliche, chronische Absonderungs- oder Bildungs-Krankheiten.
N. B. Unter diesem Artikel sind alle jene Störungen der Gesundheit zu vermerken, welche als zufälligen mit keiner speziellen Frage vorgesehen werden konnte und welcher daher als Fortsetzung der Beantwortung der Frage sub No 25. zu betrachten ist, den fortlaufenden, wo jene endet.
43. Wie und wann cessirten die Menses?
44. Fanden sonst Störungen in den Geschlechts-Organen: Prolapsus in und retroversis uteri scirrhus carcinoma, Entzündungen, gutartige Verhärtung desselben pp statt oder
in den organis uropoeticis incontinentia urinae, Strangurie, Ischuria lithiecsis u.s.f.
45. Wann bemerkte man die ersten Spuren von Irreseyn? Welcher Art waren sie?
46. Trat die Krankheit plötzlich ein oder hatte sie Vorläufer und von welcher Art? Hysterie, Hypochondrie pp
47. Wann und wie offenbarte sich die ausgebildete Krankheit?
N. B. Hier ist nicht wie es gewöhnlich geschieht blos auf die abnormen psychischen Äußerungen zu achten, sondern auch und hieran vor Allem auch der gleichzeitige Zustand der verschiedenen körperlichen Functionen, wie sie bei jeder andere nicht plötzlichen Krankheit beobachtet zu werden pflegen, mit zu berücksichtigen.
48. Besteht das Irreseyn seit seinem ersten Erscheinen, oder fanden lucida intervalla Statt und von wie langer Dauer?
49. War zur Zeit der freien Zwischenraume gar keine Abweichung im Benehmen und körperlichen Befinden des Kranken von dem in den noch gesunden Tagen zu bemerken?
50. Welche Veränderung erlitt die Krankheit mit ihrem Verlaufe?
51. Wodurch wurden die Rückfälle bewirkt?

52. Wurde während der Krankheit ärztlich eingewirkt? Wann und mit welchem Erfolge?
53. Sind die Kinder des /:der:/ Kranken körperlich und geistig gesund?
54. Wie viele sind davon gestorben und woran?
Endlich wird ein kurz gefasstes Bild des status praesens entworfen, bei welchem es dem individuellen ärztlichen Scharfblicke vorbehalten bleibt, einen rühmlichen Beweis von Tüchtigkeit und Eifer an den Tag zu legen, was leider nur zu oft in den Berichten dieser Art schmerzlich vermisst wird. Folgende Fragen dürften hierbei vor allem Berücksichtigung verdienen:
Fr. 1. Wie ist das allgemeine Befinden in Bezug auf Ernährung- und Kräftezustand überhaupt? Ist Fieber zugegen? Welcher Art?
Fr. 2 Sind außer den physischen Störungen noch Symptome von Hirnleiden acuten oder chronischen vorzufinden?
Fr. 3 Findet Kopfschmerz, Schwindel, Schwere, Eingenommenheit des Kopfes, Betäubung, Ohnmacht pp Statt?
Fr. 4 Ist das Gesicht sehr geröthet und aufgetrieben oder bloß eingefallen?
Fr. 5 Wie ist der Blick, die Beweglichkeit und der Zustand der Augen überhaupt? Sind sie eingefallen, vorgetrieben, geröthet, wild, glänzend, matt?
Fr. 6 Wie ist die Sehe beschaffen?
Fr. 7 Ist Leiden des Gesichtssinnes zugegen? Scotomata, chruptia, photopsia, amblyopia, oxyopia, nycta-hemeralopia, amauriosis, cataracta?
Fr. 8 Leidet der Gehörsinn; ist Ohrenschmerz? Klingen, Sausen, Stimmenhören, oder Schwerhörigkeit, Taubheit p zugegen? Wie lange? Auf beiden Seiten?
Fr. 9 Findet sich keine krankhafte Erscheinung in Geruchs-Organe und Sinn? Stochschmerzen, ozirena, onosmia, parcosmia?
Fr. 10 Wie ist das Zahnfleisch und die Zunge beschaffen und wie ist der Geschmack?
Fr. 11 Wie ist die Sprache und die Beweglichkeit der Zunge?
Fr. 12 Wie ist die Speichel-Absonderung und der Athem?
Fr. 13 Keine verdächtige Röthe, Narben im Halse?
Fr. 14 Wie geht es mit dem Kauen und Schlingen?
Fr. 15 Wie ist der Carotidenpuls?
Fr. 16 Wie ist die Respiration-Frequenz derselben, tief oder kurz, beschwerlich oder leicht, pfeifend, röchelnd pp?
Fr. 17 Wie ist der Herzschlag, stark ausgebreitet, zitternd, wellenartig?
Fr. 18 Sind sonst Zeichen von Herzleiden zugegen?
Fr. 19 Leidet die Lunge oder das Rippenfell? Ist Druck, Bewegung, Asthma, Schmerz, Blut, Eiter p vorhanden? Ist die Lage im Bette beeinträchtigt?
Fr. 20 Wie ist der Appetit, die Verdauung und die Leibesöffnung nach Quantität und Qualität?
Fr. 21 Leidet der Kranke viel an Durst?
Fr. 22 Findet sich nichts Abnormes bei äußerer Untersuchung des Bauchs? Auftreibung, Spannung, Schmerz beim Drucke, partielle Härten, Brüche pp?
Fr. 23 Leidet der Kranke an Bandwurm?
Fr. 24 Klagt der /:die:/ Kranke über viele Flatulenz, Kolike, oder sonst unangenehmen Gefühle im Bauche?

Fr. 25 Ist hoemorrhoidal Leiden gegenwärtig? in welcher Art und wie lange?
Fr. 26 Wie ist die Urinabsonderung nach Quantität und Qualität?
Fr. 27 Beobachtet der /:die:/ Kranke bei Entleerung der Exkremente gehörig die Reinlichkeit?
Fr. 28 Ist Schwangerschaft zugegen, oder wie verhält er sich seit dem Krankseyn mit der Reinigung?
Fr. 29 Zeigt sich nichts Krankhaftes an den Genitalien?
Fr. 30 Wie ist die Temperatur und die Beweglichkeit der Gliedmaßen? Findet Zittern, theilweise, vollkommen, oder unvollkommen Lähmung u. dgl. Statt?
Fr. 31. Ist Oedem an den Gliedmaassen vorhanden?
Fr. 32 Wie ist der Puls an beiden Speichenarterien?
Fr. 33 Wie ist die Haupt-Temperatur und die Absonderung des Schweißes?
Fr. 34 Finden sich Auschläge und welche, oder Spuren davon und von welchen?
Fr. 35 Wie ist der Schlaf?
Fr. 36 Wie ist das Betragen und die Aeußerungsweise des /:der:/ Kranken als Irren?
N. B. Hier müssen die an ihn gerichteten Fragen und die darauf gegebenen Antworten wörtlich aufgeführt werden.

Fragebogen Siegburg in den 1850er Jahren

Fragebogen
zur Untersuchung des Gemüthszustandes d
alt Jahre, von im Kreise
welch zur Aufnahme in die Irren-Heilanstalt zu Siegburg vorgeschlagen werden soll.

[Die Fragen sind wieder links, rechts ist Platz für die Antworten.]
Fr. 1. Des Vaters Alter, Körperbeschaffenheit psychische Fähigkeiten, zumal **auch in Bezug auf Seelenstörung,** deren Art, und Verlauf?
Fr. 2. Dasselbe, rücksichtlich der Mutter?
Fr. 3. Haben andere Blutsverwandte an Seelenstörung gelitten, von welcher Art war diese und wie verlief sie?
Besteht überhaupt eine erbliche Krankheit in der Familie?
Fr. 4. **Wie ging die Dentionsperiode bei dem Kranken vorüber? Fanden öftere Convulsionen** oder sonstige Kinderkrankheiten: Kopfausschlag, Fiesel, Masern, Rötheln u. dgl. m. statt? Haben dieselben für die Folge in irgend einer Weise nachtheilig auf Pat. eingewirkt?
Fr. 5. Hatte Patient mit Skropfeln mit Rachitis u. dgl. mehr zu kämpfen? **Lernte er frühe oder spät gehen, reden?**
Fr. 6. Wie zeigte sich die Gemüthsart des Patienten während der Kindheit, war er sanft, gutmüthig, sinnig stille oder lebhaft, heftig, widerspenstig, bösartig?
Fr. 7. Wie offenbarte sich in den Knaben- (Mädchen-) Jahren, neben der Gemüths- und Willensseite vorzüglich die intellektuelle Seite? War Patient gelehrig, schnellfassend, von gutem Gedächtniß oder unaufmerksam, vergesslich, stumpf? Herrschte die

Einbildungskraft vor oder nicht? Welchen Unterricht hat er genossen und wie waren dabei seine Fortschritte?
Fr. 8. Fanden in dieser Zeit (bis zur Pubertät) wichtige Gesundheitsstörungen statt? Wie? Wann? Traten während der Pubertätszeit im Gemüthe und in der Verstandesthätigkeit wesentliche Veränderungen ein? Zeigte sich überhaupt in der Entwicklungsperiode somatisch oder psychisch irgend etwas Auffallendes?
Fr. 9. Wie verhielt sich der Geschlechtstrieb? Fand Mißbrauch Statt? Onanie? In welchem Alter, wie lange? Hat sich Patient andern Ausschweifungen, dem Trunke u.s.w. ergeben?
Fr. 10. Haben Krankheiten der Geschlechtsorgane bestanden? Welcher Art? Wann? Wie lange? Fand eine syphilitische Infection Statt? Welcher Art, mit welchem Verlauf, wie behandelt?
Fr. 11. Wann und wie trat die Menstruation ein? Kehrte sie regelmäßig wieder und verhielt sie sich übrigens normal, oder wie sonst? Cessirte sie und weßwegen? War sie von Einfluß auf den Zustand des Gemüthes? Wann war sie zuletzt da?
Fr. 12. Wie verliefen die Schwangerschaften und Entbindungen u.s.w. Wie viele fanden ihrer Statt und binnen welcher Zeit? Ging dem Irresein eine Entbindung voraus? Wie war ihr Verlauf? Wie verlief das Wochenbett? Wie die Lactationsperiode? Ward der Lochienfluß, der Schweiß, die Milchsecretion nicht dabei gestört? Trat Irresein in dieser Periode oder bald nachher eine?
Fr. 13. Trübten bedeutende Unglücksfälle die Jahre des Ehestandes oder mittleren Alters und welcher Art? Wie gestaltete sich überhaupt das Leben, äußeres und inneres? Waren Leidenschaften zugegen? Wie erschien Patient in seiner nächsten Umgebung?
Fr. 14. Fanden während des mittleren Alters bedeutende Krankheiten statt und welche? Epidemische Fieber, also entzündliche, typhöse, fauligte, biliöse, Ruhr, sporadische, entzündliche, chronische Absonderungs- oder Bildungskrankheiten? Insbesondere ist anzugeben, ob die stattgefundenen acuten Krankheiten sich vollständig entschieden und ob etwa pathische Ausscheidungen chronischer wie acuter Krankheiten gehemmt, unterdrückt wurden? Zugleich sind hier alle jene Störungen der Gesundheit zu vermerken, welche als zufällige, mit der Bezeichnung einer speziellen Form hier nicht aufgeführt werden konnten.
Fr. 15. Wann (dieser Zeitpunkt ist möglichst genau zu bestimmen) bemerkte man die ersten Spuren vom Irresein? Welcher Art waren diese? Hat Patient schon vor der gegenwärtigen Krankheit irgend je an Irresein gelitten? Wann? Wie und wie lange? War der dem neuesten Anfalle vorhergehende psychische Zustand ein vollständig gesunder oder worin wich er ab?
Fr. 16. Trat die Krankheit plötzlich ein, oder hatte sie Vorläufer und von welcher Art? Hysterie, Hypochondrie, Gemüthreizbarkeit, Trübsinn?
Fr. 17. Wann und wie offenbarte sich die ausgebildete Krankheit?
N. B. Hier sind nicht vorzugsweise die abnormen psychischen Erscheinungen zu berücksichtigen, sondern es ist der Zustand des ganzen Organismus, nach seinen Hauptmomenten in's Auge zu fassen.
Wie verhielt sich dabei der Gesammtorganismus in allen seinen Beziehungen, Kreislauf, Kräfte, Schlaf u.s.w.?

Fr. 18. In Bezug auf die Erscheinung des Irreseins insbesondere sind noch folgende Punkte zu beachten:
Wechselte der Charakter des Irreseins, z. B. Tobsucht, Melancholie, Narrheit?
Bestand das Irresein seit dem ersten Erscheinen ununterbrochen oder zeigten sich lucida intervalla?
Fr. 19. Wurde während der Krankheit ärztlich eingewirkt? Wann und wie? Mit welchem Erfolge?
N. B. Ferner sind in Bezug auf den Status praesens noch folgende Fragen zu beantworten:
Fr. 20. Sind außer den psychischen Störungen noch Symptome von Hirnleiden, acute oder chronische vorhanden?
Fr. 21. Wie ist die Sehe beschaffen? Findet ungewöhnliche Erweiterung, Verengung auf einer Seite oder auf beiden statt? Erfolgt die Verengung oder Erweiterung auf die wechselnde Einwirkung des Lichtreizes schnell oder langsam? Verhalten sich die Pupillen auf beiden Seiten in jeder Beziehung vollkommen übereinstimmend?
Fr. 22. Leidet der Gehörsinn? Ist Ohrenschmerz Klingen, Sausen, Stimmenhören oder Schwerhörigkeit, Taubheit, zu leises schmerzliches Hören, Ausfluß aus einem oder aus beiden Ohren, caries im Innern des Ohres u.u. zugegen. Wie lange?
Fr. 23. Wird die Zunge fest und gerade vorgestreckt, ohne Abweichen nach der einen oder andern Seite, ohne Zittern in ihrem Gewebe?
Fr. 24. Wie ist die Sprache und die Beweglichkeit der Zunge in Bezug auf dieselbe? Ist kein Hinderniß, keine Schwierigkeit beim Sprechen überhaupt und bei der Aussprache einiger Buchstaben, auch bei fortgesetztem Reden, bemerklich?
Fr. 25. Sind Zeiten von Herzleiden zugegen? Und welche?
Fr. 26. Leidet die Lunge oder das Rippenfell? Ist Druck, Beengung, Asthma, Schmerz, Husten, Auswurf von Schleim, Blut, Eiter u.u. vorhanden? Ist die Lunge im Bette beeinträchtigt?
Fr. 27. Wie ist die Esslust, die Verdauung und die Leibesöffnung nach Quantität und Qualität? Findet Nahrungsverweigerung Statt?
Fr. 28. Ist Hämorrhoidalleiden gegenwärtig? In welcher Art und wie lange? Wurden Hämorrhoiden in ihrer Ausbildung oder nachdem sie sich ausgebildet hatten, in ihrem Verlaufe gestört und wie?
Fr. 29. Beobachtet Patient bei Entleerung der Excremente die Reinlichkeit gehörig?
Fr. 30. Ist Schwangerschaft zugegen? oder finden sich Krankheiten der Genitalien, bei dem weiblichen Geschlechte Mutterverhärtungen, Mutterkrebs, Krankheiten der Hoden, der Harnwerkzeuge? Sind Hernien vorhanden, welcher Art, wie lange bestehend?
Fr. 31. Wie ist die Temperatur und die Beweglichkeit der Gliedmaßen? Findet Zittern, theilweise vollkommene oder unvollkommene Lähmung u. dgl, mehr statt? Kann Patient im Gehen, ohne abzuweichen oder Unsicherheit zu verrathen, eine grade Linie einhalten?
Fr. 32. Ist Oedem der (oberen, unteren) Gliedmaßen, des Gesichts, vorhanden?
Fr. 33. Finden sich Ausschläge, und welche, oder Spuren davon und von welchen? oder Geschwüre am Rumpfe oder an den Extremitäten, von welcher Art, wie lange bestehend?

Fr. 34. Wie ist das Betragen und die Aueßerungsweise des Patienten als Irren? Ist er tobsüchtig, wahnsinnig aufgeregt, zerstörungssüchtig, lautschreiend, rufend, singend, heimtückisch, oder ruhig, stille, in sich gekehrt, schwermüthig, zum Selbstmord geneigt, oder stumpf, gefühllos, blödsinnig u.s.w.? Mehrere an den Kranken gerichtete Fragen und die darauf gegebenen Antworten müssen wörtlich mitgetheilt werden.

Datum der Berichterstattung und Unterschrift des Berichterstatters.

Schließlich muß den berichtenden Aerzten eine möglichst sorgfältige, umsichtige, von strenger Gewissenhaftigkeit zeugende Beantwortung der vorgeschriebenen Fragen um so mehr auf's Neue dringendst empfohlen werden, da, mit so großer Pflichttreue auch ein Theil derselben bei diesem Geschäfte verfährt, nur noch zu viele ganz oberflächliche nichts sagende Berichte davon zeugen, wie wenig oft doch die Wichtigkeit der zu lösenden Aufgabe beachtet wird. Es tritt dieses Letztere aber zumal in solchen Fällen klar hervor, wo der berichtende Arzt behauptet, daß es ihm unmöglich gewesen sei, die zur Beantwortung der auf die Anamnese sich beziehenden Fragen erforderlichen Notizen aus dem Munde der Angehörigen oder der sonst zur Umgebung des Kranken gehörigen Personen zu erhalten, diese Notizen jedoch dann dennoch von den den Kranken in die Anstalt begleitenden Personen, durchgehends den nämlichen, die sich auch dem berichtenden Arzte für seine Nachforschungen darboten, zum großen Theile in erwünschter Weise erlangt und die ärztlichen Berichte dadurch wesentlich berichtigt oder ergänzt werden; während nicht minder häufig auch in Bezug auf den Status praesens betreffenden Fragen nur einsylbige, negative Antworten in solchen Berichten vorgefunden werden und gleich die erste Untersuchung des Patienten bei seiner Ankunft in der Anstalt Krankheitszustände und Krankheitssymptome offenbart, die von der entscheidendsten Wichtigkeit sind und dazu dienen konnten, in Zeiten die Ungeeignetheit des Kranken zur Aufnahme zu beurkunden, wenn sie in dem Berichte die erforderliche Berücksichtigung gefunden hätten, oder auch die so oft ungewiß bleibende Geeignetheit des Patienten zur Aufnahme außer Zweifel zu setzen.

Fragebogen Siegburg in den 1860er Jahren

Fragebogen
zur
ärztlichen Untersuchung des Gemüthszustandes d
alt Jahre von im Kreise
welche zur Aufnahme in die Irrenanstalt zu Siegburg vorgeschlagen werde soll.

[Die Fragen stehen links, rechts ist Platz für die Antworten.]

Fr. 1. **Des Vaters** Alter, Körperbeschaffenheit, psychische Individualität, **zumal auch in Bezug auf Seelenstörung**, deren Art, und Verlauf.
Fr. 2. Dasselbe rücksichtlich **der Mutter**.

Fr. 3. Haben andere Blutsverwandte an Seelenstörung gelitten? Von welcher Art war diese und wie verlief sie?
Besteht überhaupt eine erbliche Anlage in der Familie?
Fr. 4. Wie verhielt sich Patient in der Kindheit? insbesondere in der **Detentionsperiode**? Litt er an öfteren **Convulsionen** oder andern Krankheiten (Stropheln, Rhachitis, acuten Exanthemen u. s. w.) und haben dieselben nachtheilige Folgen geäußert? **Lernte Patient früh oder spät gehen, reden?** Und wie gestaltete sich die weitere körperliche Entwicklung?
Fr. 5. Wie zeigte sich die Gemüthsart des Patienten während der Kindheit; war er sanft, gutmüthig, sinnig stille oder lebhaft, heftig, widerspenstig, bösartig?
Fr. 6. Wie offenbarte sich in den Knaben-(Mädchen) Jahren, neben der Gemüths- und Willensseite vorzüglich die **intellectuelle Seite**? War Patient gelehrig, schnellfassend, von gutem Gedächtniß, stumpf? Herrschte die Einbildungskraft vor oder nicht? Welchen Unterricht hat er genossen, welche Erziehung; und welchen Einfluß hatten diese?
Fr. 7. Traten während der Pubertätszeit im Gemüthe und in der Verstandesthätigkeit wesentliche Veränderungen ein? Zeigte sich überhaupt in der Entwicklungsperiode somatisch oder psychisch irgend etwas Auffallendes?
Fr. 8. Wann und wie trat die Menstruation ein? Kehrte sie regelmäßig wieder und verhielt sie sich übrigens normal, oder wie sonst? Cessierte sie und weßwegen? War sie von Einfluß auf den Zustand des Gemüths? Wann war sie zuletzt da?
Fr. 9. Wie verhielt sich der Geschlechtstrieb? Fand Missbrauch Statt? Onanie? In welchem Alter, wie lange?
Fr. 10. Trübten bedeutende Unglücksfälle die Jahre des Ehestandes oder mittleren Alters und welcher Art? Wie gestaltete sich das äußere und innere Leben des Patienten? Wie erschien Patient in seiner nächsten Umgebung? Hat er sich Leidenschaften, insonderheit dem Trunk, dem Spiel, sexuellen Ausschweifungen u. s. w. ergeben?
Fr. 11. Haben Krankheiten der Geschlechtsorgane bestanden? Welcher Art? Wann? Wie lange? Fand eine syphilitische Infection Statt? Welcher Art, mit welchem Verlauf, wie behandelt?
Fr. 12. Fanden während des mittleren Alters andere bedeutende Krankheiten statt und welche? Epidemische Fieber, als: endzündliche, thyphöse, faulige, biliöse, gastrische, oder Wechselfieber, Brechdurchfall, chronische Absonderungs- oder Bildungs-Krankheiten? Insbesondere ist anzugeben, ob die stattgefundenen acuten Krankheiten sich vollständig entschieden oder ob etwa pathische Ausscheidungen chronischen wie acuter Krankheiten gehemmt, unterdrückt wurden? Zugleich sind hier alle jene Störungen der Gesundheit zu vermerken, welche als zufällige, mit der Bezeichnung einer speciellen Form hier nicht aufgeführt werden konnten.
Fr. 13. Wie verliefen Schwangerschaften und Entbindungen u.s.w.? Wie viele fanden ihrer Statt und binnen welcher Zeit? Ging dem Irreseyn eine Entbindung voraus? Wie war ihr Verlauf? Wie verlief das Wochenbett? Wie die Lactationsperiode? Ward der Lochienfluß, der Schweiß, die Milchsecretion nicht dabei gestört? Trat Irresein in dieser Periode oder halb nachher ein?
Fr. 14. Hat Patient schon vor der jetzigen psychischen Krankheit irgend je an Irreseyn gelitten? Wie und wie lange? Waren im Fall der Bejahung frühere Anfälle die

Zwischenzeiten völlig frei oder wichen sie und worin vom gesunden psychischen Zustande ab?
Fr. 15. Trat die jetzt vorhandene Krankheit plötzlich ein oder hatte sie Vorläufer und von welcher Art? Hysterie, Hypochondrie, Gemüthsreizbarkeit, Trübsinn?
Fr. 16. **Wann** (dieser Zeitpunkt ist möglicht genau zu bestimmen) bemerkte man die ersten Spuren des gegenwährtigen Irreseyns. Welcher Art waren diese? Und was wird als **Ursache der Krankheit** betrachtet?
Fr. 17. Wann und wie offenbarte sich die ausgebildete Krankheit?
N. B. Hier sind nicht vorzugsweise die abnormen psychischen Erscheinungen zu berücksichtigen, sondern es ist der Zustand des ganzen Organismus nach seinen Hauptmomenten in's Auge zu fassen.
Wie verhielt sich dabei der Gesamtorganismus in allen seinen Beziehungen, Kreislauf, Kräfte, Schlaf u.s.w.?
Fr. 18. In Bezug auf die Erscheinung des Irreseins ist noch besonders zu beachten, ob dessen Charakter wechselte z. B. Tobsucht, Melancholie, Narrheit; ob es seit dem ersten Erscheinen ununterbrochen bestand oder ob sich **lucida intervalla** zeigten, und welche Veränderungen im Gemeingefühl, Schlaf, Kreislauf u.s.w. mit solchem Wechsel etwa coincidirten?
Fr. 19. Wurde während der Krankheit ärztlich eingewirkt? Wann und wie? Mit welchem Erfolge?
Ferner sind in Bezug auf den status praesens noch folgende Fragen zu beantworten:
Fr. 20. Sind außer den psychischen Störungen noch Symptome von acuten oder chronischen Hirnleiden vorhanden?
Fr. 21. Wie ist die Pupille beschaffen? Findet ungewöhnliche Erweiterung, Verengung auf einer Seite oder auf beiden statt? Erfolgt die Verengung und Erweiterung auf die wechselnde Einwirkung des Lichtreizes schnell oder langsam? Verhalten sich die Pupillen auf beiden Seiten in jeder Beziehung vollkommen übereinstimmend?
Fr. 22. Leidet der Gehörsinn? Ist Ohrenschmerz, Klingen, Saufen, Stimmenhören oder Schwerhörigkeit, Taubheit, zu leises schmerzliches Hören, Ausfluß aus einem oder aus beiden Ohren, Caries im Innern des Ohres zugegen? Wie lange?
Fr. 23. Wird die Zunge fest und gerade vorgestreckt, ohne Abweichen nach der einen oder andern Seite, ohne Zittern in ihrem Gewebe?
Wie ist die Sprache und die Beweglichkeit der Zunge in Bezug auf dieselbe? Ist kein Hinderniß, keine Schwierigkeit beim Sprechen überhaupt und bei der Aussprache einzelner Buchstaben, auch bei fortgesetztem Reden, bemerklich?
Fr. 24. Sind die Zeichen von Herzleiden zugegen. Und welche?
Fr. 25. Leidet die Lunge oder das Rippenfell? Ist Druck, Beengung, Asthma, Schmerz, Husten, Auswurf von Schleim, Blut, Eiter, u. vorhanden? Ist die Lage im Bette beeinträchtigt?
Fr. 26. Wie ist die Esslust, die Verdauung und die Leibesöffnung nach Quantität und Qualität? Findet Nahrungsverweigerung Statt?
Fr. 27. Ist Hämorrhoidalleiden zugegen? In welcher Art und wie lange? Wurden Hämorhoiden in ihrer Ausbildung oder nachdem sie sich ausgebildet hatten, in ihrem Verlaufe gestört und wie?

Fr. 28. Beobachtet Patient bei Entleerung der Exkremente die Reinlichkeit gehörig?
Fr. 29. Ist Schwangerschaft zugegen? Oder finden sich Krankheiten der Genitalien, bei dem weiblichen Geschlechte Mutterverhärtungen, Mutterkrebs, Krankheiten der Ovarien u.s.w., bei den männlichen Krankheiten der Hoden, der Harnwerkzeuge? Sind Hernien vorhanden, welcher Art, wie lange bestehend?
Fr. 30. Ist Oedem des Gesichts oder der (obern, untern) Extremitäten vorhanden? Wie ist die Temperatur und die Beweglichkeit der Gliedmaßen? Findet Zittern, theilweise vollkommene oder unvollkommene Lähmung u. dgl. m. statt? Kann Patient im Gehen, ohne abzuweichen oder Unsicherheit zu verrathen, eine gerade Linie einzuhalten?
Fr. 31. Finden sich Ausschläge und welche, oder Spuren davon und von welchen? Oder Geschwüre am Rumpfe oder an den Extremitäten, von welcher Art, wie lange bestehend?
Fr. 32. Wie ist das Betragen und die Aeußerungsweise des Patienten als Irren? Ist er tobsüchtig, wahnsinnig aufgeregt, zerstörungssüchtig, lautschreiend, rufend, singend, heimtückisch, oder ruhig, stille, in sich gekehrt, schwermüthig, zum Selbstmord geneigt, oder stumpf, gefühllos, blödsinnig u.s.w.?
Mehrere an den Kranken gerichteten Fragen und die darauf gegebenen Antworten müssen wörtlich mitgetheilt werden.

Datum der Berichterstattung und Unterschrift des Berichterstatters

Schließlich muß dem berichtenden Aerzten eine möglichst sorgfältige, umsichtige, von strenger Gewissenhaftigkeit zeugende Beantwortung der vorgeschriebenen Fragen um so mehr aufs Neue dringenst empfohlen werden, da, mit so großer Pflichttreue auch ein Theil derselben bei diesem Geschäfte erfährt, nur noch zu viele, ganz oberflächliche nichts sagende Berichte davon zeugen, wie wenig oft noch die Wichtigkeit der zu lösenden Aufgabe beachtet wird. Es tritt dieses Letztere aber zumal in solchen Fällen klar hervor, wo der berichtende Arzt behauptet, daß es ihm unmöglich gewesen sei, die zur Beantwortung der auf die Anamnese beziehenden Fragen erforderlichen Notizen aus dem Munde der Angehörigen oder der sonst zur Umgebung des Kranken gehörigen Personen zu erhalten, diese Notizen dann oft dennoch von den Kranken in die Anstalt begleitenden Personen, durchgehends nämlichen, die sich auch dem berichtenden Arzte für seine Nachforschungen darboten, zum großen Theile in erwünschter Weise erlangt und die ärztlichen Berichte dadurch wesentlich berichtigt und ergänzt werden; während nicht minder häufig auch in Bezug auf die den Status praesens betreffenden Fragen nur einsilbige, negative Antworten in solchen Berichten vorgefunden werden und gleich die erste Untersuchung des Patienten bei seiner Ankunft in der Anstalt Krankheitszustände und Krankheitssymptome offenbart, die von der entschiedensten Wichtigkeit sind und dazu dienen konnten, in Zeiten die Ungeeignetheit des Kranken zur Aufnahme zu beurkunden, wenn sie in dem Berichte die erforderliche Berücksichtigung gefunden hätten, oder auch die so oft ungewiß bleibende Geeignetheit des Patienten zur Aufnahme außer Zweifel zu setzen.

Fragebogen Siegburg in den 1870er Jahren

Fragebogen
zur
ärztlichen Untersuchung des Gemüthszustandes de
von der Confession , alt Jahre, von im Kreise
welche zur Aufnahme in die Irrenheilanstalt Siegburg vorgeschlagen werden soll.*

[Links stehen die Fragen, rechts ist Platz für die Antwort.]

Fr. 1. **Des Vaters** Alter, Beschäftigung, Körperbeschaffenheit, psychische Individualität. Ist der Vater krank gewesen, litt er an Seelenstörung, in welchem Alter, wie, wie lange?

Fr. 2. Dasselbe rücksichtlich der **Mutter**.

Fr. 3. Haben andere Blutsverwandte an Seelenstörung gelitten? Von welcher Art war diese und wie verlief sie? Besteht überhaupt eine erbliche Krankheit in der Familie? Wurden auffallende Charaktereigentümlichkeiten bei einzelnen Mitgliedern der Familie bemerkt?

Fr. 4. Wie verhielt sich Patient in der Kindheit, insbesondere in der **Detenionsperiode**? Litt er an öfteren **Convulsionen**, oder anderen Krankheiten (Skrofeln, Rhachitis, acuten Exanthemen, (u.s.w.) und haben dieselben nachtheilige Folgen geäußert? **Lernte Patient früh oder spät** gehen, reden? Unter welchen Einflüssen und wie wuchs er heran?

Fr. 5. Wie zeigte sich die Gemüthsart des Patienten während der Kindheit; war er sanft, gutmüthig, sinnig stille oder lebhaft, heftig, widerspenstig, bösartig?

Fr. 6. Wie offenbarte sich in den Knaben-(Mädchen-) Jahren neben der Gemüths- und Willensseite, vorzüglich die **intellectuelle Seite**? War Patient gelehrig, schnellfassend, von gutem Gedächtniß oder unaufmerksam, vergesslich, stumpf? Herrschte die Einbildungskraft vor oder nicht? Welchen Unterricht hat er genossen, welche Erziehung; und welchen Einfluß hatten diese?

Fr. 7. Zeigte sich in der Entwicklungsperiode somatisch oder psychisch irgend etwas Auffallendes?

Fr. 8. Wann und wie trat die Menstruation ein? Kehrte sie regelmäßig wieder und verhielt sie sich übrigens normal, oder wie sonst? Cessiert sie und weßwegen? War sie von Einfluß auf den Zustand des Gemüths? Wann war sie zuletzt da?

Fr. 9. Wie verhielt sich der Geschlechtstrieb? Fand Missbrauch statt? Onanie? In welchem Alter, wie lange? Litt die Kranke an fluor albus?

---

* Den berichtenden Aerzten muß eine möglichst sorgfältige, umsichtige, von strengster Gewissenhaftigkeit zeugende Beantwortung der vorgeschriebenen Fragen um so mehr auf's Neue dringlichst empfohlen werden, da mit so großer Pflichttreue auch ein Theil derselben bei diesem Geschäfte verfährt, nur noch zu viele, ganz oberflächliche nichts sagende Berichte davon zeugen, wie wenig oft noch die Wichtigkeit der zu lösenden Aufgabe beachtet wird.

Auch werden die Ortsbehörden wiederholt an die Nothwendigkeit erinnert, daß die Kranken bei ihrer Uebergabe an die Anstalt von ihren nächsten Angehörigen oder solchen Personen begleitet werden, welche mit ihren Verhältnissen bekannt sind.

Fr. 10. Trübten bedeutende Unglücksfälle die Jahre des Ehestandes oder mittleren Alters und welcher Art? Wie gestaltete sich sein Leben in socialer, religiöser u. Hinsicht? Wie waren die äußeren Einflüsse in Bezug auf Wohnung, Kost, Kleidung, Beschäftigung, Umgang u. Wie erschien Patient in seiner nächsten Umgebung? Har er sich Leidenschaften, insonderheit dem Trunk, dem Spiel, sexuellen Ausschweifungen u.s.w. ergeben?

Fr. 11. Fand eine syphilitische Infection Statt? Welcher Art, mit welchem Verlauf, wie behandelt?

Frau. 12. Fanden während des mittleren Alters andere Krankheiten Statt und welche? Thyphus, Wechselfieber, Rothlauf, andere acute und chronische Hautausschläge u. Insbesondere ist anzugeben, ob die stattgefundenen acuten Krankheiten gehemmt, unterdrückt wurden? Zugleich sind hier alle Störungen der Gesundheit zu vermerken, ihre Dauer und ihre Wiederkehr.

Fr. 13. Wie verliefen die Schwangerschaften und Entbindungen u.s.w. Wie viele fanden Statt und binnen welcher Zeit? Ging dem Irresein eine Entbindung voraus? Wie war ihr Verlauf? Wie verlief das Wochenbett? Wie die Lactationsperiode? Wie lange dauerte die Lactationsperiode jedes Mal? Ward der Lochienfluß, der Schweiß, die Milchsecretion nicht dabei gestört? Trat Irresein in dieser Periode oder bald nachher ein?

Fr. 14. Hat Patient schon vor der jetzigen psychischen Krankheit irgend je an Irresein gelitten? Wann? Wie und wie lange? Waren im Fall der Bejahung früherer Anfälle die Zwischenzeiten völlig frei oder wichen sie und worin vom gesunden psychischen Zustande ab?

Fr. 15. Trat die jetzt vorhandene Krankheit plötzlich ein oder hatte sie Vorläufer und von welcher Art? Hysterie, Hypochondrie, Gemüthsreizbarkeit, Trübsinn?

Fr. 16. **Wann** (dieser Zeitpunkt ist möglichst genau zu bestimmen) bemerkte man die ersten Spuren des gegenwärtigen Irreseins? Welcher Art waren diese? Und was wird als **Ursache der Krankheit** betrachtet?

Fr. 17. Wann und wie offenbarte sich die ausgebildete Krankheit?

N. B. Hier sind nicht vorzugsweise die abnormen psychischen Erscheinungen zu berücksichtigen, sondern es ist der Zustand des ganzen Organismus, nach seinen Hauptmomenten in's Auge zu fassen.

Wie verhielt sich dabei der Gesammtorganismus in allen seinen Beziehungen, Kreislauf, Kräfte, Schlaf u.s.w.?

Fr. 18. In Bezug auf die Erscheinung des Irreseins ist noch besonders zu beobachten, ob dessen Charakter wechselte, z. B. Tobsucht, Melancholie, Narrheit; ob es seit dem ersten Erscheinen ununterbrochen bestand oder ob sich lucida intervalla zeigten, und welche Veränderungen in Gemeingefühl, Schlaf, Kreislauf u.s.w. mit solchen Wechsel etwa coincidirten?

Fr. 19. Wurde während der Krankheit ärztlich eingewirkt? Wann und wie? Mit welchem Erfolge? Wurden Blutentziehungen vorgenommen und in welchem Maße?

Ferner sind in Bezug auf den Status praesens noch folgende Fragen zu beantworten:

Fr. 20. Sind außer den psychischen Störungen noch Symptome von acutem oder chronischen Hirnleiden vorhanden?

Wie verhalten sich Motilität, Sensibilität, Sinnesthätigkeit? Findet Zittern, vollkommene oder unvollkommene Lähmung statt? Kann Patient im Gehen, ohne zu wanken, eine gerade Linie einhalten?
Fr. 21. Wie ist die Pupille beschaffen? Findet ungewöhnliche Erweiterung, Verengung auf einer Seite oder auf beiden Seiten Statt? Erfolgt die Verengung und Erweiterung auf die wechselnde Einwirkung des Lichtreizes schnell oder langsam? Verhalten sich die Pupillen auf beiden Seiten in jeder Beziehung vollkommen übereinstimmend?
Fr. 22. Leidet der Gehörsinn? Ist Ohrenschmerz, Klingen, Saufen, Stimmenhören oder Schwerhörigkeit, Taubheit, zu leises schmerzliches Hören, Ausfluß aus einem oder aus beiden Ohren, caries im Innern des Ohres u. zugegen? Wie lange? Hat der Ausfluß aus den Ohren nicht schon früher bestanden und wieder aufgehört?
Fr. 23. Wird die Zunge fest und gerade vorgestreckt, ohne Abweichen nach der einen oder andern Seite, ohne Zittern in ihrem Gewebe?
Wie ist die Sprache und die Beweglichkeit der Zunge in Bezug auf dieselbe? Ist kein Hinderniß, keine Schwierigkeit beim Sprechen überhaupt und bei der Aussprache einzelner Buchstaben, auch bei fortgesetztem Reden, bemerklich?
Fr. 24. Welches ist das Ergebniß der physikalischen Untersuchung der Brust - und Unterleibsorgane?
Fr. 25. Sind andere Krankheitserscheinungen der Brust und der Unterleibsorgane vorhanden? Litt oder leidet der Kranke an Hämorrhoiden?
Fr. 26. Wie ist die Esslust, die Verdauung und die Leibesöffnung? Findet Nahrungsverweigerung Statt?
Fr. 27. Beobachtet Patient bei Entleerung der Excremente die Reinlichkeit gehörig?
Fr. 28. Ist Schwangerschaft zugegen? Oder finden sich Krankheiten der Genitalien, bei dem weiblichen Geschlechte Mutterverhärtungen, Mutterkrebs, Krankheiten der Ovarien u.s.w., bei dem männlichen Krankheiten der Hoden, der Harnwerkzeuge? Sind Hernien vorhanden, welcher Art, wie lange bestehend?
Fr. 29. Ist Oedem des Gesichts oder der (oberen, untern) Extremitäten vorhanden? Wie ist die Temperatur der Gliedmaßen? Finden sich Ausschläge, und welche, oder Spuren davon, und von welchen? Oder Geschwüre am Rumpfe oder an den Extremitäten, von welcher Art, wie lange?
Fr. 30. Wie ist das Betragen und die Aeußerungsweise des Patienten als Irren? Ist er tobsüchtig, wahnsinnig aufgeregt, zerstörungssüchtig, lautschreiend, rufend, singend, heimtückisch, oder ruhig, stille, in sich gekehrt, schwermüthig, zum selbstmord geneigt, oder stumpf, gefühllos, blödsinnig u.s.w.?
Mehrere an den Kranken gerichtete Fragen und die darauf gegebenen Antworten müssen wörtlich mitgetheilt werden.

Datum der Berichterstattung und Unterschrift des Berichterstatters.

X. Quellen

1. Archivalien

Hospitalordnungen:
- Archiv des Landeswohlfahrtsverbandes Hessen, Kassel (LWV), S. 1, PKH (Philipps-Hospital), Nr. 8, Extractus Protocolli von 1817.
- LWV, Bestand 13, Hospitalordnungen, „Renovierte Ordnung" von 1728

Krankenakten des Hospital Hofheims für den Zeitraum zwischen 1800 und 1850
- LWV, Bestand 18, Hofheim

Krankenakten des Hospital Hofheims für den Zeitraum zwischen 1850 und 1880
- Hessisches Staatsarchiv Darmstadt (HStAD), G 16 A

Hofheimer Verwaltungsakten
- LWV Bestand 18, Hofheim, Patientenregister 1822–1830
- LWV Bestand 18, Hofheim, Patientenregister 1831–1835
- LWV Bestand 18, Hofheim, Patientenregister 1836–1840
- HStAD D 12 Nr. 18/6 Pro Memoria
- HStAD G 16 A Nr. 7401, Franz Amelung, die Irrenanstalt zu Siegburg betreffend
- Verzeichnisse der Ärzte, HStAD G 16 A Nr. 2. Ludwig Ernst Wilhelm Hohenschild

Krankenakten der Siegburg
- Archiv des Landschaftsverbands Rheinland (LVR), Puhlheim, Ortsteil Brauweiler, Siegburg

Siegburger Verwaltungsakten
- LVR, Unverzeichnete Bestände, „Siegburg – Personal – Chronik."
- LVR Bestand APSt, 1157, Bericht über die Verwaltung der Irren-Heil-Anstalt zu Siegburg während der Jahre 1837, 1838, 1839 und 1840

2. Gesetzestexte

- Extractus Protocolli. Aufnahmeregulativ für das Hospital Hofheim von 1817. LWV, S. 1. Hofheim, PKH, Philipps-Hospital, Nr. 8.
- Regulativ über die Aufnahme und Entlassung der Pfleglinge in der Grossherzoglichen Landes-Irrenanstalt bei Heppenheim, vom 21. August 1865, mit den Abänderungen vom 29. Mai 1877. LWV, S. 1, Heppenheim, PKH, Nr. 4.
- Gesetz-Sammlung für das Grossherzogtum Hessen 1819 bis 1905 enthaltend sämtliche hessische Gesetze und Verordnungen in der zeitlichen Reihenfolge und dem geltenden Wortlaut. Erster Band 1819–1874. Mainz 1904.

XI. Zeitgenössische Darstellungen und Schriften

Amelung, Franz Ludwig, Kurze Nachricht von dem Hospitale und Irrenhaus Hofheim im Großherzogthum Hessen, nebst beigefügten Krankengeschichten, in: Zeitschrift für die Anthropologie 2. 1824 S. 321–358.

Amelung, Franz Ludwig, Ueber die näheren materiellen Bedingungen der psychischen Krankheiten: Bemerkungen, veranlaßt durch Bayle's Lehre über diese Krankheiten, in: Zeitschrift für die Anthropologie 4. 1826 S. 150–197.

Amelung, Franz Ludwig, Allgemeine Vorschriften zur Behandlung der Irren und zur Verhütung der Geisteszerrüttung überhaupt. Zunächst für Nichtärzte bestimmt. Frankfurt/Main 1827.

Amelung, Franz Ludwig, Ueber den Begriff, das Wesen und die Pathogenie der psychischen Krankheiten, in: Ders./Friedrich Bird (Hg.), Beiträge zur Lehre von den Geisteskrankheiten 1. Darmstadt/Leipzig 1832 S. 110–290.

Amelung, Franz Ludwig, Bemerkungen über die Einrichtung von Irrenanstalten und über die Behandlung der Irren, in: Zeitschrift für Staatsarzneikunde 28. 1834 S. 38–92.

Amelung, Franz Ludwig, Zwölf Beobachtungen von im Jahre 1834 im Hospital Hofheim geheilten psychischen Krankheitsfällen, in: C. H. Hufelands Journal der praktischen Heilkunde 6 (5). 1834 S. 48–88.

Amelung, Franz Ludwig, Zur psychiatrischen Klinik, in: Ders./Friedrich Bird (Hg.), Beiträge zur Lehre von den Geisteskrankheiten 2. Darmstadt/Leipzig 1836 S. 1–226.

Amelung, Franz Ludwig, Bericht über die in den Jahren 1833 und 1834 im Landes-Hospitale und Irrenhause Hofheim bei Darmstadt vorgekommenen Krankheitsfälle, in: Jahrbücher der gesamten in- und ausländischen Medizin 10. 1836 S. 85–101.

Amelung, Franz Ludwig, Bericht über die im Jahre 1835 im Landeshospitale und Irrenhaus Hofheim bei Darmstadt vorgekommenen Krankheitsfälle, in: Jahrbücher der in- und ausländischen Medizin 5 (1). 1837 S. 212–227.

Amelung, Franz Ludwig, Ueber den Consensus zwischen dem Gehirn und den Organen des Unterleibs insbesondere bei psychischen Krankheiten, in: Allgemeine Zeitschrift für Psychiatrie 1. 1844 S. 165–181.

Amelung, Franz Ludwig, Summarische Übersicht über den Bestand der Hospitaliten im Hospital Hofheim im Jahre 1844, nebst Bericht über die in ärztlicher Behandlung gewesenen Kranken, in: Allgemeine Zeitschrift für Psychiatrie 3. 1846 S. 251–266.

Amelung, Franz Ludwig, Summarische Übersicht über den Bestand der Hospitaliten im Hospital Hofheim im Jahre 1845, nebst Bericht über die in ärztlicher Behandlung gewesenen Kranken, in: Allgemeine Zeitschrift für Psychiatrie 4. 1847 S. 41–69.

Amelung, Franz Ludwig, Bericht über die Ergebnisse des Hospitals Hofheim in statistischer und heilkundiger Beziehung vom Jahr 1847, in: Allgemeine Zeitschrift für Psychiatrie 6. 1849 S. 425–439.

Amelung, Franz Ludwig/Bird, Friedrich, Beiträge zur Lehre der Geisteskrankheiten 1. Darmstadt/Leipzig 1832.

Amelung, Franz Ludwig/Bird, Friedrich, Beiträge zur Lehre der Geisteskrankheiten 2. Darmstadt/Leipzig 1836.

ARNDT, RUDOLF, Wirkungen des Chloralhydraths, in: Archiv für Psychiatrie und Nervenkrankheiten 3. 1872 S. 673–696.

BIRD, FRIEDRICH, Ueber die religiöse Melancholie, in: Zeitschrift für die Anthropologie 1. 1823 S. 228–242.

BIRD, FRIEDRICH, Beobachtung eines periodischen Irreseyns, in: Zeitschrift für die Anthropologie 1. 1824 S. 408–422.

BIRD, FRIEDRICH, Beobachtungen über abnorme psychische Zustände, nebst Bemerkungen und Beobachtungen aus dem Gebiete der Physiologie, in: Zeitschrift für die Anthropologie 2. 1824 S. 462–468.

BIRD, FRIEDRICH, Beobachtungen über psychische Zustände nebst Bemerkungen aus dem Gebiete der Physiologie. Fortsetzung, in: Zeitschrift für die Anthropologie 2. 1825 S. 53–80.

BIRD, FRIEDRICH, Die Lehre von der psychischen Bedeutung der Organe, in: DERS./FRANZ AMELUNG (Hg.), Beiträge zur Lehre von den Geisteskrankheiten, Bd. 1,2. Darmstadt/Leipzig 1832, Bd. 1 S. 1–109, Bd. 2 S. 227–366.

BIRD, FRIEDRICH, Beobachtungen über den Gebrauch von äussern Arzneimitteln in den psychischen Krankheiten, in: Journal der Chirurgie und Augen-Heilkunde 19. 1833 S. 521–552.

BIRD, FRIEDRICH, Ueber die Entzündung des äusseren Ohres bei Verrückten, in: Journal der Chirurgie und Augen-Heilkunde 19. 1833 S. 631–638.

BIRD, FRIEDRICH, Notizen aus dem Gebiet der psychischen Heilkunde. Berlin 1835.

BIRD, FRIEDRICH, Ueber Einrichtung und Zweck der Krankenhäuser für Geisteskranke, und die ärztliche Behandlung überhaupt, wie sie hier sein muss. Berlin 1835.

BIRD, FRIEDRICH, Pathologie und Therapie der psychischen Krankheiten, zum Gebrauch für practische Aerzte entworfen. Berlin 1836.

BIRD, FRIEDRICH, Beiträge zur Kenntniss des Arzneigebrauchs in den psychischen Krankheiten. Stuttgart 1839.

BIRD, FRIEDRICH, Praktisch-psychiatrische Schriften 1. Stuttgart 1840.

BIRD, FRIEDRICH, Nekrolog. Dr. Franz Amelung, in: Allgemeine Zeitschrift für Psychiatrie 6. 1849 S. 440–444.

BIRD, FRIEDRICH/ DAMEROW, HEINRICH, Nachtrag zum Nekrolog des Dr. Franz Amelung, in: Allgemeine Zeitschrift für Psychiatrie 7. 1850 S. 623–636.

BROWN, JOHN, System der Heilkunde, übersetzt von C. H. Pfaff. Kopenhagen 1790/^{2}1798 (Original erschienen 1790, Elements of Medicine).

BOPP, [PHILIPP], Nachrichten von dem Hospitale und Irrenhause Hofheim im Grossherzogthume Hessen, in: Jahrbuch der gesammten Staatsarzneikunde 2. 1836 S. 555–566.

CHIARUGIE, VINCENZO, Abhandlung über den Wahnsinn überhaupt und insbesondere, nebst einer Centurie von Beobachtungen, eine freie und mit einigen Anmerkungen versehene Übersetzung aus dem Italienischen. Leipzig 1795.

DAMEROW, HEINRICH, Die Irrenanstalten als Bildungsmittel für junge Ärzte in der praktischen Psychiatrie. Berlin 1839.

DAMEROW, HEINRICH, Ueber die relative Verbindung der Irren-Heil und Pflegeanstalten in historisch-kritischer, so wie in moralischer, wissenschaftlicher und administrativer Beziehung. Leipzig 1840.

DAMEROW, HEINRICH, Die Zeitschrift. Ein Blick rückwärts und vorwärts, in: Allgemeine Zeitschrift für Psychiatrie 3. 1846 S. 1–32.

DAMEROW, HEINRICH, Nachtrag zu Necrolog zu Amelung, in: Allgemeine Zeitschrift für Psychiatrie 6. 1849 S. 367–377.

DAMEROW, HEINRICH, Bericht über die Irrenheilanstalt zu Siegburg im August und September 1830, veröffentlicht von Heinrich Lähr, in: Festschrift anlässlich des fünfzigjährigen Bestehens der Provinzial-Irren-Anstalt zu Nietleben. Leipzig 1897, S. 11–60.

DIETRICH, [ANTON], Rezension zu Jacobi: Ueber die Anlegung und Einrichtung von Irren-Heilanstalte mit ausführlicher Darstellung der Irren-Heilanstalt zu Siegburg; von Dr. Maximilian Jacobi, in: Jahrbücher der in- und ausländischen gesammten Medicin 5. 1835 S. 243–246.

DIETRICH, [ANTON], Rezension zu Bird: Beiträge zur Kenntnis des Arzneigebrauchs in den psychischen Krankheiten, in: Jahrbücher der in- und ausländischen gesammten Medicin 32. 1841 S. 117 f.

DIETRICH, [ANTON], Rezension zu Amelung: Beiträge zur Lehre von den Geisteskrankheiten, in: Jahrbücher der in- und ausländischen gesammten Medizin 14. 1847 S. 118–120.

ERLENMEYER, A[LBRECHT], Wie sind die Seelenstörungen in ihrem Beginne zu behandeln? Eine von der „deutschen Gesellschaft für Psychiatrie und gerichtliche Psychologie" mit dem vollem Preise gekrönte Abhandlung. Neuwied 1861.

ERLENMEYER, A[LBRECHT], Uebersicht der öffentlichen und privaten Irren- und Idioten-Anstalten aller europäischen Staaten. Neuwied 1863.

ERLENMEYER, A[LBRECHT], Die Morphiumsucht und ihre Behandlung. Berlin/Leizig/Neuwied ^{3}1887.

ESQUIROL, JEAN ETIENNE F., Von den Geisteskrankheiten. Hg. von E. H. Ackerknecht/H. Bues (Hubers Klassiker der Medizin und der Naturwissenschaften, 11). Stuttgart/Bern 1968 (Original Des maladies mentales. 1816).

ESQUIROL, JEAN ETIENNE F., Abhandlungen von den Seelenstörungen. Aus dem Dictionaire des Sciences médicales, im Auszuge mitgeteilt in: MAXIMILIAN JACOBI (Hg.), Sammlungen für die Heilkunde der Gemüthskrankheiten 1. Elberfeld 1822 S. 265–484.

FINKELNBURG, [CARL MARIA], Jacobi's Kaltwasserkuren bei Seelengestörten, in: Allgemeine Zeitschrift für Psychiatrie 20. 1863 S. 431–433.

FINKELNBURG, [CARL MARIA], Erfahrungen über Kaltbadekuren bei Seelengestörten, in: Allgemeine Zeitschrift für Psychiatrie 21. 1864 S. 506–533.

FISCHER, FRANZ, Die Ohrblutgeschwulst der Seelengestörten nebst einer Beobachtung der Kopfblutgeschwulst bei einem solchen Kranken, in: Allgemeine Zeitschrift für Psychiatrie 5. 1848 S. 1–44.

FLEMMING, C[ARL] F., Aphorismen zur Prognostik der Geistes-Verwirrung, in: Zeitschrift zur Beurtheilung der krankhaften Seelenzustände 1. 1838 S. 395–407.

FLEMMING, C[ARL] F., Rezension von Birds praktisch-psychiatrische Schriften, in: Jahrbücher der in- und ausländischen gesammten Medicin 32. 1841 S. 118 f.

FLEMMING, C[ARL] F., Einladung an die Irrenanstalts-Directoren zur Benutzung gemeinschaftlicher Schemata zu den tabellarischen Uebersichten, in: Allgemeine Zeitschrift für Psychiatrie 1. 1844 S. 430–440.

FLEMMING, C[ARL] F., Ueber Classification der Seelenstörungen nebst einem neuen Versuch derselben, mit besonderer Rücksicht auf gerichtliche Psychologie, in: Allgemeine Zeitschrift für Psychiatrie 1. 1844 S. 97–130.

FLEMMING, C[ARL] F., Betreffend die Aufstellung eines Normal-Schemas für irrenstatistische Uebersichten, in: Allgemeine Zeitschrift für Psychiatrie 3. 1846 S. 665–676.

FLEMMING, C[ARL] F., Rezension zu Damerows. Ueber die relative Verbindung der Irren-Heil- u. Pflegeanstalten, in historischer kritischer, so wie in moralischer, wissenschaftlicher u. administrativer Beziehung, in: Jahrbücher der in- und ausländischen gesammten Medicin 30. 1841 S. 241–243.

FLEMMING, C[ARL] F., Aufgaben und Bestrebungen der heutigen Psychiatrie, in: Allgemeine Zeitschrift für Psychiatrie 32. 1875 S. 249–259.

FLEMMING, C[ARL] F./JACOBI, MAXIMILIAN, Ueber die Einrichtung einer Irrenanstalt im Großherzogthum Baden, in: Zeitschrift für die Beurtheilung und Heilung der krankhaften Seelenzustände 1. 1838 S. 717–742.

Focke, A[ugust], Die Entscheidung über die Unheilbarkeit eines Irreseins, in: Allgemeine Zeitschrift für Psychiatrie 4. 1847 S. 283–303.

Focke, [August], Ueber typisches Irresein, Psychosis typica, in: Allgemeine Zeitschrift für Psychiatrie 5. 1848 S. 375–387.

Focke, [August], Die Jubiläumsfeierlichkeiten der 25jährigen Wirksamkeit der Anstalt zu Siegburg, in: Allgemeine Zeitschrift für Psychiatrie 7. 1850 S. 160 f.

Focke, [August], Berichtigung, Dr. Finkelnburg's Bemerkungen über „Jacobi's Kaltwasserkuren bei Seelengestörten", in: Allgemeine Zeitschrift für Psychiatrie 21. 1864 S. 203 f.

Focke, [August], Zahlen aus Siegburg, in: Allgemeine Zeitschrift für Psychiatrie 21. 1864 S. 699 f.

Focke, C., August Focke (1820–1904), auch ein Jacobi-Schüler, in: Allgemeine Zeitschrift für Psychiatrie 103. 1935 S. 211–215.

Frese, Zur Prognostik des Irreseins, in: Allgemeine Zeitschrift für Psychiatrie 32. 1875 S. 475–505.

Friedreich, Johann Baptist, Historisch-kritische Darstellung der Theorien über das Wesen und den Sitz der psychischen Krankheiten. Leipzig 1836.

Gellhorn, [Arthur] von, Klinische Beobachtungen über Chloral-Hydrath, in: Allgemeine Zeitschrift für Psychiatrie 28. 1872 S. 625–647.

Greding, J. E., Sämmtliche medizinische Schriften, Bd. 1,2, hg. von C.W. Greding. Greiz 1790/1791.

Goebel, M., Das evangelische Seelsorgeamt an der Irren-Heilanstalt in Siegburg, in: Monatsschrift für die evangelische Kirche. 1843 S. 17–43.

Griesinger, Wilhelm, Herr Ringseis und die naturhistorische Schule, in: Archiv für die physiologische Heilkunde 1. 1842 S. 43–90.

Griesinger, Wilhelm, Die Pathologie und Therapie der psychischen Krankheiten für Aerzte und Studirende. Stuttgart 1845.

Griesinger, Wilhelm, Die Pathologie und Therapie der psychischen Krankheiten für Aerzte und Studirende. Zweite, umgearbeitete und sehr vermehrte Auflage. Stuttgart 1867 (Nachdruck der zweiten Auflage von 1861).

Griesinger, Wilhelm, Die freie Behandlung, in: Archiv für Psychiatrie und Nervenkrankheiten 1. 1868/69 S. 237–248.

Griesinger, Wilhelm, Ueber Irrenanstalten und ihre Weiter-Entwicklung in Deutschland, in: Archiv für Psychiatrie und Nervenkrankheiten 1. 1868/69 S. 8–43.

Griesinger, Wilhelm, Ueber psychische Reflexactionen. Mit einem Blick auf das Wesen der psychischen Krankheiten, in: C. A. Wunderlich (Hg.), Wilhelm Griesinger's Gesammelte Abhandlungen 1. Psychiatrische und Nervenpathologische Abhandlungen. Berlin 1872 S. 3–45 (Erstmalig erschienen im Archiv für physiologische Heilkunde 2, 1843).

Griesinger, Wilhelm, Rezension von Wilhelm Griesinger: M[aximilian] Jacobi, die Hauptformen der Seelenstörungen, in ihren Beziehungen zur Heilkunde, nach der Beobachtung geschildert. Erster Band. Die Tobsucht. Leipzig 1844, in: C. A. Wunderlich (Hg.), Wilhelm Griesinger's Gesammelte Abhandlungen 1. Psychiatrische und Nervenpathologische Abhandlungen. Berlin 1872 S. 80–106 (Erstmalig erschienen im Archiv für physiologische Heilkunde 3. 1844).

Griesinger, Wilhelm, Vortrag zur Eröffnung der Psychiatrischen Klinik zu Berlin am 02.05.1867, in: C. A. Wunderlich (Hg.), Wilhelm Griesinger's Gesammelte Abhandlungen 1. Psychiatrische und Nervenpathologische Abhandlungen. Berlin 1872 S. 317–331 (Erstmalig erschienen im Archiv für Psychiatrie und Nervenheilkunde 1. 1868/69).

Grossherzoglich Hessisches Ministerium des Innern (Hg.), Hofheim und Heppenheim, die

Irrenanstalten des Großherzogthums Hessen. Berichte über Organisation, Verwaltung und Leistungen derselben in den Jahren 1866 bis 1877. Darmstadt 1880.

Gudden, [Bernhard] von, Zur relativ verbundenen Irrenheil- und Pflegeanstalt, in: Allgemeine Zeitschrift für Psychiatrie 18. 1861 S. 627–632.

Gudden, [Bernhard] von, Ueber die Entstehung der Ohrblutgeschwulst, in: Allgemeine Zeitschrift für Psychiatrie 20. 1863 S. 423–430.

Hagen, [Friedrich Wilhelm], Ueber Statistik der Irrenanstalten mit besonderer Beziehung des internationalen Congresses vom Jahre 1867 vorgeschlagen Schema, in: Allgemeine Zeitschrift für Psychiatrie 27. 1871 S. 267–294.

Hayner, Christian August F., Aufforderungen an Regierungen, Obrigkeiten und Vorsteher von Irrenhäusern zur Abstellung einiger schwerer Gebrechen in der Behandlung der Irren. Leipzig 1817.

Hayner, Christian August F., Ueber einige mechanische Vorrichtungen, welche in Irrenanstalten mit Nutzen gebraucht werden können, in: Zeitschrift für psychische Ärzte 1. 1818 S. 339–366.

Hecker, Ewald, Zur klinischen Diagnostik und Prognostik der psychischen Krankheiten, in: Allgemeine Zeitschrift für Psychiatrie 33. 1877 S. 602–620.

Heinroth, Johann Christian August, Beyträge zur Krankheitslehre. Gotha 1810.

Heinroth, Johann Christian August, Lehrbuch der Störungen des Seelenlebens oder der Seelenstörungen und ihrer Behandlung. Erster oder theoretischer Theil. Leipzig 1818.

Heinroth, Johann Christian August, Auch eine Rhapsodie über das Princip der psychischkrankhaften Zustände, in: Zeitschrift für psychische Aerzte 2. 1819 S. 545–559.

Heinroth, Johann Christian August, Anweisung für angehende Irrenärzte zu richtiger Behandlung ihrer Kranken. Als Anhang zu seinem Lehrbuche der Seelenstörungen. Leipzig 1825.

Henke, Adolph, Abhandlungen aus dem Gebiete der gerichtlichen Medicin. Als Erläuterungen zu dem Lehrbuche der gerichtlichen Medicin 4. Bamberg 1820.

Hoffmann, [Friedrich], Aerztlicher Bericht über die Wirksamkeit der Irren-Heil-Anstalt zu Siegburg während der Jahre 1858 und 1859. Köln 1860.

Hoffmann, [Friedrich], Aerztlicher Bericht über die Wirksamkeit der Irren-Heil-Anstalt zu Siegburg während der Jahre 1860 und 1861. Erstattet im August 1862. Köln 1862.

Hoffmann, [Friedrich], Ueber die Einteilung der Geisteskrankheiten in Siegburg, in: Allgemeine Zeitschrift für Psychiatrie 19. 1862 S. 367–391.

Horn, Ernst, Beschreibung der in der Irrenanstalt des Königlichen Charitékrankenhauses zu Berlin gebräuchlichen Drehmaschinen, ihrer Wirkung und Anwendung bei Geisteskranken, in: Zeitschrift für psychische Aerzte 1. 1818 S. 219–230.

Horn, Ernst, Oeffentliche Rechenschaft über meine zwölfjährige Dienstführung als zweiter Arzt des königl. Charité-Krankenhauses zu Berlin, nebst Erfahrungen über Krankenhäuser und Irrenanstalten. Berlin 1818.

Jacobi, Maximilian, Beobachtungen über die Pathologie und Therapie der mit Irreseyn verbundenen Krankheiten, in: Sammlungen für die Heilkunde der Gemüthskrankheiten 1. Elberfeld 1822.

Jacobi, Maximilian, Einleitung zu: Beschreibung der Irrenanstalt für Quäker bei York von Samuel Tuke, in: Sammlungen für die Heilkunde der Gemüthskrankheiten 1. Elberfeld 1822 S. 3–123.

Jacobi, Maximilian, Über die psychischen Erscheinungen und ihre Beziehungen zum Organismus im gesunden und kranken Zustande, in: Sammlungen für die Heilkunde der Gemüthskrankheiten 2. Elberfeld 1825 S. 339–391.

Jacobi, Maximilian, Ueber die Anlegung und Einrichtung von Irren-Heilanstalten mit ausführlicher Darstellung der Irren-Heilanstalt zu Siegburg. Berlin 1834.

Jacobi, Maximilian, Annalen der Irren-Heilanstalt zu Siegburg. Bd. 1. Köln 1837.

Jacobi, Maximilian, Die Irrenheilanstalt zu Siegburg und ihre Gegner auf dem sechsten rheinischen Landtage. Bonn 1841.

Jacobi, Maximilian, Auszug aus einem Schreiben von John Kitching Hülfsarzt in Painthorpe house, in: Allgemeine Zeitschrift für Psychiatrie 1. 1844 S. 590–606.

Jacobi, Maximilian, Bemerkungen über die Bedeutung des Ausdrucks „Seelenstörung" in der Psychiatrie, und über die Mitwirkung der Geistlichen bei Behandlung der Irren, in: Allgemeine Zeitschrift für Psychiatrie 1. 1844 S. 353–422.

Jacobi, Maximilian, Die Hauptformen der Seelenstörungen in ihren Beziehungen zur Heilkunde nach der Beobachtung geschildert 1. Leipzig 1844.

Jacobi, Maximilian, Ueber die gänzliche Beseitigung körperlicher Beschränkungsmittel bei der Behandlung von Irren, in: Allgemeine Zeitschrift für Psychiatrie 1. 1844 S. 583–589.

Jacobi, Maximilian, Aerztlicher Bericht über die Wirksamkeit der Heilanstalt zu Siegburg, in: Allgemeine Zeitschrift für Psychiatrie 4. 1847 S. 410–474.

Jacobi, Maximilian, Aerztlicher Bericht über die Wirksamkeit der Irren-Heil-Anstalt zu Siegburg für die Zeit vom 1. October 1846 bis Ende 1850. Erstattet im August 1851. Köln 1851.

Jacobi, Maximilian, Aus dem ärztlichen Bericht über die Wirksamkeit der Irren-Heil-Anstalt zu Siegburg für die Zeit vom 1. October 1846 bis Ende 1850, in: Allgemeine Zeitschrift für Psychiatrie 9. 1852 S. 234–255.

Jacobi, Maximilian, Neue Beobachtungen über die Anwendung der Einreibungen des unguentum stibiatum in die Scheitelgegend und der kalten Bäder in bestimmten Fällen von mit Seelenstörung begleiteten Krankheiten, in: Allgemeine Zeitschrift für Psychiatrie 11. 1854 S. 369–447.

Jacobi, Maximilian, Sammlungen für die Heilkunde der Gemüthskrankheiten 1. Elberfeld 1822.

Jacobi, Maximilian, Esquirol's Abhandlungen von den Seelenstörungen. Aus dem Dictionaire des Sciences médicales, im Auszuge mitgeteilt, in: Ders. (Hg.), Sammlungen für die Heilkunde der Gemüthskrankheiten 1. Elberfeld 1822 S. 265–484.

Jacobi, Maximilian, Sammlungen für die Heilkunde der Gemüthskrankheiten 2. Elberfeld 1825.

Jung, W., Ueber die Ohrverbildung bei Geisteskranken, in: Allgemeine Zeitschrift für Psychiatrie 18. 1863 S. 39–65.

Krüger-Velthusen, Rezension: Das Seelenleben des Menschen. Unter dem Gesichtspunkte seiner organischen Entwicklung, Verjüngung und Gesundheit. Von Ferdinand Schnell, in: Allgemeine Zeitschrift für Psychiatrie 19. 1862 S. 113–116.

Laehr, Heinrich, Gedenktage der Psychiatrie. Berlin 1889.

Ludwig, Georg, Die Überfüllung der Landes-Irrenanstalt Hofheim und Heppenheim, ihre Ursachen und Folgen und die Mittel zur Abhülfe. Heppenheim 1886.

Meyer, Ludwig, Das Non-Restraint und die Deutsche Psychiatrie, in: Allgemeine Zeitschrift für Psychiatrie 20. 1863 S. 542–581.

Miscellen, Landeshospital Hofheim, Bestandsangaben, 1864, in: Allgemeine Zeitschrift für Psychiatrie 21. 1864 S. 341 f.

Miscellen, Siegburg, März 1865, in: Allgemeine Zeitschrift für Psychiatrie 22. 1865 S. 87–90.

Morel, Benedict August, Traité des dégénérescences physiques, intellectuelles et morales de l'espèce humaine. Paris/London/New York 1857.

Nasse, [Friedrich], Ueber die Abhängigkeit oder Unabhängigkeit des Irreseyns von einem vorausgegangenen körperlichen Krankheitszustande, in: Zeitschrift für psychische Aerzte 1. 1818 S. 128–140 und S. 409–456.

Nasse, [Friedrich], Ueber die Benennung und die vorläufige Eintheilung des psychischen Krankseyns, in: Zeitschrift für psychische Aerzte 1. 1818 S. 17–48.

Nasse, [Friedrich], „Ueber das Bedürfniß, daß mit der Vorbereitung zu dem ärztlichen Berufe auch jedes Mal die zu dem ärztlichen Geschäft bei psychischen Kranken verbunden sei, und über die günstige Gelegenheit zu dieser Vorbereitung", in: Zeitschrift für psychische Ärzte 2. 1819 S. 325–362.

Nasse, [Friedrich], Keine Irren in die klinischen Anstalten, in: Zeitschrift für psychische Ärzte 4. 1822 S. 172–202.

Nasse, [Friedrich], Grundzüge der Lehre von dem Verhältnis zwischen Leib und Seele in Gesundheit und Krankheit, in: Zeitschrift für psychische Aerzte 5. 1822 S. 1–35.

Nasse, [Friedrich], Die Aufgabe der Anthropologie, in: Zeitschrift für Anthropologie 1. 1823 S. 1–29.

Nasse, [Friedrich], Die Entscheidung über die Unheilbarkeit eines Irreseins, in: Allgemeine Zeitschrift für Psychiatrie 3. 1846 S. 589–595.

Nasse, Werner, Vorschläge zur Irrengesetzgebung, mit besonderer Rücksicht auf Preussen. Marburg 1850.

Nasse, Werner, Neue Beobachtungen über den Einfluß des Wechselfiebers auf das Irresein, in: Allgemeine Zeitschrift für Psychiatrie 21. 1864 S. 1–46.

Nasse, Werner, Aerztlicher Bericht über die Wirksamkeit der Irren-Heil-Anstalt zu Siegburg während der Jahre 1862 und 1863. Erstattet im August 1864. Köln 1864.

Nasse, Werner, Aerztlicher Bericht über die Wirksamkeit der Iren-Heil-Anstalt zu Siegburg während der Jahre 1864, 1865 und 1866. Erstattet im August 1867. Köln 1867.

Nasse, Werner, Aus dem ärztlichen Bericht über die Wirksamkeit der Irrenheilanstalt zu Siegburg während der Jahre 1864, 1865 und 1866, erstattet durch den Director der Anstalt, in: Allgemeine Zeitschrift für Psychiatrie 25. 1868 S. 433–436.

Nasse, Werner, Aerztlicher Bericht über die Wirksamkeit der Irren-Heil-Anstalt zu Siegburg während der Jahre 1867, 1868 und 1869. Erstattet im März 1871. Köln 1871.

Nasse, Werner, Ueber die Beziehung zwischen Typhus und Irresein, in: Allgemeine Zeitschrift für Psychiatrie 27. 1871 S. 11–42.

Nasse, Werner, Bericht der Statistik-Commission, in: Allgemeine Zeitschrift für Psychiatrie 30. 1874 S. 580–583.

Nasse, Werner, Bericht über die Provinzial-Irrenanstalt zu Andernach, in: Die Provinzial-Irren, Blinden- und Taubstummen-Anstalten der Rheinprovinz in ihrer Entstehung, Entwicklung und Verfassung, dargestellt auf Grund eines Beschlusses des 26. Rheinischen Provinzial Landtages vom 3. Mai. 1879. Düsseldorf 1880 S. 179–189.

Nasse, Werner, Geschichtliche Entwicklung der rheinischen Irrenpflege von der Gründung der Provinzial-Irren-Heilanstalt zu Siegburg bis zu deren Aufhebung, in: Die Provinzial-Irren, Blinden- und Taubstummen-Anstalten der Rheinprovinz in ihrer Entstehung, Entwicklung und Verfassung, dargestellt auf Grund eines Beschlusses des 26. Rheinischen Provinzial Landtages vom 3. Mai. 1879. Düsseldorf 1880 S. 3–36.

Nasse, Werner/Ripping, [Ludwig], Erfahrungen über die methodische Opium-Kur bei Psychosen, in: Allgemeine Zeitschrift für Psychiatrie 32. 1875 S. 408–411.

Nötel, Bericht über die Provinzial-Irrenanstalt zu Merzig, in: Die Provinzial Irren, Blinden und Taubstummen-Anstalten der Rheinprovinzen in ihrer Entstehung, Entwicklung und Verfassung dargestellt auf Grund eines Beschlusses des 6. Rheinischen Provinzial-Landtags vom 3. Mai 1879. Düsseldorf 1880 S. 208–222.

OBERNIER, F., Ueber ein einfaches Instrument, Pupillenunterschiede zu ermitteln, in: Allgemeine Zeitschrift für Psychiatrie 21. 1864 S. 445–449.

PELMAN, [CARL], Reisebericht aus England und Frankreich, in: Allgemeine Zeitschrift für Psychiatrie 27. 1871 S. 162–186 und S. 307–334.

PELMAN, [CARL], Rezension zum Beitrag zur Behandlung der Geisteskrankheiten mit Opium, in: Allgemeine Zeitschrift für Psychiatrie 27. 1871 S. 107–110.

PELMAN, [CARL], Sitzungsbericht vom 18. Juni 1870, in: Allgemeine Zeitschrift für Psychiatrie 27. 1871 S. 595–597.

PELMAN, [CARL], Ideen zur allgemeinen Psychiatrie, in: Allgemeine Zeitschrift für Psychiatrie 35. 1879 S. 463–484.

PELMAN, [CARL], Bericht über die Provinzial-Irrenanstalt zu Grafenberg, in: Die Provinzial-Irren, Blinden- und Taubstummen-Anstalten der Rheinprovinzen in ihrer Entstehung, Entwicklung und Verfassung dargestellt auf rund eines Beschlusses des 6. Rheinischen Provinzial-Landtags vom 3. Mai 1879. Düsseldorf 1880 S. 189–201.

PELMAN, [CARL], Erinnerungen eines alten Irrenarztes. Bonn 1912.

PINEL, PHILIPPE, Philisophisch-Medicinische Abhandlung über Geistesverirrungen oder Manie, übesetzt von M. Wagner. Wien 1801 (Original Traité medico-philosophique sur L'aliénation mentale. 1801).

POCHHAMMER, VON, Ueber die gesetzlichen Bestimmungen, betreffend das Irrenwesen in Preussen und namentlich die Aufnahme von Geisteskranken in die Preussische öffentliche oder Privat-Irren-Anstalten, in: Allgemeine Zeitschrift für Psychiatrie 16. 1859 S. 633–650.

POPP, GEORG JULIUS, Kurze Beschreibungen mehrerer Irren-Anstalten Deutschlands, Belgiens, Englands, Schottlands und Frankreichs. Erlangen 1844.

REDAKTION ALLGEMEINE ZEITSCHRIFT FÜR PSYCHIATRIE, Zusammenstellung der Irren-Anstalten Deutschlands im Beginn des Jahres 1858, in: Allgemeine Zeitschrift für Psychiatrie 15 Anhang zu Heft 4. 1858 S. 1–29.

REIL, JOHANN CHRISTIAN, Von der Lebenskraft, hg. von Karl Sudhoff (Klassiker der Medizin 2). Leipzig 1795/1910.

REIL, JOHANN CHRISTIAN, Über die Erkenntnis und Cur der Fieber. Besondere Fieberlehre 4. Nervenkrankheiten. Halle 1802/²1805.

REIL, JOHANN CHRISTIAN, Rhapsodieen über die Anwendung der psychischen Curmethode auf Geisteszerrüttungen. Halle 1803.

REIL, JOHANN CHRISTIAN, Beiträge zur Organisation der Versorgungsanstalten für unheilbar Irrende. Als Anhang zu Cox'ens Bemerkungen über Geisteszerrüttung. Halle 1811.

REISSNER, Über Einspritzungen von Arzneimitteln in das Unterhautgewebe bei Geisteskranken, in: Allgemeine Zeitschrift für Psychiatrie 24. 1867 S. 74–151.

RICHARZ, FRANZ, Ueber öffentliche Irrenpflege und die Notwendigkeit ihrer Verbesserung, mit besonderer Rücksicht auf die Rheinprovinz. Bonn 1844.

RICHARZ, FRANZ, Ankündigung. Richarz eröffnet Privatanstalt, in: Allgemeine Zeitschrift für Psychiatrie 2. 1845 S. 562–564.

RICHARZ, FRANZ, Ueber die Grundformen der chronischen Seelenstörungen, in: Allgemeine Zeitschrift für Psychiatrie 5. 1848 S. 318–327.

RICHARZ, FRANZ, Ueber Wesen und Behandlung der Melancholie mit Aufregung (Melancholia agitans), in: Allgemeine Zeitschrift für Psychiatrie 15. 1858 S. 28–65.

RICHARZ, FRANZ, Ueber Vererbung in Geisteskrankheiten auf Grund der Geschlechtsverschiedenheit, in: Allgemeine Zeitschrift für Psychiatrie 30. 1874 S. 658–675.

RIPPING, [LUDWIG], Reisebericht über eine psychiatrische Reise in England und Schottland, in: Allgemeine Zeitschrift für Psychiatrie 31. 1875 S. 97–117 und S. 253–274.

RIPPING, [LUDWIG], Bericht über die Provinzial-Irrenanstalt zu Düren, in: Die Provinzial-Irren,

Blinden- und Taubstummen-Anstalten der Rheinprovinzen in ihrer Entstehung, Entwicklung und Verfassung dargestellt auf Grund eines Beschlusses des 6. Rheinischen Provinzial-Landtags vom 3. Mai 1879. Düsseldorf 1880 S. 201–208.

Rittershaus, Ernst, Die Irrengesetzgebung in Deutschland nebst einer vergleichenden Darstellung des Irrenwesens in Europa. Berlin/Leipzig 1927.

Roller, Christian F. W., Die Irrenanstalten nach allen ihren Beziehungen. Karlsruhe 1831.

Roller, Christian F. W., Grundsätze für Errichtung neuer Irrenanstalten, insbesondere der Heil- und Pflegeanstalten bei Achern im Großherzogthum Baden. Karlsruhe 1838.

Roller, Christian F. W., Psychiatrische Zeitfragen aus dem Gebiet der Irrenfürsorge in und ausser der Anstalten und ihren Beziehungen zum staatlichen und gesellschaftlichen Leben. Berlin 1874.

Ruer, W[ilhelm], Nachrichten über die Irrenanstalt zu Marsberg, in: Zeitschrift für psychische Ärzte 2. 1819 S. 72–104.

Sander, [Wilhelm], Zur Casuistik der Ohrblutgeschwulst, in: Allgemeine Zeitschrift für Psychiatrie 19. 1862 S. 533–537.

Sander, [Wilhelm], Einreibung des Scheitels mit Ung. tartar. stibiati, in: Archiv für Psychiatrie 7. 1877 S. 648–651.

Schelling, Friedrich Wilhelm Joseph, Erster Entwurf eines Systems der Naturphilosophie, hg. von W. G. Jacobs und P. Ziche, Stuttgart 2001 (Original erschienen 1799).

Schneider, P. J., Entwurf zu einer Heilmittellehre gegen psychische Krankheiten, oder Heilmittel in Beziehung auf psychische Krankheitsformen. Tübingen 1824.

Schroeter, R., Die horizontale und vertikale Trennung der Abtheilungen in den Irrenanstalten, in: Allgemeine Zeitschrift für Psychiatrie 37. 1881 S. 634–643.

Sitzungsprotokoll vom September 1873, in: Allgemeine Zeitschrift für Psychiatrie 30. 1874 S. 578–586.

Schüle, H[einrich], Ueber eine bemerkenswerthe Wirkung des Chloralhydrates, in: Allgemeine Zeitschrift für Psychiatrie 28. 1872 S. 1–33.

Snell, Ludwig, Über Monomanie als primäre Form der Seelenstörung, in: Allgemeine Zeitschrift für Psychiatrie 22. 1865 S. 368–381.

Snell, Ludwig, Über die verschiedenen Formen der Melancholie, in: Allgemeine Zeitschrift für Psychiatrie 28. 1872 S. 222–229.

Snell, Ludwig, Zur Erinnerung an Maximilian Jacobi, in: Allgemeine Zeitschrift für Psychiatrie 28. 1872 S. 415–424.

Tigges, [Wilhelm], Zur Behandlung der Melancholie mit Opium, in: Allgemeine Zeitschrift für Psychiatrie 21. 1864 S. 421–444.

Tissot, Samuel A. D., Von der Gesundheit der Gelehrten. Zürich 1768.

Wagnitz, Heinrich B., Historische Nachrichten und Bemerkungen über die merkwürdigsten Zuchthäuser in Deutschland. Nebst einem Anhange über die zweckmäßigste Einrichtung der Gefängnisse und Irrenanstalten 1 und 2. Halle 1792/1794.

Wagnitz, Heinrich B., Ideen und Pläne zur Verbesserung der Policey- und Criminalanstalten. Dem neunzehnten Jahrhundert zur Vollendung übergeben. Erste und zweyte Sammlung. Halle 1801/1802.

Wächtler, K., Ueber den Umgang des Geistlichen mit Irren, in: Monatsschrift für die evangelische Kirche. 1844 S. 111–132.

Wille, [Ludwig], Zur Casuistik der Ohrblutgeschwulst, in: Allgemeine Zeitschrift für Psychiatrie 20. 1863 S. 430 f.

Wille, [Ludwig], Ueber Irren-Pflege und Irren-Anstalten. Vortrag, gehalten den 11. September 1868 in der Jahres-Versammlung der schweizerischen Irrenärzte in Rheinau, in: Vierteljahrschrift für Psychiatrie 2. 1868 S. 354–370.

Willing, [T. J. G.], Die Siegburger Irrenheilanstalt und ihre Bedeutung für die Rheinprovinz. Mit einem Vorwort von M. Jacobi. Köln 1854.

Willing, [T. J. G.], Aerztlicher Bericht über die Wirksamkeit der Irren-Heil-Anstalt der Rheinprovinz zu Siegburg während der Jahre 1856 und 1857. Erstattet im Juni 1858 von dem interimistisch die Directionsgeschäfte wahrnehmenden 2. Arzte der Heil-Anstalt Dr. Willing. Köln 1858.

XII. Forschungsliteratur

Ackerknecht, Erwin H., Kurze Geschichte der Psychiatrie. Stuttgart 1957/[3]1985.

Adair, Richard/Forsythe, Bill/ Melling, Joseph, The New Poor Law and the County Pauper Lunatic Asylum – The Devon Experience 1834–1884, in: Social History of Medicine 9. 1996 S. 335–355.

Akademie der Künste (Hg.), Robert Schumann in Endenich (1854–1856): Krankenakten, Briefzeugnisse und zeitgenössische Berichte. Berlin/Mainz u. a. 2006.

Altman, Irwin/Haythorn, William W., The Ecology of Isolated Groups, in: William H. Ittelson/M. Harold Proshansky/Leanne G. Rivlin (Hg.), Environmental Psychology. Man and his physical setting. New York 1970 S. 226–239.

Amering, Michaela/Schmolke, Margit, Recovery. Das Ende der Unheilbarkeit. Bonn 2007.

Andrews, Jonathan, Identifying and Providing for the Mentally Disabled in Early Modern London, in: Anne Digby/David Wright (Hg.), From Idiocy to mental Deficiency. Historical perspectives on people with learning disabilities. New York 1996 S. 65–92.

Andrews, Jonathan, Case Notes, Case histories, and Patient's Experience of Insanity at Gartnavel Royal Asylum, Glasgow, in the Nineteenth Century, in: Social History of Medicine 11 (2). 1998 S. 255–281.

Andrews, Jonathan/Digby, Anne, Introduction, in: Dies. (Hg.), Sex and Seclusion. Perspectives on Gender and Class in the History of British and Irish Psychiatry. Amsterdam/New York 2004 S. 7–44.

Ansorge, Maralde, Maximilian Jacobi (1775–1858). Aspekte eines Verhältnisses zwischen philosophisch-religiöser Überzeugung, empirischer Beobachtung und somatischer Psychiatrie in der ersten Hälfte des 19. Jahrhunderts. Uni. med. Diss. FU Berlin 1994 [Mikrofiche].

Angst, Alfred E., Die ersten psychiatrischen Zeitschriften in Deutschland. Uni med. Diss. Augsburg 1975.

Altbauer-Rudnik, Michael, Love, Madness and Social Order: Love Melancholy in France and England in the Late Sixtheenth and Early Seventeenth Centuries, in: Gesnerus 63. 2006 S. 33–45.

Baer, Rolf, Die Entwicklung einer psychiatrischen Systematik, in: Ders. (Hg.), Themen der Psychiatriegeschichte. Stuttgart 1998 S. 3–34.

Barfoot, M./Beveridge, Allan, Madness at the crossroads: John Home's letters from the Royal Edinburgh Asylum, 1886–87, in: Psychological Medicine 20. 1990 S. 263–284.

Bartlett, Peter, The Asylum and the Poor Law. The productive alliance, in: John Melling/Bill Forsythe (Hg.), Insanity, Institutions and Society, 1800–1914. A social history of madness in comparative perspective. London/New York 1999 S. 48–67.

Bartlett, Peter/Wright, David, „Community Care and its Antecedents," in: Peter Bartlett (Hg.), Outside the Walls of the Asylum: The History of Care in Community, 1750–2000. London 1999 S. 1–18.

Bauer, Heinrich, Die Mitwirkung Maximilian Jacobis an der Begründung und Entwicklung der evangelischen Gemeinde Siegburgs, in: Andrea Korte-Böger (Hg.), Roh oder zärtlich: Benediktinerabtei – Irrenheilanstalt – Gefängnis; Stätten christlicher Liebe. Siegburg 2000 S. 24–30.

Bayertz, Kurt/Kroll, Jürgen/Weingart, Peter, Rasse, Blut und Gene. Geschichte der Eugenik und Rassenhygiene in Deutschland. Frankfurt/Main 1992.

Beddies, Thomas/Dörries, Andrea (Hg.), Die Patienten der Wittenauer Heilstätten in Berlin. Husum 1999.

Beddies, Thomas (2002), Zur Methodologie der wissenschaftlichen Auswertung psychiatrischer Krankenakten, in: http://w210.ub.uni-tuebingen.de/portal/binswanger_tagung/.

Beddies, Thomas/Müller, Thomas/Schmiedebach, Heinz-Peter, Berliner Forschungen zur Psychotherapie- und Psychiatriegeschichte, in: Thomas Müller (Hg.), Psychotherapie in Berlin. Geschichte und Praktiken ihrer Etablierung (Abhandlungen zur Geschichte der Medizin und der Naturwissenschaften 86). Husum 2004 S. 291–312.

Beer, D./Berrios, German E., Unitary Psychosis Concept, in: Ders./Roy Porter (Hg.), History of Clinical Disorders. London 1995 S. 313–335.

Behrens, Ulrich, „Sozialdisziplinierung" als Konzeption der Frühneuzeitforschung. Genese, Weiterbildung und Kritik – Eine Zwischenbilanz, in: Historische Mitteilungen 12. 1999 S. 35-68.

Bennhold-Thomsen, Anke/Guzzoni, Alfredo, Der Irrenhausbesuch. Ein Topos in der Literatur um 1800, in: Aurora 42. 1882 S. 82–110.

Benning, Geert, Das Opium in der deutschen Psychiatrie des 19. Jahrhunderts: eine geschichtsmedizinische Skizze. Uni. med. Diss. Göttingen 1936.

Benzenhöfer, Udo, Psychiatrie und Anthropologie in der ersten Hälfte des 19. Jahrhunderts (Schriften zur Wissenschaftsgeschichte XI). Hürtgenwald 1993.

Benthien, Claudia, Im Leibe wohnen. Literarische Imagologie und historische Anthropologie der Haut. Berlin 1998.

Bernet, Brigitta, Assoziationsstörung. Zum Wechselverhältnis von Krankheits- und Gesellschaftsdeutung im Werk Eugen Bleulers (1857–1939), in: Heiner Fangerau/Karen Nolte (Hg.), „Moderne" Anstaltspsychiatrie im 19. und 20. Jahrhundert – Legitimation und Kritik (Medizin, Gesellschaft und Geschichte, Beiheft 26). Stuttgart 2006 S. 169–193.

Bernet, Brigitta/Hürlimann, Gisela/Meier, Marietta/ Tanner, Jakob, Zwangsmassnahmen in der Zürcher Psychiatrie 1870–1970: Bericht im Auftrag der Gesundheitsdirektion des Kanton Zürich. Zürich 2002.

Bernet, Brigitta/Dubach, Roswitha/Germann, Urs/Meier, Marietta, Zwang zur Ordnung. Psychiatrie im Kanton Zürich, 1870–1970. Zürich 2007.

Berrios, German E./Porter, Roy (Hg.), A History of Clinical Psychiatry. The Origin and History of Psychiatric Disorders. London 1995.

Bertolín-Guillen, José M. u.a., Inmates of the mid nineteenth-century Valencian asylum ‚Hospital dels Ignoscents, Folls e Orats'. Is their illness diagnosable?, in: History of Psychiatry 12. 2001 S. 387–404.

Beveridge, Allan, Madness in Victorian Edinburgh: a study of patients admitted to the Royal Edinburgh Asylum under Thomas Clouston, 1873–1908. Teil 1 und 2, in: History of Psychiatry 6. 1995 S. 21–54 und S. 133–156.

Beveridge, Allan, Voices of the Mad: Patients' Letters from the Royal Edinburgh Asylum, 1873–1908. Psychological Medicine 27. 1997 S. 899–908.

Beveridge, Allan/Renvoize, Edward B., Mentall Illness and the late Victorians: a study of patients admitted to three asylums in York, 1880–1884, in: Psychological Medicine 19. 1989 S. 19–28.

Beveridge, Allan/Doody, G. A./Johnstone, E. C., Poor and mad: a study of patients admitted to the Fife and Kinross District Asylum between 1874 and 1899, in: Psychological Medicine 26. 1996 S. 887–897.

Beveridge, Allan, u. a., Inmates of the mid nineteenth-century Valencian asylum „Hospital dels

Ignoscents, Folls e Orats". Is their illness diagnosable?, in: History of Psychiatry 12. 2001 S. 387–404.

Blasius, Dirk, Sozialgeschichtliche Perspektiven in der Medizingeschichte, in: Geschichte und Gesellschaft 2. 1976 S. 386–415.

Blasius, Dirk, Der verwaltete Wahnsinn. Eine Sozialgeschichte des Irrenhauses. Frankfurt/Main 1980.

Blasius, Dirk, Umgang mit Unheilbarem. Studien zur Sozialgeschichte der Psychiatrie. Bonn 1986.

Blasius, Dirk, „Einfache Seelenstörung" Geschichte der deutschen Psychiatrie 1800–1945. Frankfurt/Main 1994.

Bleker, Johanna, Die naturhistorische Schule 1825–1845. Ein Beitrag zur Geschichte der klinischen Medizin in Deutschland. (Medizin in Geschichte und Kultur 13). Stuttgart 1981.

Bleker, Johanna, Biedermeiermedizin – Medizin der Biedermeier? Tendenzen, Probleme, Widersprüche 1830–1850, in: Medizinhistorisches Journal 23 (1). 1988 S. 5–22.

Bleker, Johanna, Hysterie – Dymenorrhoe – Chlorose. Diagnosen bei Frauen der Unterschichten im frühen 19. Jahrhundert, in: Medizinhistorisches Journal 28. 1993 S. 345–374.

Bleker, Johanna, Die medizinische Funktion des frühmodernen Krankenhauses. Zur Analyse des Diagnosespektrums der Inneren Abteilung des Würzburger Juliusspitals 1819–1829, in: Alfons Labisch/Reinhard Spree (Hg.), „Einem jeden Kranken in einem Hospitale sein eigenes Bett". Zur Sozialgeschichte des Allgemeinen Krankenhauses in Deutschland im 19. Jahrhundert. Frankfurt a. Main/New York 1996 S. 123–144.

Blickle, Peter/Schlögl, Rudolf (Hg.), Die Säkularisierung im Prozess der Säkularisation Europas (Geschichte und Kultur 13). Epfendorf 2005.

Bollenbeck, Georg, Bildung und Kultur. Glanz und Elend eines deutschen Deutungsmusters. Frankfurt a. Main/Leipzig 1994.

Bortz, Jürgen, Statistik für Sozialwissenschaftler. Berlin/Heidelberg 1999.

Braun, Salina, „Was nun die Haupt-Ursache seiner Geisteskrankheit betrifft, ... Selbstbefleckung". Krankheitszuschreibungen und Behandlungspraktiken in der Irren-Heil-Anstalt-Siegburg (1825–1878). Der Fall des Georg v. G., in: Würzburger medizinhistorische Mitteilungen 25. 2006 S. 43–61.

Breuer, Stefan, Sozialdisziplinierung. Probleme und Problemverlagerungen eines Konzepts bei Max Weber, Gerhard Oestreich und Michel Foucault, in: Christoph Sachse/Florian Tennstedt (Hg.), Soziale Sicherheit und soziale Disziplinierung. Frankfurt/Main 1986 S. 45–69.

Brink, Cornelia, „Nicht mehr normal und noch nicht geisteskrank..." Über psychopathologische Grenzfälle im Kaiserreich, in: WERKSTATTGeschichte 33. 2002 S. 22–44.

Bröer, Ralf (Hg.), Eine Wissenschaft emanzipiert sich: die Medizinhistoriographie von der Aufklärung bis zur Postmoderne. Pfaffenweiler 1999.

Broman, Thomas H., Der ärztliche Beruf zwischen 1750 und 1820: Einige Bemerkungen zum Thema „Professionalisierung", in: Peter Schneck/Hans-Uwe Lammel (Hg.), Die Medizin an der Berliner Universität und an der Berliner Charité zwischen 1810 und 1850 (Abhandlungen zur Geschichte der Medizin und der Naturwissenschaften 67). Husum 1995 S. 241–253.

Broman, Thomas H., The Transformation of German Academic Medicine, 1750–1820. Cambridge/New York 1996.

Broman, Thomas H., Zwischen Staat und Konsumgesellschaft: Aufklärung und die Entwicklung des deutschen Medizinalwesens im 18. Jahrhundert, in: Werner Sohn/Bettina Wahrig (Hg.), Zwischen Aufklärung, Policey und Verwaltung. Zur Genese des Medizinalwesens 1750–1850 (Wolfenbütteler Forschungen 102). Wiesbaden 2003 S. 91–107.

Budde, Gunilla-Friederike, Das Dienstmädchen, in: Ute Frevert/Heinz-Gerhard Haupt (Hg.), Der Mensch im 19. Jahrhundert. Essen 1999/2004 S. 148–175.

BURGENER, PETER, Die Einflüsse des zeitgenössischen Denkens in Morels Begriff der „dégénérescence". Uni. Diss. Zürich 1964.

BURKHARDT, MARGA MARIA, Krank im Kopf. Patienten-Geschichte der Heil- und Pflegeanstalt Illenau 1842–1889. Uni. Diss. Freiburg i. Br. 2003.

BURKHART, ELISABETH, Ludwig Meyer (1827–1900) – Leben und Werk. Ein Vertreter der deutschen Psychiatrie auf dem Weg zur medizinisch-naturwissenschaftlichen Fachdisziplin. Uni. med. Diss. FU Berlin 1991.

BYNUM, WILLIAM F., Rationales for Therapy in British Psychiatry: 1780–1835, in: Medical History 18. 1974 S. 317–334.

BYNUM, WILLIAM F./PORTER, ROY/SHEPARD, MICHAEL, The Anatomy of Madness: Essays in the History of Psychiatry. London 1985–1988.

CANNING, KATHLEEN, Problematische Dichotomien. Erfahrung zwischen Narrativität und Materialität, in: MARGUÉRITE BOS/BETTINA VINCENZ/TANJA WIRZ (Hg.), Erfahrung: Alles nur Diskurs? Zur Verwendung des Erfahrungsbegriffs in der Geschlechtergeschichte. Beiträge der 11. Schweizerischen HistorikerInnentagung. Zürich 2002 S. 37–58.

CASTEL, ROBERT, Die psychiatrische Ordnung. Frankfurt/Main 1983 (Original L'ordre psychiatrique. L'age d'or de L'aliénisme. Paris 1976).

CHIOMPIE, L., Was unterscheidet unseren Umgang mit Akut-Kranken und mit Langzeitpatienten?, in: KLAUS DÖRNER (Hg.), „Die Unheilbaren". Was machen Langzeitpatienten mit uns – und was machen wir mit ihnen? (35. Güterloher Fortbildungswoche 1983). Rehburg-Loccum 1983 S. 134–146.

CHMIELEWSKI, ALEXANDRA, Auf dem Weg zum Experten. Die Herausbildung des psychiatrischen Berufsstandes in Süddeutschland (1800 bis 1860), in: HELMUT BERDING/DIETHELM KLIPPEL/GÜNTHER LOTTES (Hg.), Kriminalität und abweichendes Verhalten. Deutschland im 18. und 19. Jahrhundert. Göttingen 1999 S. 105–140.

CHMIELEWSKI, ALEXANDRA, Reform ohne Zukunft: Die Heilanstalt und psychiatrische Klinik in Heidelberg (1826–1835), in: ERIC J. ENGSTROM/VOLKER ROELCKE (Hg.), Psychiatrie im 19. Jahrhundert. Forschungen zur Geschichte von psychiatrischen Institutionen, Debatten und Praktiken im deutschen Sprachraum (Medizinische Forschungen 13). Basel/Mainz 2003 S. 49–66.

CHMIELEWSKI, ALEXANDRA, Norm und Autonomie. Legitimierungsstrategien und Deutungsmacht süddeutscher Anstaltspsychiater in der ersten Hälfte des 19. Jahrhunderts, in: HEINER FANGERAU/KAREN NOLTE (Hg.), „Moderne" Anstaltspsychiatrie im 19. Jahrhundert – Legitimation und Kritik (Medizin, Gesellschaft und Geschichte 26). Stuttgart 2006 S. 67–82.

COLEBORNE, CATHARINE, Passage to the asylum: the role of the police in committals of the insane in Victoria, Australia, 1848–1900, in: ROY PORTER/DAVID WRIGHT (Hg.), The Confinement of the Insane. International Perspectives, 1800–1965. Cambridge 2003 S. 129–148.

COOPER, RACHEL, Classifiying Madness: A Philosophical Examination of the Diagnostic and Statistical Manual of Mental Disorders. Berlin 2005.

CORDING, CLEMENS, Griesinger's Diagnostic Classification and its Prognostic Validity. An Empirical Study, in: ERIC J. ENGSTROM/PAUL HOFF/MATTHIAS M. WEBER (Hg.), Knowledge and Power. Perspectives in the History of Psychiatry. Berlin 1999 S. 111–117.

CROPLEY, ARTHUR J., Qualitative Forschungsmethoden. Eine praxisnahe Einführung. Eschborn 2002.

DANIEL, UTE, Die Erfahrungen der Geschlechtergeschichte, in: MARGUÉRITE BOS/BETTINA VINCENZ/TANJA WIRZ (Hg.), Erfahrung: Alles nur Diskurs? Zur Verwendung des Erfahrungsbegriffs in der Geschlechtergeschichte. Beiträge der 11. Schweizerischen HistorikerInnentagung. Zürich 2002 S. 59–69.

DANIEL, UTE, Alte und Neue Kulturgeschichte, in: GÜNTHER SCHULZ (Hg.), Sozial- und Wirtschaftsgeschichte. Arbeitsgebiete – Probleme – Perspektiven. 100 Jahre Vierteljahrschrift für Sozial- und Wirtschaftsgeschichte (Beihefte VSWG 169). Stuttgart 2004 S. 345–358.

DANNEMANN, HEINRICH, Die psychiatrische Klinik zu Giessen. Berlin 1899.

DAVIES, KERRY, Silent and Censured Travellers?: Patients' Narratives and Patients' Voices: Perspectives on the History of Mental Illness since 1948, in: Social History of Medicine 2. 2001 S. 267–292.

DAY, PETER, Kranke und Behinderte, in: LENELIS KRUSE/CARL-FRIEDRICH GRAUMANN/ERNST-DIETER LANTERMANN (Hg.), Ökologische Psychologie. Ein Handbuch in Schlüsselbegriffen. München 1990 S. 451–457.

DEMANDT, KARL E., Die Hohen Hospitäler Hessens. Anfänge und Aufbau der Landesfürsorge für die Geistesgestörten und Köperbehinderten Hessens (1528–1591), in: WALTER HEINEMEYER/TILMAN PÜNDER (Hg.), 450 Jahre Psychiatrie in Hessen (Veröffentlichungen der Historischen Kommission für Hessen 47). Marburg 1983 S. 35–133.

DEUTSCHLE, GABRIELA, „... welche sie schmerzlich vermissen würde". Die kranke Prinzessin, in: DIES./WOLFGANG EIRUND/STEFFEN HAAS/PETER SANDER/CHRISTINA VANJA (Hg.), Wissen und irren. Psychiatriegeschichte aus zwei Jahrhunderten – Eberbach und Eichberg (Historische Schriftenreihe des Landeswohlfahrtsverbandes Hessen 6). Kassel 1999 S. 64–75.

DETLEFS, GERALD, Wilhelm Griesingers Ansätze zur Psychiatriereform. Paffenweiler 1993.

DIGBY, ANNE, The changing profile of a nineteenth-century asylum: the York Retreat, in: Psychological Medicine 14. 1984 S. 739–748.

DIGBY, ANNE, Madness, Morality and Medicine. A Study of the York Retreat, 1796–1914. London/New York 1985.

DIGBY, ANNE, Quantitative and Qualitative Perspectives on the Asylums, in: ROY PORTER/ANDREW WEAR (Hg.), Problems and Methods in the History of Medicine. London/New York/Sydney 1987 S. 153–174.

DIGBY, ANNE, Context and Perspectives, in: DIES./DAVID WRIGHT (Hg.), From Idiocy to mental Deficiency. Historical perspectives on people with learning disabilities. New York 1996 S. 1–21.

DIGBY, ANNE, ‚A Human Face to Medicine'. Encounters between Patients and General Practitioners on Britain, 1850–1950, in: Medizin, Gesellschaft und Geschichte 21. 2002 S. 91–108.

DIETRICH-DAUM, ELISABETH/TADDEI, ELENA, Tagungsbericht: Werkstattgespräch: Qualitative Auswertung psychiatrischer Krankenakten, in: http://hsozkult.geschichte.hu-berlin.de/tagungsberichte/id=1144 (Einsicht am 20.06.2007).

DINGES, MARTIN, Frühneuzeitliche Armenfürsorge als Sozialdisziplinierung? Probleme mit einem Konzept, in: Geschichte und Gesellschaft 17. 1991 S. 5–29.

DINGES, MARTIN, Neue Wege der Seuchengeschichte?, in: DERS./THOMAS SCHLICH (Hg.), Neue Wege der Seuchengeschichte. Medizin, Gesellschaft und Geschichte, Beiheft 6. Stuttgart 1995 S. 7–25.

DINGES, MARTIN, Michel Foucault's Impact on the German Historiography of Criminal Justice, Discipline, and Medicalization, in: NORBERT FINZSCH/ROBERT JÜTTE (Hg.), Institutions of Confinement. Hospitals, Asylums, and Prisons in Western Europe and North America, 1500–1950. Washington 1996 S. 155–174.

DINGES, MARTIN, The Reception of Michel Foucault's Ideas on Social Discipline, Mental Asylums, Hospitals and the Medical Profession in German Historiography, in: COLIN JONES/ROY PORTER (Hg.), Reassessing Foucault. Power, Medicine and the Body. Studies in the Social History of Medicine. London/New York 1994/1999 S. 181–212.

DINGES, MARTIN/WISCHNATH, MICHAEL, Empfehlungen für die Bewertung und Erschließung von Krankenakten, in: Berichte zur Wissenschaftsgeschichte 21. 1998 S. 49–59.

DOMEYER, KASPAR, Binswangers Privatklinik Bellevue 1886–1890. Uni. med. Diss. Tübingen 2004.

DÖRRIES, ANDREA, Akten und Computer: Methodik einer computergestützten Analyse historischer Krankenakten, in: DIES./THOMAS BEDDIES (Hg.), Die Patienten der Wittenauer Heilstätten in Berlin. Husum 1999 S. 206–236.

DÖRNER, KLAUS, Bürger und Irre. Zur Sozialgeschichte der Psychiatrie. Hamburg 1969/31995.

DÖRNER, KLAUS, Vom Mythos der Heilbarkeit, in: MARTIN BÜHRIG, u. a. (Hg.), Kieselsteine. Ausgewählte Schriften. Gütersloh 1996 S. 249–256.

DÖRNER, KLAUS (Hg.), „Die Unheilbaren". Was machen Langzeitpatienten mit uns – und was machen wir mit ihnen? (35. Güterloher Fortbildungswoche 1983). Rehburg-Loccum 1984.

DÖRNER, KLAUS/HOPFMÜLLER, ELISABETH/RÖTTGER-LIEPMANN, BEATE, Aufforderung an die Fraktion des Deutschen Bundestages, eine Kommission zur ‚Enquete der Heim' einzusetzen, in: Dr. med. Mabuse, Zeitschrift im Gesundheitswesen 26 (133). 2000 S. 29–36.

DÖRNER, KLAUS/PLOG, URSULA/TELLER, CHRISTINE/WENDT, FRANK, Irren ist menschlich. Lehrbuch der Psychiatrie/Psychotherapie. Bonn 2002/32007.

DOUGLAS, MARY, Wie Institutionen denken. Frankfurt/Main 1991.

DRESSING, HARALD/SALIZE, HANS JOACHIM, Zwangsmaßnahmen in der Psychiatrie. Ein internationaler Vergleich, in: PAUL HOFF/WULF RÖSSLER (Hg.), Psychiatrie zwischen Zwang und Autonomie. Heidelberg 2005 S. 119–144.

DUDEN, BARBARA, Geschichte unter der Haut. Ein Eisenacher Arzt und seine Patientinnen um 1730. Stuttgart 1987.

DUDEN, BARBARA, Medicine and the History of the Body. The Lady of the Court, in: JENS LACHMUND/GUNNAR STOLLBERG (Hg.), The Social Construction of Illness (Medizin, Gesellschaft und Geschichte 1). Stuttgart 1992 S. 39–51.

DUDEN, BARBARA, Somatisches Wissen, Erfahrungswissen und „diskursive" Gewissheiten. Überlegungen zum Erfahrungsbegriff aus der Sicht der Körperhistorikerin, in: Erfahrung: MARGUÉRITE BOS/BETTINA VINCENZ/TANJA WIRZ (Hg.), Alles nur Diskurs? Zur Verwendung des Erfahrungsbegriffs in der Geschlechtergeschichte. Beiträge der 11. Schweizerischen HistorikerInnentagung. Zürich 2004 S. 25–35.

DUTSCHEWSKA-KOTHES, YONKA, „... Hochherzige einmalige Spende von 1000 Mark". Der Hülfsverein für Geisteskranke, in: DIES./WOLFGANG KLENK/LINDA ORTH/VOLKER ROELCKE/BARBARA WOLF-BRAUN (Hg.), „Pass op, sonst küss de bei de Pelman". Das Irrenwesen im Rheinland des 19. Jahrhunderts. Bonn 1994 S. 129–133.

ECKART, WOLFGANG, „Die wachsende Nervosität unserer Zeit". Medizin und Kultur um 1900 am Beispiel einer Modekrankheit, in: GANGOLF HÜBINGER/RÜDIGER VOM BRUCH/FRIEDRICH W. GRAF (Hg.), Kultur und Kulturwissenschaften um 1900. Bd. 2. Idealismus und Positivismus. Stuttgart 1997 S. 207–226.

ECKERT, JOCHEN/HAUTZINGER, MARTIN/REIMER, CHRISTIAN/WILKE, EBERHARD, Grenzen der Psychotherapie, in: DIES. (Hg.), Psychotherapie. Ein Lehrbuch für Ärzte und Psychologen. Berlin u. a. 22000 S. 641–651.

ELKELES, BARBARA, Die schweigsame Welt von Arzt und Patient. Einwilligung und Aufklärung in der Arzt-Patienten-Beziehung des 19. und frühen 20. Jahrhunderts, in: Medizin, Gesellschaft und Geschichte 8. 1989 S. 63–91.

ELLER, PETER, Die ältere Baugeschichte, in: LANDESWOHLFAHRTSVERBAND HESSEN (Hg.), Psychiatrie in Heppenheim. Streifzüge durch die Geschichte eines hessischen Krankenhauses 1866–1992 (Historische Schriftenreihe des Landeswohlfahrtsverbandes Hessen 2). Kassel 1993 S. 26–35.

ELLER, PETER, Georg Ludwig und die Gründung der „Großherzoglichen Landes-Irrenanstalt" Heppenheim, in: LANDESWOHLFAHRTSVERBAND HESSEN (Hg.), Psychiatrie in Heppenheim.

Streifzüge durch die Geschichte eines hessischen Krankenhauses 1866–1992 (Historische Schriftenreihe des Landeswohlfahrtsverbandes Hessen 2). Kassel 1993 S. 10–25.

ELLER, PETER, Georg Ludwig und die Psychiatrieplanung im Großherzogtum Hessen, in: HARTMUT BERGER/KURT ERNST/IRMTRAUT SAHMLAND/SABINE TROSSE/CHRISTINA VANJA (Hg.), „Haltestation Philippshospital" Ein psychiatrisches Zentrum – Kontinuität und Wandel 1535–1904 – 2004. Eine Festschrift zum 500. Geburtstag Philipps von Hessen (Historische Schriftenreihe des Landeswohlfahrtsverbandes Hessen 10). Marburg 2004 S. 122–133.

ENGELHARDT, DIETRICH VON, Romantische Mediziner, in: DERS./F. HARTMANN (Hg.), Klassiker der Medizin. Bd. 2. Von Philippe Pinel bis Viktor von Weizsäcker. München 1991 S. 95–118.

ENGELHARDT, DIETRICH VON, Krankheit, Schmerz und Lebenskunst. Eine Kulturgeschichte der Körpererfahrung. München 1999.

ENGELS, EVE-MARIE, Darwins Pouplarität im Deutschland des 19. Jahrhunderts: Die Herausbildung der Biologie als Leitwissenschaft, in: ACHIM BARSCH/PETER M. HEJL (Hg.), Menschenbilder. Zur Pluralisierung der Vorstellung von der menschlichen Natur (1850–1914). Frankfurt/Main 2000 S. 91–145.

ENGSTROM, ERIC J., Clinical Psychiatry in Imperial Germany. A History of Psychiatric Practice. Ithaca/London 2003.

ENGSTROM, ERIC J., Assembling Professional Selves: On Psychiatric Instruction in Imperial Germany, in: DERS./VOLKER ROELCKE (Hg.), Psychiatrie im 19. Jahrhundert. Forschungen zur Geschichte von psychiatrischen Institutionen, Debatten und Praktiken im Deutschen Sprachraum (Medizinische Forschungen 13). Basel/Mainz 2003 S. 116–152.

ENGSTROM, ERIC J., Die Ökonomie klinischer Inskription. Zu diagnostischen und nosologischen Schreibpraktiken in der Psychiatrie, in: CORNELIUS BORCK/ARMIN SCHÄFER (Hg.), Psychographien. Zürich/Berlin 2005 S. 219–240.

ENGSTROM, ERIC J./WEBER, MATTHIAS M., Kraepelin's ‚diagnostic cards': the confluence of clinical research and preconceived categories, in: History of Psychiatry 8. 1997 S. 375–385.

ENGSTROM, ERIC J./HESS, VOLKER, Zwischen Wissens- und Verwaltungsökonomie: Zur Geschichte des Berliner Charité-Krankenhauses im 19. Jahrhundert, in: RÜDIGER VOM BRUCH (Hg.), Zwischen Wissens- und Verwaltungsökonomie. Zur Geschichte des Berliner Charité-Krankenhauses im 19. Jahrhundert (Jahrbuch für Universitätsgeschichte 3). Stuttgart 2000 S. 7–18.

ENGSTROM, ERIC J./HOFF, PAUL/WEBER, MATTHIAS M. (Hg.), Knowledge and Power. Perspectives on the History of Psychiatrie. Berlin 1997.

ENGSTROM, ERIC J./ROELCKE, VOLKER, Die ‚alte Psychiatrie'? Zur Geschichte und Aktualität der Psychiatrie im 19. Jahrhundert, in: DIES. (Hg.), Psychiatrie im 19. Jahrhundert. Forschungen zur Geschichte von psychiatrischen Institutionen, Debatten und Praktiken im Deutschen Sprachraum (Medizinische Forschungen 13). Basel/Mainz 2003 S. 9–25.

ENKE, ULRIKE, Die ersten Jahre der psychiatrischen Universitätsklinik Gießen unter ihrem Direktor Robert Sommer, in: UTA GEORGE u. a. (Hg.), Psychiatrie in Gießen. Facetten ihrer Geschichte zwischen Fürsorge und Ausgrenzung, Forschung und Heilung (Historische Schriftenreihe des Landeswohlfahrtsverbandes Hessen 9). Gießen 2003 S. 59–92.

ERNST, KATHARINA, Patientengeschichte – Die kulturhistorische Wende in der Medizinhistoriographie, in: RALF BRÖER (Hg.), Eine Wissenschaft emanzipiert sich: die Medizinhistoriographie von der Aufklärung bis zur Postmoderne (Neuere Medizin- und Wissenschaftsgeschichte 9). Pfaffenweiler 1999 S. 97–108.

ESSER, ELKE/SCHNELL, RAINER/HILL, PAUL B., Methoden der empirischen Sozialforschung. München/Wien 2005.

ESTHER, ROBERT J., Use of physical restraints in a nineteenth-century state hospital, in: History of Psychiatry 8. 1997 S. 83–93.

Ester, Matthias, ‚Ruhe – Ordnung – Fleiß'. Disziplin, Arbeit und Verhaltenstherapie in der Irrenanstalt des frühen 19. Jahrhunderts, in: Archiv für Kulturgeschichte 71. 1989 S. 72–104.

Eulner, Hans-Heinz, Die Entwicklung der medizinischen Spezialfächer an den Universitäten des deutschen Sprachraums. Stuttgart 1970.

Falk, F., Amelung, Franz, in: August Hirsch (Hg.), Biographisches Lexikon der hervorragenden Aerzte aller Zeiten und Völker. Leipzig/Wien 1884, S. 121.

Falkenstein, Dorothe, „Ein guter Wärter ist das vorzüglichste Heilmittel...“ Zur Entwicklung der Irrenpflege vom Durchgangs- zum Ausbildungsberuf. Frankfurt/Main 2000.

Fangerau, Heiner, „Geräucherte Sülze, mit Schwarten durchsetzt, teilweise kaum genießbar...“ – Patientenkritik und ärztliche Reaktion in der Volksnervenheilstätte 1903–1932, in: Ders./Karen Nolte (Hg.). „Moderne“ Anstaltskritik im 19. und 20. Jahrhundert – Legitimation und Kritik (Medizin, Gesellschaft und Geschichte, Beiheft 26). Stuttgart 2006 S. 371–393.

Fangerau, Heiner/Nolte, Karen, Einleitung: „Moderne“ Anstaltskritik im 19. und 20. Jahrhundert – Legitimation und Kritik, in: Dies. (Hg.), „Moderne“ Anstaltskritik im 19. und 20. Jahrhundert – Legitimation und Kritik (Medizin, Gesellschaft und Geschichte, Beiheft 26). Stuttgart 2006 S. 7–21.

Farge, Arlette/Foucault, Michel, Familiäre Konflikte. Die „Lettre de Cachet“ aus den Archiven der Bastille im 18. Jahrhundert. Frankfurt/Main 1989.

Feger, Gabriele, Die Geschichte des „Psychiatrischen Vereins zu Berlin“ 1889–1920. Uni. med. Diss. FU Berlin 1982.

Fichtner, Gerhard, Krankenunterlagen als Quelle. In: Der Archivar 44, 1991 S. 49–58.

Finnane, Mark, Book Reviews. Akihito Suzuki, Madness at Home: The Psychiatrist, the Patient and the Family in England, 1820–1860, in: Social History of Medicine 19 (3). 2006 S. 560 f.

Finzen, Asmus, Schizophrenie – die Krankheit verstehen. Bonn 2004.

Finzen, Asmus/Hoffmann-Richter, Ulrike, Die Krankengeschichte als Quelle. Zur Nutzung der Krankengeschichte als Quelle für Wissenschaft und psychiatrischen Alltag, in: Bios 11 (2). 1998 S. 280–297.

Finzsch, Norbert, Elias, Foucault, Oestreich. On a Historical Theory of Confinement, in: Ders./Robert Jütte (Hg.), Institutions of Confinement. Hospitals, Asylums, and Prisons in Western Europe and North America, 1500–1950. Washington 1996 S. 3–16.

Fischer-Homberger, Esther, Hypochondrie. Melancholie bis Neurose. Krankheiten und Zustandsbilder. Bern/Stuttgart/Wien 1970.

Fischer-Homberger, Esther, Hunger – Herz – Schmerz – Geschlecht. Brüche und Fugen im Bild von Leib und Seele. Bern 1997.

Fissel, Mary E., Patients, Power, and the Poor in Eighteenth-Century Bristol. Cambridge/New York 1991.

Focke, C., August Focke (1820–1904), auch ein Jacobi-Schüler, in: Allgemeine Zeitschrift für Psychiatrie 103. 1935 S. 211–215.

Foucault, Michel, Wahnsinn und Gesellschaft. Eine Geschichte des Wahns im Zeitalter der Vernunft. Frankfurt/Main 1973 (Original L'histoire de la folie. Paris 1961).

Foucault, Michel, Die Geburt der Klinik. Eine Archäologie des ärztlichen Blicks. Frankfurt/Main 1988 (Original Naissance de la Clinique. Paris 1963).

Foucault, Michel, Die Anormalen: Vorlesungen am Collège de France (1974–1975). Frankfurt/Main 2003.

Foucault, Michel, Die Macht der Psychiatrie. Vorlesung am Collège de France 1973–1974, hg. von Jaques Lagrange. Frankfurt/Main 2005 (Original Le Pouvoir psychiatrique. Paris 2003).

Franz, Eckhart G., Landgraf Philipps Reformkonzept und die hessischen Hospitäler, in: Hartmut Berger/Kurt Ernst/Irmtraut Sahmland/Sabine Trosse/Christina Vanja (Hg.), „Haltestation Philippshospital“ Ein psychiatrisches Zentrum – Kontinuität und Wandel 1535–1904 – 2004. Eine Festschrift zum 500. Geburtstag Philipps von Hessen (Historische Schriftenreihe des Landeswohlfahrtsverbandes Hessen 10). Marburg 2004 S. 23–33.

Frevert, Ute, Krankheit als politisches Problem 1770–1880. Soziale Unterschichten in Preußen zwischen medizinischer Polizei und staatlicher Sozialversicherung (Kritische Studien zur Geschichtswissenschaft 62). Göttingen 1984.

Fuchs, Petra/Hinz-Wessels, Annette/Hohendorf, Gerrit/Richter, Paul/Rotzoll, Maike, Frauenbild und Frauenschicksal. Weiblichkeit im Spiegel psychiatrischer Krankengeschichten zwischen 1900 und 1940, in: Bettina Brand-Claussen/Viola Michely (Hg.), Irre ist weiblich. Künstlerische Interventionen von Frauen in der Psychiatrie um 1900. Heidelberg 2004 S. 45–52.

Funk, Marcus/Malinowski, Stephan, Geschichte von oben. Autobiographien als Quelle einer Sozial- und Kulturgeschichte des deutschen Adels in Kaiserreich und Weimarer Republik, in: Historische Anthropologie 7. 1999 S. 237–270.

Geduldig, Cordula, Die Behandlung von Geisteskranken ohne physischen Zwang. Die Rezeption des Non-Restraint im deutschen Sprachgebiet. Uni. med. Diss. Zürich 1975.

Geertz, Clifford, Dichte Beschreibung. Beiträge zum Verstehen kultureller Systeme. Frankfurt/Main 1983.

Gerard, D. L., Chiarugi and Pinel Considered: Soul's Brain/Person's Mind, in: Journal of the History of the Behavioral Sciences 33/4. 1997 S. 381–403.

Gerke, Wolfgang, Die Reformanstalt Illenau und ihre Bedeutung für die badische Irrenfürsorge in der Ära Roller: eine psychiatriehistorische Studie anhand der Illenauer Krankengeschichten von 1826–1877. Uni. Diss. Freiburg i. Br. 1995.

Germann, Urs, Verpasste Professionalisierung? Probleme der institutionellen Ausdifferenzierung der forensischen Psychiatrie in der Schweiz 1900–1950, in: Claudia Honegger/Brigitte Liebig/Regina Wecker (Hg.), Wissen, Gender, Professionalisierung. Historisch-soziologische Studien. Zürich 2003 S. 249–268.

Germann, Urs, Psychiatrie und Strafjustiz. Entstehung, Praxis und Ausdifferenzierung der forensischen Psychiatrie am Beispiel der deutschsprachigen Schweiz 1850–1950. Zürich 2004.

Gesnerus, Themenheft „Melancholy and Material Unity of Man, 17th-18th Centuries“. 63 (1/2). 2006.

Geyer-Kordesch, Johanna, Medizinische Fallbeschreibungen und ihre Bedeutung in der Wissensreform des 17. und 18. Jahrhunderts, in: Medizin, Gesellschaft und Geschichte 9. 1990 S. 7–19.

Gilbert, Arthur N., Doctor, Patient, and Onanist Diseaes in the Nineteenth Century, in: Journal of the History of Medicine 30 (3). 1975 S. 217–234.

Gilbert, Arthur, Masturbation and Insanity: Henry Maudsley and the Ideology of Sexual Repression, in: Albion 12 (3). 1980 S. 268–282.

Ginzburg, Carlo, Der Inquisitor als Anthropologe, in: Christoph Conrad/Martina Kessel (Hg.), Geschichte schreiben in der Postmoderne. Beiträge zur aktuellen Diskussion. Stuttgart 1994 S. 203–218.

Ginzburg, Carlo, Der Käse und die Würmer. Die Welt eines Müllers um 1600. Berlin [3]1996.

Glaser, Barney G./Strauss, Anselm L., Grounded Theory. Strategien qualitativer Forschung. Bern 1998/[2]2005 (Original The Discovery of Grounded Theory: Strategies for Qualitative Research. 1967).

Glatzel, Johann, Einführendes, in: Ders./Steffen Haas/Heinz Schott (Hg.), Vom Umgang mit Irren. Beiträge zur Geschichte psychiatrischer Therapeutik. Regensburg 1990 S. 11–16.

GLATZEL, JOHANN, Melancholie und Wahnsinn. Beiträge zur Psychopathologie und ihren Grenzgebieten. Darmstadt 1990.

GLATZEL, JOHANN/HAAS, STEFFEN/SCHOTT, HEINZ (Hg.), Vom Umgang mit Irren. Beiträge zur Geschichte psychiatrischer Therapeutik. Regensburg 1990.

GÖCKENJAN, GERD, Kurieren und Staat machen. Gesundheit und Medizin in der bürgerlichen Welt. Frankfurt/Main 1985.

GÖCKENJAN, GERD, Medizin und Ärzte als Faktor der Disziplinierung der Unterschichten: Der Kassenarzt, in: CHRISTOPH SACHßE/FLORIAN TENNSTEDT (Hg.), Soziale Sicherung und soziale Disziplinierung. Frankfurt/Main 1986 S. 286–302.

GOFFMAN, ERVING, Asyle. Über die soziale Situation psychiatrischer Patienten und anderer Insassen. Frankfurt/Main 1973 (Original Asylums. Essays on the Social Situation of Mental Patients and Other Inmates. 1961).

GOFFMAN, ERVING, Stigma. Über Techniken der Bewältigung beschädigter Identität. Frankfurt/Main 1975 (Original Stigma. Notes on the Management of Spoiled Identity. Englewood Cliffs 1963).

GOLDBERG, ANN, Sex, Religion, and the Making of Modern Madness. The Eberbach Asylum and German Society 1815–1849. Oxford/New York 1999.

GOLDBERG, ANN, The Mellage trial and the politics of insane asylums in Wilhelmine Germany, in: The Journal of Modern History 74. 2002 S. 1–32.

GOLDSTEIN, JAN, Console and Classify. The French Psychiatric Profession in the Nineteenth Century. Cambridge/New York 1987.

GOLDSTEIN, JAN, Foucault among the Sociologists: The „Disciplines" and the History of the Professions, in: History and Theory 23. 1984 S. 170–192.

Gothaisches Genealogisches Taschenbuch der Adligen Häuser. Zugleich Adelsmatrikel der deutschen Adelsgenossenschaft. Teil B. Gotha 1940.

GOUGLAS, SEAN/MORAN, JAMES/WRIGHT, DAVID, The confinement of the insane in Victorian Canda: the Hamilton and Toronto asylum, in: ROY PORTER/DAVID WRIGHT (Hg.), The Confinement of the Insane. International Perspectives, 1800–1965. Cambridge 2003 S. 100–128.

GRAY, LOUISE, Patientenbiographien: Armut, Krankheit, körperliche Leiden, in: CHRISTINA VANJA/ARND FRIEDRICH/FRITZ HEINRICH (Hg.), Das Hospital am Beginn der Neuzeit. Soziale Reform in Hessen im Spiegel europäischer Kulturgeschichte. Zum 500. Geburtstag Landgraf Philipps des Großmütigen (Historische Schriftenreihe des Landeswohlfahrtsverbandes Hessen 11). Petersberg 2004 S. 243–252.

GREVE, YLVA, Richter und Sachverständige. Der Kompetenzstreit über die Beurteilung der Unzurechnungsfähigkeit im Strafprozeß des 19. Jahrhunderts, in: HELMUT BERDING/DIETLHELM KLIPPEL/GÜNTHER LOTTES (Hg.), Kriminalität und abweichendes Verhalten. Deutschland im 18. und 19. Jahrhundert. Göttingen 1999 S. 69–104.

GROSSENBACH, KAROLINE, Fromme Quergänger in der Psychiatrie des Vormärz: Religionswahnsinn bei Patienten des großherzoglich-hessischen Hospitals Hofheim, in: WERKSTATTGeschichte 33. 2002 S. 5–20.

GROSSENBACH, KAROLINE, Religionswahnsinn im frühen 19. Jahrhundert. Eine Verarbeitung männlicher Konflikterfahrung?, in: MARGUÈRITE BOS/BETTINA VINCENZ/TANJA WIRZ (Hg.), Erfahrung: Alles nur Diskurs? Zur Verwendung des Erfahrungsbegriffs in der Geschlechtergeschichte. Beiträge zur 11. Schweizerischen HistorikerInnentagung. Zürich 2004 S. 263–271.

GÜLICK, BERNHARD VAN, Die Geschichte des „psychiatrischen Vereins der Rheinprovinz" 1867–1930. Uni. med. Diss. FU Berlin 1992.

GÜSE, HANS-GEORG/SCHMACKE, NORBERT, Psychiatrie zwischen bürgerlicher Revolution und Faschismus. Bd. 1, 2. Kronberg 1976.

GUTTSTADT, ALBERT, Die naturwissenschaftlichen und medicinischen Staatsanstalten Berlins.

Festschrift für die 59. Versammlung deutscher Naturforscher und Aerzte. Im Auftrage Sr. Excellenz des Ministers der geistlichen, Unterrichts- und Medicinal-Angelegenheiten Herrn Dr. von Gossler. Berlin 1886.

Habermas, Rebekka, Von Anselm Feuerbach zu Jack the Ripper. Recht und Kriminalität im 19. Jahrhundert. Ein Literaturbericht, in: Rechtsgeschichte 3. 2003 S. 128–163.

Hacking, Ian, Was heißt ‚soziale Konstruktion'? Zur Konjunktur einer Kampfvokabel in den Wissenschaften. Frankfurt/Main 1999 (Original ‚The Social Construction of What'?. Cambridge/Mass. 1999).

Hall, Frank, Psychopharmaka – Ihre Entwicklung und klinische Erprobung. Zur Geschichte der deutschen Pharmakopsychiatrie von 1844 bis 1957. Hamburg 1997, zugleich med. Diss. FU Berlin 1996.

Hall, Lesley A., „It Was Affecting the Medical Profession": The History of Masturbatory Insanity Revisited, in: Paedagogica Historica 39 (6). 2003 S. 685–699.

Hagner, Michael, Homo Cerebralis. Der Wandel vom Seelenorgan zum Gehirn. Berlin 1997.

Hagner, Michael, Zwei Anmerkungen zur Repräsentation in der Wissenschaftsgeschichte, in: Hans-Jörg Rheinberger/Michael Hagner/Bettina Wahrig-Schmidt (Hg.), Räume des Wissens. Repräsentation, Codierung, Spur. Berlin 1997 S. 339–355.

Hagner, Michael (Hg.), Ecce Cortex. Beiträge zur Geschichte des modernen Gehirns. Göttingen 1999.

Hagner, Michael, Ansichten der Wissenschaftsgeschichte, in: Ders. (Hg.), Ansichten zur Wissenschaftsgeschichte. Frankfurt/Main 2001 S. 7–39.

Hagner, Michael, Die Zukunft der Geisteswissenschaften und die Wissenschaftsgeschichte, in: Stefan Jordan/Peter Th. Walther (Hg.), Wissenschaftsgeschichte und Geschichtswissenschaft. Aspekte einer problematischen Beziehung. Waltrop 2002 S. 17–23.

Hagner, Michael/Rheinberger, Hans-Jörg/Wahrig-Schmidt, Bettina (Hg.), Räume des Wissens. Repäsentation, Codierung, Spur. Berlin 1997.

Hähner-Rombach, Sylvelyn, Arm, weiblich wahnsinnig?: Patientinnen der Königlichen Heilanstalt Zwiefalten im Spiegel der Einweisungsgutachten von 1821 bis 1871. Zwiefalten 1995.

Hare, E.H, Masturbatory Insanity: The History of an Idea, in: The Journal of Mental Science 108. 1962 S. 1–25.

Healy, David, Some Continuities and Discontinuities in the Pharmatherapy of Nervous Conditions before and after Chlorpromazine and Imipramine, in: History of Psychiatry 11. 2000 S. 393–412.

Heinemeyer, Walter/Pünder, Tilman (Hg.), 450 Jahre Psychiatrie in Hessen (Veröffentlichungen der Historischen Kommission für Hessen 47). Marburg 1983.

Helmchen, Daniel, Malariaimpftherapie der Progressiven Paralyse in den Wittenauer Heilstätten, in: Thomas Beddies/Andrea Dörries (Hg.), Die Patienten der Wittenauer Heilstätten in Berlin 1919–1960 (Abhandlungen zur Geschichte der Medizin und der Naturwissenschaften 91). Husum 1999 S. 435–461.

Herzog, Gunter, Heilung, Erziehung, Sicherung. Englische und deutsche Irrenhäuser in der ersten Hälfte des 19. Jahrhunderts, in: Jürgen Kocka/Ute Frevert (Hg.), Bürgertum im 19. Jahrhundert. Bd. 3. München 1988 S. 418–446.

Hess, Volker, Von der semiotischen zur diagnostischen Medizin. Die Entstehung der klinischen Methode zwischen 1750 und 1850 (Abhandlungen zur Geschichte der Medizin und der Naturwissenschaften 66). Husum 1993.

Hettling, Manfred/Hoffmann, Stefan-Ludwig, Einleitung: Zur Historisierung bürgerlicher Werte, in: Dies. (Hg.), Der bürgerliche Wertehimmel: Innenansichten des 19. Jahrhunderts. Göttingen 2000 S. 7–21.

Herting, Johannes, Die erste rheinische Irrenheilanstalt Siegburg. Eine geschichtliche Studie, unter Benutzung amtlicher Quellen zur 100 jährigen Wiederkehr ihres Eröffnungstages 1. Januar 1825. Berlin/Leipzig 1924.

Herting, Johannes, Zur Geschichte der Wachsaalbehandlung, in: Psychiatrisch-Neurologische Wochenschrift 38. 1926 S. 405 f.

Herting, Johannes, Carl Wigand Maximilian Jacobi – ein deutscher Arzt (1875–1858). Ein Lebensbild nach Briefen und anderen Quellen. Görlitz 1930.

Herting, Johannes, Dr. Friedrich Hoffmann. Direktor der rheinischen Irrenanstalt Siegburg (1820–1863), in: Psychiatrisch-Neurologische Wochenschrift 17. 1939 S. 206–210.

Hertling, Marianne Elisabeth, Die Provinzial- Heil- und Pflegeanstalt Düren. Die Entwicklung einer großen psychiatrischen Anstalt der Rheinprovinz von ihrer Gründung 1878 bis 1934 (Studien zur Geschichte des Krankenhauswesens 22). Herzogenrath 1985.

Hirschmüller, Albrecht, The development of psychiatry and neurology in the nineteenth century, in: History of Psychiatry 10. 1999 S. 395–423.

Hirschmüller, Albrecht/Moses, Annett, Binswangers psychiatrische Klinik Bellevue in Kreuzlingen. Das „Asyl" unter Ludwig Binswanger sen. 1857–1880 (Marburger Schriften zur Medizingeschichte 44). Frankfurt/Main 2004.

Hoffmann-Richter, Ulrike, Das Verschwinden der Biographie in der Krankengeschichte. Eine biographische Skizze, in: Bios 8 (2). 1995 S. 204–222.

Hötger, Dirk B., Sozialstruktur des herzoglich-nassauischen Irrenhauses Kloster Eberbach (1825–1849): Beitrag zur Entwicklungsgeschichte der Nassauischen Irrenpflege. Uni. Diss. Mainz 1977.

Houston, Robert Allan, Class, Gender and Madness in Eighteenth-Century Scotland, in: Jonathan Andrews/Anne Digby (Hg.), Sex and Seclusion, Class and Custody. Perspectives on Gender and Class in the History of British and Irish Psychiatry. Amsterdam/New York 2004 S. 45–68.

Huerkamp, Claudia, Der Aufstieg der Ärzte im 19. Jahrhundert. Vom gelehrten Stand zum professionellen Experten: Das Beispiel Preußens (Kritische Studien zur Geschichtswissenschaft Band 68). Göttingen 1985.

Huerkamp, Claudia, Die preußisch-deutsche Ärzteschaft als Teil des Bildungsbürgertums: Wandel in Lage und Selbstverständnis vom ausgehenden 18. Jahrhundert bis zum Kaiserreich, in: Jürgen Kocka/Werner Conze (Hg.), Bildungsbürgertum im 19. Jahrhundert. Teil 1. Bildungssystem und Professionalisierung in internationalen Bereich. Stuttgart 1985 S. 9–26.

Huerkamp, Claudia, Ärzte und Patienten, in: Alfons Labisch/Reinhard Spree (Hg.), Medizinische Deutungsmacht im sozialen Wandel des 19. und frühen 20. Jahrhunderts. Bonn 1989 S. 57–73.

Huerkamp, Claudia, Das unterschiedliche Verhältnis von Arzt und Patient in der Krankenhauspraxis und der privaten ärztlichen Praxis im 19. Jahrhundert, in: Peter Schneck/Hans-Uwe Lammel (Hg.), Die Medizin an der Berliner Universität und der Charité zwischen 1810 und 1850 (Abhandlung zur Geschichte der Medizin und der Naturwissenschaften 67). Husum 1995 S. 254–268.

Hummel, Stephan, Zur medikamentösen Therapie in der Psychiatrie in den Jahren 1844–1914: eine Analye anhand deutschsprachiger psychiatrischer Fachzeitschriften. Uni. Diss. Leipzig 1987.

Ingram, Allan, Death in Life and Life in Death: Melancholy and the Enlightenment, in: Gesnerus 63. 2006 S. 103–112.

Ittelson, William H./Proshansky, Harold M./Rivlin, Leanne G., The Environmental Psychology of the Psychiatric Ward, in: Dies. (Hg.), Environmental Psychology. Man and his physical setting. New York 1970 S. 419–439.

JACYNA, L. S., Somatic Theories of Mind and the Interests of Medicine in Britain, 1850–1879, in: Medical History 26. 1982 S. 233–258.

JETTER, DIETER, Das ideale Irrenhaus im Spiegel historischer Baupläne, in: Confinia psychiatrica 5. 1962 S. 1–30.

DIETER JETTER, Zur Typologie des Irrenhauses in Frankreich und Deutschland (1780–1840) (Geschichte des Hospitals 2). Wiesbaden 1971.

JETTER, DIETER, Grundzüge der Geschichte des Irrenhauses (Grundzüge 34). Darmstadt 1981.

JETTER, DIETER, Das europäische Hospital. Von der Spätantike bis 1800. Köln 1986.

JEWSON, NICHOLAS D., Medical knowledge and the patronage system in 18th century England, in: Sociology 8. 1974 S. 369–385.

JEWSON, NICHOLAS D., The disappearance of the sick man from medical cosmology, 1770–1870, in: Socioloy 10. 1976 S. 225–244.

JONES, COLIN/PORTER, ROY, Introduction, in: DIES. (Hg.), Reassessing Foucault. Power, Medicine and the Body. Studies in the Social History of Medicine. London/New York 1994/1999 S. 1–16.

JORDANOVA, LUDMILLA, The Social Construction of Medical Knowledge, in: Social History of Medicine 7 (3). 1995 S. 361–381.

JÜTTE, ROBERT, „Wo kein Weib ist, da seufzet der Kranke" – Familie und Krankheit im 16. Jahrhundert, in: Jahrbuch des Instituts für Geschichte der Medizin der Robert Bosch Stiftung 7. 1988 S. 7–23.

JÜTTE, ROBERT, Ärzte, Heiler und Patienten. Medizinischer Alltag in der frühen Neuzeit. München/Zürich 1991.

JÜTTE, ROBERT, „Disziplin zu predigen ist eine Sache, sich ihr zu unterwerfen eine andere" (Cervantes). Prolegomena zu einer Sozialgeschichte der Armenfürsorge diesseits des Fortschritts, in: Geschichte und Gesellschaft 17. 1991 S. 92–101.

JÜTTE, ROBERT, The Social Construction of Illness in the Early Modern Period, in: GUNNAR STOLLBERG/JENS LACHMUND (Hg.), The Construction of Illness. Illness and Medical Knowledge in Past and Present (Medizin, Gesellschaft und Geschichte Beiheft 1). Stuttgart 1992 S. 23–38.

JÜTTE, ROBERT, Dokumentation und Information. Vom medizinischen Casus zur Kranken-Geschichte, in: Berichte zur Wissenschaftsgeschichte 15. 1992 S. 50–52.

JÜTTE, ROBERT, Einleitung, in: DERS./WOLFGANG U. ECKERT (Hg.), Das europäische Gesundheitssystem. Gemeinsamkeiten und Unterschiede in historischer Perspektive. Stuttgart 1994 S. 7–17.

JÜTTE, ROBERT, Vom Hospital zum Krankenhaus: 16. bis 19. Jahrhundert, in: ALFONS LABISCH/REINHARD SPREE (Hg.), „Einem jeden Kranken in einem Hospitale sein eigenes Bett" Zur Sozialgeschichte des Allgemeinen Krankenhauses in Deutschland im 19. Jahrhundert. Frankfurt a. Main/New York 1996 S. 31–50.

KASTNER, INGRID, Die Geschichte der Versorgung psychisch Kranker im Rheinland – unter besonderer Berücksichtigung des Köln-Bonner Raumes im 19. Jahrhundert. Med. Diss. Köln. 1977.

KAUFMANN, DORIS, „Irre und Wahnsinnige". Zum Problem der sozialen Ausgrenzung von Geisteskrankheiten in der ländlichen Gesellschaft des frühen 19. Jahrhunderts, in: RICHARD VAN DÜLMEN (Hg.), Verbrechen, Strafen und soziale Kontrolle. Studien zur historischen Kulturforschung (Studien zur Kulturforschung 3). Frankfurt/Main 1990 S. 178–214.

KAUFMANN, DORIS, Psychiatrie und Strafjustiz im 19. Jahrhundert. Die gerichtsmedizinischen Gutachten der Medizinischen Fakultät der Universität Tübingen 1770–1860, in: Medizin, Gesellschaft und Geschichte 10. 1991 S. 23–39.

KAUFMANN, DORIS, Aufklärung, bürgerliche Selbsterfahrung und die „Erfindung" der Psychiatrie in Deutschland, 1770–1850. Göttingen 1995.

KAUFMANN, DORIS, Schmerz zur Heilung des Selbst. Heroische Kuren in der Psychiatrie des frühen 19. Jahrhunderts, in: Medizin, Gesellschaft und Geschichte 15. 1996 S. 101–116.

KEIL, GUNDOLF, Deutsche psychiatrische Zeitschriften des 19. Jahrhunderts, in: GERHARDT NISSEN/GUNDOLF KEIL (Hg.), Psychiatrie auf dem Wege zur Wissenschaft. Psychiatrie-historisches Symposium anlässlich des 90. Jahrestages der Eröffnung der „Psychiatrischen Klinik der Königlichen Universität Würzburg". Stuttgart/New York 1985 S. 28–35.

KNESCHKE, ERNST HEINRICH, Neues allgemeines Deutsches Adels-Lexikon. Bd. IV. Hildesheim/New York 1973.

KOCKA, JÜRGEN, Weder Stand noch Klasse. Unterschichten um 1800 (Geschichte der Arbeiter und der Arbeiterbewegung in Deutschland seit dem Ende des 18. Jahrhunderts 1). Bonn 1990.

KOCKA, JÜRGEN, Historische Sozialwissenschaft heute, in: PAUL NOLTE/MANFRED HETTLING/FRANK-MICHAEL KUHLEMANN/HANS-WALTER SCHMUHL (Hg.), Perspektiven der Gesellschaftsgeschichte. München 2000 S. 5–24.

KROEMER, Friedrich Ludwig Heinrich Bird 1793–1851, in: THEODOR KIRCHHOFF (Hg.), Deutsche Irrenärzte. Einzelbilder ihres Lebens und Wirkens. Bd. 1. Berlin 1921 S. 135–137.

KRUSE, LENELIS, Räumliche Umwelt. Die Phänomenologie des räumlichen Verhaltens als Beitrag zu einer psychologischen Umwelttheorie. Berlin/New York 1974.

KRUSE, LENELIS, Privatheit als Problem und Gegenstand der Psychologie. Bern/Stuttgart/Wien 1980.

KUBAN, SANDRA, Das Recht zur Verwahrung und Unterbringung am Beispiel der „Irrengesetzgebung" zwischen 1794 und 1945 (Europäische Hochschulschriften, Reihe 2, 2181). Frankfurt/Main u. a. 1997, zugleich Uni. Diss. Hannover 1997.

KUTZER, MICHAEL, Die Irrenanstalt in der ersten Hälfte des 19. Jahrhunderts: Anmerkungen zu den therapeutischen Zielsetzungen, in: GLATZEL, JOHANN/HAAS, STEFFEN/SCHOTT, HEINZ (Hg.), Vom Umgang mit Irren. Beiträge zur Geschichte psychiatrischer Therapeutik. Regensburg 1990 S. 63–82.

KUTZER, MICHAEL, Der pathologisch-anatomische Befund und seine Auswertung in der deutschen Psychiatrie der ersten Hälfte des 19. Jahrhunderts, in: Medizinhistorisches Journal 26. 1991 S. 214–235.

KUTZER, MICHAEL, Tradition, Anatomie und Psychiatrie: Die mentalen Vermögen und ihre Gehirnlokalisation in der frühen Neuzeit, in: Medizinhistorisches Journal 28. 1993 S. 199–227.

KUTZER, MICHAEL, Liebeskranke Magd, tobsüchtiger Mönch, schwermütiger Handelsherr. „Psychiatrie" in den Observationes und Curationes des niederländischen „Hippokrates" Pieter van Foreest (1522–1592), in: Medizinhistorisches Journal 30. 1995 S. 245–273.

KUTZER, MICHAEL, Bessenheit oder Krankheit? Psychische Störung in der Medizin der frühen Neuzeit, in: Schriftenreihe der deutschen Gesellschaft für die Geschichte der Nervenheilkunde 2. 1997 S. 217–240.

KUTZER, MICHAEL, Anatomie des Wahnsinns. Geisteskrankheit im medizinischen Denken der frühen Neuzeit und die Anfänge der pathologischen Anatomie (Schriften zur Wissenschaftsgeschichte 16). Hürtgenwald 1998.

KUTZER, MICHAEL, Die therapeutischen Intentionen in der Irrenanstalt des 19. Jahrhunderts. Das Beispiel „Kloster Eberbach" (1815–1849), in: GABRIELA DEUTSCHLE/WOLFGANG EIRUND/STEFFEN HAAS/PETER SANDER/CHRISTINA VANJA (Hg.), Wissen und irren. Psychiatriegeschichte aus zwei Jahrhunderten – Eberbach und Eichberg (Historische Schriftenreihe des Landeswohlfahrtsverbandes Hessen 6). Kassel 1999 S. 46–59.

KUTZER, MICHAEL, „Psychiker" als „Somatiker" – „Somatiker" als „Psychiker": Zur Frage der Gültigkeit psychiatriehistorischer Kategorien, in: ERIC J. ENGSTROM/VOLKER ROELCKE (Hg.),

Psychiatrie im 19. Jahrhundert. Forschungen zur Geschichte psychiatrischer Institutionen, Debatten und Praktiken im deutschen Sprachraum (Medizinische Forschungen 13). Basel/Mainz 2003 S. 27–47.

Lachmund, Jens, Die Erfindung des ärztlichen Gehörs. Zur historischen Soziologie der stethoskopischen Untersuchung, in: Cornelius Borck (Hg.), Anatomien medizinischen Wissens. Medizin – Macht – Moleküle. Frankfurt/Main 1996 S. 55–85.

Lachmund, Jens, Der abgehorchte Körper. Zur historischen Soziologie der medizinischen Untersuchung. Opladen 1997.

Lachmund, Jens/Stollberg, Gunnar, Introduction, in: Dies. (Hg.), The Social Construction of Illness (Medizin, Gesellschaft und Geschichte, Beiheft 1). Stuttgart 1992 S. 9–19.

Lachmund, Jens, Patientenwelten: Krankheit und Medizin vom späten 18. bis zum frühen 20. Jahrhundert im Spiegel von Autobiographien. Opladen 1995.

Laehr, Hans, Heinrich Philipp August Damerow, in: Theodor Kirchhoff (Hg.), Deutsche Irrenärzte. Einzelbilder ihres Lebens und Wirkens. Bd. 1. Berlin 1921 S. 165–175.

Laffey, Paul, Psychiatric therapy in Georgian Britain, in: Psychological Medicine 33. 2003 S. 1285–1297.

Lanczik, M., Heinrich Neumann und seine Lehre von der Einheitspsychose, in: Fundamenta Psychiatrica 3. 1989 S. 49–54.

Lanczik, M., Karl Ludwig Kahlbaum (1828–1899) and the emergence of psychopathological and nosological research in Germany, in: History of Psychiatry 3. 1992 S. 53–58.

Lederer, David, Die Geburt eines Irrenhauses: Die königlich-bayerische Irrenanstalt zu Giesing/München, in: Eric J. Engstrom/Volker Roelcke (Hg.), Psychiatrie im 19. Jahrhundert. Forschungen zur Geschichte von psychiatrischen Institutionen, Debatten und Praktiken im deutschen Sprachraum (Medizinische Forschungen 13). Basel/Mainz 2003 S. 67–93.

Lederer, David, Madness, Religion and the State in Early Modern Europe. A Bavarian Beacon. Cambridge 2006.

Leibbrand, Werner/Wettley, Annemarie, Der Wahnsinn. Geschichte der abendländischen Psychopathologie. Freiburg i. Br./München 1961.

Leibrock, Ellen, Die medikamentöse Therapie psychisch Kranker in der zweiten Hälfte des 19. Jahrhunderts. Eine Untersuchung am Beispiel der pfälzischen Heil- und Pflegeanstalt Klingenmünster (Monographien zur Geschichte der Pharmazie 1). Heidelberg 1998.

Lenoir, Timothy, Inscription Practices and Materialities of Communication, in: Ders. (Hg.), Inscribing Science. Scientific Texts an the Materiality of Communication. Stanford/California 1998 S. 1–19.

Leopoldt, Margarete, Carl Friedrich Flemming (1799–1880). Ein Vertreter der deutschen Psychiatrie des 19. Jahrhunderts. Uni-Diss. FU Berlin 1983.)

Leven, Karl-Heinz, Krankheiten – historische Deutung versus retrospektive Diagnose, in: Norbert Paul/Thomas Schlich (Hg.), Medizingeschichte: Aufgaben, Probleme, Perspektiven. Frankfurt a. Main/New York 1998 S. 153–185.

Lidl, Monika, Johann Christian Heinroth (1773–1853) und sein therapeutisches Konzept. Med. Diss. Würzburg 1981.

Lipp, Carola, Kulturgeschichte und Gesellschaftsgeschichte – Mißverhältnis oder glückliche Verbindung? In: Paul Nolte/ Manfred Hettling/Frank-Michael Kuhlemann/Hans-Walter Schmuhl (Hg.), Perspektiven der Gesellschaftsgeschichte. München 2000 S. 25–35.

Loetz, Francisca, Histoire des mentalités und Mentalitätsgeschichte: Wege zu einer Sozialgeschichte der Medizin, in: Medizinhistorisches Journal 27. 1992 S. 272–291.

Loetz, Francisca, Vom Kranken zum Patienten. „Medikalisierung“ und medizinische Vergesellschaftung am Beispiel Badens 1750–1850 (Medizin, Gesellschaft und Geschichte Beiheft 2). Stuttgart 1993.

LOETZ, FRANCISCA, „Medikalisierung“ in Frankreich, Großbritannien und Deutschland, 1750–1850: Ansätze, Ergebnisse und Perspektiven der Forschung, in: WOLFGANG U. ECKERT/ROBERT JÜTTE (Hg.), Das europäische Gesundheitssystem. Gemeinsamkeiten und Unterschiede in historischer Perspektive. Stuttgart 1994 S. 123–161.

LOETZ, FRANCISCA, Andere Grenzen: Faktoren ärztlicher Inanspruchnahme in Deutschland, 1780–1830. Empirische Ergebnisse und methodologische Überlegungen, in: CLAUDIA WIESEMANN/THOMAS SCHNALKE (Hg.), Die Grenzen des Anderen. Medizingeschichte aus postmoderner Perspektive. Köln/Weimar/Wien 1998 S. 25–48.

LOETZ, FRANCISCA, Theorie und Empirie in der Geschichtsschreibung: Eine notwendige Wechselbeziehung, in: NORBERT PAUL/THOMAS SCHLICH (Hg.), Medizingeschichte: Aufgaben, Probleme, Perspektiven. Frankfurt a.Main/New York 1998 S. 22–44.

LOHFF, BRIGGITTE, Vitalismus, in: WERNER E. GERABEK/BERNHARD D. HAAGE/GUNDOLF KEIL/WOLFGANG WEGNER (Hg.), Enzyklopädie Medizingeschichte. Berlin/New York 2005 S. 1449–1451.

LORENZ, MAREN, Leibhaftige Vergangenheit. Einführung in die Körpergeschichte. Tübingen 2000.

LÜDKTE, ALF (Hg.), Alltagsgeschichte. Zur Rekonstruktion historischer Erfahrungen und Lebensweisen. Frankfurt a. Main/New York 1989.

LYNCH, MICHAEL/WOOLGAR, STEVE (Hg.), Representation in Scientific Practice. Cambridge/Mass. 1990.

MACDONALD, MICHAEL, Mystical Bedlam: Madness, Anxiety, and Healing in Seventeenth-Century England. Cambridge 1981.

MACDONALD, MICHAEL, Religion, Social Change, and Psychological Healing in England, 1600–1800, in: W. J. SHEILS (Hg.), The Church and Healing. Oxford 1982 S. 101–127.

MACKENZIE, CHARLOTTE, Psychiatry for the Rich. A History of Ticehurst Private Asylum, 1792–1917. London/New York 1992.

MALCOLM, ELIZABETH, ‚Ireland‘s crowded madhouses’: the institutional confinement of the insane in nineteenth- and twentieth-century Ireland, in: ROY PORTER/DAVID WRIGHT (Hg.), The Confinement of the Insane. International Perspectives, 1800–1965. Cambridge 2003 S. 315–333.

MANEROS, ANDREAS, Der „Urheber der psychischen Medizin in Deutschland überhaupt“ und „Vater des Wortes Psychiatrie“: Johann Christian Reil, in: DERS./FRANK PILLMANN, Das Wort der Psychiatrie ... wurde in Halle geboren. Von den Anfängen der deutschen Psychiatrie. Stuttgart 2005 S. 3–79.

MARLAND, HILARY, ‚At Home with Puerperal Mania: The Domestic Treatment of Insanity of Childbirth in the Nineteenth Century‘, in: PETER BARTLETT/DAVID WRIGHT (Hg.), Outside the Walls of the Asylum: The History of Care in the Community 1750–2000. London 1999 S. 45–65.

MARLAND, HILARY, ‚Destined to a Perfect Recovery‘. The confinement of puerperal insanity in the nineteenth century, in: JOSEPH MELLING/BILL FORSYTHE (Hg.), Insanity, Institutions and Society, 1800–1914. A social history of madness in comparative perspective. London/New York 1999 S. 137–156.

MARLAND, HILARY, Dangerous Motherhood. Insanity and Childbirth in Victorian Britain. Basingstoke/New York 2004.

MAYER, RUDOLPH, Das Großherzogliche Landeshospital Hofheim von 1533–1904. Mainz 1904.

MEDICK, HANS, Entlegene Geschichte? Sozialgeschichte und Mikro-Historie im Blickfeld der Kulturanthropologie, in: BERLINER GESCHICHTSWERKSTATT (Hg.), Alltagskultur, Subjektivität und Geschichte. Zur Theorie und Praxis von Alltagsgeschichte. Münster 1994 S. 94–109.

MEDICK, HANS, Quo vadis Historische Anthropologie. Geschichtsforschung zwischen Historischer Kulturwissenschaft und Mikro-Historie, in: Historische Anthropologie 9 (1). 2001 S. 78–92.

Meier, Marietta, Zwang in der Psychiatrie: Der Fall Zürich 1870–1970, in: Nachrichtenblatt der deutschen Gesellschaft für Geschichte der Medizin, Naturwissenschaften und Technik 54 (3). 2004 S. 184–197.

Meier, Marietta, Zwang und Autonomie in der psychiatrischen Anstalt. Theoretische Überlegungen und empirische Befunde aus historischer Sicht, in: Wulf Rössler/Paul Hoff (Hg.), Psychiatrie zwischen Zwang und Autonomie. Heidelberg 2005 S. 67–87.

Meier, Marietta, Der „Fall Hägi" am Zürcher Burghölzli. Zur Reaktion von Psychiatrie und Behörden auf Kritk an staatlichen Anstalten, in: Heiner Fangerau/Karen Nolte (Hg.), „Moderne" Anstaltspsychiatrie im 19. und 20.Jahrhundert – Legitimation und Kritik (Medizin, Gesellschaft und Geschichte Beihefte 26). Stuttgart 2006 S. 239–257.

Melling, Joseph, „Accommodating Madness: New Research in the Social History of Insanity and Institutions", in: Ders./Bill Forsythe (Hg.), Insanity, Institutions, and Society, 1800–1914. London 1999 S. 1–30.

Michael, Pamela, Class, Gender and Insanity in Nineteenth-Century Wales, in: Jonathan Andrews/Anne Digby (Hg.), Sex and Seclusion, Class and Custody. Perspectives on Gender and Class in the History of British and Irish Psychiatry. Amsterdam/New York 2004 S. 95–122.

Midelfort, H. C. Erik, A History of Madness in Sixteenth-Century Germany. Stanford 1999.

Mocek, R., Johann Christian Reil (1759–1813). Das Problem des Übergangs von der Spätaufklärung zur Romantik in Biologie und Medizin in Deutschland (Philosophie und Geschichte. Studien und Quellen 28). Frankfurt/Main 1995.

Moses, Annett (2002), Das Tübinger Projekt zur Erschließung und Auswertung der Krankengeschichten des Binswanger-Archivs. Methoden und Ergebnisse Teil II. Krankheitsbilder und Therapie im Bellevue, in: http://w210.ub.uni-tuebingen.de/portal/binswanger_tagung/.

Müller, Christian, Krankengeschichten und ihre Historie, in: Ders. (Hg.), Wer hat die Geisteskranken von den Ketten befreit? Skizzen zur Psychiatriegeschichte. Bonn 1998 S. 207–221.

Müller, Christian (Hg.), Wer hat die Geisteskranken von den Ketten befreit?: Skizzen zur Psychiatriegeschichte. Bonn 1998.

Müller, Christian, Zur Geschichte der Krankengeschichte, in: Dieter Janz (Hg.), Krankengeschichte. Biographie – Geschichte – Dokumentation (Beiträge zur Medizinischen Anthropologie). Würzburg 1999 S. 93–104.

Müller, Christian, Abschied vom Irrenhaus. Aufsätze zur Psychiatriegeschichte. Mit einem Vorwort von Daniel Hell. Bern/Göttingen u. a. 2005.

Müller, Christian, Ausländische Reisende beobachten die Psychiatrie in der Schweiz 1820–1880, in: Ders. (Hg.), Abschied vom Irrenhaus. Aufsätze zur Psychiatriegeschichte. Bern/Göttingen u. a. 2005 S. 27–36.

Müller, Christian, Verbrechensbekämpfung im Anstaltsstaat. Psychiatrie, Kriminologie und Strafreform in Deutschland 1871–1933 (Kritische Studien zur Geschichtswissenschaft 160). Göttingen 2004, zugleich Uni. Diss. Essen 2002.

Müller, Thomas, Reisende Psychiater. Zum Transfer medizinischen Wissens zwischen europäischen Ärzten im späten 19 Jahrhundert, in: Arnd Bauernkämper/Hans Erich Bödecker/Bernd Struck (Hg.), Die Welt erfahren. Reisen als kulturelle Begegnung von 1780 bis heute. Frankfurt a. Main/New York 2001 S. 265–292.

Müller, Thomas, Vergleich und Transferanalyse in der Medizingeschichte? Eine Diskussion anhand von Reiseberichten als Quelle, in: Medizinhistorisches Journal 39. 2004 S. 57–77.

Nassen, Ulrich, Trübsinn und Indigestion – Zum medizinischen und literarischen Diskurs über

Hypochondrie im 18.Jahrhundert, in: Fugen, Deutsch - Französisches Jahrbuch für Text und Analytik 1. 1980 S.171–186.

NEUBURGER, MAXIMILIAN, Johann Christian Reil. Gedenkrede gehalten auf der 85. Versammlung deutscher Naturforscher und Ärzte in Wien am 26. September 1913. Stuttgart 1913.

NIEDERGASSEL, HERMANN, Die Behandlung der Geisteskranken in der Irrenanstalt Eberbach im Rheingau in der Zeit von 1815–1849 anhand alter Krankengeschichten. Uni. med. Diss. Mainz 1977.

NIPPERDEY, THOMAS, Deutsche Geschichte 1800–1866. Bürgerwelt und starker Staat. München 1998.

NOLTE, KAREN, Gelebte Hysterie. Erfahrung, Eigensinn und psychiatrische Diskurse im Anstaltsalltag um 1900. Frankfurt a. Main/New York 2003.

NOLTE, KAREN, Die Erfahrung „zwischen den Zeilen" Eine patientenorientierte Perspektive als eine andere Geschichte?, in: MARGUÈRITE BOS/BETTINA VINCENZ/TANJA WIRZ (Hg.), Erfahrung: Alles nur Diskurs? Zur Verwendung des Erfahrungsbegriffs in der Geschlechtergeschichte. Beiträge zur 11. Schweizerischen HistorikerInnentagung. Zürich 2004 S.273–281.

NOLTE, KAREN, Querulantenwahnsinn - „Eigensinn" oder „Irrsinn"?, in: DIES./HEINER FANGERAU (Hg.), „Moderne" Anstaltskritik im 19. und 20.Jahrhundert - Legitimation und Kritik (Medizin, Gesellschaft und Geschichte Beiheft 26). Stuttgart 2006 S.395–410.

NOLTE, KAREN, Vom Verschwinden der Laienperspektive aus der Krankengeschichte - medizinische Fallberichte im 19.Jahrhundert. Erscheint 2008.

ORTH, LINDA, Kurzbiographien: Dr. Friedrich Albert Hoffmann 24.04.1820–08.04.1883, in: DIES./YONKA DUTSCHEWSKA-KOTHES/WOLFGANG KLENK//VOLKER ROELCKE/BARBARA WOLF-BRAUN (Hg.), „Pass op, sonst küss de bei de Pelman". Das Irrenwesen im Rheinland des 19.Jahrhunderts. Bonn 1994 S.155–169.

ORTH, LINDA, „... Versetzte dem eindringenden Wärter mit der Bürste einen Hieb auf den Kopf". Eine Entmündigungsgeschichte und mehrere Irrenhausskandale, in: DIES./YONKA DUTSCHEWSKA-KOTHES/WOLFGANG KLENK//VOLKER ROELCKE/BARBARA WOLF-BRAUN (Hg.), „Pass opo, sonst küss de bei de Pelman". Das Irrenwesen im Rheinland des 19.Jahrhunderts. Bonn 1994 S.95–107.

PAUL, NORBERT/SCHLICH, THOMAS (Hg.), Medizingeschichte: Aufgaben, Probleme, Perspektiven. Frankfurt a. Main/New York 1998.

PAULEIKHOFF, BERNHARD, Das Menschenbild im Wandel der Zeit. Ideengeschichte der Psychiatrie. Bd.2. Die Zeit von Kraepelin bis Freud (Schriften zur Wissenschaftsgeschichte 5). Hürtgenwald 1983.

PINWINKLER, ALEXANDER, Amtliche Statistik, Bevölkerung und staatliche Politik in Westeuropa, ca. 1850–1950, in: PETER COLLIN/THOMAS HORSTMANN (Hg.), Das Wissen des Staates. Geschichte, Theorie und Praxis. Baden-Baden 2004 S.195–215.

PIERAU, KARL, Datenbank- und Informationsmanagement in der Historischen Sozialforschung. Eine praxisnahe Einführung (Historische Sozialforschung Beiheft 14). Köln 2002.

PORTER, ROY, The Patient's View. Doing Medical History from Below, in: Theory and Society 14. 1985 167–174.

PORTER, ROY, Introduction, in: DERS. (Hg.), Patients and practitioners. Lay perceptions of medicine in pre-industrial society. Cambridge 1985 S.1–22.

PORTER, ROY, A Social History of Madness. Stories of the Insane. London 1987/1999.

PORTER, ROY, Madness and its institutions, in: ANDREW WEAR (Hg.), Medicine in Society. Historical essays. Cambridge 1992 S.277–301.

PORTER, ROY, Monster und Verrückte in Frankreich des 18.Jahrhunderts, in: MICHAEL HAGNER (Hg.), Der falsche Körper. Beiträge zu einer Geschichte der Monstrositäten. Göttingen 1995 S.108–126.

PORTER, ROY, Madness. A Brief History. Oxford/New York 2002.
PORTER, ROY, Introduction, in: DERS./DAVID WRIGHT (Hg.), The Confinement of the Insane. International Perspectives, 1800–1965. Cambridge 2003 S. 1–19.
PORTER, ROY, Geschöpft und zur Ader gelassen. Eine kleine Kulturgeschichte der Medizin. Zürich 2004 (Original „Blood and Guts. A Short History of Medicine". London 2002).
PORTER, ROY/MICALE, MARK S., Introduction: Reflections on Psychiatry and its Histories, in: DIES. (Hg.), Discovering the History of Psychiatry. New York/Oxford 1994 S. 3–36.
PORTER, ROY/PORTER, DOROTHY, Patient's Progress. Doctors and Doctoring in Eighteenth-Century England. Stanford 1989.
PORTER, ROY/WEAR, ANDREW (Hg.), Problems and Methods in the History of Medicine. London/New York 1987.
PORTER, ROY/WRIGHT, DAVID (Hg.), The Confinement of the Insane. International Perspectives, 1800–1965. Cambridge 2003.
PRESTWICH, PATRICIA E., Family strategies and medical power: ‚voluntary' committal in a Parisian asylum, 1876–1914, in: ROY PORTER/DAVID WRIGHT (Hg.), The Confinement of the Insane. International Perspectives, 1800–1965. Cambridge 2003 S. 79–99.
PRÜLL, CAY-RÜDIGER, City and country in German psychiatry in the nineteenth and twentieth centuries – the example of Freiburg, in: History of Psychiatry 10. 1999 S. 439–474.
RADKAU, JOACHIM, Zum historischen Quellenwert von Patientenakten, in: DIETRICH MEYER/BERND HEY (Hg.), Akten betreuter Personen als archivische Aufgabe. Neustadt a. Aisch 1997 S. 73–102.
RADKAU, JOACHIM, Das Zeitalter der Nervosität. Deutschland zwischen Bismarck und Hitler. München 1998.
RALSER, MICHAELA, Tagungsbericht. Psychiatrische Krankenakten als Material der Wissenschaftsgeschichte. Methodisches Vorgehen am Einzelfall. Tagung vom 17. bis 19. Mai 2007 in Berlin, in: http://hsozkult.geschichte.hu-berlin.de/tagungsberichte/id=1602 (Einsicht am 28.08.2007).
REIMER, CHRISTIAN, Verbale und handlungsbezogene Psychotherapieverfahren, in: DERS./JOCHEN ECKERT/MARTIN HAUTZINGER/EBERHARD WILKE (Hg.), Psychotherapie. Ein Lehrbuch für Ärzte und Psychologen. Berlin u. a. ^{2}2000 S. 9–118.
RISSE, GUENTER B., Hospital life in Enlightenment Scotland. Cambridge/London 1986.
RISSE, GUENTER B., Hysteria at the Edinburgh Infirmary: the Construction and Treatment of a Disease, 1770–1800, in: Medical History 32. 1988 S. 1–22.
RISSE, GUENTER B./WARNER, JOHN HARLEY, Reconstructing Clinical Activities: Patient Records in Medical History, in: Social History of Medicine 5 (1). 1992 S. 183–205.
RITTER, HANS JACOB, „Debilität mit sehr schwachem Charakter". Biographie – Sozialfall – Psychiatriefall, in: Die Psychotherapeutin 10. 1999 S. 29–46.
ROELCKE, VOLKER, „Ein eigenes Urtheil" über das Fremde. Studienreisen rheinischer Psychiater im 19. Jahrhundert, in: DERS./YONKA DUTSCHEWSKA-KOTHES/WOLFGANG KLENK/LINDA ORTH/BARBARA WOLF-BRAUN (Hg.), „Pass opo, sonst küss de bei de Pelman". Das Irrenwesen im Rheinland des 19. Jahrhunderts. Bonn 1994 S. 135–142.
ROELCKE, VOLKER, „Wir rücken Schritt für Schritt dem Tollhause näher...". Das moderne Leben und die Nervenkrankheiten bei Johann Christian Reil (1759–1813), in: Sudhoffs Archiv 80 (1). 1996 S. 56–67.
ROELCKE, VOLKER, Biologizing Social Facts: An Early 20th Century Debate on Kraepelin's Concepts of Culture, Neurasthenia, and Degeneration, in: Culture, Medicine and Psychiatry. An International Journal of Cross-Cultural Research 21 (4). 1997 S. 383–403.
ROELCKE, VOLKER, Medikale Kultur: Möglichkeiten und Grenzen der Anwendung eines kulturwissenschaftlichen Konzepts in der Medizingeschichte, in: NORBERT PAUL/THOMAS SCHLICH

(Hg.), Medizingeschichte: Aufgaben, Probleme, Perspektiven. Frankfurt a. Main/New York 1998 S. 45–68.

Roelcke, Volker, Krankheit und Kulturkritik. Psychiatrische Gesellschaftsdeutungen im bürgerlichen Zeitalter (1719–1914). Frankfurt/Main 1999.

Roelcke, Volker, Laborwissenschaft und Psychiatrie: Prämissen und Implikationen bei Emil Kraepelins Neuformulierung der psychiatrischen Krankheitslehre, in: Christoph Gradmann/Thomas Schlich (Hg.), Strategien der Kausalität. Konzepte der Krankheitsverursachung im 19. und 20. Jahrhundert (Neuere Medizin- und Wissenschaftsgeschichte 5). Pfaffenweiler 1999 S. 93–116.

Roelcke, Volker, Quantifizierung, Klassifikation, Epidemiologie: Normierungsversuche des Psychischen bei Emil Kraepelin, in: Ders./Herbert Mehrtens (Hg.), Normalität und Abweichung. Studien zur Theorie und Geschichte der Normalisierungsgesellschaft. Opladen/Wiesbaden 1999 S. 183–200.

Roelcke, Volker, «Gesund ist der moderne Culturmensch keineswegs... »: Natur, Kultur und die Entstehung der Kategorie « Zivilisationskrankheit » im psychiatrischen Diskurs des 19. Jahrhunderts, in: Achim Barsch/Peter M. Hejl (Hg.), Menschenbilder. Zur Pluralisierung der Vorstellung von der menschlichen Natur (1850–1914). Frankfurt/Main 2000 S. 215–236.

Roelcke, Volker, Die Entwicklung der Psychiatrie zwischen 1880 und 1932. Theoriebildung, Institutionen, Interaktionen mit zeitgenössischer Wissenschafts- und Sozialpolitik, in: Rüdiger vom Bruch/Brigitte Kaderas (Hg.), Wissenschaften und Wissenschaftspolitik. Bestandsaufnahmen zu Formationen, Brüchen und Kontinuitäten im Deutschland des 20. Jahrhunderts. Stuttgart 2002 S. 109–124.

Roelcke, Volker, Unterwegs zur Psychiatrie als Wissenschaft: Das Projekt einer „Irrenstatistik" und Emil Kraepelins Neuformulierung der psychiatrischen Klassifikation, in: Ders./Eric J. Engstrom (Hg.), Psychiatrie im 19. Jahrhundert. Forschungen zur Geschichte von psychiatrischen Institutionen, Debatten und Praktiken im deutschen Sprachraum (Medizinische Forschungen 13). Basel 2003 S. 169–188.

Röske, Thomas, „Unschuldig hier eingesperrt und ausgeplündert" – Das gestickte „Staats-Album" der Emma Mohr aus Erfurt, in: Heiner Fangerau/Karen Nolte (Hg.), „Moderne" Anstaltskritik im 19. und 20. Jahrhundert – Legitimation und Kritik (Medizin, Gesellschaft und Geschichte Beiheft 26). Stuttgart 2006 S. 361–369.

Roth, Angela, Der Alltag in den staatlichen psychiatrischen Anstalten in Württemberg im 19. Jahrhundert. Med. Diss. Uni. Erlangen-Nürnberg 1993.

Roth, Angela, Würdig einer liebevollen Pflege. Die württembergische Anstaltspsychiatrie im 19. Jahrhundert. Zwiefalten 1999.

Rothschuh, K. E., Ansteckende Ideen in der Wissenschaftsgeschichte, gezeigt an der Entstehung und Ausbreitung der romantischen Physiologie, in: Deutsche Medizinische Wochenschrift 86. 1961 S. 396–402.

Ruisinger, Marion Maria, „Mit vielen Tränen schreibe ich dieses" – Ein Beitrag zur Patientinnen-Geschichte des 18. Jahrhunderts, in: Frank Stahnisch/Florian Steger (Hg.), Medizin, Geschichte und Geschlecht. Körperhistorische Rekonstruktionen von Identitäten und Differenzen (Geschichte und Philosophie der Medizin 1). Stuttgart 2005 S. 83–101.

Sahmland, Irmtraut, Zwischen sozialer Fürsorge und psychiatrischer Versorgung – die Bewältigung von Geisteskrankheit im 18. und 19. Jahrhundert im Gießener Raum, in: Dies./Uta George/Herwig Groß/Michael Putzke/Christina Vanja (Hg.), Psychiatrie in Gießen. Facetten ihrer Geschichte zwischen Fürsorge und Ausgrenzung, Forschung und Heilung (Historische Schriftenreihe des Landeswohlfahrtsverbandes 9). Gießen 2003 S. 23–57.

Sahmland, Irmtraut, Das Anstaltsleben im Landeshospital Hofheim in der zweiten Hälfte des

19. Jahrhunderts, in: Dies./Hartmut Berger/Kurt Ernst/Sabine Trosse/Christina Vanja (Hg.), „Haltestation Philippshospital“ Ein psychiatrisches Zentrum – Kontinuität und Wandel 1535–1904 – 2004. Eine Festschrift zum 500. Geburtstag Philipps von Hessen (Historische Schriftenreihe des Landeswohlfahrtsverbandes Hessen 10). Marburg 2004 S. 91–113.

Sammet, Kai, „Ueber Irrenanstalten und deren Weiterentwicklung in Deutschland“. Wilhelm Griesinger im Streit mit der konservativen Anstaltspsychiatrie 1865–1868 (Hamburger Studien zur Geschichte der Medizin 1). Hamburg/London/Münster 2000, zugleich Uni. Diss. Hamburg 1997.

Sammet, Kai, Wilhelm Griesinger, die Charité und die „Weiterentwicklung“ der Irrenanstalten, in: Rüdiger vom Bruch (Hg.), Jahrbuch für Universitätsgeschichte. Bd. 3. Zur Geschichte des Berliner Charité-Krankenhauses im 19. Jahrhundert. Stuttgart 2000 S. 137–161.

Sammet, Kai, Welt und Börse – Ein Hamburger Kaufmann in der Irrenanstalt um 1880, in: Schriftenreihe der Deutschen Gesellschaft für Geschichte der Nervenheilkunde 9. 2003 S. 225–242.

Sammet, Kai, Ökonomie, Wissenschaft und Humanität – Wilhelm Griesinger und das non- restraint-System, in: Eric J. Engstrom/Volker Roelcke (Hg.), Psychiatrie im 19. Jahrhundert. Forschungen zur Geschichte von psychiatrischen Institutionen, Debatten und Praktiken im deutschen Sprachraum (Medizinische Forschungen 13). Basel 2003 S. 95–116.

Sammet, Kai, Wirre Reden auf den Scillies – Augusterlebnisse eines Paralytikers, in: Historische Anthropologie 13 (2). 2005 S. 220–244.

Sarasin, Philipp, Reizbare Maschinen. Eine Geschichte des Körpers 1765–1914. Frankfurt/Main 2001.

Saurer, Edith, Religiöse Praxis und Sinnenverwirrung. Kommentare zur religiösen Melancholiediskussion, in: Richard van Dülmen (Hg.), Dynamik der Tradition (Studien zur historischen Kulturforschung 4). Frankfurt/Main 1992 S. 213–239.

Schaffer, Wolfgang, Fürsorge für Geisteskranke in der Stadt Köln im 19. Jahrhundert (1804–1871), in: Geschichte in Köln 50. 2003 S. 89–131.

Schaffer, Wolfgang, Die Kölner Städtische Irrenanstalt Lindenburg und der Rheinische Provinzialverband 1871 bis 1900, in: Geschichte in Köln 51. 2004 S. 59–71.

Schaffer, Wolfgang, Erbbiologische Bestandsaufnahme in Rheinland – Das Institut für Psychiatrisch-Neurologische Erbforschung in Bonn, in: Erik Gieseking/Irene Gückel/Hermann-Josef Scheidgen/Anselm Tiggemann (Hg.), Zum Ideologieproblem in der Geschichte (Subsidia Academica, Reihe A, Neuere und neueste Geschichte 8). Lauf a. d. Pegnitz 2006 S. 419–444.

Scharfe, Martin, Briefe aus dem Irrenhaus. Selbstzeugnisse von Patientinnen aus der Frühzeit der Marburger Anstalt, in: Peter Sander/Gerhard Aumüller/Christina Vanja (Hg.), Heilbar und nützlich. Ziele und Wege der Psychiatrie in Marburg an der Lahn. Marburg 2001 S. 163–183.

Schindler, Thomas-Peter, Psychiatrie im Wilhelminischen Deutschland im Spiegel der Verhandlungen des „Vereins der deutschen Irrenärzte“ (ab 1903: „Deutscher Verein für Psychiatrie“) von 1891–1914. Uni. med. Diss. FU Berlin 1990.

Schipperges, Heinrich, Entwicklungen und Veränderung, in: I. Vogel/J. Vliegen (Hg.), Diagnostische und therapeutischen Methoden in der Psychiatrie. Stuttgart 1977 S. 2–10.

Schlich, Thomas, Die Konstruktion der notwendigen Krankheitsursache: Wie die Medizin Krankheit beherrschen will, in: Cornelius Borck (Hg.), Anatomien medizinischen Wissens. Medizin – Macht – Moleküle. Frankfurt/Main 1996 S. 201–229.

Schlich, Thomas, Wissenschaft: Die Herstellung wissenschaftlicher Fakten als Thema der Geschichtswissenschaft, in: Ders./Norbert Paul (Hg.), Medizingeschichte: Aufgaben, Probleme, Perspektiven. Frankfurt a. Main/New York 1998 S. 107–129.

SCHLICH, THOMAS, Einführung: Die Kontrolle notwendiger Krankheitsursachen als Strategie der Krankheitsbeherrschung im 19. und 20.Jahrhundert, in: DERS./CHRISTOPH GRADMANN (Hg.), Strategien der Kausalität. Konzepte der Krankheitsverursachung im 19. und 20.Jahrhundert (Neuere Medizin- und Wissenschaftsgeschichte 5). Paffenweiler 1999 S.3–28.

SCHLUMBOHM, JÜRGEN, Gesetze, die nicht durchgesetzt wurden – ein Strukturmerkmal des frühmodernen Staates?, in: Geschichte und Gesellschaft 23. 1997 S.675–691.

SCHMALE, HUGO, Psychologie der Arbeit. Stuttgart ^{2}1995.

SCHMALE, HUGO, Psychologische Aspekte der Umweltwahrnehmung und Umweltgestaltung. Unveröffentlichtes Manuskript. Uni. Hamburg 2003.

SCHMIDT, NORBERT, Die englische und die deutsche Psychiatrie zwischen 1750 und 1810 untersucht am Beispiel von William Cullen und Johann Christian Reil. Unveröffentlichte Diss. Uni. Münster 1996.

SCHMIDT, PAUL-OTTO, Asylierung oder familiale Versorgung. Die Vorträge auf der Sektion Psychiatrie der Gesellschaft Deutscher Naturforscher und Ärzte bis 1885 (Abhandlungen zur Geschichte der Medizin und der Naturwissenschaften 44). Husum 1982, zugleich Uni. Diss. HU Berlin 1982.

SCHMIEDEBACH, HEINZ- PETER, Psychiatrie und Psychologie im Widerstreit. Die Auseinandersetzung in der Berliner medicinisch-psychologischen Gesellschaft (1867–1899). Husum 1986, zugleich Uni. med. Diss. FU Berlin 1984.

SCHMIEDEBACH, HEINZ- PETER, Die Heilung einer „Melancholie“ durch Krätzeinokulation. Zur Theorie und Therapie der Gehirnkrankheiten bei Friedrich Hermann Ludewig Muzell, in: Medizinhistorisches Journal 23. 1988 S.66–79.

SCHMIEDEBACH, HEINZ- PETER, Mensch, Gehirn und wissenschaftliche Psychiatrie: Zur therapeutischen Vielfalt bei Wilhelm Griesinger, in: JOHANN GLATZEL/STEFFEN HAAS/HEINZ SCHOTT (Hg.), Vom Umgang mit Irren. Beiträge zur Geschichte psychiatrischer Therapeutik. Regensburg 1990 S.83–105.

SCHMIEDEBACH, HEINZ- PETER, Vom Zwang zur freien Behandlung der Irrren – zur Psychiatrie im 19.Jahrhundert, in: HEINZ SCHOTT (Hg.), Medizin, Romantik und Naturforschung. Bonn im Spiegel des 19.Jahrhunderts. Anläßlich der 175-Jahrfeier der Universität Bonn. Bonn 1993 S.59–86.

SCHMIEDEBACH, HEINZ- PETER, Die Psychiatrie an der Charité auf dem Weg zur Disziplin – zwischen Erziehung und Therapie, in: PETER SCHNECK/HANS-U. LAMMEL (Hg.), Die Medizin an der Berliner Universität und der Charité zwischen 1810 und 1850 (Abhandlung zur Geschichte der Medizin und der Naturwissenschaften 67). Husum 1995 S.111–123.

SCHMIEDEBACH, HEINZ- PETER, Eine „antipsychiatrische Bewegung“ um die Jahrhundertwende, in: MARTIN DINGES (Hg.), Medizinkritische Bewegungen im deutschen Reich (ca. 1870 – ca. 1933) (Medizin, Gesellschaft und Geschichte). Stuttgart 1996 S.127–159.

SCHMIEDEBACH, HEINZ- PETER, „Abweichung vom Durchschnitt im Sinne der Zweckwidrigkeit“ – Der psychiatrische Blick auf die psychische Normalität, in: VOLKER HESS (Hg.), Die Normierung der Gesundheit: messende Verfahren der Medizin als kulturelle Praktik um 1900. Husum 1997 S.39–56.

SCHMIEDEBACH, HEINZ- PETER/SCHWOCH, REBECCA, „Querulantenwahnsinn“, Psychiatriekritik und Öffentlichkeit um 1900, in: Medizinhistorisches Journal 42 (1). 2007 S.30–60.

SCHNEIDER, MICHAEL C., Medizinalstatistik im Spannungsfeld divergierender Interessen. Kooperationsformen zwischen statistischen Ämtern und dem Kaiserlichen Gesundheitsamt/Reichsgesundheitsamt, in: HERWIG CZECH/AXEL C. HUENTELMANN/JOHANNES VOSSEN (Hg.), Gesundheit und Staat. Studien zur Geschichte der Gesundheitsämter in Deutschland, 1870–1950 (Abhandlungen zur Geschichte der Medizin und der Naturwissenschaften 104). Husum 2006 S.47–60.

SCHNEIDER, Ludwig Franz Amelung (1798–1849), in: THEODOR KIRCHHOFF (Hg.), Deutsche Irrenärzte. Einzelbilder ihres Lebens und Wirkens. Bd. 1. Berlin 1921 S. 176–178.

SCHOTT, HEINZ, Heilkonzepte um 1800 und ihre Anwendung in der Irrenbehandlung, in: DERS./JOHANN GLATZEL/STEFFEN HAAS (Hg.), Vom Umgang mit Irren. Beiträge zur Geschichte psychiatrischer Therapeutik. Regensburg 1990 S. 17–35.

SCHOTT, HEINZ, Das Arzt-Patient-Verhältnis zwischen Aufklärung und Romantik, in: Medizin, Gesellschaft und Geschichte 12. 1993 S. 9–20.

SCHOTT, HEINZ, Medizin um 1800 und die Pionierzeit der Bonner Fakultät, in: DERS. (Hg.), Medizin, Romantik und Naturforschung. Bonn im Spiegel des 19. Jahrhunderts. Anläßlich der 175-Jahrfeier der Universität Bonn. Bonn 1993 S. 11–36.

SCHOTT, HEINZ (Hg.), Medizin, Romantik und Naturforschung. Bonn im Siegel des 19. Jahrhunderts. Anläßlich der 175-Jahrfeier der Universität Bonn. Bonn 1993.

SCHOTT, HEINZ/TÖLLE, RAINER, Geschichte der Psychiatrie. Krankheitslehren – Irrwege – Behandlungsformen. München 2006.

SCHRENK, MARTIN, Griesingers neuropsychiatrische Thesen und ihre sozialpsychiatrischen Konsequenzen. Zu Wilhelm Griesingers 100 Todestag, in: Der Nervenarzt 39 (10). 1968 S. 441–450.

SCHRENK, MARTIN, Über den Umgang mit Geisteskranken. Die Entwicklung der psychiatrischen Therapie vom „moralischen Regime" in England und Frankreich zu den „psychischen Curmethoden" in Deutschland (Monographien aus dem Gesamtgebiete der Psychiatrie Band 10). Berlin/Heidelberg/New York 1973.

SCHRENK, MARTIN, „Ich bin der Arzt, Dein Herr". Zur Erinnerung an den 200. Todestag von Maximilian Jacobi, Gründer und erster Direktor der Anstalt Siegburg, in: Historia Hospitalitum 11. 1976 S. 133–148.

SCHRÖDER, CHRISTINA, Der Fachstreit um das Seelenheil. Psychotherapiegeschichte zwischen 1880 und 1932. Frankfurt/Main 1995.

SCHULTE, REGINA, Das Dorf im Verhör. Brandstifter, Kindsmörderinnen und Wilderer vor den Schranken des bürgerlichen Gerichts Oberbayern 1848–1910. Reinbek bei Hamburg 1989.

SCHWANITZ, HANS JOACHIM, Homöopathie und Brownianismus 1795–1844. Zwei wissenschaftstheoretische Fallstudien aus der praktischen Medizin (Medizin in Geschichte und Kultur 15). Stuttgart/New York 1983.

SCULL, ANDREW, „A Convenient Place to Get Rid of Inconvenient People: The Victorian Lunatic Asylum", in: ANTHONY D. KING (Hg.), Buildings and society: essays on the social development of the built environment. London 1980 S. 37–60.

SCULL, ANDREW, ‚Museums of Madness Revisited'. In: Social History of Medicine 6. 1993 S. 3–24.

SCULL, ANDREW, Psychiatry and social control in the nineteenth and twentieth centuries, in: History of Psychiatry 2. 1991 S. 149–69.

SCULL, ANDREW, The Most Solitary of Afflictions: Madness and Society in Britain, 1700–1900. New Haven 1993.

SCULL, ANDREW, Rethinking the History of the Asylumdom, in: BILL FORSYTHE/JOSEPH MELLING (Hg.), Insanity, Institutions and Society, 1800–1914. A social history of madness in comparative perspective. London/New York 1999 S. 295–315.

SHEPARD, ANNE, The Female Patient Experiences in Two Late-Nineteenth-Century Surrey Asylums, in: JONATHAN ANDREWS/ANNE DIGBY (Hg.), Sex and Seclusion, Class and Custody. Perspectives on Gender and Class in the History of British and Irish Psychiatry. Amsterdam/New York 2004 S. 223–248.

SHORTER, EDWARD, Geschichte der Psychiatrie. Berlin 1999. (Original A History of Psychiatrie. From the Era of the Asylum to the Age of Prozac. New York 1997).

SHOWALTER, ELAINE, The Female Malady: Women, Madness and English Culture, 1830–1980. London 1987.

SIEMEN, HANS-LUDWIG, Die chronisch psychisch Kranken „im Abseits der Psychiatriereform". Das Beispiel Bayern, in: FRANZ WERNER KERSTING (Hg.), Psychiatriereform als Gesellschaftsreform. Die Hypothek des Nationalsozialismus und der Aufbruch der sechziger Jahre (Westfälisches Institut für Regionalgeschichte, Forschungen zur Regionalgeschichte 46). Paderborn u. a. 2003 S. 273–286.

SOMMER, ROBERT, Personal Space. The Behavioral Basis of Design. Englewood Cliffs/New Jersey 1969.

SOMMER, ROBERT, The Ecology of Privacy, in: WILLIAM H. ITTELSON/HAROLD M. PROSHANSKY/LEANNE G. RIVLIN (Hg.), Environmental Psychology. Man and his physical setting. New York 1970 S. 256–269.

STÄBLER, CLAUDIA, Binswangers Privatklinik Bellevue 1861–1865. Uni. med· Diss. Tübingen 2001.

STEINBRECHER, ALINE, Verrückte Welten. Wahnsinn und Gesellschaft im barocken Zürich. Zürich 2006.

STENGEL, MARTIN, Ökologische Psychologie. München/Wien 1999.

STENZEL, OLIVER, Medikale Differenzierung. Der Konflikt zwischen akademischer Medizin und Laienheilkunde im 18. Jahrhundert. Heidelberg 2005.

STICHWEH, RUDOLF, Wissenschaft, Universität, Professionen. Soziologische Analysen. Frankfurt/Main 1994.

STOLBERG, MICHAEL, Patientenschaft und Krankheitsspektrum in ländlichen Arztpraxen des 19. Jahrhunderts, in: Medizinhistorisches Journal 28. 1993 S. 3–27.

STOLBERG, MICHAEL, Heilkundige: Professionalisierung und Medikalisierung, in: NORBERT PAUL/THOMAS SCHLICH (Hg.), Medizingeschichte: Aufgaben, Probleme, Perspektiven. Frankfurt a. Main/New York 1998 S. 69–86.

STOLBERG, MICHAEL, An Unmanly Vice: Self-Pollution, Anxiety, and the Body in the Eighteenth Century, in: The Society for the Social History of Medicine 13 (1). 2000 S. 1–21.

STOLBERG, MICHAEL, Self-pollution, Moral Reform, and the Veneral Trade: Notes on the Sources and Historical Context of Onania (1716), in: Journal of the History of Sexuality 9 (1–2). 2000 S. 37–61.

STOLBERG, MICHAEL, The Crime of Onan and the Laws of Nature. Religious and Medical Discourses on Masturbation in the Late Seventeenth and Early Eighteenth Centuries, in: Paedagogica Historica 39 (6). 2003 S. 701–717.

STOLBERG, MICHAEL, Homo patiens. Krankheits- und Körpererfahrung in der Frühen Neuzeit. Köln/Weimar/Wien 2003.

STOLLBERG, GUNNAR, Zur Geschichte der Pflegeklassen in deutschen Krankenhäusern, in: ALFONS LABISCH/REINHARD SPREE (Hg.), „Einem jeden Kranken in einem Hospitale sein eigenes Bett." Zur Sozialgeschichte des Allgemeinen Krankenhauses in Deutschland im 19. Jahrhundert. Frankfurt a. Main/New York 1996 S. 374–398.

STRAUSS, ANSELM L., Social Organisations of Medical Work. New Brunswick 1997.

SUEUR, LAURENT, The use of sedatives in the medical treatment of insanity in France from 1800 to 1870, in: History of Psychiatry 8. 1997 S. 95–103.

SUZUKI, AKIHITO, The Politics and Ideology of Non-Restraint: The Case of the Hanwell Asylum, in: Medical History 39. 1995 S. 1–17.

SUZUKI, AKIHITO, The Household and the Care of Lunatics in Eighteenth Century London, in: PEREGRINE HORDEN/RICHARD SMITH (Hg.), The Locus of Care. Families, Communities, Institutions, and the Provision of Welfare Since Antiquity. London/New York 1998 S. 153–175.

SUZUKI, AKIHITO, Framing Psychiatric Subjectivity. Doctor, patient and record-keeping at Bethlem in the nineteenth century, in: JOSEP MELLING/BILL FORSYTHE (Hg.), Insanity, Institutions and Society, 1800–1914. A social history of madness in comparative perspective. London/New York 1999 S. 115–136.

SUZUKI, AKIHITO, Madness at Home. The Psychiatrist, the Patient, & the Family in England 1820–1860. Berkeley/Los Angeles/London 2006.

SZASZ, THOMAS S., Geisteskrankheit. Ein moderner Mythos?. Olten 1973 (Original The Myth of Mental Illness. Foundations of a Theory of Personal Conduct. 1961).

SZASZ, THOMAS S., Die Fabrikation des Wahnsinns. Freiburg i. Br. 1974 (Original The Manufacture of Madness, A Comparative Study of the Inquisition and the Mental Health Movement. 1970).

SZASZ, THOMAS S., Insanity. The Idea and its Consequences. New York u. a. 1987.

SZASZ, THOMAS S., The myth of mental illness. New York 1974.

TANNER, JAKOB, Körpererfahrung, Schmerz und die Konstruktion des Kulturellen, in: Historische Anthropologie 3. 1994 S. 489–402.

TANNER, JAKOB, Wie machen Menschen Erfahrungen? Zur Historizität und Semiotik des Körpers, in: BIELEFELDER GRADUIERTENKOLLEG SOZIALGESCHICHTE (Hg.), Körper Macht Geschichte - Geschichte Macht Körper. Bielefeld 1999 S. 17–34.

TANNER, JAKOB, Schlusswort, in: DERS./BRIGITTA BERNET/GISELA HÜRLIMANN/MARIETTA MEIER (Hg.), Zwangsmaßnahmen in der Zürcher Psychiatrie 1870–1970. Zürich 2002 S. 203–211.

TANNER, JAKOB, Historische Anthropologie zur Einführung. Hamburg 2004.

TANNER, JAKOB, Der „fremde Blick“: Möglichkeiten und Grenzen der historischen Beschreibung einer psychiatrischen Anstalt, in: PAUL HOFF/WULF RÖSSLER (Hg.), Psychiatrie zwischen Autonomie und Zwang. Heidelberg 2005 S. 45–66.

TANNER, JAKOB, Schlusswort. Ordnungsstörungen: Konjunkturen und Zäsuren in der Geschichte der Psychiatrie, in: BRIGITTA BERNET/ROSWITHA DUBACH/URS GERMANN/MARIETTA MEIER (Hg.), Zwang zur Ordnung. Psychiatrie im Kanton Zürich, 1870–1970. Zürich 2007 S. 271–306.

TERRY, JENNIFER, Theorizing Deviant Historiography, in: ANN-LOUISE SHAPIRO (Hg.), Feminists Revision History. New Brunswick, New Jersey 1994 S. 276–303.

THEOPOLD, WILHELM, Paul Julius Möbius (1853–1907), in: Medizinhistorisches Journal 18. 1983 S. 100–117.

THOM, ACHIM, Carl Wigand Maximilian Jacobi (1875–1858) und der Formierungsprozeß der medizinischen Betreuung psychisch Kranker in Deutschland, in: Beiträge zur Hochschul- und Wissenschaftsgeschichte 21. 1987/88 S. 149–159.

THOM, ACHIM, Die Entwicklung der Psychiatrie zur eigenständigen medizinischen Disziplin, in: MARTIN GUNTAU/HUBERT LAITKO (Hg.), Der Ursprung der modernen Wissenschaften. Studien zur Entstehung wissenschaftlicher Disziplinen. Berlin 1987 S. 299–314.

THOMS, ULRIKE, Anstaltskost und Rationalisierungsprozeß. Die Ernährung in Krankenhäusern und Gefängnissen im 18. und 19 Jahrhundert (Medizin, Gesellschaft und Geschichte Beiheft 23). Stuttgart 2005.

TÖLLE, RAINER, 1868 Krisenjahr der Anstaltspsychiatrie, in: Schriftenreihe der Deutschen Gesellschaft für Geschichte der Nervenheilkunde 9. 2003 S. 277–285.

TOMES, NANCY, A generous confidence. Thomas Story Kirkbride and the art of asylum-keeping. Cambridge 1984.

TRENCKMANN, ULRICH, Mit Leib und Seele. Ein Wegweiser durch die Konzepte der Psychiatrie. Bonn 1988.

TURNER, TREVOR, Rich and Mad in Victorian England, in: Psychological Medicine 19. 1989 S. 29–44.

Ulrich, Volker, Die nervöse Großmacht 1871–1918. Aufstieg und Untergang des deutschen Kaiserreichs. Frankfurt/Main 1999.

Vanja, Christina, Madhouses, children's wards, and clinics. The development of insane asylums in Germany, in: Norbert Finzsch/Robert Jütte (Hg.), Institutions of Confinement. Hospitals, Asylums, and Prisons in Western Europe and North America, 1500–1950. Washington, 1996 S. 117–132.

Vanja, Christina, „Die Irrenanstalt muß in einer anmuthigen Gegend liegen." Über die Gründung der Herzoglich Nassauischen Heil- und Pflegeanstalt Eichberg, in: Dies./Gabriela Deutsche/Wolfgang Eirund/Steffen Haas/Peter Sander (Hg.), Wissen und irren. Psychiatriegeschichte aus zwei Jahrhunderten – Eberbach und Eichberg (Historische Schriftenreihe des Landeswohlfahrtsverbandes Hessen 6). Kassel 1999 S. 11–35.

Vanja, Christina, Keine Irren-Heilanstalt für Kurhessen. Psychiatriegeschichte im Spiegel einer ergebnislosen Diskussion zwischen 1806 und 1864, in: Dies./Gerhard Aumüller/Peter Sander (Hg.), Heilbar und nützlich. Ziele und Wege der Psychiatrie in Marburg an der Lahn (Historische Schriftenreihe des Landeswohlfahrtsverbandes Hessen 8). Marburg 2001 S. 20–39.

Vanja, Christina, Gemütskranke als Naturwesen? Pazifizierungsversuche im Umgang mit psychisch Kranken in der frühneuzeitlichen Gesellschaft, in: Klaus Garber/Jutta Held/Friedhelm Jürgensmeier u. a. (Hg.). Erfahrung und Deutung von Krieg und Frieden. Religion – Geschlecht – Natur und Kultur. München 2001 S. 835–853.

Vanja, Christina, Die Hohen Hospitäler Landgraf Philipps als neue ‚caritas', in: Dies./Heide Wunder/Bertholde Hinz (Hg.), Landgraf Philipp der Großmütige von Hessen und seine Residenz Kassel (Veröffentlichungen der historischen Kommission für Hessen 24, 8). Marburg 2004 S. 207–220.

Vanja, Christina, Die Stiftung der Hohen Hospitäler in Hessen zwischen Mittelalter und Neuzeit, in: Dies./Arnd Friedrich/Fritz Heinrich (Hg.), Das Hospital am Beginn der Neuzeit. Soziale Reform in Hessen im Spiegel europäischer Kulturgeschichte (Historische Schriftenreihe des Landeswohlfahrtsverbandes Hessen 11). Petersberg 2004 S. 17–32.

Vanja, Christina, Ein Förderer der „praktischen Psychiatrie" – Dr. Franz Amelung als Arzt in Hofheim (1821–1849), in: Dies./Harmut Berger/Kurt Ernst/Irmtraut Sahmland/Sabine Trosse (Hg.), „Haltestation Philippshospital" Ein psychiatrisches Zentrum – Kontinuität und Wandel 1535–1904 – 2004. Eine Festschrift zum 500. Geburtstag Philipps von Hessen (Historische Schriftenreihe des Landeswohlfahrtsverbandes Hessen 10). Marburg 2004 S. 79–90.

Vanja, Christina, Das Hessen-Darmstädtische Landeshospital Marsberg. Eine frühe psychiatrische Einrichtung in Westfalen, in: Archiv für hessische Geschichte 62. 2004 S. 163–184.

Vanja, Christina, Verführerische und gefährliche Lektüre – ein ‚altes Medium' im Diskurs der Frühen Neuzeit, in: Historische Anthropologie 12 (3). 2004 S. 373–396.

Vanja, Christina, Zwischen Armenfürsorge und Heilkunde, Tradition und Wandel – Das Landeshospital Hofheim, in: Dies./Hartmut Berger/Kurt Ernst/Irmtraut Sahmland/Sabine Trosse (Hg.), „Haltestation Philippshospital" Ein psychiatrisches Zentrum – Kontinuität und Wandel 1535–1904 – 2004. Eine Festschrift zum 500. Geburtstag Philipps von Hessen (Historische Schriftenreihe des Landeswohlfahrtsverbandes Hessen 10). Marburg 2004 S. 46–64.

Vanja, Christina, Das Nachwirken der antiken Diätetik in frühneuzeitlichen Hospitälern, in: Historia Hospitalium 24. 2004/05 S. 11–22.

Vanja, Christina, Der Irrenhausgarten als Therapeutikum, in: Schriftenreihe für die Gesellschaft für Geschichte der Nervenheilkunde 12. S. 287–313.

VANJA, CHRISTINA, Arm und krank. Patientenbiographien im Spiegel frühneuzeitlicher Bittschriften, in: Bios 19. 2006 S. 26–35.

VANJA, CHRISTINA, Nur „finstere und unsaubere Clostergänge"? die hessischen Hohen Hospitäler in der Kritik reisender Aufklärer, in: HEINER FANGERAU/KAREN NOLTE (Hg.), „Moderne" Anstaltspsychiatrie im 19. und 20. Jahrhundert – Legitimation und Kritik. (Medizin, Gesellschaft und Geschichte Beihefte 26). Stuttgart 2006 S. 23–42.

VERWEY, GERLOF, Psychiatry in an Anthropological and Biomedical Context. Philosophical Presuppositions and Implications of German Psychiatry, 1820–1870 (Studies in the History of Modern Science 15). Dordrecht/Boston/Lancaster 1985.

VIERHAUS, RUDOLF, Die Rekonstruktion historischer Lebenswelten. Probleme moderner Kulturgeschichtsschreibung, in: HARTMUT LEHMANN (Hg.), Wege zu einer neuen Kulturgeschichte. Göttingen 1995 S. 7–28.

WAHRIG-SCHMIDT, BETTINA, Der junge Wilhelm Griesinger im Spannungsfeld zwischen Philosophie und Physiologie. Anmerkungen zu den philosophischen Wurzeln seiner frühen Psychiatrie. Tübingen 1985, zugleich Uni. med. Diss. Marburg 1983.

WAHRIG-SCHMIDT, BETTINA, „Wilhelm Griesinger (1817–1868)", in: DIETRICH VON ENGELHARDT/FRITZ HARTMANN (Hg.), Klassiker der Medizin, Bd. 2. Von Philippe Pinel bis Viktor von Weizsäcker. München 1991 S. 172–189 und S. 416–420.

WARE, NORMA C./WEISS, MITCHELL G., Neurasthenia and the Social Construction of Psychiatric Knowledge, in: Transcultural Psychiatric Research Review 31. 1994 S. 101–123.

WATZKA, CARLOS, Interpretationen des Irrsinns. Zur Pluralität der Wahrnehmungs- und Handlungsmuster betreffend psychischen Krankseins im frühneuzeitlichen Europa, in: Archiv für Kulturgeschichte 85 (1). 2003 S. 201–242.

WATZKA, CARLOS, Vom Hospital zum Krankenhaus. Zum Umgang mit psychisch und somatisch Kranken im frühneuzeitlich Europa. Köln 2005.

WEBER, MATTHIAS M., Die Entwicklung der Psychopharmakologie im Zeitalter der naturwissenschaftlichen Medizin. Ideengeschichte eines psychiatrischen Therapiesystems. München 1999.

WEBER, MATTHIAS M., Die Entstehung der modernen Psychopharmakologie. Heilanspruch und Heilvermögen eine psychiatrischen Therapiesystems aus medizinhistorischer Sicht, in: Medizin, Gesellschaft und Geschichte 19. 2000 S. 123–142.

WEBER, MAX, Gesammelte Aufsätze zur Religionssoziologie. Bd. 1, Tübingen [6]1972.

WEBER, MAX, Wirtschaft und Gesellschaft. Tübingen 1922.

WEHLER, HANS-ULRICH, Deutsche Gesellschaftsgeschichte. Bd. 3. Von der „Deutschen Doppelrevolution" bis zum Beginn des Ersten Weltkrieges 1849–1914. München 1995.

WEISMANN-GÜNZLER, STEFANIE, Das Bellevue in den Jahren 1871 bis 1875. Uni. med. Diss. Tübingen 2003.

WELTER, RUDOLF, Therapeutische Umwelten, in: LENELIS KRUSE/CARL-FRIEDRICH GRAUMANN/ERNST-DIETER LANTERMANN (Hg.), Ökologische Psychologie. Ein Handbuch in Schlüsselbegriffen. Weinheim 1996 S. 446–450.

WESTIN, ALAN F., Privacy and freedom. New York 1967/[6]1970.

WIESEMANN, CLAUDIA, Das Recht auf Selbstbestimmung und das Arzt-Patient Verhältnis aus sozialgeschichtlicher Perspektive, in: RICHARD TOELLNER/URBAN WIESING (Hg.), Geschichte und Ethik in der Medizin. Von den Schwierigkeiten einer Kooperation (Jahrbuch Medizin-Ethik 10). 1997 S. 67–90.

WIESEMANN, PETER, Wilhelm Griesingers (1817–1868) Anstaltskonzept im Spiegel seiner Zeit. Uni.-med. Diss. Ludwig Maximilians-Universität München 1995.

WITTIG, EVA, Die „Irrenfrage" am Anfang des 20. Jahrhunderts. Das Philippshospital bei Goddelau. Unveröffentlichte Magisterarbeit TU Darmstadt 2002.

WITTIG, EVA, Therapie als Wiederherstellung sozialer Ordnung. Patientinnen und Patienten in der Großherzoglichen Landesirrenanstalt Philippshospital um 1900, in: HARTMUT BERGER/KURT ERNST/IRMTRAUT SAHMLAND/SABINE TROSSE/CHRISTINA VANJA (Hg.), „Haltestation Philippshospital“ Ein psychiatrisches Zentrum – Kontinuität und Wandel 1535–1904 – 2004. Eine Festschrift zum 500. Geburtstag Philipps von Hessen (Historische Schriftenreihe des Landeswohlfahrtsverbandes Hessen 10). Marburg 2004 S. 147–160.

WOLFF, EBERHARD, Einschneidende Maßnahmen: Pockenschutzimpfung und traditionale Gesellschaft im Württemberg des frühen 19. Jahrhunderts (Medizin, Gesellschaft und Geschichte Beiheft 10). Stuttgart 1998.

WOLFF, EBERHARD, Perspektiven der Patientengeschichtsschreibung, in: NORBERT PAUL/THOMAS SCHLICH (Hg.), Medizingeschichte: Aufgaben, Probleme, Perspektiven. Frankfurt/Main 1998 S. 311–335.

WOLFF, EBERHARD, Medikalisierung von unten? Das Beispiel der jüdischen Krankenbesuchsgesellschaften, in: WERNER SOHN/BETTINA WAHRIG (Hg.), Zwischen Aufklärung, Policey und Verwaltung. Zur Genese des Medizinalwesens 1750–1850 (Wolfenbütteler Forschungen 102). Wiesbaden 2003 S. 179–190.

WRIGHT, DAVID, ‚Childlike in his Innocence‘: Lay Attitudes to Idiots and Imbeciles in Victorian England, in: ANNE DIGBY/DAVID WRIGHT (Hg.), From Idiocy to Mental Deficiency: Historical perspectives on people with learning disabilities. London/New York 1996 S. 118–133.

WRIGHT, DAVID, Getting out of the Asylum. Unterstanding the Confinement of the Insane in the Nineteenth Century, in: Social History of Medicine 10. 1997 S. 137–156.

WRIGHT, DAVID, The certification of insanity in nineteenth-century England and Wales, in: History of Psychiatry 9. 1998 S. 267–290.

WRIGHT, DAVID, The Discharge of Pauper Lunatics from County Asylums in Mid-Victorian England. The case of Buckinghamshire, 1853–1872, in: JOHN MELLING/BILL FORSYTHE (Hg.), Insanity, Institutions and Society, 1800–1914. A social history of madness in comparative perspective. London/New York 1999 S. 93–112.

WRIGHT, DAVID, Delusions of Gender?: Lay Identification and Clinical Diagnoses of Insanity on Victorian England, in: JONATHAN ANDREWS/ANNE DIGBY (Hg.), Sex and Seclusion, Class and Custody. Perspectives on Gender and Class in the History of British and Irish Psychiatry. Amsterdam/New York 2004 S. 149–176.

WUNDERLICH, GESA, Krankheits- und Therapiekonzepte am Anfang der deutschen Psychiatrie: (Haindorf, Heinroth, Ideler) (Abhandlungen zur Geschichte der Medizin und der Naturwissenschaften 41). Husum 1981.

ZAMPERONI, HAIKO, A. Georg Ludwigs erste Erfahrungen in Hofheim, in: HARTMUT BERGER/KURT ERNST/IRMTRAUT SAHMLAND/SABINE TROSSE/CHRISTINA VANJA (Hg.), „Haltestation Philippshospital“ Ein psychiatrisches Zentrum – Kontinuität und Wandel 1535–1904 – 2004. Eine Festschrift zum 500. Geburtstag Philipps von Hessen (Historische Schriftenreihe des Landeswohlfahrtsverbandes Hessen 10). Marburg 2004 S. 114–121.

Personenregister

Das nachfolgende Register enthält alle medizinisch und wissenschaftlich relevanten Personen bis 1900. Patientennamen wurden dabei unberücksichtigt gelassen. Die Personen sind nach ihren Nachnamen sortiert. Konnten keine Vornamen ermittelt werden, wurde die Berufsbezeichnung angegeben. Kursiv gesetzte Seitenangabe verweist auf die Erwähnung der Person im Anmerkungsapparat.